磁共振成像

上册

赵喜平 著

科学出版社
北 京

内 容 简 介

本书是一部全面介绍磁共振成像系统的物理原理、工程原理、设备构成、成像技术、医学应用、生物效应、安全性和最新研究成果的学术著作。全书共八篇三十四章。第一篇为概述，介绍磁共振成像的发展史、评价、临床应用价值、最新进展和发展趋势；第二篇是物理原理，用5章的篇幅阐述核磁共振物理学、共振信号的产生及检测理论和图像重建理论；第三篇为成像设备的硬件基础，讨论磁性物理学、磁体、射频线圈及整机的构成和工作原理；第四篇和第五篇为本书的核心，分别介绍成像序列和特殊成像技术；第六篇是超导磁共振成像系统的工程原理，内容有低温物理学、超导电性简介和超导磁体的操作技术等；第七篇和第八篇分别叙述磁共振成像的质量控制和它与环境的相互关系。各种成像技术的临床应用则贯穿于全书的有关章节中。

本书内容丰富、理论严谨、图文并茂，反映了最新发展动态，是从事医学成像、医疗仪器、磁共振波谱和医学信息学研究的学者以及现代化医院里各类维修人员的必读书和工具书。同时，它可用做核磁共振、医学影像、生物医学工程及相近各专业学生的教科书或参考书，也可作为磁共振成像设备使用人员(影像医师、工程师和操作技师)上岗资格考试的教材或辅助教材。

图书在版编目（CIP）数据

磁共振成像/赵喜平著 .—北京：科学出版社，2004

ISBN 978-7-03-013302-1

Ⅰ. 磁…　Ⅱ. 赵…　Ⅲ. 核磁共振-成像　Ⅳ. R445.2

中国版本图书馆 CIP 数据核字（2004）第 041460 号

责任编辑：马学海　李久进 / 责任校对：刘凤英
责任印制：赵　博 / 封面设计：高海英

科学出版社出版
北京东黄城根北街 16 号
邮政编码：100717
http://www.sciencep.com
北京厚诚则铭印刷科技有限公司印刷
科学出版社发行　各地新华书店经销

*

2004年11月第　一　版　　开本：787×1092　1/16
2004年11月第一次印刷　　印张：77 1/2
2022年 1 月第三次印刷　　字数：1 623 000

定价：398.00元

（如有印装质量问题，我社负责调换）

戴建平序

核磁共振(NMR)现象1946年由美国物理学家布洛赫(Felix Bloch)和珀塞尔(Edward Purcell)发现。早先它仅被用在化学分析中，后由于劳特伯(Paul Lauterbur)、曼斯菲尔德(Peter Mansfield)和达马迪安(Raymond Damadian)等学者的开拓性工作而使其进入医学成像领域，成为当今最重要的影像学手段之一。但是，直到1980年前后，磁共振成像装置方才商品化。随着国门的开放，中国的放射学家、医学物理学家和生物医学工程学家很快意识到了磁共振成像的潜在价值。于是，从20世纪90年代开始，我国陆续引进了1.0T、1.5T、2.0T和3.0T的磁共振成像设备，并逐步扩大了应用的广度和深度。这一方面，放射学家经历了一个更新知识、消化吸收和推广应用的过程。

现在，大型医院已基本普及磁共振成像装置，不少中等医院或区县级医院也购置或正准备购置这一现代化影像设备。通过10多年的临床实践，医学影像学家已积累了丰富的诊断经验。总的来说，国内医学磁共振成像的临床应用开展较晚，对这一技术的研究和开发就更晚。但是，我国的磁共振成像目前已进入全面发展阶段：在临床应用方面，我们与发达国家的差距正在缩小；在设备制造方面，我们的磁共振产业已经起步。

磁共振成像系统是集多学科、多技术于一身的高科技产品。无论是新设备的研制、新技术的开发还是临床应用的拓展，都需要人们掌握足够的磁共振理论知识，并对机器的工作原理有所了解。因此，我们正面临两方面的任务：一是学好用好现有设备，使其充分发挥经济和社会效益；二是急起直追，发展自己的磁共振成像产业。这两个目标的实现，都有赖于磁共振成像从业或研究人员专业素质的提高。但是，近年来有关磁共振成像方法、疾病诊断的论文和书籍时有所见，但其中关于磁共振成像原理的描述过于简单，介绍磁共振成像设备最新功能、工作原理和发展动态的资料就更少。赵喜平博士的专著《磁共振成像系统的原理及其应用》曾填补国内这一领域的空白，出版后深受业界欢迎。相信这部《磁共振成像》的出版将更有利于我国医学磁共振成像事业的发展。

该书采用循序渐进和明晰的组织结构，从磁共振成像的发展历程入手，对核磁共振及其信号检测原理、成像原理、成像装置组成、成像技术及其医学应用、生物效应、磁共振成像系统与环境的关系、场所设计、磁共振成像的最新动态和发展趋势等问题进行了详尽论述。书中对核磁共振物理基础和磁共振成像原理的阐述概念清楚、公式推导准确；对成像设备的工程原理(包括机器硬件系统和超导磁体知识)的介绍内容丰富而实用，充分体现出作者渊博的知识；在介绍特殊成像即磁共振成像的其他医学应用时，作者在掌握大量文献资料的基础上，以文献综述形式描述了磁共振成像的前沿应用成果，读来颇受启发；书中用较多的篇幅罗列目前对静磁场、梯度磁场和射频磁场生物效应的研究成果，反映了医学设备以人为本、健康至上的设计理念。与国外的同类著作相比，该书具有医工结合、理论和实践结合、原理和应用结合的特点。论著能跟踪最新成像技术，并以应用为主线来组织材料，因而是一部新颖、系统、全面且文笔流畅的学术专著，值得医学影像从业人员以及生物医学工程等相关专业的学者一读。

该书编著者赵喜平先生既是医学硕士，又是工学博士，其知识结构使他有可能从物理原理和医学应用两个方面对磁共振成像进行深究。读其著作，这一点给人印象至深。更难能可贵的是，作为一名高级工程师，多年从事磁共振成像设备安装和维护工作的经历使作者掌握了大量的第一手资料并取得了丰富的工作经验，这在书中亦有所反映。对于这样一部长达170余万字的著述，没有超人的毅力、勤奋和执著的精神，是很难在短期内完成的。在此，我谨对赵博士表示衷心的祝贺！

相信在不久的将来，作者还会有更好的著作问世。

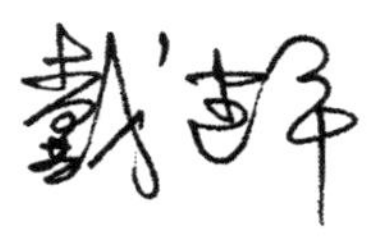

2003年9月11日于北京

前　言

磁共振成像(MRI，magnetic resonance imaging)的物理基础为核磁共振(NMR，nuclear magnetic resonance)理论。所谓NMR，是指与物质磁性和磁场相关的共振现象。也可以说，它是低能量电磁波，即射频波与既有角动量又有磁矩的核系统在外磁场中相互作用所表现出的物理特性。利用这一现象不仅能研究物质的成分，还可观察其微观结构。据此，人们以各种射频脉冲序列对生物体进行激励，并用检测线圈记录组织的弛豫、质子密度、流动、化学位移、扩散、灌注、血液氧合状态和组织温度等信息，就出现了MRI技术。从NMR的发现到MRI装置的诞生，这中间经历了几代物理学家及医学家长达数十年的辛勤努力。核磁共振从波谱学实验发展到成像技术是一大飞跃。

MRI是核磁共振的重要应用领域。如今，液体磁共振、固体磁共振和MRI各自比较独立地发展着，形成了三足鼎立的局面。它们在理论上相互补充、在实验技术上彼此借鉴，共同繁荣了核磁共振学科。半个世纪中，核磁共振从物理研究到化学应用和生物应用、再到临床应用所走过的路程，是当今基础科学的发展推动社会进步最有说服力的例子。

随着超导技术、低温技术、磁体技术、电子技术、成像技术、图像处理技术和计算机科学技术的进步，MRI设备和成像法均取得了飞速发展。高场强超导短磁体、开放型磁体、高性能梯度、软线圈、相控阵线圈、多通道采集、并行成像以及计算机网络的应用，显示出MRI系统的硬件发展趋势。几年来先后出现的磁共振血管造影、心脏MRI、电影MRI、快速与超快速成像、功能成像(包括脑功能成像、扩散成像及灌注成像)、MRI导引的介入外科、热成像、弹性成像、微成像和扩散张量成像等，集中反映了MRI在医学应用方面的新成果。技术的进步，使其应用范围不断扩大；医学应用的深入，又对MRI产业提出了新要求，从而促使其进一步发展。MRI走过的正是这样一条良性循环的道路。如今，MRI已成为医学影像领域中最先进、最昂贵的诊断设备之一。

诺贝尔奖评委会于2003年10月6日下午在瑞典卡罗琳斯卡医学院宣布将当年的诺贝尔生理学或医学奖授予30年前对磁共振成像做出重要贡献的科学家。两位诺贝尔奖得主分别为美国化学家劳特伯(Paul Lauterbur，伊利诺伊大学厄巴拉分校，1929年5月6日生于美国俄亥俄州)和英国物理学家曼斯菲尔德(Peter Mansfield，诺丁汉大学物理和天文学院，1933年10月9日生于英国伦敦)。前者发明了梯度场，使磁共振成像技术逐渐走向成熟；后者则在成像方法上进行了开拓性研究并发明了回波平面成像技术，使得图像质量更好、成像过程更快。诺贝尔奖评委会在为此而发布的公告中将MRI的成就归结为如下几个方面：自诞生以来在医学领域获得了飞速发展；可对人体任何部位成像，但在脑和脊髓检查中具有特殊价值；由于可在三维空间内观察病变，使之成为重要的术前定位手段；有利于肿瘤的诊断、治疗和疗效追踪；可取代多种传统的创伤性造影方法，从而能减轻患者痛苦。

MRI是继X射线的发现(1901年获诺贝尔物理学奖)和X射线CT的发明(1979年

获诺贝尔生理学或医学奖)之后又一项取得诺贝尔奖殊荣的医学影像成果。这一科学界最高奖项的获得，充分肯定了MRI在人类医疗和保健活动中的巨大意义，也极大地鼓舞了这一领域的学者。它还预示着，21世纪的医学进展将主要取决于现代科学技术的进步。也就是说，与其他学科的交叉发展，是医学取得突破性成果的关键。正如19世纪末(1895年11月5日)伦琴发现X射线为20世纪的医学发展奠定了基础一样，21世纪的医学成就不仅仅依赖于医学家，更有赖于化学家、物理学家和计算机专家。

现在，全世界有两万余台、我国也有千余台磁共振成像设备正在人类疾病的诊断中发挥着无与伦比的作用。医学界普遍认为：MRI是20世纪医学诊断方面最重要的进展之一；MRI的潜力尚未完全发挥；21世纪它仍将以一个新兴学科的面貌在工程技术及医学应用两个方面持续发展。MRI的采用，不仅代表医院现代化程度的高低，更重要的是标志其诊断水平的提高。

随着众多应用领域的开拓，MRI设备变得越来越复杂，技术含量也越来越高。各种新名词、新概念与日俱增。如果说MRI的进一步发展是对生产厂商的挑战，那么，在如何用好用足自己的MRI设备这一课题上，对用户的要求就更高。换句话说，未来的MRI将给操作人员提供更丰富的选择，但正确的选择有赖于良好的教育。美国放射技师注册管理处(ARRT，The American Registry of Radiologic Technologists)早在1993年就将MRI技师的培训问题提至议事日程。ARRT因此成为美国MRI技师管理和继续教育的法定组织。该组织认为，必须建立严格的教育和考试计划，以提高MRI从业人员的专业素质。在加拿大，位于温尼伯的红河学院正与加拿大研究院生物诊断研究所联手举办长达9个月的MRI技术员上岗培训班。我国卫生部对X射线CT、MRI装置等大型医疗装备使用人员的业务素质提出了更加严格的要求，并于1997年9月21日首次在全国举行了上述人员的上岗资格考试。由此看来，MRI使用人员的业务培训或继续教育已引起各国政府的广泛重视。

显然，无论是广大的诊断医师、操作技师、物理师、维修工程师，还是磁共振成像的研究人员，都急于掌握MRI的全面知识并了解该领域的最新发展动态。作者了解到，全国各大学或医学院数十个生物医学工程专业、医学影像学专业以及核磁共振专业的教师和学生也十分需要这方面的教科书。用“磁共振成像热”来形容出现在医学影像界的上述局面毫不夸张。这种形势进一步说明，在我国出版一本系统介绍磁共振成像的、具有理工和医工结合特色的专著刻不容缓。为此，作者从1997年开始编著《磁共振成像系统的原理及其应用》一书。令人欣慰的是，这本书2000年12月于科学出版社出版后在短短几个月内竟然销售一空，这就更加证实了上述判断的客观性。于是，作者义无反顾地决定在此基础之上再编著一本有关磁共振成像方面的专著。

目前的这本著作不仅修正了原书中的谬误，而且增加了大量新内容、改写了近一半的章节，使总字数由原来的100万增至170余万。作者力图使其成为一部全面介绍医学MRI系统的物理基础、信号处理、设备构成、成像技术、医学应用、工程原理、生物效应、运行安全、场所设计和最新研究成果的学术专著，并尽可能体现更新颖、更系统、更富资料性、更易阅读的写作主旨。

本书共八篇三十四章，170余万字，包括621幅(组)插图。其内容按篇和章的层次加以组织。第一篇为概述，介绍磁共振成像的发展史、临床应用价值、最新进展和发展趋势；第二篇是物理原理，用五章的篇幅阐述核磁共振物理学、共振信号的产生及检测方法、K空间理论和图像重建理论；作为设备的硬件基础，第三篇讨论磁性物理学、磁体、射频线圈、梯度线圈的相关知识以及整机的构成和工作原理；第四篇和第五篇为本书的核心，集中介绍各种成像序列和磁共振的特殊成像领域；第六篇是超导磁共振成像系统的工程原理，内容有低温物理学、超导电性简介和超导磁体的操作技术等；第七篇和第八篇分别叙述磁共振成像的质量控制和它与环境的相互关系。各种成像技术的临床应用则贯穿于全书的有关章节中。八篇内容彼此独立，以便于不同读者选择性阅读。例如，对于影像科医生和MRI设备的操作人员，第四篇和第五篇为必读内容；对于图像处理和医学成像方面的学者，第二篇的内容更显重要；对于MRI设备的维修工程师，第二、六、七和八篇都是不可缺少的内容。书后还有五个附录。

磁共振成像是一门飞速发展的高新技术。因此，要掌握它的全部脉络实际上是困难的。从这一意义上说，书中难免存在挂一漏万和未尽人意之处。有些问题则是作者的知识范围所不能及的。作为磁共振成像领域的新兵，作者深知自己才疏学浅，因而恳切希望海内外专家和热心读者赐教。还应说明的是，鉴于书中引例浩繁，所引前辈学者论文及时贤著作中的成例未能一一注出(仅在各章末尾列出本章主要参考文献)，现致歉于此，以示不敢掠美之意。

书稿的著述得到我国生物医学工程学科的创始人和奠基人、IEEE Fellow、博士生导师、西安交通大学生命科学院生物医学工程研究所蒋大宗教授的鼓励和支持。中华医学会放射学分会主任委员、《中华放射学杂志》总编、北京天坛医院院长戴建平教授欣然为本书作序。加拿大研究院生物诊断研究所的 Patrick Stroman 博士给作者以热情鼓励并提供部分参考资料。第四军医大学生物医学工程系的杨春智教授、物理学教研室主任杨吉庆教授和该教研室的多位老师、北京大学重离子物理研究所的俎栋林教授以及西安交通大学生物医学工程研究所的郑崇勋教授也审读了部分书稿，并对初稿提出过宝贵修改意见。宁波鑫高益磁材有限公司总裁高大建先生、总经理助理张宁先生；北京万东医疗装备有限公司总经理将达先生、总工程师王晓庆博士和磁共振事业部经理王为民博士；西门子迈迪特(深圳)磁共振有限公司总裁薛敏博士、市场部经理赵建林先生；沈阳东软集团副总裁郑全录教授、东软数字医疗系统有限公司磁共振事业部部长施金泉先生、技术总监秦松茂先生；加拿大研究院生物诊断研究所 David I. Hoult 研究员等均与作者进行过有益的探讨。丁新荣、吕娟两位女士在文稿录入方面给予大力帮助。陈莉女士绘制了部分插图。科学出版社的首席策划马学海博士也为本书的印行做了大量工作。

本书得到鑫高益磁材有限公司、西门子迈迪特磁共振有限公司和蓝港数网股份有限公司等企业的慷慨资助。

屈指一算，本书的策划、写作、编辑、绘图直至最后定稿正好耗费了三个春秋(包括已出版的那部分内容)。值此书稿出版之际，谨向各位老师、同道、友人以及给拙作以资助的公司和产业界的有识之士表示诚挚的谢意，也对长期理解和支持作者艰苦写作的家人表示敬佩。除此之外，我还要特别感谢带我步入磁共振成像之门的、并使我受益无穷的老师和朋友们！

赵喜平

2003年11月11日于西安

目　　录

第二篇　磁共振成像原理

第三篇　磁共振成像设备

第五篇　特殊磁共振成像

第六篇　低温物理学及其在超导磁共振成像系统中的应用

第七篇　磁共振成像的质量控制

第八篇　磁共振成像系统与环境的关系

附　录

第一篇　概　　述

第一章　磁共振成像的发展史

磁共振成像（MRI，magnetic resonance imaging）是根据生物体磁性核（氢核）在磁场中的表现特性成像的高新技术。二十余年来，随着超导技术、低温技术、磁体技术、电子技术、成像技术和计算机等相关技术的进步，MRI 技术得到了飞速发展。如今，它已广泛应用于临床，成为现代医学影像领域中不可缺少的一员。

磁共振成像的物理基础为核磁共振（NMR，nuclear magnetic resonance）理论。所谓 NMR，是指与物质磁性和磁场相关的共振现象。也可以说，它是低能量电磁波，即射频波与既有角动量又有磁矩的核系统在外磁场中相互作用所表现出的共振特性。NMR 的本质为一种能级间跃迁的量子效应。实验结果表明，利用这一现象可以研究物质的微观结构。据此，人们以不同的射频脉冲序列对生物组织进行激励，并用线圈检测组织的弛豫和质子密度信息，就出现了 MRI 技术。正因为这样，磁共振成像曾被称为核磁共振成像（NMRI，nuclear magnetic resonance imaging）和核磁共振 CT（NMR-CT）。本章概述 MRI 的发展历程。

第一节　核磁共振的发现和应用

处于静磁场中的原子核系统受到一定频率的电磁波作用时，将在其磁能级间产生共振跃迁，这就是核磁共振现象。但是，从 NMR 的发现到 MRI 装置的诞生，这中间经历了几代物理学家及医学家长达数十年的努力。因此，介绍 MRI 的发展史，应追溯到 NMR 的发现和应用。

一、核自旋与核磁矩的发现

核磁共振属于原子核物理的研究范畴，而原子核物理学起源于对放射性的研究，是 19 世纪末兴起的崭新课题。在此之前，人类对这一领域毫无所知。

科学的发展到了 20 世纪，就进入了原子物理的时代。20 世纪初，许多科学家、物理学家致力于核物理的研究。1905 年，爱因斯坦（Albert Einstein）用他的质能联系定律（$E=mc^2$）说明了物质和能量的同一性。对于原子的结构，人们曾提出多种模型。卢瑟福（Ernest Rutherford）1911 年在他的 α 粒子散射实验基础上所提出的核型结构为：原子中的全部正电荷和几乎全部质量都集中在原子中央一个很小的体积内，称为原子核；原子中的电子绕核转动。同年，汤普森（J.J.Thompson）证实了核外电子的存在，从而使卢瑟福的原子结构模型当时得到公认。显然，卢瑟福的方法和理论为原子结构的研究开辟了一条正确途径。

但是，根据经典的电磁理论，绕核运动的电子在其变速运动过程中，必将以电磁波的形式不断辐射能量，其频率等于电子绕核转动的频率。这样，整个原子系统的能量就

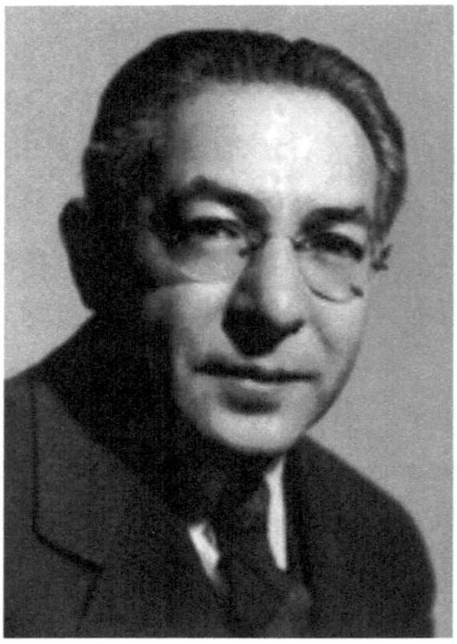

图 1-1　第一个(分子束)核磁共振实验的设计和完成者拉比(Isidor Isaac Rabi)

会不断减少，频率也将逐渐改变，卢瑟福的核型结构就不可能是一个稳定系统。两年后，丹麦物理学家玻尔(Niels Bohr)在卢瑟福结构的基础上，把量子概念应用于原子系统，使人们对氢原子核外电子分布规律的认识向前推进了一大步。同年，也就是 1913 年，斯特恩(Otto Stern)建立起测量磁偶极子运动的装置，泡利(Wolfgang Pauli)提出核磁共振一词，拉比(Isidor Isaac Rabi，图 1-1)设计和完成世界上第一个(分子束)核磁共振实验。由此可见，这一年在 NMR 发展史上揭开了重要的一页。

由于对原子物理学的开拓性贡献，泡利获得了 1922 年的诺贝尔奖。此后，他仍致力于对原子物理的探索。众所周知，许多原子核处于高速自旋中，使得这些核存在角动量和核磁矩。然而，核的这两个特性最早是通过对谱线非常细小的分裂(超精细结构)而间接进行观察的。1924 年，随着原子谱线中超精细结构的发现，泡利又指出：正如电子具有自旋和磁矩一样，许多核中也存在角动量和核磁矩，使得原子核像带电的小球一样自旋；原子谱线的超精细结构正是核磁矩同已证实的电子磁矩相互作用的结果。因此，他认为分析原子谱线的超精细结构，便可决定核的角动量和磁矩。

整个 20 世纪 20 年代，物理学家被量子理论所鼓舞，因为它可以成功解释许多过去用经典的力学原理无法说明的现象。例如，对于原子吸收谱和发射谱中存在的离散谱线以及谱线间距均可用量子学的观点加以说明。然而，随着谱线分辨率的提高以及对更多核种原子谱线的研究，人们有了新的发现，即原来的量子理论并不能解释双谱线这一事实。在这种情况下，尤楞贝克(G.E.Uhlenbeck)和古兹米特(S.Goudsmit)于 1925 年引入了电子自旋的概念。他们指出，高速自旋的电荷将导致角动量和磁偶极矩的产生。

1926 年，海森堡(Heisenberg)等人的量子机制公式因为可对许多现象进行更加满意的解释而取代了旧的量子理论。但是，它的原始形式仍不能成功地说明双谱线现象。1927 年，泡利和达尔文(C.G.Darwin)为了将电子自旋的概念与上述新量子理论相统一，提出了另外一个理论框架。第二年，狄拉克(Dirac)又用其相对论量子公式对电子自旋现象进行了更加精确的描述。

与此同时，氢的反常热容量使丹尼森(D.M.Dennison)得出了质子具有自旋进而具有角动量的假说。据此推断，分子氢应由两个分别具有相同和相反方向的核自旋所组成。核自旋的概念由于发现正氢和仲氢分子(通过热容量测定)而加强。事实上，早在电子自旋概念提出之前(1925 年)，泡利就根据原子谱线的超精细结构提出了核自旋的设想。尽管这一设想建立在原子核仅由电子和质子组成这一错误概念(中子直到 1932 年才被发现)之上，通常仍认为泡利是固有核自旋的最初提出者。

二、分子束核磁共振现象的发现

早在1920年，斯特恩和格拉克(W.Gerlach)就发现，当原子束通过不均匀磁场时，它将由于电子量子化轨道角动量所致的磁效应而分裂并相对于磁场的取向而偏转(偏转方向与核外电子的量子状态有关)。上述现象是在电子自旋和核自旋概念提出之前发现的，当时正处于旧量子理论取代经典力学理论并验证电子的量子化轨道角动量的时期。因此，Stern-Gerlach实验是专门用来观察银原子在不均匀场中的偏转情况的(原子束的连续偏转或离散偏转等)。斯特恩和格拉克的研究结果证实了量子理论的基本原则。

在明了核自旋和电子自旋对磁矩均有贡献的前提下，斯特恩及其同事对其实验装置的灵敏度进行了大幅度改进，以检测更加微小的核磁矩。1933年，他们已能通过氢分子束的偏转来测量核的自旋效应。核自旋对电子轨道角动量的磁矩没有贡献，因而就可利用这一事实对质子的核磁矩进行检测。但是，由于以不同速度运动的质子往往有不同的轨道，检测精度仍然不够高。

美国哥伦比亚大学的拉比实验室是这一阶段原子束和分子束实验的主要研究中心。布瑞特(Breit)和拉比不仅对原子束中核磁矩和电子磁矩之间的关系进行了研究，还总结出了克服速度分布问题的方法。1938年，拉比及其同事(J.R.Zacharias，S.Millman和P.Kusch)再次改进了核磁矩的测量方法。他们使氢分子先后三次通过非均匀磁场(路径两端，磁体A和B)和均匀磁场(路径中段，磁体C)，同时用一射频信号照射通过均匀磁场的分子，结果使^{1}H和^{2}H核磁矩的检测精度大大提高。他们发现，分子束在某一确定频率处的确会吸收射频能量而发生细小但可测量的偏转。拉比利用量子理论从磁能级分裂的角度成功地解释了这一现象。这实际上是对核磁共振现象的首次观察。拉比因此而获得1944年诺贝尔物理学奖的殊荣。

1937年，拉比在题为“旋转磁场中的空间量子化(space quantization in a gyrating magnetic field)”的论文中引入了一个随时间振动的场，并用该场来说明变化的分子运动场。文中还给出了一些后来被直接用于共振特性描述的公式。但是，他在这篇文章中并未使用“共振(resonance)”一词。据拉姆塞(Norman F. Ramsey，1989年诺贝尔物理学奖得主)的回忆，拉比确实与同事讨论过使用振动磁场的可能性，但当时还没有进行任何实验。然而，荷兰物理学家高尔特(C.J.Gorter)1937年9月对拉比实验室的访问以及他就此与拉比进行的方法学讨论却对拉比以分子束方式探测共振现象的决定起到重要作用。拉比意识到了共振实验的重要性，同时立刻改进其实验装置并开始了共振方法的研究。实际上，1944年的诺贝尔奖不仅是因为拉比对分子束方法的杰出贡献，还因为他所采用的共振方法才获得的。

1938年，拉比对不同核的角动量进行了对照研究，证实质子磁矩仅为中子的1/660。此外，他对氢和氘核核磁矩幅度的测量精度当时已达到5%。为得到尽可能高的测量精度，拉比的实验都是在高真空条件下通过分子束进行的。

正是由于拉比在概念和实验技术上的双重进步，才导致了当今NMR学科的全面发展。

三、凝聚态物质核磁共振现象的发现

1. 1945 年前的研究基础

正当人们应用原子束或分子束对其核磁特性进行精确研究的时候，固体、液体等凝聚态物质(bulk materials 或 mass materials)核磁现象的测定已经悄然展开。

当时的理论研究指出，对于凝聚态物质，存在核磁矩的条件是样品中处于量子化状态的小磁矩必须符合玻尔兹曼分布，使其在平衡状态下表现出顺磁化率。与具有抗磁特性的电子相比，常压条件下凝聚态物质的信号非常弱，因而测量要困难得多。但是，仍有人对此进行观察研究。高尔特就是其中的学者之一。他曾于 1936 年利用样品吸收射频能量后微弱的温度变化来检测其共振吸收。也许是样品选择不当或实验条件不易控制等原因，这一研究最后未能成功。值得一提的是，1942 年高尔特又以不同方法尝试过凝聚态物质共振吸收的探测问题，实验仍以失败告终。

1937 年，拉瑟里尤(B.G.Lasarew)和舒伯尼科(L.W.Schubnikow)对固态氢开展了研究，并用传统的方法测出氢的核磁矩值，其误差约 10%。他们还发现，即使在 2K 的实验温度下，微观核磁矩在很短的时间内就可达到热平衡。

第二次世界大战开始后，许多有关核磁现象的基础研究被迫停止。随着这场战争的结束，许多美国物理学家又开始思考战后的研究计划。1944 年，拉比和拉姆塞在麻省的剑桥对可能进行的种种实验进行了探讨。显然，二人均想寻找测量凝聚态物质共振吸收的方法，并曾被他们的信噪比计算方法所鼓舞。但是，想到高尔特的失败，他们又不得不推迟该计划的实施。

直到 1945 年，凝聚态物质的磁共振现象才被发现。

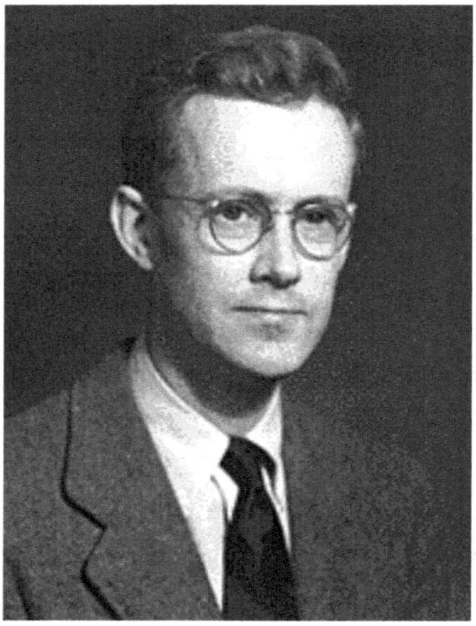

图 1-2　核磁共振现象的发现者
珀塞尔(Edward M. Purcell)

2. 珀塞尔的发现

众所周知，第二次世界大战曾使声谱仪(曾用于潜艇检测)、雷达和核医学等相关技术得到极大发展。1945 年，刚在美国麻省理工学院(Massachusetts Institute of Technology，MIT)完成战时雷达研究的珀塞尔(Edward M. Purcell，图 1-2)也对 NMR 实验发生了兴趣。1945 年 9 月的一天，当珀塞尔和另外两位物理学家托利(Henry C. Torrey)和庞德(Robert V. Pound)在一起用午餐时，他突然提出用射频技术来检测核磁能级间跃迁的问题。三人立刻达成了共识，即决定利用其在第二次世界大战期间开发的射频技术来探测核磁矩的共振吸收现象并坚信能够获得可测信号。托利曾在拉比的实验室工作过。他清楚地记得当时此类实验提出后由于不能实现而被取消的过程。尽管这样，当天晚上托利便算出了期望的信号幅度。听到这一消息，珀塞尔决定尽快开展实验。

有趣的是，三人当时均在MIT担任全职工作(包括星期六上午)，主要任务是编写战时研究工作年史、总结研究成就及经验。由于珀塞尔没有在MIT找到合适的磁体，而在哈佛他可以使用一个曾用于宇宙射线研究的大磁体，三人才决定在那儿进行实验。这正是后来舆论认为世界上第一个NMR信号在哈佛取得的原因(尽管他们在发表第一篇论文时的署名单位为MIT)。

为了提高磁场均匀性，珀塞尔为上述磁体制作了新磁靴。庞德和托利则在MIT设计了所需的电桥电路。另外，鉴于对微波技术的精通，他们以一个谐振频率为30MHz的谐振腔取代了传统的电子元件谐振电路。该谐振腔直径12cm、长8cm，可以容纳850ml的样品。后来，这种谐振腔曾作为NMR研究的标准被广泛使用。

随着准备工作的进行，珀塞尔等人所担心的问题主要集中在样品的自旋-晶格弛豫时间方面，因为当时学术界对此是完全无知的。根据核自旋和晶格声子之间的一阶交互作用，有人竟然估计其弛豫时间长达100万年！托利则认为，在室温下二阶过程可以将弛豫时间缩短至1h。珀塞尔、托利和庞德对高尔特的失败本来毫不介意，但是，当拉比得知他们的计划并加以提醒时，珀塞尔难免有些失望。然而，珀塞尔觉得他们的计划还是可行的，必须付诸实施。拉比还告诉托利，他担心固体中磁极的交互作用可能使信号超出检测范围。

1945年12月13日(星期四)，珀塞尔的小组完成了所有的准备工作并开始第一次实验。这天晚上，他们在谐振腔中填入了约1kg的固体石蜡并仔细调整了电桥的平衡点(该电桥将被用来指示可能出现的共振信号)。由于将仪器工作频率固定在30MHz，他们必须在预定共振点附近连续改变场强。分子束实验的数据表明，这一频率下共振所需的磁场大约为7400G($1G=10^{-4}T$)。尽管当时的磁场测量手段较差，他们仍将这一场强所对应的磁体电流确定为73A。可是，当他们根据10%的误差原则，实验中将电流从65A连续调至80A时仍未观察到期望中的信号。三人只好关掉磁体电源、停止实验。他们认为，有可能是系统未达到稳定状态的缘故。于是，珀塞尔决定下次于早上七点钟打开磁体，并使样品充分弛豫数小时。第二次实验定在星期六下午进行。

然而，星期四晚上的结果在星期六的实验中重复出现，即扫场过程中用来检测信号的电流计指针仍然毫无摆动。为此，他们想尽办法来提高灵敏度，如磁场调制和锁场检测等，但均无效果。在即将结束实验之前，有人突然建议先将磁场逐渐增至最大值即将电流调至100A，再陆续减小其值来观察一次。这次，当磁场电流变化至83A时电流计指针摆动了。这正是他们所期望的共振吸收！很快他们还发现，实验是完全可以重复的。另外，更换样品后信号幅度恢复如常，证明该样品的弛豫时间比预期的还要短。

后来才知道，差点使珀塞尔小组失去发现磁共振现象机会的原因是他们当时并没有完全理解大空隙磁体中铁的饱和原理。小组采用的磁场测量手段本身就存在2%的误差，使得实验中电流的变化范围实际上只有5%左右。而由于铁的饱和，达到某一磁场期望值所需电流要比理论值大15%。

1945年12月15日是值得纪念的一天，因为这一天珀塞尔小组首次观察到了大块固体石蜡的磁共振信号。1945年12月24日，他们将这一发现以短信的形式报告给美国《物理学评论》即 *Physical Review* 杂志，并于1946年元月正式发表。在这封短信中，珀塞尔特别强调了磁场中的磁性核在两个量子态之间的跃迁及其对射频能量的共振吸收。

3. 布洛赫的发现

与此同时，斯坦福大学的著名理论物理学家布洛赫(Felix Bloch，图 1-3)也与汉森(W. W. Hansen)和潘卡德(Martin Packard)一道探索着原子的奥秘。

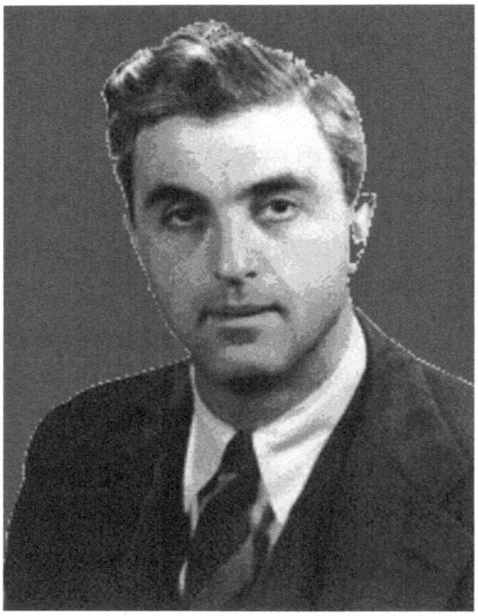

图 1-3 核磁共振现象的发现者布洛赫(Felix Bloch)

1945 年，布洛赫离开了哈佛大学的雷达研究实验室(RRL，Radar Research Laboratory)返回斯坦福，准备制定新的研究计划。根据在 RRL 所掌握的射频技术，对于共振实验中核磁矩的跃迁，他相信一定存在某种比分子束实验更容易检测的方法。他的理由是，在射频能量的共振吸收过程中，表现为静磁化率的微观核磁矩势必偏离其与 z 轴同向的平衡位置，使得绕静磁场 $\boldsymbol{B}_0$ 进动的核磁矩在置于 x 和 y 方向的线圈中感应出电信号。据潘卡德回忆，布洛赫的上述想法产生于他欣赏音乐会的过程中(当时尚在 RRL 工作)，并旋即与同一实验室的另一名物理学家、斯坦福大学的汉森讨论了可行性。回到斯坦福后，布洛赫决定与同时为电子专家的汉森进行合作，并吸收研究生潘卡德进入其研究组。这年 9 月底，他们开始实验准备。但是，由于种种原因，这一过程持续了大约 3 个月。

值得一提的是，这期间珀塞尔领导的三人小组已经注意到了斯坦福大学的研究计划，拉比在 12 月访问斯坦福时也向布洛赫透露过珀塞尔他们的有关信息。尽管如此，当时相距仅几里之遥的帕塞尔和布洛赫却从未碰面或访问彼此的实验室。

1946 年 1 月，布洛赫、汉森和潘卡德终于做好了一切实验准备。他们的设备安装在斯坦福大学回旋加速器实验室地下室一个没有取暖设备的角落里。磁体是一个具有 4～5in(1in＝2.54cm)空气隙的示教用旧磁体，并与附近的加速器磁体相串联即使用同一电源和电源调整器。电子装置主要是由两个互相垂直的小线圈组成的所谓探头，这与珀塞尔小组采用的谐振腔大不相同。上述线圈分别用于射频激发和共振吸收后核感应信号的检测，样品将被置入其中。两线圈被一个新颖的翼片所隔离，以控制两者之间的磁通并方便选择其发射及吸收两种工作模式。此外，为降低信号的直流漂移及低频噪声、增强系统的灵敏度，系统还采取了磁场调制等措施。

布洛赫假定自旋-晶格弛豫时间可能会长达数日，但相邻质子间的横向弛豫有可能非常快从而使信号增强。于是，他们决定将样品即液体水于实验前 24h 置于加速器磁体的杂散磁场中，以使其充分弛豫；为了减小样品的饱和程度，必须将射频场的强度限制在几高斯之内。他们还反复调整磁场强度之值，以使期望的共振发生在7.76MHz附近。然而，由于他们同哈佛的珀塞尔小组一样采用了传统的磁场测量方法，所得场值同样是不够精确的。

布洛赫小组的实验过程与珀塞尔小组非常类似。在最初两个小时的尝试中，他们始终未能在示波器的屏幕上观察到任何信号。于是，三人决定先将场强增至所需场值之上，然后依加速器磁体时间常数所确定的下降速率使其降低之。实验再次开始了，忽然，潘卡德紧盯屏幕的眼睛发现微弱的信号一掠而过——1946年1月初，他们终于采用与珀塞尔完全不同的方法观测到了液体水样品中氢核的共振信号。

没过几天，布洛赫已能够解释他们所观察到的现象。总的来说，他明白水分子的剧烈运动是其弛豫时间缩短的原因，但还无法预见后来由布洛姆伯根(Nicolaas Bloembergen)提出的“运动缩窄(motional narrowing)”现象。布洛赫还对通过改变扫场条件而获得的正、负波瓣信号进行了解释，并将其命名为“绝热快通道(adiabatic rapid passage)”。

布洛赫的发现于1946年1月29日以短信的形式报告给美国《物理学评论》杂志(约比珀塞尔晚一个月)，并于1946年2月正式发表。当时布洛赫称其为核感应(nuclear induction)方法，并认为共振信号是磁场中进动的磁矢量所感应出的电动力(EMF，electromotive force)在射频线圈中的反映。

4．两位科学家的同一发现

由于珀塞尔和布洛赫分别将自己的发现称为“核磁共振”和“核感应”，当时人们还很难意识到二者观测了同一现象。更有甚者，两个小组分别报告各自的研究对象为吸收和发射两种不同模式，这就难免在物理学界引起一些迷惑。据布洛赫回忆，当他第一次和珀塞尔会面时，由于彼此用不同的术语表述自己的实验技术，两人几乎无法沟通。几个月后，珀塞尔和布洛赫均意识到，他们观察到的应该是同一现象的两个方面。正如科学界经常出现的情况那样，两种方法的争论可能会旷日持久，但最后终将统一。

相比之下，珀塞尔的理论在说明量子化的能级间能量跃迁时更符合于传统的物理学概念，且与通常的分子束实验以及波谱学的所有分支相贴近；布洛赫关于量子力学特性及其期望值的处理方法，则导致了解释时变现象的经典力学及相位相干概念的提出。珀塞尔的方法被证明为理解许多重要NMR现象的基础工具；布洛赫的理论尤其是相位相干概念将在解释跃迁NMR实验时起到关键作用。

两个实验室所采用的实验方法也是完全不同的。如上所述，布洛赫小组使用了一个新颖的交叉线圈。在NMR研究的早期即在探索不同核种磁矩的过程中，对两个线圈进行正交驱动，就不仅能测定核磁矩的幅度而且能够测量其方向(符号)。然而，对于两个正交排列的发射和接收线圈，一般条件下在接收线圈中是无法直接得到来自发射线圈的信号的，而这恰恰是允许微弱感应信号能被检测的关键因素。汉森用了很长时间来解决这一问题，最后发明了一种“磁通导翼(flux-steering paddles)”置于两个线圈之间，使之能够获得线圈间的“漏”信号。这种“磁通导翼”实际上是一种相位敏感检测器，其中将得到相位信息。因此，布洛赫小组的正交线圈探头不仅被商品化，而且成为几代NMR谱仪的基础。直到脉冲方法即允许发射和接收分时进行的技术成熟后，这类线圈才被单一线圈的探头所取代。

珀塞尔小组使用了一个源自微波技术的谐振腔。由于其容积足够大，故可以用来检测较大体积的样品。在后来的实验中，他们用一个更加普遍的单一射频线圈取代了这一谐振腔，并用场调制手段来压缩噪声。信号检测仍延用电桥法，因为这样可以有效避免弱吸收信号被来自发射器的大幅度信号所淹没。这种单线圈结构的探头也被许多NMR研究机构使用多年，直到所谓可以扫频的“庞德盒(Pound Box)”问世时，它才被迅速改进。

布洛赫曾在一段时间内坚持使用核感应一词。这也许是由于他确实观察到了感应信号，感觉放弃这一叫法对他不公的缘故。但是，布洛赫后来还是同意称此方法为核磁共振了。为此，布洛赫还在那间地下室里专门召集同事们加以宣布。他解释说：“我刚才会见了珀塞尔。与物理上传统的术语保持一致是很重要的。它将被称为核磁共振。”

综上所述，上述两位学者率领的小组彼此独立地开展了研究工作。但他们几乎同时发现，在外磁场作用下，试管中某些纯物质样品(如氢原子核)会发出一定频率的电磁波。他们还证明，用适当的电磁波，在主磁场的垂直方向上对进动的原子核进行激励，可使其进动角增大；停止激励后原子核又会恢复至激发前的状态，并发射出与激励电磁波同频的射频信号。由于这些实验毋须在高真空下使用分子束，此后才将核磁共振用于固体或液体样品的测试，从而诞生了核磁共振这一新兴学科。

现在所说的核磁共振主要是指由珀塞尔和布洛赫发现的所谓凝聚态物质的磁共振现象。

早期的工作主要集中在阐明NMR基本现象、精确测定核磁矩从而证实原子核的结构等方面。从那以后，核磁共振不仅在技术上突飞猛进，而且新的发现层出不穷。例如，特强磁场和傅里叶变换原理的应用、成像的可行性研究、多核种方法和多维方法的建立以及高分辨谱技术的出现等。

有趣的是，现在全世界的医院或研究机构每年都要为购置磁共振成像设备而支付大量资金，而最早的NMR实验却是在几乎没有投资的情况下完成的：哈佛大学的珀塞尔小组借用的电磁铁改装自废弃电机(原来用于宇宙射线的研究)；斯坦福大学的布洛赫小组仅用几百美元采购了一台示波器，同样用借来的电磁铁发现了核磁共振现象。

5. 诺贝尔奖金获得者的演说

几年后，诺贝尔奖评选委员会确认这两个发现是独立的、几乎同时发生的事件，并将1952年的诺贝尔物理学奖共同授予珀塞尔和布洛赫。

在1952年的诺贝尔奖金颁奖大会上，珀塞尔发表了深有感触的演说。他说：“那是仅仅七年前的事。在我们进行首次实验的那个寒冷的冬天，我用新奇的目光盯着地上的积雪。门前的台阶被晶莹的雪所覆盖。不，那是大批的质子正在地球的磁场中进动。现在，在这个富有和奇妙的世界上，在人类众多的发现中只有我们得了奖。作为一个物理学家，我担心我不能回答下面这么一个沉重的问题。但是，我们必须问自己：除此之外我们还能从物质的结构中获悉什么呢?”

其实，现在人们已经从他最初的发现中获得了无穷的益处。

布洛赫则在演讲中简述了分子束时代的历史并精彩地阐明了NMR的基本原理。

第二节　核磁共振的射频激发和自旋回波的发现

早期的NMR研究大多照搬哈佛和斯坦福的实验模式，即在扫场过程中施以固定频率的连续波(CW，continuous wave)。也有人采用固定磁场和扫频的方式。但是，无论扫场法还是扫频法，二者均由CW激发来获取NMR信号。这种状态持续了25年之久。在NMR历史之初，布洛赫曾提出过用射频短脉冲激发核自旋的方法。然而，令人惊奇的是他本人在斯坦福却从未尝试过。

1946年，托利离开MIT辐射实验室来到新泽西州的若格斯大学(Rutgers University)启动其NMR研究项目。他很快投入工作并发表了利用射频波的旋转来观察磁化进动的文章。这是第一篇在NMR研究中应用脉冲技术的学术论文。他明确指出：章动共振法与布洛赫所预期的自由进动完全不同；可用这种瞬态的章动技术来测量磁场非均匀性存在条件下的横向弛豫时间 T_2。但是，由于后来他回到伊利诺伊大学，这一工作不得不搁置。

伊利诺伊大学的汉恩(Erwin Hahn，图1-4)是又一位对NMR发展尤其是对射频激发方式做出过重大贡献的物理学家，在NMR历史上占有重要地位。1949年，汉恩在该大学完成有关研究绝热快通过效应、自旋-晶格弛豫时间和激发后自旋章动测量的博士论文，获得博士学位。此后，汉恩决定再在伊利诺伊大学工作一年，以便继续探索大功率和短间期射频脉冲的应用问题，如将它作为一种工具在毫秒范围内测量 T_1。随后，他发表了应用射频脉冲使磁化翻转以及水的 T_1 测量精度的论文。他还成功地研制出一台NMR连续波谱仪并申请了专利。但是，当他决定利用这台设备进一步研究射频波作用后质子系统的动态过程特别是自旋-晶格弛豫时间时，汉恩发现托利已经领先他一步，因为对方已经独立地观察和解释了瞬态章动问题。

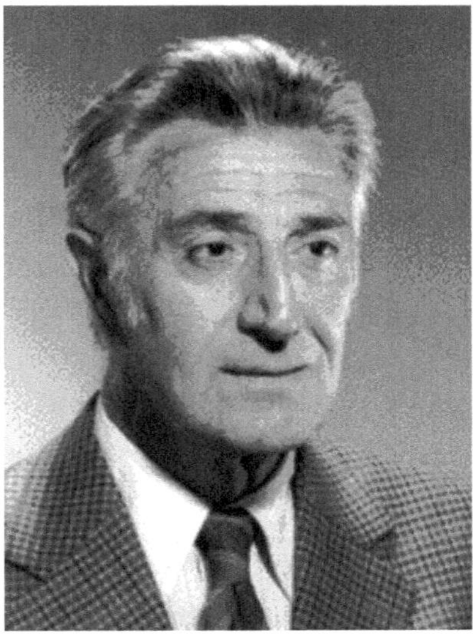

图1-4　自旋回波的发现者汉恩(Erwin Hahn)

托利曾用10ms或稍宽的脉冲来观察脉冲作用期间的大量章动现象，而汉恩的短脉冲允许磁化在脉冲之间自由进动。汉恩发展了先用60Hz的频率来调制磁场，然后再测量 T_1 的方法。1949年夏的一天，当他正用数对高功率短间期(当时为1ms)脉冲进行实验的时候突然发现，在射频脉冲停止后的时间段内出现了信号。开始他以为这奇怪的信号是某种伪影。但是，他发现它是可以重复的，证明确实是信号！汉恩已经偶然地发现了一种全新的信号，这就是今天广为应用的自旋回波。后来，这一回波又被许多人称为汉恩回波。因此，汉恩回波就是自旋回波。

汉恩意识到他观察到的是一个自由感应衰减，而且从布洛赫方程推知这就是90°、90°双脉冲回波。然而，当时要了解三脉冲激发回波的原理却并非易事。也是在这一阶段，汉恩首先从乙醇的信号包络中观察到了神秘的脉动调制(beat modulation)现象，但当时还难以解释。

第三节 化学位移的发现及核磁共振波谱学

短脉冲和自由感应衰减在NMR信号观察中的应用，在现代复杂NMR方法的发展中起了极大作用。然而，1950年后化学位移现象的发现使NMR的研究方向发生了根本性的变化，即从对物质磁特性的研究转向对核周围电子环境的检测。化学家在这一过程中发挥了重要作用。

一、化学位移现象的发现

在NMR历史之初，所有的研究工作均建立在拉莫尔关系所确定的基础之上，即核的共振频率总是依赖于对它所施加的磁场强度。如果果真如此，NMR的发展便只能停留在核磁矩的测量方面，也就是只能作为可供物理学家使用的一种方法而存在。幸运的是，早在1950年人们就发现，不同化学环境中的同一核种(无论其处于同一分子中还是不同分子中)具有不同的共振频率，而且该频率差取决于分子的化学结构。这一现象被称之为化学位移(chemical shift)。正是化学位移的发现，使NMR在化学、生物学和医学等领域开拓了极为广阔的应用前景。

化学位移现象的发现纯属偶然。1950年，为了更精确地测定^{14}N的核磁矩，波罗科特(Proctor)和余(Yu)决定使用斯坦福大学试剂库中现成的硝酸铵(NH_4NO_3)进行实验。选择这一试剂的主要原因有二，一是这种化合物具有良好的水溶解性，二是每个硝酸铵分子中有两个氮原子。上述两个因素均有可能增强NMR信号。实验中，他们竟然从硝酸铵的水饱和溶液中检出了两条谱线而不是一条。大约在同一时间，狄肯逊(Dickinson)在用含有$C_2F_3Cl_3$、SbF_3、NaF、KF、HF、BF_3和BeF_2的氟混合物进行实验时观察到了有关^{19}F的类似现象：数条谱线的最大间隔出现在$C_2F_3Cl_3$和BeF_2之间，其中前者的谱线位于低场一端。狄肯逊的实验装置是这样安排的：使用两个典型的共振吸收桥，并将二者接入同一振荡器；两个样品架并排放置在同一磁体内(以使^{19}F的共振在两个毫安计上同时出现)。此实验最初在0.7T的场强下完成，后来又在0.25T场强下重复，由此发现谱线间隔正比于磁场强度的现象。

紧接着，又有人测定两种不同溶液(水和石蜡油)中^2H和^1H的核磁矩。作者仅简单报道了不同溶液中氘核和质子的不同核磁矩，没有进行任何解释。汤默斯(Thomas)也在《物理学评论》杂志上公布了他从氢气、水和矿物油等不同化合物中测得的质子的化学位移。

1951年，阿诺德(Arnold)、哈马特(Dharmatti)和潘卡德发表了位于同一分子中的非平衡质子的不同谱线，使用的样品为乙酸和乙醇。他们还发现，化学位移所致谱线分离具有明显的场强依赖性；对于质子来说场强引起的化学位移在百万分之几的数量级。

上述三人的图谱使化学位移研究发生了戏剧性的变化，即它宣布了高分辨核磁共振的真正诞生。哈马特是一位来自印度的化学家，当时却在斯坦福大学物理系工作。上述对分子 NMR 的研究正是在他的建议之下进行的。

对于乙醇，斯坦福大学的研究人员共发现了三条谱线，它们分别与 CH_3、CH_2 和 OH 三个化学基团相对应，三者的幅度之比为 3:2:1。显然，NMR 具有显示一个分子中存在或不存在某个质子基团的能力，而谱线高度可间接反映各基团中质子数量的多少。上述谱线的发现真正开始了 NMR 化学应用的新纪元。

斯坦福的研究者使用的是一台由布洛赫的学生韦弗(Harry E. Weaver)精心设计的电磁体，其极面和极隙分别为 12in 和 1.5in、场强为 0.7T(对应的质子共振频率约 30MHz)。为了最大限度地改善磁体中心之磁场均匀性，磁极周围采取了极严格的匀场措施。此外，为了能将直径仅 1mm 的样品准确置于磁体中心磁场最均匀处，他们也进行了种种努力。据潘卡德后来回忆，为了使甲基和亚甲基那么小的谱线分裂得以显示，实验必须慎之又慎。有了上述实验基础和设备条件，乙醇谱线的获得已经是水到渠成的事了。

阿诺德、哈马特和潘卡德的著名图谱发表不久，他们又观察到 OH 和 CH_2 之间的波峰分裂具有温度依赖性，而 CH_3 和 CH_2 间无此特点。这一发现以摘要形式在《物理学评论》上发表时，潘卡德和阿诺德并未对其原因作任何解释。很快地，利德(Liddel)和拉姆塞解释说这是由乙醇分子中氢的不同键合所造成的。上述化学位移随温度连续变化，以及后来又用 CCl_4 等惰性溶剂稀释乙醇后所得实验结果均预示了 NMR 可显示快速化学交换这一事实。然而，当时对这一现象还不能清楚地加以说明。

其实，化学位移的发现并不应如此出人意料。因为早在 1941 年，兰姆(Willis Eugene Lamb，1955 年诺贝尔物理学奖得主)就已提出过一个单一原子的磁屏蔽理论，对共振频率的场强依赖性变化进行过定性描述。当然，试图用兰姆的理论来说明化学位移谱线的幅度是远远不够的。1950～1952 年间，拉姆塞发表了一系列论文来阐述化学位移问题，他认为电子激发态对核的作用比氢本身更重要。应当承认，拉姆塞的工作为化学位移的解释提供了一个较为合理的理论基础，至今仍是处理化学位移有关问题的基本框架。

化学位移的发现和解释，在 NMR 发展方向上具有极为深远的影响。

二、磁共振波谱学及其发展

当发现核磁共振的精确频率依赖于核所在的化学环境时，NMR 才引起化学家的兴趣。到 1952 年，当布洛赫和珀塞尔荣获诺贝尔奖之时，NMR 的基本理论已经成熟，用它解决化学问题的潜能已经初步显示。对于具有创新精神的化学家来说，无论是在物理化学、有机化学或无机化学领域，NMR 均展示出广阔的应用前景。

1. 磁共振波谱学及其发展

化学位移的发现，开拓出使用 NMR 来测定化学结构的重要科学领域，即产生了核磁共振波谱学(NMRS，nuclear magnetic resonance spectroscopy)这一边缘学科。将检测到的 NMR 信号记录在与其频率相关的波谱纸上，就得到核磁共振波谱(NMR spectrum)。

此后，NMR 主要被化学家和物理学家用来研究物质的分子结构。他们的兴趣集中于化合物的化学位移，即致力于研究原子核处于不同化合物或化学环境中时，其共振频率微小而特异的变化。由于 NMR 的谱线窄而靠近，很快又产生了所谓高分辨谱。这种谱对磁场的均匀性要求极高，例如，能对 1ml 的样品进行检测时磁场的均匀性必须达到 $1/10^8$。

人们不仅检测了固体、液体和气体，还测定了绝缘体、半导体、金属、聚合体和膜等一切物质形式。研究的核种包括元素周期表中的所有磁性核。据统计，仅 1954 年一年就有多达 400 篇的 NMR 研究论文发表。紧接着，关于 NMR 的第一部专著(E. R. Andrew. Nuclear magnetic resonance. Cambridge: Cambridge University Press)于 1955 年出版。

到 1960 年，NMR 作为化学分析和有机分子结构解析最有价值的工具之一的观点已广为接受。显然，与红外谱(IR，infrared spectroscopy)等其他分析工具的数据相比，NMR 提供的信息更易理解和更加清晰。

在 NMR 的发展中，人们早就认识到了弛豫时间的重要性。为了缩短弛豫时间，斯坦福大学的科学家曾将一种顺磁性盐溶于水中进行实验；为了防止石蜡的饱和，斯坦福大学的物理学家曾想方设法采用小功率的射频激发源。弛豫时间 T_1 和 T_2 的概念不仅在一开始就已提出，其物理机制也被布洛赫和珀塞尔等人阐明。

在物理、化学、材料和矿物等方面的研究中，常常遇到无法溶解的固体样品。固体和液体的本质区别在于固体分子的运动不自如，即前者只限于不改变晶格位置的振动及局部范围的转动，不可能像液体那样平动和翻滚。所以，固体样品中分子间的各种作用就难以平均掉。这将在 NMR 谱上导致复杂效应。因此，如何利用 NMR 的长处，使之在固体样品的结构及动态研究中充分发挥作用，从 NMR 的发展初期就成为其焦点问题。至今，固体高分辨 NMR 已得到迅速发展，使之成为 NMR 体系中一个相当强的分支。在固体 NMR 的理论和技术方面所取得的成就，代表一个国家 NMR 的发展水平。

在后来的 20 多年里，NMR 不仅发展迅速，而且逐渐成为尖端技术。全世界有数以千计的 NMR 波谱仪投入使用，并造就出数千名波谱学家。无论在理论、应用，还是在技术方面，关于 NMR 研究的文献很快达到了浩瀚的程度。

NMR 原理还对二能级系统原子物理学、激光物理学、相干光谱学以及量子力学等学科产生了深远影响。

2. 波谱仪的变革及其商业化过程

NMR 发现不久，布洛赫便和珀塞尔一起研制出世界上第一台核磁共振谱仪。1952 年，商品的谱仪问世。后来，为了进一步提高设备的灵敏度和谱的分辨率，质子谱仪的共振频率也经历了一个从 30MHz 到 60MHz，再到 100MHz 或更高的稳步提高过程。应该说，高分辨谱仪的获得及其性能的不断改进，是整个 20 世纪 50 年代 NMR 在化学中广泛而快速应用的主要原因之一。下面简单回顾 NMR 谱仪的变革过程。

拉塞尔·瓦里安(Russell Varian)是一个申请过许多项专利的学者及商人。NMR 发现后，他立刻意识到这一技术在化学分析方面的潜在商业价值。尽管当时只发表了水的谱线，且距化学位移的发现还有遥遥几年时间，拉塞尔·瓦里安对此仍深信不移。于是，他找到布洛赫和汉森，说服他们一定要在 1946 年底以前就其发现申请专利并与当时尚未组建的瓦里安联盟(Varian Associates，以下简称瓦里安)签约。布洛赫申请了此项专利并于 1951 年获准(后来又进行过修改)。正是这一专利，在仅准许瓦里安进行投资并生产商用 NMR 设备的过程中发挥了至关重要的作用。

瓦里安组建之初的业务主要是销售超短波领域中所使用的速调管，后来转向物理实验用磁体。它生产的真正意义上的商用 NMR 设备是由拉塞尔·瓦里安本人于 1948 年设计的磁力计。这一仪器的工作原理非常简单，即首先使磁场(方向与地磁相垂直)内样品水中的质子极化，然后关闭极化场使核在地磁中进动，其进动频率即可反映它所处磁场的情况。

瓦里安于 1952 年开发成功它的首台商品高分辨谱仪。该谱仪专为研究质子的共振特性而设计，其工作频率为 30MHz(对应于 0.7T 的场强)，标称可以显示酒精的三个波峰。磁体是以斯坦福大学布洛赫实验室所用磁体为基础而设计：高质量钢材的极片、抛成镜面的极面(可提高场的均匀性)、分别为 12in 和 2in 的极面直径和极隙(这一磁体曾作为瓦里安的磁体标准而使用多年)。谱仪重 5400lb(1lb=0.453 592kg)。由于使用了 8 个大功率真空管，系统不得不采用水冷。但是，如果用今天的标准去衡量，它还是一套非常粗糙的系统。

到 1953 年，瓦里安已生产出较高水平的 30MHz 的 NMR 谱仪。用这台谱仪，不仅能够分辨分子中化学非平衡质子所致的精细结构，而且能够成功显示来自非平衡核之间自旋-自旋交互的超精细结构。然而，其谱参数的重复性仍然比较差。仪器的敏感性也还停留在仅能使纯液体或浓溶液产生有意义信噪比的水平上。

随后几年里，在瓦里安研发人员的努力尤其是大批斯坦福大学物理学家的加盟之下，它的设备性能有了大幅度提高。值得指出的是，当时的许多技术是直接来自斯坦福的。因此可以说，NMR 设备的商品化过程是技术从学术机构转向工业最早、最显著的成功范例。这一过程包括信息共享以及从斯坦福雇用大批高素质、具有创新精神的人员等措施。

在保证磁场均匀性的前提下不断提高磁体的场强，一直是高分辨 NMR 谱仪所追求的目标。这一方面是因为高场情况下化学位移更容易被分辨，另一方面还因为信号的敏感性随场强的提高而增加。到 1955 年，瓦里安发现用原来 12in 的磁体及电源可将磁场提高至 1.0T，这使得制造 40MHz 的质子谱仪成为可能。3 年后，由于采用了锥形极帽和增强型电源等技术，他们还将场强提高到了 1.4T，对应的质子共振频率达到 60MHz。

由于磁场非稳定性的存在，人们不得不在快速扫场的过程中成谱，这就限制了测量的精确性，谱线的细节也常因其混乱而难以分辨。为此，瓦里安推出了一项称为“超稳定器(super stabilizer)”的技术。所谓超稳定技术，实际上是反馈技术的具体应用：在磁隙附近安装一个磁敏感线圈作为采样器，再将它产生的反映磁场变化的电流信号送入反馈回路来触发补偿电流。

正在这时，瓦里安又获得一项专利，那就是能够完全取代所谓超稳定器以至于后来成为场强标准控制手段的场/频锁定技术。然而相隔 5 年之后，这一技术才被瓦里安用于自己的产品 Varian A-60 之中。场/频锁定技术是 NMR 谱仪发展史上的一个里程碑。

上述事实表明，如果没有瓦里安对高分辨谱仪的快速商业化运作，NMR 的早期历史可能会完全不同。也正是由于 1946 年布洛赫和汉森为瓦里安申请的专利以及后来的一系列专利技术，成为瓦里安继续为 NMR 的发展投资的动力。与此同时，上述专利技术也成了当时阻止其他公司涉足美国市场的有利工具。因此，直到 1961 年为止的近 10 年内，谱仪生产的历史实际上是瓦里安一枝独秀的历史。表 1-1 列出了到 1993 年为止瓦里安推向市场的所有高分辨 NMR 谱仪。

表 1-1　瓦里安联盟(Varian Associates)的高分辨 NMR 谱仪

生产年代	谱仪型号	特点
1949		首台可供商用的 NMR 设备
1952		首台 30MHz 高分辨谱仪
1956		首台 40MHz 高分辨谱仪
1958	HR60	
1961	A-60	易操作型，40MHz，仅用于质子
1964	HR-220	首台超导型，仅用于质子
1965	HA-100	应用同核场-频锁定技术
1966	T-60	首台高场永磁型，60MHz，仅用于质子
1969	XL-100	先为连续波型，后改为傅里叶变换型 先仅用于$^{1}H/^{13}C$，后改为多核种型
1972	CFT-20	仅用于^{13}C和有机化学，20MHz
1975	FT-80	多核种型，40MHz
1975	EM-390	永磁体连续波型，40MHz，后可选^{19}F和^{31}P
1978	XL-200	多核种、超导磁体型
1982	XL-300	多核种型，可用固体样品
1983	XL-400	多核种型，可用固体样品
1985	VXR 系列(200/300/400/500)	XL 替代系列
1986		VXR 系列的宽线固体附件
1986	Gemini-200	易操作、低成本超导型，仅用于$^{1}H/^{13}C$
1987	VXR 系列 S	VXR 系列的增强型，基于 UNIX 的 SUN 工作站
1987	Gemini-300	
1988	VXR-600S	
1989	Unity 系列(200/300/400/500/600)	多核种、固体样品和微成像型， 基于 UNIX 的 SUN 工作站
1989	Broadband Gemini-200/300	
1989	Ultrashims	RRI 矩阵匀场系统，磁场均匀性进一步改善
1991	Gemini-400	多核种型，直接检测
1992	Unity Plus 系列(200/300/400/500/600/750)	多射频通道，可选脉冲场梯度，nano 探头
1993	Unity Plus-750	首台 750MHz 商用谱仪

然而，在 NMR 技术方面，瓦里安仅在美国申请了专利，其他国家的公司尚具有在美国以外投资和开发 NMR 市场的自由。建立于 1947 年的 JEOL(Japan Electron Optics Ltd.)就是一家较早介入 NMR 产品市场开发的日本公司。JEOL 原来是一个生产电子显微镜的公司。它于 1955 年着手于 NMR，第二年便推出 32MHz 的电磁体波谱仪(改进后的型号为 C-60)。1966 年，JEOL 开始在世界范围内销售 C-60-HL。1970 年，它完成所谓桌上型产品 MH-100(100MHz)的商品化过程。上述产品的档次与瓦里安的 A-60 以及后来的 T-60 相当，因而与其形成了初步的竞争态势。

与此同时，英国的 AEI(Associated Electrical Industries)开发出一台基于特大电磁体

(1.8T)的、具有大量射频单元部件的大型设备，但是这台机器的运行时间不长。后来，Perkin-Elmer公司又以完全不同的思路开发出基于永磁体的谱仪。从1961年起开始向市场提供性能良好的各种谱仪到1967年采用固态电子的R-12问世，Perkin-Elmer的产品也赢得了部分世界市场。

直到1967年，布鲁克(Bruker)才推出了自己的第一台多核种NMR谱仪HX-90。这台设备于1968年在美国市场露面。布鲁克以一流的技术、一流的研发队伍从一开始就挑战着瓦里安的统治地位。它与英国的牛津仪器联手，很快有了世界上首台270MHz的超高场谱仪，使共振频率轻而易举地在自己90MHz机器的基础上翻了3倍。1976年，随着超导磁体技术的发展，他们又开发出360MHz的产品。对于大多数以前仅用100MHz以下的设备进行研究的学者来说，360MHz将是一个革命性变化。后来，布鲁克相继推出了400MHz、500MHz、600MHz、750MHz和800MHz的谱仪。毫无疑问，这些仪器为NMR应用于更加复杂的生物化学和生物问题打下了坚实基础。

应该说，日本的日立在NMR产品开发方面也是一个卓有成效的公司，因为从1963年开始它先后向市场提供过从永磁到超导的近20种产品。美国的GE公司大约于1972年切入这一市场并推出自己的产品。IBM的加入就更晚，它有产品问世的时间为1980年前后。除上述公司外，瑞士、捷克、斯洛伐克也有商家参与NMR设备开发。

上述局面的形成，对于波谱学家来说，有利于以合理的价格进行更多的选择；对于NMR技术的开发商来说，不仅有利于这一新方法的更快发展，而且可为他们提供更多商机。另外，众多公司的出现和介入，在后来NMR谱仪向傅里叶变换方向发展的过程中起到了重要作用。

3. 波谱学发展的五大转变

50年来核磁共振波谱法取得了极大的进展和成功。具体说来，它实现了下述五大转变，即检测的核从氢核(^1H)遍及几乎所有的磁性核(有自旋运动的核)；使用的磁体从永磁体发展到阻抗磁体和超导磁体；仪器频率从30MHz发展到数百兆赫兹，而且还在向更高频率发展(位于美国佛罗里达的国家高磁场实验室已建成场强高达23.5T的超导磁体，它将使质子NMR谱的最高频率达到1GHz)；谱仪从连续波谱仪发展到脉冲傅里叶变换谱仪，并随着多种脉冲序列的采用而出现了二维谱和多量子跃迁测定技术；测定的样品除溶液之外，又发展了测定固体的高分辨核磁共振技术。

目前，NMR已成为鉴定化合物结构、研究化学动力学、追踪化学反应过程的重要方法。它不仅在有机化学、生物化学、药物化学和化学工业方面广为应用，而且在石油工业、橡胶工业、食品工业和医药工业等方面发挥着重要作用。当然，1980年以来NMR成像，即MRI的迅速发展，又使NMR技术扩展到了生物和医学领域。

第四节　傅里叶变换法及其二维法的产生

傅里叶变换(FT，Fourier transform)方法的开发和广泛应用，是NMR发展史上的又一个里程碑。现在，我们不仅可以通过多用途脉冲来研究复杂分子，还可以很快地得到所需的谱以跟随快速反应并应用时间平均技术来有效的提高信噪比。尽管物理学和化学在 NMR 中已沿着完全不同的道路发展着，但 FT 方法又使二者成为一体。二维法的产生，则使磁共振成像术得以诞生。本节回顾上述两种 NMR 方法的出现过程。值得强调的是，这里所引用的文献资料绝大多数反映了物理学家 40 多年前的工作。正是原子分子物理学家和凝聚态物理学家早期的共同努力，才奠定了核磁共振的理论和实验基础。磁共振波谱学在理论上与原子分子物理紧密相连，研究对象则主要是凝聚态物质。事实也正是如此。50 年来，核磁共振的发展经久不衰、生命力十分旺盛，是因为它在化学、材料科学和生命科学等众多的学科中得到了异常广泛和具有超常深度的应用。

一、厄恩斯特对傅里叶变换法的贡献

NMR 的发展一直是以化学应用对高分辨谱和高场强的需求为动力的，原因是它的灵敏度很低。那些磁矩小、放射性核素丰度低的核之波谱观察起来就更加困难。为此，测定不得不采用信号叠加平均的办法，使得高分辨谱的获取非常耗时。

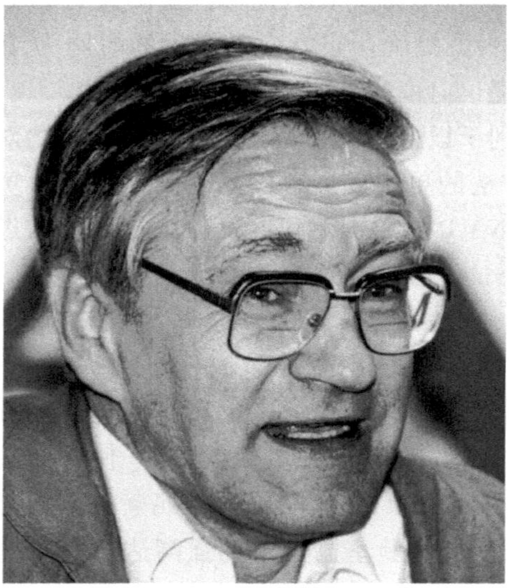

图 1-5 傅里叶变换核磁共振、二维核磁共振谱和磁共振成像的开拓者恩斯特（Richard R. Ernst）

1963 年，恩斯特(Richard R. Ernst，图 1-5)加盟了瓦里安，与另一位物理学家安德森(Wes Anderson)一道工作。当时，人们为解决低灵敏度困扰问题而设计的信号叠加平均专用计算机已经投入使用。但是，对于一个典型的 NMR 质子谱(带宽 500～1000Hz)来说，要使其不失真，每秒钟就只能扫频 1Hz。即便允许某种谱线加宽或一定程度上的失真，每扫频一遍至少也需 100s。然而，为了得到一定程度的信噪比(如将其提高 20 倍)，通常情况下就需要 500 遍的扫描即 500 次的叠加。因此，NMR 实验常常通宵达旦。对于在有机化学分析中占有非常重要地位的 ^{13}C，问题就更加严重，因为它的频带更宽(3000～5000Hz)、灵敏度(氢质子的 1/64)和自然丰度(1.1%)更低。

这种情况下，迫切需要发明一种能在其带宽范围内同时激发被测核并设法收集和解读共振信号的方法，以取代通过缓慢扫频或扫场来顺序激发被测核的传统方法。几年前，拉塞尔·瓦里安就曾产生过一种设想，即先用一个来自噪声发生器的宽带脉冲激发核，并将信号记录于磁带上，然后用不同的速度来回放此带以检出不同频率的信号。1964 年，安德森想出另一种办法以实现类似的过程，但这一办法还未付诸实施，他又想出一个好主意：那就是用一连串高功率电磁波进行射频激发，再通过傅里叶变换从自由感应衰减信号中得到谱。

恩斯特走在了实现这一目标的前面。在瓦里安电子专家的支持下，他用 2 个月的时间将两台脉冲波谱仪组装在一起，并于 1964 年的夏末得到了世界上第一个 FT 核磁共振谱。这一发明的目的是要在一次激发所有谱线后加速进行数据采集，即在 1s 内记录多达 400 个通道的所有 FID 信号(故每小时可完成 3000 次以上叠加)，然后立刻重复上述过程以积累信噪比。显然，用这台设备可有效地采集信号，但数据分析过程仍然十分费时和烦琐，因为那时还没有实时处理计算机。当恩斯特用他的 IBM 7090 计算机进行数据后处理时，这台机器常常需要整夜运行。

当时对迈克逊干涉仪的信号进行傅里叶变换以获得远红外谱（far-infrared spectra）的方法已广为应用。因此，事实上使用 FT 方法获取宽带谱的好处早已在红外光谱学(infrared spectroscopy)的研究中为人所知。这使得 1965 年 2 月，当恩斯特在美国匹兹堡召开的实验核磁共振大会(Experimental NMR Conference)上介绍自己的第一个傅里叶变换 NMR 谱时出现了不同的反响。一些波谱学家(包括那些通过红外谱了解 FT 概念的波谱学家)对其潜在的意义给予了高度评价；另一些人仅对其表示兴趣，但认为它在 NMR 领域中没有实际意义。与此类似地，当恩斯特将他的论文投向《化学物理杂志》(*Journal of Chemical Physics*)时，该杂志也以技术性太强和无足够的创新性为由将其退回。后来，他将此文改投了《科学仪器评论》(*Review of Scientific Instruments*)杂志，经进一步修改后才于 1965 年 9 月 16 日接收。

遗憾的是，瓦里安的管理者也对这一新技术没有给予足够的评价和重视，这使它于 1969 年推向市场的新一代谱仪 XL-100 仍为连续波型。但是，布鲁克公司却于 1969 年率先为它的 HX 系列连续波谱仪提供 FT 附件并于 1972 年推出了设计完美的全傅里叶变换型谱仪。20 世纪 70 年代瓦里安开始追赶，但这时其他主要的 NMR 设备制造商均已进入 FT 时代。可见，这一源自瓦里安的技术并没有最先在瓦里安的机器中得到应用。

二、二维成像法和二维波谱法的产生

二维(2D，two-dimensional)NMR 的概念是 1971 年由比利时物理学家杰勒(Jean Jeener)提出的。由于恩斯特认为 2D NMR 是“杰勒的财产”，当初就一直等待着杰勒成果的发表，并没有产生尝试或进行 2D 实验的计划。另外，恩斯特知道他的计算机是无法完成 2D 数据处理的，存储器也不一定够用。1973 年，恩斯特就此问题与杰勒通了信，杰勒则给他展示了一篇尚未完成的论文草稿(该论文从未见发表)。

1974 年 4 月，恩斯特听说劳特伯(Paul Lauterbur)正在利用 NMR 创建 2D 图像，意识到杰勒的 2D 理论可能用于成像目的，这才与同事一道展开研究。很快地，他们发表了第一篇利用 2D 技术成像的论文。与此同时，恩斯特还用瓦里安的 DA-60 谱仪进行了初步的 2D 波谱实验，其部分理由是为 1974 年 9 月在瑞士召开的第六届生物系统中的磁共振国际会议上的谈话做准备。他还为仅有 16K 内存的 Varian 620i 计算机编写了有关软件。

三、出生于苏黎世的又一位诺贝尔奖得主

综上所述，是恩斯特和他的学生最先进行了 2D NMR 运算即检验和探索了这一新

理论。他对 2D 波谱学的研究则稍晚于对 2D 成像的探讨。由于他对傅里叶变换核磁共振及 2D 磁共振的重大贡献，恩斯特获得了 1991 年的诺贝尔化学奖。这一年距他开发 NMR 中的 FT 方法已经 26 年、距他开始应用 2D NMR 方法亦有 17 年。

有趣的是，恩斯特 1933 年出生于瑞士苏黎世，其出生地距核磁共振先驱布洛赫的家乡仅 10 余英里远(1mi＝1.609 34km)。因此，他成为该城市 39 年内第二位对 NMR 做出巨大贡献的诺贝尔奖得主。而布洛赫仅长他 28 岁。当恩斯特来到瓦里安时，布洛赫依然在那里工作。

恩斯特的名字将与 FT 方法紧紧联系在一起。

第五节　磁共振成像的发生与发展

磁共振成像即 MRI 是 NMR 的重要应用领域。NMR 从波谱学实验发展到成像技术是一大飞跃。如今，液体 NMR、固体 NMR 和 MRI 各自比较独立地发展着，形成了三足鼎立的局面。它们在理论上相互补充，在实验技术上彼此借鉴，共同繁荣了 NMR 学科。半个世纪中，NMR 从物理研究到化学应用、生物应用，再到临床应用所走过的路程，是当今基础科学的发展推动社会进步最有说服力的例子。MRI 的发展大概经历了萌芽期、成熟期和发展期三个阶段。

一、磁共振成像的萌芽期

磁共振成像的萌芽期是指从 NMR 诞生(1946 年)到 1972 年的 20 多年时间。这段时间内，NMR 主要被作为分析工具使用。但是，后来随着 NMR 理论的完善，研究范围逐渐扩展到了生物领域，例如，对种子含油量的测量、对粮食和燃料中水分的测定以及对加工技术的研究等。

早在 NMR 现象发现之初，布洛赫就曾将自己的手指伸入波谱仪的线圈内，从而获得了很强的质子 NMR 信号。1948 年，珀塞尔和拉姆塞先后将自己的头伸入哈佛大学回旋加速器的 2T 磁场中，以亲身感受射频激励对生物体的作用。他们的头上围绕着一个谐振于质子共振频率并与一个大功率射频发生器相连的发射线圈。据说当二人进出磁体时曾通过牙的金属填料感觉过所谓的电动力。这可能是人对核磁共振的最早感受。

从 1955 年开始，瑞典斯德哥尔摩的奥迪波兰德(E. Odeblad)及其同事对动物及人体组织和体液的 NMR 特性进行了长达 10 余年的开拓性研究。这些研究包括血细胞、分泌物、眼组织、房水、唾液及肌肉等。然而，直到 20 世纪 60 年代后期，当高场、高分辨的傅里叶变换谱仪出现之后，NMR 在生物学的应用才真正开始。这是因为上述技术进步不仅使人们在一维及二维方向上获得高分辨磁共振谱的愿望得以实现，而且使人们有可能通过它得到更多的有关生物化学及分子生物学的信息。

1967 年，约翰斯(Jasper Johns)等人首先用活体动物进行实验，成功地检测出动物体内分布的氢、磷和氮的 NMR 信号，开创了生物体组织化学分析的新纪元。1973 年，穆恩(R. B. Moon)和里查兹(J. H. Richards)最早发表了完整红细胞的高分辨 ^{31}P 谱，据称该谱线可区分红细胞的代谢状态。第二年，豪尔特(David Hoult)等人用一块取自鼠腿的新鲜肌肉进行实验并成功地记录到了^{31}P谱。但是，此前的超导 NMR 谱仪仅用直径为 5cm 的磁体孔洞，这在很大程度上限制了它在生物体研究中的应用。很快地，孔洞为 10cm 的谱仪便应用而生了。研究范围随之扩大到灌注的动物心脏、肾脏、肝脏及其他器官，研究对象不仅有^{31}P谱，还包括^{1}H谱和^{13}C谱。一个用 NMR 手段研究离体器官甚至活体的时代真正到来。但是，当时在谱的空间定位等方面还存在许多挑战。

美国纽约州立大学的达马迪安(Raymond Damadian，图 1-6)是一位富有想像力的物理学家和内科医生。1970 年，当他对植入恶性肿瘤的大鼠进行 NMR 实验时就发现正常组织与恶性组织的 NMR 信号明显不同。达马迪安还观察到，在受激组织的偏转磁矩恢复至稳定状态的过程中，它会发出两类信号，这就是许多年前被布洛赫命名的 T_1 和 T_2 弛豫信号。1971 年，达马迪安的研究成果分别以“用 NMR 信号可诊断疾病”和“恶性组织中氢的 T_1 时间延长”为题在美国“*Science*”即《科学》杂志上发表。该成果的意义在于一改过去仅从组织形态学角度研究疾病的状态，开始利用分子物理学和组织化学的信息。

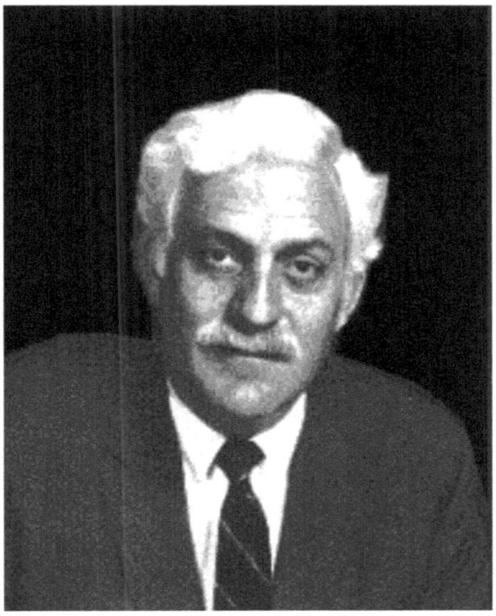

图 1-6　全身 MRI 装置的创始人达马迪安(Raymond Damadian)

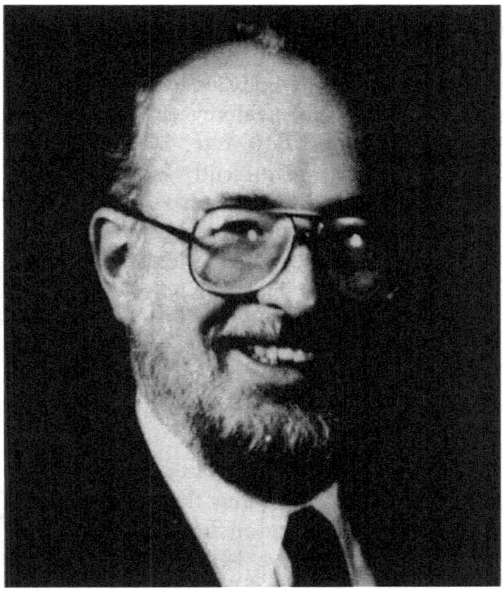

图 1-7　MRI 空间定位方法的开拓者劳特伯(Paul Lauterbur)

达马迪安认为，由于水的特殊结构，使其具有很强的磁偶极子表现和 NMR 信号，因而利用 NMR 对生物体进行成像是可能的。1972 年，美国纽约州立大学的劳特伯(图 1-7)进一步指出，用 NMR 信号完全可以重建图像。上述学者的初步成果，为 MRI 装置的诞生奠定了基础。

与 NMR 波谱从物理学到化学、生物学，以至医学稳步发展的过程相比，NMR 成像则是一种完全不同的情形：它在 1973 年突然出现在世人面前。

二、磁共振成像的成熟期

1973～1978年，物理学家、化学家与医学家一道，对在体组织进行了局部成像的实验研究，使NMR医学成像得以实现。因此，这一阶段是NMR波谱技术与成像理论相结合，并取得巨大研究成果的时期。

1. 达马迪安、FONAR成像法和他的Indomitable

早在1970年，当达马迪安还忙于他的大鼠实验时就突发了建造人体全身NMR成像装置的设想，并向其同事宣布了这一计划。在实现这一企图的过程中，他并未采用基于线性梯度场的新方法，而是设计了一个能在足够小的容积内产生均匀场、因而仅此处可获得NMR信号的磁体。小容积外的任何区域，磁场均匀性将被破坏，因而就不可能有信号。也就是说，他是通过衰减扫描以外所有区域的静磁场来获得限定点之信号的。这就是所谓的场聚焦法(field focusing nuclear magnetic resonance)。达马迪安称其为FONAR。

FONAR法成像的优点是数据处理简单。但是，由于它每次仅测量限定点的信号，取得具有相当容积样品的全部数据就需要很长时间。另外，该限定点在磁体中的位置是固定的，这就不可能用调整电流的办法来移动之。因此，FONAR法成像时需要不断的移动样品，以便从所有的感兴趣区来获得数据。由此看来，FONAR法在获取原始数据和探索成像方法方面非常有用，但它不可能成为一种实用的成像方法。

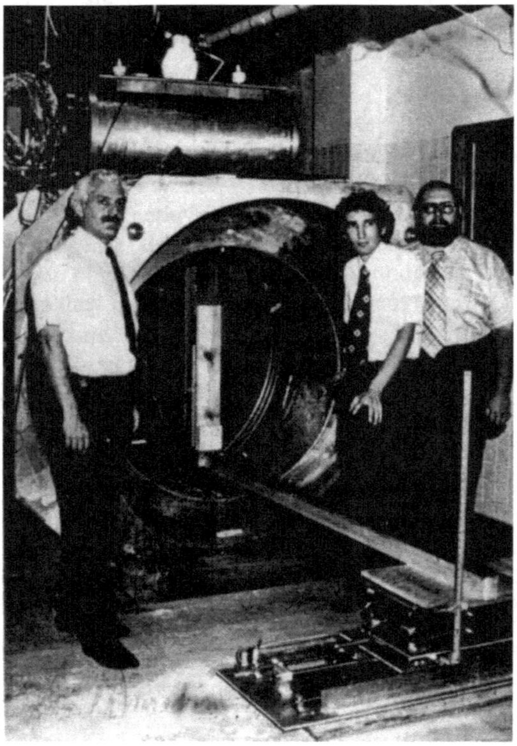

图1-8 达马迪安(Raymond Damadian)和他的同事明可夫(Larry Minkoff)、哥德史密斯(Michael Goldsmith)与他们建造的世界上第一台全身磁共振成像装置Indomitable

经过长达7年的努力，达马迪安和他的同事明可夫(Larry Minkoff)博士、哥德史密斯(Michael Goldsmith)博士一道，战胜了无穷的困难和挫折，终于建成人类历史上第一台全身磁共振成像装置(图1-8)。这套系统使用的成像方法正是达马迪安所发明的FONAR法。

1977年7月3日，达马迪安等人取得第一幅横轴位质子密度加权像(图1-9)。为了获得成像所需的空间分辨率，用这台设备扫描时必须将躺在检查床上的受检者移动106次，因而采集一幅图像耗时长达4h45min。达马迪安将这台设备命名为Indomitable(取不屈不挠之意)，以表达他们的坚定、执著和无所畏惧。尽管这还不是一台实用的成像系统，但它已以无可辩驳的事实宣告，一个全新的成像领域就要诞生了。

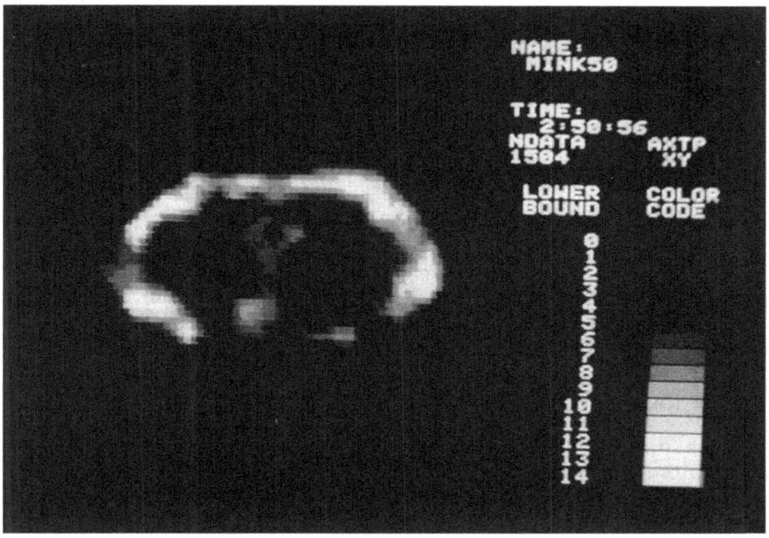

图 1-9　1977 年 7 月 3 日由 Indomitable 成像装置取得的
第一幅全身横轴位质子密度加权像(耗时 4h45min)

Indomitable 现存放在位于美国华盛顿的史密斯索尼安(Smithsonian)技术研究所。

此外，基于他对弛豫时间的研究结果，达马迪安于 1972 年申请了一个利用 NMR 原理进行人体成像的预见性专利。但是，其中并没有详细的方法学描述。该专利于 1974 年公布(US Patent 3789832 filed 17 March 1972)。图 1-10 所示为达马迪安在该专利中描述人体成像系统时所使用的框图。

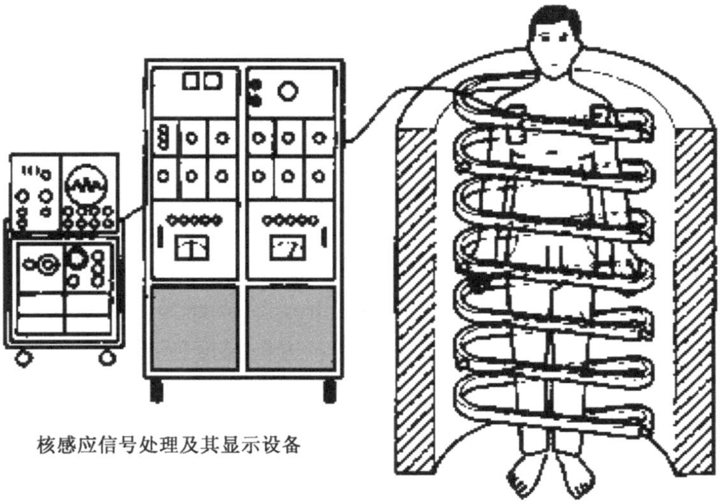

图 1-10　达马迪安(Raymond Damadian)设想的人体 NMR 成像系统

但是，达马迪安所采用的精细方法实际上不是定量的。在后来发表的文章中，他还论述了同时测量质子密度和弛豫时间的方法，也就是在 Indomitable 中使用的方法。

2. 梯度场、劳特伯及其组合层析成像法

梯度磁场(简称梯度场)在 NMR 中一直备受重视。但是，为了获得高磁场均匀性，通常应尽量削弱其影响。为此，人们发明了匀场线圈，并用它所产生的梯度场来补偿磁体有效空间的反向梯度场，以达到提高磁场整体均匀性的目的。相反的，如果在均匀磁场的某一方向有意识地应用线性梯度磁场，有可能在 NMR 实验中取得某种有用信息。例如，1951 年卡尔(Herman Carr)就曾用施加梯度磁场(通过 3 块像胶板)的方法来激发乙醇的局部化学位移场。如果对卡尔-珀塞尔脉冲序列加以改进，即加入固定间期的短梯度脉冲，就可以用该序列测量液体的扩散现象。还有人用梯度场检测过^{3}He和^{4}He的相分离。上述例子均利用了 NMR 信号在一维梯度方向的空间变异信息。

劳特伯当时已在纯物质的波谱分析方面取得巨大成就，且在试管内样品的波谱学研究方面享有盛誉，但他并不满足于这一点。劳特伯认为，应用 NMR 原理，肯定存在可对物质进行选择性激发的方法。他为此而苦思冥想了数月。1971 年 9 月的一天，当他坐在一家快餐店用餐时，一种全新的方案突然出现在眼前，那就是利用磁场梯度以获取样品中磁性核的二维或三维分布信息，用以创建被测体 NMR 图像的构思。劳特伯推测，如果在置有样品的强静磁场上叠加一可控的弱梯度场，同一频率的成像层就能被隔离，此时检测到的信号便可用来成像。劳特伯坚信，只要将常规磁体中的匀场系统加以改造，就可得到成像所需 x、y 和 z 三个方向的线性梯度场；再对这三个梯度场进行恰当组合，便可在空间任意方向设置梯度场。

为了弄清下述三个问题，劳特伯又进行了为数几周的实验。这三个问题是：①选择激发的 NMR 信号应能产生一个成像层区域，即它应集中于一个层面内；②这些信号要有足够大的幅度以通过傅里叶变换得到空间图像；③主磁体要有一定的磁场均匀性以保证成像的质量。

当时，劳特伯只能用一台瓦里安生产的 A-60 波谱仪去实现自己的构想，其实验对象为两根直径 1mm 的充水毛细管。成像时，这两根毛细管被置于一个装有重水(D_2O)的、直径为 4.2mm 的玻璃试管中，加入的梯度场所对应的氢核共振频率为 700Hz/cm。在长达几个月的实验研究中，劳特伯通过逐点诱发信号的方法收集了大量数据。终于，他成功获取了一幅二维的核磁共振像(图 1-11)。

1972 年 10 月，劳特伯将他的论文投给了《自然》杂志。在这篇文章中，他称自己所创立的方法为组合层析成像法(Zeugmatography，有人译为共轭成像法)。文章还说明了几个方向梯度场的用法以及通过反投影法用各方向梯度所产生的一维谱建立二维图像的方法。与此同时，文中还给出了他对弛豫时间的研究结果，以证明这一技术可用于生物系统。1973 年 3 月，劳特伯的成果在《自然》杂志上发表。从此以后，劳特伯宣布采用三个线性梯度磁场 $\boldsymbol{G}_x$、$\boldsymbol{G}_y$ 和 $\boldsymbol{G}_z$ 来选择性地激发样品，使之得到所需的成像层面。这三个梯度就是今天广泛使用的梯度磁场，它们分别由 x、y 和 z 向的三个梯度线圈产生。

由于仅有一个标准的小孔径磁体，劳特伯只好用极小的成像体来进一步验证自己的

图 1-11　劳特伯(Paul Lauterbur)用投影重建法取得的第一幅二维质子密度加权像(两个充水试管)

方法。他用于成像的第一个活体是一只直径为 4mm 的蛤蜊(正好能被置入一个 5mm 的样品管中)。结果仅其软组织被显示，但外面的壳没有贡献信号。1974 年，他用孔径较大的瓦里安 DA-60 对一只活鼠实施成像，并使其胸腔得以显示。

上述结果的取得，不仅为磁共振成像奠定了基础，而且大大鼓舞了这一领域的学者。

显然，是劳特伯首先创立了用一组投影得到 NMR 图像的方法。但是，在最初的实验中，由于没有梯度场，也就不能采用分层技术。在这种情况下，劳特伯只好使用旋转样品的办法，且不得不将样品的形状设计为圆柱形。采用线性梯度场后，实验时就毋须旋转样品，从而避免了成像过程中的机械转动。对于医学应用来说，这无疑是既实用又方便的创举。

顺便说一下，劳特伯的成果发表之后，他所在的纽约州立大学石溪分校曾试图为其申报专利(当时美国大学教授的研究成果归学校所有，个人无申请并拥有专利的权利)。然而，由于学校的专利代理律师在研究过劳特伯的论文后得出了此成果无足够高的商业价值因而花费几万美元申报专利不值得的错误结论，才使得磁共振成像技术与专利失之交臂。否则，劳特伯早已通过专利转让费的分成而成为百万富翁了。

3. 里根总统为他们授勋章

达马迪安是首先在人体活组织中进行 T_1 测量的学者。他的研究结果在 NMR 的医学应用方面具有开拓性意义。

劳特伯的成果发表不到 10 年，世界范围的设备生产厂家已能大量制造可对人体任何部位进行高质量成像的磁共振扫描设备。20 年内，全球所有的大医院都已装备磁共振成像系统(数量达 1 万台)，其投资与此前的 NMR 波谱仪无法相比。30 年后的今天，全球磁共振成像系统的装机量已达 2.2 万台，每年接受检查的病例数超过 6000 万。更有甚者，它使 NMR 进入了人们的日常生活，也使磁共振一词家喻户晓。

1988 年，当时的美国总统里根(Ronald Reagan)将象征最高荣誉的国家技术勋章赠给达马迪安和劳特伯，以奖励他们“在构思和开发包括全身扫描和诊断图像在内的磁共振技术医学应用所做的独立贡献”。有趣的是，1980 年，当里根总统刚刚就任时，磁共振成像还像一个呱呱坠地的婴儿；1988 年，当他的第二届任期即将期满离任时，这个“婴儿”早已成长为一个有出息的大人。这 8 年将作为一段神奇的历史而被记录在医学影像的史册中。

4. 诺丁汉大学的“敏感点”和“敏感线”

劳特伯的论文发表后，当时并没有在 NMR 领域引起太多注意。1974 年，三年一次的国际磁共振大会在印度孟买召开时，劳特伯又向本次会议投了一篇短文。他的介绍这才引起会议组织者和与会者的认同，并导致了一场热烈的讨论。英国诺丁汉(Nottingham)大学的安德鲁(Raymond Andrew)、摩尔(William Moore)和欣肖(Waldo Hinshaw)等人对劳特伯的方法表示了极大兴趣。受其启发并经过一番讨论，欣肖也推出了一个新颖的成像方法。这种方法巧妙地运用 x、y 和 z 三个方向的时变梯度来形成一个场强恒定而均匀、称之为“敏感点(sensitive point)”的小容积，NMR 信号被紧紧的限制在此敏感点中。改变三个梯度线圈的电流便能使敏感点在样品空间内滚动，从而获得三维信号以重建图像。敏感点法的特点是简单实用、不需要复杂的数据处理手段。

1974 年 4 月，欣肖等人获得了他们的第一幅图像，当时称之为 NMR 质子图。诺丁汉大学的研究组因此成为继劳特伯之后获得磁共振图像的又一个小组。欣肖还和摩尔得到了磁共振成像方面的第一个专利。

后来，欣肖又对此方法进行了改进，使其获取信号的范围从一个“点”成为一条“线”，这就是所谓的“敏感线”(sensitive line)法。然而，由于这一方法在舍弃潜在噪声方面先天不足，加之也需要很多遍重复采样才能覆盖所有感兴趣空间，最终仍然被其他更有效的方法所取代。

5. 曼斯菲尔德及其回波平面成像法

20 世纪 60～70 年代早期，英国诺丁汉大学的曼斯菲尔德(Peter Mansfield)一直忙于开发能够使固体谱线缩窄的多脉冲技术，是这一领域最活跃的学者之一。1972 年，他开始考虑用 NMR 技术来确定固体原子结构的可能性，因为他知道多脉冲技术能从效果上彻底去除固体中的偶极相互作用。但是，由于去海德堡休长假，曼斯菲尔德的这一想法后来未能付诸实施。

1975 年开始，曼斯菲尔德将其研究重点转移到带有选择性激发脉冲的开关梯度方法上。应用这一原理，他可每次在成像层面内确定一个“条”，对应地，便可在图像中每次得到一条“线”。1977 年，曼斯菲尔德用这一方法获得了世界上第一幅反映解剖结构的在体手指断面像(图 1-12)。为了在生物体中有效地应用其成像方法，曼斯菲尔德又开始了缩短扫描时间的研究。

1977 年，曼斯菲尔德发表了他最著名的成像方法即回波平面成像(EPI，echo-planar imaging)法。EPI 利用了他先前推出的层选择技术，但是，它要求在一次激发后从随之

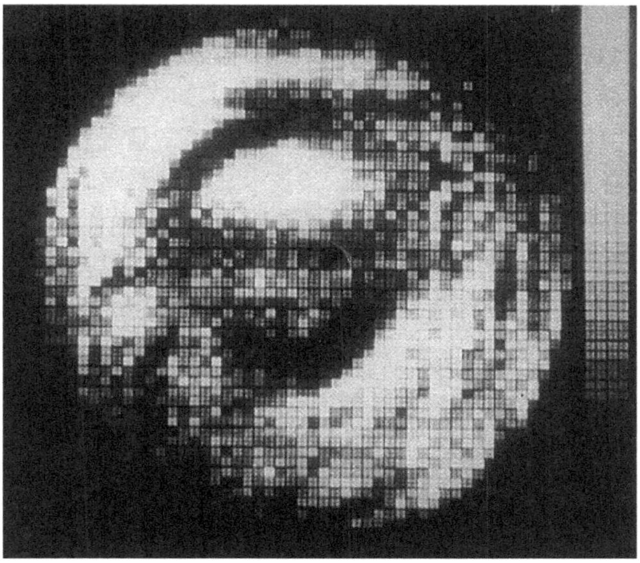

图 1-12 曼斯菲尔德(Peter Mansfield)等人获取的
在体手指断面 NMR 质子像(1977 年)

而来的一系列回波中得到整个成像容积的全部图像信息，而这一系列回波来自于梯度场非常快的重复开关过程。他指出，EPI 的概念与他先前研究过的在时域范围内应用傅里叶变换的方法相类似，而这里应用了一个周期的时间函数(回波信号)。

EPI 需要一个强而能快速开关的梯度场，这在当时很难满足。尽管如此，一年之内曼斯菲尔德还是和同事一道获取了一幅质量一般的水模像。1981 年，奥狄基(Ordidge)等人才真正拿出了 EPI 的实时运动图像，向世人进一步展示了它可冻结心脏运动的潜力。曼斯菲尔德以及他的小组继续工作，以进一步改进这一方法。后来，他们用所谓有源屏蔽梯度技术解决了快速梯度场开关中的许多实际问题。曼斯菲尔德的学生及其同事还迅速将这一技术推向多个国家的实验室和公司。但是，直到 20 世纪 90 年代早期，EPI 才陆续在商业上占有了一席之地，从而与各种基于自旋回波的传统成像方法形成了竞争态势。

6. 成像法迭出的年代

1973 年以后，许多机构纷纷组织力量开展 NMR 成像法的开发，出现了 NMR 发展史上的又一轮研究热。受劳特伯的启发，人们均认识到用线性梯度场来获取核磁共振的空间分辨率是一种有效的解决方案，故在成像概念上产生了质的飞跃。

除了劳特伯的组合层析法、达马迪安的 FONAR 法、欣肖等人的敏感点(线)法和曼斯菲尔德的 EPI 法之外，还产生了许多新的方法，从而大大丰富了 NMR 成像理论。例如，瑞士苏黎世的库玛(A.Kumar)、韦特(D.Wetti)和恩斯特(R.R.Ernst)三人于 1975 年报道的快速傅里叶结合成像法(又根据作者名缩写为 KWE 法)等。1977 年，鲍托姆雷(P.A.Bottomley)还在敏感点成像的基础上提出了多敏感点成像法。

有人将当时出现的成像法分为以下三大类：第一类是从单点收集数据的成像法，如FONAR法和敏感点法；第二类指从一维点组上采集数据的成像法，如线扫描法；第三类为从二维点组或整个三维线阵上采集数据的方法，如投影重建、自旋-扭曲、回波平面和三维重建法等。如果把上述三类方法与X射线CT的情况相比较，前两类技术恰似单射线束及单检测器CT机的成像，而第三类技术如同扇形束CT机一样。

表1-2列举了早期使用过的几种NMR成像法。其实，有些成像方法也是目前广泛使用的方法，如投影重建、傅里叶变换等；有些今天则使用其改进型。由表1-2可见，回波平面成像法(EPI)早在1977年就已提出，但由于受硬件条件限制，若干年后它才得以实现。

表1-2 早期使用的NMR成像法*

类 别	成 像 法	提出或使用年份
点扫描法(sequential point)	①敏感点(SP，Sensitive Point)法 ②场聚焦(FONAR)法	1974 1976
线扫描法(sequential line)	①选择激励法 ②多敏感点(MSP，Multiple Sensitive Point或SL，Sensitive Line)法 ③线扫描成像(LSI，Line Scan Imaging)法 ④多线扫描成像(MLSI，Multiple Line Scan Imaging)法	1974 1977 — —
面扫描法(sequential plane)	①二元投影重建法 ②二元傅里叶变换法 ③平面成像(PI，Planar Imaging)法 ④二元平面成像法 ⑤旋转帧成像(Rotating Frame Imaging)法	1973 1975 1976 1977 1979
Simultaneous法	①三元投影重建法 ②三元傅里叶变换法 ③多平面成像(MPI，MultiPlanar Imaging)法 ④回波平面成像(EPI，Echo Planar Imaging)法 ⑤多线多面扫描成像(MMLSI，Multislice Multiple Line Scan Imaging)法	1980 1975 1977 1977 —
傅里叶变换成像法	①KWE法 ②改进的KWE法	1975 —

*还有人将众多的成像方法分为投影重建法、非投影重建法和其他成像法三大类。

人们普遍认识到，NMR成像是一种低灵敏度和有限噪声的成像方法。只有延长探测时间或使用高灵敏度的成像技术时，才有可能在一定限度内得到较高的空间分辨率。反之，只有降低图像的信噪比和(或)空间分辨率，才能缩短探测时间。由于上述第三类成像方法的灵敏度较高，当时被许多科研单位所选用。

7. 从水模和水果到人体成像

早期的磁共振成像实验大都是在物理或化学实验室利用改装过的NMR谱仪进行的。在很长一段时间内，由于受磁体孔洞的限制，成像对象就选得比较小，而且都从无生命的成像体做起，例如，盛于试管中的水(正式的名称应该为水模，且这些水模都是经过认真设计的)。但是,人们的研究兴趣还是集中在动物和人类。于是,许多小动物或动物的肢体又经常被用来成像。例如,劳特伯成像用的第一个活体就是蛤蜊。由于内部结构已知以及 NMR 实验结束后其细节很容量被验证的缘故,水果和蔬菜也被许多实验室当作研究对象。

从 1974~1978 年发表的图像来看,水果和蔬菜类有核桃、洋葱、柠檬(图 1-13)和辣椒等;动物类有蛤蜊、鸡翅、火鸡腿、鼠和兔等。这些图像至少从几何上证明了 NMR 成像法获得生物体内部结构图像的可靠性,从而为人体成像奠定了基础。此外,人们还通过这些实验探索了各种成像参数。例如,不同组织中水的迁移率和弛豫时间与图像对比度的关系等。以增强 T_1 对比度为目的的反转恢复脉冲序列和以增强 T_2 对比度为目的的自旋回波方法均得到开发。

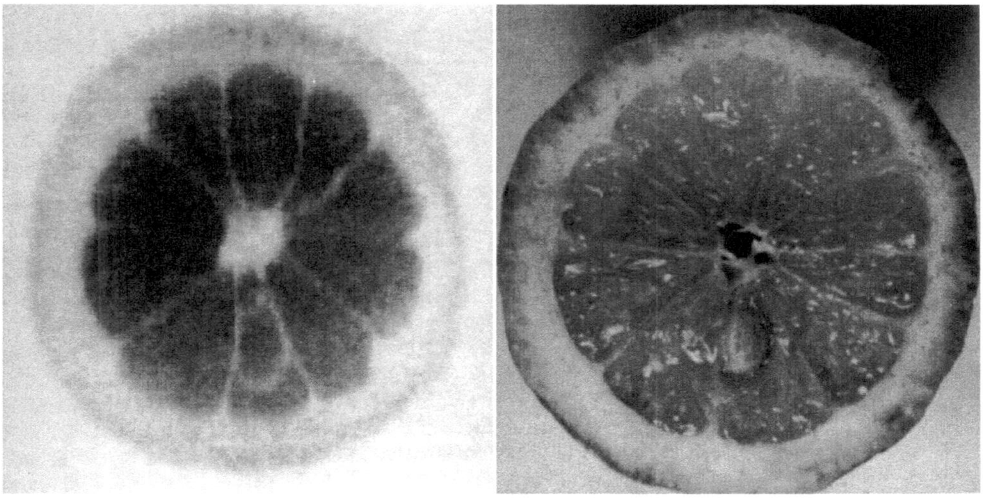

(a) 新鲜柠檬断面 NMR 质子像　　(b) 新鲜柠檬断面照片

图 1-13　安德鲁(E.R.Andrew)等人获取的柠檬横断面像(1977 年)

越来越多解剖结构像的发表引起了医学界的注意,但是 NMR 对人类成像的潜在价值还在进一步验证。人们进行了一系列人体成像的基础医学研究,例如,对射频各波段与人体吸收理论的研究、磁场场强的选择研究等。

在提出成像理论的过程中,通过对在体组织进行局部成像的初期实验,这一阶段获得了一批非常有用的断层图像。例如,继 1973 年劳特伯发表两个充水试管的核磁共振图像后,1974 年又得到了活鼠的 NMR 像。第一幅人体断层像是 1977 年由曼斯菲尔德利用 5cm 孔径的铁芯电磁体谱仪取得的在体手指横轴位像(图 1-12)。曼斯菲尔德之所以选手指为成像体是因为只有它才小得足以伸入他所用的磁体。多项研究还显示了骨、骨髓、神经、血管和其他组织的对比度。

1977 年,随着达马迪安人体胸部断层像(图 1-9)和欣肖、鲍特姆雷人手腕关节剖面像(图 1-14)的取得,磁共振技术进入了体层摄影阶段。1978 年,马拉德(Mallard)、赫蔡森(Hutchison)和劳特伯等人还用 0.04~0.085T 的超低场磁共振设备取得了极具价值的头部断层像以及腹部图像。据报道，英国诺丁汉大学和阿伯丁(Aberdeen)大学的物理学家们也于1978年取得他们的第一幅人体头部断层像，时间为5月28日。图1-15所示为英国诺丁汉大学当时使用的磁体(空气芯阻抗型螺线管电磁体，孔径约80cm，场强0.15T)。

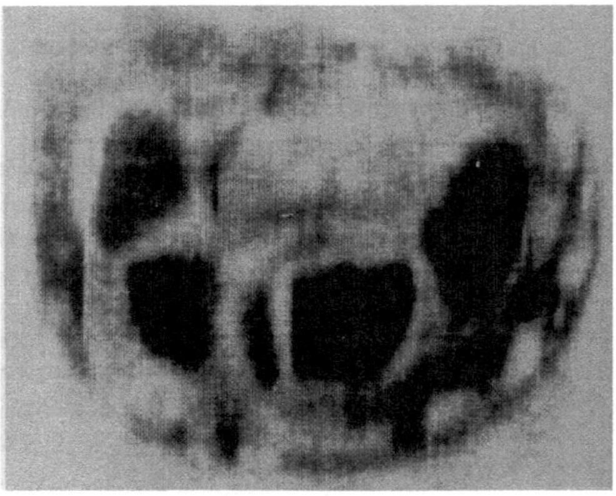

(a) 手腕横断面NMR像

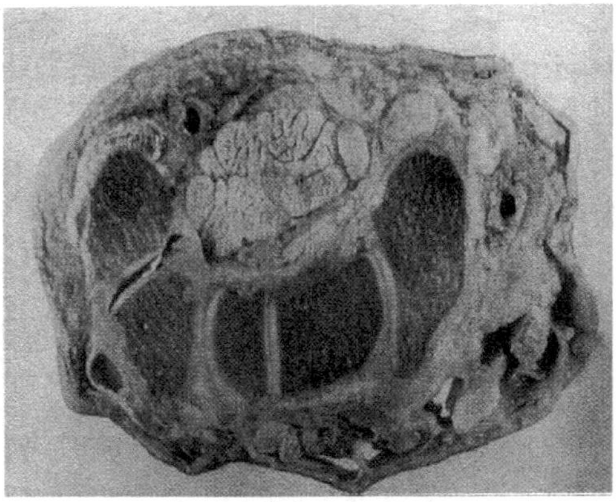

(b) 手腕横断面照片

图1-14 欣肖(H.S.Hinshaw)等人获取的活体手腕横断面像(1977年)

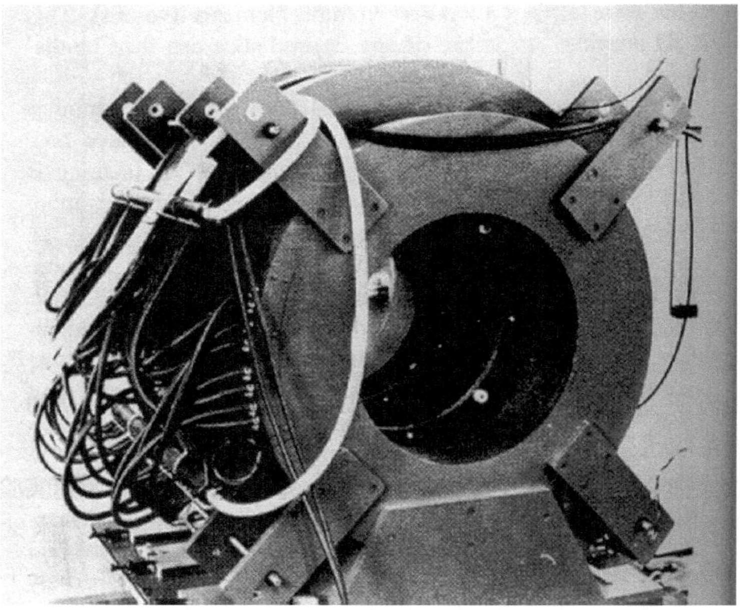

图1-15 英国诺丁汉大学(Nottingham University)在研究中使用的磁体(空气芯阻抗型，孔径约80cm，场强0.15T，1978年)

一个严重的问题是，人体成像需要一个孔径大得能够足以容纳人体的磁体。如果将传统磁体简单地进行几何放大，磁场强度就会大大降低。早期的工作主要朝着空芯电磁铁的方向努力，设计的场强仅 0.1T 左右(对应于 4MHz 的^{1}H共振频率)。达马迪安及其同事则建造了一个直径为 53in 的超导磁体(0.05T)，以应用他的 FONAR 法获取人体胸部像。由于场强低且采用了逐点的方法，图像的分辨率显然很低。但是，图像中心脏和肺的轮廓还是清晰可辨。此后很快地，曼斯菲尔德也用他们所设计的磁体取得了第一幅人体腹部像。英国 EMI 公司 (Electrical and Music Industries, Ltd)的克洛(Clow)和杨(Ian Young)还报告了第一幅可以分辨眼球和脑室的人体头部断层像，这标志着 NMR 成像的商业开发已经开始。

8. 医学应用的曙光

1980 年，当诺丁汉大学的摩尔等人获得第一幅人体头颅的冠状位和矢状位 NMR 像时，其图像质量已经可以同 X 射线 CT 相媲美。在同年发表的另一些图像中，头部的某些病理改变便能清晰显示，从而表现出 NMR 的神经放射学潜能。作者称此为戏剧性进步。此外，他们还提供了包括肿瘤、动脉畸形、循环系统障碍和慢性动脉窦感染等临床病例。这一年，达马迪安也展示了许多胸部肿瘤病例。NMR 这一新颖的成像技术从此展现出广阔的医学应用前景。此外，研究磁共振成像技术的学者也越来越多，使它有了继续发展的生命力。

9. 谁发明了磁共振成像

是谁首先提出磁共振成像这一课题 (图 1-16)? 这一问题曾经引起一定程度的争议。如果从文献发表先后顺序来看，无疑要数劳特伯，因为他的研究成果是 1973 年发表的。达马迪安则首先考虑了人体活组织的 T_1 测量，后来又于 1972 年最早申请并获得了有关成像方法的专利。他关于不同组织具有不同弛豫时间以及恶性组织弛豫时间延长的研究结果，是磁共振成像的物理学和生理学基础。但是，达马迪安没有解决具有不同弛豫时间的不同组织的空间定位问题。是劳特伯将刚刚用于 X 射线 CT 的反投影重建法与梯度场技术相结合，实现了不同组织的定位目标。

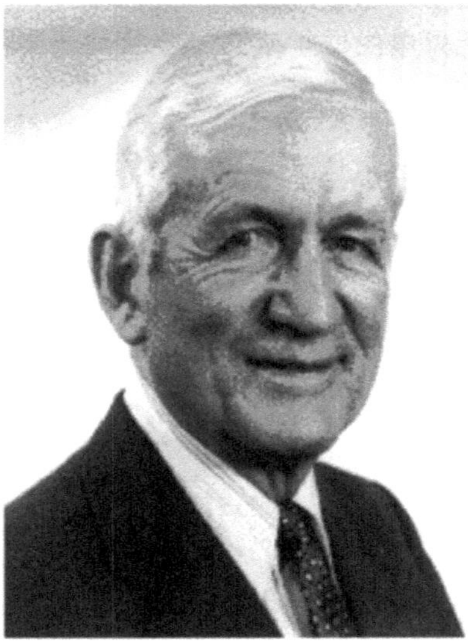

图 1-16　磁共振波谱学的先驱、化学位移理论的创立者拉姆塞 (Norman F. Ramsey)

20 世纪 70 年代后期英国的 NMR 成像研究水平也是世界一流的。诺丁汉大学和阿伯丁大学的物理学家们在开发选择性激发技术、改进图像信噪比和缩短扫描周期等方面都曾做出重大贡献。表 1-3 中列举了几位对磁共振成像的产生和发展具有重要影响的科学家。他们是磁共振成像和各种成像方法的开拓者和奠基人，其功绩不可磨灭。

表 1-3 对磁共振成像做出重要贡献的科学家

年代	科学家	所在单位	重要贡献	意义
1940	N. F. Ramsey(1989 年诺贝尔物理学奖得主，图 1-16)	美国哈佛大学	磁共振波谱学的先驱、化学位移理论的创立者	导致一门新学科的出现
1950	E. L. Hahn	先后在美国伊利诺伊大学、斯坦福大学、加利福尼亚大学伯克利分校进行研究	Hahn 回波(自旋回波)和自由感应衰减现象的发现者(1949 年)以及化学位移、J-耦合、四极矩共振等理论的主要创立者	对 NMR 的发展具有革命性作用
1960	R. R. Ernst(1991 年诺贝尔化学奖得主)	瑞士苏黎世联邦技术学院(Swiss Federal Institute of Technology in Zurich，ETH-Z)	傅里叶变换 NMR 以及二维 NMR 谱和成像技术的先驱、快速成像技术中使信号最大化的翻转角(Ernst 角)的发现者	使 NMR 信号的空间定位容易实现，提高了信号检测的灵敏度
1970	R. Damadian	美国纽约州立大学	全身 NMR 成像装置的创始人、人体组织弛豫时间的最早研究者	导致 MRI 的出现，开了磁共振图像病理诊断的先河
1970	P. Lauterbur(2003 年诺贝尔生理学或医学奖得主)	美国纽约州立大学	NMR 信号空间定位方法的开拓者	导致 MRI 的出现和线性梯度场的广泛应用
1980	P. Mansfield(2003 年诺贝尔生理学或医学奖得主)	英国诺丁汉大学	梯度回波、EPI 方法以及多回波链成像技术的发明者	导致实时磁共振扫描概念的提出

迄今为止，全世界仍有许多科学家在前人的基础上研究着这一领域的新课题、扩充着这一领域的新知识。应该说，磁共振成像从理论到实践的发展不仅凝聚了许多物理学家的智慧和心血，也包含着医学家和设备制造商为这一技术的成熟、推广和应用所进行的巨大努力。他们的名字不可能逐一提及。

10. 诺贝尔生理学或医学奖及其获奖风波

就在本书出版之际，诺贝尔奖评委会于 2003 年 10 月 6 日下午在瑞典卡罗琳斯卡医学院瓦伦堡大厅向翘首以盼的记者宣布，将当年的诺贝尔生理学或医学奖授予对磁共振成像做出重要贡献的两位科学家，他们是美国化学家、物理学家劳特伯(现为伊利诺伊大学乌尔班纳-尚佩恩医学院教授，1929 年 5 月 6 日生于美国俄亥俄州，图 1-17)和英国物理学家曼斯菲尔德(现为诺丁汉大学物理和天文学院名誉教授，1933 年 10 月 9 日生于英国伦敦，图 1-18)。按照惯例，诺贝尔奖评委会常务秘书汉斯•约恩瓦尔用瑞典语、英语、法语和德语分别宣布了获奖者的名字及获奖理由：劳特伯发明了梯度场和二维成像法，使磁共振成像技术逐渐走向成熟；曼斯菲尔德则在成像方法上进行了开拓性研究并发明了回波平面成像技术，使得图像质量更好、成像过程更快。约恩瓦尔说，这次诺贝尔生理学或医学奖的两位获奖者发现了用核磁共振方法显示人体内部结构的技术。这些发现导致了后来在临床诊断和医学研究中具有突破意义的核磁共振成像仪的出现。随后，他和现场专家们图文并茂地讲解了 MRI 的原理和重大意义。

诺贝尔奖评委会在为此而发布的公告中将 MRI 的成就归结为如下几个方面：自诞生以来在医学领域获得了飞速发展；可对人体任何部位成像，但在脑和脊髓检查中具有特殊价值；由于可在三维空间内观察病变，使之成为重要的术前定位手段；有利于肿瘤

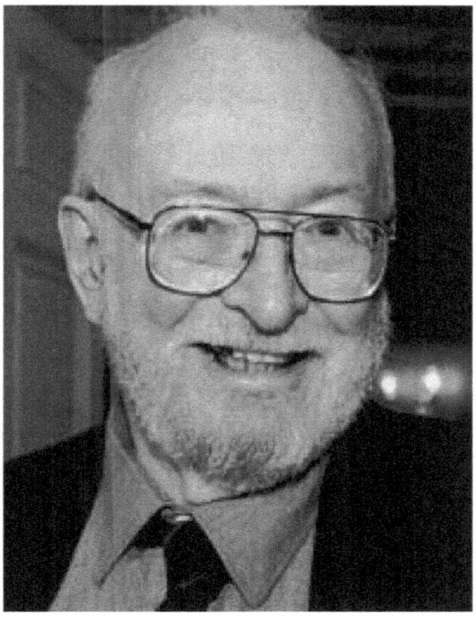

图 1-17　2003 年诺贝尔生理学或医学奖获得者劳特伯(Paul Lauterbur)近照

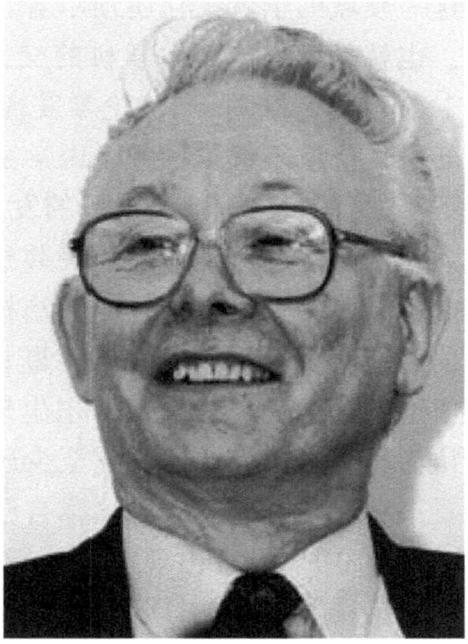

图 1-18　得知获诺贝尔生理学或医学奖后发表演说时的曼斯菲尔德(Peter Mansfield)

的诊断、治疗和疗效追踪；可取代多种传统的创伤性造影方法，从而能减轻患者痛苦。显然，MRI 的出现，使神经科学、生理学和医学影像学均发生了巨大变革。

2003 年 10 月 6 日当地时间凌晨 4 点，劳特伯被人从睡梦中叫醒。得知获奖喜讯后，他对记者说："我的生活的确受到了打扰，但是这种感觉实在太妙了！"、"核磁共振成像技术最初只是一个想法，但随着各种可能性的浮现，这个想法就紧紧吸引了我，使我为之奋斗 20 多年。我一直相信这项技术可以帮助许多人。我很高兴瑞典科学院现在也这么认为。"

多年来，伊利诺伊大学一直认为劳特伯极有希望获得诺贝尔奖。但劳特伯本人对获奖还是难免有些惊讶。他对媒体说："我听到过各种猜测，但现实仍令我惊讶。"当问及如何使用他与曼斯菲尔德所分享的 130 万美元奖金时，劳特伯说他还没有时间决定，但"我想还有许多其他的事更值得我去考虑。"

得知获得本年度诺贝尔医学奖后，年已 74 岁的曼斯菲尔德说："MRI 最初只是一种想法，但是，一个人一旦产生了某种想法，许多可能性都会突现出来。在四分之一世纪长的时间内，这个想法一直牢牢地抓着我。"他还对瑞典电台说："我想，每个科学家都希望有一天可以被挑选出来获得这一荣誉。但我必须承认，就个人而言，几年前我就很想得到它了，但总是擦肩而过。"

曼斯菲尔德以及他的英国同事确实应为此喜讯而高兴，因为多数人认为核磁共振技术是在美国研发的，这次的获奖正好确认了以曼斯菲尔德为首的英国物理学家在这个领域中的功绩。这比荣誉和金钱更重要。

MRI 是继 X 射线的发现(1901 年获诺贝尔物理学奖)和 X 射线 CT 的发明(1979 年获诺贝尔生理学或医学奖)之后又一项取得诺贝尔奖殊荣的医学影像成果。这一科学界最高奖项的获得，充分肯定了 MRI 在人类医疗和保健活动中的巨大意义，也极大地鼓舞了这一领域的学者。它还预示着，21 世纪的医学进展将主要取决于现代科学技术的进步。也就是说，与其他学科的交叉发展，是医学取得突破性成果的关键。正如，19 世纪末(1895 年 11 月 5 日)伦琴发现 X 射线为 20 世纪的医学发展奠定了基础一样，21 世纪的医学成就不仅仅依赖于医学家，更有赖于化学家、物理学家和计算机学家。

不难发现，MRI 和 X 射线的发展史有着明显不同：前者从发现核磁共振物理现象到成为一门成熟的医学诊断手段共经历了二三十年时间，而伦琴在发现 X 射线一个月后就拍下了第一张反映人体内部结构的影像(他夫人手部的 X 射线照片)、第二年西门子公司便推出了医用的 X 射线诊断设备。

值得一提的是，这次诺贝尔生理学或医学奖评选结果揭晓后许多人在网上发表评论，认为其有失公允，因为它至少还应给达马迪安一份。达马迪安本人也在美国和瑞典的主要报纸上刊登整版广告，称自己理应获得诺贝尔生理学或医学奖。在瑞典，这一广告 2003 年 10 月 20 日出现在发行量最大的《每日新闻》上，大标题为“一个必须纠正的不光彩错误”。广告引用知名专家及美国专利局对达马迪安有关核磁共振成像研究成果的评价，并简单回顾了这项技术的发展历程。除此之外，达马迪安还通过该广告号召广大读者致信诺贝尔奖评选委员会，要求在 12 月正式颁奖之前把他放在获奖者之列。在美国，2003 年 10 月 20 日出版的《纽约时报》也刊出了达马迪安的整版广告，广告引述劳特伯和曼斯菲尔德对达马迪安的评价，声称诺贝尔生理学或医学奖本来允许三人分享，两位得主应站出来主持公道。此前，达马迪安还分别在 2003 年 10 月 9 日和 10 日的《华盛顿邮报》和《纽约时报》上不惜重金刊登整版广告，称自己最早的突破性发现是所有核磁共振成像技术的基础。显然，达马迪安认为诺贝尔奖评选委员会“忽略了真相”，呼吁评奖委员会纠正这一错误。

对此，美国一些专家认为达马迪安“有失风度”；每年诺贝尔奖评选揭晓后总会有所争议，发泄嫉妒或不满情绪的也大有人在，但像达马迪安这样公开发牢骚的实属罕见。华盛顿大学近代科学史研究中心主任贾德森 2003 年 10 月 20 日在《纽约时报》上撰文评论说，达马迪安确实在核磁共振成像技术领域迈出了第一步，诺贝尔奖评选历史上也有过多位科学家依靠类似的发现同时获奖的情况，但也有不少科学发现的先驱人物与诺贝尔奖失之交臂。例如，马丁·赖尔和安东尼·休伊什 1974 年因发现脉冲星获诺贝尔物理学奖，而这一发现是基于乔斯林·贝尔的射电天文学观测结果；实际上贝尔并未能获奖，但他平静地接受了现实。贾德森说，一些错过诺贝尔奖的科学家从未公开说过什么，这种“优雅做法”与达马迪安喋喋不休的抱怨形成了鲜明对比。

诺贝尔奖评选机构一位官员也表示，从来没有过公开登广告抗议评选结果之事，并坚持说评选没有出错。据瑞典媒体此前报道，诺贝尔奖评选委员会常务秘书汉斯·约恩瓦尔得知达马迪安登广告后表示惊讶，说：“我们保持我们的观点，我们没有出错。”

按照诺贝尔奖的惯例，评选委员会从不向外界透露某人未获奖的原因，相关文件将在 50 年后公布。然而，达马迪安对 MRI 的贡献是有目共睹的事实。这次他与诺贝尔奖失之交臂，确实是一件十分遗憾的事。

三、磁共振成像的发展期

磁共振成像的发展期是指 1978 年以后磁共振成像技术全面发展的阶段。

1. 研究方向的转折

这一时期磁共振成像研究实现了如下五个方面的转变：从人体成像实验系统的研究转入工艺装置研究；从局部成像的研究发展为全身成像研究；由实验研究过渡为临床应用研究；从侧重于成像理论的研究转变为加快成像速度、提高信噪比、改善图像质量的方法学研究；从大学、研究所的科研活动扩展到多厂商参与研究和开发的商业行为。另外，竞争局面的形成进一步加剧了成像设备商品化的步伐。

2. 商品化过程

1980 年前后，美国、英国、联邦德国、荷兰和日本等国纷纷投入力量从事磁共振成像系统的研制。许多有实力的公司都加快了磁共振成像设备商品化的工作。商家的介入，有力地推动了磁共振成像的医学应用，同时降低了设备成本。据 1983 年的资料，当年 NMR 成像设备的制造商多达 20 余家。但是，有些公司刚刚尝到开发这类设备的甜头就消失了。

当时研制或生产 NMR 成像设备的厂家主要有：美国的 Technicare 公司、GE 公司、FONAR 公司、皮克(Piker)公司、Advanced NMR(ANMR)公司、Resonex 公司和 Diasonic 公司(超声仪器制造厂商)等；联邦德国的西门子(Siemens)公司和布鲁克(Bruker)公司；以色列的爱尔森(Elscint)公司；荷兰的飞利浦(Philips)公司以及日本的东芝、岛津、日立、三洋电机、朝日和三菱等公司。

Technicare 是当时最有前景的磁共振设备研发公司。它的前身是核医学器械和 X 射线机的著名生产厂家俄亥俄核公司(Ohio Nuclear)。该公司从 1978 年起，聘请著名的 NMR 成像研究员、诺丁汉大学的欣肖等人大力进行研究。Technicare 先开发和制造了几台水冷式阻抗型全身磁共振成像设备，后来又使用牛津公司的超导磁体(0.5～0.6T)进行开发。其设备曾在位于美国波士顿的麻省总医院(Massachusetts General Hospital)和华盛顿天主教大学(Case Western Reserve University)等单位使用。1986 年被 GE 收购之前，该公司的职员已经对其产品进行过一系列的技术革新，使之具备了一流水平。

X 射线机制造商菲泽医疗系统公司(PMS，Pfizer Medical System Co.)也和 Diasonic 一起，推出过当时图像质量最好的超导系统。该系统采用选择照射法确定扫描平面，并用二维傅里叶变换重建图像，可在 13min 内收集 20 个层面的数据。

达马迪安当年也曾建造过超导磁体，并因获得人体胸部的断层图像为世界所瞩目。是他独创了 FONAR 成像法。后来，达马迪安创建了自己的公司，并命名为 FONAR。FONAR 公司曾为 NMR 成像装置研制方面卓有成效的公司之一。创立之初，它将主要精力集中在基于 FONAR 技术的设备上，后来开始开发和销售传统的临床系统，并将发展重点放在低场(永磁)到中场(0.6T 以下)的磁场范围之内。1980 年，FONAR 推出了世界上第一台商用磁共振成像系统(0.04T)，售价 50 万美元。

作为世界最大医疗器械制造厂商之一的 GE 公司于 1982 年起才对 NMR 成像市场真正产生兴趣。但是，1980 年两位非常有经验的英国科学家即诺丁汉大学的鲍托姆雷和阿伯丁大学的爱德尔斯泰(Bill Edelstein)早早来到了 GE 的研发中心。他们首先研制了一个 0.12T 的电磁体，而后于 1982 年开始 2.0T 超导磁体的研发。但是，这一为波谱仪而研制的磁体最后并未达到设计场强(仅达到 1.5T)。鲍托姆雷用它进行成像后发现，在 1.5T 场强下也能取得高质量图像(由于射频穿透问题，当时业界认为如此高的场强下不能成像)。根据这一结果，GE 的管理者们迅速制定了基于高敏感性、高场和高分辨率的市场开发策略。1982 年 9 月，他们终于获得了虽然质量不是特佳，但可以与以往的任何图像相媲美的 NMR 像，并于当月在北美放射学会(RSNA，Radiological Society of North America)年会上展出。第二年，人们开始公开对 GE 的高场强系统(1.5T)与其他公司当时正在生产的低或中场强系统(0.3～0.6T)进行比较并展开了讨论。最终，尽管各种场强的成像系统均发展了自己的用户，但 GE 的高场强系统却取得了极大成功：从第一台 1.5T 的机器投入使用到 1993 年底，GE 共售出高场设备 1350 台。

在德国，作为欧洲最大医疗设备生产企业的西门子早在 1977 年就瞄准了 NMR 成像市场。1978 年，它的医疗工程组开始研发成像设备。1979 年 5 月，他们设计完成基于牛津公司 0.1T 电磁体的成像系统，并于这年年底取得青椒的图像。1980 年 3 月，他们已能对人体实施头颅成像。很快地，西门子在爱尔兰根的工厂中紧锣密鼓地进行了临床实验，进而在这年晚些时候开始检查病人。从此，西门子确定了开发包括 2.0T 在内的所有档次设备的策略。这为它此后在磁共振成像装置市场上立于不败之地奠定了基础。

飞利浦公司早在 1973 年劳特伯的著名论文发表不久就开始了 NMR 成像的工作，但当时没有投入太多的人力。1978 年，飞利浦决定加大研发力量，并于 1980 年达到了头颅扫描的目标。1983 年，它的第一台 0.15T 的机器投入试运行。此后该公司致力于高场强系统的开发，旋即成为一个主要的 NMR 成像设备制造商。

皮克公司从 EMI 手中购回了 NMR 成像业务，并积极组织力量研发以抢占市场，后来终于扩展成为世界主要 NMR 成像设备制造商之一。

Advanced NMR 是 1988 年由来自诺丁汉大学曼斯菲尔德实验室的潘凯特(Ian Pykett)等人组建的公司，其业务主要是开发和销售回波平面成像产品。从 1993 年开始，该公司向 GE 的 1.5T 系统连续两年提供了回波平面成像附件(InstaScan)。此外，它在开发 3T 和 4T 的超高场系统方面也曾同 GE 有过合作。后来，Advanced NMR 的经营策略曾经过几次大的转型，随之几易其名。它曾用过的其他名称有：Advanced Mammography System、Caprius 和 Aurora Imaging Technology 等。

日本的公司起步较晚，因而研制工作滞后于美、英等国。为了尽快缩短与世界先进水平的差距，精明的日本人当时采用了直接进口常导磁体进行实验研究的策略。在几年内先后投资磁共振成像设备的几家公司中，岛津和日立一直定位于低场设备。东芝是最早启动 NMR 成像设备项目的日本公司。它从 1990 年前后兼并 Diasonics 以后一直在进行扩展和研发的努力，保持了一个制造商的地位。

除上述公司之外，一些早先的 NMR 谱仪生产厂家也纷纷投资成像设备。例如，从

20世纪80年代早期开始，布鲁克公司先后推出了一系列从高分辨谱仪微成像附件到分别用于动物和人的大孔径研究用成像设备。瓦里安则从80年代中期开始，先后与Technicare和西门子合作开发了动物专用系统。稍后，位于英国萨里的SMIS也开发出同时能进行成像和波谱研究的动物系统。

3. 传统放射学的新工具

20世纪50年代，当物理学家证明NMR可解决现实的化学问题时，化学家们一拥而上，接过了这一技术。80年代初，类似的情形出现在NMR成像领域。尽管还有许多问题尚未解决、还有许多技术正在开发，放射学家和临床医师便对这一崭新的成像方式表示了浓厚兴趣。众多医学诊断设备的专业厂家已看到了这一有利市场并纷纷与实力雄厚的医院联手，以启动磁共振成像的临床应用开发计划。作为X射线CT开拓者的英国EMI公司早于1974年就着手了NMR成像研究，但当时只是将它作为对CT的保护措施而开展的(磁共振成像有可能成为CT的竞争对象)。这家公司使用一个0.1T的电磁体起步。1981年，EMI通过一个与英国卫生和社会保障部的合作项目，将磁体更换为牛津公司的超导磁体(直径1m)。该磁体本来是按0.3T设计的，但在伦敦汉默史密斯医院(Hammersmith Hospital，London)安装时只达到了0.15T(图1-19)。这是世界首台超导全身磁共振临床成像系统(1981年)。EMI的许多应用研究正是从此走向临床的。

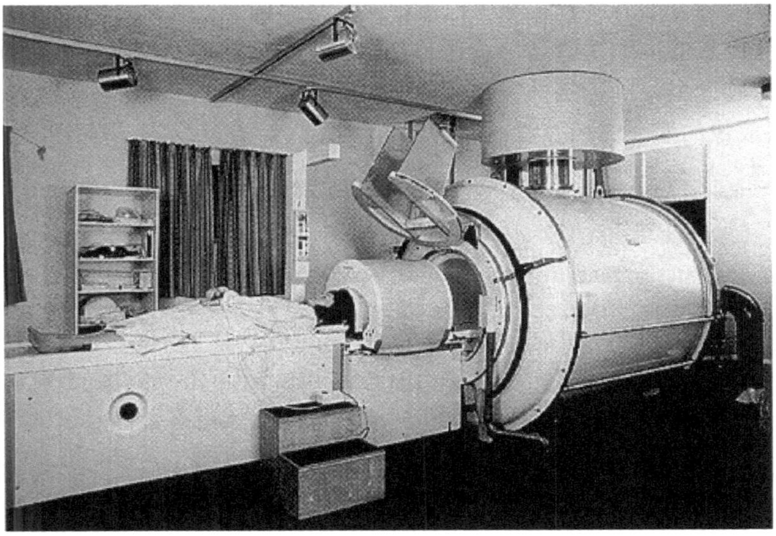

图1-19 世界首台超导全身磁共振临床成像系统
(Hammersmith Hospital，London，1981年)

当时汉默史密斯医院不仅安装了这台崭新的NMR系统，还安装有一台来自EMI竞争对手西门子的X射线CT机。这台CT可提供分辨率非常好的高质量图像。而NMR成像是单层的，且重建一幅图像的时间长达7min(CT只需5s)。因此，进行一次16层面的头部扫描需要3h以上。尽管如此，医院的放射学家、EMI的工程师以及受检的病人之间进行了非常好的合作，使其不断得以改进。后来，汉默史密斯医院的临床研究组在用自旋回波方法诊断头部疾病方面积累了很多成功的经验。

1978年，欣肖应约来到美国著名的麻省总医院（MGH，Massachusetts General Hospital），以启动MGH放射科的成像研究项目。在J&J(Johnson and Johnson)公司的经济支持下，欣肖在此开始开发成像设备。由于他很快意识到这种设备的研制需要一个工业环境，便于1979年转到位于美国俄亥俄州的Technicare(J&J的子公司)潜心进行成像系统的研究和开发。但是，Technicare的设备依然在MGH进行临床验证。

虽然从原理上讲，NMR成像系统与基于X射线的放射影像设备毫无共同之处，但其临床应用是在放射学家的指导及积极参与下逐步开展的。因此，从早期开始，它就以放射学新工具的面貌出现在医学舞台上。

到1987年10月，磁共振成像的医学应用已经积累了足够的经验。在这种情况下，美国国立卫生研究院(the National Institutes of Health)决定召开一个咨询会，并计划在会上请放射学家和其他临床专家组成"评判委员会"对当前的磁共振成像发展状态进行评估，同时就其最佳应用提出建议。以下是会议宣言的部分内容：

"尽管它的应用时间还很短，但它已被证明在神经系统、肌肉骨骼系统和心血管系统疾病的检查、定位、病变程度评估和定性方面具有很高的应用价值。例如，在颅脑方面，它具有确定某些肿瘤、多发性动脉粥样硬化斑块等其他设备所不能达到的能力。在评价其他许多器官方面，它是一种无法匹敌的成像方法。然而，不仅在这一方法的精确作用尚未被证实的方面，而且在那些已被证实它具有前途的方面，对磁共振成像与其他诊断方法进行比较的前瞻性研究仍然是必要的。本次会议并不打算就小儿科的所有磁共振成像应用问题做出评价，这一议题需要另加考虑。"

"磁共振成像的潜在作用并没有完全发挥，我们期望对设备、对比度增强剂和软件的继续开发。"

四、磁共振成像的命名

20世纪50年代早期，萧莱利(Jim Shoolery)和罗杰斯(Emery Rogers)引入"NMR spectroscopy"一词的原因一方面是仿效当时广为流行的红外波谱一词(IR spectroscopy)的说法，另一方面也是为了避免人们对"核"(nuclear)一词的不良联想。

20世纪80年代初，作为医学新技术的NMR成像(NMR imaging)一词越来越为公众所熟悉。随着大磁体的安装，有人开始担心字母"N"可能会对磁共振成像的发展产生负面影响。另外，"nuclear"一词还容易使医院工作人员对磁共振室产生另一个核医学科之联想。因此，为突出这一检查技术不产生电离辐射的优点，同时与使用放射性元素的核医学相区别，放射学家和设备制造商均同意把"核磁共振成像术"简称为"磁共振成像(MRI)"。尽管这一名称曾遭到一些老波谱学家的反对，现在它已被普遍接受。本书中也习惯地称其为MRI，只是在那些强调核磁共振现象的场合才使用NMR一词。与此同时，MRS也被用于磁共振波谱的医学应用环境中。而以"MR"表示磁共振的用法仅限于医学界。

磁共振成像技术的命名，历史上比较混乱。曾使用过的名称有：自旋成像法、自旋映像法、组合层析摄影、NMR断层、NMR-CT、FONAR和核磁共振成像(NMRI)等。

其中组合层析成像(摄影)的叫法源于希腊词“zeugma”，意为“组合”；FONAR则源自“场聚焦核磁共振”的英文缩写。1982年以后，“核磁共振成像(NMR imaging)”一词更多地出现在有关的文献中。

事实上，磁共振是电子自旋共振(ESR，electrion spin resonance)、铁磁共振、核γ共振(穆斯堡尔效应)、回旋共振(抗磁共振)和核磁共振的总称，它们在物理学、化学、量子电子学、生物学和医学等领域都有重要应用。把“核磁共振成像术”简称为“磁共振成像”后其特理概念变得模糊。

五、早期的临床应用成果

1. 正常及病理图像

如前所述，第一幅人类全身磁共振图像是由达马迪安等人获取的胸部断层像(图1-9)。紧接着，人们又获得了第一幅头部像(H. Clow和I. R. Young，1978年)和第一幅腹部像(P. Mansfield，I. L. Pykett和P. G. Morris，1978年)。众所周知，X射线CT通常情况下只能进行横轴位扫描，但在MRI中随着第一幅头部矢状位像和冠状位像(图1-20，G.N. Holland，R.C. Hawkes和W.S.Moore，1980年)的发表，宣布这一限制并不存在。

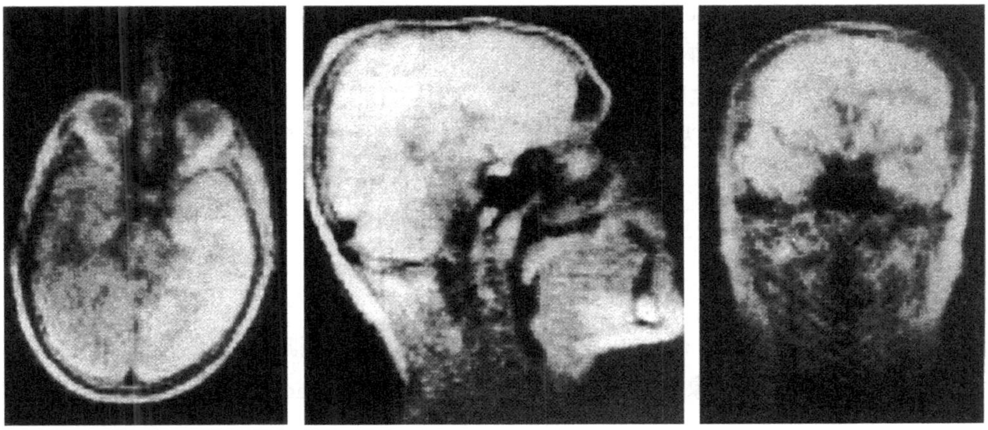

(a) 横轴位像　(b) 第一幅矢状位像　(c) 第一幅冠状位像

图1-20　最早的头部NMR像(G.N.Holland，R.C. Hawkes和W.S.Moore，1980年)

除此之外，人们还成功地获得了胸、腹部各脏器、盆腔和四肢的解剖图像，展示了肌肉、肌腱、筋膜平面、骨髓、皮下脂肪以及血管等软组织结构。美国学者马奎茨(Marguits)首先将MRI扩展到全身，并通过对照研究取得了初步的临床经验。这些经验是对各种成像方法所得图像进行正常释读的基础。

上述磁共振图像均采集自正常志愿者。但是，1980年以后很快发表了一批病理图像，初步展示了脑积水、各种肿瘤、动脉瘤、动静脉畸形等颅内病变的图像表现。达马迪安还取得了一些胸部肿瘤像。此后MRI技术及图像质量不断提高。1983年安装的第一台商用 MRI 系统(0.15T)已能在 4min 内取得一幅分辨率为 1mm 的图像。随着 2T 磁体的出现，图像质量进一步改善。尽管后来又陆续建造了一些场强高达 3T、4T 和 5T 的磁体供人体成像使用，但这些超高场系统至今未能普及。

2. 图像对比度

由于水中含有大量氢，任何组织中水含量的改变将引起磁共振信号的变化。这一理论在 1981 年就已建立。高尔(J.C.Gore)据此指出，不同环境中的氢有不同的信号强度。例如，灰质中的氢几乎存在于水中，白质中的氢质子则大量存在于脂质内，因此，脑中的灰质和白质在 NMR 图像上便形成明显的对比度。这实际上为描绘有机体的生化蓝图提供了一种可能性。

灰、白质的高对比度使人们很早就观察到了清晰的颅脑解剖图像，从而开始了中枢神经系统疾病诊断的新纪元。在脑部磁共振图像上，不仅可显示大脑、中脑、小脑、脑干、脊髓、神经根、神经节等细微的解剖结构，还可显示脑梗死的范围和边界。对后颅凹病变和脱髓鞘疾病这时也有了一定的观察。在美国神经学会 1981 年的会议上，已有神经科医生对应用磁共振成像技术监测脑卒中病人脑缺血并预报脑卒中的进展情况加以报道。这可能是 MRI 最早的临床应用。由于神经系统不受呼吸、心搏及胃肠运动的影响，首先开展 MRI 检查是很自然的。

1982 年，人们已通过实验掌握了人体各种组织在磁共振图像中的灰阶特点。根据阿尔菲迪(R.J.Alfidi)的归纳，脂肪组织的 NMR 信号最强、亮度最大，图像上呈白色；往后依次为大脑、脊髓、内脏和肌肉；充盈于腔内的液体的信号强度较低(血液更低)，因而表现为黑色(血管壁则为灰色)；骨骼与空气在图像上最黑。上述组织特征具有深刻的临床意义。作者还指出，T_1 弛豫时间与图像亮度也有关系，即 T_1 越短图像越亮，反之图像越暗。由此看来，上述结论是当时作者根据 T_1(加权)像的图像特点做出的。

3. 心血管

学者们对心脏的 NMR 研究开始较早。1975 年埃哥莱斯顿(J.C.Eggleston)对离体狗心的心肌梗死进行了显像研究。次年，雷纳德(S.S.Ranade)又探讨了多轴面心脏显像。但是，直到 1981 年赫尔曼(G.T.Herman)才在离体的正常心脏标本上取得比较满意的冠状和矢状面磁共振图像。1982 年，有人自心底到心尖逐层地对羊心进行了扫描，所得横轴位图像清楚地显示出各心腔、房室间隔、突入心腔的乳头肌和腱索等结构。此外，图像还反映了房室间隔的位置、形状和大小。其图像质量是一流的。上述结果告诉我们，早期的心脏成像实验基本上以离体心为主。

前臂静脉血流速度和肢体总的血流特征在 1980 年以前就已测得。这里运用了 NMR 信号与运动质子之间的暂时时延关系(被称为记忆或示踪)。在复杂血流系统方面，MRI 技术也可提供某些血流特征的测量方法。当时已经可以探查搏动的血流，并且将其作为心动周期的函数来研究。

4. 肿瘤鉴别

早在 1971 年，达马迪安就指出某些恶性肿瘤组织中水质子的弛豫时间要比正常组织长，因而他认为 NMR 技术可用于研究活体。达马迪安共检测了 650 人和 800 多个离体的组织样品，从而证实了癌和正常组织弛豫时间的明显差别。这一结论为后来人们进行 MRI 的临床应用指明了方向。

在癌瘤的鉴别方面，乳腺和肝是研究得较多的器官。从 1975 年麦迪安(D.Median)研究离体乳腺到 1982 年罗斯(R.J.Ross)开始人体乳腺的检查，共进行了长达 7 年的准备。罗斯采用的方法是先同时扫出一对横断面乳腺像，并将脂肪、腺体、导管、纤维组织、囊肿和肿瘤等组织的弛豫时间分别用伪彩色表示，然后将图像与弛豫时间综合起来判断乳腺疾患的性质，其准确性达到较高水平。研究证明，乳腺肿瘤、肝的原发病灶及转移癌的 T_1 值与邻近组织相比均有所增加。另有报告指出，炎症、局部免疫反应和肿瘤邻近的组织在组织学异常出现之前就显示出 T_1 弛豫延长。在有关疾病过程的探查和分期方面，这些结果令人鼓舞。1981 年史密斯(F.W.Smith)发现，肝内占位病变的发现率磁共振图像与超声同样敏感；肝内转移灶小于 1.5cm 时，MRI 较核素扫描更敏锐；对肝硬化，MRI 与前两种检查方法同样敏感，但对定性诊断更具特异性；在显示肝内结构的分辨率方面，MRI 图像完全可以与 X 射线 CT 相媲美。史密斯的结果证明，用 MRI 诊断肝疾患很有前途。

5. 磁共振波谱

除了氢核之外，人们还对其他核种的磁共振谱进行了初步研究。但是，生物体内有磁矩的原子核相对稀少，产生的信号自然非常弱。然而，研究仍取得显著进展并预测了一些临床用途。这些结果中关于^{31}P的探讨进行得最多。

我们知道，磷元素在人体化合物中占有重要地位，如三磷酸腺苷(ATP)就是细胞活动的主要能源，磷酸肌酸(PCr)又是细胞能源的储藏库。正常情况下，细胞内的 ATP 和 PCr 浓度都非常稳定。倘若器官的机能状况发生变化，上述两种化合物的浓度就会随之而变。因此，测定^{31}P可以推知细胞的代谢功能状态。例如，心肌、脑组织缺血梗死时，血流及氧化过程就会改变。有作者使用^{31}P的 NMR 信号测定组织的损害部位和范围、代谢过程的变化、治疗效果及其损害是否可逆等。霍利斯(D.P.Hollis)等人于 1978 年用表面线圈研究心肌的局部代谢情况，对心肌缺血时^{31}P的 NMR 成像进行了初步探索，但当时还未设想进行空间定位。

6. 生物效应

任何外界能量形式的临床应用，均将引起生物危险性这一议题。由于人体组织具有导体的特征，人们设想当与 NMR 频率相近的电磁波贯穿人体时，会遇到某种阻尼作用。因此，MRI 系统问世之后，磁场和高频电磁波对人体是否有损害的问题必然为众人所关注。一些相关研究几乎与磁共振图像的临床应用研究同时开展。1978 年，鲍特姆雷就在他的文章中指出，通过对志愿者和有关工作人员的短期观察，0.35T 的磁场(当时所用的最大磁场)对人体并未产生不良影响。但是，基于一个直径 20cm 的柱形均匀磁场的计算结果，鲍特姆雷和安德鲁认为当频率高于 40MHz(相当于 1T 磁场下质子的共振频率)时，人体组织将对电磁波产生明显的阻尼作用，从而使其相位紊乱。实际上，由于人体内存在许多空洞，上述估计未免保守。现在知道，2T 情况下(85MHz)才有可记录的阻尼出现，4T 时较为明显。实验还证明，一些敏感性高的生物成分如菌株、人体红细胞和细胞培养剂等接触磁场后均未见变态或致死反应。英国国家放射保护委员会(NRPB，the National Radiology Protection Board)专门为此发布了 NMR 的照射标准。专家们估计 1T 以下的静磁场不会对生物体造成危害。

事实上，受检者将在巨大的恒定和交变磁场中接受长达 10min 以上的射频曝射，其射频波长范围为 30～300m。根据长时间在工业磁场中曝射对生物产生影响的一些实验结果(例如，灵长目动物在 5T 的磁场中会出现神经症状和可检测的生理反应)，有人建议对使用的射频波和静磁场强度进行粗略的限制。科林(A.Kolin)等认为，强磁场对大血管及心脏功能有害，比如，可能产生心率失常。为了消除这种担忧，提出静磁场的最高限度为 2T。关于射频能量的水平，在频率低于 15MHz 时，即相当于 70W 平均能量吸收水平时，将引起平均体温的升高(1℃以上)，应避免这一后果。也就是说，将射频波最高频率定为 15MHz 是必要的。其实，今天临床磁共振成像系统射频激励波的频率已突破 126MHz(以 3T 的磁场为例)。

为了追溯 MRI 技术的发展史，这里粗略地综述了磁共振成像系统诞生初期人们在医学应用中所取得的研究成果。MRI 目前的应用领域将在以后的有关章节中分别介绍。

六、磁共振成像的推广

商用磁共振成像系统的出现，标志着由物理学家、化学家或其他研究者自己设计、制造或改装磁共振成像设备的历史已经结束。商品磁共振成像系统刚刚问世时，人们在临床应用方面还缺乏经验。但是，它所产生的图像比其他任何医学图像都有好的软组织对比度以及达马迪安关于肿瘤的 T_1、T_2 时间延长等事实，已经预示了潜在的应用价值。有些 MRI 的支持者甚至提出了这样的概念：一般的医学成像设备都是单一参数成像，因而只能反映解剖学的资料；传统上是以病理解剖学的术语表达疾病的，有了磁共振图像，就可以用化学或生理学的术语来研究问题了。他们认为，化学和生理学上的变化总是早于组织或解剖学的改变，从而可用正常结构内细微的生物化学差异作为对比分辨的基础。也就是说，利用磁共振图像可以早期诊断疾病。为了这种革命性的前景，许多医学家投入到磁共振图像的评价和研究工作中去，并取得了初步成果。到 1982 年底，已有许多医院和研究单位安装成像装置，使全年接受磁共振检查的病人达到 2000 人。1983 年，经过对磁共振成像装置软硬件的反复改进，其空间分辨率已达到 1mm 以下，成像时间也降至数分钟。图 1-21 所示为当时使用的一台典型商用全身磁共振成像系统(0.15T，美国佛罗里达大学，1983 年)。

1982～1983 年间，美国、联邦德国和日本等国都通过 MRI 的临床试用证明这一技术已趋于成熟。尽管成像装置价格昂贵，但它的成功仍引起整个科学界、卫生界和公众的持续关注。1984 年，发达国家中出现了所谓的“NMR 狂”，各大医院纷纷订购新产品，使得 MRI 扫描仪的装机数持续上升。例如，美国 1984 年底已有 108 台，1985 年底猛增至 371 台(当年安装 263 台)，1986 年则达到约 800 台。但总的来看，它的普及速度还是低于 X 射线 CT。据统计，如果将美国 1985 年底的 371 台装机量与 CT 扫描装置在美国出现之后相应期间内安装的 921 台相比，也只相当于 40%。

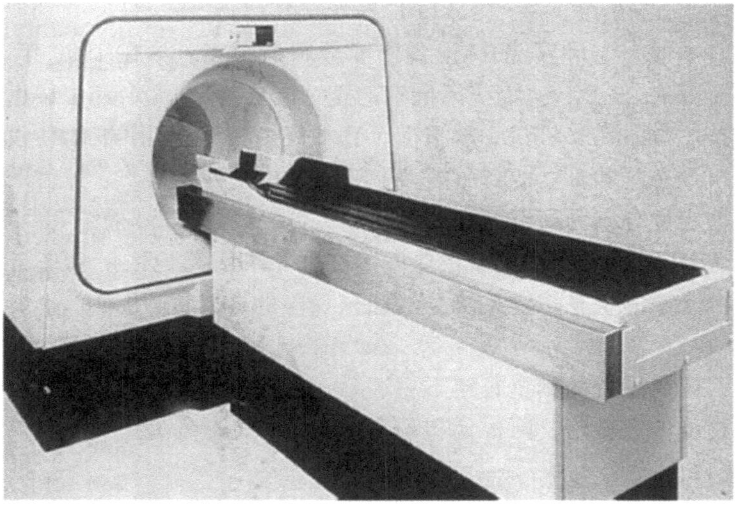

图 1-21　典型商用全身磁共振成像系统
(0.15T，University of Florida，1983 年)

1985 年底，全世界磁共振成像装置的拥有量达 511 台。从地域分布来看，这些装置的 73%在美国。安装最多的另外两个国家是日本和联邦德国。从当时的统计数字还可看出，新安装的系统中超导型设备呈逐年上升的趋势。

纵观起来说，MRI 的发展历程并不平坦。整个 20 世纪 80 年代，投资者一直处在观望及辩论之中，其辩题为发展何种场强更合适，即到底选择低场系统还是中、高场系统。到了 80 年代末期，高场扫描仪更加优越的共识终于形成。但是，那些预算比较紧张的医院或独立影像中心还是选择了体积较小、价格偏低的中场系统。

20 世纪 90 年代中期，学术界经历了另一场类似的争鸣。这次讨论的重点是高场系统和中场开放系统何者为优的问题。其结果引发了一次对高场磁体的革新：重新设计磁体使其开放角增大、长度缩短，并初步体现出人性化的设计理念。于是，高场系统在性能上进一步提升。

从 10 多年来 MRI 设备制造商在美国市场的销售业绩可以推知，大部分厂商均在 MRI 的普及过程中求得了生存和发展，但也饱受市场波动之苦。例如，1984 年美国的总销量仅 9200 万美元，第二年即猛增为 2.84 亿美元；以后其销量逐年稳步上升，至 1992 年突破了 8 亿美元大关。可是，受联邦政府卫生保险政策的影响，一年后上述销售额被控制在 5 亿美元以下(实际销售 3.7 亿美元，320 台)。从此，MRI 设备被当作卫生保健费用上涨的主要原因而加以控制(我国政府在 20 世纪 90 年代初期也曾下决心控制 MRI 设备的装机量，当时购置此类设备须持卫生部的指标)。直到 1997 年，MRI 设备市场才出现反弹(5.65 亿美元，539 台)。1998 年，美国市场 MRI 设备的销售额接近了 10 亿美元(911 台)。从场强分布来看，1997 年美国所拥有的 4964 台设备中 1.5T 的机器占了相当大的比重(2099 台，42%)，其余依次为 1T(817 台，17%)、0.5～0.9T (797 台，16%)、0.3～0.49T(647 台，13%)和 0.3 T 以下(604 台，12%)。从高场系统的占有率来看，多年来美国市场的销售前三强依次为 GE、西门子和飞利浦，其市场份额分别为40%～45%、20%～25%和10%～15%。

在亚洲，日本成为全世界MRI设备密度最高的国家。早在1999年，日本的MRI占有量已达每百万人25.6台，而美国同期的这一指标为20.2台，位居世界第二。据日本的医学设备杂志Monthly Shin-iryo报道，日本仅1998年就增加MRI设备306台。这些设备中国产机如东芝和日立的产品居多。亚洲装机量处于第二、三位的分别是韩国和新加坡，其机器密度分别为每百万人4.2台和2台。我国于20世纪80年代末期开始引进为数不多的MRI系统，这些机器主要安装在北京和天津地区。几乎与此同时，安科等公司开始生产永磁的全身扫描系统。从此，我国的MRI应用和产业双双进入了一个稳步发展期。

在南美州，MRI系统的销量每年不超过100台。其中半数销往巴西，安装在圣保罗和里约热内卢这样的大城市。阿根廷和哥伦比亚的装机量各为5～10台。智利和委内瑞拉大约各1～2台。

与此不同的是，欧洲的MRI市场一直呈现稳步增长的趋势。例如，仅1997年就有360台MRI设备销往欧洲(比上年增加10台)，其销售额约合3.4亿美元。这些机器有一半安装于德国。从场强构成看，欧洲以1.0T的机器为主，1.5T的机型大多用于研究场合。不过，近年来后者呈上升之势。

苏联早在20世纪40年代就开始了磁共振研究。电子自旋共振就是苏联物理学家E.Zavoisky发现的。但是，该国自1982年在布鲁克的帮助下建成一台低场全身成像系统后，其发展速度就非常缓慢。除了资金原因外，据说这种状况与部分放射学家认为MRI不比X射线CT优越有关。直到1990年前后，苏联才有了自己的MRI设备产业，并为国内市场生产了60台以上的常导型及永磁型全身设备，其场强在0.12～0.14T之间。苏联的第一台超导装置(0.5T)于1991年在乌克兰安装。第二年，首台高场MRI系统(1.5T)在莫斯科心脏病中心投入使用。苏联解体后，俄罗斯的装机量曾出现一个小小的高潮。据俄罗斯卫生部公布的资料，到1999年该国MRI系统的拥有量达到131台，其中高场、中场和低场系统所占比例分别为6%、31%和62%。独联体的其他国家装机量更少。例如，1999年具有5000万人口的乌克兰只有20台，白俄罗斯、哈萨克斯坦等国的总占有量还不足10台。

在MRI设备大力普及的同时，价格也在大幅度下降。据NEMA(National Electrical Manufacturers Association)的统计资料，1992年制造商在美国共出售MRI设备525台，销售额为8.12亿美元；1998年销售911台，其销售额仅9.11亿美元。

总之，在过去的20年内，磁共振成像装置已被临床广为接受。虽然与X射线CT相比，传统的磁共振成像系统成像速度还比较慢，但在数十秒钟内获得几十幅图像的成像技术已经出现。其中的回波平面成像正是曼斯菲尔德1977年提出并于第二年成功演示过的序列。这种序列可在数十毫秒内获取一幅完整的图像，使磁共振实时成像得以实现。

七、磁共振成像大事记

磁共振成像技术的发展速度是非常惊人的。如果从达马迪安和劳特伯等人提出成像理论算起，到1980年商品的磁共振成像设备出现，也还不到10年时间。磁共振成像是在大学里产生的，但是它的迅速发展却反映了科技走向社会的整个过程。表1-4列举了磁共振成像在各阶段取得的重大进展。

表1-4 磁共振成像技术的发展概况

年 代	研究进展	主要贡献者
1946	发现NMR现象	Purcel, Bloch
1946～1948	建立NMR理论体系	Purcel, Bloch等
1951	观测流体试样的NMR现象，揭示NMR可用于流量测定	Suryan
1959	提出NMR血流计方案并进行理论探讨	Singer, Bowman
1968	研制出双磁场法工业流量计	Genthe
1968	试制全身NMR装置	Jockson
1971	研制出双磁场法血流计	Battocletti
1971	证实肿瘤的 T_1 和 T_2 时间延长，提出利用弛豫时间诊断肿瘤的方案	Damadian
1973	得出两个充水试管的磁共振图像，提出NMR对比成像法	Lauterbur
1974	得出活鼠的磁共振图像	Lauterbur等
1977	人类历史上第一台磁共振全身成像装置Indomitable建成	Damadian等
1977	初期的NMR全身图像	Mallard
1974～1980	提出各种NMR成像法，成像技术趋于成熟	几个国家的研究者
1980	首台商品磁共振成像系统问世	FONAR公司
1980	磁共振成像设备商品化	商家的积极参与
1981	首台超导全身磁共振成像系统建成	EMI公司
1981～1982	临床应用展开	众多大学的医学院
1983～1984	获准进入市场	美国FDA
1989	我国0.15T永磁型磁共振成像系统(ASM-015P)问世	中国深圳安科公司
1992	我国0.60T超导型磁共振成像系统(ASM-060S)问世	中国深圳安科公司
1999	美国磁共振成像设备的销售额突破10亿美元	商家的积极参与
1999	我国0.35T永磁型磁共振成像系统(NOVUS系列)开发成功	中国深圳迈迪特公司
2000	我国1.5T超导型磁共振成像系统(NOVUS系列)开发成功	中国深圳迈迪特公司

第六节 核磁共振的学术团体及其学术交流史

同其他任何一个学科一样，NMR也经历了一个从发生到发展、再到成熟的过程，其应用范围随之逐步扩大。在这一进程中，先后出现过许多学术团体。这些团体或机构举办的学术交流或研讨活动，对NMR的发展有着不可低估的作用。

一、AMPERE和BRSG

AMPERE(Atomes et Molecules Par Etudes Radio-Electriques)是最早的有关NMR的学术团体之一。它于1952年在欧洲创立，旨在交流信息及组织各种磁共振会议。AMPERE曾成功地主持过许多著名的NMR学术会议并在推动科学家之间尤其是东、西欧学者之间的科技交流方面发挥过重要作用。

1956年，一次以讨论射频波谱学各分支新进展为主题的会议在安德鲁的主持下于英国的北威尔士大学召开，会后诞生了一个非正式的学术团体即英国射频波谱学组织

(BRSG，British Radio Spectroscopy Group)。顾名思义，BRSG是一个有关射频电磁波的学术机构，但它与NMR关系极为密切。除此之外，它还与电子自旋共振、远红外激光、分子束等许多学科有关。BRSG成立之后组织过不少的学术会议(每年大约两次)，这些会议均分专业在英国的不同城市举行。会议的形式有专题报告、大字报和实验室参观等，代表大部分来自欧洲(也有来自北美的)。

AMPERE和BRSG是NMR发展早期欧洲出现的两个专业性学术团体。

二、戈登磁共振会议

戈登会议(Gordon Conference)实际上是一个科学讲坛，在许多学科都享有盛誉。在戈登会议的形式之下，某一领域的上百名参加者常常聚集一堂，用长达一周的时间来探讨其前沿课题。20世纪50年代中期，随着磁共振(包括核磁共振和电子自旋共振)理论的建立，在这一领域中召开戈登研究会议的时机已经成熟。

在古托斯基(Herbert Gutowsky)的主持下，第一次戈登磁共振会议(Gordon Conference on Magnetic Resonance)于1958年召开。出席者均为当时NMR在快速发展中涌现出的知名学者。许多有影响的科学家在会上发言或主持分会。会议的议题非常广泛，例如，“高分辨谱的解读及现代化学应用”、“高分辨谱的分析方法”、“磁性固体中的NMR”以及“电子耦合自旋-自旋交互的理论阐释”等。这次会议的成功，使许多出席者提出了召开下一次会议的建议。于是，第二次戈登磁共振会议于1959年如期召开。此后，该会议定为每两年召开一次。

1974年，鉴于NMR应用领域的扩大，生物和医学中的磁共振戈登会议(Cordon Conference on Magnetic Resonance in Biology and Medicine)随之召开。此会议仍定为隔年召开。

三、实验核磁共振大会

实验核磁共振大会(ENC，the Experimental NMR Conference)起源于一个非正式的、仅一天会期的小型会议，即1960年6月在美国俄亥俄州标准石油公司研究实验室举行的研讨会。这天，42名NMR从业人员相聚一处，以讨论NMR应用中的新问题。会上，瓦里安的研究人员介绍了NMR实验中有关问题的解决方法以及匀场、磁体方面的知识。瓦里安还展出了新开发的设备。

在这次会议的鼓舞下，美国宾夕法尼亚州匹兹堡的梅隆研究所决定于第二年主持召开一个类似的会议，其名称定为“NMR波谱学在实验方面的第二次会议(Second Conference on Experimental Aspects of NMR Spectroscopy)”。会议于1961年2月24～25日在匹兹堡召开。与上次相比，本次会议代表增至118人。以后，该会议每年在匹兹堡召开一次。从1963年的第四次会议开始，ENC的名称逐渐被接受。到了1970年，由于NMR领域的扩大使代表的数量急剧增多，会议决定离开舒适、熟悉的梅隆研究所，在外地继续举行ENC。ENC新的运行模式随之形成，即每年在美国的东部和西部城市轮流举行。这种举办方式后来得到了业界的广泛认同。到目前为止，ENC已成功召开40

余次，会议代表常常超过1500人。

ENC本来是一个美国人的会议，但它总是吸引着大批国外学者前来参加。会议也常邀请一些世界知名的一流学者作大会报告。

与其他NMR的会议相比，ENC在NMR的实验方法交流方面(不是某一领域的具体应用)占有独特地位。因此，诺贝尔奖得主恩斯特曾将ENC称为“推动NMR进步的马达”，他说：“每届ENC都是一个里程碑、一个传播真理的重要时刻。无论是过去一年实验中的成功还是失败，都将在这里展示。从1964年至今，我确实一直为ENC而工作、为ENC而生活，因为我的头脑里只有一个想法，那就是要为下一次大会提交一个更好的实验、更新的结果。我认为每次大会都像是一个休止符，利用它来展示个人的成就，对于一个科学家无序的生活来说是非常重要的。”

1974年，在雷达尔(Ed Randall)的建议之下，ENC模式被成功的移植到英国的坎特伯雷(Canterbury)，并在那里举行了第一届欧洲ENC，简称EENC(European ENC)。与ENC不同的是，EENC现在每两年举行一次(与两年一次的英国皇家化学会国际NMR大会交替进行)。目前，EENC已在欧洲大陆的10多个国家召开过。

四、英国NMR讨论组织

ENC在美国形成不久，英国伦敦附近的一批NMR学者便决定发起一次非正式的学术会议，号召热心的科学家投稿并走到一起。会议于1964年在英国的北方理工学院(the Northern Polytechnic)召开。出乎举办者预料，与会者达到了150人。受其鼓舞，他们又决定成立英国NMR讨论组织(UK NMR Discussion Group)，并由其主持每半年一次、在英国各地轮流举行的讨论会。20世纪60年代后期，这一小组加入了英国化学会，并在发起人及赞助者的建议下将1969年在英国伯明翰召开的会议办成了一次国际NMR波谱学会议的系列会议。随后，在1974年的第26届会议上，他们决定将主题完全转向NMR实验，并大量吸收来自整个欧洲的代表参加会议。

五、生物系统中的磁共振国际大会

由于磁共振技术已成为研究许多生物问题的有用工具，为科学家提供一个交流讲坛的需求日渐突出。经过科恩(Mildred Cohn)、爱森格(Terry Eisinger)和佳德兹基(Oleg Jardetzky)等学者的非正式讨论，他们很快达成了举办一次国际会议且最终将其办成一个系列会议的共识。会议的名称被定为生物系统中的磁共振国际大会(ICMRBS，the International Conference on Magnetic Resonance in Biological Systems)。几位发起人为会议确定的宗旨为热情和创新、以非正式的结构和最小的管理费用运行。

首届ICMRBS于1964年在美国波士顿召开，两年后在瑞典首都斯德哥尔摩举行了第二届大会。这两次盛会为ICMRBS成为两年一次的、在北美和欧洲轮流召开的、真正意义上的国际会议奠定了基础。到目前为止，ICMRBS在加拿大、英国、法国、德国、印度、以色列、日本、荷兰、瑞典、瑞士和美国均举办过。

ICMRBS的内容囊括了磁共振的所有定义范围，而不仅仅是NMR。事实上，最早的两次会议均偏重于电子自旋共振的应用，因为当时它比较容易用于生物多聚体和光合细菌类的生物系统，然后才是 NMR。在为数不多的 NMR 论题中，还有一半是有关金属-蛋白质交互作用的。但是，现在会议的重点已经转向 NMR 在蛋白质、核酸、其他生物高聚物、活体波谱学以及成像方面。

六、国际磁共振学会和国际磁共振大会

国际磁共振学会(ISMAR，International Society of Magnetic Resonance)的成立与先后在日本的东京(1965 年)、巴西的圣保罗(1968 年，图 1-22)和澳大利亚的克莱顿(1969 年)先后召开的三次研讨会及国际学术交流会有关。正是在克莱顿会议的闭幕式上，组织者才根据代表们的建议决定筹备成立国际磁共振学会的。当时选举菲亚特(Daniel Fiat)为主席并负责这一学术机构的创立。

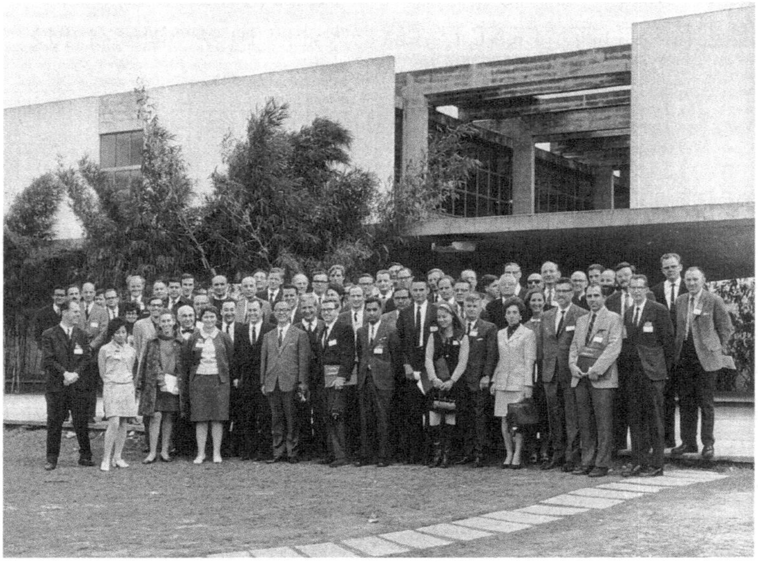

图 1-22 第二届国际磁共振学术会议代表合影(巴西圣保罗，1968 年 7 月，会议主持人：Leonard Reeves，E. Giesbrecht 和 S. Mathias)

1971 年 8 月，正值 NMR 发现 25 周年之际，第四届国际磁共振会议在菲亚特的主持下于以色列的耶路撒冷等地举行。开幕式结束后，布洛赫将学会的第一个奖品即 ISMAR 奖授予汉恩，以奖励他发现自旋回波现象以及对 NMR 的其他杰出贡献。

第四次会议后 ISMAR 才算正式成立。其目标是：在全世界的科学家和机构之间传播磁共振知识，促进它在物理学、化学、生物学和医学等领域中的应用；倡导磁共振不同应用领域中科学家的相互合作；鼓励跨学科的探索；创办学校及组织局域性或国际间的磁共振学术交流；出版这一领域的论文及期刊杂志。

ISMAR 的日常工作由理事会领导下的执行委员会负责。根据理事会的建议，ISMAR 大会从创立之初开始就定为每三年举行一次。曾经举办过 ISMAR 会议的城市有：

印度孟买(1974 年)、加拿大班夫(1977 年)、荷兰代夫特(1980 年)、美国芝加哥(1983 年)、巴西里约热内卢(1986 年)、法国马塞(1989 年)、加拿大温哥华(1992 年)和澳大利亚悉尼(1995 年)等。之所以每次选择不同的大陆召开会议,是因为举办者企图通过 ISMAR 大会将核磁共振、电子自旋共振和核四极矩共振等不同磁共振领域的科学家召集在一起,也是为了将那些开发磁共振技术和应用磁共振技术的科学家联合在一起。

ISMAR 还办有国际学校,并主持有关 NMR、电子自旋共振和核四极矩共振等方面的一系列国际研究会。《磁共振公报》(*The Bulletin of Magnetic Resonance*)是 ISMAR 主办的综述性杂志(季刊)。

七、英国生物系统中的磁共振讨论会

NMR技术的迅猛发展,使人们对其生物应用的课题倍感兴趣。在这种情况下,1979 年英国皇家协会(The Royal Society)决定召开一个题为“整个生物系统中的核磁共振(Nuclear Magnetic Resonance in Intact Biological Systems)”的讨论会,以展示和总结英国当时在 MRI 和 MRS 两个方面所取得的初步成就。这次会议于当年 3 月在伦敦召开,会议论文后来被作为皇家协会哲学会刊(*Philosophical Transactions of the Royal Society*)的一个特刊(Vol.289, No 1037, 1980)出版。显然,这次会议成为磁共振成像发展史上一个重要的里程碑。

八、国际医学磁共振学会和国际医学磁共振大会

1982 年,商用磁共振成像系统已在一些大型医院使用。随着磁共振成像技术的成熟,美国学者曾在范德比尔特大学(Vanderbilt University, 1980 年)和韦克福雷斯特大学(Wake Forest University, 1981 年)举行过两次主题座谈会。此后,这一领域的早期领先者们决定成立一个学术团体,以联结有志于磁共振成像这一新学科的科学家和临床医师并举办每年一度的学科间会议。于是,由劳特伯和波霍斯特(Gerry Pohost)等人组成了一个执行委员会,决定在 1981 年的学术会上召集董事会会议。著名的医学磁共振学会(SMRM, Society of Magnetic Resonance in Medicine)便在这一年诞生了。

首届 SMRM 大会于 1982 年秋在美国波士顿召开,约 800 人参加本次盛会。从此开始,SMRM 大会每年秋天在北美和欧洲轮流举行。会议参加者即有从事成像和活体波谱学研究的,又有介绍新方法和开展临床应用的,因而具有广泛代表性。会议的规模越来越大。与第一届大会相比,1993 年会议代表数就已经翻了 3 倍。SMRM 的工作也得到了 NMR 设备制造商的大力支持。

1983 年,SMRM 的会刊《医学磁共振》(*Magnetic Resonance in Medicine*)杂志创刊,首任主编为安德鲁。

与此同时,另有一批学者也开始对 NMR 成像产生了浓厚的兴趣,他们以从未介入 NMR 研究的医学物理学家埃姆太(Sharad Amtey)为代表。1981 年 2 月,埃姆太在美国休斯敦组织了一个有关 NMR 成像的学术研讨会。在同年晚些时候召开的另一次会议上,埃姆太便和其他人一起酝酿了成立磁共振成像学会(SMRI, Society for Magnetic

Resonance Imaging)的问题。SMRI 于 1982 年宣告正式成立，并于 1983 年开始举行年会。与 SMRM 大会相比，SMRI 的早期会议参加者要少得多，但是它逐渐扩大了影响。

1994 年 1 月，经过一番讨论后 SMRM 与 SMRI 两个机构决定合并。合并后的学会于 1994 年 4 月和 8 月分别在美国得克萨斯州的达拉斯和加利福尼亚州的旧金山举行了第一次会议。当时曾用了磁共振学会(SMR，Society of Magnetic Resonance)的名称。但是，经过一番试用，该机构于 1995 年下半年便决定将其更名为国际医学磁共振学会(ISMRM，International Society for Magnetic Resonance in Medicine)。

九、我国的磁共振学术会议

1995 年以前，我国还没有召开过全国性的磁共振学术会议，但各种小规模的学术研讨或讲习班已时有举办。随着装机量的不断增多以及磁共振成像的开展，召开专门会议进行学术交流的呼声日益增高。为此，中华医学会放射学会于 1996 年提出了召开全国磁共振学术会议的动议，并于当年成功举办第一届学术交流会。两年后又召开了第二届全国磁共振学术会议。但是，由于当时参会人数并不多，这两次会议都是与中华放射学会的其他学术会议一起召开的。

从第三届开始，我国的磁共振学术交流会规模逐渐增大。这次会议于 2000 年在武汉召开，与会代表增至近 300 人。这充分反映了我国磁共振成像应用和研究的发展状态，说明其吸引了越来越多的医学和医工方面的从业者。到第四届全国磁共振年会 2002 年 10 月 26 日到 27 日在天津召开时，共有 471 位专家和学者出席会议。这一人数远远超出了会议主办方会前约 350 人参加的估计。会议还邀请美国、德国等知名医院的专家和学者到会作报告。这次会议标志着我国磁共振成像的应用和开发已进入一个新阶段。

目前，全国磁共振学术会议定为每两年召开一次。为了组织好这方面的学术交流活动，中华医学会放射学会还专门成立了核磁共振学组。该学组是中华放射学会神经放射学组、胸部放射学组、腹部放射学组、骨和关节放射学组、介入放射学组和儿科放射学组等七个学科组中唯一一个按成像技术划分的学术组织(其他学组多以解剖部位划分)。

第七节 我国磁共振成像的临床应用和开发研究

我国医学磁共振成像的临床应用开展较晚，对这一技术的研究开始得就更晚。但是，目前这一技术已进入全面发展阶段，在临床应用方面与发达国家间的差距正在逐步缩小。回顾起来，上述过程经历了萌芽探索期(1986～1990 年)和全面发展期(1991 年至今)两个阶段。

一、萌芽探索期

1980 年前后，国际上磁共振成像装置已实现商品化。随着国门的开放，中国的放射学家、医学物理学家和生物医学工程学家均意识到了磁共振成像的潜在价值，纷纷开始学习磁共振成像的新知识，并通过理论研讨、实验研究及大学教育等方式，初步奠定了磁共振成像的临床应用基础。1983 年 8 月，广州医学院医学物理学教授谢楠柱利用赴美参加美国医学物理协会（AAPM，American Association of Physics in Medicine）第 25 届年会之机，参观了宾夕法尼亚大学医院的磁共振成像装置，成为我国最早介绍这一技术的学者之一。同年 11 月，美国史东尼克（Edward.S.Sternick）博士应邀来华讲学，全国有 24 个省、市、自治区的学者参加，从而引发了中国的磁共振成像热。1984 年，中国医学影像技术研究会在北京成立。

到了 1985 年，已有一些医学院校建立医学影像系。关于医学磁共振的著作与教材也在我国陆续出版，例如，谢楠柱与曾仁端共同编著的《现代医学成像》（广东科技出版社）、朱小平和苏学曾合著的《磁共振成像入门》（同济大学出版社）等。在 CT 室工作的放射学家开始转入磁共振成像及其临床诊断方面。事实上，他们经历了一个从放射科医生到 CT 诊断医生、再从 CT 医生到磁共振诊断医生的过程。北京天坛医院的戴建平、中国医学科学院肿瘤医院的苏学曾、北京医院的李果珍、北京大学的冯义濂、解放军总医院的高元桂以及第一军医大学（现已更名为南方医科大学）南方医院的黄其鎏等都是最早进入这一领域的学者。他们不仅对医学磁共振成像的应用做出了贡献，而且为我国培养出大批青年磁共振临床应用专家。这一阶段的成像主要以中低场磁共振成像系统为主。通过一段时间的摸索，临床上获得了大量病例，积累了一定经验。中国科学院高能物理研究所、北京大学、清华大学以及其他高校从事核磁共振理论研究的学者也为我国医学磁共振成像技术的发展尽了最大努力。

磁共振成像系统是集多学科、多技术于一身的高科技产品，中国当时还没有具备这种综合开发能力的单位。但是，为了发展我国自己的磁共振成像产业，以中国科学院学者为主的一批有识之士联合上书原国家科委，要求立项研制磁共振成像系统。不久，报告转至原国家计委。又经过一番考察和论证，“两委”终于于 1984 年 9 月联合立项，从而获得一笔启动资金。1984 年底，承担机构组织、技术准备和寻找海外合作伙伴任务的中国科健有限公司成立。两年后（1986 年 12 月 31 日），科健与位于美国波士顿的 Analogic 公司成立合资公司，取名安科公司。1987 年 1 月，安科正式投入运作。经过 3 年的艰苦创业，安科的首台永磁型磁共振成像设备 ASP-015（后改为 ASM-015P）于 1989 年 12 月通过鉴定，其成果被评为 1989 年中国十大科技成就之一。与此同时，它还标志着我国磁共振成像系统完全依靠进口的历史随之结束。1990 年初，安科的首台 ASP-015 在河北投入应用。由此可见，安科是我国磁共振产业的发源地，也是世界众多厂商中率先进军低场永磁型系统的厂家之一。

二、全面发展期

1991 年起我国的磁共振成像进入全面发展期。从 20 世纪 90 年代开始，陆续引进了一批 1.0T、1.5T 以至 2.0T 的超导磁共振成像设备，应用范围逐步扩大。例如，开展了磁共振血管造影和配合伽马刀治疗的立体定向等。在这种情况下，我国政府于 1996 年取消了对磁共振设备的进口限制，从而使国内磁共振市场迅速崛起。

近年来，随着医疗体制的改革、医疗水平的提升及医疗市场的竞争，我国医院大型医疗设备的装机水平也在同步提高：一些大型教学医院纷纷引进 3T 的临床研究型系统；许多省市级医院也开始新一轮的设备更新换代，即以最新的、功能完善的临床应用型高场(1.5T)系统代替使用多年的旧系统；地、县级医院则理智地选择了性能价格比更高的临床实用型低场开放式系统。据不完全统计，中国目前的总装机量已逾 1300 台。值得一提的是，2002 年我国 MRI 设备装机创下了 220 台、比上年增加 46%的历史新高(3T 机、1.5T 机和低场机分别为 4 台、66 台和 150 台)。沿海发达省份的一些区县级医院则一开始就选择了高场机。但是，与发达国家相比，我国的 MRI 设备还有很大的市场空间。

正是中国的巨大潜力，吸引着国外各大 MRI 设备厂商云集其间，使中国磁共振市场出现了群雄争霸、精彩纷呈的局面。随着发达国家磁共振市场的日趋饱和，相信全球的销售重心将转向商机无限的中国市场。目前，国外厂商均在寻求新的合作伙伴，以便将全球生产基地建立在制造成本较低的中国本土。毋庸置疑，随着综合国力的提高，无论是我国磁共振成像应用还是磁共振成像产业，均会迎来一个飞速发展期；全球经济一体化的趋势，必将为中国人民的健康事业创造更加广阔灿烂的前景。

三、磁共振成像产业的起步和发展

我国的磁共振成像产业开始于 20 世纪 90 年代初。

继 ASM-015P 后，安科公司于 1992 年成功推出了超导型磁共振成像系统(ASM-060S)，使得中国成为永磁和超导两类装置都能生产的国家。1998 年，安科公司又研制出开放式磁共振成像系统，取名 OpenMark 2000(0.2T)。由于采用了新型永磁材料，磁体重量减轻近 20t。现在，OpenMark 已成为安科的系列产品：磁体从开放式双柱型发展到 C 型单柱式；场强从 0.2T 发展到 0.36T。血管成像、超快速成像、扩散成像、水成像、脂肪抑制、水脂分离、小 FOV 薄层扫描、屏息成像和动态关节成像等过去高场 MRI 系统中才具备的功能已在低场机中实现。近 10 余年内，安科公司先后开发和生产出两大类、六个品种的机型，在国内的装机量达到 150 台。

1998 年，另一个以一批有志于 MRI 产业的海外留学回国学子为骨干组建的磁共振专业公司——迈迪特公司在深圳高新技术产业园区挂牌成立。创业伊始，该公司以惊人的速度进行运作，几个月后(1999 年 6 月)便开发成功了 Novus 0.35T 永磁型系统。2000 年，迈迪特的高场系统 Novus 1.5T 问世。其中，前者配备开放式电子温控磁体，采用无涡流设计技术；后者使用牛津公司最新推出的有源屏蔽超导磁体。此外，这两套系统均实现了数字化发射与接收，配备了多通道数字化相控阵接收线圈以及强大的后处理软件，从而达到高起点的设计目标。2001 年 4 月，迈迪特公司的首台超导系统在青岛开机，结束了我国高场磁共振成像系统全部依赖进口的历史。

为了谋求更大发展，迈迪特公司在组建 4 年后的 2002 年 4 月与德国西门子公司合并并更名为西门子迈迪特(深圳)磁共振有限公司(SMMR，Siemens Mindit Magnetic Resonance Ltd.)。西门子还决定给新建的合资公司以品牌支持，即所有产品都将冠以“Siemens NOVUS”名称。此后，在短短一年的时间里该公司销售 Siemens NOVUS 1.5T 和 Siemens NOVUS 0.35T 两款机型 30 多台，顺利实现销售额超 2 亿元的目标。

现在，西门子迈迪特(深圳)磁共振有限公司已成为德国西门子在亚太地区研发、生产和销售磁共振成像设备的重要基地，相信它将以性价比优良的磁共振产品为我国用户带来更多的选择与实惠。毫无疑问，SMMR 的发展模式在利用国际品牌优势、消化吸收国际 MRI 最新技术、进军国际市场、弘扬本土化服务精神等方面为我国磁共振成像产业走出了一条新路。

宁波鑫高益磁材有限公司是我国目前唯一一家集磁共振成像系统(包括磁材和磁体)的研究、开发、生产和售后服务为一体的民营高科技企业。在生产高性能、无涡流、自恒温、具有自主知识产权的钕铁硼永磁体的基础之上，公司于 1999 年底投入人力和资本，开始研制 MRI 整机。经过一年多的努力，鑫高益的首台 MRI 系统于 2001 年 6 月在国家食品药品监督管理局注册。2001 年 8 月，它便有产品推向市场。现在，鑫高益已陆续推出 6 种永磁开放式 MRI 设备(包括 0.2T、0.23T、0.3T、0.35T、0.4T 全身型和 0.3T 小儿科及四肢专用型等)，使其 XGY-OPER 产品高度系列化。近年来，鑫高益在不断加强研发力度、全力提高产品质量、一心注重售后服务的同时，充分利用了民营企业在管理、决策上的灵活性和磁体、整机一条龙生产的价格优势，使产品迅速得到市场的认同和国内同行专家的好评，有些型号的设备还被国家卫生部列为推荐产品。据不完全统计，在两年左右的时间内，鑫高益已销售和安装各种类型的 MRI 设备 90 余台，创造了令人难以置信的业绩。

沈阳东软数字医疗股份有限公司是我国 MRI 产业界取得成功经验的又一企业。该公司于 2000 年开始研发和生产磁共振成像设备，从而一跃成为国内目前唯一可生产 MRI、CT、彩超和各档 X 射线机等四大医学影像诊断设备的公司。经过几年的发展，东软已先后推出包括超导和永磁两个种类、4 种型号(1.5T、0.23T、0.35T 全身型和 0.35T 头颅、四肢专用型)的 MRI 产品，其中 NAM-P023A(永磁双柱 C 型超级开放式，0.23T)和 Superopen 0.35T (永磁双柱 C 型超级开放式)两款机器已获欧洲 CE 和美国 FDA 认证，SPARKLE 1.5T (超导)采用英国牛津公司大孔径、大开放角、短腔的新型磁体。2001 年，国家科学技术部在东软数字医疗设立了国家数字化影像设备工程技术研究中心。为了进一步增强其研发能力及进军世界市场的实力，公司还在美国成立了研究中心。与此同时，东软的永磁和超导 MRI 系统已被分别列为国家医用磁共振产业化示范基地和国家 863 计划。据悉，东软的 MRI 产品已销售近百台；除占据相当一部分国内市场外，还有产品先后出口美国、意大利、土耳其、越南和伊朗等地，使我国的医学影像产品在世界市场上有了一席之地。值得一提的是，美国是全球医疗器械的主要生产基地和销售市场，其行业竞争十分激烈，对医疗产品的可靠性和认证要求更为严格。东软的数字医疗产品能够成功进入美国，得益于公司巨大的研发投入、国际化的人才战略以及与此相配套的生产、管理、销售和服务体系。

北京万东医疗装备股份有限公司是医疗仪器行业的知名企业。为了充分利用近年来我国磁共振成像设备迅速普及的这一机会，该公司于 2002 年成立磁共振事业部，并投入巨资引进人才、研究和开发具有自主知识产权的磁共振成像产品。本着以永磁为主，兼顾超导的原则，万东很快将其永磁型系统 i-Open(0.36T)推向市场。这是一款体积小、重量轻、成像容积大和磁场均匀性好的设备。为了增强产品的市场竞争能力，i-Open中集成了多项新技术，如在谱仪和电子系统中采用先进的数字信号处理技术、大规模可编程门阵列技术和个人计算机技术(实现了信号处理的全数字化)，在梯度系统中采用先进的有源屏蔽技术和纳米级防涡流材料等。值得一提的是，梯度场引起的涡流一直是困扰永磁型产品图像质量的主要因素之一，而有源屏蔽梯度技术有望彻底消除涡流，为获得良好的图像质量奠定基础。目前，万东医疗的首台 i-Open 已在陕西装机。据称，该公司还将加大对磁共振产品的投入，并充分利用其品牌优势和遍布全国的销售及售后服务网络，使之尽快成为低场磁共振系统的主要供应商。万东还将在 i-Open 的基础上开发具有自主知识产权的超导 MRI 系统。

西安蓝港数网股份有限公司是西安蓝溪集团的子公司，以前专注于心电、急救和妇幼保健等产品的研发、生产和销售，在我国医疗器械领域享有一定知名度。2001 年，公司决定利用其雄厚的资金、品牌、人才和销售优势进一步开发医学数字影像产品，并很快在中小型 X 射线数字影像设备方面取得了突破和成功。为了谋求更大发展，公司在咸阳征地 1400 多亩(1 亩＝666.7m^2)，以形成独具规模的数字医疗产业基地。公司还与美国 EchoRad 公司建立了合作关系，并投入巨资吸引了一批专业从事 MRI 研究的留学回国人员加盟，于 2002 年开始研发磁共振成像设备。目前，蓝港的第一款永磁型产品(0.35T)已在淮北投入试用，估计近期便能推向市场。它的问世，结束了我国西北不能生产 MRI 产品的历史。据称，这款机器在磁体设计上采用了三维有限元磁路、自恒温、去涡流、精细匀场等高新技术，从而提高了磁场均匀性、缩小了体积、降低了重量、减小了涡流。

除安科、西门子迈迪特、鑫高益、东软、万东和蓝港之外，国内还有不少公司曾经生产 MRI 设备。也有一些公司正在论证或以各种方式积极争取 MRI 项目。但是，总的来看，我国磁共振产业仍以低场的永磁产品为主。这主要与我国的国情、低场系统功能的不断完善(除常规成像序列外，许多厂家的产品已提供水成像、血管成像、三维成像等高级功能)、临床上对开放型系统的需求以及我国优质永磁材料(高标号稀土钕铁硼)资源丰富等因素有关。此外，国内几大公司均在各自的产品中采用了独特技术，如鑫高益的无涡流磁体技术、万东的有源屏蔽梯度和东软的去涡流、磁体自恒温专利技术等，从而使产品质量不断提升。毫无疑问，我国在永磁低场强开放式磁共振成像系统的总体技术方面已经达到或超过世界先进水平。

主要参考文献

陈 宪，方 虹．1995．磁共振波谱分析临床应用现状．国外医学临床放射学分册，(4)：205～209

方 虹，陈 宪．1995．磁共振波谱(MRS)分析技术的原理．国外医学临床放射学分册，(4)：201～205

郭奕玲，沈慧君．1993．物理学史．北京：清华大学出版社

毛希安．1996．核磁共振基础简论．北京：科学出版社

汤 洁．2003．回眸 2002 国际磁共振市场．现代医学成像，1(2)：36～37

王正行．1995．近代物理学．北京：北京大学出版社

谢南柱．1998．医学磁共振在中国临床应用的发展．世界医疗器械，4(8)：72

谢南柱，曾仁端．1985．现代医学成像——物理原理与临床应用．广州：广东科技出版社

赵喜平．2000．磁共振成像的特点及其局限性．中国医学影像技术，16(7)：102～104

赵喜平．2000．磁共振成像系统的原理及其应用．北京：科学出版社

赵喜平．2003．磁共振成像设备的新进展(上)．世界医疗器械，9(9)：52～57

赵喜平．2003．磁共振成像设备的新进展(下)．世界医疗器械，9(11)：66～68

赵喜平，朱　峰．2003．磁共振成像的展望．世界医疗器械，9(7)：67～68

赵喜平，郑崇勋，石　梅．2000．磁共振成像的发展历程．世界医疗器械，6(10)：54～60

宗贤钧，朱跃龙，宗　晔．1987．生物医学中的核磁共振成像．杭州：浙江大学出版社

Balter S. 1987. An introduction to the physics of Magnetic resonance imaging. Radiographics, 7(2): 371～383

Cousins J P. 1995. Clinical MR spectroscopy: fundamentals, current applications, and future potential. AJR, 164: 1337～1347

Grant David M, Harri Robin K. 1996. Encyclopedia of nuclear magnetic resonance (Volume 1: Historical perspectives). New York: John Wiley & Sons

Hendrick R Edward. 1994. Basic physics of MR imaging: an introduction. RadioGraphics, 14: 829～846

Higgins C B, Hricak H. 1987. Magnetic resonance imaging of the body. New york: Haven Press

Lufkin R B. 1997. Applications in interventional MRI: current status and new advances. Medical Imaging International, 7(1): 8～9

Mattson James, Simon Merrill. 1996. The pioneers of NMR and magnetic resonance in medicine: story of MRI. United States: Bar-Ilan University Press

Parizel P M, De Schepper A M. 1996. Low-field MRI makes economic progress. Diagnostic Imaging Europe

Sinitsyn Valentin E. 2001. Development of clinical MR imaging in Russia and other CIS countries. Journal of Magnetic Resonance Imaging, 13: 645～647

Slichter C P. 1978. Principles of magnetic resonance. Second revised and expanded edition. New York: Springer-Verlag Berlin Heidelberg

Woodward P, Freimarck Roger. 1995. MRI for technologists. New York: McGraw-Hill Information Services Company

Young Ian R. 2000. Methods in biomedical magnetic resonance imaging and spectroscopy. Chichester UK: John Wiley & Sons Ltd

第二章　磁共振成像的评价

MRI 系统已成为当今医学影像领域最先进、最昂贵的诊断设备。技术的进步，使 MRI 的应用范围不断扩大，它在医学诊断中所起的作用也愈加重要。与此同时，医学应用的深入，又给 MRI 技术的发展提出了更高要求，从而促使其进一步发展。MRI 系统走过的正是这样一条良性循环的道路。现在，全球有 2 万余台、我国亦有 1300 台左右的 MRI 装置每天为人类的疾病诊断而运转着。值得指出的是，1990 年以后全世界 MRI 系统的年销量一直稳定在千台以上，这一数字足以说明它的强大生命力。

第一节　磁共振成像的特点

磁共振成像是继超声和 X 射线 CT 之后进入临床的又一现代医学成像技术。由于 MRI 能提供与其他影像设备无法比拟的高质量软组织断层像，它的出现使传统放射学及影像诊断学发生了革命性变化。例如，MRI 不仅在脑和脊柱的显示方面优于 CT，而且在前列腺、生殖器官、肝、肾和肌肉等病变的显示上好于超声成像，在头、颈甚至外周的血管疾病成像方面不亚于创伤性的传统 X 射线血管造影。随着技术的不断进步，MRI 还可能在心功能评估方面赶上核医学、在冠状动脉检查方面挑战心导管、在鉴别乳腺恶性病变方面超过 X 射线乳腺成像和超声成像。本节列举 MRI 的主要特点。

一、多参数成像

一般的医学成像技术都使用单一的成像参数。例如，CT 的成像参数仅为 X 射线吸收系数、超声成像只依据组织界面所反射的回波信号等。MRI 是一种多参数的成像方法。从理论上讲，它可以是多核种的成像，而每种核都有其成像参数。目前使用的 MRI 系统主要是用来观测活体组织中氢质子密度的空间分布及其弛豫时间的新型成像工具，用以成像的组织参数至少有氢核(质子)密度 $N(\mathrm{H})$、纵向弛豫时间 T_1、横向弛豫时间 T_2、液体流速 v_1、液体的扩散和灌注、质子在不同分子环境中的化学位移、局域氧合、局域含铁以及膜的通透性等数个。上述参数既可分别成像，亦可相互结合获取对比图像；既可用来获得解剖像，又可取得功能活动像。

质子密度 $N(\mathrm{H})$与 NMR 信号的强度成正比，所以 $N(\mathrm{H})$成像主要反映欲观察平面内组织脏器的大小、范围和位置。T_1、T_2 参数则含有丰富和敏感的生理、生化信息。血氧合的变化被广泛用在磁共振功能成像的研究中。

选取一定的成像参数，并采用适当射频脉冲序列进行扫描，是临床 MRI 诊断医师获取诊断信息应具备的基本技能。

二、高对比度成像

人体含有占体重70%以上的水。这些水中的氢核是NMR信号的主要来源，其余信号则来自脂肪、蛋白质和其他化合物中的氢质子。由于体内氢质子的分布极为广泛，故可对人体的任何部位实施成像。另一方面，由于水中的氢质子与脂肪、蛋白质等组织中氢质子的NMR信号强度不同，使得磁共振图像必然是高对比度的。

磁共振图像的软组织对比度明显高于X射线CT。这是MRI首先应用于人类神经系统疾病诊断并取得成功，使医学影像进入磁共振时代的重要原因。现在，磁共振图像不仅能很好地区分脑的灰质、白质、脑神经核团、颅椎结合部、椎管及脊髓，而且不需造影剂便可显示心脏各房室和大血管腔。选用适当的射频脉冲序列，还可使肌肉、肌腱、韧带、筋膜平面、骨髓、关节软骨、半月板、椎间盘和皮下脂肪等组织清晰显像。此外，MRI对纵隔、肝脏、前列腺、子宫等的诊断效果也较满意。

三、任意方位断层

自线性梯度场应用于MRI系统之后，人们不再用旋转样品或移动病人的方法来获取扫描层面，而是用 G_x、G_y 和 G_z 三个梯度或者三者的任意组合来确定层面，即实现了所谓的选择性激励。在进行标准横轴位、矢状位或冠状位成像时，上述梯度场之一将被确定为选层梯度，其余两者在分别进行相位编码和频率编码之后提供信号的位置信息。在行任意层面检查时，选层信息由两个以上的梯度共同决定。整个MRI检查中没有任何形式的机械运动。

MRI系统可任意方位断层的特点，使医学界从三维空间观察病变的愿望得以实现。而X射线CT要做到这一点则非常困难，有些部位甚至是不可能的。

四、人体能量代谢评估

任何生物组织在发生病理变化之前，首先要经过复杂的化学变化，然后才发生功能改变和组织学异常。但是，以往的影像诊断方法一般只提供单一的解剖学资料，没有组织特征和功能信息可供利用。MRI的出现填补了上述两项空白，使疾病的诊断深入到分子生物学和组织学的水平。

首先，T_1 和 T_2 弛豫时间及其加权像本身反映质子群周围的化学环境，即生理和生化信息的空间分布。例如，大脑的灰质和白质之所以在磁共振图像上出现明显的对比，就是因为灰质中的氢几乎存在于水中，而白质中的氢大量存在于脂肪中。从理论上讲，任何组织中水含量的改变将引起磁共振图像的变化，因为水中含有大量的氢。再如，根据达马迪安的发现，恶性肿瘤与正常组织的 T_1 和 T_2 值均有所不同。一般而言，肿瘤的 T_1 延长，且在其组织学异常出现之前(即生化变化阶段)即可检出，这对癌肿的早期发现及分期必然有深远意义。实际上，T_1、T_2 的延长或缩短，在病变的检出以至定性诊断上都有一定意义。MRI造影剂可使病变部位的 T_1 缩短(出现明显的高信号区)，从而在肿瘤与周围水肿区之间出现明确的分界。上述例证无不说明 MRI 的生化特性及其分子学敏感性。

另一方面，通过磁共振波谱(MRS，magnetic resonance spectroscopy)的研究可以洞察组织器官的能量代谢情况。MRS 是目前唯一能对人体的组织代谢、生化环境及化合物进行定量分析的无创方法。由于它对磁场的均匀性要求极高，过去主要通过提高磁场强度来改善信噪比，即采用高场强(1.5～8.5T)的波谱仪。随着超导磁共振成像系统的问世，出现了 1.5～3.0T 的 MRI/MRS 一体化装置，使得 MRS 技术迅速进入临床。对于带谱仪的 MRI 系统来说，一般是先行 MRI 检查，再根据图像所提供的病变部位测定 MRS。

目前，临床上进行 MRS 分析所利用的核种主要是^{31}P和^{1}H。由于磷化合物的浓度与能量代谢密切相关，故通过^{31}P之 MRS 可间接测定磷代谢物的相对浓度，从而确定细胞的能量代谢状态。用心脏^{31}P的 MRS 可分析心肌高能磷酸盐代谢及判定细胞内的 pH，有助于对正常心脏、缺血心脏和梗死心脏的认识。因此，MRI 与 MRS 的组合将进一步显示出“生化显微镜”的功能。

MRS 是一种非常有潜力的活体生化分析方法，它的应用有可能使影像学医生对组织结构的观察同代谢功能的研究结合起来。

五、心血管系统成像不需造影剂

采用 MRI 技术可以测定血流，其原理为流体的时飞(TOF，time of flight)效应和相位对比(PC，phase contrast)敏感性。人们早已利用 NMR 技术来精确测定血液的流速、分布等特征，并制成了 NMR 血流计。在 MRI 系统基础上开发出的磁共振血管造影(MRA，magnetic resonance angiography)软件已在几年前成功应用于临床。同传统的血管造影法相比，它的最大优点为无创伤性(不需要注射造影剂)。因此，MRA 是一种全新的血管造影术。

从 MRA 的图像质量来看，目前它至少可以显示大血管以及各主要脏器的一、二级分支血管。随着机器性能的改善及计算机软件的不断更新，通过 MRA 获得的血管像将会越来越清晰，因而它大有取代常规 X 射线血管造影及数字减影成像术之势。

MRA 最先应用于血管性病变的诊断，如梗死、血栓形成及血管硬化的分期等。如果配之以 MRI 专用造影剂，MRA 还可显示一些与肿瘤相关的血管，从而了解肿瘤对血管结构的侵犯情况。MRA 在脑血管病的诊断上应用尤其广泛，头颈部、胸腹腔及四肢血管的检查也相当普遍。现已开发出多种 MRA 成像方法，如三维显示技术和 MRA 电影等。新的 MRA 扫描序列还在不断推出。

MRA 利用了将流体与静止组织相分离的显示技术。利用类似的技术，可以造成血液与共振心肌之间 NMR 信号的强烈对比，从而描绘出轮廓清晰的心腔。采用心电门控触发的方法，还能获得不同心动周期的图像，甚至可以进行一系列无创伤的心脏动力学研究，如测定射血分数和心脏容积等。现代 MRI 系统还配备对心脏和大血管解剖结构进行三维显示的软件以及对整个心动周期的图像进行电影展示的软件。

用磁共振心脏成像技术还可观察主动脉瘤、夹层动脉瘤、主动脉狭窄和一些先天性心脏病。MRI 在冠心病诊断上的应用主要表现在急性心梗的诊断、心肌梗死后遗症的评价和冠状动脉搭桥术后心肌灌注状态的观察等方面，但冠状动脉狭窄程度的估计目前还比较困难。

六、无电离辐射

利用不同类型的电磁辐射同生物组织的相互作用可产生医学上所需的图像。一般来说，紫外线、红外线等中等波长的电磁波及微波段的电磁波是不能穿透人体的。但是，波长极短的 X 射线和一些波长较长的低频射频波却能穿入或穿透人体。前者主要作用于核外电子而引起生物体的电离效应，后者则同原子核发生作用。X 射线的电离效应是各种 X 射线检查装置(X 射线机、CT 扫描机、数字减影机等)生物效应的物理基础。过量接受 X 射线照射就会引起损伤。因此，X 射线又叫电离辐射。

MRI 系统的激励源为短波或超短波段的电磁波，波长在 1m 以上(小于 300MHz)，因而无电离辐射损伤。这是 MRI 能够迅速发展并被人们所接受的主要原因之一。CT 成像所用的 X 射线为波长 1Å($1Å=10^{-10}m$)左右的高能量电磁波，而 MRI 中作为质子激励源的射频波，波长长达数米到数十米(甚至上百米)，所含能量仅 $10^{-7}eV$(约为 X 射线 CT 辐射量的 $1/10^{10}$)。这一能量远远小于体内 C-H 键 1eV 的结合能，因而不会对人体造成任何损害。

从成像所用的射频功率看，尽管 MRI 系统的峰值功率可达千瓦数量级，但平均功率仅为数瓦。经计算，其射频容积功耗在 $1mW/cm^3$ 以下，完全低于推荐的非电离辐射安全标准。在一定场强及场强变化率范围之内，静磁场和线性梯度场也不会引起机体的异常反应。可见 MRI 是一种安全的检查方法。

正因为如此，一个新的疾病治疗领域——介入磁共振(interventional MRI)正在兴起。所谓介入 MRI，是指以 MRI 实现精确定位及图像引导，以达到某种治疗目的的新技术。它的应用范围包括脑外科、骨科、普通外科及肿瘤科等。目前已开展的技术主要是抽吸术和各种类型的肿瘤摘除术，包括细胞抽吸、立体定向下的颅内摘除、化学摘除(如乙醇喷射)、冷冻摘除、激光切除、集束超声切除及射频切除等。人们曾抱怨 MRI 系统的昂贵。但是，介入 MRI 技术的发展，不仅使病人免受传统手术之苦，而且可为他们提供一种廉价的治疗方案。

七、无骨伪影干扰

各种投射性成像技术往往因气体和骨骼的重叠而形成伪影，给某些部位病变的诊断带来困难。例如，行头颅 X 射线 CT 扫描时，就经常在岩骨、枕骨粗隆等处出现条状伪影，影响后颅凹的观察。MRI 无此类骨伪影。穹窿和颅底的骨结构也不影响磁共振颅脑成像，从而使后颅凹的肿瘤得以显示。此外，MRI 还是枕骨大孔部位病变的首选诊断方法。在这一点上，MRI 又一次表现出优于 X 射线 CT 的应用价值。

第二节 磁共振成像的局限性

同其他任何医学成像手段一样，MRI 也存在一定的局限性。这些局限性或缺点，有的随着技术进步正在或将被逐渐克服，例如成像速度慢的问题；有些是其固有的，因而难以避免，如钙化灶的敏感性差、伪影种类多以及禁忌证多的问题。

一、成像速度慢

这是 MRI 的主要缺点。由于成像速度慢，使该项检查的适应证大为减少，例如，它不适合于运动器官和危重病人的检查等。对于躁动或丧失自制能力的患者，如不使用镇静剂，也是难以成像的。儿科的某些应用同样受到限制。因此，自 MRI 出现以来，人们一直致力于成像速度的提高。

MRI 系统成像速度的快慢一般是相对于同时期 X 射线 CT 的成像速度而言的。第三代 CT(当代 CT 的主流机)每幅图像的平均成像时间为几秒钟，螺旋 CT 仅 1s 左右。MRI 系统的扫描速度除与机器的硬件有关外，还取决于所用的扫描序列。常规的自旋回波序列一幅 T_1 加权像和 T_2 加权像的平均成像时间分别为 15～30s 和 25～35s。梯度回波序列的成像时间则要短得多，因而产生了许多以它为基础的快速成像序列。回波平面成像是目前最快的成像序列，在 20cm×20cm 扫描野的情况下，它可在 2.5s 内完成 20 个层面的快速成像。在这种机器条件下，心脏以及其他运动器官的成像将不再受到限制。如果将高速 MRI 系统的成像速度与螺旋 CT 做一比较，就会发现前者已经超过了后者。

磁共振成像时间可分为扫描时间和图像重建时间两部分。随着计算机运行速度的加快，每幅图像的重建时间已缩短至毫秒数量级，因而成像速度主要受扫描时间的限制。缩短扫描时间的途径主要有高速扫描序列的设计和机器关键硬件(如梯度子系统)的革新两个方面。

二、对钙化灶和骨皮质病灶不够敏感

钙化灶在发现病变和定性诊断方面均有一定作用，但磁共振图像上钙化却表现为低信号。另外，由于骨质中氢质子(或水)的含量较少，骨的 NMR 信号就比较弱，使得骨皮质病变不能充分显影，对骨细节的观察也就比较困难。例如，岩骨是以皮质骨为主的结构，加上其中气化的乳突蜂窝，它在磁共振图像上将表现为典型的低信号区。

MRI 的早期临床应用偏重于神经系统而忽略了肌肉骨骼系统。这与 MRI 不易显示钙质大有关系。近年来，人们在使用 MRI 对骨病的诊断方面已经取得了一定经验。事实表明，MRI 在早期发现病变、判断病变范围、确定病变与周围组织的关系及其侵犯程度等方面仍有一定优势。例如，用 MRI 可以早期发现骨质疏松、骨髓炎等病症。

三、图像易受多种伪影干扰

无骨伪影是 MRI 的优点之一。但是，其他伪影也可能严重干扰图像质量，甚至影响其应用范围。MRI 的伪影主要来自设备、运动和金属异物三个方面，常见的有化学位移伪影、卷褶(包绕)伪影、截断伪影、非自主性(生理性)运动伪影、自主性运动伪影、流动伪影、射频干扰伪影、静电伪影、非铁磁性金属伪影和铁磁性金属伪影等。上述大多数伪影虽然能够被克服或减弱，但 MRI 的质量控制仍然很复杂。

四、禁 忌 证 多

MRI 系统的强磁场和射频场有可能使心脏起搏器失灵，也容易使各种体内金属性植入物移位。在激励电磁波作用下，体内的金属还会因为发热而造成伤害。因此，植有心脏起搏器的病人、安装假肢或人工髋关节的病人、疑有眼球异物的病人以及动脉瘤银夹结扎术后的病人等都是严禁行 MRI 检查的。装有假牙的病人不能进行颌面水平的 MRI 检查。放置宫内节育环的患者如在检查中发现不适感应立刻停止检查。如受检部位在盆部，金属节育环造成的伪影也可能使检查失败。

此外，危重病人、监护中的病人(使用磁兼容监护设备的病人除外)都是不宜进行 MRI 检查的。患有恐惧幽闭症的受检者，也常常难以完成磁共振成像检查。

五、定量诊断困难

对通常采用的质子密度加权像、T_1 加权像和 T_2 加权像，其权重值尚难精确测定。因此，MRI 还不能像 X 射线 CT 那样(用 CT 值)在图像上进行定量诊断。

六、设备庞大复杂

与 X 射线 CT、超声、X 射线血管造影和核医学等医学影像设备相比，MRI 系统既庞大又复杂(超导系统更复杂)。这就形成了两方面的不利因素，一是设备昂贵，维护和运行费用偏高，使病人检查费居高不下；二是机器操作复杂，图像对比度影响因素多，对操作员和影像诊断医生的要求较高。因此，在发挥 MRI 系统的功能、用好自己的机器方面，对所有用户都将是一个考验。

第三节　磁共振成像与 X 射线 CT 的比较

MRI 系统和 X 射线 CT 都是最近几十年迅速发展起来的大型医学成像设备，也是现代化医院里各种断层图像的主要来源。两类设备均为疾病的诊断发挥着前所未有的作用。比较起来，MRI 和 CT 各有优缺点，但在某种程度上又互为补充。这里通过表 2-1 和表 2-2 对其进行简单比较。

表 2-1 MRI 与 X 射线 CT 的性能比较

性能特点	MRI	CT
信息载体	NMR 信号(吸收的射频能量)	透过组织的 X 射线
体内信息源	质子密度、T_1 弛豫、T_2 弛豫、流动、化学位移、扩散、灌注、局域氧合、局域含铁以及膜的通透性等	X 射线的减弱程度或透射 X 射线的强度分布
采用的电磁波	射频波(无线电波)	连续 X 射线(窄束)
电磁波频率	特定磁场下氢质子的拉莫尔频率(一般小于 100MHz)	$3\times10^{10}\sim3\times10^{14}$MHz
电磁波波长	3m 以上(米波段)	约 10^{-10}m(1Å)
使用的磁场	静磁场和梯度磁场的叠加	无
探测器及方法	接收线圈中的感应电流	碘化钠(NaI)、BGO($Bi_4Ge_3O_{12}$)、氙(Xe)等
断层方向	任意	一般与体轴垂直
扫描机构	电子	机械
数据采集方式	多方向或单方向投影	多方向投影
测量值	多参数成像,但不同机器所测参数值难以比较	仅与线衰减系数对应
图像重建方法	以二维傅里叶变换成像法为主	反投影法、二维傅里叶变换重建法、卷积反投影法、迭代法等
有无电离辐射	仅有射频辐射,约 10^{-7}eV,十分安全	有 X 射线辐射,约 10^4eV,可能引起生物效应
空间分辨率	已与 CT 接近	高
像素尺寸	已达 0.4mm	0.4mm 以下
层面厚度	三维成像可达 1mm 以下	螺旋 CT 已达 0.5mm
每层面成像时间	因扫描序列而异(EPI 序列已达 30ms)	1s 左右(螺旋扫描可进一步缩短,电子束 CT 已达数十毫秒)
实时成像功能	已达到	已达到

表 2-2 MRI 与 X 射线 CT 的应用价值比较

应用范围	MRI	CT	备 注
软组织对比度	高	低	MRI 可行乳腺成像
半月板、肌腱、软骨及椎间盘	不使用造影剂,清晰	须使用造影剂,不清晰	
脊髓显示	清晰	困难	
白质和灰质	极明显	一般明显	
出血	可显示	高度敏感	
钙化灶	不敏感	敏感	
骨皮质病变	不敏感	敏感	
骨伪影	无	有	
心血管	不使用造影剂,可区别心肌、心脏轮廓和大血管	须使用造影剂,且只能显示心肌和心脏轮廓	MRI 可行无创伤血管造影
胎儿及孕妇检查	可进行(妊娠三月内慎用)	一般不进行	MRI 可展示胎儿及母体子宫、胎盘等结构
水的显示	极明显	明显	MRI 可行水成像、扩散成像和灌注成像
生化及代谢测定	能	不能	需 MRI/MRS 一体化系统
功能成像	能	已能	MRI 需高场强系统
化学位移成像	能	不能	需 MRI/MRS 一体化系统
造影剂类型	顺磁性物质	碘剂	

主要参考文献

方　虹，陈　宪．1995．磁共振波谱(MRS)分析技术的原理．国外医学临床放射学分册，(4)：201～205

李国栋．2000．生物磁学在医学诊断中的应用．仪器仪表学报，21(5)：34～36

谢南柱，曾仁端．1985．现代医学成像——物理原理与临床应用．广州：广东科技出版社

曾仁端，全　红，胡丽丽等．2000．磁共振技术在医学中的应用．世界医疗器械，6(4)：42～44，88

赵喜平．2000．磁共振成像的评价．仪器仪表学报，21(5)：31～33，40

赵喜平．2000．磁共振成像的特点及其局限性．中国医学影像技术，16(7)：102～104

赵喜平．2000．磁共振成像系统的原理及其应用．北京：科学出版社

赵喜平，郑崇勋，石　梅．2000．磁共振成像的发展历程．世界医疗器械，6(10)：54～60

Balter S. 1987. An introduction to the physics of Magnetic resonance imaging. Radiographics, 7(2): 371～383

Higgins C B, Hricak H. 1987. Magnetic resonance imaging of the body. New york: Haven Press

Lufkin R B. 1997. Applications in interventional MRI: current status and new advances. Medical Imaging International, 7(1): 8～9

Slichter G P. 1978. Principles of magnetic resonance. Second revised and expanded edition. New York: Springer-Verlag Berlin Heidelberg

Woodward P, Freimarck Roger. 1995. MRI for technologists. New York: McGraw-Hill Information Services Company

Young Ian R. 2000. Methods in biomedical magnetic resonance imaging and spectroscopy. Chichester UK: John Wiley & Sons Ltd

第三章　磁共振技术的医学应用

NMR的历史已经超过半个世纪，但它作为一门技术在医学中的应用相对较晚。尽管如此，由于NMR可在生理状态或近于生理的条件下研究生命现象，且对生物系统无任何损伤，很快就在医学研究和临床应用中发挥了作用。20多年来，新一代的磁体在不断推出；快速扫描方法在加速普及；图像质量在进一步提高；解剖与功能成像在同时展开；成像方法与在体波谱学正在结合。所有这些，毫无疑问地拓宽了核磁共振的应用领域。本章概述NMR技术在医学中的应用层面，更详尽的应用将在以后的有关章节中陆续介绍。

第一节　从X射线到磁共振成像

X射线是德国物理学家伦琴(Wilhelm Roentgen，图3-1)发现的。1895年11月5日，为了进一步研究阴极射线的性质，伦琴用黑色薄纸板把一个克鲁克斯真空放电管(Crookes' vacuum discharge tube)严密地套封起来，准备在暗室内做实验。可是，当他接通高压电流时，意外地在1m外的荧光屏(涂有荧光物质的纸屏)上发现了微弱的荧光。电源一切断，荧光便消失。这一神秘现象深深地吸引了他。于是，他决定继续对此现象进行检验。经过连续几周全神贯注的实验，他确信发现了一种过去从未被人所知的新射线。由于该射线的本质一时还难以认清，他便取其名为“X射线”(科学界后来多称之为伦琴射线)。

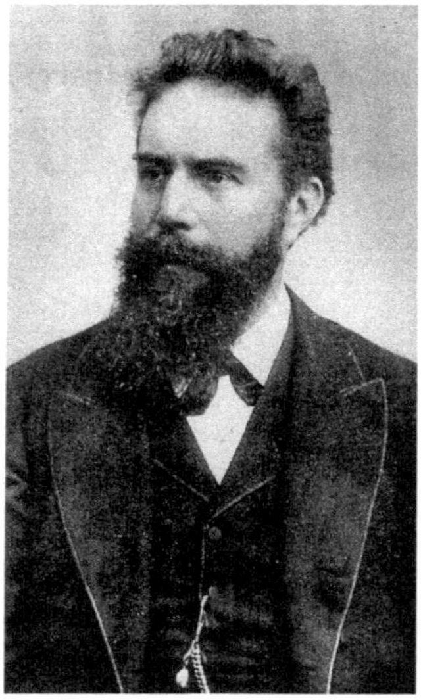

图3-1　X射线的发现者伦琴(Wilhelm Roentgen)

有趣的是，正当伦琴进一步检验铅对X射线的吸收能力时，还意外地在底片上发现了他自己手持铅片的骨骼轮廓。为此伦琴又进行了一次试验：他刻意请夫人将手放在用黑纸紧裹的照相底片上，然后用X射线照射。果然，底片上竟然显出了伦琴夫人的手骨像，手指上的结婚戒指清晰可辨。他们怎么知道，这张照片开了医学影像的先河。

1895年12月28日，伦琴投出了他的第一篇论文。随后，他将已经取得的第一批X射线照片复制件分送给一些物理学家。几天之后，这一发现迅速传遍全世界。其反应之强烈在科学史上实属罕见。科学家尤其是物理学家为之轰动。许多人放下手中的研究项目，以最快的动作重复和验证伦琴的发现。因此，仅1896年一年就发表了逾千篇论文。

X射线的发现也引起了商家的极大关注。没有人注意到它的安全问题，没有人愿意放弃这一绝好的机会：商家们一开始就将重点放在了对X射线能够显示骨结构这一神奇功能的开发利用上。美国发明家爱迪生(Thomas Alva Edison)得知伦琴的发现后，立即动手寻找能与其进行反应的化学敏感物质。当他发现钨酸钙晶体有非常好的X射线感光性能后，又很快申请了专利。

X射线对医学的贡献是有目共睹的。尽管会产生辐射损伤，它仍对20世纪人类健康和保健水平的提高发挥了巨大作用。X射线不仅开创了物理学的新纪元，而且在医学上，它标志着不用外科手术便可观察人体之时代的开始。X射线的发现，使伦琴于1901年获得了第一个诺贝尔物理学奖。

一个世纪来，X射线在医学影像诊断中一直占据统治地位。100年后，曾经以X射线的发现为前奏而开始的医学诊断时代已经结束，而它的地位将被另外一种物理现象——核磁共振所提供的诊断方法所取代。但是，核磁共振这一物理现象的发现仅比伦琴发现X射线晚了50年。

有人在思考法国化学家和细菌学家、现代微生物学的创立者巴斯德(Louis Pasteur)的发现时说："好运来自有准备的头脑"。科学不全是，但有时候看起来确实是在等待一个这样的头脑。毫无疑问，伦琴有一个"有准备的头脑"。达马迪安和劳特伯是另外两个典型的有这种头脑的人。

难道不是吗？伦琴发现X射线前，克鲁克斯真空管已在物理实验室中使用了30多年，就有人发现过这种荧光(克鲁克斯本人也曾发现他放在阴极射线管附近的照相底片上有"雾")。但是，别人从未对此做过更深入的了解。只有伦琴抓住了它，最后发现了X射线。与此类似地，在珀塞尔和布洛赫发现NMR后的25年内，一切几乎都停滞了、定型了。是达马迪安(一个医学博士)发现了不同生物组织具有不同弛豫时间以及肿瘤组织的弛豫异乎寻常延长这两个基本事实。进一步地，这一发现又使他联想到了新的诊断设施，并从一个随处可见的桌面NMR谱仪预见了全身NMR扫描仪。20世纪50年代初期，法国的盖比拉德(Robert Gabillard)、美国的卡尔(Herman Car)和珀塞尔等人为了进行空间定位，均在主磁场上施加过梯度场，但只有劳特伯将梯度磁场与刚刚用于X射线CT的反投影重建法相结合，提出了一种可将不同组织的不同弛豫加以区分即进行空间定位的方法，而这一点恰恰是达马迪安所没有解决的。

屈指算来，当达马迪安发现NMR可作为"癌瘤的外部探测器"时，珀塞尔和布洛赫对NMR的发现正好过去四分之一个世纪。如今，又一个四分之一世纪逝去，新的世纪已经到来。人们不难发现，以100余年前发现的X射线为基础而兴起的诊断设施——从胸部X射线摄影到X射线CT再到X射线乳腺成像，其统治地位已经让位于MRI。处于青春期的MRI正在成为临床诊断手段中最有优势的选择之一。

1980年4月，达马迪安在美国伦琴射线学会(American Roentgen Ray Society)的年会上向世人展示了他的第一台商用NMR扫描系统。这年晚秋，他的杰作又出现在当年的RSNA年会上。然而，当时放射学中占有绝对优势、最引人注目的设备是X射线CT。对于绝大多数放射学家来说，当他们在RSNA的技术设备展中漫步时还未必知道"磁共振成像"这一词汇。但是，情况在里根总统在任的8年(1980～1988年)内发生了翻天覆地的变化：上述两个年会的技术展在内容上变化了，参展的MRI设备制造商由当年的一家增加到10余家；MRI的地位变化了，它不再被认为仅仅是对诊断放射学的一个补充；放射学家的知识结构变化了，当初还认为只有 X 射线 CT 才具有强大优势的人，已静静地坐下来研究 MRI 的最新病例报告、参加如何区分 T_1 和 T_2 的学习班；人们对 MRI 不再是好奇，而是家喻户晓。这可能正是里根总统在他第二个任期的最后几个月为劳特伯和达马迪安受勋的原因。

又是 10 多年过去。X 射线 CT 依然被“使用有害的 X 射线”和“对软组织无法分辨”两个问题所困扰。而 MRI 的世界已经完全不同了，因为它已进入自己的良性发展轨道。正如，放射学专家德鲁(Philip Drew)1987 年所说：“MRI 具有完全取代 X 射线 CT 的潜力。如果历史能够重写、如果 X 射线 CT 在 MRI 之后发明，就没有人会追随 CT 了”。这么说未免过分，但 MRI 在医学诊断及研究中的作用确是不能低估的。

第二节　磁共振波谱的医学应用

NMR 发现不久就被化学家作为分析工具使用。由于波谱仪的快速发展以及实验方法的成熟，很快诞生了核磁共振波谱学即 NMRS(在医学领域常缩作 MRS)这一新兴学科。波谱学是 NMR 的重要分支之一。与 MRI 相比，磁共振波谱能提供更多内部信息，尤其是体内非质子原子核的信息及一些代谢物和化合物的信息。这些信息对病理过程中生化细节的理解往往是非常有利的。

一、在体波谱学

在体波谱学(in vivo NMR spectroscopy)又称活体波谱学，是一种利用波谱仪或 MRI/MRS 一体化系统对生物体活体进行 NMR 研究的技术，也是医学中开展 MRS 研究的主要方式之一。

在体波谱学的产生起源于人们对活体 NMR 信号的好奇。但是，这种好奇很快就被许多重要发现和生物化学的研究成果所代替了，使 NMR 成为生物学无创性研究的工具。

由于受磁体容积和探头几何尺寸的限制，早期的活体研究只能选很小的动物进行。活体生化研究也受到信号灵敏度、分辨率、水对蛋白质信号的压制以及谱仪本身的灵活性等技术因素制约。20 世纪 70 年代，随着超导磁体技术、脉冲傅里叶变换谱仪和多核种谱仪的推出，人们对活体生物化学特性进行 NMR 研究的兴趣进一步提高。到了 80 年代，大孔径水平磁体的出现、探头的变革即表面线圈的应用和定位技术的逐渐成熟，才使大动物和人体的研究成为可能，从而诞生了真正意义上的在体 MRS。因此，它经历了一个从孤立细胞到离体器官或组织、再到完整动物或人体的发展过程。

在体 MRS 研究的主要障碍是定位难和分辨率差的问题。MRI 出现之前，在体波谱的定位采用植入式射频线圈(对于动物)或表面线圈(对于人)与射频脉冲序列相结合的方式。所有 MRS 序列必须经过仔细设计，使其在特定容积内具有一定的激发深度。成像技术出现之后，则用巧妙设计的脉冲序列与梯度场相结合的办法来定义感兴趣区。1975 年，劳特伯用一个灌有混合液体的水模做实验，推出了人类第一个基于投影重建的波谱学技术，他称其为化学位移成像(CSI，chemical shift imaging)术。

人体组织中大部分代谢物的毫克分子浓度仅为水的万分之一。因此，如何将所需信号从强大的水或脂肪信号中分离出来，成了 MRS 研究的又一难点。劳特伯的 CSI 方法，还远远不能用于活体动物和人体低浓度的代谢物研究。整个 20 世纪 80 年代，人们都在寻找行之有效的在体波谱定位方法。从已发表的文献看，几乎所有的方法都使用了表面线圈和梯度场(包括梯度脉冲)。有些学者还在表面线圈的设计上大做文章，使之能产生所需的局部梯度场。随着脉冲傅里叶变换技术的成熟，又有人推出了二维傅里叶变换的空间相位和幅度编码法。DRESS(depth resolved surface spectroscopy)是由鲍特姆雷提出的一种典型的谱空间定位方法。通过它可得到一个深度可控的冠状空间，因此，DRESS 法应用较广。

在体波谱的各种定位方法可统称为空间定域波谱技术，即 SLS(spacial localized spectroscopy)技术。表 3-1 罗列了常见的 SLS 技术。

表 3-1　在体 MRS 定位法

缩写	定位法英文全名	特点
CSI	Chemical Shift Imaging	梯度场＋投影重建
DRESS	Depth REsolved Surface Spectroscopy	梯度场＋表面线圈，深度可控
ISIS	Image-Selected In vivo Spectroscopy	三个梯度场＋8 个 180°脉冲
STEAM	STimulated Echo Acquision Mode	
VEST	selected Volume Excitation using STimulated echoes	受激回波＋梯度脉冲
VOSY	VOlume Selective spectroscopY	
VSE	Volume Selective Excitation	
SPARS	SPAtially Resolved Spectroscopy	用梯度脉冲使 xoy 平面内的信号失相，仅在 z 向积累磁化并取得信号
SPACE	SPAtial Chemical Encoded excitation	
SLIM	Spectral Localization by IMaging	取解剖像作对比

由表 3-1 可知，在体 MRS 的定位方法较多，但每种方法各有其优、缺点。使用时要根据实验的类型、样品的性质、要获取的信息种类等进行选择。方法的多样性也说明目前在体 MRS 的研究还没有太理想的定位方法可供使用。

在体 MRS 的研究已经有了不短的历史并取得了许多成果，但是，如果用现在临床上可见的 MRI/MRS 一体化设备进行研究，还存在许多问题。一是受场强限制，许多谱线常常堆积在一起，难以辨识；二是生物大分子结构本身很复杂，对其波谱的识读尚缺乏经验；三是临床上至今有一定生物知识和医学知识的波谱学家不多。因此，在体 MRS 尤其是临床 MRS 的研究还要做大量工作。

二、磁共振波谱的医学应用

MRS 对人体的研究可大致归纳为分子水平、细胞水平和组织水平三个层次，其中组织水平的研究主要依靠空间定域的在体波谱技术。严格说来，MRI 是 NMR 在人体器官以及整体水平上的应用，但它与 MRS 有着最基本的区别，那就是 MRS 注重定域内所有组织成分的平均信息含量，而 MRI 强调空间分辨率。

1. 分子水平

目前已能通过高分辨 MRS 观察到某些生物活体的化学组成和结构。例如，从一些生物胰岛素的波谱中辨认出多种氨基酸、从含有 27 个碳原子的脑甾醇的波谱中区分出其中 26 个碳原子、从血红蛋白的波谱中确认出氧合和氧离等。

用磁共振波谱技术研究生物分子的结构时可以取得其他技术难以获取的信息。例如，在分子遗传学的研究中，有人用高分辨 NMR 谱仪对组蛋白与脱氧核糖核酸(DNA, deoxyribonucleic acid)这两种在真核细胞染色体中含量较多的生物分子进行了观察，结果发现当上述两种生物分子相互作用后，波谱高场和低场方向的质子峰均消失。这表明组蛋白以非特异性的方式与 DNA 双螺旋结构作紧密结合，且组蛋白对 DNA 模板的活力具有抑制作用。由此可见，高分辨的 MRS 为研究蛋白质、肽和核酸等生物分子的结构开辟了一条新途径。现在，以 2D MRS 为基础、以计算机模拟为手段的溶液中蛋白质构象的测定方法已完全成熟。

在临床应用方面，生物大分子中^{1}H磁共振波谱的测定已成为诊断某些疾病的辅助手段。例如，对正常人和肿瘤病人的血清进行 MRS 的对比研究后发现，肿瘤患者波谱中 α 和 β 谱线面积之比的均值大于 2.20，而正常人为 1.8 左右。另外，发现 α 谱线的高度 h 与带宽 Δf 之比，正常人血清在 1.3 左右、肿瘤病人则大于 1.8。因此，上述两指标均可作为肿瘤的判断依据。

2. 细胞水平

在保持细胞完整的条件下，现在不仅能用 MRS 观测细胞器中 Na^{+}、K^{+}、Ca^{2+} 和 NH_4^{+} 等无机离子的浓度以及水、磷和钠的含量，而且能够准确监测上述离子的跨膜转运过程以及细胞中三磷酸腺苷(ATP)、二磷酸腺苷(ADP)、磷酸肌酸(PCr)等能量代谢产物的变化。众所周知，ATP、PCr 和无机磷酸盐(Pi)是细胞储存化学能的分子，或者说是细胞活动的主要能源。因此，从磷的相对浓度能够确定细胞的能量状态。正常组织细胞内上述几种化学物质的浓度十分稳定，但一旦病变发生，其浓度便会发生变化。通过对 ATP 的研究，可以探讨活体组织能源耗尽后的可逆性恢复过程，这对于人体器官或组织移植的研究是很有价值的。在进行这类研究时，切取部分组织就可了解其中有无癌细胞以及癌细胞和正常细胞的分界等事实。

3. 组织水平

组织水平的 MRS 研究已从离体发展到在体。因此，它对组织 NMR 信号的测定有赖于各种空间定位技术的发展。从研究内容看，目前主要集中于对^{31}P波谱的观察以及进而推测组织代谢方面。对^{19}F、^{1}H和^{13}C等核也有所研究。

由于^{31}P在组织代谢过程中发挥着重要作用，它的磁共振谱一直被作为热点课题加以研究。例如，通过定域 NMR 波谱技术，可显示人脑某一平面内磷的非均匀性分布，从而推测出脑的能量代谢情况。从^{31}P的磁共振波谱还可得到其他许多关于生物化学、病理学和药理学的信息。

^{19}F 的 NMR 敏感性很高，因而多将其作为药物、麻醉剂以及其他化合物在体内的

示踪剂使用。如果有理想的定位方法，使得实验能从较小的空间内获取^{19}F的信号，便有可能获得分辨率高于 PET(positron emission tomography)的空间分布图。

^{13}C 的 NMR 灵敏度较低，因此它的谱只能反映某些特殊问题。^{13}C的信号通常通过^{1}H的共振间接地进行观察，这时表面线圈是信号检测线圈又是去耦线圈。也有人使用更加复杂的 2D 方法。

质子在体磁共振谱是跟踪生物过程的有效手段。这种谱的获取须采用有效的水压制(有时也需要脂肪抑制)技术，否则它将被极强的水信号或脂肪信号所掩盖。采用适当的谱编辑和图像处理技术，还可通过^{1}H谱来获取并显示化合物的化学位移像。

到目前为止，组织活检或病理学检查仍为临床上诊断肿瘤的“金标准”。但是，这一方法常常受到很多限制。在体 MRS 已能提供有关肿瘤性质、分期、恶性程度和分布范围的生物化学信息。例如，从在体脑肿瘤的磁共振谱中可以发现 6 个不同的谱峰，这些谱峰分别是由四甲基胺(3.2ppm①，参与膜的合成和退化)、肌肉素和磷酸肌酸(3ppm，参与能量代谢)、N-乙酰基天门氡氨酸(2ppm，神经标记物)、丙氨酸(1.4ppm，肿瘤组织特有的高浓度氨基酸)、乳酸盐(1.3ppm，异常酶化过程或厌氧醇解过程的标记物)和脂类(0.9ppm)等形成的。由于各类脑瘤这 6 种谱峰均会有所不同，就可通过对其磁共振谱进行模识分析或识别的方法对肿瘤加以定征。

达马迪安早已证实，测定组织的 T_1 和 T_2 弛豫时间可区分正常组织和病变组织。通过 MRS 的研究，还有助于对其机制的解释。

第三节　组织的磁共振图像特点

在实施人体成像时，NMR 信号的强度是组织特征的函数。也就是说，在所用序列一定的前提下，不同的生物组织将会得到强度不同的 NMR 信号。因此，MRI 的病理生理基础较 X 射线 CT 更加广泛，成像技术也具有更大的灵活性。本节以自旋回波序列为例，简述正常和病理条件下人体不同组织 NMR 信号的特点及其在图像中的表现。有关成像序列、图像加权以及信号的形成和检测等知识以后还要详细阐述。另外，本节所述“高信号”、“中等信号”或“低信号”是医学影像学中的习惯说法，应分别理解为图像中的高亮度、中等亮度和低亮度。以此类推，“无信号”等同于图像有关区域为无亮度即全黑。

一、T_1 加权像的信号产生机制

射频激发后，质子系统将进入弛豫状态，同时放出吸收的射频能量。对于 T_1 弛豫，弛豫的快慢或者说弛豫时间的长短，与弛豫过程中质子的进动频率(拉莫尔频率)及质子所处晶格的运动频率密切相关：当二者接近时氢质子的能量释放就快，组织的 T_1 弛豫时间就短，T_1 加权像的信号强度就高；反之亦然。在人体内，T_1 加权高信号可见于某些正常的生理状态(如脂肪组织)及多种颅内病变(如肿瘤、出血、脑血管病、代谢

① $1ppm=10^{-6}$。

性疾病等)中。下面讨论最易使 T_1 缩短的 3 种情况，即结合水效应、顺磁性物质和脂类分子。

1. 结合水效应

人体内水分约占体重的 70%左右。因此，组织中的大多数氢质子均来源于水。组织水又可分为自由水与结合水两大类。自由水(脑脊液等)的运动频率远高于拉莫尔频率，其 T_1 弛豫进行得就很慢，使 T_1 比体内其他组织都长。

具有极性的水分子会被带电荷的蛋白质等生物大分子吸引而结合在大分子上形成一个水化层。这部分水称为结合水。结合水受生物大分子牵扯，使得运动频率下降(接近于拉莫尔频率)、T_1 弛豫加快即 T_1 时间缩短。这就是所谓结合水效应。

2. 顺磁性物质

常见的顺磁性物质有铁、铬、钆、锰、稀土元素及自由基等。顺磁性物质通常含有不成对电子，在磁场中能与组织内进动的质子相互作用，产生一个随机变化的局部场。这一交变小磁场的频率与拉莫尔频率接近，故可使 T_1 弛豫加快。

3. 脂类分子

纯水分子非常小，因而其运动频率远高于拉莫尔频率。与此相反，蛋白质、DNA 等生物大分子则运动缓慢，其频率低于拉莫尔频率。因此，上述大、小两类分子在 T_1 加权像上均呈低信号。脂类分子为中等大小，其运动频率高于蛋白质、低于纯水，并与拉莫尔频率近似。因此，脂类的 T_1 弛豫时间变短，在 T_1 加权像上将会呈现高信号。

二、正常组织的图像特点

人体器官由各种组织所组成。在正常生理状态下，不同组织将会产生不同强度的 NMR 信号。了解这些信号的特点及其图像表现，是磁共振图像释辨的基本要求。

1. 水

正常人体组织中，水对 NMR 信号的贡献最大。纯水的 T_1 和 T_2 弛豫时间均较长，图像往往有明显的特征性。但是，由于 MRI 对组织水的轻微变化非常敏感，探讨水与 NMR 信号的相关性就成了医学应用中一个重要的课题。

局部组织含水量的增加可使 NMR 信号发生明显变化。但是，自由水与结合水相比，后者对信号的影响更大些。原因是结合水依附于生物大分子，使其仅以接近于拉莫尔频率的速度缓慢运动，它的 T_1 弛豫就快速而有效；自由水则以远高于拉莫尔频率的速度快速的运动(平移、振动和旋转)，它的 T_1 弛豫进展就慢。因此，了解自由水与结合水的信号特点，有助于对疾病的定性诊断。下面举例加以说明。

脑软化是常见的脑病之一。显微镜下可见，脑软化病灶通常由许多以脑实质相隔的小囊组成。由于这些囊的膜状结构靠近蛋白质表面，且保留了较多的结合水，从而使软化脑组织的 T_1 缩短，形成磁共振图像中的高信号。在 X 射线 CT 中，囊性星形细胞瘤的密度常因与脑脊液接近而难以分辨。但是，由于前者中的液体富含蛋白质，其 T_1 明显短于脑脊液，在图像中囊性星形细胞瘤的信号就要高于脑脊液。循环良好的脑脊液是体内典型的自由水。在发生阻塞性脑积水时，脑脊液将由脑室系统向其周围的白质渗透，出现所谓的结合水聚集现象，使得这部分白质的信号在 T_1 加权像中高于脑脊液（T_2 像中又低于脑脊液）。

2. 脂肪和骨髓

脂肪和骨髓组织的 NMR 信号都很强（图 3-2），这一方面是因为二者的质子密度较高，另一方面是因为二者的 T_1 均很短的缘故。因此，脂肪和骨髓在 T_1 加权的磁共振像上常可与周围组织形成良好对比。在行 T_2 加权扫描时，随着磁化强度的增强，二者的信号强度均有所增加，但由于周围长 T_1 组织的信号增强速度较短 T_1 组织快，T_2 加权像上脂肪或骨髓的对比度就有所下降。在质子密度像上，脂肪与骨髓仍为高信号，但由于这时周围组织的信号亦增强，反使总的对比度下降。

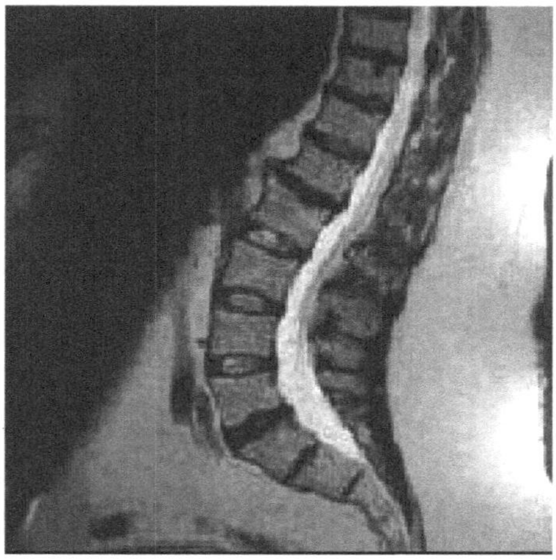

图 3-2 脂肪在 T_2 加权像中的高信号（腰椎矢状位像，0.6T）

3. 肌肉

肌肉组织的质子密度明显低于脂肪和骨髓，其弛豫特点表现为 T_1 较长、T_2 较短。在进行 T_1 加权扫描(短 TR)时，由于质子的磁化恢复不完全，使得信号强度降低，T_1 加权像中呈低信号区。在进行 T_2 加权扫描(长 TR)时，随着质子磁化的恢复，信号强度有所提高，但由于它同时具有短 T_2 的特点，使得信号强度的增加不很明显，它在 T_2 加权像上就呈中低信号。

4. 韧带和肌腱

韧带和肌腱组织的质子密度一般低于肌肉组织，但也有长 T_1 和短 T_2 的弛豫特点。其图像特点是 T_1 和 T_2 加权像上均表现为低信号。

5. 骨骼

骨组织可分为骨皮质、钙化软骨、纤维软骨和透明软骨几大组织结构。骨皮质和钙化软骨内的质子密度较小，故其 NMR 信号非常弱，在 T_1 和 T_2 加权像上便表现为黑色低信号。其他组织中的钙化点，无论其形态大小如何，均具有钙化软骨同样的影像学特点。

纤维软骨组织内的质子密度较骨皮质和钙化软骨高，且具有长 T_1 和短 T_2 的弛豫特征。但因其还有一定的质子密度，它在 T_1 和 T_2 加权像上呈现出中低信号。

透明软骨含水量较高(75%左右)，因而具有较高的质子密度和较长的 T_1、T_2 弛豫特性，这使得它在 T_1 像上表现出低信号、T_2 像上表现为增强信号。

6. 淋巴结

淋巴组织的质子密度较高，且具有长 T_1 和短 T_2 的弛豫特点。但是，在 T_1 加权像上，长 T_1 的特点并没有使其信号随着质子密度的提高而增强(仅呈中等信号强度)；在 T_2 加权像上，因其 T_2 不长，信号强度增加也不多(亦呈中等信号强度)。

7. 气体

气体的质子密度近于零，故图像中它总表现为黑色无信号区。成像时无论采用何种脉冲序列、无论如何改变扫描参数，气体的这一特点均不会改变。人体中没有比气体更黑的组织。

三、病理组织的图像特点

病理过程中组织的结构及成分都将发生一系列变化。病程长短、个体差别及治疗情况等因素都在一定程度上影响着病理组织的信号特点。下面仅就神经系统常见的几种病理变化过程与磁共振图像的关系加以讨论。

1. 水肿

常见的脑水肿有血管源性水肿、细胞毒素水肿及间质性水肿等 3 种类型。

血管源性水肿是最为常见的脑水肿，常见于肿瘤、出血、炎症以及脑外伤等脑部疾患中。它的病理生理基础为血脑屏障的破坏，使得血浆从血管内漏出至细胞外间隙。典型的血管源性水肿主要发生在白质中并呈手指状分布，结构致密的灰质通常不受其影响。水肿区以结合水增多为主、自由水增加为辅。血管源性水肿最初仅在 T_2 加权像上被显示，这时往往提示存在一个较早期或较局限的脑部疾患，如早期肿瘤。由于上述脑病本身也可使 T_1 及 T_2 延长，其图像表现与水肿有类似之处，使得血管源性水肿和肿瘤在 T_1 加权像上难以分辨。

细胞毒素水肿是由缺血所致，常见于急性脑梗死。它使脑白质与灰质同时受累。细胞毒素水肿可引起一系列的病理生理改变，如缺氧会使 ATP 减少、细胞的钠-钾泵功能失常，结果使钠与自由水进入细胞内，造成细胞肿胀、细胞外间隙变小等。发生急性脑梗死时，于 T_2 加权像梗死区边缘可见较高信号，此即为细胞毒素水肿的典型表现。细胞毒素水肿出现和存在的时间不长，加之有时与血管源性水肿同时存在，要在磁共振像中绝对区分尚有一定困难。

间质性水肿主要发生在脑室特别是侧脑室旁。阻塞性脑积水使脑室内压力增高时，脑室内的脑脊液经由室管膜向外渗透便形成间质性水肿。由于含有更多的结合水成分，在 T_2 加权像上已能将间质性水肿与正常脑脊液信号加以区别。在质子密度加权图像上二者的对比更明显，即间质性水肿的信号明显高于脑室内脑脊液。其原因除了间质性水肿和脑脊液中水的物理状态不同(分别含结合水和自由水)外，主要是搏动易使脑室内脑脊液中的氢质子失相，导致其信号强度减弱。当急性脑积水或交通性水肿等原因使脑室压力增高时，T_2 加权像上可于脑室周围出现边缘光整的高信号带；当代偿等原因使脑室内压力逐渐恢复时，上述异常信号又会消失。

由于组织含水量的轻微改变即可造成 NMR 信号强度的明显变化，MRI 在对水肿类别、程度及范围的显示方面较其他影像学方法更为敏感。

2. 铁沉积过多

人类脑部的铁沉积始于儿童，15～20 岁达到成人水平。但是，大脑不同核团检出铁的时间则有所不同，例如，苍白球中的铁在 6 个月的婴儿已可发现；黑质的铁沉着见于 9～12 个月；红核在 1.5～2 岁开始有铁；小脑齿状核则到 3～7 岁才显示铁的存在。铁的沉着量与年龄增长也有一定相关性，且沉积速度不同，如苍白球的含铁量一开始就高，以后仅缓慢增加；纹状体的含铁量最初并不高，以后明显增加，直到 70 岁前后才接近苍白球内的含铁量。大脑与小脑半球的灰质和白质中含铁量最低。内囊后端及视放射中几乎不存在铁。脑部铁选择性沉积的机制至今尚未阐明。

铁由小肠吸收之后，以亚铁血红蛋白的形式与蛋白质相结合，后以铁蛋白形式沉着在脑细胞内(少突神经胶质细胞和星形细胞内含量较高)。铁的生理作用，主要是在氧化磷酸化、多巴胺合成和更新以及羟基自由根的形成中起积极作用。

用中高场强的 MRI 系统行 T_2 加权扫描时，于苍白球、红核、黑质、壳核、尾状核和丘脑所见的低信号，主要是因为高铁物质的沉积所致。还有一些正常脑细胞中也存在铁，但其浓度不足以在 MRI 系统特别是低场强的 MRI 系统所获图像中导致明显的低信号。

某些脑变性病、脱髓鞘病以及血管病也能使有关部位的铁沉积过多，从而在图像中有所反映。这些疾病包括帕金森病(Parkinson's disease，铁沉积于壳核和苍白球)、阿尔茨海默病(Alzheimer's disease，又叫早老性痴呆，铁沉积于大脑皮层)、多发性硬化(铁沉积于斑块周围)、慢性出血性脑梗死(铁沉积于出血部位)和颅内血肿(铁沉积于血肿周围)等。可见 MRI 易于检出与诊断上述疾病。

磁共振图像之所以能显示脑部铁沉着是高浓度铁蛋白缩短了 T_2 弛豫之故。一般来说，细胞内铁的磁化率高于细胞外。脑部铁沉积过多形成细胞内、外的不同磁化率，即造成局部不均匀场。这一局部场正是 T_2 弛豫加快、T_2 加权像上出现低信号的原因。

3. 出血

出血在中枢神经系统疾病中较为常见，通常由外伤、变性血管病、血管畸形、肿瘤或炎症等基础疾病引起。按出血的位置不同，它可分为硬膜下出血、蛛网膜下腔出血、脑内出血及脑室内出血等 4 种。MRI 在显示出血、判断出血原因以及估计出血时间方面具有独特作用，其中在脑内血肿形成的信号演变上最有特征性。血液从血管内溢出后，在局部脑组织中形成血肿。随着血肿内血红蛋白的生理变化及血肿的液化、吸收，NMR 信号也会随之发生一系列变化。因此，了解血红蛋白及其衍生物的结构对于认识与解释血肿磁共振图像表现甚为重要。

新鲜血中的氧合血红蛋白释出氧后转化为去氧血红蛋白。氧合血红蛋白及去氧血红蛋白中均含有二价铁(Fe^{2+})，它是血红蛋白携氧、释氧、行使其生理功能的物理保证。如果血液从血管中溢出，血管外的红细胞就会失去能量来源，即失去细胞内的多种代谢途径。与此同时，由于红细胞本身的缺氧，血肿内的氧合血红蛋白不可逆转地变为去氧血红蛋白，再成为正铁血红蛋白(最终经巨噬细胞吞噬形成含铁血黄素)。这时二价铁转化为三价铁，血肿的 NMR 信号就会发生根本改变。

由此可见，脑出血的图像表现主要取决于出血时间及血肿的周围环境。根据出血时间的长短和磁共振图像特点，临床上将脑出血分为下述 4 个阶段。

超急性期(出血时间小于 24h)：红细胞内以氧合血红蛋白为主。由于氧合血红蛋白无成对电子，故其不具顺磁性。这段时间 T_1 加权像呈中等或偏低信号，反映了出血区内较高的水含量；T_2 加权像则表现为稍高信号，提示新鲜出血具有弱抗磁性，从而不致 T_2 时间缩短。

急性期(出血后 1～3d)：红细胞内以去氧血红蛋白为主。由于去氧血红蛋白有 4 个不成对电子，应具有顺磁性。但是，去氧血红蛋白的特殊构形使其对外并不显示顺磁效应，因而 T_1 加权像仍呈稍低信号。T_2 弛豫的情形稍有不同：去氧血红蛋白的顺磁性能使红细胞内外的磁性发生变化，即使红细胞内、外建立起内高外低的小梯度磁场。因此，当水分子通过红细胞膜扩散时，将经历这一局部微小梯度场，使得 T_2 弛豫加快，T_2 加权像上就会出现低信号区。

亚急性期(出血后 3～14d)：又可分为亚急性早期和亚急性晚期两个阶段。在亚急性早期(出血后 3～7d)，去氧血红蛋白被氧化为正铁血红蛋白。正铁血红蛋白首先出现在血肿周围，而后向血肿内部发展。它具有 5 个不成对电子，因而有很强的顺磁性。正铁血红蛋白的形成，使 T_1 加权像出现高信号，T_2 加权像则因顺磁物质的磁化率效应而呈低信号。但是，亚急性早期血肿内的红细胞仍然是完整的。显然，T_1 加权像上血肿信号由低变高，正好说明血肿由急性转为亚急性。亚急性晚期(出血后 7～14d)红细胞开始溶解，使红细胞对正铁血红蛋白的分隔作用消失，这时出血区在 T_1 和 T_2 加权像上均成为高信号。水含量增加是 T_2 加权像信号增高的主要原因。

慢性期(出血后 14d 以上)：含铁血黄素和铁蛋白形成。出血 2 周以后正铁血红蛋白进一步被氧化为氧化铁。与此同时，巨噬细胞的吞噬作用使含铁血黄素沉着于血肿周围。含铁血黄素的堆积主要加聚 T_2 弛豫过程。这就是 T_2 加权像上血肿周边部出现低信号影像环即中心为高信号、周边为低信号的原因。T_1 加权像血肿中部为等信号、周边为稍低信号，影像环不如 T_2 加权像明显。

4. 变性

不同组织的变性有着不同的原因，因而在磁共振图像上表现不一。例如，多发性硬化系脑组织过早脱髓壳所致，其变性部分水含量增加，故使 T_1、T_2 延长。在 T_1 加权像上，可见多发性硬化病变区信号强度低于周围健康组织；在 T_2 加权像上病变区信号强度增高。如果椎间盘发生变性，富含蛋白质和水分的弹性间盘组织中的水分会减少，而纤维结缔组织增多，最终使组织内的质子密度降低。因此，在 T_1 和 T_2 加权像上，变性椎间盘表现为低信号。

5. 坏死

坏死组织的图像表现随组织类型和坏死内容物的不同而不同。一般来说，坏死组织内水分增多，使组织的 T_1 和 T_2 弛豫时间变长，因而在 T_1 加权像和 T_2 加权像上分别出现低和高的信号区。机体对坏死物的清除和修复，多形成肉芽组织。肉芽组织内包含大量的新生血管和纤维结缔组织，使其质子密度较正常组织增高、T_1 和 T_2 弛豫减慢，表现在 T_1 加权像上就是低信号、T_2 加权像上为高信号。当部分肉芽组织修复成慢性结缔组织时，质子密度的明显减少将使 T_2 缩短，图像表现即为 T_1 和 T_2 加权像均呈低信号。

6. 梗死

梗死是由血液供应突然中断所致。梗死发生后组织先出现缺血、水肿、变性、坏死等一系列病理变化，晚期再以纤维化和钙化修复。急性梗死期梗死部位的水肿导致 T_1 和 T_2 都延长，因而梗死区在 T_1 加权像上信号强度变低、在 T_2 加权像上信号强度增高。亚急性梗死有时可在 T_1 加权像上出现高信号，且多为不规则形状。其原因可能是血管再通、侧支循环建立等。

7. 钙化

部分病变经组织修复后成为钙化灶。钙化组织内的质子非常少，因而无论在 T_1 还是 T_2 加权像上，它通常表现为黑色低信号区。

颅内钙化灶在 T_1 加权像上偶可表现为高信号。这与钙化在 T_1 加权像上的信号强度与钙化颗粒的大小及钙与蛋白质的结合程度有关。当微小的钙化颗粒具有较大的表面积，并当钙的质量百分比不超过 30%时，钙化即可出现高信号。

MRI 对钙化的敏感性不如 X 射线 CT 高，这是其缺点之一。

8. 囊变

囊变是一种特殊的病理改变。囊变在磁共振图像中的特点与囊内容物有关。囊内可以含有纯水(自由水)，亦可含有蛋白质水(结合水)。前者具有长 T_1 和长 T_2 的弛豫特点，故在 T_1 加权像上为低信号、在 T_2 加权像上表现为与脑脊液相似的高信号。对于含有蛋白质水的囊，其图像特点类似于结合水，即在 T_1 加权像上其信号有所增强(中等信号强度)、在 T_2 加权像上信号明显增强(白色高信号)。

第四节　磁共振成像的医学应用

MRI 于 1980 年进入医疗临床，1984 年即获美国 FDA 正式批准。尽管它仅有 20 年左右的历史，但它已位于包括超声、X 射线 CT 在内的三大医学影像设备之首。它的出现和普及也使传统放射学中关于图像对比度的概念发生了革命性变化。几十年来，它的无与伦比的软组织对比度、可任意方向显示层面的能力、对血流的无创展示技术、脉冲序列及其参数的多样性、成像方法和线圈等设施的极大灵活性等特点，紧紧吸引着临床医生的兴趣。

一、概 况

MRI的临床应用1980年始于英国的诺丁汉大学和阿伯丁大学，第二年英国的汉默史密斯医院、美国的克利夫兰诊所、麻省总医院和加州大学等单位就取得了质量较为满意的图像。当时，超声成像已在临床基本普及；作为最优秀成像设备的X射线CT已能以每5～6s一层的速度为临床提供各种断层图像；MRI此时才初露端倪。但是，从1981年开始，所有MRI的学术会议上总是聚集了最多的听众，人们争相了解这一新技术、传播这一新技术。这说明从它诞生之初，MRI在医学诊断中的潜能就已得到显示。

现在，MRI已成为临床上应用最广泛、最易被病人所接受的成像工具。美、英、日等发达国家或地区的装机量每年都在大幅度增加。例如，美国1992～1996年的四年间装机量增加了22.5%；到1997年，其MRI系统的拥有量已多达3670台(平均每百万人口13.85台)。但是，美国各州间的发展也不平衡，如1997年加利福尼亚州的MRI设备数为每百万人口55台，而同年马塞诸塞州则仅达到每百万人口13台。分析家认为，这一现象的形成主要是政府部门对高额医疗设备的投资进行宏观调控的结果。从场强方面看，高低场的分布也有着地域性差别，如美国的大部分机器都为1.5T，而日本、西欧等工业化国家中0.5～1.0T场强的机器占统治地位。如果将医院对MRI系统的投资与其他成像设备的投资相比较，美国1997年对MRI设备的投资占所有成像设备总投资的21%，对X射线CT和核医学设备的投资份额则要低得多。

随着MRI设备的普及和成像技术的提高，它的医学应用也在不断扩大。据TMG(Technology Marketing Group)的调查，美国1992年、1994年、1996年和1998年分别进行各种MRI检查800万、830万、980万和1130万例，呈逐年增多趋势。1998年就比1996年增加了13%。这是MRI被广为接受的结果。

MRI在医学诊断中的应用可按其成像目的归纳为七个方面，即肿瘤诊断和评价、头颈部血管异常显示、腹部和外周血管展示、动态关节观察及其小病变检测、脑卒中判断及其进展跟踪、心脏成像及其心功能评估、外科学和介入治疗等。它可以诊断的疾病非常广泛。

基础科学及MRI系统软硬件的持续发展还催生了许多新的应用领域，这些应用将MRI对人体解剖信息的获取扩展到了生理信息层次，如扩散成像、灌注成像、脑功能成像、热成像和弹性成像等。

现多根据人体的解剖部位来划分MRI的应用范围。例如，将其分为头、颈、脊柱、胸腔(包括纵隔)、乳腺、腹部、盆腔(包括男女生殖器官)、四肢关节、肌肉和心血管等部位的成像及疾病检查。需要指出的是，MRI的应用是逐步展开的。最早的应用局限于脑、脊柱以及肌肉骨骼系统中，后来扩展到四肢、盆腔和腹部。MRI在胸、血管、乳腺和心脏的应用最近几年才引起注意。

直到20世纪80年代后期，MRI的应用还主要集中在神经系统即头和脊柱方面。原因是上述部位基本无运动干扰，MRI优于其他成像设备的特点就最容易得到显示。随着快速成像序列、运动抑制技术和脂肪抑制技术的开发，其他解剖区域也成了常规成像的对象。MRI 从神经系统向非神经系统扩展的另外一个重要因素，是几年来涌现了一大批在 MRI 专业技术方面经过充分培训的高素质放射学家。到 20 世纪 90 年代，MRI 已成为颅脑、颈、全身主要血管、脊柱、肌肉骨骼系统和盆腔疾病的主要成像手段。表 3-2 和表 3-3 给出的是当时美国有关 MRI 应用的一组数据。两个表清楚地反映了那段时期内 MRI 在人体各部位的扩展情况。

表 3-2　美国 1992～1998 年 MRI 检查例数分部位统计(万例)

年代	头颈	脊柱	四肢、肌肉和骨骼	盆腔和腹部	胸部	血管	乳腺	心脏
1992	304	280	126	56	16	8		
1994	315	282	149	49.8	16.6	8.3		
1996	354	314	186	58.8	19.6	29.4	9.8	9.8
1998	395	362	215	67.8	33.9	33.9	11.3	11.3

引自 Technology Marketing Group 资料。

表 3-3　美国 1992～1998 年 MRI 检查例数分部位统计(占总例数%)

年代	头颈	脊柱	四肢、肌肉和骨骼	盆腔和腹部	胸部	血管	乳腺	心脏
1992	38	35	16	7	2	1		
1994	38	34	18	6	2	1		
1996	36	32	19	6	2	3	1	1
1998	35	32	19	6	3	3	1	1

引自 Technology Marketing Group 资料。

总之，MRI 提供了一种可对人体正常或异常组织的解剖结构或病理状况进行显示的无创伤方法且在医学临床中发挥了巨大作用。将来各种新对比剂的开发还将进一步扩展它的临床应用。但是，MRI 本身的复杂性和它对人体任何部位、任意层面的解剖都必须熟悉的基本需求，对 MRI 的临床应用专家提出了更高的要求。

二、颅脑和颈部

头颈部是 MRI 应用最为广泛的部位。早先它曾被用来确诊多发性动脉硬化症，现在则主要用于检测和评估肿瘤，如脑肿瘤的大小、空间位置和病变程度等。MRI 对大脑、中脑、脑干、小脑和垂体的病变均有较高的诊断灵敏度，如胶质瘤、星形细胞瘤等(图 3-3)。

MRI 也被用来检查脑的炎症、血管损伤、出血、水肿、脱髓鞘疾病、栓塞、小脑扁桃体畸形等病症。也可用它来分辨血肿和组织水肿。由于无骨伪影，MRI 在显示颅底及后颅凹的病变上明显优于 X 射线 CT，因而是枕骨大孔部位病变的最佳诊断方法。

在脑肿瘤、多发性动脉硬化和脑卒中的诊断及评价方面，如果结合静脉注射 Gd-DTPA 进行增强成像，MRI 已能完全取代 X 射线 CT 的对比度增强扫描。但是，MRI 通常不易发现局部的癫痫病灶。对于阿尔茨海默病，磁共振图像上依然未见特殊发现。

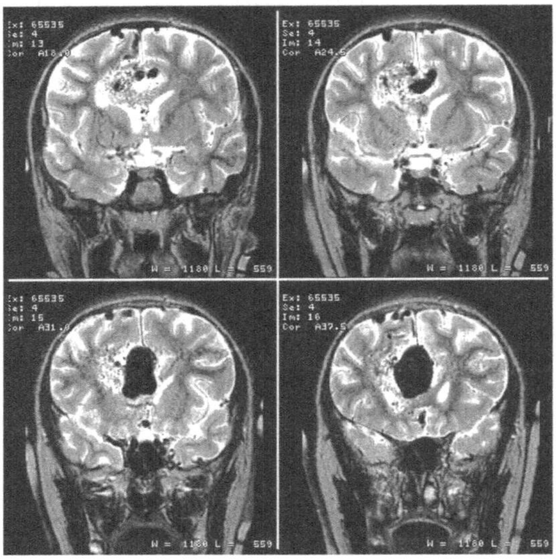

图 3-3　头颅冠状位 T_2 加权像

最近的研究表明，借助磁共振功能成像的手段，则有可能对阿尔茨海默病做出诊断。

在颈部，MRI 能以非常优秀的图像质量显示甲状旁腺和甲状腺新生物、唾液腺瘤、扩大的淋巴结和上呼吸道肿瘤。MRI 还能成功显示鼻腔、口腔及颌面部的软组织病变。它在诊断臂丛神经的损伤方面也很有价值。

包括脊髓在内的神经系统是 MRI 最早开展的应用领域，也是其最成功的应用领域。近些年来，MRI 对非神经系统的成像增加比例很大，但统计数字表明，用 MRI 进行神经系统检查的例数仍占绝对优势。例如，美国 1997 年全年共进行头颅和脊柱 MRI 检查 803 万例，而腹部还不足 20 万例，胸和盆腔的例数就更少(分别为 11 万和 13 万例)。

三、脊　　柱

MRI 对脊柱多平面、多角度和多投影方向的成像能力以及脊髓在图像中的高对比度，使它非常有利于对许多脊髓和椎管外病变的诊断(图 3-4)，如脊柱肿瘤、脊髓空洞症、脊髓感染、椎管狭窄、髓管阻塞、血管畸形、先天性异常和术后瘢痕形成等。

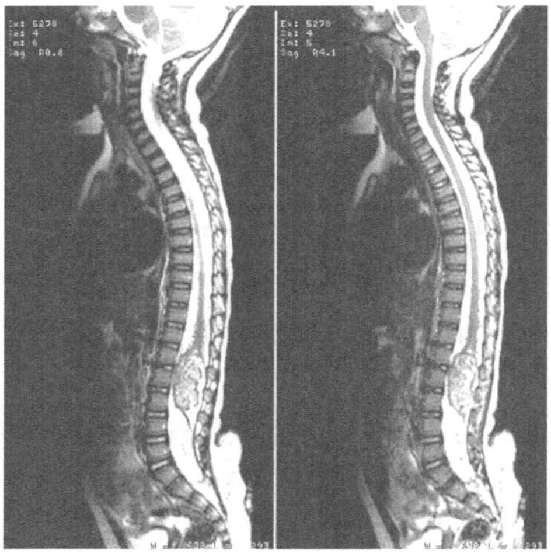

图 3-4　MRI 对脊髓肿瘤的高分辨显示
(全脊柱 T_2 加权像)

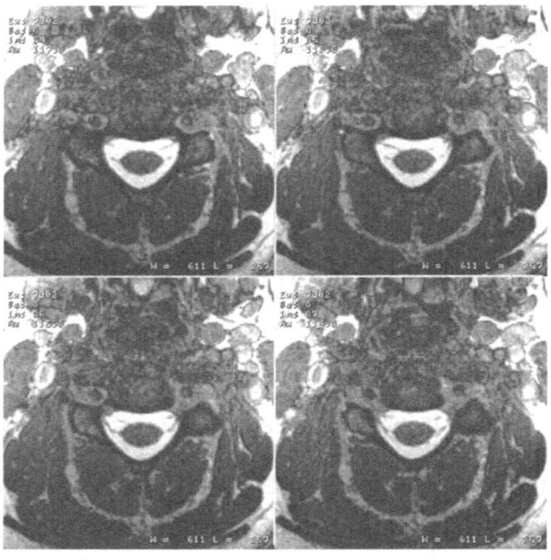

图 3-5　MRI 对椎间盘结构的清晰显示
(横轴位 T_2 加权像)

MRI还是唯一能清晰显示椎间盘组织结构及其脱出情况的临床检查手段(图3-5)。它对轻度椎间盘损伤、感染、退行性病变等均可做出早期诊断。但对于椎间盘脱出症，临床上容易选择X射线CT进行诊断。另外，由于X射线CT仍不失为骨结构评价的适当设备，MRI多用在累及神经等软组织条件下的病例检查，例如，对硬膜外血肿、脊索压缩、脊索挫伤和韧带断裂等症的诊断。

在MRI的应用部位中，脊柱MRI位居第二。近年来，接受脊柱MRI扫描的病例仍呈逐年增多的趋势。但是，它在病例总数中所占的比例却在逐年降低。

四、胸和纵隔

呼吸运动所致伪影大大限制了MRI在胸部软组织尤其在肺部疾病诊断中的作用。但是，随着快速成像序列的出现，目前已在肺的检查尤其在肺水肿、栓塞和纤维化的评价中出现了有趣的进展：人们正在用吸入的超极化气体^{3}He和^{129}Xe来产生肺通气的磁共振诊断图像。估计这一努力会使现在的情况发生变化。除超极化气体以外，将来最有希望解决问题的可能是快速成像序列及运动伪影抑制技术。在肺的显像中，原来曾用呼吸门控技术来扫描，但这种做法很耗时，目前使用并不多。

在纵隔检查方面，MRI至少与其他成像方法具有相同地位。由于纵隔内脂肪信号强、大血管信号低，就使得其磁共振图像具有良好的对比度。这样，对于X射线CT难以鉴别的病变有时用MRI却易于区分。例如，中心性肺癌与肺门区血管病变的区分、中心性肺癌放疗后增生的纤维组织与肿瘤组织的区分、肺门区淋巴结病变与血管病变的区分等。在肿瘤淋巴结扩散的评价方面，无论是X射线CT还是MRI，现在都受到一定程度的限制。这一问题的最后解决可能有赖于新型专用造影剂的出现。

MRI在胸部的应用起步于20世纪90年代。例如，在1991～1997年的8年间，美国MRI检查总例数增幅为81%，但胸部成像相应增加88%，超过了总增幅。其他依次为头颅(78%)、脊柱(61%)和腹部(57%)。但总的看来，MRI在这一部位的应用还需要进一步探索。

五、腹　部

MRI能够很好地显示肝脏病变尤其是比较局限的肝损害，能区分肝硬化、肝癌、肝血管瘤和肝囊肿等病变。如果采用快速成像序列或屏气等成像技术有效地控制呼吸伪影，通常可以得到对比度满意的诊断图像(图3-6)。

曾用动态Gd-DTPA增强的MRI对肝脏门脉系统进行造影，有人认为效果不如X射线CT好。现采用改进的成像技术，其精度已赶上X射线CT。将术中探查和超声检查的结果相比较后发现，MRI和X射线CT动静脉造影术相比，虽然前者灵敏度稍差但特异性却高。Mn-DPDP和超顺磁性颗粒等新型造影剂的应用可能对肝脏损害的检测和定性大有帮助。

用磁共振水成像技术(重T_2加权的超快速序列)可以成功显示肝胆管、胰胆管和胆囊，从而出现了所谓磁共振胰胆管造影术。它有望取代传统的创伤性经脾穿刺逆行胰胆

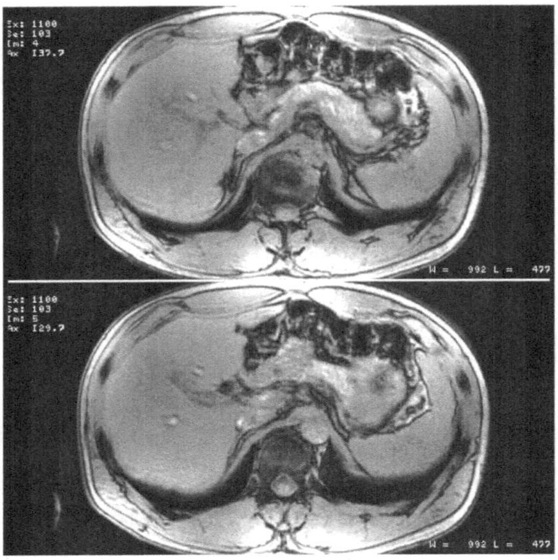

图 3-6　腹部横轴位 T_1 加权像(3T)

管造影术。

MRI 在腹膜、腹膜后腔和脾的检查方面与其他成像方法具有相同地位，而在胃肠道和肠系膜的评价上依然不如 X 射线 CT。但是，这种情况随着快速成像序列和高血糖素等抗蠕动药物的应用将会出现变化。也就是说，MRI 对消化道疾病的诊断正在等待着新型专用造影剂的出现。

在肾脏的磁共振像上可鉴别正常皮质和髓质，能区别肾动脉、肾静脉及结扎的输尿管。MRI 在确定肾盂及其周围的肥厚脂肪、区分局限性或弥漫性肾脏疾患和评估肾衰竭后的情况等方面具有特殊价值。MRI 还可用于评价肾细胞癌的血管侵犯。此外，对于肌酐升高或者先前有过碘造影剂过敏史的病人，选用 MRI 进行检查更为合适。

X 射线 CT 一直是肾脏异常显示的主要成像方法。应用 Gd-DTPA 后，MRI 已经不亚于它。

六、盆　　腔

MRI 对盆腔病变具有一定的诊断价值(图 3-7)。在男性盆腔，MRI 主要用于前列腺癌的定位、定性、分期、大小估计和术前病变损伤程度的评价(图 3-8)。用 MRI 对前列腺肿瘤分期较其他检查方法更为优越。成像时病变向囊外的扩展、精囊的侵袭程度以及淋巴结的反映等情况是重要的观察内容。但是，有人不主张用 MRI 对前列腺癌做出诊断，而仅用其对已经活检证实的癌瘤进行分级和评价。如果在进行常规 MRI 检查的同时辅之以 MRS，还能为前列腺癌的评估提供更多信息。用新近开发的所谓腔内线圈，可用表面线圈手段更贴近癌瘤地取得近距离前列腺像。检查前列腺的腔内专用线圈从肛门置入。

MRI 能清晰显示尿道及阴茎海绵体的解剖结构。还可利用水成像技术对膀胱、输尿管进行显示。在不注射造影剂的情况下，磁共振像上可区别出膀胱壁、尿液或血液。

在女性盆腔，MRI 可用于对子宫内膜瘤、卵巢癌、宫颈癌和阴道癌的分期。图像中子宫内膜和肌层的分界较明显，从而可对肿瘤侵犯肌层的情况进行估计。也能判断是囊性还是实性卵巢癌、有无向髂动脉旁淋巴结转移的迹象等。除宫颈癌外，使用 Gd-DTPA 增强扫描有助于对大多数妇科恶性肿瘤的评估。对于宫颈癌，如果疑有邻近器官侵犯、肿瘤坏死或放疗后改变时也可使用 Gd-DTPA。MRI 还能清楚显示阴道、子宫颈、直肠道筋膜等组织。

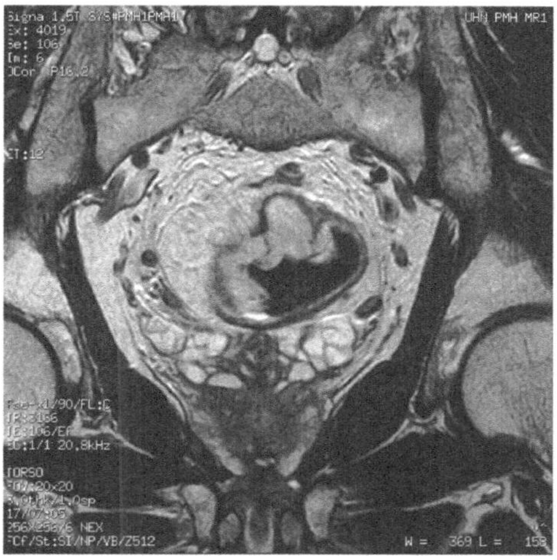

图 3-7 MRI 对盆腔的显示
(冠状位 T_2 加权像，1.5T)

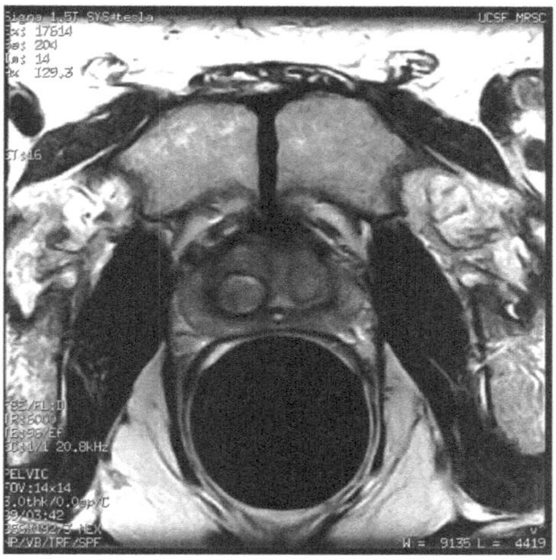

图 3-8 MRI 对前列腺的显示
(冠状位 T_1 加权像，1.5T)

七、乳　　腺

磁共振乳腺成像始于 20 世纪 80 年代早期。已有足够的临床病例证明，乳腺 MRI 在受检空间范围、多发性乳腺病的灵敏度等方面甚至比传统的 X 射线乳腺成像更为有效。但是，乳腺 MRI 在 1994 年以前几乎没有开展。原因之一是成像的费用居高不下；二是购置设备的回报率太低，医院一方风险太高。为此，美国 FONAR 公司已推出一种旋转式病床系统，以提高 MRI 设备的病人通过率、补偿设备回报率低的问题。要彻底降低乳腺成像的费用，必须使用乳腺专用的 MRI 系统。

利用脂肪抑制技术，可使乳腺 MRI 在检测和描绘原发性肿瘤及其侵犯范围方面发挥重要作用。对于乳腺硅胶假体及其破裂程度，乳腺 MRI 也具有无与伦比的显影能力。另外，Gd-DTPA 增强的乳腺磁共振像在致密的乳腺中发现癌的敏感性比传统 X 射线乳腺造影还要高。图 3-9 所示为一经 Gd-DTPA 增强后的乳腺矢状位像，图中病变是乳腺癌。

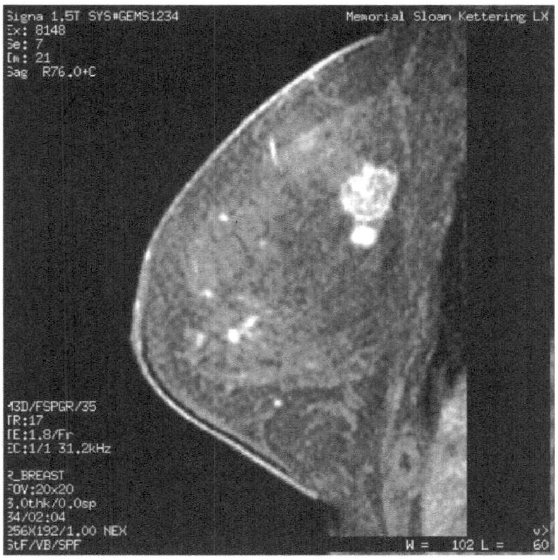

图 3-9 经 Gd-DTPA 增强的乳腺矢状位像
(图中病变为乳腺癌)

乳腺 MRI 要广泛使用还有较大障碍，原因是它对一些良性病变与恶性病变的鉴别诊断比较困难；小钙化灶往往是乳腺导管癌的早期征象，而它不能显示这些钙化。下一步的进展仍然依赖于更具特异性的顺磁性造影剂。

八、四肢、肌肉和骨骼

MRI 在四肢的应用始于 20 世纪 90 年代早期，后来随着专用成像系统的出现，其技术越来越成熟。但是，尽管其图像质量都很高，相比之下四肢 MRI 的适应证还是比较少。

四肢 MRI 不受皮质骨和骨髓条状伪影的干扰，加之使用精心设计的专用线圈，它在低场的情况下通常也能得到较为满意的图像。虽然 MRI 无法显示钙化的骨皮质，但由于它较其他影像学方法有更好的软组织对比度，是目前显示膝关节、髋关节、肩关节、肘关节、踝关节和颞颌关节缺血性坏死、韧带撕裂和其他关节病变的首选方法(图 3-10)。它也用于腕和腕骨的检查。随着临床经验的丰富，已对手和脚的小关节进行了 MRI 检查，其结果是完全能用于指导临床治疗的。

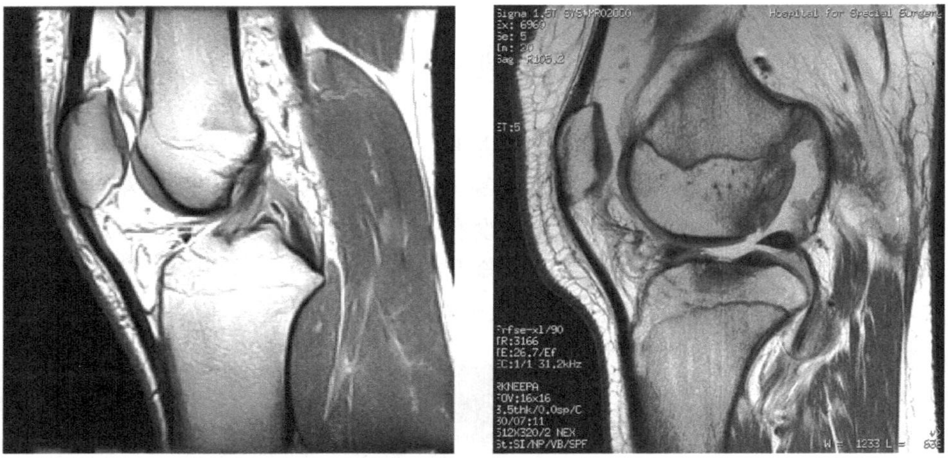

(a) T_1 加权　　(b) 质子密度加权

图 3-10　膝关节矢状位像

MRI 的又一优点是可开展所谓运动关节检查。这一功能对于运动受限或运动时有痛感的病例特别有效，因为在膝关节、踝关节或腕关节的屈伸过程中成像比较容易发现病变。运动关节成像常用于半月板撕裂、前后十字韧带断裂、侧韧带损伤等症的诊断。

在肌肉骨骼系统，因为骨髓含有脂肪，MRI 对侵犯骨髓的病变如肿瘤、炎症、退行性病变、代谢性疾病以及外伤等为首选的诊断方法。MRI 在评价不同类型的关节肿大方面亦很有前途。此外，MRI 对软组织肿瘤的评价或对侵犯软组织的其他病变的观察也是目前最好的手段。

九、胎儿和小儿

由于受胎动所致运动伪影及高空间分辨率的双重限制，胎儿的 MRI 一直发展很慢。因此，这将是 MRI 的一个全新应用领域。目前，胎儿 MRI 还仅用在那些产前超声检查尚不能确诊的病例，因为多数情况下超声已能提供足够信息。

MRI 无创和不需要注射造影剂的特点使其特别适用于小儿科某些疾病的诊断。现已出现了一些很吸引人的应用实例。

十、血管成像

磁共振血管造影(MRA，magnetic resonance angiography)源自 20 世纪 80 年代末期，当时主要受到采集时间长和空间分辨率低的限制。但是，这些问题已通过硬件系统的革新、新脉冲序列的使用和数据采集策略的改进而基本克服了。现在，具有高性能梯度的一流机型已可以提供质量非常高的血管图像(有时超过传统的血管造影)；MRA 已越来越多地用于全身动、静脉疾病的评价，成为临床上脑、颈、体部和四肢主要血管的常规显示方法。这使得接受 MRA 检查的病例大幅度增加。

MRA 不仅可以用来展示主动脉、大血管分支、流量血管、颈内血管、颅内血管和大静脉等血管结构(图 3-11)，而且被广泛用于动脉闭塞、动脉瘤、动静脉畸形、静脉血栓、脑卒中和脑出血的诊断。MRA 还特别适合于那些对于传统血管造影有禁忌的病人，如肾损伤、碘过敏和患有凝血病的病人。由于无创，它非常易于被病人所接受。

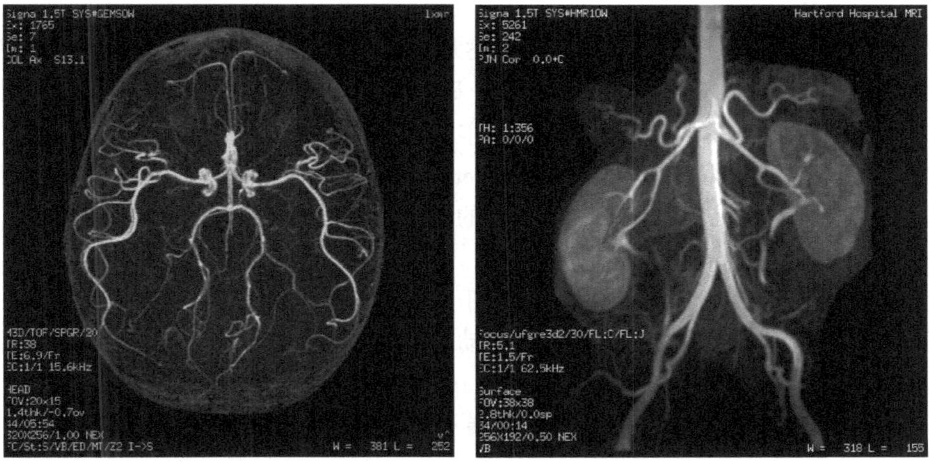

(a) 头部血管像　　　　(b) 腹部血管像

图 3-11　头部和腹部 MRA 例

近来钆增强的 MRA 引起了人们的高度关注。新的血池对比剂推出后对 MRA 的发展也会产生不小影响。MRA 的发展，除了设备和技术的提高、图像质量的优越外，还与临床医生对这一技术的广泛认同有关。在美国，使 MRA 检查例数大量增加的原因还包括医疗保险机构尤其是 Medicare 对这一无创检查技术价值的认定。

十一、心脏成像

心脏是一个搏动的器官，因此它的显像通常需借助快速成像序列，大多数情况下还需同时采用心电门控技术。在心电信号的同步之下，用 MRI 可获取不同心动周期的心室、心房像。由于流空效应的作用，图像中血池与心肌形成良好对比，使心腔轮廓得以显示。在临床应用方面，MRI 可观察心肌梗死的部位和范围、梗死灶周围的水肿带、冠状动脉搭桥术后的心肌灌注、夹层动脉瘤累及的范围等。它还可用做各种类型的先心病、心包缩窄和瓣膜性回流的辅助检查手段。上述适应证可归纳为获得性心脏病、先天性心脏病和获得性大血管病等三个方面。如果有了合适的软件，通过 MRI 进行心脏动力学的研究也是可能的。

MRI 心脏成像是一个等待很久、运作有些扩张、依然不太成熟的产物。从 20 世纪 80 年代后期开始，各个厂家就声称自己有了心脏成像产品。这些作为 MRI 系统标准配置之外(作为选件出售)的产品一般只能在高场强系统中使用，且缺乏已证实的临床有效性，成像时间很长。因此，MRI 心脏成像的应用仍然受到限制。例如，美国 1996 年和 1998 年心脏 MRI 的例数只占同期成像总例数的 1%(包括胸主动脉瘤、主动脉缩窄等病的检查)。影响心脏 MRI 临床应用的原因主要有以下几个方面：①成像速度还不能快到足以摆脱心搏运动对图像质量影响的程度；②超声、心血管造影、心导管、核医学和超高速 CT 等成像或检查手段均在心脏病学中广泛使用着；③大多数心脏学家对这一技术还缺乏了解和热情；④真正熟悉 MRI 的心血管放射学家还不多等。

但是，MRI 的倡导者始终相信，MRI 最后必将成为心脏的主流成像手段而被临床所接受，因为一次心脏成像将同时获得上述几种检查手段可得到的所有信息，如三维的解剖结构、射血分数等心脏动力学指标等。磁共振成像产业界和临床放射学家一起，为 MRI 在心脏学中的应用做了大量开拓性工作。例如，由工业界和医学界专家创立(1996 年)的美国心血管磁共振成像学会(The Society of Cardiovasvular MRI)就一直致力于心脏 MRI 的临床应用及其推广工作。学会举行的各种形式的心脏 MRI 学术交流活动引起了许多心脏学家的兴趣。

在 1998 年的 RSNA 年会上，GE、西门子和飞利浦均向代表们展示了他们通过各自的高场 MRI 系统所获取的高质量静态和动态心脏图像。当时，GE 已推出高性能的 Signa CV/i，飞利浦则有其得意之作 Gyroscan CV。西门子的 Magnetom Sonata 当时正在美国和欧洲的临床基地研发，但他们依然展示了部分结果及其研究计划。会议最引人注目的演示，莫过于根据 GE 的最新技术所构建的、能表达心脏完整泵血周期的动态三维模型。这一模型不仅可用来进行心脏的定性和定量评估，也可用其显示心室壁的运动状况：注入造影剂后，缺血心肌区的图像会呈现出黑色。这次会议是 MRI 心脏成像的转折点，它标志着这一技术的逐渐成熟。

目前，GE、西门子和飞利浦等公司已经推出了各自的心脏专用 MRI 产品 Signa CV/i(1.5T) 、Magnetom Sonata(1.5T)和 Gyroscan Intera CV。三者均有强有力的梯度系统及软件支持。所有这些努力都旨在有效去除心脏运动的影响并提供可供临床诊断使用的图像，从而推动心脏 MRI 的临床应用。

在今后一段时间里，从技术上来讲，心脏 MRI 的主要问题仍然是减少或控制伪影，因为快速成像序列可使心脏的运动伪影降到最低，但这些快速成像方法固有的伪影却是不易去除的。例如，灌注成像中饱和脉冲所致伪影。心脏 MRI 的临床应用还将面对一系列已经建立的“金标准”的挑战，例如，超声心动图对 MRI 心脏功能成像(扩散和灌注成像)的挑战、放射性核素成像对 MRI 心脏灌注成像的挑战和 X 射线血管造影对磁共振冠状动脉成像的挑战等。

十二、扩散成像

扩散成像又称弥散成像或扩散加权成像(diffusion imaging 或 diffusion weighted imaging)，是一种以水分子的微观运动为观测对象的 MRI 方法。它是高性能梯度系统和快速成像序列的产物。

神经纤维正常三维结构的破坏总是伴随着局部分子扩散模型的改变。因此，扩散成像可用于脑疾病(脑梗死、多发性动脉硬化症、肿瘤和脑卒中等)的病理变化评估。脑梗死的动物模型提示，在出现细胞毒性水肿的情况下，从扩散加权像中能比 T_2 像更早的发现脑损害，这证明扩散成像能够提高 MRI 的敏感性。扩散加权的 MRI 还被用来区分具有囊性表面的实性颅内肿瘤与表皮样瘤，因为前者的扩散性好、后者的扩散性差。

当用扩散成像进行脑卒中诊断时，在脑梗死早期就可检测到局部扩散异常，而这时其他成像方法要做出诊断还为时过早。因此，扩散成像已被作为脑部损伤尤其是脑卒中最快和最有效的诊断方法。不少厂商已有扩散成像的软件出售。例如，西门子公司的有关软件能将扩散成像、灌注成像、MRA 和反转恢复序列的黑色液体图像结合起来进行分析，以判断脑卒中或脑缺血的情况。

十三、灌注成像

灌注成像(perfusion imaging)是又一建立在流动效应基础之上的成像方法。与磁共振血管成像不同的是，它的观察对象不是血液流动的宏观表现而是分子的微观运动。灌注成像有两种研究方法，一是通过注射造影剂来研究器官、组织和病灶的微血管灌注情况；二是使用一些对水分子微量运动特别敏感的成像序列来观察微循环的灌注情况。也就是说，不用造影剂也可检测组织的血流灌注。因此，灌注成像是使用外源性或内源性的对比剂在毛细血管水平测量血流的。

灌注成像在脑缺血病人的血流动力学观察、肿瘤复发造成的坏死区区分以及肿瘤的血管分布评价等方面具有重要价值。目前多用 PET 和氙增强的 X 射线 CT 来定量评价脑血流情况。然而，由于 MRI 比 PET 更加普及，灌注成像有可能成为评价脑血液动力学的标准方法。

心肌灌注成像时于注射造影剂前先扫描一次作为对照，然后经静脉连续注入造影剂，并迅速启动一系列 T_1 加权扫描，以测定其首次到达及通过心肌的情况，进而判断心肌血流灌注储备以及心肌梗死后的冬眠和再供血等。在造影剂首次通过时的心肌图像上，心肌缺血区无强化信号(低灌注状态)，正常心肌则强化。

灌注成像还能在肾脏的评价中发挥作用。

十四、脑功能成像

磁共振(脑)功能成像(fMRI，functional MRI)或称磁共振脑功能定位图(functional brain mapping)是近年来出现的一种根据MRI对组织磁化高度敏感的特点来研究人脑功能，特别是大脑各功能区划分或定位的无创伤性检测技术。它的出现，突破了过去对人脑仅从生理学或病理生理学角度进行研究和评估的状态，打开了从语言、记忆、认知甚至情感等领域对清醒人脑进行观察的大门，标志着MRI已从仅提供形态学信息的阶段发展到反映人脑生理活动信息的新阶段。为了与功能成像相区别，常将一般意义上的解剖成像称为结构成像。仅有结构成像是不足以确定功能性的神经解剖区域的。

与神经电生理研究脑功能的方法不同，fMRI是以受到不同激励或执行不同任务之脑区的MRI信号差别为依据的。也就是说，fMRI测定的是激活脑区对刺激的间接反应。例如，相关刺激结束后激活皮层所在的局部血容量、血流以及氧饱和度的变化等。

MRI的高时间分辨率和空间分辨率，使它比其他任何检测方法更适合于对脑进行详细研究。单从方法学上讲，fMRI的空间分辨率可小至大脑皮层小柱的水平，即达到1mm(实际的空间分辨率受血管直径和支配范围的影响)；时间分辨率可达40ms(实际的时间分辨率受血流反应速度的影响，约滞后电活动1～2s)。MRI无电离辐射的优点，又使它可以对脑的某些特性进行反复观察。此外，由于fMRI为非创伤性检测方法，极易被神经放射学家、神经学家、心理学家和脑外科医生所接受。

十五、介入治疗的导引

MRI导引下的介入治疗通常需要一台具有开放型磁体的成像设备。近年来还先后出现了一批介入专用的MRI系统。这些设备在磁体结构、质量、图像获取速度、图像显示方式以及磁和射频屏蔽方面都进行过精心设计，使之满足成像和手术的双重需要。此外，MRI介入治疗还需要磁兼容的仪器和手术器械，如监护仪、麻醉仪、易被MRI跟踪的导丝和导管等。

MRI导引的介入疗法主要有激光治疗、射频消融、集束超声及冷冻外科等。它的发展决定于放射学家、外科医师、麻醉医师和磁共振工程师的共同努力。

主要参考文献

包尚联. 2000. 肿瘤的fMRI功能诊断有可能确定肿瘤的亚临床病灶. 世界医疗器械，6(12)：26～28，72

李国栋. 2000. 生物磁学在医学诊断中的应用. 仪器仪表学报，21(5)：34～36

梁长虹. 2000. 心血管磁共振成像进展. 世界医疗器械，6(9)：14～19

吕维雪. 2000. 医学功能成像技术——磁共振波谱技术. 世界医疗器械，6(11)：50～54

谢南柱. 1998. 医学磁共振在中国临床应用的发展. 世界医疗器械，4(8)：72

曾仁端，全 红，胡丽丽等. 2000. 磁共振技术在医学中的应用. 世界医疗器械，6(4)：42～44，88

赵喜平. 2000. 磁共振成像的评价. 仪器仪表学报，21(5，增刊)：31～33，40

赵喜平. 2000. 磁共振成像的特点及其局限性. 中国医学影像技术，16(7)：102～104

赵喜平. 2000. 磁共振成像系统的原理及其应用. 北京：科学出版社

赵喜平，郑崇勋，石 梅. 2000. 磁共振成像的发展历程. 世界医疗器械，6(10)：54～60

Coakley Fergus V, Margulis Alexander R. 2000. MRI in clinical medicine. Methods in biomedical magnetic resonance imaging and spectroscopy. Chichester UK: John Wiley & Sons Ltd

Cousins J P. 1995. Clinical MR spectroscopy: fundamentals, current applications, and future potential. AJR, 164: 1337～1347

Freiherr Greg. 1999. Diagnostic imaging scan: MRI market report. San Francisco: Miller Freeman Inc

Grant David M, Harri Robin K. 1996. Encyclopedia of nuclear magnetic resonance (Volume 1: Historical perspectives). New York: John Wiley & Sons

Hendrick R Edward. 1994. Basic physics of MR imaging: an introduction. RadioGraphics, 14: 829～846

Lufkin R B. 1997. Applications in interventional MRI: current status and new advances. Medical Imaging International, 7(1): 8～9

Mattson James, Simon Merrill. 1996. The pioneers of NMR and magnetic resonance in medicine: story of MRI. United States: Bar-Ilan University Press

Parizel P M, De Schepper A M. 1996. Low-field MRI makes economic progress. Diagnostic Imaging Europe

Woodward P, Freimarck Roger. 1995. MRI for technologists. New York: McGraw-Hill Information Services Company

Young Ian R. 2000. Methods in biomedical magnetic resonance imaging and spectroscopy. Chichester UK: John Wiley & Sons Ltd

第四章　磁共振成像的进展及其发展趋势

近年来，MRI 在技术内涵、应用领域和市场覆盖等方面均获得了突飞猛进的发展。开放型磁体、短磁体、超高场强磁体、高性能梯度、软线圈、相控阵线圈以及计算机网络的应用，显示出 MRI 系统的硬件发展趋势。先后出现的心脏 MRI、电影 MRI、全身 MRA、快速与超快速成像、准实时动态 MRI、功能成像、介入治疗的 MRI 导引、扩散张量成像和实时交互等技术，给人以日新月异之感。伴随国际上 MRI 设备制造商的兼并热潮和激烈的市场竞争，多种先进技术及其相互融合的新技术正在接踵推出，其发展势头是 20 多年前所无法预料的。上述硬件和软件技术的同步发展，也得到了整个医学影像界的公认，并引起了更多学科的关注。医学家普遍认为，MRI 是 20 世纪医学诊断方面最重要的进展之一。专家们还指出，MRI 的潜力尚未完全发挥，21 世纪它仍将以一个新兴学科的面貌在工程技术及医学诊断学的广度和深度两个方面持续发展。本章综述磁共振成像的最新进展及其发展趋势。

第一节　磁共振成像设备的进展

MRI 设备是指整个系统的硬件总成。它是各种成像技术得以实现的基础。几年来，包括磁体、梯度子系统、线圈、射频子系统、计算机甚至检查床在内的硬件设备都在快速的发展变化之中。正是由于这些“硬”设备的不断改进或者变革，才使各种成像技术得以发生和发展。

一、主磁体的四个变化特点

主磁体的发展呈现出超高场、短长度、开放和高性能等四个特点。

1. 超高场磁体迅速进入临床

超高场(3T 以上)成像过去未曾用于临床的原因主要是规则的限制，而不是技术问题。早在 20 世纪 80 年代中期，考虑到静磁场的生物效应及其安全性等因素，FDA 就将 2.0T 的场强规定为临床成像的非正式标准。从那时开始，1.5T 的 MRI 系统便在高场成像中占据了主导地位，只有为数极少的超高场系统在一些研究中心建成使用。理论和经验都证明，随着场强的提高，功能成像和波谱信号都将发生戏剧性变化。这是研究者之所以选用超高场进行实验的主要原因。

通过长达数年的临床应用和探索性研究，人们已在阿尔茨海默病、脑卒中、癫痫等脑病及其功能成像的超高场 MRI 方面积累了相当多的经验。研究不仅证明了超高场 MRI 的临床有效性，也证实它并不导致明显的生物效应。可见超高场临床应用的条件已经成熟。

从20世纪末开始，不少厂商及时将目光转向了超高场MRI产品的市场开发。1998年前后，全世界开发生产超高场MRI系统的公司共有布鲁克、GE、瓦里安、SMIS(Surry Medical Imaging Systems，英国)、西门子和Medison(韩国)六家。

布鲁克曾生产3T(Medspec S300/80)和4T(Medspec S400/80)两个规格的成像系统，其用户主要分布在欧洲，北美不多。西门子是从头颅专用机开始研发3T机的。1999年前后，它的3T机(Allegra的雏形)进入临床评价阶段。SMIS是一个实力雄厚的公司。它除了推出3T和4T场强的机器外，还建造了4.7T、7T和9.4T的成像系统。上述各种机型均具备EPI功能，通过适当的配置就可供功能成像、快速成像和波谱分析使用。到1999年，仅美国就安装了5台SMIS的超高场系统，其性能得到了充分肯定。在纯粹研究型超高场MRI系统的开发方面，瓦里安是SMIS的唯一竞争者。它曾与西门子联手推出3T的全身成像系统SISCO。Medison较晚推出超高场成像系统，据说仅在汉城安装了3T的全身扫描仪。

GE公司一直以临床试验的名义进行着3T(临床成像型)和4T(实验型)超高场成像的研究以及两款超高场系统的开发工作，因而是走在最前面的公司。可以说，GE在超高场设备方面充分把握了市场机会。其首台无磁屏蔽的3T机(称为Signa VH/i)于1998年秋投入商业运行，第二年又推出全屏蔽的商用系统。不久，Signa VH/i即获美国FDA批准，成为全球第一台经FDA认证的全身超高场磁共振成像产品(图4-1)。为了尽量减少人体在超高磁场中的射频沉积，这款机器设计时精心整合了射频系统、优化了脉冲序列，从而避免了受检人体的过热现象。

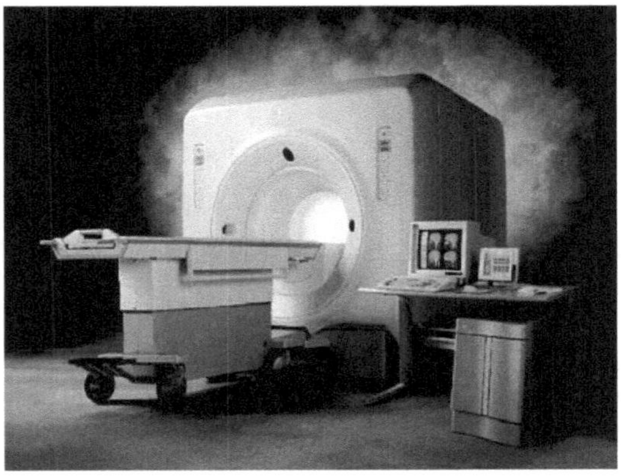

图4-1　全球第一台经FDA认证的超高场MRI系统Signa VH/i (GE公司，3T)

FDA对Signa VH/i的认证宣告了超高场(3T)MRI临床应用的合法化。

到了2000年的RSNA年会上，各大医学影像公司均推出了自己的超高场产品，例如，飞利浦的Intera 3T、马可尼(现已被飞利浦收购)的Infinion 3T、西门子的Magnetom Allegra(头部专用，3T)和Magnetom Trio(全身成像，3T)等。Intera 3T仍采用飞利浦公司的最新SENSE(SENSitivity Encoding)技术，使之能够在成倍缩短扫描时间的同时提高图像的信噪比、空间分辨率和时间分辨率。其磁体为紧凑型短结构、孔径保持60cm；操作界面与Intera系列其他机型相同。西门子公司的Magnetom Allegra适合脑功能成像，也可用于MRS研究；Magnetom Trio则是西门子与布鲁克合作推出的全身成像产品(图4-2)，具备强劲的硬件基础和完善的软件功能，如8通道射频技术、Sonata梯度系统、3T Care特殊射频吸收率降低技术、iPAT一体化并行采集技术、3D(三维)匀场技术以及3D BOLD脑功能成像、脑白质束扩散张量成像、单体素和多体素波谱成像等高级临床应用软件。Infinion 3.0T是在4.7T基础上开发的全身MRI装置(图4-3)。在进行脑成像时，马可尼的MicroDrive梯度系统可以在1min内完成头部与全身的转换。

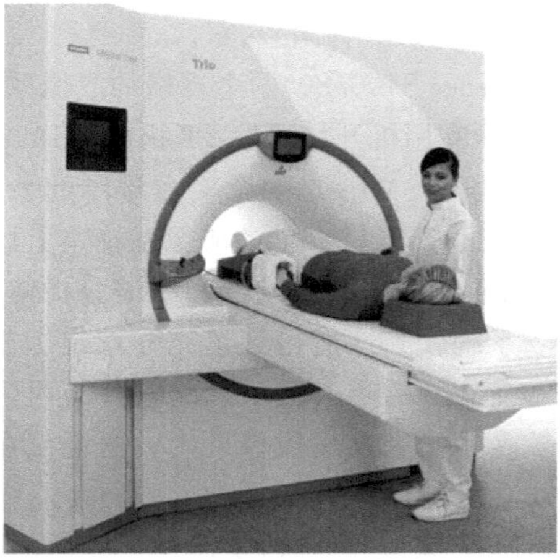

图 4-2 西门子 Magnetom Trio 超高场 MRI 系统(3T)

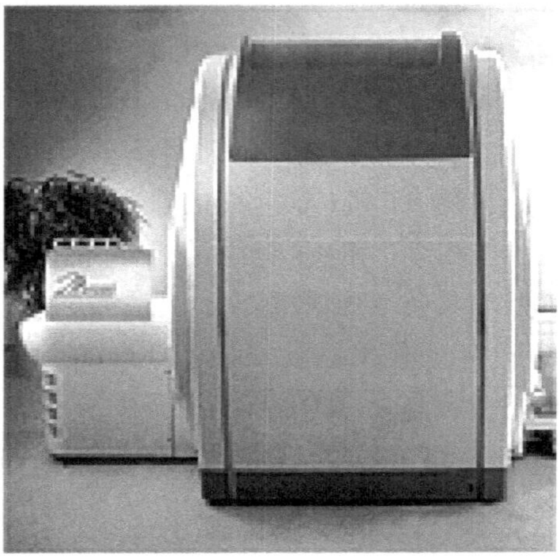

图 4-3 马可尼 Infinion 3T 超高场 MRI 系统

超高场设备推出后，美国、日本等发达国家已有不少医院和研究中心安装，说明这类机器有一定的市场。显然，超高场 MRI 系统在临床应用和科学研究中具有一系列优点，如图像信噪比更高、功能成像的结果更可靠、更有利于心脏和冠状动脉成像、更适合开展 MRS 研究等。3T 机的出现还突破了过去这种场强只能进行头部成像的限制。

另外，过去几年里已有 4T 以上的 MRI 试用系统相继在美国、日本、加拿大等国的研究性医疗机构建成。在进行一系列安全性和应用研究之后，这些更高场强的系统也可能获准临床使用。目前，4T 的系统已得到 FDA 无明显危险的许可。人们还利用 7T 的 MRI 系统对几百例健康志愿者进行了无事故和无明显安全危险记录的测试。在 9.4T 的系统中进行的动物实验结果证实，这一场强条件并不对兔及其后代产生明显的生物效应。

截至 2002 年 4 月，全球已安装 3T 机 90 台、4T 机 15 台、4.7T 机和 7T 机各 3 台、8T 机 1 台、9.4T 机 1 台，其中 7.0T 的磁体已可工业化生产。这表明人们对超高场强系统的研究和探索活动并没有停止。与此同时，超高场系统在世界市场中的份额正在逐步提高，而短磁体、并行扫描技术和多通道全景式阵列线圈已基本成为这类设备的标准配置。

受市场驱动，超高场磁体的制造技术也有了新的突破。如今，直到 12T 的人体成像用超高场磁体的基本技术问题已经完全解决。除此之外，长期困扰高场开放磁体的技术问题也找到了解决方案。

2. 短磁体突破长度“极限”

MRI 系统的磁体长度过去一直在 2m 以上。因此，习惯上将其有效空间称之为“孔洞(tunnel)”。受检者位于其中，常常有窒息感。近几年，受开放型磁体的启发，高场系统的制造者在磁体的设计上确实下了一番工夫，使其看起来更短、更开放、更友好。

新一代常规磁体的长度已逐渐缩短至 1.7m 左右，接近了磁体设计者曾宣布的长度“极限”(1.69m)。但是，2000 年以来不少公司却相继推出更短的超导磁体，成功突破了上述极限，如飞利浦公司的 Intera 3T，其磁体长度为 1.57m。更有甚者，马可尼公司在其 Infinion 1.5T 系统中使用了长度仅为 1.4m 的磁体。这是目前世界上最短的磁体。它以 70cm 的孔径和 58°的超大中心开放角，最大限度地提供舒适、宽敞的扫描环境及超高场强的成像效果。该磁体被称为“新一代的超短磁体”。它的推出在磁共振史上具有重要意义。

短磁体不仅为受检者提供了更为舒适的扫描条件，也有利于危重病人的监护、介入手术的开展以及儿科疾病的检查。

3. 开放型磁体向高场发展

开放型磁体是 20 世纪 90 年代中期的产物，最早由日立公司推出。此后经历了一个由永磁型向超导型、由低场向中场的发展过程。随着 1.0T 开放型超导磁体的问世，高场超导磁体也步入了开放的轨道。

在传统的 MRI 系统中，主磁场位于封闭的磁体孔洞内，扫描时受检者处于与外界隔绝的狭小空间。这就难免给病人造成一定的心理压力。据统计，这种情况下约 3%的受检者产生幽闭恐惧症，有人甚至因无法忍受而自行爬出。在美国，有 7%的人因恐惧而拒绝进行 MRI 扫描。开放式磁体在这种情况下应运而生。它一推出就取得了良好的市场反应。例如，1995 年日立的 Airis 就曾取得巨大成功：当年它在开放型设备的市场上占据了高达 50%的份额。到 1998 年前后，已出现一大批采用开放式磁体的商业产品。

从磁体类型来看，当时的产品主要是低场的永磁和常导型磁体，如西门子的 Magnetom Open Vivo(0.2T，永磁型)和 Magnetom Jazz(0.2T，永磁型，四肢专用)、GE 的 Signa Profile/i(0.2T，永磁型)、飞利浦的 Panorama(0.23T，永磁型)、皮克(后被马可尼收购)的 Outlook Proview(0.23T，永磁型)和日立的 Airis 系列(分为 Airis mate 及 Airis II，其中前者为 0.2T、后者为 0.3T，永磁型)等。其中 GE 的 Signa Profile/i 不仅支持单激发的 EPI 序列，还能进行动态关节成像和扩散成像，是当时性能比较好的一款机子。我国安科公司也推出了自己的开放式磁共振成像系统(Open Mark 2000，0.2T，永磁型)。从磁体结构来看，C 型、π 型、双柱或四柱支撑型的均有。随着新永磁材料的采用，后来又推出了一批 0.35T 的开放式系统，如 GE 公司的 Signa Ovation、西门子迈迪特公司的 Novus 和宁波鑫高益公司的 Oper 等。

最早推出开放式超导磁体的是 FONAR 公司(Quad 12000，0.6T)，然后是 GE 公司。GE 在 Signa MRT(Magnetic Resonance guided Therapy，实验机型)中第一次使用了双环形的磁体结构，其场强为 0.5T。该机型投入商用时称为 Signa SP/i。紧接着又在中场范围出现了一批采用开放型磁体的超导系统，例如，GE 公司的 Signa Open Speed (0.7T，单柱式，图 4-4)、马可尼公司的 Infinion HFO(high field open，0.6T，C 型)、日立公司的 Altaire(0.7T)、FONAR 公司的 Pinnacle(0.6T，四柱式)等。其中日立的 Altaire 还采用了良好的屏蔽设计，将安装空间缩小至 5.5m×6.7m，并允许磁体室内有窗户，可使阳光进入室内。

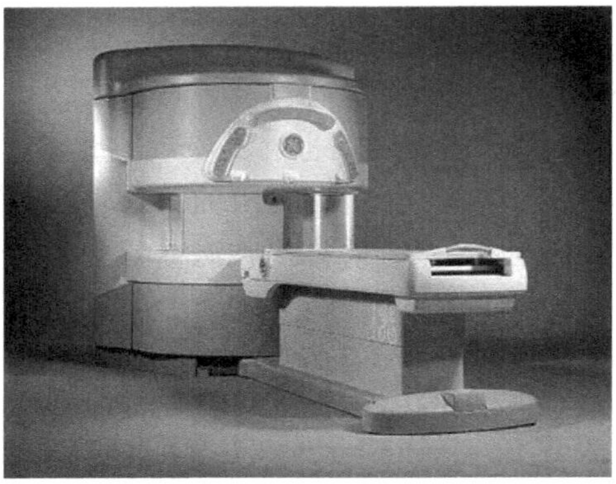

图 4-4　GE 公司的单柱式开放型 MRI 系统 Signa OpenSpeed(0.7T)

这一档产品最有代表性的是 FONAR 公司的站立式(stand-up)MRI 系统 Mega Open(0.6T)，因为它开了 MRI 检查时病人体位不受任何限制的先河。当 Mega Open 在 2000 年的 RSNA 年会上亮相时，模特在磁场内上下翻飞、或俯或卧、或立或坐的现场表演，引起了与会者的极大兴趣。Mega Open 于 2000 年 10 月获美国 FDA 批准。现在，这一机型已纳于 GE 名下进行销售，其报价为 160 万美元。

Mega Open 是目前世界上唯一可进行"体位成像(position imaging)"的机器。在这种机器中接受扫描时，病人不仅可用卧位，还可采取站位、坐位、屈曲位、伸展位、扭转位和侧屈位等任意体位。它的意义在于可以令患者在受检时尽量采取产生症状的体位，以利于诊断。对脊柱进行承重状态下的全程扫描也是这一设备的独创。此外，Mega Open 的"开放"程度也是前所未有的：受检时病人可以轻松地步入，扫描完毕后再走出来。由于面前无任何遮蔽物，受检者就不容易产生幽闭感。

开放式磁体更令人鼓舞的变化是其高场化。这一势头从 2000 年推出 1.0T 的机器开始，其发展方向还难以预料。随着超导磁体技术的进一步成熟，开放的场强还可能更高。目前，开发出高场开放超导系统的公司还仅有西门子(Magnetom Rhapsody，1.0T，图 4-5)和飞利浦(Panorama，1.0T)两家。值得注意的是，在开放式系统的开发过程中，飞利浦是在其原来 Panorama(0.23T)的基础之上，一下子越过 0.7T 的中场范围直接进入 1.0T 档次的。现在的 Panorama 无需外部屏蔽，质量也不超过 6t。也许正是由于高场开放式系统的出现，0.6～0.7T 的设备才未能引起太大的市场反响。

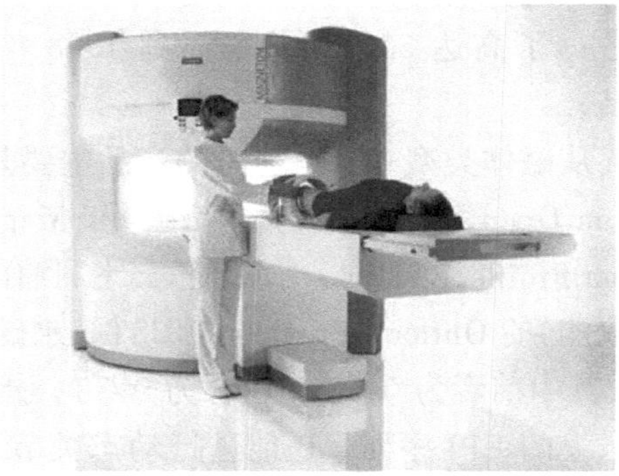

图 4-5　西门子公司的高场开放型 MRI 系统 Magnetom Rhapsody(1.0T)

西门子、飞利浦等公司是相继在 1999 年和 2000 年的 RSNA 年会上推出高场开放系统的。但是，也许是由于技术问题，也可能是由于成本问题，上述机型的推出速度一度被放慢。目前，各厂家已宣布规模化生产高场开放系统。此外，有些公司也将其高端的超短磁体系统定为开放系统，如飞利浦的 1.5T 机 Infinion(原马可尼公司产品，主磁体腔体长 1.4m)。

开放式磁体不仅能给受检者提供一个相对宽敞的环境，使其孤独及恐惧情绪大为改善，而且便于病人监护、便于介入操作，为磁共振导引的介入手术创造了条件。开放式 MRI 系统还适用于儿科疾病的检查(目前国内已有数家儿童医院安装了中场超导开放

MRI 系统）。因此，它的普及将大大拓宽 MRI 的应用领域。另外，由于开放式磁体多采用垂直磁场结构，其场强效果比同样场强的水平磁体大大提高。

开放式磁体的发展才刚刚开始，但它已在近年来市场份额越来越大的中档产品中占了很大比例。例如，2002 年美国市场上就销售了价值超过 3.4 亿美元的各型开放式系统。尽管如此，有人仍认为中场开放式设备的市场将会缩水，因为它已受到高性能低场系统和采用紧凑设计技术的超导设备的双重冲击。

4. 超导磁体整体性能进一步提高

超导磁体的设计过去以提高场强和降低液氦消耗为主要目标。现在，包括磁场屏蔽、匀场技术、致冷剂监测、重量以及建造材料等因素在内的磁体整体性能亦受到广泛重视。总的来说，磁体性能的提高以尽可能低的杂散磁场、尽量少消耗或不消耗液氦、容易安装维护和环保为标志。

液氦用量是磁体的主要指标之一。不过，随着磁体制造工艺的改进和两级致冷技术的采用，超导磁体的液氦挥发率已降至每小时 0.2L 以下，有些磁体甚至半年至一年才补充一次液氦。例如，在 GE 的超导磁体中使用了一种能使磁体高稳定运行的“4K 省液氦”技术，再辅之以高效的保温设计，使其 MRI 产品的液氦挥发率大大下降(有些产品做到了几年加注一次)。西门子的 Magnetom Harmony(1.0T)和 Magnetom Symphony(1.5T)两款机型也都达到了两年补充一次制冷剂的设计要求。对于这样的磁体，运行时液氦的成本便可基本忽略了。个别厂家的产品还安装了氦的循环液化系统，尽管它使磁体系统变得庞大复杂，却基本实现了液氦的零消耗，增加了用户选择的灵活性。另外，不使用液氮的液氦致冷技术正逐步推广。

在磁场的屏蔽方面，使用超导线圈的有源屏蔽方法已用得相当普遍，这可大大节省用户购买无源磁屏蔽体的费用。此外，一种高阶的动态有源补偿技术已在改善磁场的均匀性上广泛使用。

各厂家在磁体的安全性方面也采取了很多措施，使发生失超的可能性降至最低。在 GE 的 MRI 系统中，已推广一种新的磁体监测技术。该技术要求在磁体的低温系统中安装数个传感器，以便对磁体的运行情况进行动态管理。系统处理的数据包括低温容器内的温度和压力、冷却水的流速和温度、液氦的剩余量以及挥发率等。这些数据将通过 GE 的专用维修网定时向其控制中心发送。该中心一方面保存有关数据(作为磁体运行的永久性记录)，另一方面对其加以分析，以便掌握磁体工况。一旦发现问题，监测系统会重新设置机器的工作点，即实现遥控；问题较严重时，再通知有关工程师进行现场处理。这一技术是磁体生产厂家与 MRI 设备制造商共同努力的结果。它适用于 GE 的大多数 0.5T、1.0T 和 1.5T 的 MRI 产品。动态监测技术的应用将大大缩短机器的故障时间，并有利于降低制冷剂挥发率、提高超导磁体运行的可靠性。

在高温超导体投入应用之前，预计超导磁体本身不会出现革命性变化。

二、高性能的梯度子系统

梯度磁场是 MRI 系统的另一关键指标，因为它在很大程度上决定着整机性能，如扫描速度、层面厚度、空间分辨率和最小成像视野等。近年来，为提高 MRI 设备的采集速度和空间分辨率，各档次 MRI 系统的磁场梯度在性能上均有明显提高，有些厂家的梯度甚至发生了概念性变化，如多种形式的双梯度组合等。

1. 梯度场的开关速度继续提高

随着各种快速扫描序列的提出，人们对梯度性能的期望越来越高。目前来说，回波平面与梯度自旋回波技术是对梯度场要求最高的序列。这些序列要求磁共振的平均信号必须在 100ms 内采样，以避免由于 T_2 衰减而导致的图像模糊以及由于磁化率的改变而造成的空间畸变。一次 128×128 的单激发采集意味着读出梯度的持续时间只有 0.8ms (100/128≈0.8ms)。也就是说，在如此短的时间内，梯度场不仅要上升到它的最大值，而且必须有足够的平顶时间来实施采样，然后回落。考虑到梯度的上升和下降，其持续时间显然比 0.8ms 还要短，可见其对梯度系统的要求之高。

除快速成像外，梯度场还决定了 MRI 系统在一定矩阵下的最小 FOV(field of view)、一定 FOV 下的最大矩阵尺寸、最小层厚、最短回波时间以及随之而产生的最短重复时间。其中 FOV、矩阵大小和层厚主要受梯度场最大强度的限制，回波和重复时间则由最短梯度场上升时间和最大强度共同决定。由此可见，梯度场不仅影响机器的成像时间，而且决定图像的最大空间分辨率。

梯度系统的发展主要是朝着高线性与快速响应两个方向，目的是适应快速扫描序列对梯度脉冲上升和反转的需要。包括专用的成像设备如心脏专用机，目前的梯度场强度已达到 30～40mT/m(上升时间短至 200μs，有些头部专用线圈的梯度场上升时间甚至在 100μs 以下)，个别产品还达到了 60mT/m 的高指标(须伴以特殊的技术措施)。在 2002 年 5 月举行的国际磁共振成像学术年会上，西门子曾宣布将在一年和两年内分别实现 50mT/m 和 100mT/m 的目标。由此看来，梯度场强度还可能继续提高。

梯度场切变率(变化率)的发展方向是达到 200mT/(m·ms)或更高的水平。头部或心脏专用机的梯度系统显得更加重要，因而指标通常更高。例如，GE 公司心脏专用系统(Signa CV/i，1.5T)的梯度场为 40mT/m，切变率高达 150mT/(m·ms)；飞利浦公司专用机的梯度场强度和快速成像时的有效切换率更高，分别为 60mT/m 和 450mT/(m·ms)。

在梯度场驱动方面，目前的最新成果是所谓由级联脉宽调制(PWM)功率级构成的增强梯度放大器。这种放大器不仅可提供 2000V 的电压和 500A 的电流，而且能输出任意形状的梯度脉冲、支持各种高速或实时应用。使用目标场设计方法对梯度线圈的电感进行优化，还可获得高速通断、幅度更高的梯度线圈。梯度线圈性能的提高，还对其长度、功耗、它对神经末梢的刺激以及声学噪声等方面提出了新要求。

梯度系统的改进还要充分考虑扫描序列中梯度脉冲波形的设计。一些新的数据采集方法，如辐射扫描、螺旋扫描和钥孔成像对梯度波形编制的灵活性要求更高。飞利浦公司推出的“交互式磁共振”技术，是目前对梯度灵活性要求最高的技术。这一技术一旦实现，人们就可以手持遥控器，像操作家用电视机一样，对成像区域进行“局部观察”。也就是说，FOV 不仅能在成像容积内移动并在移动中产生每秒多达十个画面的图像，而且可在三个互相正交的方向上自由变换。各种图像参数，如层面厚度及切层方向均可根据定位需要而实时变化。这种交互式磁共振在介入治疗的导管追踪方面意义更大。

由于梯度场的配置及其性能与主磁场强度无关，许多高场梯度系统设计中所采用的技术和工艺还可能移植到低场系统中去。

2. 双梯度场和梯度线圈的多样化

MRI 系统通常仅设一套梯度线圈，即 x、y 和 z 向各一个梯度线圈。但是，这种梯度子系统的梯度场强和切变率不可能再高了，因为梯度场快速开关对人体所造成的刺激(包括噪声刺激和人体感应电流对神经末梢的电刺激)必须在受检者的生理忍受极限之内。为此，梯度线圈的形式正在朝多样化方向发展，近年来出现的双梯度技术就是例证。

所谓双梯度，就是在主梯度线圈内增设一个梯度线圈，使其产生的梯度场与主梯度场相叠加而得到一个更高或变化更快的局部高梯度场(两个梯度线圈也可能异步工作，以实现各自的功能)。这种技术的采用，不仅可进一步提高梯度系统的性能，而且能有效减少梯度场对病人的刺激。双梯度系统的梯度场切换率可达到 150mT/(m·ms)或更高，因而特别适用于头部及心脏的功能性检查。双梯度技术的出现是近年来 MRI 设备在梯度子系统中取得的突破性进展。它使磁共振进入了双梯度场时代。

GE 公司在其新产品 Signa TwinSpeed(1.5T)中成功地应用了这一技术。在 Signa TwinSpeed 的两套梯度系统中，一套为高梯度(40mT/m)和高切换率[150mT/(m·ms)]的小梯度，专门用于心脏、神经和一些以小 FOV 为目的的高分辨率精细扫描；另一套为低梯度场(23mT/m)和低切换率[80mT/(m·ms)]的大梯度，主要用于腹部、脊柱等大范围成像。两者分别被称为梯度的 Zoom 模式和 Whole Body 模式，工作时可在两种模式间自由切换，可见两套梯度是分别工作的。Signa TwinSpeed 特别突出了磁共振在心血管系统和神经系统的应用能力，是 GE 公司近两年的主推产品。

目前的双梯度已出现 3 种形式：一是在磁体内增加一套与主梯度不同的短梯度线圈，称为非对称式双梯度；二是在磁体内增加一套与主梯度相同的梯度线圈，称为对称式双梯度；三是在头线圈或表面线圈上附加一个梯度线圈，使之成为一个复合的线圈系统，通常称其为组合线圈。组合线圈的梯度场可高达 60mT/m、切换率超过 400mT/(m·ms)。这类线圈特别适于在高场设备中实施功能成像。

非线性的梯度系统正在研究之中。

3. 梯度线圈的低涡流设计

涡流是梯度系统设计中最令人头痛的问题。它会严重影响磁体的动态均匀度，从而导致伪影。为了克服涡流所造成的负面影响，人们采取了许多措施。近年来用得最普遍的方法就是在梯度线圈与磁体之间增加一个副梯度线圈，使其产生与主梯度线圈相反的梯度场，以抵消其涡流。还可以采用特殊的磁体结构来阻断涡电流通路。也有用高阻材料来制造磁体，从而减小涡流的。

4. 梯度线圈的低噪声设计

梯度线圈工作时在主磁场作用下产生的洛伦兹力，会使线圈载体在梯度场转换期间剧烈振荡，从而发出 MRI 扫描时特有的噪声。梯度场强越大、上升时间越短或变化越快，该噪声就越大。对于 1.0～2.0T 的主磁场，当所用梯度场达到 25mT/m 时，由此引起的噪声可超过 110dB(A 模式)。快速成像通常会伴随更高的噪声。EPI 是目前速度最快的成像序列，同时也是一种特大噪声的成像方法。在使用 EPI 序列成像时，噪声可达 115dB(依成像参数而变)，其效果与直升机起飞或降落时机身下方的噪声级相当。这种高量级噪声不仅会造成病人不适，而且有可能诱发其恐惧感。根据国际电工委员会(IEC，International Electrotechnical Commission)1995 年建立的有关 MRI 噪声保护的安全标准，即 IEC60601-2-33(1995)的规定，如果行 MRI 检查时平均声压级超过 99dB(A 模式)，就必须使用耳塞等装置进行防护。

在现有的 MRI 设备中，梯度噪声主要采用被动降噪法即简单地使用耳塞或耳罩来减弱。据报道，对于 1000Hz 以上的高频噪声，耳塞或耳罩的衰减程度可达 30dB；对于 250Hz 左右的低频噪声，用耳塞或耳罩却只能衰减 10dB 左右。然而，MRI 装置的噪声更多地分布在低频端。可见仅用耳塞或耳罩是不能有效消除梯度场噪声的。显然，在梯度系统的研究中，应将削弱甚至消除上述噪声作为目标之一。

梯度线圈的剧烈振动主要通过空气和周围固态构件两种途径向外传播。前一种途径是指梯度线圈使相邻空气随之振动，并将此振动传播开去。梯度线圈的振动还可被直接传播到邻近的固态构件上，使后者产生振动而起到二级噪声源的作用。阻尼上述任一途径，均可减弱梯度系统的噪声。近年来，多数厂商已开始重视 MRI 的噪声问题，并且从硬件和软件两个方面着手进行改进，如在磁体内构造真空层及使用吸音材料等，据称这些措施可将噪声降至 40%～90%。

目前，一种称为有源噪声控制(ANC，active noise control)的主动降噪技术已引起人们重视。所谓 ANC，就是采集目标区的噪声进行分析，并在此基础上生成一方向相反、强度相等的声音信号回放至目标区，使回放音与噪声源互相抵消而抑制噪声的技术。ANC 的概念最早于 1930 年前后提出，但直到低成本的数字信号处理器件及算法得到发展后才得以应用。据研究，在低频段采用这种技术进行噪声控制，可有效消除扫描噪声。

在东芝公司的 MRI 产品中已经采用了另一种先进的梯度场降噪技术，即 Pianissimo 静音技术。这一技术的核心是将噪声源即梯度线圈置于一个封闭的真空室内，以阻断噪声的主要传播途径，同时辅之以其他有效的减振措施，如将梯度线圈直接紧固于地板上、增加支持基重量用以吸收振动等。据测试，Pianissimo 总的减噪效果可达 33dB 左右，这就意味着它将主观噪声级减少了大约 90%。目前，东芝公司已在其 EXCELART 磁共振成像系统(1.5T)中采用了这一高效的降噪技术。东芝将其开发理念定义为“与人友好，安静的 MRI”。

梯度场噪声还可以通过扫描序列的巧妙设计来降低。我们知道，z 梯度线圈由位于磁体两端的线圈对所组成。由于两个线圈中通过的电流方向相反，二者受到的洛伦兹力就有抵消的倾向。因此，z 梯度的噪声一般较小。但是，x、y 梯度电流在各自的线圈绕组中将产生具有叠加效果的洛伦兹力，故 x、y 梯度的噪声很大。由此可知，要大幅度降低扫描噪声，其重点是抑制 x 和 y 梯度场的噪声。为此，新的扫描序列或成像方法应避免使用脉冲型的梯度电流。或者说，可以考虑将 x、y 向梯度电流中的某一个设置为直流，而另一个采用直流加旋转的方式进行编码。当然，这样做还需要解决图像定位和重建方面的诸多技术问题。

三、高效线圈、信号采集的数字化和多通道化

线圈是 MRI 系统的信号采集设备，其灵敏度直接关系到图像质量的好坏。它的发展至今已经历从线极化到圆极化、从单线圈到相控阵、从硬到软、从体外到体(腔)内、从单通道到多通道全景一体化等变化。有人还将射频线圈的发展概括为四代：第一代为线极化线圈；第二代是圆形极化线圈(信噪比提高 40%以上)；第三代为出现于 20 世纪 90 年代中期的圆极化相控阵线圈；第四代是所谓一体化全景相控阵线圈。在 MRI 设备中，线圈的发展之快、种类之多、设计之灵活是其他硬件远不能比拟的。这里列举近年来推出的几种新型线圈。

全景相控阵线圈：是一种可任意组合的阵列线圈。摆放病人时可将多组线圈同时固定于病人身上，然后通过软件控制来实现不同的组合和拆分，以完成对不同部位的检查和诊断。这种线圈对于多部位成像尤为重要。

肢体血管成像多通道相控阵线圈：是一种远端血管成像专用线圈。可包绕并覆盖双下肢全长、允许步进法采集，因而能有效扩大信号采集野并显著改善肢体血管的图像质量。例如，GE 公司的下肢线圈可以覆盖下肢至下腹部的整个区段，故下肢及下腹部血管扫描时不需要重新摆放线圈。这类线圈多用 4 个通道的射频接收系统，但已有 12 通道以上的产品出现。

带有光刺激装置的功能成像线圈：是一种专用于视觉和认知功能成像的头线圈。在高灵敏度的容积头线圈内部置有光信号发生器，该发生器可发出 20 余种视觉刺激信号，以供功能成像实验选用。过去的视觉实验需要专门的光刺激眼镜，且刺激模式单一。这种线圈的推出将使有关的功能成像实验在操作方法上大为简化。

腔内线圈：是一种经人体对外通道插入后对体腔内病变实行近距离成像的小型表面线圈。用于盆腔疾病和直肠检查的腔内线圈已有多年历史。这种线圈在前列腺肿瘤的诊断和评价中发挥了重要作用。近年来又推出两类腔内线圈，一类是经鼻插入的食管线圈，另一类为经导管插入的血管内线圈。已有分别用于食道和心脏两种成像目的的食管线圈问世。美国 Magna-Lab 是一家专门研制和开发与 MRI 相关的、用于冠心病诊断的医疗产品公司。该公司研制的心脏成像线圈(探头)Cardiac View Probe 已获 FDA 批准。这种线圈经食道放入后能无创地获得升主动脉、主动脉弓、降主动脉和冠状动脉的高清晰度像。另外，Magna-Lab 还提供一种置于胸部的体外表面线圈与之配合使用。血管内线圈是一种微型接收线圈，成像时置于导管前端随导管送入血管，有利于管腔及管壁病变的显示。它的出现有可能对血管病变的 MRI 介入治疗产生影响。上述专用线圈的价格在 0.8 万～2.5 万美元之间。

多单元相控阵心脏专用线圈：是一种可对心脏实施全方位相控阵成像的线圈。心脏成像过去常用体线圈，但因其信噪比低，图像质量很难提高。如果用它进行冠状动脉成像，图像质量就更难达到临床要求。现多采用由多个线圈单元组成的相控阵心脏成像专门线圈。例如，飞利浦公司的心脏相控阵线圈就由 5 个线圈单元组成，其中 2 个位于上

方，另外 3 个位于下方，这样不仅受检者感到舒适，而且线圈容易固定。

MRI 信号采集系统的另一发展特点是全数字化和多通道化。目前的 MRI 系统均已实现全数字化发射和信号接收，而多通道接收系统主要是近几年随着相控阵技术的普及而出现的新技术。以马可尼(现已被飞利浦收购)Infinion 1.5T 为例，该机型在病人检查床内设置了 10 单元多模式、多通道的相控阵脊柱线圈，并可做到根据扫描序列自动切换，以最大限度提高图像质量。此外，机器还附加了两个线圈接口，使该机可连接的线圈单元数增至 20 个，多数扫描不需再更换线圈。Infinion 1.5T 还将其射频接收通道增至 8 个，故可同时接收来自 8 个线圈的信号。马可尼称这种接收体系为综合多模式相控阵线圈系统。现在，所谓的多元阵列式全景线圈以及并行扫描线圈已能支持 4 个、8 个、16 个、32 个甚至 64 个接收通道的配置和 3～4 倍的图像采集速度。

四、从四肢和乳腺专用机到头和心脏专用系统的涌现

近年来专用 MRI 系统的发展方向出现了新的变化，即由过去的四肢和乳腺专用系统向高端的头和心脏专用设备发展。

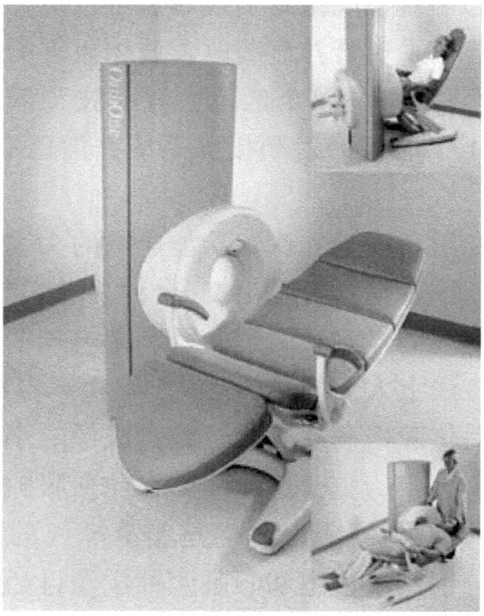

图 4-6 美国 ONI 公司新近推出的高场(1.0T)四肢 MRI 系统 ORTHONE

最早出现的 MRI 专用系统主要是用于四肢和乳腺成像的低场或中场设备，其目的是降低设备成本、扩大 MRI 的应用范围。为了进一步提高图像质量，近年美国 ONI 公司还推出了高场(1.0T)的四肢 MRI 系统 ORTHONE(图 4-6)，专用于脚、踝、膝、手、腕和肘部成像。由于体积很小，ORTHONE 可安装在较小的房间甚至医生办公室内。

由于现在全身成像系统均具备四肢的检查功能，且图像质量要胜低场的专用系统一筹，作为设备拥有者的医院一方来说，大多不会再购置一套四肢成像专用系统。这是四肢系统发展受限的主要原因。高场四肢成像设备的出现也可能改变这一状态。

世界上第一台乳腺专用 MRI 系统是由美国 Caprius(原来的 Advanced NMR)公司推出的超导系统(0.5T)，其名称为 Aurora。但是，由于这套系统没有带来足够利润，Caprius 便于 1999 年 4 月将其出售给美国另一家公司 Pacific Republic Capital。后来这家公司在 Aurora 项目的基础上组建了 Aurora Imaging Technology 公司，以继续发展乳腺 MRI 专用系统。除此之外，迄今为止还没有第二家公司推出专用的乳腺系统。

乳腺专用系统的价格并不高，但对此感兴趣的人似乎并不多，亦即绝大多数医院都无意购买乳腺专用机。除了乳腺 MRI 检查的临床价值需要进一步探讨之外，另一个很

重要的原因就是几乎所有的 MRI 设备制造商均在自己的高场通用系统中提供了乳腺成像功能。可见乳腺成像产业同四肢成像系统一样步履维艰。

与此不同的是，随着超导磁体价格的下降以及临床研究方向的变化，人们对头和心脏专用系统的呼声却越来越高。原因是功能成像和心脏成像不仅需要快速成像技术，而且需要比临床成像更高的场强和更高性能的梯度。其实这些高端设备早已在欧美的一些研究中心使用着，在技术上是成熟的。于是，精明的商家门尽快对其进行开发以满足日益增长的市场需求。目前，GE 和飞利浦公司均有心脏专用的高场系统销售，其梯度场都达到了非常高的水平。西门子则推出了头部专用的超高场(3T)系统(Magnetom Allegra，图 4-7)。这款机型将在功能成像研究方面发挥重要作用。

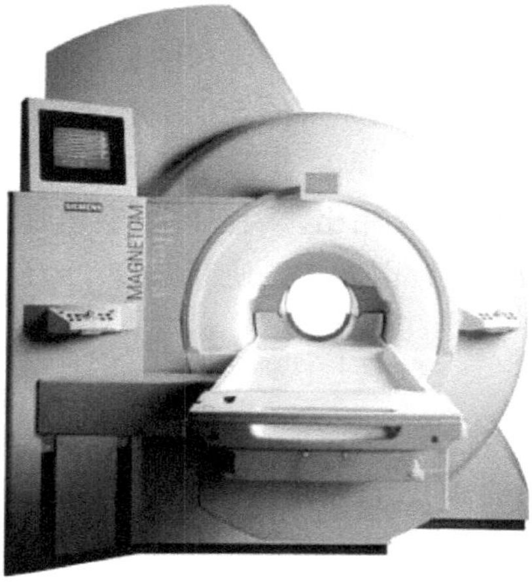

图 4-7　西门子公司的超高场头部专用 MRI 系统 Magnetom Allegra(3T)

五、移动床的 MRI

移动成像是医学影像学中一门早已成熟的技术。X 射线 CT 是利用移动床成像最典型的例子。核医学和超声也是分别利用伽马相机和探头的移动来成像的。几年前，飞利浦公司在开发 MobiTrack 外周血管成像方法的过程中引入了移动床技术，从而开始了步进法磁共振成像的商业应用。

现在，随着快速成像序列的普及，已有人试图利用移动床技术对人体进行全身成像。在美国耶鲁大学的一项研究中，学者们用一台 1.5T 的机器和一个可前后运动的检查床(移动速度为 5mm/s)对此进行实验并获得了成功。当他们用单激发的回波平面成像序列扫描时，该系统获取图像的速度为每幅 18s，其速度比传统的 X 射线 CT 扫描和核医学成像方法都要快。为了证明这种方法的有效性，研究者对 19 个乳腺癌患者实施了全身成像，结果对其中的 18 人进行了正确的肿瘤分期，准确率为 95%。此结果初步证明，对于癌症病人的全身检查不仅是必要的而且是可行的。

上述可对全身进行扫描的移动床成像法一旦用于临床，便有可能取代核医学的全身骨扫描或其他费时的诊断方法。

六、MRI 系统的环保理念

MRI 系统的环保理念是由西门子公司首先提出的。其内容包括大幅度减少制造用原材料、单元结构体现再回收和再利用思想、大大减少电子废品和使用环保原料等。这一理念的贯彻最终将使用户受益。

据称，西门子在其 Magnetom Harmony、Magnetom Symphony 和 Magnetom Sonata 等几款机型的生产中已经体现了这一新的设计理念，从而使部件的用料大大减少、体积进一步缩小。例如，磁体体积和重量分别减少了 43%和 4200kg；梯度线圈所用的铜和浇铸用的树脂只及原来的 50%(分别节约 200kg 和 250kg)；电子部件的体积和重量均减少 1/3；梯度线圈的总重量较原先减少了 845kg。经过上述的“瘦身”过程，与西门子早先生产的 MRI 相比，现在的机型占地面积缩小了 2/3。此外，梯度线圈中的 8 个印刷电路板均不含卤元素，使其向着“绿色”方向又进了一步。

七、MRI 系统的人性化设计

过去的 MRI 设备看起来像中间开有孔洞的大铁块，笨拙而单调。从 20 世纪 90 年代后期开始，也许是商业竞争的结果，也许是医学模式的改变使开发商更多的考虑了病人的需要，MRI 系统的设计无论从外观上还是部件的实用性上，均发生了悄悄的变化。

推出开放型磁体的目的，并不完全是仅仅方便介入治疗或外科医师开展手术，更重要的是它也给受检者提供了一个相对舒适的成像环境。受开放磁体的启发，设计者们开始将超导磁体设计得界面更加友好、轮廓更具吸引力、颜色更加鲜艳。现在，机器的外观设计已经堪称艺术品了。

与外观设计相对应，MRI 系统各种功能按钮、过程显示、对讲系统等的设计均体现了人性化的原则。检查床的动作更加平稳、表面线圈更加绵软、控制操作更具交互性、房屋装修更加温馨，这是 MRI 系统给人的新感觉。

技术的创新、诊断价值的提高以及对病人的友善，使 MRI 系统在影像设备市场份额中所占比例逐年上升。据统计，1998 年这一比例为 20%(即 18.8 亿美元)。但是，到 2004 年，MRI 设备在影像市场份额中的比例将升高至 25%(即 36.4 亿美元)。

八、对计算机的要求及其网络化趋势

快速扫描技术将在相当短的时间内产生大量数据。除此之外，一些新的采集技术，如辐射扫描、螺旋扫描以及钥孔成像在图像重建时的计算量都很大。相控阵线圈的应用，在改善信噪比的同时，也会产生大量数据。因此，在未来的 MRI 系统中，计算机的性能显得更加重要。人们已在提高扫描速度方面尽了最大努力，使每幅图像的成像时间从数十秒缩短为数十毫秒。但是，如果每幅图像的重建耗时几秒钟，上述努力的意义就不大了。目前，不少公司 MRI 系统图像重建的速度已达到 200 幅/s 以上。例如，飞利浦公司的图像重建速度已达 255 幅/s。

近年来，随着微电子和计算机技术的飞速发展，计算机产品的性能价格比正在不断提高。用于 MRI 产品的计算机也在更新换代。许多产品都已采用高速度、小体积、大容量和多任务的工作站做主机，如 SUN 和 SGI 等，这不仅使 MRI 产品的性能得以改善，也使处理机的体积进一步缩小。在图像显示上，不少公司已采用新颖美观的高性能液晶显示器。

通常情况下，为了图像的后处理和特殊显示，还需配置专门的辅助工作站，并在这些辅助工作站上运行 MRI 厂家开发的专门软件来实现诸如三维显示、MRA 显示、表面重建、多平面重建(MPR，multiple planer reconstruction)、仿真内镜重建、图像融合、图像分割等后处理功能。图像融合是指各种成像技术的综合应用。各种成像手段均有其独特的优越性，如能将不同成像方式所得图像融合为一幅图像，则可更清楚地表达病变来源、范围和相邻结构，甚至可将功能图像和解剖图像重叠显示。上述功能充分体现了工作站的重要性。现在，工作站已成为 MRI 系统的重要组成部分。

图像工作站的发展极为迅速、功能也越来越强大。根据医生需要，现已能在工作站计算机上进行任意层面、任意间隔和任意层厚的多方式图像重建；对感兴趣区可行优质的多层面重建或图像分割；对不同扫描序列所获图像能相互叠加成为联合图像，如将水成像与血管成像的图像组合为所谓双成像图像等；可通过导航的内镜技术，显示器官内腔情况；亦可作垂直于管道长轴的图像重建，以直接显示管壁状况等。此外，工作站也为整个系统提供高效、强大和灵活的数据管理功能。

医学影像存档与通信系统(PACS，picture archiving and communication systems)是近年来随着数字成像技术、计算机技术和网络技术的进步而迅速发展起来的、旨在全面解决医学图像的获取、显示、存储、传送和管理的综合系统，也是放射信息学(infoRAD，informatics in radiology)的重要组成部分。目前 PACS 发展中的许多关键问题均已解决，大规模的开发和临床应用已经开始。MRI 设备产生的正是 PACS 所需的数字图像，应该成为最早进入 PACS 系统的图像源。因此，MRI 系统再也不可能孤立地存在了。

在这一方面，美国放射学会(ACR，American College of Radiology)和美国电气制造商协会(NEMA，National Electrical Manufacturer's Association)联手制定的 DICOM 3.0 标准，即医学数字成像和通信标准(digital imaging and communications in medicine)起了极大的推动作用。DICOM 3.0 是第一个广为接受的全球性医学数字成像和通信标准。现在，几乎所有的 MRI 设备生产商已经推出符合上述标准的 MRI 产品，使之能够方便地进入 PACS 网络。在已经 PACS 化的医院或影像科室里，医生们便可在自己的图像显示终端前调阅磁共振图像，并将 X 射线片、CT、超声和核医学图像放在一起互相参照，以便得出更为全面而准确的诊断结果。

第二节　磁共振成像技术的进展

随着硬件设备的发展尤其是梯度子系统的革新，MRI 系统的成像速度出现了令人兴奋的变化。加快扫描速度的意义不仅仅在于提高 MRI 设备的工作效率，更重要的是它有利于消除运动伪影、加强对机体动态过程的认识，例如，观察造影剂的进入和排出、了解水的扩散与灌注、研究血液的氧合和氧离等。因此，近年来以快速成像为主导的各种 MRI 新技术应运而生。这些新技术大多围绕头颅、心脏和外周血管等三个临床成像热点而展开。

一、快速和超快速扫描

快速和超快速扫描是指一系列用以减少扫描时间或提高图像时间分辨率的技术。人们在缩短扫描周期方面已取得突破性进展。现在，MRI 的扫描时间不再是长得不可忍受，而在某些情况下是快得难以置信。实时或准实时磁共振以及电影或透视磁共振的概念已经提出。众所周知，任何脉冲序列的扫描时间均由重复时间 TR、激发次数和信号采集次数 3 个参数所决定。因此，以往的所有快速成像技术都是通过上述参数的缩短或减少来提高扫描速度的。现代脉冲序列设计则更加注重高效率的采集方法。例如，非笛卡儿 K 空间轨迹技术、K 空间数据共享技术、并行成像技术等都是近年来十分活跃的研究领域。

1. 缩短 TR 的快速扫描技术

缩短 TR 是加快扫描速度最简单的办法。但是，在短 TR 的情况下，由于长 T_1 组织的磁化不能充分恢复，就会导致 NMR 信号变小即图像质量下降(类似于 T_1 权重增加)。早期的 MRI 系统中曾采用反转恢复序列来获得 T_1 加权像，其 TR 在 1500ms 以上。后来的 SE 序列将 TR 缩短至组织的 T_1 水平后，T_1 加权像的扫描时间缩短了将近 50%。1986 年出现的所谓 GRE(梯度回波)技术进一步将 TR 缩短至 100ms，相应地，它将扫描时间缩短为 20s 左右。这使得在一次屏息之间完成扫描成为可能，因而能够有效抑制呼吸运动造成的伪影。GRE 与一般自旋回波技术的最大区别是采用翻转角小于 90°的 RF 脉冲进行激发，同时用梯度反转代替 180°射频脉冲。由于不再受组织 T_1 和 T_2 弛豫时间的限制(仅取决于层面的选择和数据采集时间的长短)，便可将 TR 缩短至 20ms 以下，从而使成像速度大大提高。各大公司均在这一技术的基础上开发了自己独特的扫描序列，如西门子公司的 FLASH、飞利浦公司的 FFE 等。

2. 减少激发次数的快速扫描技术

在传统的扫描技术中，相位编码方向上每扫一行就需要一次激发，而每激发一次就需间隔一个 TR 时间。这样，每扫一幅 256×256 的图像就需要 256 次激发或 256 个相位编码步。显然，减少相位编码数可提高扫描速度。但是，这样做势必降低空间分辨率。常用的办法是将正方形扫描野变为长方形扫描野，这在某些部位的检查中是可行的，而且适用于任何脉冲序列。

另一种减少激发次数的方法是根据原始数据在 K 空间具有数学对称性的原理，不是去采集所有数据，而是仅采集其中的一部分(大于 50%)。这就是所谓的半傅里叶成像或部分傅里叶成像。快速采集自旋回波(RASE)序列就是根据这一原理开发的。RASE 实际上仍为一种标准的 SE 序列，其图像对比度变化规律与常规的 SE 序列无异。二者的不同之处为 RASE 的 TR(200～300ms)、TE(10～20ms)较常规的 SE 序列短，且为单次激励、半傅里叶采样，因而成像速度很快。例如，在 TR/TE＝275ms/10ms 时，它可在 23s 内获得 11 个层面的重 T_1 加权像。HASTE 也是一种使用半傅里叶采样的高速自旋回波序列，它可在 1s 左右的时间内产生一幅 T_2 加权像，因而能在屏息间采集数幅图像。

RARE(rapid acquisition with relaxation enhancement)技术是由海宁(Henning)等人于1986年提出的，其核心是一次激发后采集多行数据。实际上，回波平面成像即EPI技术就是在一次激发后采集所有数据行(128行，256行甚至512行)的。因此，它是当今最快速的成像方法。

EPI一般可在30ms内采集一幅完整的图像，使每秒钟获得的图像达到20幅以上，是真正意义上的超快速成像。由于它集高速及高质量的图像于一身，因而几乎对所有的临床应用，EPI都是最有前途的方法。例如，利用EPI可以“冻结”运动器官，以清晰地观察胆囊、呼吸器官的断层图像；可以不通过门控实时或准实时地显示心脏的动态图像(电影或透视MRI)。不过，EPI对MRI系统软硬件的要求更高，这包括极高性能的梯度子系统、数据采集子系统和图像处理子系统。相应地，用户要付出高昂的代价。除此之外，EPI序列还具有空间分辨率较低(与标准SE序列相比)、化学位移伪影严重以及对场强均匀性高度敏感等缺点。高梯度场带来的潜在危害也是个争论不休的问题。

RARE和EPI已被许多MRI设备制造商所采用，因而产生了不少的扩展序列。

3. 减少采集次数的快速扫描技术

由于NMR信号幅度极小，在MRI系统中均采用多次采样及叠加平均的办法来提高信噪比。显然，减少信号的平均次数可提高扫描速度，但这要以信噪比的降低为代价，因而它只适用于固有信噪比较高的高场强系统。在各种运动抑制技术中，多采用上述方法来减少运动伪影，例如，MAST(motion artifact suppression technique)技术、FRODO(flow and respiratory artifact obliteration with directed orthogonal pulses)技术以及ROPE(respiratory-ordered phase encoding)和COPE(cardiac-ordered phase encoding)等动态编码技术。

SENSE是飞利浦的快速成像技术。它是在局部高梯度场的前提下，采用特殊的相位编码和K空间填充技巧，配合相控阵线圈采集信号，从而使成像速度成倍加快的。除了高时间分辨率之外，SENSE还能用于所有的成像序列，以进行快速的解剖或功能成像。例如，SENSE结合飞利浦独有的心电向量门控技术，可实现心脏的快速全景成像(75帧/s)，这不仅对心脏的形态学研究，而且对冠状动脉成像、心肌灌注以及心功能的分析都非常有意义。目前，SENSE已能将成像速度提高数倍。

飞利浦是较早应用SENSE技术的公司(4年左右)，但现在各厂家都在开发此项技术。类似的技术还有SMASH(simultaneous acquisition of spatial harmonics)和ASSET(array spatial sensitivity encording technique)等。

4. 并行成像技术

并行成像是一种利用多元阵列线圈同时采集信号，经不同的接收通道并按适当方法编排和处理后再统一进行图像重建的技术。这种技术可以大幅度减少完成一次扫描所用的相位编码步(图像空间分辨率不变)，从而突破了序列重复时间乘以相位编码步数等于采集时间的传统限制。它可以与X射线CT中用多排接收器同时进行多层扫描的情形相类比，因而能大大缩短扫描时间。利用并行成像技术，现在已能达到50层/10～12s的采集速度，是传统方法的 4～9 倍。

应用并行成像技术时必须事先了解各线圈的灵敏度及其空间分布，以便在后处理中对不同线圈赋以不同权重。可见这一技术需要多接收通道、多元阵列线圈等硬件支持，同时需要事先对线圈进行灵敏度校准。另外，还要用特殊的图像重建方法对它所获数据进行处理。

并行成像技术在不同的公司具有不同名称。例如，在飞利浦公司它被称为灵敏度编码技术即 SENSE 技术。

5. 活跃的快速成像研究

上述各种快速成像方法有些已被广泛应用，有的尚在研究之中。快速成像的研究是 MRI 技术中一个最活跃的分支。人们已经为此进行了不懈努力，并取得了极大的成功。今后，它仍然是各国研究机构和 MRI 设备生产厂家所追逐的目标。需要强调的是，任何一种快速扫描序列都有待于临床实践的恰当评估，以便对其应用领域和最终参数设置做出结论。

二、心脏检查的若干进展

多年来，心脏 MRI 技术一直难以被心脏科所接受。追究起来，主要还是成像速度太慢的原因。因此，现阶段的一切快速或超快速成像技术，都是以能否“冻结”心脏的运动为标准而发展的。随着快速成像技术的日益成熟，心脏 MRI 也出现了可喜的进展。

1. 心脏结构成像及心功能评价

心脏结构成像即形态学检查和心功能评价是心脏常规检查的两个主要方面。但是，心脏的搏动能导致共振信号的大量丢失，从而使心脏图像质量大大下降。门控技术的应用虽然有助于心脏形态学图像的改善，但成像速度却慢得令人难以接受。

自旋回波、梯度回波以及后来的超快速梯度回波技术都曾用于心脏成像。但是，EPI 尤其是节段采集 EPI 和单激发 EPI 技术的应用，才使呼吸与心脏的舒缩运动进一步冻结、图像中的伪影明显减少。结合流动补偿、脂肪预饱和等技术，它还可使包括冠状动脉在内的血管细微结构得以显示。现在，心脏的三维 EPI 扫描能在一次屏气内完成。通过多层面重建还可同时显示心脏各腔室、长短轴以及其他解剖方位的情况。应用上述超快速扫描序列，还能在很短时间内完成心脏多层多相位的扫描以及心脏屏息电影扫描。例如，用飞利浦的 SENSE 及心电向量门控技术，可以 75 帧/s 的速度实现对心脏的全景成像，从而为心脏形态学观察提供了非常有用的手段。

心功能评价要在可靠的结构图像的基础之上进行。现在的软件一般可计算心室容积、心室充盈量、射血分数及每搏输出量等参数，并可对心肌收缩速度、心肌厚度、心肌的收缩率等动力学指标进行估算。

2. 心向量门控、心电反向门控和后处理门控心脏成像

心脏和纵隔的常规扫描以前均采用心电信号(ECG，electrocardiography)进行门控。

门控所需信号一般由基于幅度的滤波算法和 QRS 复合波检测算法而获得。但是，门控扫描过程中 ECG 信号的获取常会遇到下述问题：一是磁场对血液的干扰会产生伪影信号，其强度与 ECG 相当；二是胸壁运动以及磁场对心电导联的作用均会使 ECG 基线抬高；三是扫描时射频脉冲及梯度场的切换均可干扰 ECG 信号。因此，大约有 30%的患者按常规布置电极后得不到所需的门控信号，往往需要重新摆放。为解决这一问题，飞利浦公司近期开发了用心电向量(VCG，vectorcardiography)信号进行门控的技术，并推出了心电向量门控硬件。由于 VCG 从两个互相垂直的 ECG 信号重建而来，与受检者的心率及心脏电轴方向无关，就不易被干扰。据称，用这种技术可以 100%的获得门控信号。

门控成像的另一问题是扫描时间太长。西门子公司的反向门控技术正是针对这一问题而推出的。所谓反向门控，是一种将心电门控与脉冲重复时间 TR 同步控制的扫描技术。常规心电门控是在 R 波触发后于固定的时间点上采集图像数据的，未将心率变化计算在内。反向门控则在 R 波触发后，以 TR 时间连续重复采集并进行相位编码。不同时间获得的信号将按心动周期存放，扫描结束后再将不同心动周期的数据分层面重建。心电反向门控法可在整个心动周期内连续均匀地采集信号，特别适合于心脏电影扫描。同时，心动周期不同时相的信号均可准确采集，克服了常规门控时相不准和舒张末期信号丢失的缺点。

另据最新研究资料，西门子公司与美国西北大学和克利夫兰临床基金会合作完成了能够从连续 6～12 个心动周期的 MRI 资料中提取心动信息的软件。它有可能使心脏门控成像中不使用导联或电极的设想成为现实。与标准 ECG 同步法相比，这一技术获得的图像质量更胜一筹。西门子已计划将这种技术移植到呼吸门控上，以消除扫描时病人的憋气之苦。克利夫兰研究所的研究人员还指出，由于该软件免除了心电导联或电极，它对心包病变和右心负荷异常的患者特别有用。

3. 心壁运动标识成像

心壁运动标识成像或称心肌标记成像(cardiac tagging imaging)是一种通过测量心肌的机械运动情况来反映心肌受损范围与程度的方法。具体做法是在心脏舒张末期使用二维或三维的网格状或条状射频脉冲激发心脏，以在心内形成网格状或条状的饱和区，然后开始电影采集。

采集过程中，上述网格状或条状饱和区在心壁固定位置无信号，且这些无信号网格或条将随心壁的运动而改变方向。在无心壁运动、心壁运动减弱或心壁运动矛盾等情况下，无信号的饱和带亦出现无运动、运动减弱或矛盾运动等变化。因此，通过电影扫描序列便可显示心脏搏动过程中这些网格状条纹随心肌运动而产生位移的情况，进而判断心壁在心动周期的运动状态。心壁标识成像技术使人们能够更加直观地观察心肌运动。

在进行心壁标识成像的同时实施心壁运动负荷试验，将有助于评估心肌的收缩储备功能。

4. 心肌负荷试验成像

资料表明，当冠状动脉狭窄程度达 50%～80%时，可能只是在负荷状态下才出现临床症状，因为这时冠状动脉血流量将增加至静息状态的5倍、收缩期心室壁增厚率可达100%。因此，可通过负荷试验来了解心肌收缩储备能力及其缺血情况。负荷试验也是冠心病诊断的常用方法。近年来已有人通过MRI进行心肌负荷试验研究。

MRI的心肌负荷试验共有两种方式，即蹬车运动和多巴胺试验。实验结果表明，用小剂量多巴胺[10μg/(kg·min)]可以观察心脏的收缩储备能力；当多巴胺剂量增至40μg/(kg·min)时，将MRI心肌负荷试验的结果与冠状动脉造影结果相比较，敏感性及特异性均达到了86%。这证明用MRI负荷试验评价心肌缺血是可行的。对于急性心肌梗死患者，多巴胺负荷MRI可以作为其临床改善的评估指标。

5. 心脏灌注成像

心脏灌注成像是建立在流动效应基础之上的成像方法。由于现在的快速扫描技术已可取得很高的时间分辨率，就使心肌的血流灌注成像成为可能。心肌灌注成像实际上是梯度回波序列或平面回波成像序列的动态连续 T_1 加权成像，并据此来测定造影剂首次到达及通过心肌的情况。目前用于灌注成像的造影剂有Gd-DTPA、Gd-DOTA和Dy-DTPA等。

心肌灌注成像可用于评价造影剂首次通过心肌的灌注、心肌血流灌注储备以及心肌梗死后的冬眠和再供血等情况。文献报道认为，心肌灌注扫描显示的无强化区与标本显示的梗死范围接近；自旋回波序列增强扫描容易将心肌缺血区扩大10%～20%，可见灌注成像的结果更准确。已经梗死的心肌往往出现延时强化，因而延时灌注图像可反映心肌的活性。实验还证实，首次通过心肌灌注扫描正常而延迟扫描强化者，表示有存活心肌，属于可复性缺血；首次通过心肌灌注扫描无灌注而延迟扫描强化者，表示心肌坏死，还有存活心肌。

如将灌注成像与心壁运动标识成像的结果结合起来考虑，则能给评价心肌梗死、心肌收缩力及心肌存活情况提供更多的信息。用心肌负荷灌注成像(stress perfusion)技术对静息与负荷状态下的心肌供血情况进行比较，可检出更为早期的心肌缺血。

6. 快速心脏电影成像

用心脏电影成像专用序列，现已能以接近实时的速度分析左心室整体和节段性的运动功能，也可观察收缩期室壁增厚率。如同时进行心肌标记成像，还可半定量地观察室壁舒缩功能。有人对慢性心肌梗死伴有室壁运动功能异常的病例，实施了低剂量多巴胺药物负荷的磁共振电影成像，并以心肌增厚1mm以上为心肌存活指征进行判断。将其结果与PET的诊断进行比较后证实，磁共振电影成像检测梗死区心肌存活情况的敏感性和特异性分别为88%和87%。可见用这种动态成像的方法间接检测心肌的梗死和存活也有良好效果。

三、血管成像

磁共振血管成像已有10多年的历史。近来的进展主要集中在远端血管、小血管和冠状动脉的显示方面，有些新技术还与血管的大剂量造影剂增强有关。另外，血管成像技术已从高场系统成功地移植到中低场机器中。

应用快速成像技术和大剂量造影剂进行对比增强的MRA已能在一次屏息时间内完成扫描。这一过程中采用的新技术有多次薄层块重叠采集(MOTSA，multiple overlapping thin-slab acquisition)MRA、动态对比增强MRA(dynamic contrast enhanced MRA)、磁化传递对比增强MRA(contrast MRA with magnetic transfer)和螺旋MRA(spiral MRA)等。目前，这些大剂量对比增强的MRA技术已用于腹主动脉、肾动脉、四肢及肺动脉的成像中，其图像质量大大提高。采用造影剂团块示踪(bolus tracking)技术，还可进行动态的全身磁共振血管成像。

腹部血管的MRA图像会因呼吸运动而模糊。但是，飞利浦公司将造影剂和超速显像技术相结合，在其螺旋扫描MRI系统Gyroscan ACS-NT(1.5T)中成功地得到了腹主动脉Gd-DTPA增强的MRA图像。图像还能令人满意的显示肠系膜动脉及其侧支脉的细节。这种技术要求在20s内静脉注射双剂量(40ml)的磁共振造影剂，并在开始注射10s后启动扫描。采用该公司的T_1-FFE序列，可在21s内得到25幅层面厚度为3mm、TE/TR为1.5ms/7.1ms(不需流动补偿)的冠状像。

虽然MRA已发展到能以非常满意的测量次数，为大多数解剖学提供优质血管造影照片的程度，但用其对延伸到MRI系统标准扫描野之外的周围脉管成像时仍受到极大限制。飞利浦在其Gyroscan系列以后的MRI系统中，用移动床的办法即采用所谓MobiTrack技术巧妙地解决了这一难题，该技术被称之为“移动床成像的周围MRA”。使用这一技术，可以在3～4min内对从腹主动脉到下肢长达85cm范围内的完整周围血管树实施一次性成像，而且在操作过程中不需重新定位病人。这充分体现了MRI设备系统设计上的灵活性。

用MobiTrack实施外周血管成像的步骤是这样的：静脉缓慢注射对比度增强剂；启动3D TOF序列；在扫描床的步进中顺序完成对盆腔、下肢近端和下肢远端等三个区域的数据采集；回波校正软件进行图像配准和图像重建；获得一系列血管减影像。这种方法的缺点是在MRI扫描的同时需缓慢注射造影剂。另外，它容易引起下肢的早期静脉增强，因而需采取其他措施加以避免。

事实上，MobiTrack是飞利浦早在1996年的RSNA年会上就初步提出的技术。经过多年的发展，这一技术已经相当成熟。现在，GE和西门子均开发了类似的外周血管成像方法，而且其图像质量相当满意。因此，外周血管的MRA已经对多普勒超声和X射线血管造影术构成威胁。

冠状动脉显示是MRA的难点之一，因为它不仅需要快速成像序列，而且要利用运动伪影抑制技术、ECG或VCG门控技术、脂肪信号抑制技术以及专用心脏表面线圈等。但它同时也是心血管成像的热点。现在，心脏冠状动脉成像从技术上已经实现，且有了能对冠脉近端的主要血管进行评价的病例。用节段采集的快速梯度回波(segmented Turbo FLASH)以及EPI技术，已能在一次屏气内完成冠状动脉的扫描，因而克服了呼吸伪影。冠脉的扫描可以用二维或三维的方式进行：二维扫描时间较短，三维扫描则需较长时间。从多个医学中心的研究结果来看，用冠状动脉MRA技术显示冠状动脉是可靠的。应该说，冠状动脉的成像已取得重大进展。但是，其图像要赶上传统冠脉造影的质量还是一个比较遥远的目标。这主要是心脏运动太快和冠脉形状太小的原因。据估计，冠状动脉的 MRA 有望在 21 世纪的前十年真正得到应用。

MRI 虚拟血管内镜也是近年来出现的新技术之一。首先用常规的血管成像方法获取高空间分辨率和时间分辨率的血管像，然后进行内镜的三维重建，再以电影方式回放，就得到 MRI 的虚拟内镜显示。这一技术已在血管(包括颈动脉、冠状动脉)内膜病变特别是尚未钙化的软斑块的显示方面获得了应用。

采用相控阵线圈、食道线圈或血管内线圈，用快速扫描序列进行高分辨 T_1、T_2 加权成像可以显示血管壁的结构层、动脉粥样硬化斑块及斑块内出血等变化。这一技术被称为血管内膜斑块成像。

显然，MRA 已经覆盖了大部分的临床应用范围，且图像质量已经相当满意。但是，其进一步应用不仅受到其他成像方法的限制，而且深受外科医生传统思维的影响。美国神经放射学家学会(American Society of Neuroradiologist)发表的调查资料显示，尽管颈部血管成像是 MRA 最主要的应用之一，相比之下外科医生仍然喜欢选用传统的血管造影方式。因此，MRA 的进一步推广还有一定阻力。

四、功能成像

MRI 提供的优秀解剖图像早已被人们所接受。近几年来，MRI 对组织磁化高度敏感的特点又被用来研究人脑的功能，特别是大脑各功能区的划分。这一新技术就是所谓的磁共振功能成像，即 fMRI(functional MRI)。它突破了过去对人脑仅从生理学或病理生理学角度实施研究和评估的状态，从而打开了从语言、记忆、认知等领域进行研究的大门。同时，它无疑地扩展了 MRI 的潜在应用范围。fMRI 是目前脑功能研究中的热点。在国际 MRI 学术会议上，每年有大量这方面的文章和报告。

fMRI 的生理学基础并未完全明了，但是下面两点却有利于加深对它的理解。首先，人脑是可划分为许多精细功能区域的，这使得人们能够设计各种激发方案来对其分别进行研究。第二，在生理性的脑活动与脑血流、脑血流容积和能量代谢之间有着直接的联系。fMRI 就是通过检测上述神经活动的伴随现象来建立脑功能图像的，这有点像 PET 的工作原理。MRI 的高时间分辨率和空间分辨率使它比其他任何检测方法更适合对脑进行详细研究。此外，MRI 无电离辐射的优点，又使得它可以对脑的有些特性反复进行观察。

在 fMRI 研究中，应用最广泛的方法为血氧合水平磁共振成像法。在神经元活动期间，可见血氧水平及与之相关的 T_2^* 变化。这一变化反映了脑血流、脑血流容积及血氧消耗率之间的相互关系。也就是说，神经元活动时，局部脑组织血流、血流容积及血氧消耗均增加，但增加的比例有明显差异。这种差异使活动区的静脉血氧浓度较周围组织明显升高，即具有顺磁性的脱氧血红蛋白减少。顺磁性物质的减少，使局部脑组织体素内组织与血流间的磁化率差异减少，表现为 T_2^* 延长。因此，这时在 T_2^* 加权像上信号强度就会有所增加。

研究 fMRI 一般使用 EPI 序列(主要是单激发的 EPI)，并在高场或超高场的 MRI 系统中进行实验。将静息图像与诱发了神经元活动之后所采集的图像(受激图像)相比较，就可得到所需的 fMRI 信号。许多学者正致力于 fMRI 在临床和神经科学方面的应用研究，其中美国学者已进行了较为广泛的探索。目前研究得比较多且取得大量成果的方面主要是视觉、运动、听觉和语言。认知、癫痫、精神病、手术前定位等方面为 fMRI 研究的前沿课题。

fMRI 的空间和时间分辨率主要受伴随神经活动的生理变化之限制，而不是成像技术本身。光学成像的研究结果表明，受激时神经活动区周围半径几毫米的区域内均可见血氧合程度的加深，说明血氧合水平的变化能在小毛细血管和小静脉内部和周围产生。这可能是 fMRI 存在固有空间分辨率极限的原因。另外，距神经活动区小静脉系统下游几毫米处也可检测到氧合变化。这可能是其空间分辨率的另外一个限制条件。fMRI 的时间分辨率更有可能取决于血流动力学而非图像的获取速率。利用 EPI 技术可以每秒数十幅的速度获取图像，通常几秒钟内就能得到覆盖全脑的三维数据集。尽管神经活动中，突触传导和信息传输的速度分别在毫秒和几百毫秒的数量级，但血流动力学的长潜伏期反应严重妨碍了血氧合水平对神经信号的响应。

目前，多家公司的高场或超高场机器中都已具备功能成像功能，并可进行实时脑功能成像。但是，估计至少在 3～5 年内功能成像仍会局限在一些大的医学研究中心。

五、水 成 像

磁共振水成像(MR water imaging，MR fluid imaging，MR hydrography)是一种利用重 T_2 加权的扫描序列，使人体的实质性器官及血流呈低信号、长 T_2 的静态液体呈高信号，进而对含水器官进行显示的新技术。它包括磁共振胰胆管成像、磁共振泌尿系统成像、磁共振椎管成像、磁共振涎腺管造影、磁共振内耳淋巴管成像、磁共振鼻泪管造影、磁共振肠梗阻水成像、磁共振输卵管成像及磁共振脑室系统造影等。

近年来，随着 MRI 技术的高速发展，尤其是快速成像序列的普及，磁共振水成像的应用也越来越普遍。例如，在肠梗阻的诊断中，利用 MRI 可横轴位、冠状位和矢状位全方位成像的特点，能有效地显示梗阻情况、判定梗阻水平、辨认梗阻原因，并可与肠淤胀相区别。水成像的临床价值已被国内外影像学医师及临床医师所认识。

这一技术具有无创(不需插管)、无损(不使用 X 射线)、安全可靠(不需注射造影剂)、可任意方位成像、图像显示方式多样、分辨率高、易为病人所接受(成像时受检者无任何痛苦或不适)等特点。另外，水成像技术是在常规 MRI 设备(0.5T 以上机型)的基础上开发的，因而增加相应软件便可开展此项检查。

磁共振水成像用于临床的历史并不长，但近年来发展甚快。由于扫描时间缩短、图像质量优良，其应用范围还在不断扩大。

六、介入治疗中的 MRI

作为一种现代化的影像诊断工具，MRI 已得到了广泛应用。与此同时，它的高分辨率、极好的软组织对比度和无电离辐射损伤等特性，使人们早就产生了利用其进行介入治疗的设想。但是，直到开放型磁体问世后这一想法才得以实现。目前，一个新兴的 MRI 应用领域——MRI 导引下的介入治疗(简称介入磁共振)已经诞生。因此，MRI 不仅是诊断和鉴别诊断的工具，也是介入技术导引的手段。

1. 介入治疗专用MRI设备

介入磁共振的硬件依托是采用开放型磁体的MRI系统。除此之外，进行介入治疗的机器还必须具有床旁扫描控制和监视(in-room image monitor)的功能。图像显示器应位于手术医生便于观察的位置。所用MRI系统每幅图像的成像时间要在秒以下的量级。手术所用器械，如手术刀、穿刺针、导管、麻醉器具、头架和监护仪等都要符合无磁的要求。

应介入MRI的需要，各家MRI设备制造商均推出了自己的开放型磁体产品。不少公司还开发了介入治疗专用的MRI系统，如GE(Signa SP/i，0.5T)、西门子(Magnetom OR Open，0.5T)和FONAR(Open Sky MRI)等公司。

Signa SP/i的磁体为双环形结构，两环体中间留有足够两个外科医生进行操作的空隙。检查床也经过精心设计，使之成为手术床。系统对手术灯光、麻醉气体通道和显示器及各控制按钮的位置等都进行了充分考虑。这款产品推出之前，GE还在美国的几家医院对Signa SP/i进行了包括介入治疗计划、治疗手段以及疗效评价在内的全部临床试验，使其成为一套非常专业的外科手术导引系统。GE的另外两款开放型机器Signa Profile/i和Signa MR/i均可用于介入治疗，但其适用范围应有所不同：前者仅用于活检之类的简单手术；后者则可用在各种需要高分辨图像导引的微创手术中，如股动脉导管的插入或支架的安放、阻塞血管的再通或再造等。

Magnetom OR Open是西门子在Magnetom Vivo的基础上增加一个可旋转的检查床后推出的介入专用系统。利用这台机器行介入治疗手术时，医生不仅可以以2帧/s的速度获取实时透视图像，而且能在360°范围内接触病人。

作为MRI开拓者之一的FONAR公司，是以极大的想像力推出Open Sky MRI的：机器的表面以反映海洋、山峦和平原的油画相饰，以极力创造一个与人友好的界面，但手术时却围之以无菌的被单。另外，FONAR还在机器的整体灵活性上下了功夫，使其成为具有诊断成像和介入导引双重功能的机器。

可将介入治疗根据是否需要实时成像功能划分为两大类：需要实时成像的手术就必须在磁体内进行，如MRI导引的活检、导管的插入等；不需要实时成像的手术一般在磁体外进行，仅在需要成像时将病人推入成像位置，如大部分神经外科手术等。

2. 常用的介入治疗法

目前，MRI导引的介入治疗主要用在减压引流和区部肿瘤治疗等方面，采用的方法有细胞抽吸、冷冻治疗、化学切除、集束超声、射频切除和激光切除等。此外，MRI还可用于手术或深部电极放置的立体定向以及胸部、腹部、脊柱、四肢肌肉和骨骼等部位的活检。一些新的方法正在探索之中。

在上述介入疗法中，激光热切除或激光热疗法(LITT，laser-induced thermotherapy)应用最为广泛。LITT一般采用钕钇铝石榴石(Nd：YAG，又称掺钕石榴石)激光器产生的近红外光束，并以其热能破坏肿瘤组织。病变周围不同深度的组织吸收光子的能量后局部温度升高，从而导致其变性坏死。激光作用范围的大小与组织的光、热特性以及激光束的能量和照射时间有关，故其照射计划须用计算机辅助的方法制定。在上述过程中，MRI 主要用来确定创伤部位的精确大小。由于组织的 T_1 值对温度比较敏感，还可以用 T_1 加权的序列来追踪激光热疗的效果。一般来说，组织温度的升高将引起 T_1 弛豫延长，从而导致图像中 T_1 信号减弱。目前，LITT 在肝脏、耳鼻喉和颅脑等部位的恶性肿瘤或转移灶的姑息治疗方面均有应用。用于前列腺增生症的治疗也收到了好的效果。采用 380kHz 的高频脉冲可代替激光进行肿瘤治疗。在这种疗法中，电极尖端通常装有温度传感器，以监测其周围的温度变化。

与上述方法相比，集束超声可无创地提供破坏病变组织所需要的能量。集束超声的缺点是作用范围较小，因而对于大的转移灶或肿瘤需要反复多次地进行冲击，这就对它的精确性提出了更高的要求。在这里，MRI 仍用于治疗中温度变化的跟踪和治疗后坏死组织的显示。

除了各种热切除方法外，乙醇以及其他化学治疗剂越来越多地被用来治疗肿瘤。治疗时首先进行局麻，然后在 MRI 导引下将穿刺针及导管插入肿瘤部位，并开始缓慢注射乙醇或其他中等毒性的细胞抑制剂。此后再通过 MRI 来了解治疗后组织细胞的坏死情况。用这种方法可大大缩小肿瘤的范围、减轻病人的痛苦，是一种比较理想的姑息治疗法。

3. 术中 MRI 在神经外科中的应用

术中 MRI 已引起神经外科医生的极大兴趣。目前，MRI 在神经外科手术中的应用包括如下几个方面：①MRI 导引的立体定向活检术。包括框架式和无框架式两种。1995 年 6 月实施第一例定向活检，此后该技术被大量用来诊断脑的深部病变。文献报道中的所有病例均未出现明显并发症，更没有致残和死亡记录。②MRI 导引的开颅术。1996 年 7 月进行了首例磁共振导引的颅内血管畸形显微外科切除术，同年 8 月完成第一例颅内肿瘤切除术，随后又开展了胶质瘤、脑膜瘤、垂体瘤和动静脉畸形切除等手术。③MRI 导引的脊髓外科。1996 年 10 月完成第一例 MRI 导引的脊髓手术(颈椎髓外蛛网膜囊肿切除术)，随后相继开展了颈髓减压术和肿瘤切除术等。④MRI 导引的间质热疗。1996 年 9 月完成首例术中 MRI 介导下的激光间质热疗，此后又有多例室管膜肿瘤采用该方法切除。由于 MRI 具有独特的动态温度显示功能，故可在热疗过程中实施检测。

术中 MRI 不仅可为医生提供高对比度图像，以帮助他们确定病变的病理分界，而且能通过术前、术中或术后的动态成像来进行精确的立体定位。在大脑等重要器官，哪怕是极小区域的损伤，都会造成神经功能不全。借助介入治疗过程中 MRI 提供的高分辨图像，就有可能使手术损伤减小到最低程度。

4. MRI 导引介入治疗的评价

与 X 射线 CT 导引的介入手术相比，MRI 导引具有如下优势：开放的磁体设计使外科医生具有足够的操作空间；能明确显示和分辨病变相邻区的重要血管结构和神经，即 MRI 所提供的影像学信息将超越手术医生的肉眼直视范围，使其更易了解周围组织的特性；有更好的软组织对比度，故可区分 CT 平扫难以发现的等密度病灶；可提供多层面图像，并能在冠状位进行穿刺活检；可在任意方向行三维成像；介入治疗过程中可动态显示被治组织的扩散、灌注和温度等功能性改变，有利于监控治疗效果；无放射性损伤。据报道，允许病人或操作者暴露在低磁场中的时间每天可长达 7h。这就是说，如果需要，一个病人可接受更长时间的 MRI 导引手术或医生可在一天内进行多次介入操作，即它为病人和操作者提供了一种安全的环境。

MRI 导引的介入治疗术主要有如下缺点：价格昂贵，一般病人难以接受；对所用仪器和设备有特殊要求，限制了某些手术的开展；须建立一个特殊手术室，即它对周围环境有一定要求；手术者的操作空间仍受一定限制，不利于手术的全方位展开。

总之，介入 MRI 还处于发展阶段。在介入 MRI 的方法、临床应用范围和疗效评价等方面还有大量跨学科的课题需要研究，但它的潜力已被医学家所接受。

七、实时交互式成像

实时交互式成像是近年来 MRI 在扫描软件设计方面的新进展。这一技术必须采用高性能的计算机硬件平台与相关的软件技术才能实现。它一改传统的采集成像模式，使得多项复杂的临床扫描变得轻松自如，从而可极大提高扫描效率与成像质量。在多模式相控阵成像、心脏成像、冠状动脉成像和造影剂跟踪的血管成像等方面，交互式成像技术都将展现出强大优势。

过去有些公司 MRI 产品的操作界面比较保守，许多参数不允许视情况调整，这不利于机器临床应用潜能的发挥，更不利于科研工作。现在，大多数厂家在体现交互式成像思想的同时，在成像参数方面给用户提供了最大的调整空间。

第三节 岗位培训及考核

MRI 一直是一门高速发展的技术。随着各种快速成像方法的问世和众多应用领域的开拓，MRI 系统变得越来越复杂，技术含量也越来越高。各种新名词、新概念与日俱增。如果说 MRI 的进一步发展是对生产厂商的挑战，那么，在如何用好自己的 MRI 设备这一课题上，同样给用户提出了客观要求。在这种情况下，美国放射技师注册管理处(ARRT，The American Registry of Radiologic Technologists)于 1993 年首先将 MRI 技师的培训问题提至议事日程。他们通过对全国 1000 个 MRI 技师的摸底调查，获得了大量的第一手信息。ARRT 因此成为美国 MRI 技师管理和继续教育的法定组织。1995 年，ARRT 首次组织了全国范围的 MRI 技师考试。该组织认为，必须建立严格的教育和考试计划，以提高 MRI 工作人员的专业素质。

我国卫生部也对 CT、MRI 等大型医疗设备使用人员的业务素质提出了严格要求，并于 1997 年 9 月 21 日第一次在全国同时进行了 CT、MRI 使用人员的上岗资格考试。

MRI 设备使用人员(影像医师、技师和维修工程师)的业务培训或继续教育是一项长期的任务。未来的 MRI 系统将给操作人员提供更大的灵活性。高素质的使用人员可充分利用其特点或功能，而不熟练的操作员只有猜测。

现在，有关 MRI 的教学除了传统的授课、自学等方式以外，利用互联网(Internet)

进行教育的方式已在发达国家推广。许多大学(医学院)的放射学系已开发出自己的网上教学软件，供 Internet 用户免费使用。早在 1994 年，北美放射学会(RSNA，Radiological Society of North America)就在推出新的光盘版神经放射学教程的基础上，宣布了自己的 Internet 网页(http://www.rsna.org)。这不仅是 RSNA 学习中心诞生的标志，也表明了该学会对继续教育所承担的义务。

上述计算机辅助教学都是通过 Internet 实现的，故又被称为远程学习(distance learning)。它是继续医学教育(CME，continuing medical education)的一部分。实践证明，网上教育所创造的轻松、富有交互性和具有广阔知识背景的教学环境比任何书本或杂志更有吸引力。利用 Internet 发展 MRI 的素质教育，还可以突破地域或时间上的限制，更有效、更经济地培养人才。

第四节　磁共振成像的展望

仅仅 20 年前，人们还不敢相信 MRI 会成为应用如此广泛的临床诊断工具。今天，MRI 系统的成像速度已从当初 30min 一个序列的自旋回波成像发展到数十毫秒一幅图像的回波平面成像。MRI 一词已经家喻户晓。但是，许多专家认为，MRI 的发展才刚刚开始，临床潜力方才开始显示。它在本世纪还会持续发展。

一、MRI 系统的价格将大幅度下降

MRI 设备价格昂贵的主要原因是因为采用了超导磁体。现在，临界温度在 100K 以上的超导材料已经发现，如果将这些高温超导体用于超导磁体的制造，MRI 磁体将告别液氦冷却的时代。据了解，在获得相同冷量的场合下，用液氦冷却的超导装置，其费用是液氮冷却的 50 倍。另一方面，随着电子技术和计算机技术的发展，MRI 其他设备的费用也会下降。价格下跌的结果，将大大加速 MRI 扫描仪的普及步伐。

二、MRI 系统的装机量将持续增长

20 世纪 90 年代中期以来，MRI 设备的年装机量一直稳定在千台左右。但是，近年来这一数值已被远远突破。以美国为例，1998 年其装机量为 911 台(销售额 9.11 亿美元)，2001 年增至近 1000 台(销售额超过 12 亿美元)，2002 年又创下超出上年 20%装机量的新高，使全年装机多达 1175 台(价值约 15 亿美元)。如果将系统升级和周边设备销售所创造的 1.5 亿美元产值以及由几家 MRI 制造商所售二手设备的 1 亿美元价值均计算在内，美国 2002 年 MRI 设备的销售额已突破 17.5 亿美元大关。从近几年的情况看，发达国家销售的机器大多数为高端系统，即标榜有强大梯度和具有尖端学术研究能力的系统。

现在，全世界已有 2 万台以上 MRI 系统服务于科学研究和临床诊断。但是，这些设备的分布极不均匀：美国和日本等发达国家的 MRI 设备已在每百万人 25 台以上，而大多数国家还不足每百万人 1 台。这就给 MRI 的继续发展提供了极大空间。

从临床应用来看，随着成像速度的加快和新技术的应用，MRI 的适应证正在不断扩大。据估计，由于机器功能的提升而增加的临床病例每年为 10%～15%。各种新型造影剂的推出，同样起到扩大 MRI 应用范围的作用。一些创伤性、耗时的诊断方法也有可能逐渐被 MRI 所取代。也就是说，越来越多的病种将可以通过 MRI 来诊断。资料表明，美国 1993 年每 1000 病人中仅 30 人接受 MRI 检查，1998 年这一数字增至 42 人，5 年内使检查率提高了 40%。受检群体的增加，客观上需要更多的 MRI 设备。

MRI 设备本身需要不断更新。随着技术发展的加速，MRI 系统的更新速度也将加快。如果按 8～10 年的生存周期计算，20 世纪 90 年代初期到中期安装的机器已全部进入“老化”状态，需要及时换代。例如，美国 2002 年仅 MRI 设备的软硬件升级就创造了 1.6 亿美元的市场。据估计，以后每年需要更新或升级的 MRI 系统将多达上千台。这又是 MRI 产业的机遇。

综上所述，短期内 MRI 设备不仅不会饱和，其装机量还会逐年上升。

三、高场和超高场系统将占据市场主流

在磁体场强方面，过去美国 FDA 的市场准入标准一直为 2T。但是，该标准目前已被刷新为 3T。这说明超高场的机器从生物效应和安全性方面已被临床所接受。另一方面，追求理想的信噪比是人们多年来孜孜以求的目标，而 3T 的机器正好符合这一目标，即它的信噪比要比 1.5T 的设备(当前的市场主流)高得多。无论用这档机器进行临床成像还是功能成像研究，都将不失为一种最好的选择。如果其价格(目前的报价在 230 万～250 万美元之间)能降至现在 1.5T 机的水平，则它有可能成为市场主流。

但是，预计 3T 机的普及至少需要 10 年以上的时间。这是因为有些国家为了控制医疗费用的涨幅，将会对超高场设备的增长量进行限制(美国的有些州已经这样做了)。这种纯粹的政府行为，极可能对超高场 MRI 装置的发展产生负面影响。由此可见，超高场 MRI 系统的普及还将经历一个漫长的过程。例如，美国 2002 年 MRI 设备 75%的销售额来自 1.5T 机和 1.5T 以上机，但后者(多数是 3T 机)仅占其中的极小部分(约 6000 万美元)。据报道，2002 年美国 3T 机的装机量为 25 台，只为几年前 GE、西门子和飞利浦争相投产 3T 系统时业界预计销量的 1/3。尽管如此，各大厂商仍然坚信 3T 市场即将腾飞。有人预测，2003 年全球 3T 系统的订单将达到 100～150 台。早在 2002 年 7 月，西门子公司也曾预计两三年内 3T 机可能占领 20%～30%的市场份额。纵观全球，美国仍是高端 MRI 系统的最大潜在市场。

四、中、低场的机器还会继续发挥临床作用

从目前的市场占有率来看，中、低场强的 MRI 系统还有一定优势。一般来说，选购中场或低场的系统要比高场系统节省 50%～60%的投资。这是此类设备之所以备受青睐的主要原因。我国作为一个发展中国家，尚有绝大部分区、县级医院未购置 MRI 设备。除个别经济发达省份外，上述医院将来可能以安装性能优良的永磁型系统为主。因此，这类机器在我国还会有足够大的发展空间。

近年来，永磁体的设计和制作工艺都获得了突飞猛进的发展。与此同时，出现了高端产品的技术加速向低场转移的趋势，使低场开放系统的性能明显提高、功能不断增多，进而使其焕发出了新的生命力。例如，在飞利浦的 Intera 系列（0.5T、1.0T、1.5T、3.0T）和 Panorama 系列（0.23T、1.0T、1.5T）的 MRI 设备中均可选择是否集成 SENSE 技术（采集速度达 50 层/12～15s）；在西门子的 Concerto（0.2T）中配置了多种全景式阵列线圈；在 GE 的 Signa Ovation（0.35T）中预置了交互式实时功能等。

总的来说，随着高场系统价格的下调及医院新技术的开展，预计这类机器尤其是低场系统的装机量会逐步减少。但是，估计在高温超导体的商业应用使超导磁体发生革命性变化之后，低场的永磁系统才可能退出历史舞台。在此之前，商家从自己的利益出发，还会陆续推出一些性能较佳的中低场机器。

以后中场机的优势应当在于尽可能开放的体系结构。不开放的中场机将很快丧失市场。

五、新的“一体化”机及其发展

作为唯一能无创检测人体生化信息的工具，MRS 的临床价值将会备受重视。过去，谱仪系统价格高、操作复杂、定位困难、波谱释读及临床应用困难等因素在很大程度上限制了 MRI/MRS 一体化设备的普及。随着波谱检测软件的自动化（定量判读）和更好空间定位方法的推出，将来有可能在高场尤其是超高场 MRI 系统中均加入波谱功能，使其成为既能进行临床成像，又能进行功能成像和波谱学研究的真正意义上的“一体化”机。磁共振波谱成像技术，即 MRSI（magnetic resonance spectroscopy imaging）将很快成熟，使之进入医疗临床。到那时，极有可能使 MRI、MRS 和 fMRI 的检查同步进行。这样，就可同时得到结构图像、代谢图像和功能图像，并由影像医生、波谱学家和神经学家分别进行判读。MRI 不再单从解剖结构和形态方面去诊断，而是从病理生理、生化和组织特性等方面考查疾病。

MRI 是医学影像领域极具开发价值的新技术。理想的 MRI 设备应能在最短的时间内收集尽可能多的信息，即快速地、高分辨地采集机体有关解剖和生理的信息，以便从形态、病理和功能范围内对病变进行综合评价。而这些功能的实现都有赖于新的“一体化”机的出现。MRI 的发展正面临着物理学、工程学和生物学的一系列挑战。

六、MRI 设备的“多样化”

这里所说的“多样化”是指为各种成像目的而专门设计的成像系统均会出现。除了常见的全身扫描系统之外，还会出现多种小型（或专用型）、微型、移动型（或车载式）MRI 系统：小型系统适用于四肢、乳腺等局部病变的诊断；微型机专用于手指或皮肤的成像；移动式则特别适合农村、野战及特殊用途医疗。已出现的专用机主要有乳腺专用机、头颅专用机、心脏专用机和骨与关节专用机等。磁共振微成像已经成为一个热门话题。用于研究皮肤结构的微型 MRI 扫描仪的表面线圈仅有 1～2cm 的直径。车载 MRI 系统已经有了 10 多年的历史。此外，介入治疗专用系统早已问世，将来可进入神经外科手术等领域，以便直接指导手术。

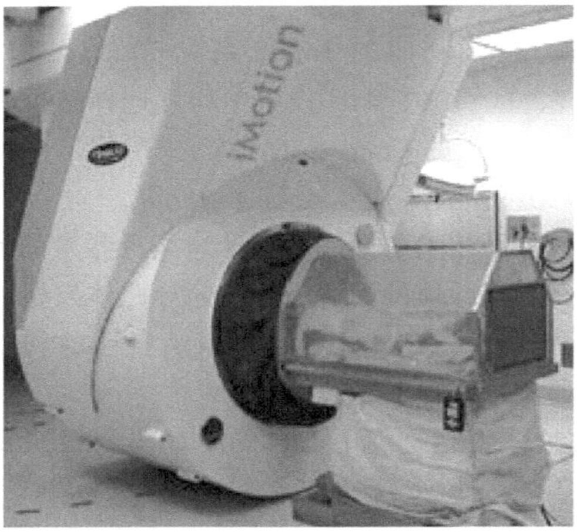

图 4-8 移动磁体式神经外科手术专用 MRI 系统 iMotion 及其手术床(IBD，1.5T)

在加拿大国家研究院(NRC，National Research Council)的生物诊断研究所(IBD，Institute for Biodiagnostics)，还推出了两款非常特别的专用机，一款为移动磁体式超导介入系统(iMotion，1.5T，图 4-8)，另一款为动物专用四柱式开放永磁系统(MRV，magnetic resonance veterinary)。前者用于神经外科手术：手术时手术床固定，只在遥控器的操作下将磁体移走；术中需成像时再将磁体移至成像位置。这台机器的设计可以说是独具匠心，因为它一方面创造了类似于手术室的全开放环境，另一方面直接将 1.5T 的场强用于神经外科手术的指导上。MRV 则专用于宠物疾病的诊断，从而开了兽医学磁共振成像的先河。目前这两款机子均已投入临床使用。

MRI 创始人之一的达马迪安曾预言：心血管专用的 MRI 系统一定会出现，以进行冠脉造影、展示心脏的动力学特性及瓣膜功能、测定射血分数、了解心肌的灌注情况等。现在，随着几大公司心脏专用机的推出，达马迪安的愿望已经实现。相信还会有更多特殊的机型问世，从而使 MRI 系统的发展真正走向多样化。

七、更加人性化的外观及结构设计

为了使病人更乐意接受 MRI 检查，FONAR 公司已在机器表面装饰了五彩缤纷、富有诗义的油画。许多公司已打破过去单一的外壳色调而运用彩色的几何图案来点缀机器。因此，人性化的外观设计已经引起重视。将来的 MRI 系统应具精雕细刻的外观，使其看起来更像家电而不是医疗设备。

从结构上来说，以后的 MRI 设备磁体将更短、成像容积将更开放、对病人的限制将更小。随着体积的缩小，它还可能走出传统的放射科在其他的有关科室安装。例如，四肢扫描装置已进入骨科。完全有理由相信，将来的心脏和神经系统专用机会分别装在心脏科和神经科，成为心脏学家和神经病学家手边的工具。

成熟的技术加上设计灵感，将使 MRI 产品不仅在性能上而且在外观上均获得意想不到的突破。

八、新型造影剂将发挥更大作用

据估计，在所有 MRI 检查病例中，使用对比度增强剂的比例高达 25%～30%。除了 Gd-DTPA 以外，已有多种专用对比剂经 FDA 批准用于脑、脊柱、腹部和盆腔的磁共振增强成像。有些新对比剂正在 FDA 的审查过程中。临床专家估计，MRI 将来的许多进展均可能伴随新对比剂的应用。新对比剂的开发方向主要有以下几个方面：①灌注和血池成像的高分子对比剂；②仅使单一器官或单一组织增强的特异性对比剂，例如，已经出现的只能由肝细胞获取和经由肝排泄的锰对比剂；③仅由网状内皮细胞吞噬的氧化铁对比剂；④能从血管到达淋巴系统并被淋巴结所捕获的对比剂；⑤可被不同的靶器官选择性摄取(如骨髓)的脂质体对比剂；⑥与单克隆抗体相结合的对比剂(可在异常组织如癌细胞成像时起到“魔术子弹”的作用)等。

九、MRI 系统与其他医学影像设备的融合

医学图像不仅被用来进行疾病诊断，而且已用在外科手术和放射治疗的计划设计、方案实施以及疗效评估等方面。毫无疑问，医学成像已成为现代医疗实践和临床研究中不可或缺的一部分。目前的医学成像可分为解剖(结构)成像和功能成像两大类，其中解剖成像主要用来描述人体的形态学信息，如 X 射线 CT、MRI、超声以及各类内镜等；功能成像主要用来获取代谢信息，它包括 PET、SPECT 和 fMRI 等。

各种医学成像手段提供的信息具有互相补充的特点，这是它们长期并存的主要原因。为综合使用多种成像模式以获得更全面的诊断信息，常常需要将有关数据进行整合，这就是所谓的图像融合。20 世纪 90 年代以来，随着计算机科学的突飞猛进，医学影像技术也在飞速发展，图像融合正是这段时期最具代表意义的方法。

其实，图像融合方法早已存在，且为临床医师所常用：他们往往将不同成像模式获得的医学影像在观片灯前一字排开，并比较不同影像上病灶的特点、根据知识和经验综合分析影像学信息。这就是医生在脑海中进行的图像融合过程。目前的图像融合是指借助于计算机，经过配准将不同来源的医学图像更科学、准确地结合在一起，以达到信息互补目的的技术。其最新进展是将不同性质的成像设备整合在一起，使一次检查得到坐标相同的两种图像。这时不用配准便可直接获得融合图像。

医学成像设备发展的总趋势表现在两个方面：一是在各自的领域里朝着高分辨率、高速度和功能性的方向努力；二是走联合互补即直接图像融合的道路。近年来已出现的整合设备有 SPECT-PET/CT(如 GE 公司的 HAWKEYE)、PET-CT(如西门子公司的 BIOGRAPHY、GE 公司的 DISCOVERY LS 和飞利浦公司的 GEMINI 等)、PET-CT-RT(PET、CT 和放射治疗计划系统的整合)等。有人已提出将 PET、SPECT 或 CT 与 MRI 相组合的构想。这一构想有望在不远的将来实现。

目前，CT、MRI、超声和核医学等四大医学影像技术已得到空前发展，为什么还要联合和互补呢？临床实践证明，在疾病的诊断和治疗过程中仅靠单一的信息很难正确决策。以肿瘤学为例，影像学需解决的问题有：是否有肿瘤、发现的肿物是否为恶性肿块、恶性肿块是局限的还是已播散、应如何治疗、治疗是否有效等。显然，用形态学的检查方法是难以完全回答这些问题的。但是，如果将两类图像融合起来，就有可能更客观地反映疾病本质。

十、磁共振技术的医学应用还将扩大

到目前为止，NMR在医学中的应用主要有氢质子的MRI和少数几种核的MRS研究。NMR在生物系统中的研究结果表明，上述应用并不应该是NMR医学应用的全部，它还可能进一步扩大。例如，成像核的种类有可能扩大到磷、碳和氮等，尽管这些核的自然丰度、密度以及信号灵敏度均不及氢核，但其有可能反映机体特殊的生理或病理过程。有的已在进行实验研究。再如，过去的观察对象都是具有核磁矩的核，以后有可能拓宽到具有电子磁矩的原子、离子或自由基等。

多种成像技术的综合应用近期已引起人们注意。例如，已有人将高空间分辨率(约毫米级)的MRI和高时间分辨率(约毫秒级)的脑电定位成像相结合，试图研制从神经层次上显现大脑认知活动的脑认知“显微镜”。在功能成像的研究中，MRI与PET是两种非常重要的手段，将两者结合起来的想法已经由来已久。

主要参考文献

曹新华，蒋大宗，郑崇勋．1996．PACS系统及其面临的问题．世界医疗器械，2(1)：42～45
陈焕玉．1999．功能成像新技术．世界医疗器械，5(2)：36～37
东芝公司．2000．具有革命性Pianissimo静音技术的EXCELART磁共振成像系统．世界医疗器械，6(3)：70～72
飞利浦香港有限公司．1995．快速和超快速磁共振成像．世界医疗器械，1(1)：50～53
飞利浦香港有限公司．1996．梯度场——飞利浦的前瞻．世界医疗器械，2(6)：70～74
飞利浦医疗系统．1997．MRA应用的最新研究．世界医疗器械，3(6)：56～58
飞利浦医疗系统．2000．血管成像——自动移床MRA检查周围血管病．世界医疗器械，6(5)：109～110
姜宗义．2003．低场强开放式MRI技术进展．世界医疗器械，9(6)：64～68
李国栋．2000．生物磁学在医学诊断中的应用．仪器仪表学报，21(5，增刊)：34～36
梁长虹．2000．心血管磁共振成像进展．世界医疗器械，6(9)：14～19
刘建杰．2003．术中开放式核磁共振在神经外科的应用．现代医学成像，1(1)：22～23
卢 延，张雪哲．1998．磁共振技术的临床应用前景．中华放射学杂志，32(11)：726～727
麦祖荫．1997．医学磁共振影像技术的现代进展．世界医疗器械，3(6)：22～26
朴大庆，周秉达．1999．MRI扫描音频噪声的消除．世界医疗器械，5(2)：48～52
汤 洁．2003．回眸2002国际磁共振市场．现代医学成像，1(2)：36～37
陶笃纯．1996．磁共振成像技术的新进展．世界医疗器械，2(7)：28～29，31
陶笃纯，曾晓庄．2003．MRI技术的新进展．现代医学成像，1(1)：16～17
西门子(中国)有限公司．1996．心血管系统磁共振成像．世界医疗器械，2(10)：66～68
杨正汉，陈 敏，周 诚．2001．方方面面都在进步的MRI成像．世界医疗器械，7(7)：14～19
曾仁端，全 红，胡丽丽等．2000．磁共振技术在医学中的应用．世界医疗器械，6(4)：42～44，88
张雪哲，卢 延．1998．进一步开展MR新技术．中华放射学杂志，32(9)：581～582
赵喜平．2000．磁共振成像的评价．仪器仪表学报，21(5，增刊)：31～33，40
赵喜平．2000．磁共振成像的特点及其局限性．中国医学影像技术，16(7)：102～104
赵喜平．2000．磁共振成像系统的原理及其应用．北京：科学出版社
赵喜平．2003．磁共振成像设备的新进展(上)．世界医疗器械，9(9)：52～57
赵喜平．2003．磁共振成像设备的新进展(下)．世界医疗器械，9(11)：66～68
赵喜平，郑崇勋．1998．国际互联网及其在放射影像中的应用(综述)．中国医学影像学杂志，6(4)：317～319

赵喜平，郑崇勋. 1998. 快速磁共振成像序列及其应用——加快扫描速度的常用策略. 世界医疗器械，4(12)：59～63，66

赵喜平，郑崇勋. 1999. 快速磁共振成像序列及其应用——快速自旋回波序列. 世界医疗器械，5(1)：51～55，63

赵喜平，郑崇勋. 1999. 快速磁共振成像序列及其应用——快速梯度回波序列. 世界医疗器械，5(2)：53～59

赵喜平，郑崇勋. 1999. 快速磁共振成像序列及其应用——回波平面成像序列. 世界医疗器械，5(3)：55～58

赵喜平，郑崇勋. 1999. 快速磁共振成像序列及其应用——其他快速序列及快速成像序列的应用. 世界医疗器械，5(4)：70～74

赵喜平，朱 峰. 2003. 磁共振成像的展望. 世界医疗器械，9(7)：67～68

赵喜平，郑崇勋，吕 娟. 1997. PACS的结构、应用和开发策略(综述). 第四军医大学学报，19(Suppl)：136～139

赵喜平，毛松寿，郑崇勋. 1998. PACS及其标准化(综述). 实用放射学杂志，14(1)：45～46

赵喜平，郑崇勋，吕 娟. 1998. PACS、远程放射学及其与国际互联网的关系(综述). 中国医学影像学杂志，6(1)：65～67

赵喜平，郑崇勋，吕 娟. 1998. 磁共振成像中的快速和超快速扫描. 第四军医大学学报，19(Suppl)：74～77

赵喜平，郑崇勋，毛松寿. 1998. PACS的发展趋势(综述). 中华放射学杂志，32(1)：5～7

赵喜平，郑崇勋，石 梅. 2000. 磁共振成像的发展历程. 世界医疗器械，6(10)：54～60

Binder J R, Frost J A, Hammeke T A et al. 1996. Function of the left planum temporale in auditory and linguistic processing. Brain, 119: 1239～1247

Binder J R, Rao S M, Hammeke T A et al. 1994. Functional magnetic resonance imaging of human auditory cortex. Annals of Neurology, 35(6): 662～672

Coakley Fergus V, Margulis Alexander R. 2000. MRI in clinical medicine. Methods in biomedical magnetic resonance imaging and spectroscopy. Chichester UK: John Wiley & Sons Ltd

Cousins J P. 1995. Clinical MR spectroscopy: fundamentals, current applications, and future potential. AJR, 164: 1337～1347

Freiherr Greg. 1999. Diagnostic imaging scan: MRI market report. San Francisco: Miller Freeman Inc

Glover G H, Herfkens R J. 1998. Research directions in MR imaging. Radiology, 207: 289～295

Grant David M, Harri Robin K. 1996. Encyclopedia of nuclear magnetic resonance (Volume 1: Historical perspectives). New York: John Wiley & Sons

Hinke R M, Hu X, Stillman A E et al. 1993. Functional magnetic resonance imaging of Broca's area during internal speech. Neuroreport, 4: 675～678

Laubenberger J, Büchert M, Hennig J et al. 1997. Application of single-shot RARE for magnetic resonance cholangio-pancreaticography(MRCP). Electromedica, 65(1): 2～4

Lenz G W, Dewey Ch. 1995. Interventional magnetic resonance tomography——Part 1: Technical prerequisites and initial clinical applications. Electromedica, 63(2): 41～45

Lenz G W, Drobnitzky M. 1995. Interventional magnetic resonance imaging——Part 2: Therapeutic applications and intraoperative imaging. Electromedica, 63(2): 14～19

Lufkin R B. 1997. Applications in interventional MRI: current status and new advances. Medical Imaging International, 7(1): 8～9

Nits W. 1996. Magnetic resonance imaging sequences and their clinical application (Part 1). Electromedica, 64(1): 23～29

Nits W. 1996. Magnetic resonance imaging sequences and their clinical application (Part 2). Electromedica, 64(2): 48～51

Orrison W W, Lewine J D, Sanders J A et al. 1995. Functional brain imaging. America: Mosby-Year Book Inc

Owen A M. 1997. The functional organization of working memory processes within human lateral frontal cortex: the contribution of functional neuroimaging. European Journal of Neuroscience, 9: 329～1339

Petersein J, Saini S. 1995. Fast MR imaging: technical strategies. AJR, 165: 1105～1109

Pujol J, Conesa G, Deus J et al. 1998. Clinical application of functional magnetic resonance imaging in presurgical identification of the central sulcus. Journal of Neurosurgery, 88: 863～869

Woodward Peggy, Freimarck Roger. 1995. MRI for technologists. New York: McGraw-Hill Information Services Company

Young Ian R. 2000. Methods in biomedical magnetic resonance imaging and spectroscopy. Chichester UK: John Wiley & Sons Ltd

Yousry T A, Berry I, Filippi M. 1998. Functional magnetic resonance imaging in multiple sclerosis. Journal of Neurology, Neurosurgery and Psychiatry, 64(Suppl): S85～87

第二篇　磁共振成像原理

第五章　核磁共振及其物理学

核磁共振，是研究具有磁矩的原子核在静磁场中与电磁波相互作用的学科。它是以布洛赫和珀塞尔为首的两个实验室于1946年各自发现的，是20世纪核物理研究的重要成果之一。核磁共振技术的应用，如同重核裂变和轻核聚变都曾给人类带来巨大影响一样，将广泛造福于人类。

近代物理学是以量子力学原理为基础来阐述物质中微观粒子之相互作用过程的。但是，就物质的宏观效应来说，利用经典力学和电磁学的理论也可以得出相当满意的解答。本章用量子力学和经典力学两种方法来描述原子核的某些特性及核磁共振现象。为了避免过多的理论推导，在使用量子力学方法时仅引用有关的结论。

第一节　进动、磁矩与电磁波

在讲述MRI的物理学原理之前，有必要复习几个重要的物理概念。

一、转动和进动

1．转动

物体运动时，如果其上各点都绕同一直线做圆周运动，该运动就称为转动(rotation)，此直线就是转轴。转动是自然界一切物体的基本运动形式之一。砂轮的运动、车轮相对于车身的运动及地球的自转都是转动的例子。

图5-1是转动的示意图。图中圆盘D绕转轴OO'旋转，圆盘上任一点P_0与O的连线OP_0用r表示。通常把Δt时间内r转动的角度$\Delta\theta$叫做圆盘在Δt时间内的角位移(弧度)。如圆盘的转动是匀速的，则角速度$\omega=\dfrac{\Delta\theta}{\Delta t}$为常数，单位是弧度/秒（rad/s)。这时转速与频率f(Hz)之间存在如下关系

$$\omega = 2\pi f \tag{5-1}$$

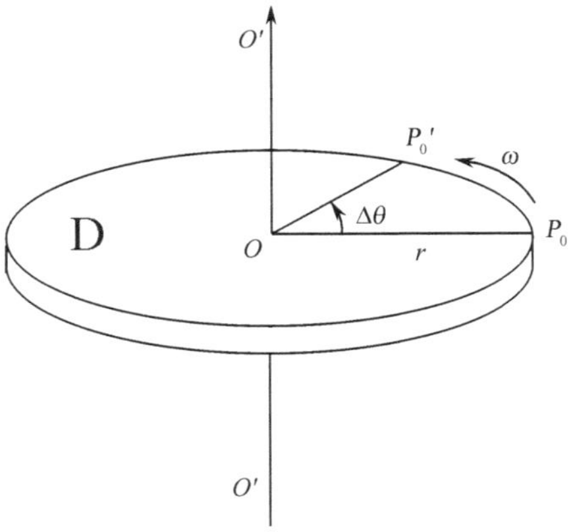

图5-1　圆盘的转动

在振动的描述中，ω又叫角频率。

2．角动量

大小和方向都不变的力F，作用在一质量为m的物体上。如果作用时间为Δt，这

时物体将获得如下的平均加速度

$$a=\frac{v-v_0}{\Delta t} \tag{5-2}$$

式中，v_0 和 v 分别为物体受力前后的速度。当 $\Delta t\to 0$ 时，a 就是瞬时加速度。式(5-2)两边乘以 m 就得到牛顿第二定律

$$F=\frac{\mathrm{d}(mv)}{\mathrm{d}t} \tag{5-3}$$

物理学中将式(5-3)中的 mv(物体质量与速度的乘积)叫做运动物体的动量(momentum)，且在讨论转动时用力矩来代替力的概念。我们知道，力使物体发生转动时，不仅与力的大小和方向有关，还与力对转轴的位置有关。一般把物体所受力的作用线和转轴 O 的垂直距离叫做力对转轴的力臂，力的大小和力臂的乘积则称为力矩。力矩常用 $\boldsymbol{T}$ 表示。根据式(5-3)，力矩亦具有如下的规律，即

$$T=\frac{\mathrm{d}(J\omega)}{\mathrm{d}t}=\frac{\mathrm{d}P}{\mathrm{d}t} \tag{5-4}$$

式中，J 为转动惯量(rotational inertia)，其大小由物体的质量、质量分布以及转轴的位置三者决定；J 和 ω 相当于式(5-3)中的 m 和 v。因此，乘积 $J\omega$ 与质点运动中的动量 mv 相似，我们把它叫做角动量(angular momentum)或动量矩(moment of momentum)，用 $\boldsymbol{P}$ 表示。角动量是用来度量转动的物理量。它是矢量，其方向由右手螺旋法则来确定，即伸出右手，使弯曲的四指指向物体的转动方向，则伸直的大拇指便指向角动量的方向。

3. 进动

以陀螺的转动为例来说明进动的物理含义。观察陀螺的转动就会发现，当其转动轴线与重力方向的倾角为零时，它所受的重力矩亦为零，陀螺将不停地转动下去，而动量矩 $\boldsymbol{P}$ 则保持不变(图5-2)。但是，当转轴与重力方向出现倾角 θ 时，陀螺在绕自身轴线转动的同时，其转轴还绕重力方向回转(图5-3)。物理学上把这种回转现象称为进动(precession)。进动是一种特殊的转动形式。

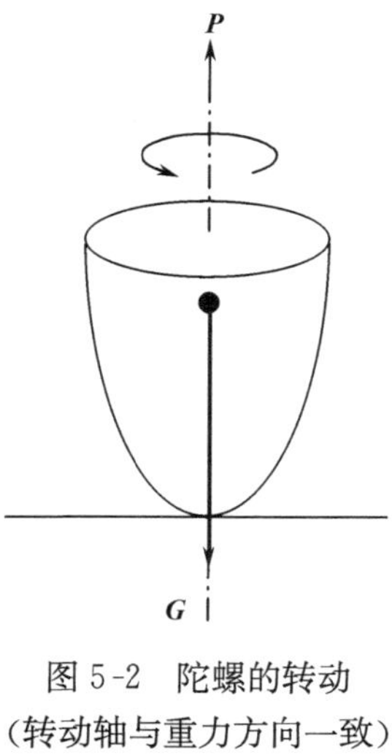

图 5-2　陀螺的转动
(转动轴与重力方向一致)

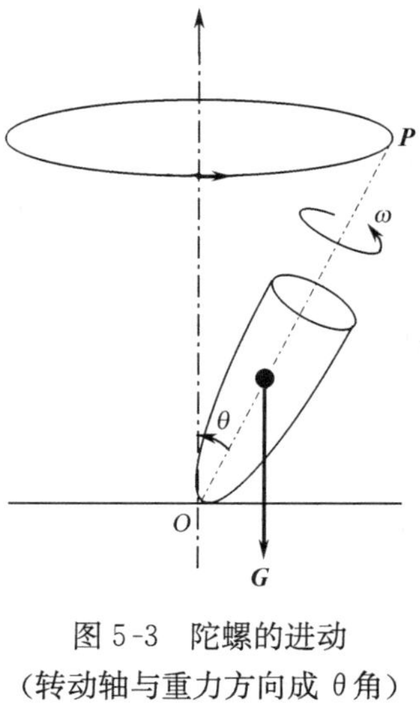

图 5-3　陀螺的进动
(转动轴与重力方向成 θ 角)

那么，陀螺为什么不会倾倒呢？这是因为转动的陀螺在倾斜状态时，重力对 O 点产生一个力矩，其方向垂直于转轴和重力所构成的平面，它只改变陀螺动量矩 $\boldsymbol{P}$ 的方向，转轴与重力之间的夹角并不变化。这时陀螺的转轴是围绕一个锥面转动的。

以上讨论说明，只要角动量受一垂直力矩的作用，它就会产生进动，其表现是角动量的矢端沿一圆周转动。阐明核磁共振原理时将要用到这一结论。

二、磁场和磁矩

1. 磁场

磁场是物质存在的一种形式。它存在于磁体、运动电荷以及电流的周围空间。磁场具有力和能的双重性质，是一种特殊的物质形式。近代物理学理论指出，物质的磁性是由分子电流引起的。磁体的 N 极和 S 极同时并存。

磁场强度 $\boldsymbol{B}$ 是用来度量磁场中某点磁场大小和方向的物理量。它是矢量。在磁体内部，磁场方向由 S 极指向 N 极；在磁体外部，磁场方向则由 N 极指向 S 极。直线电流产生的磁场，其方向用右手螺旋法则确定。当拇指指向电流方向时，与拇指垂直的其余四指就指向磁场方向。由螺线管电流产生的磁场，当用四指表示电流方向时，拇指所指方向就是螺线管内部的磁场方向。

磁共振成像系统中经常使用的磁场强度单位为高斯(Gauss,简称 G,现为非许用单位)和特斯拉(Tesla,简称 T,现为法定单位)，二者的关系为 $1\text{G}=10^{-4}\text{T}$ 或 $1\text{T}=10^{4}\text{G}$。

磁场不仅可由电流激发，也可通过变化着的电场激发(位移电流)。

2. 磁矩

(1) 条形磁铁的磁矩

如图 5-4 所示，将磁极强度为 m，长度为 l 的条形磁铁放入场强为 $\boldsymbol{B}_0$ 的匀强磁场中，磁铁就会受到一种力偶矩($\boldsymbol{M}$)的作用。$\boldsymbol{M}$ 可表示为

$$\boldsymbol{M} = ml\boldsymbol{B}_0 \tag{5-5}$$

式中，m 与 l 反映磁铁的固有性质，与外磁场无关。物理学上把二者的乘积 ml 称为条形磁铁的磁矩。由图 5-4 可见，当磁铁与磁场正交时，磁铁受到的力偶矩最大。

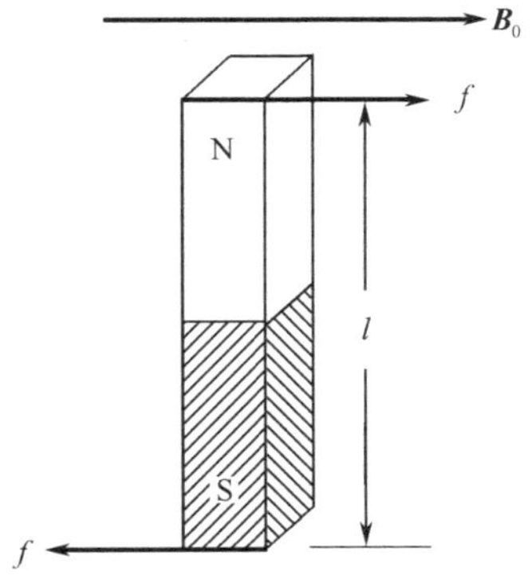

图 5-4　条形磁铁的磁矩

(2) 环形电流的磁矩及其在磁场中的能量

通电的环形线圈或螺线管周围都有磁场存在，因此它相当于一块磁铁。如果把环形电流平面置入均匀磁场中，它亦会受到力偶矩 $\boldsymbol{M}$ 的作用。当该平面与磁场方向平行时，磁场作用于环形电流的力偶矩最大，即

$$\boldsymbol{M} = \boldsymbol{M}_{\max} = iS\boldsymbol{B}_0 \tag{5-6}$$

式中，i 为流经线圈的电流强度；S 为环形的面积。通常将 i 与 S 的乘积称为环形电流

的磁矩，用 μ 表示。μ 的方向取环形平面的法线，并由右手螺旋法则确定。μ 的单位是 J/T，但当 $\boldsymbol{B}_0$ 取 wb/m^2 时，其单位成为 $A \cdot m^2$。μ 是环形电流的固有性质，与外磁场无关。

当磁矩为 μ 的环形电流在外磁场中转动时，它所具有的势能 E 同磁矩 μ 和外磁场 $\boldsymbol{B}_0$ 有关。如果以 ϕ 表示磁矩与磁场方向的夹角，环形电流具有的势能可表示为

$$E = -\mu B_0 \cos\phi \tag{5-7}$$

可以看出，该势能的大小随着 ϕ 的变化而变化。当 $\phi=180°$时，势能达到最大值（$E=\mu B_0$）。这时力偶矩虽然为零，但其平衡位置是不稳定的：如果磁矩的方向稍有偏转，它就会立刻转向 $\phi=0$ 的稳定平衡位置，使得势能最小（$E=-\mu B$）。这说明磁矩总要转向磁场的平行方向。

后面将会看到，式(5-6)和式(5-7)对微观粒子的磁矩（如原子核的磁矩）也是成立的。

三、电磁场和电磁辐射

1. 电磁场

变化的磁场产生电场，变化的电场又产生磁场。这种交变的、电场和磁场互为因果构成的统一客体就是电磁场(electromagnetic field)。换句话说，电磁场就是彼此相互联系的交变电场和磁场。变化的电场可能是由变速运动的带电粒子所引起的，变化的磁场则可能是强弱在变化的电流所致。电磁场也具有质量、能量和动量。不仅如此，电磁场一经激发，就可以脱离电荷或电流而独立存在，并按照自己的规律在空间运动、变化和传播。带电物体间的相互作用也是由电磁场来传递的。这说明电磁波本身就是一种客观存在的物质。

如果电磁场的场源（电荷或电流）是以一定的角频率 ω 随时间作正弦变化的，则它所激发的电磁场也以相同的角频率随时间作正弦变化。这种以一定频率进行正弦变化的场称为正弦电磁场，又称单色场。在一般情形下，即使电磁场不是正弦的，也可以应用傅里叶级数化为正弦电磁场来研究。因此，正弦电磁场是学习其他各种类型电磁场的基础。

2. 电磁波

在时变的条件下，电磁场以波动的形式传播，形成电磁波(electromagnetic wave)。1864 年，麦克斯韦(James Clerk Maxwell)从理论上预言了电磁波的存在，但直到 1887 年才由赫兹(Heinrich Rodolf Hertz)通过实验加以证实。下面以麦克斯韦电磁场理论的基本概念来说明电磁波的传递过程。

设想在空间某区域内存在一激发变化磁场的源，那么它将在邻近区域中引起电场。该处原来并没有电场，因而它的出现意味着电场发生了变化。于是，该变化电场又将在其附近引起变化的磁场。这样，由于磁场和电场的相互激发，电磁场就会离开其原来激发的源，由近及远地传播开去。也就是说，某处的电场和磁场一有变化，这种变化就不能局限在一处，而总是向四周传播。由麦克斯韦方程组可以证明，上述电磁场的传播具

有波动的特性，故称为电磁波。由此可见，电磁波就是在空间传播着的交变电磁场。

电磁波同水波、声波一样，也可以被反射、折射，也能产生绕射和干涉等现象。它在真空中的传播速度与光速相同，约每秒 30 万公里。电磁波的频率 ν、波长 λ 和光速 c 之间具有如下关系

$$\lambda = \frac{c}{\nu} \tag{5-8}$$

3. 电磁波谱

实验证明，不仅振荡电路可产生电磁波，红外线、紫外线、可见光、X 射线和 γ 射线等也是电磁波。这些电磁波的本质完全相同，只是波长或频率有所差别。目前得到广泛应用的电磁波，波长有长达 10^4 m 以上的，也有短到 10^{-14} m 以下的。将所有电磁波按照波长的长短次序或频率的高低进行排列形成的图谱就称为电磁波谱(electromagnetic spectrum)，如图 5-5 所示。

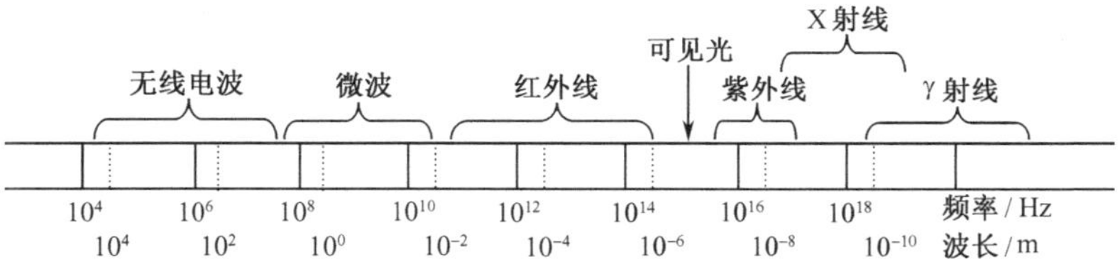

图 5-5　电磁波谱

电磁波的频谱范围很宽，通常将其划分为若干个波段。各波段之电磁波具有不同的特性和用途，其产生方法以及与物质之间的相互作用亦各不相同。下面分别加以介绍。

(1) 无线电波

一般的无线电波即射频(RF，radio frequency)波通常是由电磁振荡电路产生并通过天线辐射的。无线电波的波长比较长(从几千米到几毫米不等)，因而其电磁波性特别显著。表 5-1 列出了各种射频波的波长范围和用途。

表 5-1　无线电波的频率、波长范围和用途

波段	频率	波长/m	主要用途
长波	10～100(kHz)	30000～3000	越洋长距离通信和导航
中波	100～1500(kHz)	3000～200	无线电广播
中短波	1.5～6(MHz)	200～50	无线电广播、电报通信
短波	6～30(MHz)	50～10	无线电广播、电报通信
超短波(米波)	30～300(MHz)	10～1	调频无线电广播、电视和导航
分米波	300～3000(MHz)	1～0.1	电视、雷达、导航
厘米波	3000～30 000(MHz)	0.1～0.01	电视、雷达、导航
毫米波	30 000～300 000(MHz)	0.01～0.001	雷达、导航等

作为核磁共振信号激励源的 RF 波有些位于超短波即米波段(高场 MRI)，有些则处在短波段(中低场 MRI)，其频率或波长依质子的拉莫尔频率而定。例如，对于主磁体场强为 0.5T 和 1.5T 的 MRI 系统，其拉莫尔频率分别为 21.3MHz 和 63.9MHz，相应的波长分别为 14.08m 和 4.69m，故属于短波和超短波。

(2) X 射线

X 射线可在高速电子流对金属靶的轰击下产生。它是由原子的内层电子受激后发射的，其波长在 $4\times10^{-6}\sim5\times10^{-3}\mu m$(0.04～50Å)范围内。X 射线的能量极大，穿透物质的本领也很强。此外，它还能使照相底片感光，也可使荧光屏发光。

(3) γ 射线

原子核内部状态的变化也能产生电磁辐射，称为 γ 辐射或 γ 射线。它的波长比 X 射线更短，能量比 X 射线更大，因而穿透本领更强。许多放射性同位素都发射 γ 射线。

(4) 其他电磁波

波长在 0.76～0.4μm 范围内的电磁波能引起视觉，称为可见光。它是由炽热物体、气体放电以及其他光源，由于分子和原子外层电子的能级跃迁所发射的电磁波。波长在 0.76～700μm 范围的电磁波称为红外线。红外线不引起视觉，但热效应特别显著。波长为 0.005～0.4μm 的电磁波称为紫外线。紫外线也不引起视觉，但却容易使被照射物体产生化学效应。

4. 电磁波的偏振

电磁波的电场强度 $\boldsymbol{E}$ 保持在某一固定方向或按某一规律旋转的现象称为电磁波的偏振或极化(polarization)。它可分为线偏振、椭圆偏振和圆偏振。

电磁波的电场强度 $\boldsymbol{E}$ 可以在垂直于传播方向的任意方向振动。在垂直于传播方向的平面内，如果 $\boldsymbol{E}$ 的振动仅限于某一固定方向，便称它为线偏振或平面偏振，其振动方向称为偏振方向。它与传播方向所构成的平面就是偏振面。任何线偏振波都可以看作是两个偏振方向相互垂直且相位相同的线偏振波的叠加。当两个偏振方向虽然相互垂直但相位不同的线偏振波 $\boldsymbol{E}_1$ 和 $\boldsymbol{E}_2$ 叠加时，由于它们的最大值并不发生在同一时刻，所以合矢量 $\boldsymbol{E}$ 的末端将在电磁波传播过程中描绘出一椭圆形，这就是椭圆偏振。两个振幅相等、相位差为 $\pi/2$ 的线偏振波叠加时，合矢量 $\boldsymbol{E}$ 的末端将在电磁波传播过程中做圆周运动，这样的偏振称为圆偏振。

核磁共振中所使用的激励电磁波是线偏振的电磁波，但在研究共振激发过程时，常将其变换为两个圆偏振波。这样的思路可使分析过程大大简化。

5. 电磁辐射

由波或粒子流传递能量的物理现象称为辐射(radiation)。当辐射遇到吸收物质时，就会放出部分或全部能量。辐射分为离子辐射和电磁辐射两种。

我们已经知道，电荷或电流随时间迅速变化时，就在其周围空间产生电磁场。物理学上把电、磁场间相互作用而形成可传播电磁波的过程称为电磁辐射。

电磁辐射可由振荡电路产生。在普通振荡电路中，振荡电流的频率很低，电路的辐射功率就小，而且变化的电场绝大部分集中在电容器的两个极板之间，变化的磁场则主要发生在电感线圈的内部。这不利于电磁波的辐射。所以，要增大振荡电路的辐射功率，一方面要提高振荡频率，另一方面必须改变振荡电路的形状，使电场和磁场向周围空间开放。

图 5-6 所示为几种不同形式的振荡电路。在图 5-6(a)所示的振荡电路中，电场和磁场是被局限着的，分布在电容和电感以外的只有极少的一部分。远处就更微弱了(几乎等于零)。现在逐渐把电容器 C 两个极板间的距离加大，同时慢慢将自感线圈 L 拉开，直至变成一条直线，如图 5-6(b)、(c)和(d)所示。很明显，当电路变成直线时，电场和磁场就向周围散开，而且由于电路中的电容和自感都很小，使得振荡频率极高。图 5-6(d)所示的直线形振荡电路，实际上就是一个振荡的电偶极子，能够高效率地向周围空间发射可传播的电磁波。

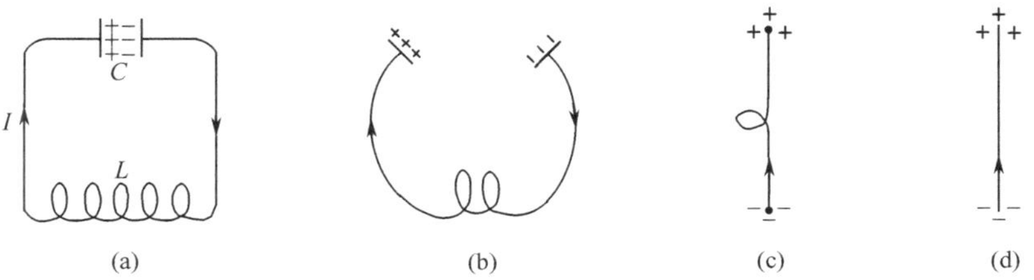

图 5-6　提高振荡电流的频率并开放电磁场的方法

实际做法是这样的。先在导体杆上接入几匝线圈，然后同另一振荡回路耦合，使导体杆上通过互感出现电流。这就形成了一个开放的振荡电路，也就是通常所说的辐射天线。理论计算表明，用上述方法辐射电磁波是可行的。现在的广播电台、电视台或其他的无线电发射台，都采用这种方法来辐射电磁波。

实际天线的辐射比较复杂。但是，我们可将天线分成若干个元段来分析。可以证明，每一个元段均等效于一个振荡的电偶极子。磁共振成像系统所使用的各种线圈，也是以电感电容振荡电路为基础的。

第二节　原子核的自旋与磁矩

一、原子核的一般特性

不同元素的原子具有不同的原子核，而各种原子核又由数目不等的质子和中子所组成。核中的质子数叫做电荷数，它实际上为该元素的原子序数，一般用 Z 表示。与核的质量最接近的整数称为核的质量数，常用 A 表示。它为核的质子数与中子数之和。如以 N 表示核的中子数，则 $A=Z+N$。电荷和质量是原子核最基本的特性。

不同元素原子核的质子数是不同的。同一种元素，也可以有几种不同的原子核。这是因为虽然它们有相同的质子数，但其中子数不同，因而质量数也就不同。物理学中把质子数相同，但中子数不同的核构成的元素称为放射性核素，用符号${}_{Z}^{A}\mathrm{X}$表示，其中 X 为元素符号。例如，氢的三种放射性核素氢核、氘核和氚核可分别表示为：${}_{1}^{1}\mathrm{H}$、${}_{1}^{2}\mathrm{H}$

和$_1^3H$。可以看出，上述三种放射性核素的质子数均为1，而核内中子数分别为0、1和2，因而左上角标分别为1、2和3。为简便起见，放射性核素表达式$_Z^AX$中的质子数Z可以省去不写，如氢核$_1^1H$可记为^1H。由于^1H中没有中子，^1H就是氢质子。

二、微观粒子的磁矩及其量子力学表达

我们知道，原子由原子核和绕核运动的电子所组成。核又分为质子和中子两部分。电子、质子和中子都是微观粒子，有着自旋的特性。所谓自旋(spin)，是微观粒子或粒子系统固有的内禀属性，正如其质量和电荷一样。自旋的来源尚不清楚，但其性质(量纲)类似于轨道角动量与轨道磁矩。自旋也是粒子或原子核具有磁矩的原因。

自旋是微观物理学的重要概念。它具有运动形式和角动量的双重含义。自旋的运动含义是指微观粒子像地球绕自转轴旋转那样高速旋转。这种旋转又与圆线圈中的电流(圆电流)类似，因而会产生磁场。但是，又不能将自旋理解为经典的自转，因为自旋是微观粒子的固有属性之一。由上一节的讨论可知，角动量是度量转动的重要物理量。因此，自旋与角动量又是密不可分的。这就是自旋的另一重含义。此后，我们将简称自旋角动量为自旋。

在讨论原子核的自旋特性之前，先考虑下述的微观系统。设其自旋角动量为$\boldsymbol{J}$，磁矩为μ，则二者之间的关系为

$$\mu = \gamma \boldsymbol{J} \tag{5-9}$$

式中，γ为磁旋比(magnetogyric ratio 或 gyromagnetic ratio)。不同的原子核具有不同的磁旋比。从式(5-9)不难看出，当$\gamma>0$时，μ与$\boldsymbol{J}$同向；当$\gamma<0$时，μ与$\boldsymbol{J}$反向。

在量子力学中，角动量与磁矩都是算符，并分别表示为$\hat{J}$和$\hat{\mu}$。这时二者之间仍满足上述关系，即存在$\hat{\mu}=\gamma\hat{J}$。角动量$\hat{J}$还可表示为

$$\hat{J} = \gamma\hbar\hat{I} \tag{5-10}$$

式中，$\hat{I}$为无量纲的角动量算符；$\hbar$为约化的普朗克常量($\hbar=\frac{h}{2\pi}$，h即普朗克常量)，其数值等于$1.054\ 572\ 66\times10^{-34}$ J·s。算符$\hat{I}^2$的本征值为$I(I+1)$，其中I是系统的角动量量子数，取整数或半整数。设算符$\hat{I}$在空间某一特殊方向的投影为$\hat{I}_z$，则$\hat{I}_z$的本征值为$m(m=I, I-1, \cdots, -I)$，可见它共有$(2I+1)$个取值。

三、核外电子的磁矩

核外电子有单电子的轨道运动和电子的自旋两种运动方式，它们必然有各自的磁矩。实际上，对电子等微观粒子的空间运动来说无轨道可言。之所以称其为轨道角动量，是试图用经典力学中的“轨道”一词来表明该磁矩是由空间运动产生的这一事实。

量子力学的研究表明，不仅核外电子的自旋角动量是量子化的，它的磁矩及其空间取向也是量子化的。电子的磁矩有两种表示方法，即以玻尔磁子μ_B为单位的表示法和以角动量为单位的表示法，相应的常数分别为朗德因子g和磁旋比γ。下面分别介绍之。

设电子的轨道角动量为 $\boldsymbol{L}$，则它的轨道磁矩 μ_l 为

$$\mu_l = \mu_B \sqrt{l(l+1)} \tag{5-11}$$

式中，l 为轨道的角动量量子数；μ_B 为玻尔磁子。μ_B 的数值为

$$\mu_B = \frac{e\hbar}{2m_e} = 9.2740 \times 10^{-24} \text{J/T}$$

同样，当电子的自旋角动量为 $\boldsymbol{S}$ 时，其自旋磁矩 μ_s 为

$$\mu_s = 2\mu_B \sqrt{s(s+1)} \tag{5-12}$$

式中，s 为自旋量子数。

按照量子力学的有关耦合法则，当微观粒子同时包含有许多角动量时，总的角动量 $\boldsymbol{J}$ 应为所有角动量的矢量和。从而得出电子的总磁矩 μ_e

$$\mu_e = \mu_B \cdot g \cdot \sqrt{j(j+1)} \tag{5-13}$$

式中，g 和 j 分别为朗德因子和电子的总角动量量子数，二者的取值分别为

$$g = \frac{3}{2} + \frac{s(s+1) - l(l+1)}{2j(j+1)}$$

和

$$j = |l+s|, |l+s|-1, \cdots, |l-s|$$

g 是反映微观粒子内部运动情形的重要物理量，表示粒子磁矩与相关角动量的关系。当 $l=0$ 时，考虑到相对论修正后，电子自旋磁矩的朗德因子为 2.0023。

根据前面的设定，电子轨道和自旋的磁矩还可用磁旋比 γ 分别表示为

$$\mu_l = \gamma_l \boldsymbol{L} \tag{5-14}$$

$$\mu_s = \gamma_s \boldsymbol{S} \tag{5-15}$$

式(5-14)和式(5-15)中的 γ_l 和 γ_s 分别为 $\gamma_l = -\frac{\mu_B}{\hbar}$ 和 $\gamma_s = -\frac{2\mu_B}{\hbar}$。它们之所以小于 0，是由于电子带负电，使得 μ_l 和 μ_s 与 $\boldsymbol{S}$ 反向之故。由此可见，这里存在关系 $\gamma_s = 2\gamma_l$。量子学中将这种情况称为倍磁性。

这时的电子总磁矩为

$$\mu_e = \gamma_e \boldsymbol{J} \tag{5-16}$$

而电子的总磁旋比 γ_e 由式 $\gamma_e = \frac{\mu_B \cdot g}{\hbar}$ 所决定。

四、原子核的自旋与磁矩

1. 原子核的自旋

原子核具有一定的质量和大小，故可将其看作球体。早在 1924 年，为了解释原子光谱的超精细结构，泡利就提出：原子作为一个整体，必须假定它具有自旋。1932 年发现中子后，人们才认识到核子所具有的固有角动量和轨道运动角动量是自旋存在的原因；角动量的矢量和就是核的自旋角动量(spin angular momentum)。现在已经证明，同电子一样，大多数原子核也具有自旋的特性。

原子核的自旋情况由核的自旋量子数 I 来表征。由于 I 是原子核的固有特性，因

而不同的核具有不同的 I 值。根据量子力学的计算，I 只能取整数或半整数，即它只能取 0，1/2，1，3/2，…，而不能取别的值。I 的取值与构成原子核的中子数和质子数有关。下面分三种情况讨论之。

1）质子数是偶数，中子数也是偶数(质量数为偶数,原子序数也为偶数)的核。其自旋量子数 $I=0$。这种核没有自旋，例如，$^{12}_{6}C$、$^{16}_{8}O$ 和 $^{32}_{16}S$ 等核。

2）质子数和中子数中一个是奇数、另一个是偶数(质量数为奇数)的核。其自旋量子数 $I=1/2$，3/2，5/2 等半整数。这种核有自旋，例如，I 为 1/2 的$^{1}_{1}H$、$^{13}_{6}C$、$^{31}_{15}P$，I 为 3/2 的$^{11}_{5}B$、$^{33}_{16}S$、$^{35}_{17}Cl$ 和 I 为 5/2 的$^{17}_{8}O$ 等核。

3）质子数是奇数，中子数也是奇数(质量数为偶数,原子序数为奇数)的核。其自旋量子数 $I=1$，2，3 等正整数。这种核有自旋，例如，I 为 1 的$^{2}_{1}H$ 和$^{14}_{7}N$ 以及 I 为 3 的$^{12}_{5}B$ 等核。

为便于比较，我们将上述三种情况归纳于表 5-2 中。由表可见，凡自旋量子数 I 不为零的原子核都有自旋。

表 5-2　原子核的自旋量子数

核的种类(质子数/中子数)	质子数或原子序数(Z)	中子数(N)	自旋量子数(I)	核的自旋
偶/偶核	偶数	偶数	0	无
奇/偶核	奇数	偶数	1/2，3/2，5/2，…	有
偶/奇核	偶数	奇数	1/2，3/2，5/2，…	有
奇/奇核	奇数	奇数	1，2，3，…	有

原子核的自旋运动常用自旋角动量 $\boldsymbol{P}_N$ 来描述。$\boldsymbol{P}_N$ 的方向与核的自旋轴相重合。根据量子力学的计算，原子核的自旋角动量只能取一系列不连续的值。其计算公式为

$$P_N=\frac{h}{2\pi}\sqrt{I(I+1)}=\hbar\sqrt{I(I+1)} \tag{5-17}$$

由于 I 值已经量子化，$\boldsymbol{P}_N$ 也是量子化的。

2. 原子核的磁矩

原子核是带正电的粒子。粗略地讲，原子核的电荷均匀地分布在它的表面上。由于 $I\neq 0$ 的核有自旋运动，上述电荷也随之围绕自旋轴旋转，其效应相当于环形电流，结果使核的周围出现磁场。中子虽然呈电中性，但由于它内部的电荷分量分布不匀，自旋时也能产生磁场。因此，自旋核必然伴有核磁矩。这时的核很像一个小磁体(图5-7)。

设原子核的磁矩为 μ_N，则其方向垂直于上述环形电流的方向，且与自旋角动量 $\boldsymbol{P}_N$ 相重合。与同时具有磁矩和角动量的微观粒子一样，μ_N 和 $\boldsymbol{P}_N$ 成正比，即

$$\mu_N=\gamma_N\boldsymbol{P}_N \tag{5-18}$$

式中，γ_N 为核的磁旋比。γ_N 是核的特征常数(不同的原子核具有不同的 γ_N 值)，与核的运动无关。根据量子力学的推导，核磁旋比的计算公式为

$$\gamma_N=\frac{e}{2m_P}g_N \tag{5-19}$$

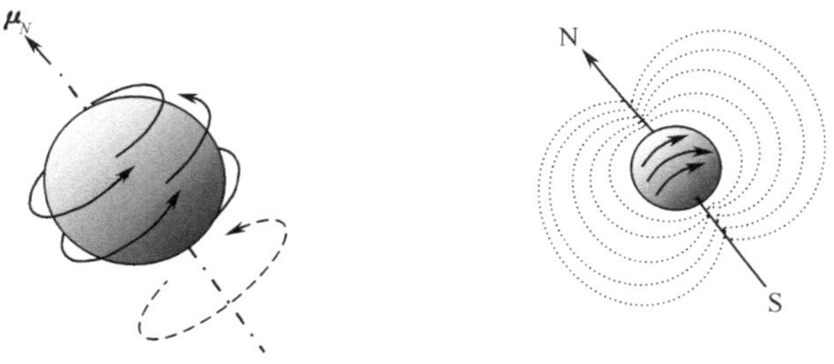

(a) 自旋的原子核　　(b) 自旋核的磁效应

图 5-7　核的自旋及磁效应

式中，e 为质子电荷，其数值与电子电荷相同；m_P 为质子的质量；g_N 是核的朗德因子(无量纲)。g_N 的大小与核的种类有关，且只能通过实验来测量。由于 m_P 比电子的质量 m_e 大很多倍($m_P=1836\,m_e$)，因而核的自旋磁矩比电子的小得多。

将式(5-17)和式(5-19)代入式(5-18)，可得核磁矩的量子化表达式

$$\mu_N=\frac{eh}{4\pi m_P}g_N\sqrt{I(I+1)} \tag{5-20}$$

即

$$\mu_N=\frac{e\hbar}{2m_P}g_N\sqrt{I(I+1)} \tag{5-21}$$

在式(5-21)中，令 $\beta_N=\frac{e\hbar}{2m_P}$，并注意到 $\gamma_N=\frac{e}{2m_P}g_N$，就得到

$$\mu_N=g_N\beta_N\sqrt{I(I+1)} \tag{5-22}$$

和

$$\mu_N=\gamma_N\hbar\sqrt{I(I+1)} \tag{5-23}$$

式(5-22)中的 β_N 称为核磁子，是计算核磁矩的单位，其值为

$$\beta_N=\frac{e\hbar}{2m_P}=\frac{eh}{4\pi m_P}=5.050\ 95\times10^{-27}\,\mathrm{J/T}$$

上面利用量子力学的成果，推出了核磁矩的计算式。需要指出的是，核磁矩应由中子和质子的轨道磁矩耦合而得。但是，由于质子和中子的理论值相差很大，目前核磁矩还只能通过实验测定而不能精确计算。另外，实际上是不能将质子视为几何点的，中子内也有电荷分布。

μ_N 的测定采用核磁共振法，其结果有正有负。表 5-3 列出了一些核(包括中子)的自旋量子数和磁矩。

3. 原子核的电四极矩

有些原子核的电荷呈球体对称分布，它们的电偶极矩为零，如自旋量子数 I 为零或 1/2 的核。但是，大多数原子核($I>1/2$)的电荷分布不是球对称的。为此，物理学中引入电四极矩(electric quadrupole moment)$\boldsymbol{Q}_N$ 的概念来度量核中电荷分布的不对

表 5-3　一些原子核的自旋量子数和磁矩

核的种类	自旋量子数(I)	核磁矩(μ_N)
$^{1}_{1}\mathrm{H}$	1/2	2.792 743
$^{2}_{1}\mathrm{H}$	1	0.857 348
$^{1}_{1}\mathrm{He}$	1/2	−2.128
$^{13}_{6}\mathrm{C}$	1/2	0.7023
$^{17}_{8}\mathrm{O}$	5/2	−1.894
$^{23}_{11}\mathrm{Na}$	3/2	2.218
$^{14}_{7}\mathrm{N}$	1	0.403 71
$^{19}_{9}\mathrm{F}$	1/2	2.628
$^{31}_{15}\mathrm{P}$	1/2	1.181
$^{6}_{3}\mathrm{Li}$	1	0.821 29
$^{7}_{3}\mathrm{Li}$	3/2	3.255 86
$^{1}_{0}n$(中子)	1/2	−1.912 80

称性。$\boldsymbol{Q}_N$ 的计算式为

$$Q_N = \frac{2}{5} Z_e (b^2 - a^2) \tag{5-24}$$

式中，b 和 a 分别为电荷分布椭球体的纵向和横向半径；Z_e 为核的电荷。由式(5-24)可见，当 $b>a$时，电荷分布在一个拉长的椭球体上，这时 $Q_N>0$；当 $b<a$ 时，电荷分布在一个压扁的椭球体上，这时 $Q_N<0$；只有当 $a=b$ 时，电荷的分布才相当于一个球体，并有 $Q_N=0$。

在原子或分子中，如果 $Q_N\neq 0$ 的核受到一个电场梯度的作用，四极矩 $\boldsymbol{Q}_N$ 与该电场梯度的耦合能，就会叠加在分子的振动或转动能级上，从而影响核磁共振谱线。为此，在 MRS 研究中常选无电四极矩的球对称原子核来观察 NMR 现象，如 I 为 1/2 的 $^{1}_{1}\mathrm{H}$、$^{13}_{6}\mathrm{C}$、$^{31}_{15}\mathrm{P}$ 和 $^{19}_{9}\mathrm{F}$ 等。人体内$^{1}_{1}\mathrm{H}$ 的含量非常丰富，因而它在医学磁共振成像中起着不可替代的作用。

五、原子的磁矩

当核与电子组成原子时，原子的总磁矩就是二者的磁矩之和。对于多电子原子，要根据原子的构造求出电子的总磁矩。我们已经知道，核的磁矩要比电子磁矩小得多。因此，当电子的总磁矩不为零时，原子的磁矩主要决定于电子的总磁矩；当电子总磁矩为零时，原子的磁矩才决定于核磁矩。

第三节　静磁场中的自旋核

我们已经讨论了原子核的一些固有特性，下面介绍自旋核在静磁场中的变化。为简便起见，在不引起混淆的前提下，以后将省去核自旋角动量 $\boldsymbol{P}_N$、核磁矩 μ_N 以及核磁旋比 γ_N 的下标 N，即分别用 $\boldsymbol{P}$、μ 和 γ 表示上述物理量。

一、自旋角动量的空间量子化

将有磁矩的原子核放在外磁场 $\boldsymbol{B}_0$ 中，自旋角动量将受磁场力矩的作用而定向排列，这就是自旋的空间量子化。在直角坐标系中取 z 轴与 $\boldsymbol{B}_0$ 同向。根据量子力学的原则，原子核的自旋角动量在 z 轴上的投影 P_z 只能取一些不连续的数值，其计算公式为

$$P_z = \frac{h}{2\pi} m = \hbar m \quad (m = I, I-1, I-2, \cdots, -I) \tag{5-25}$$

式中，m 为原子核的磁量子数，它共有$(2I+1)$个可能取值，对应于核自旋在空间的$(2I+1)$个可能取向(图 5-8)。例如，对于 $I=1$ 的自旋核，有 $m=0$，$m=1$ 和 $m=-1$ 三种取向；对于 $I=3/2$ 的自旋核，有 $m=3/2$、$m=1/2$、$m=-1/2$ 和 $m=-3/2$ 四种取向。氢核(^1_1H)是医用磁共振成像中使用的核种，它是 $I=1/2$ 的自旋核，有 $m=1/2$ 和 $m=-1/2$ 两种空间取向。由式(5-25)可见，P_z 的各个可能取值之间相差 $\hbar$ 整数倍。

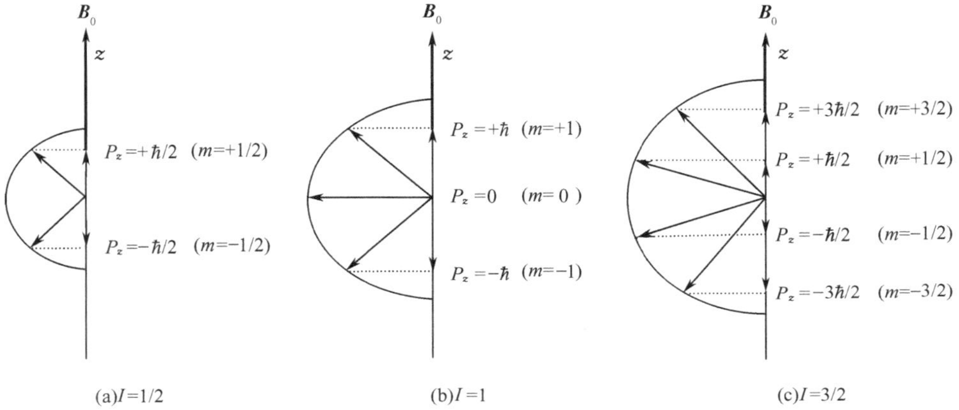

图 5-8　自旋角动量的空间量子化

核的自旋角动量 $\boldsymbol{P}$ 在 z 轴上的最大投影通常用 P_{max}表示，其值为

$$P_{max} = \hbar I \tag{5-26}$$

二、核磁矩的空间量子化

外磁场 $\boldsymbol{B}_0$ 除了影响自旋角动量外，还影响核磁矩 μ，结果使 μ 也进行空间量子化取向。核磁矩在 z 轴上的投影为

$$\mu_z = \gamma P_z = \gamma \hbar m \quad (m = I, I-1, I-2, \cdots, -I) \tag{5-27}$$

式中，m 为原子核的磁量子数。图 5-9 为 $I=1/2$，$I=1$ 和 $I=3/2$ 三种情况下核磁矩的空间取向示意图。由图可见，各种情况下 m 均有$(2I+1)$个取值。对于质子(氢核)，由于自旋量子数 $I=1/2$，故 $m=\pm 1/2$，即其磁矩在外磁场中仅有两个不同取向，它们在外磁场方向上的分量分别为$\frac{1}{2}\gamma\hbar$ 和$-\frac{1}{2}\gamma\hbar$。

核磁矩在外磁场方向的最大投影值 μ_{max}为

$$\mu_{max} = \gamma P_{max} = \gamma \hbar I \tag{5-28}$$

原子核的角动量和核磁矩空间投影的不连续性(空间量子化)是微观世界的特征之一。

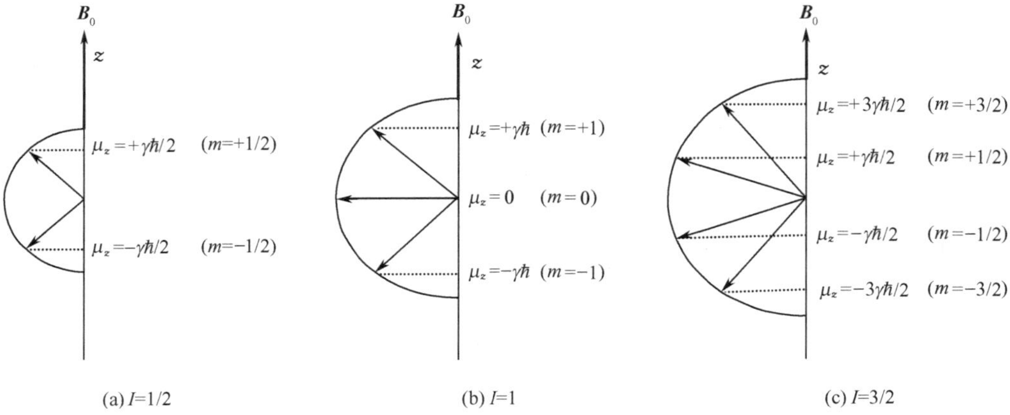

图 5-9　核磁矩在磁场中的取向

三、核磁矩在磁场中的能量和塞曼效应

前已述及，自旋角动量不等于零的原子核都具有自旋磁矩。如果把这种核置于静磁场 $\boldsymbol{B}_0$ 中，磁场对核磁矩的作用力将使核磁矩具有一定的附加能量(图5-10)。设 $\boldsymbol{B}_0$ 与直角坐标系的 z 轴同向，并设 $\boldsymbol{B}_0$ 与核磁矩 μ 之间的夹角为 θ。这时 μ 与 $\boldsymbol{B}_0$ 相互作用的能量 E 等于上述二向量点乘积的负值，即

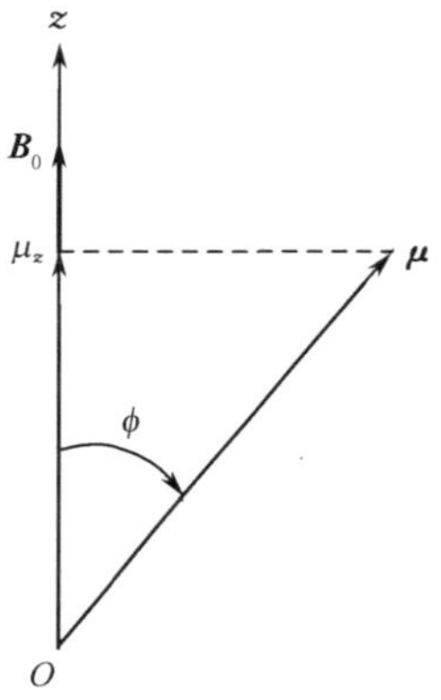

图 5-10　静磁场 $\boldsymbol{B}_0$ 中的核磁矩 μ

$$E = -\mu \cdot \boldsymbol{B}_0 = -\mu B_0 \cos\theta \tag{5-29}$$

式中，B_0 为 $\boldsymbol{B}_0$ 的模。另外，由于 $\mu_z = \mu\cos\theta$，所以有

$$E = -\mu_z B_0 \tag{5-30}$$

由此可见，核磁矩在静磁场 $\boldsymbol{B}_0$ 中的能量等于它在静磁场方向上的投影与磁场强度乘积的负值。根据式(5-27)和式(5-30)，得出核磁矩在各能级上的能量表达式

$$E_m = -\mu_z B_0 = -\gamma\hbar m B_0 \tag{5-31}$$

对比式(5-22)和式(5-23)，知核的磁旋比 γ、约化的普朗克常量 $\hbar$、核磁子 β_N 和核的朗德因子 g_N 之间存在如下关系

$$\gamma\hbar = \beta_N g_N \tag{5-32}$$

因而，核磁矩在各能级上的能量表达式又可写为

$$E_m = -\gamma\hbar m B_0 = -g_N \beta_N m B_0 \tag{5-33}$$

不难看出，式(5-31)和式(5-33)所示核磁矩在静磁场中的能量也是量子化的，且不同能级上能量的绝对值与磁场强度成正比。我们把这些不连续的能量值称为原子核的能级，并把按能量值大小画出的图称为能级图(图5-11)。

图 5-11 告诉我们，磁场中核的磁能级的数目取决于核自旋量子数 I，能级总数为 $(2I+1)$。磁量子数 m 为正值的那些状态，核磁矩 μ 与静磁场方向相同，其能量为负

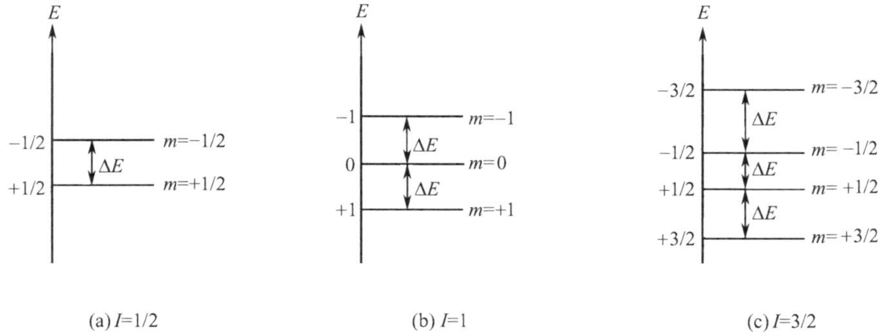

图 5-11　核磁矩在磁场中的能级图

值，称之为低能态；磁量子数 m 为负值的那些状态，核磁矩 μ 与静磁场方向相反，其能量为正值，可称之为高能态。由于 m 的可能取值依次相差 1，因而两相邻能级的能量差为

$$\Delta E = \gamma\hbar B_0 = g_N\beta_N B_0 \tag{5-34}$$

由此可见，在外磁场中，核的磁能级分裂是等距的。例如，对于一个 $I=1/2$ 的核（$m=1/2$和 $m=-1/2$），磁场中它的自旋状态就有两个取向（图5-12）。两个能级上的能量分别为

$$E_1 = -\frac{1}{2}g_N\beta_N B_0$$

和

$$E_2 = \frac{1}{2}g_N\beta_N B_0$$

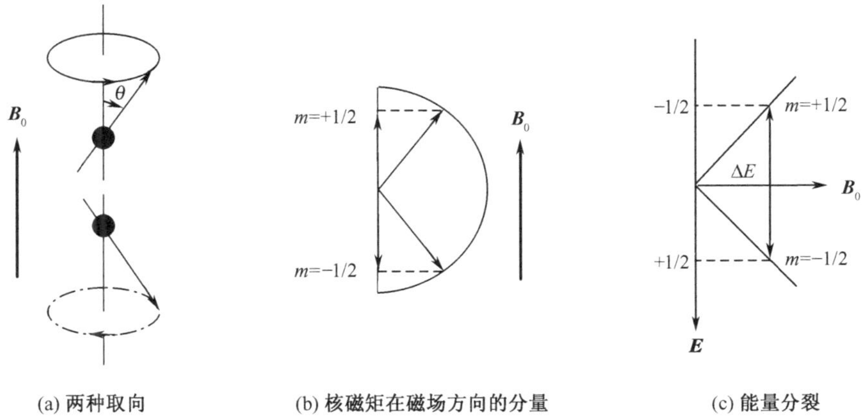

图 5-12　氢核在磁场 $\boldsymbol{B}_0$ 中的取向及其能量差

由式(5-34)还可看出，随着磁场强度 $\boldsymbol{B}_0$ 的增加，相邻两能级之间的能量差 ΔE 也随之增大。也就是说，核在磁场中的附加能量与其所在位置的磁场强度成正比。同时，E 还与磁量子数 m 有关。由于 m 有$(2I+1)$个取值，表明在稳定磁场作用下 E 也有

$(2I+1)$个取值。于是，无外磁场时的一个能级(一种角动量对应一个能级)，在外磁场作用下因产生了$(2I+1)$个附加能量而分裂为$(2I+1)$层能级。物理学上把这种基态能级在外场 $\boldsymbol{B}_0$ 中发生分裂的现象称为塞曼效应(Zeeman effect)。塞曼效应又叫塞曼劈裂、塞曼分裂或能级劈裂。经塞曼分裂而形成的能级就是塞曼能级或叫做磁能级。它的特点是等间距。图 5-13 是氢核能级劈裂的示意图。

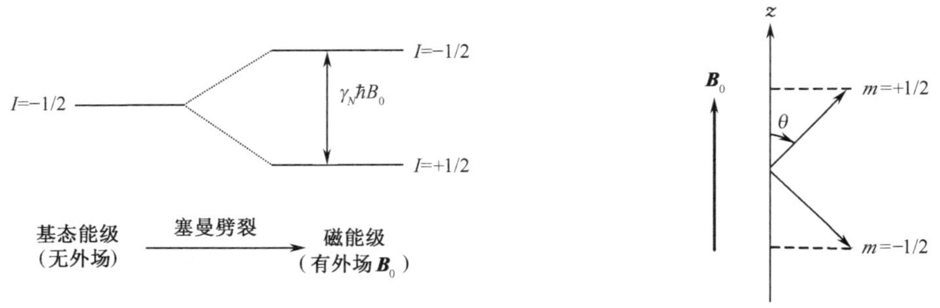

(a) 基态能级在外磁场中的塞曼分裂　　(b) 自旋磁矩的取向（向下者为高能级）

图 5-13　氢核的能级分裂

塞曼效应中的谱线裂距与外场 $\boldsymbol{B}_0$ 的强度成正比。谱线分裂的条数可分为 3 条和多条两种。谱线分裂成 3 条的称为正常塞曼效应，分裂成多条的称为反常塞曼效应。

在核磁共振研究领域内，塞曼分裂是一个非常重要的概念。

四、自旋核在静磁场中的进动

我们已经知道，自旋核有一定的自旋角动量和核磁矩。在静磁场作用下，核磁矩将如旋转陀螺在地球引力场中进动一样运动，称为自旋核的进动。图 5-14 为磁性核的进动示意图。

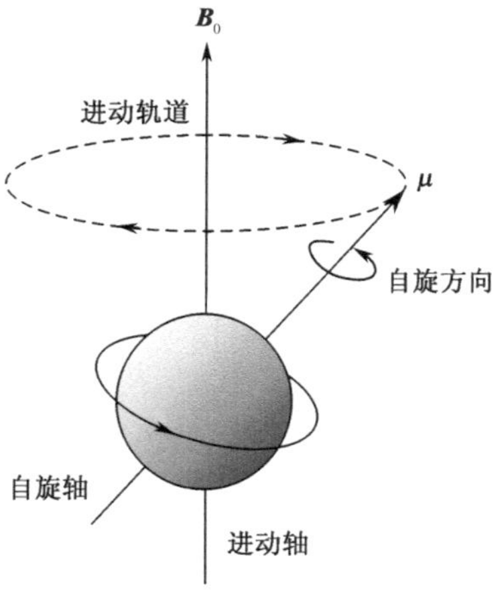

图 5-14　磁性核在磁场中的进动

经典力学的观点认为，一个磁矩为 μ 的孤立原子核处于磁场强度为 $\boldsymbol{B}_0$ 的磁场中，若磁矩 μ 与 $\boldsymbol{B}_0$ 的方向不同，它在磁场作用下将产生力矩 $\boldsymbol{T}$

$$\boldsymbol{T}=\mu\times\boldsymbol{B}_0 \tag{5-35}$$

此力矩使原子核的自旋角动量 $\boldsymbol{P}$ 发生如下变化，即有

$$\boldsymbol{T}=\frac{\mathrm{d}\boldsymbol{P}}{\mathrm{d}t}=\mu\times\boldsymbol{B}_0 \tag{5-36}$$

式(5-36)两边同时乘以核的磁旋比 γ 得

$$\gamma\frac{\mathrm{d}\boldsymbol{P}}{\mathrm{d}t}=\gamma[\mu\times\boldsymbol{B}_0] \tag{5-37}$$

又根据式(5-28)，得到

$$\frac{\mathrm{d}\boldsymbol{P}}{\mathrm{d}t}=\frac{1}{\gamma}\frac{\mathrm{d}\mu}{\mathrm{d}t} \tag{5-38}$$

综合式(5-37)和式(5-38)，并考虑更一般的情况，就有

$$\frac{\mathrm{d}\boldsymbol{\mu}}{\mathrm{d}t}=\gamma[\boldsymbol{\mu}\times\boldsymbol{B}]=\gamma\begin{vmatrix}\boldsymbol{i} & \boldsymbol{j} & \boldsymbol{k}\\ \mu_x & \mu_y & \mu_z\\ B_x & B_y & B_z\end{vmatrix} \tag{5-39}$$

也就是说，核磁矩对时间的变化率等于该磁矩与磁场强度的矢量积并乘以磁旋比 γ。式中的 $\boldsymbol{i}$、$\boldsymbol{j}$ 和 $\boldsymbol{k}$ 是各坐标轴的单位矢量，下角标 x、y 和 z 分别表示核磁矩 μ 及外磁场 $\boldsymbol{B}$ 在三个坐标轴上的投影。式(5-39)的分量形式为

$$\frac{\mathrm{d}\mu_x}{\mathrm{d}t}=\gamma(\mu_y B_z-\mu_z B_y) \tag{5-40a}$$

$$\frac{\mathrm{d}\mu_y}{\mathrm{d}t}=\gamma(\mu_z B_x-\mu_x B_z) \tag{5-40b}$$

$$\frac{\mathrm{d}\mu_z}{\mathrm{d}t}=\gamma(\mu_x B_y-\mu_y B_x) \tag{5-40c}$$

现在讨论核磁矩 μ 在静磁场 $\boldsymbol{B}_0$ 中的运动。取 z 轴沿着 $\boldsymbol{B}_0$ 方向，并设 μ 与 $\boldsymbol{B}_0$ 之间的夹角为 θ，则核磁矩的各坐标分量如图 5-15 所示。

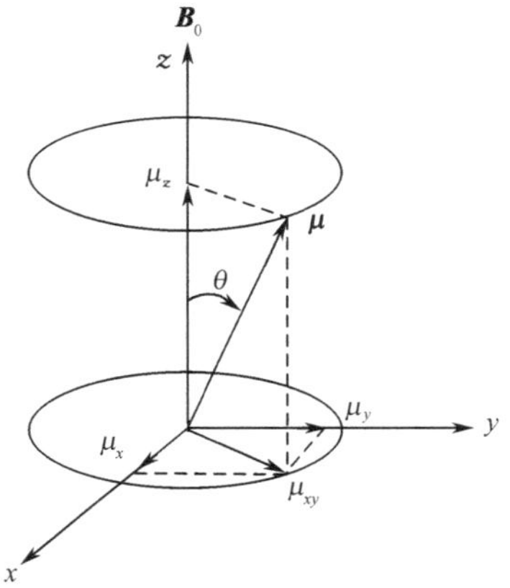

图 5-15　进动时核磁矩各分量的运动

将 $B_z=B_0$ 和 $B_x=B_y=0$ 代入式(5-40)，就得到磁矩 μ 在静磁场 $\boldsymbol{B}_0$ 中的运动方程

$$\frac{\mathrm{d}\mu_x}{\mathrm{d}t}=\gamma\mu_y B_0 \tag{5-41a}$$

$$\frac{\mathrm{d}\mu_y}{\mathrm{d}t}=-\gamma\mu_x B_0 \tag{5-41b}$$

$$\frac{\mathrm{d}\mu_z}{\mathrm{d}t}=0 \tag{5-41c}$$

由式(5-41c)可知 μ_z 为常数，说明 μ 在 z 轴上的投影是不变的。为解运动方程 μ_x 和 μ_y，对式(5-41a)再次求导，并将式(5-41b)代入，就有

$$\frac{\mathrm{d}^2\mu_x}{\mathrm{d}t^2}+\gamma^2 B_0^2\mu_x=0 \tag{5-42}$$

这是一个典型的简谐振动方程，具有如下形式的解

$$\mu_x=A\cos(\gamma B_0 t+\varphi) \tag{5-43}$$

类似地，有

$$\mu_y=-A\sin(\gamma B_0 t+\varphi) \tag{5-44}$$

令 $\omega_0=\gamma B_0$，则式(5-43)和式(5-44)分别成为

$$\mu_x=A\cos(\omega_0 t+\varphi) \tag{5-45}$$

和

$$\mu_y=-A\sin(\omega_0 t+\varphi) \tag{5-46}$$

式(5-45)和式(5-46)说明，μ 在 x 轴上的投影 μ_x 按余弦规律变化，而在 y 轴上的投影 μ_y 按正弦规律变化。由此还可方便地得到 μ 的横向分量，即它在 xOy 面上投影的

绝对值$|\mu_{xy}|$

$$|\mu_{xy}|=\sqrt{\mu_x^2+\mu_y^2}=\sqrt{A^2\cos^2(\omega_0 t+\varphi)+A^2\sin^2(\omega_0 t+\varphi)}=A \quad (5\text{-}47)$$

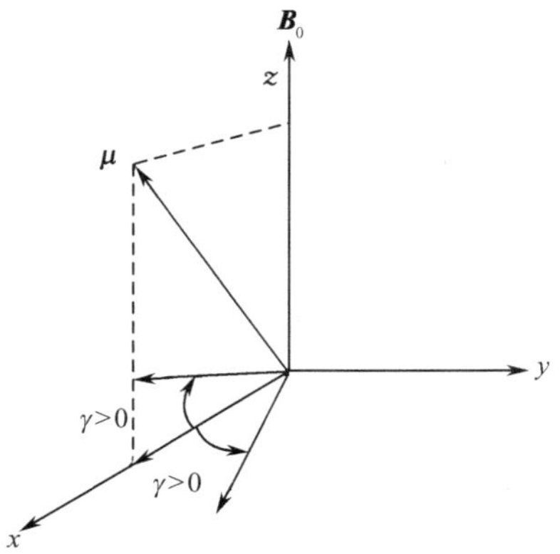

图 5-16 根据运动方程判定核磁矩的进动方向

式中，A 为常数。这说明 μ 在 xOy 平面内以角频率 ω_0 转动。通常把 ω_0 称为拉莫尔频率(Larmor frequency)。它是核磁矩 μ 在静磁场中绕 $\boldsymbol{B}_0$ 进动时的频率。由式(5-43)～式(5-46)看出，ω_0 与 γ 和 B_0 成正比，而与 μ 和 $\boldsymbol{B}_0$ 之间的夹角 θ 无关。

在 NMR 学科中，又将核磁矩的上述进动称为拉莫尔进动(Larmor precession)。

这里，我们从考察核磁矩 μ 各坐标分量的变化入手，导出了它在静磁场 $\boldsymbol{B}_0$ 中的运动方程。这些方程所描述的过程是，在静磁场中核磁矩 μ 围绕 $\boldsymbol{B}_0$ 进动，其运动轨迹为圆锥体。此外，综合式(5-43)～式(5-46)还可确定自旋核的进动方向。假设 $t=0$ 的时刻 μ_{xy}处在 x 轴上，即设 $\mu_y=0(t=0)$，则此后若有时间增量 Δt(设 $\Delta t>0$)且当 Δt 很小时，有

$$\mu_y=-A\sin(\omega_0\Delta t)\approx -A\omega_0\Delta t$$

由此可见，当 γ 为正值时(ω_0为正)，如果对着 z 轴观察，μ_{xy}在 y 轴上的投影首先出现负值，表明 μ 是顺时针方向进动的。反之，当 γ 为负值时(ω_0为负)，μ 将逆时针方向进动。上述情况如图 5-16 所示。注意，进动过程中核磁矩的能量没有变化。

第四节 核磁共振现象和共振条件

一、概 述

自然界中共振现象是普遍存在的。它是许多物体及设备吸收和发射能量的基础。但是，共振又是有条件的。例如，在力学中，当作用于振动体的外力之方向与振动方向相反时，振动将很快停止；如果不仅使外力的作用方向和振动方向相同，也使外力的作用频率与振动的固有频率相同，振动系统的振幅将达到最大值。这就是所谓的机械共振。弦乐器就是根据这一原理发声的：改变弦的张力就改变了它的共振频率，从而使其发出不同音高的声音来。在科学技术高度发达的今天，利用电子共振的原理进行工作的设备就更多了。这方面最简单的例子就是无线电收音机。它之所以能够选择一个特定的广播电台，就是因为每个电台发射不同频率的广播信号，调谐收音机实际上就是调节它的共振频率。由此看来，发生共振必须满足一定的条件，如频率条件和相位条件。在共振的条件下，物体的能量交换才是最有效的。

对于原子核来说，其共振频率是由原子核的特性和磁场强度共同决定的。只有自旋核才能发生核磁共振，因为只有这类核才有磁矩。前面已经提到，核磁矩在外磁场作用

下将产生能级分裂，形成塞曼能级。核磁共振实际上就是指一定条件下在塞曼能级之间进行的共振吸收跃迁现象。下面将从经典力学和量子力学两个方面进一步分析 NMR 现象及其共振条件。在下一节中，我们还将从质子群的角度，即从宏观上来描述原子核的共振行为。

二、NMR 的经典力学原理

我们知道，核磁矩 μ 具有一定能量。在静磁场中，它以定角 θ 作拉莫尔进动，其能量并没有发生变化。这时称系统处于稳定状态。但是，如果在静磁场 $\boldsymbol{B}_0$ 的垂直平面内施加一个以 ω 角速度旋转的磁场 $\boldsymbol{B}_1$(取 $B_1 \ll B_0$)，就可使 μ 所具有的能量发生变化。也就是说，要破坏其平衡，必须从外界向进动的核系统提供能量。常利用射频磁场的能量来实现这一目的。

为获得角速度为 ω 的磁场 $\boldsymbol{B}_1$，可在 x 轴方向加一个线偏振(极化)的交变磁场 $2B_1\cos\omega t$。为此，在 x 轴方向的振荡线圈中通以交变电流，使其振幅为 $2B_1$、角频率为 ω，则它所形成的振荡线偏振磁场为 $B_{1x}(t)=2B_1\cos\omega t$。下标“$x$”表示变化的磁场是从 x 方向加入的。为便于理解，可以将该线偏振场分解为两个大小相等、旋转方向相反的圆偏振场，即

$$
\begin{aligned}
B_{1x}(t) &= 2B_1\cos\omega t \\
&= (B_1\cos\omega t + B_1\sin\omega t) + (B_1\cos\omega t - B_1\sin\omega t) \\
&= \underbrace{B_1(\cos\omega t + \sin\omega t)}_{B'_{1x}} + \underbrace{B_1(\cos\omega t - \sin\omega t)}_{B''_{1x}}
\end{aligned}
\tag{5-48}
$$

$B_{1x}(t)$还可用复数表示为

$$
B_{1x}(t) = 2B_1\cos\omega t = \underbrace{B_1 e^{i\omega t}}_{B'_{1x}} + \underbrace{B_1 e^{-i\omega t}}_{B''_{1x}}
\tag{5-49}
$$

以上两式中的 $\boldsymbol{B}'_{1x}$和 $\boldsymbol{B}''_{1x}$分别表示两个分解而来的圆极化场。它们的大小相等，方向相反。我们通过图 5-17 来说明上述线偏振场的分解。由图 5-17(b)可见，两个旋转磁场中必有一个的旋转与核磁矩的进动同向，而另外一个反向。也就是说，如果 $\boldsymbol{B}'_{1x}$的 ω 为正，则 $\boldsymbol{B}''_{1x}$的 ω 必然为负。设 B_1 的线性足够好，并设它很小(与 B_0相比)，则两个旋转磁场同时作用的效果就与分别施加后再叠加的效果相同。上述条件是容易满足的。

以上旋转磁场中，只有旋转方向与核磁矩进动同向的一支能够与其相互作用，即可用它来驱动 NMR 的发生。而与核磁矩进动反向的另一旋转磁场的作用是可以忽略的。因此，下面讨论交变场 $\boldsymbol{B}_{1x}$对核磁矩的影响时，只考虑一个旋转磁场的情况，并设它就是上面的 $\boldsymbol{B}'_{1x}$。为表达方便，经常将 $\boldsymbol{B}'_{1x}$叫做 $\boldsymbol{B}_1$，相应地，将其模(振幅)B'_{1x}叫做 B_1，这一点请读者注意。另外，实际应用中普遍使用圆极化的线圈。根据可易原理，两个线偏振错开 90°正交叠加起来就可形成圆偏振。

为说明问题，引入如图 5-18 所示的旋转坐标系 $x'y'z'$。该坐标系的 z'轴与固定坐标系 xyz 的 z 轴以及 $\boldsymbol{B}_0$ 相重合，其 x'、y'轴围绕 z 轴旋转，并取旋转角速度为 ω。显然，由于旋转坐标系与旋转磁场 $\boldsymbol{B}_1$ 有着相同的角频率 ω，$\boldsymbol{B}_1$ 将永远与 x'轴相重合。这样，在 $x'y'z'$系中就可认为 $\boldsymbol{B}_1$ 是静止的，或者说它就成为垂直于 z 轴的静磁场。可

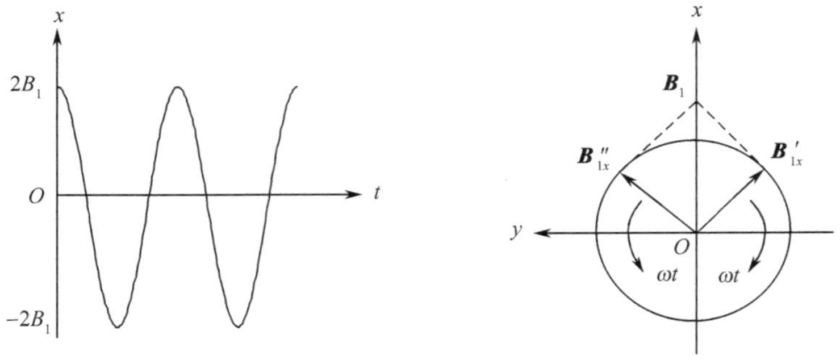

(a) 线偏振的交变磁场　　(b) 分解后的旋转磁场(xOy 面)

图 5-17　线极化场分解为两个旋转磁场

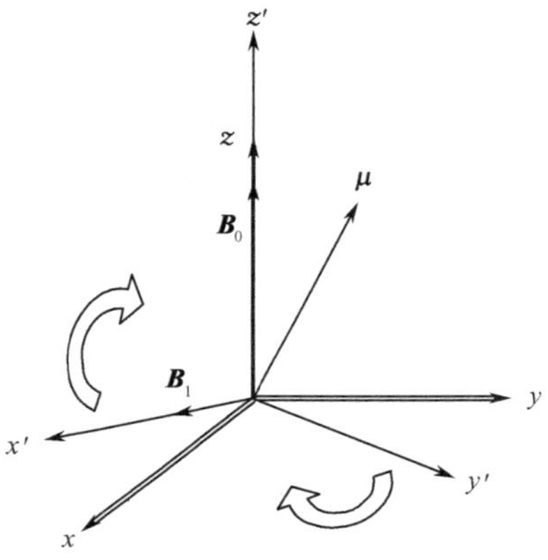

图 5-18　旋转坐标系 $x'y'z'$ 与直角坐标系 xyz 的关系

见 $\boldsymbol{B}_1$ 的时间依赖性已经消除了。另外，在这样的旋转坐标系中，看作静磁场的旋转磁场可以任意取向，我们不妨取 x 方向。

上述旋转坐标系以后还会多次用到。为了与之区别，关于 NMR 的文献中又将常用的固定坐标系 xyz 称为实验室坐标系。我们的讨论将在两个坐标系之间进行。

我们已经知道，当系统稳定时，核磁矩 μ 在实验室坐标系中以 $\omega_0 = \gamma B_0$ 的角频率围绕 $\boldsymbol{B}_0$ 进动。如果上述旋转磁场的旋转频率 ω 正好等于核磁矩的进动频率 ω_0，那么在 $x'y'z'$系中观察，μ 也将是静止的。$\boldsymbol{B}_1$ 场一旦加入，μ 立刻受到一个相当于静磁场的作用。由式(5-36)可知，在 $\boldsymbol{B}_1$ 场作用下产生的力矩为

$$\boldsymbol{T} = \mu \times \boldsymbol{B}_1 \tag{5-50}$$

根据前面的结论，这时 μ 又将围绕 $\boldsymbol{B}_1$ 进动(图5-19)。其进动角频率为

$$\omega_1 = \gamma B_1 \tag{5-51}$$

不过，由于 B_1 很小，这一进动通常进行得非常缓慢，其频率一般在音频范围。物理学上把这种核磁矩在射频场作用下进行的缓慢进动称为章动(nutation)。因此，进动是指固定坐标系中 μ 绕 z 轴的转动，而章动特指满足共振条件时 μ 绕 x'轴的转动。可见，μ 在以 ω_0 绕 $\boldsymbol{B}_0$ 高速进动的同时，又以 ω_1 绕 $\boldsymbol{B}_1$ 方向章动。在 xyz 坐标系中观察，将会看到这两种运动的合成。

同时我们注意到，由于 μ 围绕 $\boldsymbol{B}_1$ 的章动，使磁矩 μ 与静磁场 $\boldsymbol{B}_0$ 之间的夹角 θ 有了变化。通常将 θ 称为章动角。由式(5-29)知，当章动角变化时，μ 在 $\boldsymbol{B}_0$ 中的能量也将随之改变(θ 增加,能量增加)，而它的变化是以旋转磁场的能量变化为依据的。由此可见，如果 θ 角增加，核磁矩就要从外场中吸收能量，这就是核磁共振现象。我们得出的共振条件是

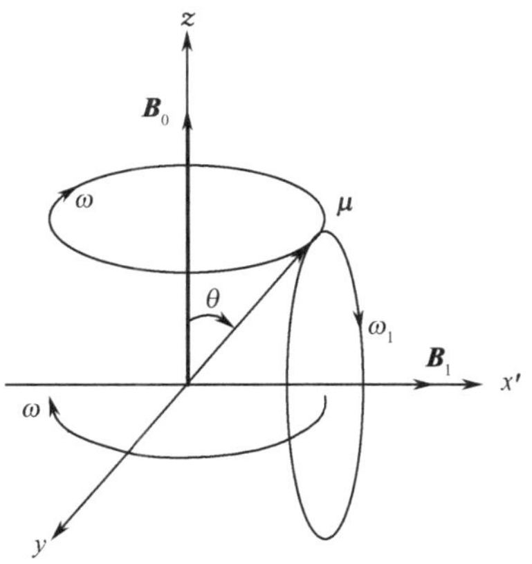

图 5-19　核磁矩 μ 同时绕 $\boldsymbol{B}_1$ 进动

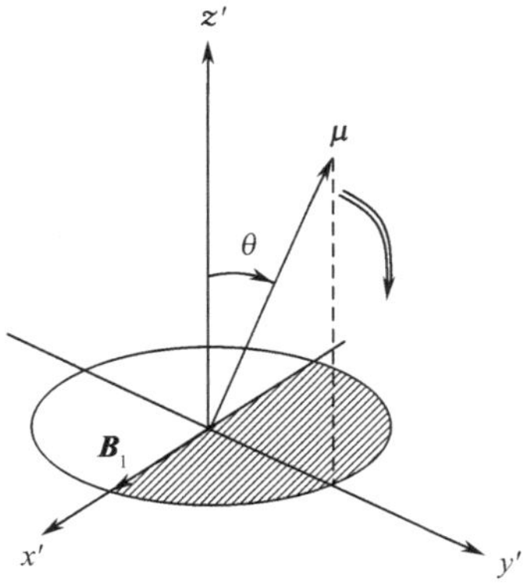

图 5-20　核磁矩在旋转坐标系中的运动

$$\omega = \omega_0 = \gamma B_0 \tag{5-52}$$

关于 μ 围绕 $\boldsymbol{B}_1$ 章动的方向问题，根据前面的结论，应由 γ 的正负来确定，即对着 $\boldsymbol{B}_1$ 方向看，如果 $\gamma>0$，μ 按顺时针方向进动；如果 $\gamma<0$，μ 按反时针方向进动。图 5-20 表示 μ 在旋转坐标系中的运动情况。可以看出，$\boldsymbol{B}_1$ 的作用既可能使 θ 增大，又可能使 θ 减小，这取决于 μ 的开始位置。当 μ 处于右半边(图中阴影部分)时，$\boldsymbol{B}_1$ 的作用使 θ 变大，相当于核的能量增加(从 $\boldsymbol{B}_1$ 场吸收能量)；当 μ 位于左半边时，$\boldsymbol{B}_1$ 的作用使 θ 变小，相当于核的能量减少(把能量交给 $\boldsymbol{B}_1$ 场)。

核磁矩 μ 规则地吸收能量和释放能量的过程，是以外加交变磁场 $\boldsymbol{B}_1$ 的角频率 ω 与核的进动频率 ω_0 相等为条件的。如果二者不等，在 $x'y'z'$ 坐标系中 μ 就不是静止的，但 μ 仍会相对于 $\boldsymbol{B}_1$ 旋转。当 ω 与 ω_0 相差不大时，μ 的转速很慢，它可能在图 5-20 的阴影部分停留很久，然后又在非阴影部分停留很久。所以，核对能量的吸收和发射仍应交替进行。事实上，上述状态不会出现。这是因为核磁矩是空间量子化的，如果 μ 吸收的能量不满足相应的量子化数值，μ 就不吸收这种能量，θ 角则不改变。如果 ω 与 ω_0 相差很大，能量的吸收和发射过程就会很快交替，其结果相当于 θ 不变，因而这时仍观察不到能量的吸收与发射。也就是说，$\omega\neq\omega_0$ 时不发生核磁共振。

还需要明确的是，对大量同类进动核的群体而言，由于各核的相位不同，核群体将在以 $\boldsymbol{B}_0$(或 z)为轴的锥面上进动。各个核磁矩的章动也形成一个锥面，不过这一锥面是以 $\boldsymbol{B}_1$ 方向(或 x')为轴的。这一情况下面还要讨论。

三、NMR 的量子力学描述

用量子力学的观点，NMR 现象可以通过核的能量变化来说明。

我们知道，当原子核处于外磁场 $\boldsymbol{B}_0$ 中时，它的能级将产生塞曼分裂。式(5-34)表明，塞曼分裂后相邻两能级之间的能量差为 $\Delta E=\gamma\hbar B_0$。因此，在磁场中一个核要从低能态向高能态跃迁，就必须吸收 $\gamma\hbar B_0$ 的能量。换言之，核吸收 $\gamma\hbar B_0$ 的能量后产生共振。

根据量子力学的选择定则，只有磁量子数之差(Δm)为±1时，相邻两能级间的跃迁才是允许的。例如，对于 $I=\frac{1}{2}$的核，它吸收能量后将从 $m=+\frac{1}{2}$取向的低能态跃迁至 $m=-\frac{1}{2}$取向的高能态，这时体系吸收的能量应为 $\gamma\hbar B_0$。

设共振激发所采用的电磁波频率为 ν，并在外磁场的垂直方向设置射频线圈。那么，当激励电磁波的频率 ν 所决定的能量与两相邻能级之间的能量差 ΔE 相等时，原子核两个能级之间的跃迁就会发生，这就是核磁共振现象。上述条件可以表述为

$$h\nu = \Delta E = \gamma\hbar B_0 \tag{5-53}$$

式中，$h\nu$ 为电磁辐射的能量；h 和 $\hbar$ 分别为普朗克常量和约化的普朗克常量，二者的关系为 $\hbar=h/2\pi$。由此得出的共振条件为

$$\nu_0 = \frac{\gamma}{2\pi}B_0 \tag{5-54}$$

式(5-54)又可写成如下形式，即

$$\omega_0=\gamma B_0 \tag{5-55}$$

这一关系正是拉莫尔用经典力学推证的原子核在外磁场中进动的角频率公式，称为拉莫尔方程或拉莫尔公式(Larmor equation)。该方程把共振频率与外加磁场值用简单的数学关系联系起来，使人们能够方便地计算出各种核的共振频率(核的磁旋比为常数)。例如，对于1T磁场中的^1H来说，其共振频率为42.5MHz，而这时^{31}P和^{23}Na的共振频率分别为17.24MHz和11.26MHz。

上面的讨论说明，用经典力学和量子力学得出的共振条件是一致的。

四、NMR的经典力学和量子力学模型

综合经典力学与量子力学的观点，可以这样来研究原子核在磁场中的运动。自旋核的磁矩 μ 在外磁场 $\boldsymbol{B}_0$ 中以 $\omega_0=\gamma B_0$ 的角频率围绕 $\boldsymbol{B}_0$ 进动。在稳定条件下，即没有交变磁场 $\boldsymbol{B}_1$ 时，μ 与 $\boldsymbol{B}_0$ 的夹角 θ 保持不变，因此，核磁矩在磁场中只能取某些固定的方向。例如，对 $I=1/2$ 的核，核磁矩 μ 只能有两个方向。如果把进动与空间量子化两个概念结合起来，就不难得出核磁矩是在图5-21所示的两个进动圆锥上运动的结论。

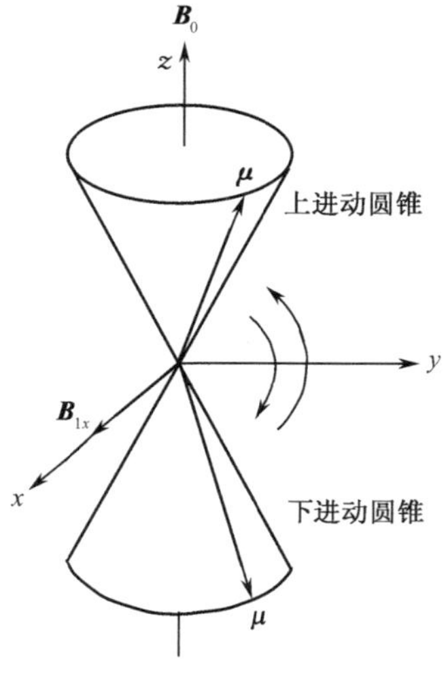

图5-21 核磁矩在进动圆锥之间的跃迁

当 μ 在上面的进动圆锥上进动时(与 $\boldsymbol{B}_0$同向)，相当于核磁矩处于 $m=1/2$ 的低能级状态；当 μ 在下面的进动圆锥上进动时(与 $\boldsymbol{B}_0$反向)，相当于核磁矩处于 $m=-1/2$ 的高能级状态。共振激发时，在垂直于 $\boldsymbol{B}_0$ 的平面上施加交变电磁场 $\boldsymbol{B}_{1x}$，从而产生一个旋转磁场 $\boldsymbol{B}_1$。如果该旋转磁场的角频率满足拉莫尔方程的条件，处在上进动圆锥上的原子核就会吸收交变磁场的能量而跃迁到下面的圆锥上来，即从低能级跃迁到高能级，

这就是核磁共振现象。因此，核磁共振又叫共振吸收。当然，当核磁矩从下进动圆锥跃迁到上进动圆锥，即从高能级跃迁到低能级上时，原子核通过辐射的形式放出能量。

五、关于 NMR 条件的讨论

拉莫尔方程是核磁共振的基本公式。它规定了自旋核在一定磁场中引起共振的必要条件。下面从几个方面进一步讨论 NMR 的条件问题。

1. 常用的 NMR 观测方法

为了观察 NMR 现象，人们根据拉莫尔公式给定的条件采用了多种方法。在实验中使用最多的有扫场法、扫频法和脉冲法等几种。所谓扫场法，就是保持电磁波的角频率 ω_0 不变，而连续改变外磁场 $\boldsymbol{B}_0$ 的方法。当场值变到 $B_0=\omega_0/\gamma$ 时便发生共振吸收。与此相反，扫频法是固定静磁场强度 $\boldsymbol{B}_0$，并通过连续改变射频场的振荡角频率 ω 来达到共振目的的方法。显然，当满足 $\omega=\omega_0$ 的条件时将有共振信号检出。扫场法和扫频法均称为连续波法。如果固定磁场，并以一个能量很高的、含有各种频率成分的宽带脉冲源去覆盖所选区域，可使全部同类核同时被激发。采用这种原理达到共振目的的就是脉冲法。用脉冲法可以获得比前两种方法高得多的信噪比。脉冲法又被称做脉冲傅里叶变换法。扫场法、扫频法和脉冲法在 NMR 波谱分析中均有应用。

医用 MRI 系统中所采用的实际上是一种脉冲激励的定核检测方法。MRI 中不仅固定静磁场 B_0，而且固定了扫描频率 ω_0。因此，只有满足条件 $\gamma=\omega_0/B_0$ 的核在射频脉冲作用下才发生 NMR。人体内含有大量的^{1}H，加之它的信号灵敏度很高，显然应选氢核作为定核。换句话说，MRI 系统就是用体内^{1}H 的分布来成像的，因此，ω_0 和 B_0 的设置均应满足^{1}H 的共振条件，即 ω_0/B_0 在数值上要等于氢的磁旋比。

2. 磁旋比问题

磁旋比 γ 是核的固有属性。也就是说，原子核不同，γ 就不同。因此，测定 γ 就可推知样品核的种类。连续波法波谱仪就是根据这一原理来测定核的。这种波谱仪工作时，外磁场 $\boldsymbol{B}_0$ 自动随时间线性变化（扫场法），当 $\boldsymbol{B}_0$ 与射频场的频率（常用60或100MHz）满足拉莫尔方程时，样品中将出现共振吸收峰。由此实验结果便可计算出对应的磁旋比，从而得知所测原子核的种类。

γ 的常用单位有两种。一种是 $\text{rad}\cdot10^7/(\text{s}\cdot\text{T})$（对应于角频率 ω），它主要在 NMR 波谱学中使用。另一种是 MRI 技术中经常使用的 MHz/T（对应于频率 f）。根据各自采用的量纲，两种单位之间是很容易进行换算的。由于 $1\text{MHz}=10^6\text{Hz}=10^6$ 周/s、1 周 $=2\pi\cdot\text{rad}$，可得出如下的换算式

$$1\text{rad}\cdot10^7/(\text{s}\cdot\text{T})=1.591\text{MHz/T} \tag{5-56}$$

$$1\text{MHz/T}=0.628\ \text{rad}\cdot10^7/(\text{s}\cdot\text{T}) \tag{5-57}$$

表 5-4 列出了一些 NMR 核素的磁旋比（两种单位）。表中的所有数据均采用两位有效数字。

3．共振频率 ω_0、磁场强度 B_0 以及核磁矩能级间的关系

拉莫尔方程说明，共振频率与磁场强度成正比。对于同一种核，磁场强度增加，共振频率也成比例提高。图 5-22 表示的是核磁矩的能级与磁场强度间的关系。图中分别示出了 $I=1/2$、$I=1$ 和 $I=3/2$ 三种自旋核的情况。我们看到，$B_0=0$ 时，核磁矩 μ 只有一个能级；B_0 不等于零时，能级开始分裂；B_0 越大，相邻两个能级上能量的差别越大，即能级差 ΔE 越大。也可以说，随着 B_0 的增大，核从低能级跃迁到高能级时所吸收电磁场的频率越来越高。

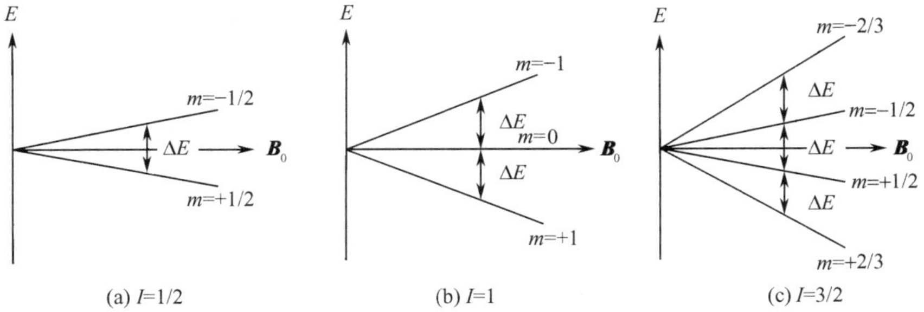

图 5-22　核磁矩的能级与磁场强度的关系

表 5-4　人体内一些核素的磁旋比（γ）

原子核	磁旋比 [rad·10^7/(s·T)]	磁旋比 (MHz/T)
^{1}H	26.752	42.562
^{2}H	4.107	6.534
^{14}N	1.934	3.077
^{15}N	2.712	4.315
^{31}P	10.841	17.248
^{13}C	6.728	10.704
^{23}Na	7.080	11.264
^{39}K	1.250	1.989
^{17}O	−3.628	−5.772
^{19}F	25.181	40.063
^{36}Cl	2.624	4.175

表 5-5 列出了各种场强医用磁共振成像系统所需的射频电磁波频率，也即氢质子在不同场强下的共振频率。这些频率均大大低于 X 射线的频率(甚至低于可见光的频率)，因而它不会对生物系统的分子造成破坏。这也是 MRI 被广泛接受的原因之一。

表 5-5　氢质子在不同场强 MRI 系统中的共振频率

磁场强度 B_0/T	共振频率/MHz
0.2	8.52
0.35	14.90
0.5	21.29
1.0	42.56
1.5	63.87
2.0	85.16
3.0	127.68

第五节　核磁共振的宏观描述

前面讨论了孤立自旋核的磁学性质、它在均匀磁场中的运动规律以及核磁共振现象。但是，人们只能测量样品或被检体中大量同种核的集体行为，单个原子核的行为是无法检测的。原子核群的集体行为表现为一些可测的宏观量，根据这些宏观量才能做出判断或显像。下面首先讨论自旋核在各能级上的分布规律，然后引入磁化强度矢量 $\boldsymbol{M}$，并以该矢量在磁场中的运动规律来表征核的集体行为。这同物理学中用气体压强来表达大量气体分子对器壁的碰撞、用温度来反映分子的无规则运动等情况有些类似。这里所叙述的内容，也是经典 NMR 理论的组成部分。需要说明的是，在 NMR 理论中，经典力学的描述与量子力学的推导有着比较严格的对应关系。

一、自旋核的能级分布——玻尔兹曼分布

被测样品(或人体)中包含了大量的原子核。设有 N 个相同的原子核放入静磁场 $\boldsymbol{B}_0$ 中，则自旋核的能级分布受下述两种作用的支配。一是在外磁场作用下，核的自旋能级分裂为$(2I+1)$层，与此同时，其核磁矩趋向于 $\boldsymbol{B}_0$ 方向，即趋向于占据低能级，以使本身达到尽可能低能量的稳定状态；二是受热运动的影响，各高、低能级上的核数目或核密度又有相同分布的趋势，最后达到动态平衡。自旋核群体的平衡状态服从玻尔兹曼(Boltzmann)分布，处在低能级上的自旋核要比高能级上的多些。

下面以 $I=1/2$ 的核为例来讨论自旋核在两种能级上的分布情况。在外磁场 $\boldsymbol{B}_0$ 中，这种核经过塞曼分裂，其能级将成为两层$(2I+1=2)$，即只有两个能级。设热平衡状态下处于高能级和低能级上的核数分别为 N_h 和 N_l，则根据玻尔兹曼分布，二者之比由下式给定

$$\frac{N_h}{N_l}=\mathrm{e}^{-\frac{\Delta E}{kT}} \tag{5-58}$$

式中，k 为玻尔兹曼常量($k=1.381\times10^{-23}$J/K)，T 是热力学温度(本书中 T 还是磁场强度的单位,但这里的 T 是变量,故用斜体表示)。由于 $\Delta E=\gamma\hbar B_0$，上式又可写成

$$\frac{N_h}{N_l}=\mathrm{e}^{-\frac{\gamma\hbar B_0}{kT}} \tag{5-59}$$

的形式。由于 $\gamma\hbar B_0\ll kT$，因而可将上式按泰勒级数展开。取一级近似后就有

$$\frac{N_h}{N_l}=\mathrm{e}^{-\frac{\gamma\hbar B_0}{kT}}\approx 1-\frac{\gamma\hbar B_0}{kT} \tag{5-60}$$

又设系统中核的总数为 N、热平衡时两能级上的核数差为 ΔN，则有

$$N=N_l+N_h \tag{5-61}$$

以及

$$\Delta N=N_l-N_h \tag{5-62}$$

由式(5-60)和式(5-61)得出

$$\frac{N_h}{N-N_h}=1-\frac{\gamma\hbar B_0}{kT} \tag{5-63}$$

整理后得

$$N_h=\frac{\frac{N}{2}\left(1-\frac{\gamma\hbar B_0}{kT}\right)}{1-\frac{\gamma\hbar B_0}{2kT}} \tag{5-64}$$

代入式(5-60)的结果，得

$$N_h=\frac{\frac{N}{2}\left(1-\frac{\gamma\hbar B_0}{kT}\right)}{1-\frac{\gamma\hbar B_0}{2kT}}=\frac{\frac{N}{2}\mathrm{e}^{-\frac{\gamma\hbar B_0}{kT}}}{\mathrm{e}^{-\frac{\gamma\hbar B_0}{2kT}}}$$

$$=\frac{N}{2}\mathrm{e}^{-\frac{\gamma\hbar B_0}{2kT}}=\frac{N}{2}\left(1-\frac{\gamma\hbar B_0}{2kT}\right) \tag{5-65}$$

同理可得

$$N_l=\frac{N}{2}\left(1+\frac{\gamma\hbar B_0}{2kT}\right) \tag{5-66}$$

所以

$$\Delta N=N_l-N_h=\frac{N}{2}\left(\frac{\gamma\hbar B_0}{kT}\right)=\frac{N}{2}\left(\frac{\Delta E}{kT}\right) \tag{5-67}$$

由此看出，在热平衡状态下，两能级上核数之差 ΔN 与总核数 N、静磁场强度 B_0 成正比，而与热力学温度 T 成反比。另外，由于原子核两能级之间的能量差 $\Delta E=\gamma\hbar B_0$ 很小，两能级上核数的差值也就很小。

例：将自旋量子数 I 为 1/2 的 $^1_1$H 核分别置于 1T、2T 和 10T 三种均匀磁场中，并在常温(27℃即300K)下达到平衡。求这时两能级上核数的差值 ΔN。

解：设 ^{1}H 核在 1T、2T 和 10T 三种磁场中两能级上核数的差分别为 ΔN_1、ΔN_2 和 ΔN_3，并设 ^{1}H 的总数 N 为 10^6 个(100万个)，则有

$$kT=1.381\times10^{-23}\mathrm{J/K}\times(273+27)\mathrm{K}=4.143\times10^{21}\mathrm{J}$$

$$\Delta E_1=\gamma\hbar B_{01}=26.752\times10^7\times\frac{6.626\times10^{-34}}{2\times3.142}\times1=2.821\times10^{-26}\mathrm{J}$$

$$\Delta E_2=\gamma\hbar B_{02}=26.752\times10^7\times\frac{6.626\times10^{-34}}{2\times3.142}\times2=5.642\times10^{-26}\mathrm{J}$$

$$\Delta E_3=\gamma\hbar B_{03}=26.752\times10^7\times\frac{6.626\times10^{-34}}{2\times3.142}\times10=2.821\times10^{-25}\mathrm{J}$$

将上述结果代入式(5-67)，得出三种给定磁场强度下高低能级上的核数之差如下

$$\Delta N_1=\frac{N}{2}\left(\frac{\Delta E_1}{kT}\right)=\frac{10^6}{2}\left(\frac{2.821\times10^{-26}}{4.143\times10^{-21}}\right)=3.401(\text{个})$$

$$\Delta N_2=\frac{N}{2}\left(\frac{\Delta E_2}{kT}\right)=\frac{10^6}{2}\left(\frac{5.642\times10^{-26}}{4.143\times10^{-21}}\right)=6.809(\text{个})$$

$$\Delta N_3=\frac{N}{2}\left(\frac{\Delta E_3}{kT}\right)=\frac{10^6}{2}\left(\frac{2.821\times10^{-25}}{4.143\times10^{-21}}\right)=34.045(\text{个})$$

上述计算表明，尽管常温下自旋核在静磁场中进行了塞曼能级分裂，但是低能级和高能级上的核数之差非常小。在 100 万个氢核中，低能级上的核数仅比高能级上多出几个。也就是说低能级上的核数只占极微的优势，而我们所观察到的 NMR 信号完全是由核数的这一微小差值所形成的。由此可见，NMR 的灵敏度是很低的。在电磁辐射的作用下，核可以发生能级跃迁。对于每一个核来说，由下而上和由上而下的跃迁概率相

同，但由于低能级上的核数较多，总的来说仍出现净吸收现象。

另外，随着 B_0 的增大，高低能级间的能量差变大，两能级间的核数差也相应变大。例如，10T 的磁场与 1T 的磁场相比，前者两能级上的核数差是后者的 10 倍。

二、静磁化强度矢量

为研究核磁矩的宏观特性，布洛赫提出了原子核磁化强度矢量的概念。所谓磁化强度矢量(magnetization vector)，指的是单位体积内所有核磁矩的矢量和。它通常用 $\boldsymbol{M}$ 表示。其定义式为

$$\boldsymbol{M}=\sum_{i=1}^{N}\mu_i \tag{5-68}$$

作为矢量，$\boldsymbol{M}$ 的大小和方向就可以用线段的长短和箭头来表示。更有意义的是，我们还可以用 $\boldsymbol{M}$ 在磁场中的运动规律来表征核的集体行为。这一分析思想构成了 NMR 经典力学理论的核心。

在没有外场的情况下，自旋核系统中各原子核磁矩 μ_i 的方向是杂乱无章的。从统计学的观点来看，就是它们的矢量和等于零，也就是

$$\boldsymbol{M}=\sum_{i=1}^{N}\mu_i=0$$

原子核系统一旦被放入外磁场，各核便在 $\boldsymbol{B}_0$ 的作用下一边自旋，一边又都围绕磁场方向以一定的角度和角速度进动，并进行能级分裂。按照前面论述的观点，其结果为：与磁场方向同向的核磁矩处于低能级，而与磁场反向的核磁矩处在高能级上；两能级上的核数服从玻尔兹曼分布；位于低能级上的核数稍多于位于高能级上的核数，使得原子核磁矩不能完全抵消。这时 $\boldsymbol{M}$ 在 z 轴上的投影 M_z 便不再为零。对 ^{1}H 而言，各磁矩只取与 $\boldsymbol{B}_0$ 同向或反向两种状态。这时，我们说系统被磁化了。由此可见，$\boldsymbol{M}$ 正是度量原子核系统磁化程度的物理量，它代表的是单位体积中全部原子核磁矩的矢量和。图 5-23 以条形磁铁为原子磁矩的符号，形象地表明了氢原子核系统被磁化的过程。

静磁场 $\boldsymbol{B}_0$ 只能确定各磁矩进动轴的取向、进动角频率及其 z 坐标(即 z 分量的数值)，但不能确定磁矩的 x 和 y 坐标，即不能确定进动核的进动相位。对于具有大量核的系统而言，每个磁矩即 μ_i 进动的初相位都是随机的。从统计观点讲，在绕 $\boldsymbol{B}_0$ 方向进动的过程中，核系统的相位分布也是一种等概率分布，即各核的相位在 xOy 面上是均匀分布的。因此，它们在 xOy 面上的投影 M_{xy} 可以相互抵消，使得 $M_{xy}=0$。

通常又将 $\boldsymbol{M}$ 在 z 方向的投影 M_z 叫做 $\boldsymbol{M}$ 的纵向分量，而把 $\boldsymbol{M}$ 在 xOy 面上的投影 M_{xy} 叫做 $\boldsymbol{M}$ 的横向分量。实际上 M_{xy} 还可分解为 M_x 和 M_y 两部分，它们分别表示 $\boldsymbol{M}$ 在 x 轴和 y 轴上的投影。三者之间的关系为

$$M_{xy}=\sqrt{M_x^2+M_y^2} \tag{5-69}$$

这样一来，平衡状态下磁化强度矢量 $\boldsymbol{M}$ 的大小就等于它的纵向分量 M_z，其方向指向 $\boldsymbol{B}_0$。原子核在静磁场中的这种磁化矢量又称为静磁化强度矢量(netmagnetization vector)，用 $\boldsymbol{M}_0$ 表示。下面以质子为例，继续讨论 $\boldsymbol{M}_0$ 的大小。

如果把系统中所有进动相位相同之核的矢量和用一箭头表示，并将其始端平移到坐

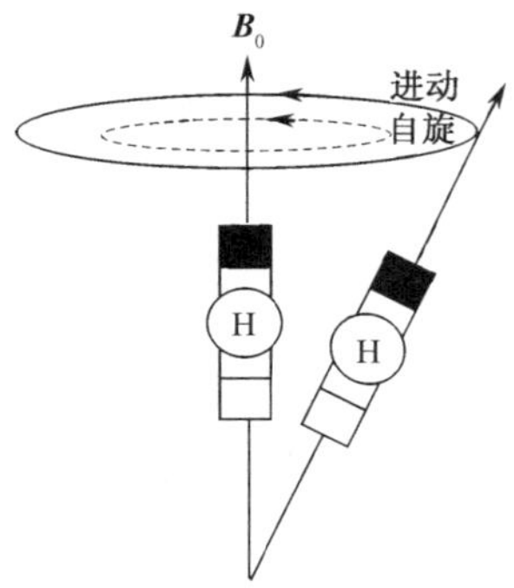

(a) 进动的单个质子

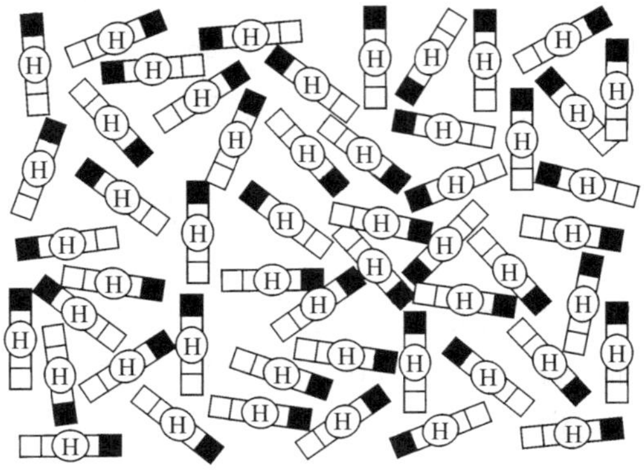

(b) 磁化前质子群杂乱无章的排列

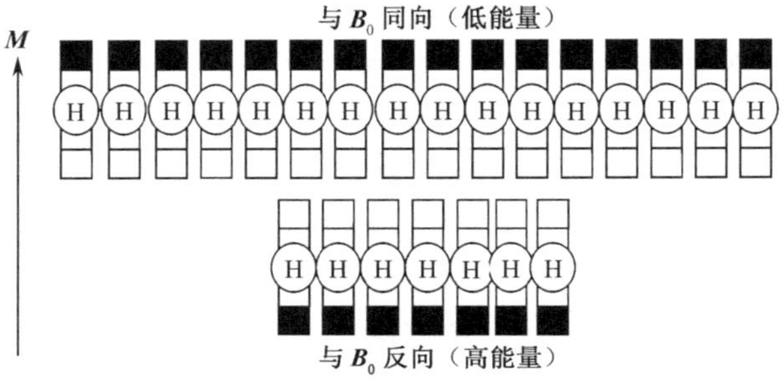

(c) 质子群被磁化

图 5-23　氢核磁矩的磁化

标原点，就可绘出图 5-24(a)所示的矢量分布图。由于进动相位的分布既均匀又对称，空间各方向上核的总磁矩均可用同长度的矢线来表示。我们知道，热平衡时^{1}H 的进动只有与 $\boldsymbol{B}_0$ 相同和相反两种取向，这两个方向上各进动矢线就构成了图 5-24(a)中的上下两个圆锥面。图中分别用 $\boldsymbol{M}_+$ 和 $\boldsymbol{M}_-$ 表示低、高能级上的进动核在 $\boldsymbol{B}_0$ 方向和 $\boldsymbol{B}_0$ 反方向上的矢量和。由于低能级上的核数略多于高能级上的核数，所以存在 $\boldsymbol{M}_+ > \boldsymbol{M}_-$，即出现平行于 $\boldsymbol{B}_0$ 的净磁化强度矢量 $\boldsymbol{M}_0$，如图 5-24(b)所示。$\boldsymbol{M}_0$ 为 $\boldsymbol{M}_+$ 和 $\boldsymbol{M}_-$ 的矢量和。

图 5-24(a)还表明，由于各个自旋磁矩 μ_i 按统计规律分布，其横向分量互相抵消，对磁矩总矢量没有贡献，即 $M_{xy}=0$。对 $\boldsymbol{M}_0$ 有贡献的是各个 μ_i 的纵向分量。也就是说，系统平衡时的磁化强度矢量 $\boldsymbol{M}_0$ 就等于纵向分量 M_z，而 $\boldsymbol{M}_0$ 是可测的。

设系统的核总数为 N，第 i 个核磁矩的 z 分量为 μ_{iz}，则根据式(5-68)以及 $\boldsymbol{M}_0$ 的定义，有

$$\boldsymbol{M}_0 = \sum_{i=1}^{N} \mu_{iz} \tag{5-70}$$

如果把 $\boldsymbol{M}_0$ 和能级的概念结合起来，还可以得到如下关系式，即

$$M_0 = \sum_{-I}^{I} N_m \mu_{mz} \tag{5-71}$$

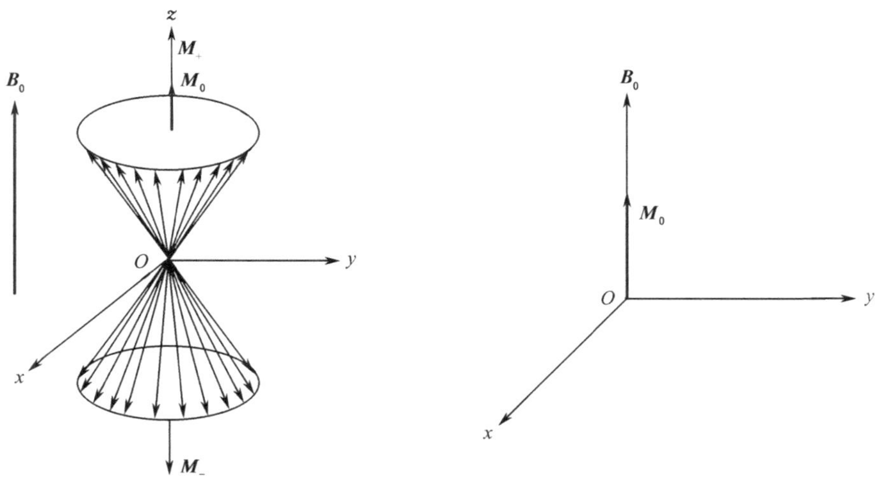

(a) 合成矢量及其方向　　(b) 静磁化强度矢量 M_0

图 5-24　氢核(I=1/2)系统核磁矩的矢量和

式中，N_m 为第 m 能级上的核数；μ_{mz}为 m 能级上各核磁矩的 z 分量。稳定状态下，有

$$\mu_{mz} = \mu_m = m\gamma\hbar \tag{5-72}$$

下面利用上述思路来推导 $\boldsymbol{M}_0$ 的计算式。

受到 $\boldsymbol{B}_0$ 的作用之后，样品或被检体中各核磁矩沿着磁场 $\boldsymbol{B}_0$ 出现不同的取向。与此同时，能级分裂为$(2I+1)$个，相邻能级之间的能量差均为 $\gamma\hbar B_0$。由玻尔兹曼分布可知，第 m 能级上原子核的个数 N_m 应正比于 $e^{\frac{\Delta E}{kT}}$，因此有

$$\frac{N_I}{e^{\frac{I\gamma\hbar B_0}{kT}}} = \frac{N_{I-1}}{e^{\frac{(I-1)\gamma\hbar B_0}{kT}}}\cdots = \frac{N_m}{e^{\frac{m\gamma\hbar B_0}{kT}}} = \frac{\sum_{-I}^{I} N_m}{\sum_{-I}^{I} e^{\frac{m\gamma\hbar B_0}{kT}}} \quad (m = I, I-1, \cdots, -I) \tag{5-73}$$

解得

$$N_m = \sum_{-I}^{I} N_m \frac{e^{\frac{m\gamma\hbar B_0}{kT}}}{\sum_{-I}^{I} e^{\frac{m\gamma\hbar B_0}{kT}}} = N \frac{e^{\frac{m\gamma\hbar B_0}{kT}}}{\sum_{-I}^{I} e^{\frac{m\gamma\hbar B_0}{kT}}} \tag{5-74}$$

将式(5-74)用泰勒级数展开。因为在核磁共振中满足$\frac{m\gamma\hbar B_0}{kT} \ll 1$ 的条件，故可在展开式中忽略高次项，于是有

$$N_m = N \frac{1 + \frac{m\gamma\hbar B_0}{kT}}{\sum_{-I}^{I}\left(1 + \frac{m\gamma\hbar B_0}{kT}\right)} \tag{5-75}$$

将式(5-75)和式(5-72)代入式(5-71)便得出如下的 $\boldsymbol{M}_0$ 计算式

$$M_0 = \sum_{-I}^{I} N_m \mu_{mz}$$

$$= N \frac{\sum_{-I}^{I}\left(1+\frac{m\gamma\hbar B_0}{kT}\right)m\gamma\hbar}{\sum_{-I}^{I}\left(1+\frac{m\gamma\hbar B_0}{kT}\right)}$$

$$= N\gamma\hbar \frac{\sum_{-I}^{I}\left(m+\frac{m^2\gamma\hbar B_0}{kT}\right)}{\sum_{-I}^{I}\left(1+\frac{m\gamma\hbar B_0}{kT}\right)} \tag{5-76}$$

分析式(5-76)中各项，知关于磁量子数 m 和自旋量子数 I，下述关系成立

$$\sum_{-I}^{I} m = 0$$

$$\sum_{-I}^{I} 1 = 2I+1$$

$$\sum_{-I}^{I} m^2 = \frac{1}{3} I(I+1)(2I+1)$$

于是，式(5-76)可简化为

$$M_0 = N\gamma\hbar \frac{\frac{\gamma\hbar B_0}{3kT} I(I+1)(2I+1)}{2I+1}$$

即

$$M_0 = \frac{N\gamma^2\hbar^2 I(I+1)}{3kT} B_0 \tag{5-77}$$

令

$$\chi_0 = \frac{N\gamma^2\hbar^2 I(I+1)}{3kT} \tag{5-78}$$

则静磁化强度矢量的计算式为

$$\boldsymbol{M}_0 = \chi_0 \boldsymbol{B}_0 \tag{5-79}$$

式(5-79)中的常数 χ_0 称为静磁化率(magnetic susceptibility)，又叫居里磁化率。

对于自旋量子数 I 为 1/2 的核，式(5-77)成为

$$M_0 = \frac{NB_0\gamma^2\hbar^2}{4kT} \tag{5-80}$$

可见，静磁化强度 M_0 不仅与 B_0 有关，还与样品所处的热力学温度 T 有关。温度高时，上、下能级间的核数差小，在相同的 B_0 场中磁化现象就不明显，对应的 M_0 就小；反之 M_0 就大。图 5-25 形象地表示了上述因素与 M_0 的关系。

从式(5-80)还可看出：M_0 是与 N 成正比的，这说明单位体积内的微观磁矩越多，其平衡分布时统计平均的磁化效果就越显著；M_0 还与 γ^2 成正比，表明磁旋比大的核种，微观磁矩表现出的宏观磁化效应也越大。

上面分析了静磁化强度矢量 $\boldsymbol{M}_0$ 的影响因素。实际上这些因素都反映在式(5-78)所表示的静磁化率 χ_0 的计算式中。也就是说，它们是通过 χ_0 来影响 $\boldsymbol{M}_0$ 的，可见 χ_0 确实表达了核在外磁场中的磁化效果。此外，χ_0 还与自旋量子数 I 成正比。

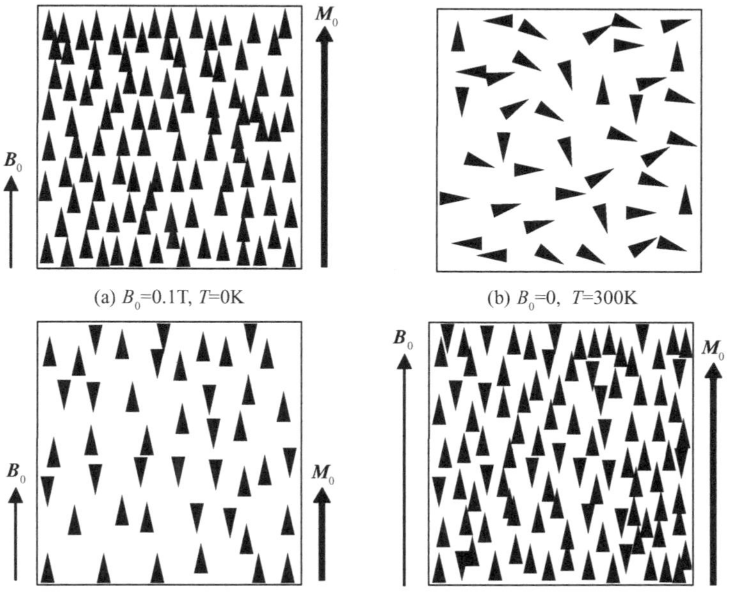

图 5-25　温度和外磁场强度对静磁化强度矢量 $\boldsymbol{M}_0$ 的影响

三、磁化强度矢量 M 的激发和章动

为了对 NMR 现象进行宏观描述，我们已经引入了原子核磁化强度矢量的概念。从图 5-24 看出，热平衡时，被磁化的核系统中所有核的总磁矩等同于一个与 $\boldsymbol{B}_0$ 同向的静磁化强度矢量 $\boldsymbol{M}_0$。因此，$\boldsymbol{M}_0$ 又叫做热平衡磁化强度。同时我们看到，$\boldsymbol{M}_0$ 是 $\boldsymbol{M}$ 在 z 轴上投影的最大值。

关于 $\boldsymbol{M}$ 的相位特征，即它在 xOy 面上的投影特点，常用相位相干和不相干来表征。相位的相干是说所有核磁矩 μ_i 的进动是同相的，或者说它们在 xOy 面上的投影是会聚的；相位的不相干是指进动圆锥上各磁矩的相位是均匀分布的，因而它们在 xOy 面上的投影是发散的。相位相干时 $M_{xy}\neq 0$，相位不相干时 $M_{xy}=0$。由此可将热平衡时系统的特点表述为

$$M_z = M_0 = \frac{N\gamma^2 \hbar^2 I(I+1)}{3kT}B_0 \tag{5-81a}$$

$$M_{xy} = 0 \tag{5-81b}$$

但是，$\boldsymbol{M}_0$ 与 $\boldsymbol{B}_0$ 相比很微弱。为了检测 $\boldsymbol{M}$ 的变化，必须将它从与 $\boldsymbol{B}_0$ 的平行关系中分离开来。根据上一节的讨论，当 x 方向加入射频磁场 $\boldsymbol{B}_1$ 时，核磁矩 μ 与 $\boldsymbol{B}_0$ 之间的夹角就要变化，其宏观表现为 $\boldsymbol{M}$ 偏离 z 轴一定的角度 θ。因此，在 $\boldsymbol{B}_0$ 的垂直方向施加适当频率的电磁波，就可达到分离 $\boldsymbol{M}_0$ 和 $\boldsymbol{B}_0$ 的目的。这一过程称为磁化强度矢量的激发。

在激发过程中，自旋核的基态能级在外磁场作用下发生塞曼分裂，处于低能级上的

核吸收射频能量后跃迁到相应的高能级上，使高低能级上的核数接近并趋于相等。与此同时，处在各能级上的核磁矩的相位也趋向一致(取向于射频场方向)，即出现相位相干。一旦相位相干发生，$\boldsymbol{M}$ 将偏离 $\boldsymbol{B}_0$ 方向。此时，$\boldsymbol{M}$ 将包含垂直分量 M_z 和水平分量 M_{xy}。系统激发后的特征为

$$M_z < M_0 \tag{5-82a}$$

$$M_{xy} \neq 0 \tag{5-82b}$$

为了更精确地说明激发后磁化强度矢量 $\boldsymbol{M}$ 的运动情况，这里仍利用图 5-18 所示的旋转坐标系 $x'y'z'$来讨论问题。射频场 $\boldsymbol{B}_{1x}$作用后，设其磁矢量 $\boldsymbol{B}_1$ 就在 x'上。那么，根据前面的论证，它所产生的磁力矩将使 $\boldsymbol{M}$ 绕 $\boldsymbol{B}_1$ 进动。进动角频率为

$$\omega_1 = \gamma B_1 \tag{5-83}$$

显然，这时 $\boldsymbol{M}$ 将偏离 $\boldsymbol{B}_0$ 方向。一旦 $\boldsymbol{M}$ 与 $\boldsymbol{B}_0$ 相偏离，$\boldsymbol{M}$ 又立即受到 $\boldsymbol{B}_0$ 的磁力矩作用，使它同时绕 $\boldsymbol{B}_0$ 进动。进动角频率为

$$\omega_0 = \gamma B_0 \tag{5-84}$$

当 $\boldsymbol{B}_1$ 在 xyz 坐标系中以角速度 ω 旋转时，若满足 $\omega = \omega_0 = \gamma B_0$ 的条件，$x'y'z'$坐标系中的$\boldsymbol{B}_1$ 就相当于作用在 $\boldsymbol{M}$ 上的静磁场，它将使 $\boldsymbol{M}$ 绕$\boldsymbol{B}_1$ 的进动持续下去。由此看来，激发后的 $\boldsymbol{M}$ 相当于处在两个静磁场中，因而两种进动会同时进行。为了对二者进行区别，把固定坐标系 xyz 中 $\boldsymbol{M}$ 绕 $\boldsymbol{B}_0$(z 轴)的转动称为进动，而把满足共振条件时 $x'y'z'$中 $\boldsymbol{M}$ 绕 $\boldsymbol{B}_1$(x'轴)的转动叫做章动，上面提到的 θ 就是章动角。由于拉比(Isidor Isaac Rabi)首次从理论上预言了磁化强度矢量的章动，故在 NMR 中 ω_1 常被称为 Rabi 频率。

需要说明的是，这里关于 $\boldsymbol{M}$ 的进动和章动的概念，与前面所说的关于核磁矩 μ 的进动和章动是既有区别又有联系的。二者的不同之处是，前者是对磁系统宏观磁效应的力学描述，而后者反映的是单一微观粒子的磁效应。然而，它们所反映的运动形式是相同的，采用的分析方法和得出的结论也是相同的。无数个不可测的核磁矩的进动和章动在宏观上表现为可测的进动和章动，这就是磁化强度矢量 $\boldsymbol{M}$ 的进动和章动。

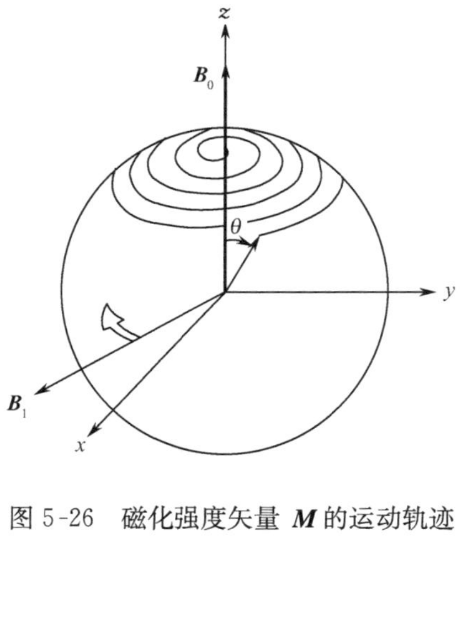

图 5-26　磁化强度矢量 $\boldsymbol{M}$ 的运动轨迹

一般情况下，由于 $\omega_1 < \omega_0$，使得进动的速度快于章动。也就是说，$\boldsymbol{M}$ 在较快地绕 $\boldsymbol{B}_0$ 转动的同时，又较慢地绕 $\boldsymbol{B}_1$ 转动。于是，$\boldsymbol{M}$ 矢端的运动就局限在以 $\boldsymbol{M}_0$ 为半径的球面上，其轨迹为一条从球面顶点开始逐渐展开的螺线，如图 5-26 所示。

$\boldsymbol{M}$ 的章动使其偏离 $\boldsymbol{B}_0$ 的角度 θ 不断增大。θ 的增大速度，或者说 $\boldsymbol{M}$ 偏离 $\boldsymbol{B}_0$ 的速度决定于射频场 $\boldsymbol{B}_1$ 的大小。由式(5-83)知，$\boldsymbol{B}_1$ 的变化又是通过章动角速度 ω_1 来体现的，ω_1 越大，θ 角就可能越大。下面推导章动角速度、章动角与射频场之间的关系。

根据定义，ω_1 为单位时间内 $\boldsymbol{M}$ 在 $x'y'z'$坐

标系中旋转的角速度。设 $\boldsymbol{B}_1$ 场的持续时间为 τ，则有如下近似关系

$$\omega_1 = \gamma B_1 \approx \frac{\theta}{\tau} \tag{5-85}$$

从而得到

$$\theta = \gamma B_1 \tau \tag{5-86}$$

式(5-86)表明，只要在 $\boldsymbol{B}_0$ 的垂直方向施加一旋转磁场 $\boldsymbol{B}_1$，核磁化强度矢量 $\boldsymbol{M}$ 就会偏离 $\boldsymbol{B}_0$ 方向，偏离的角度取决于 $\boldsymbol{B}_1$ 场的强度与持续时间 τ。因此，可以通过控制射频场的强度和持续时间来改变磁化强度矢量 $\boldsymbol{M}$ 的翻转角 θ。射频场 $\boldsymbol{B}_1$ 通常是以脉冲形式发射的。能够使 $\boldsymbol{M}$ 翻转到 xOy 平面上的射频脉冲称为 90°脉冲或 $\pi/2$ 脉冲；能够使 $\boldsymbol{M}$ 翻转到 $\boldsymbol{B}_0$ 反方向上的射频脉冲称为 180°脉冲或 π 脉冲。一般地，如果使用的脉冲使 $\boldsymbol{M}$ 偏离了 $\boldsymbol{B}_0$ 并与其成 θ 角，我们就称这一脉冲为 θ 角脉冲，如图 5-27 所示。延长射频脉冲的持续时间和提高其幅度均可使 θ 角增大。

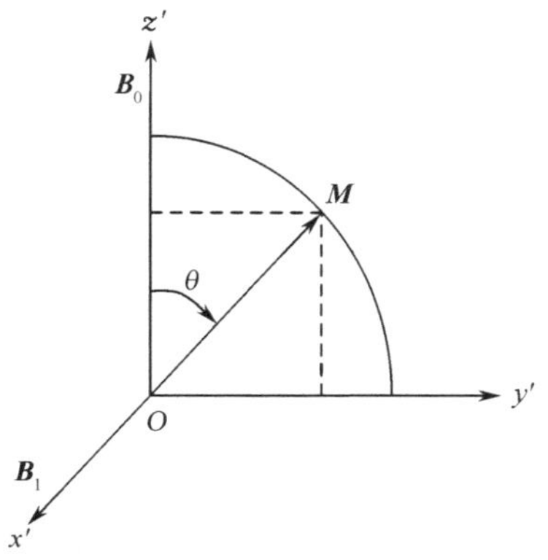

图 5-27　磁化强度矢量 $\boldsymbol{M}$ 的激发

综上所述，NMR 就是原子核在进动中吸收外界能量产生的一种能级跃迁现象。外界能量是由垂直于静磁场 $\boldsymbol{B}_0$，且以拉莫尔频率变化的交变磁场 $\boldsymbol{B}_1$ 提供的。$\boldsymbol{B}_1$ 场的强度和持续时间决定了核系统磁化强度矢量偏离 $\boldsymbol{B}_0$ 的角度。

另外，在 NMR 的经典理论中，关于磁化强度矢量的动态行为，是用布洛赫方程进行描述的。这一内容将在第六章详细介绍。

第六节　饱和现象

处于外磁场中的自旋核系统，其能级之间的核数差极少。因此，在核磁共振的条件下，保持这一差值是颇具意义的。

我们知道，在射频场的作用下低能态的核吸收射频场的能量后将从低能态向高能态跃迁而产生信号。如果高能态上的核不及时回到低能态，低能态上的核数将随之减少，使两能级上核的数目趋于相等。这种情况下，自旋核系统对射频能量的吸收就要减少或者完全不能吸收，导致核磁共振信号减小或消失，这就是饱和(saturation)现象。

下面从电磁辐射与物质相互作用的角度来讨论饱和现象随时间的变化过程。电磁辐射与物质的相互作用可分为感应吸收、感应辐射和自发辐射三种。处于低能态 E_1 上的核在外界电磁场的作用下，吸收一个电磁波的能量 $h\nu_{12}$后跃迁到高能态 E_2 上，使外加电磁场能量相应减弱的过程称为感应吸收。处于高能态 E_2 上的核在外界电磁场的作用下，从 E_2 跃迁到低能态 E_1 上，并把多余的能量以电磁波形式放出的过程称为感应辐射。感应辐射将使外加电磁场的强度增加。高能态 E_2 上的核自发跃迁到低能态 E_1 上，并将多余能量以电磁波 $h\nu_{21}$的形式向外辐射的过程就是自发辐射。上述三种现象示于图 5-28 中。

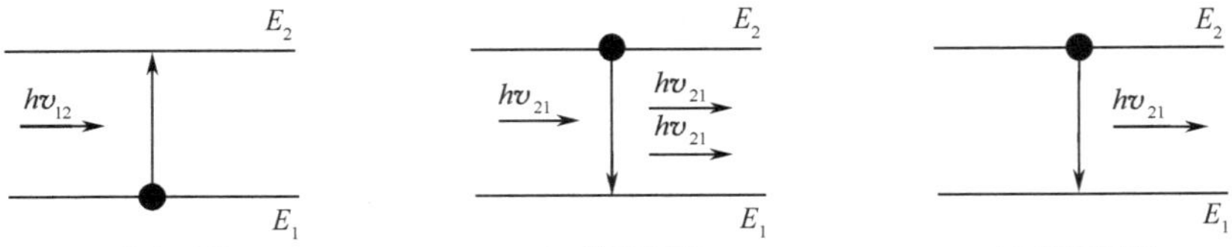

图 5-28　电磁辐射与物质的相互作用

对于原子核而言，感应吸收的概率 P_{12} 与感应辐射的概率 P_{21} 是相等的，而自发辐射的概率则随跃迁频率的立方而改变。在核磁共振这样低的工作频率下，自发辐射几乎难以发生。下面通过高低能级上核数随时间变化的规律来研究饱和现象。

仍设位于高和低能级上的核数分别为 N_h 和 N_l、感应吸收与感应辐射的跃迁概率分别为 P_{12} 与 P_{21}，并设两能级上的核数之差为 ΔN、系统的总核数为 N。已知 $P_{12}=P_{21}$，令其等于 P。则有下列基本关系式

$$N_l - N_h = \Delta N$$

$$N_l + N_h = N$$

$$P = P_{21} = P_{12}$$

和

$$N_l = \frac{N+\Delta N}{2} \tag{5-87}$$

$$N_h = \frac{N-\Delta N}{2} \tag{5-88}$$

在射频激励情况下，N_l 呈逐步减少的趋势，因而它有负的时间变化率，即

$$\frac{\mathrm{d}N_l}{\mathrm{d}t} = N_h P_{21} - N_l P_{12} = -P(N_l - N_h) \tag{5-89}$$

将式(5-87)和式(5-88)代入上式，就得

$$\frac{\mathrm{d}N_l}{\mathrm{d}t} = \frac{\mathrm{d}\left(\frac{N+\Delta N}{2}\right)}{\mathrm{d}t} = -P\left(\frac{N+\Delta N}{2} - \frac{N-\Delta N}{2}\right) = -P\Delta N$$

即

$$\frac{\mathrm{d}\left(\frac{N+\Delta N}{2}\right)}{\mathrm{d}t} = -P\Delta N$$

化简后得

$$\frac{\mathrm{d}\Delta N}{\Delta N} = -2P\mathrm{d}t \tag{5-90}$$

为了求解式(5-90)，两边积分，使其成为以下形式

$$\int_{\Delta N_0}^{\Delta N} \frac{\mathrm{d}\Delta N}{\Delta N} = \int_0^t -2P t\mathrm{d}t \tag{5-91}$$

式(5-91)右边的积分限取 $0\sim t$，表示计算从射频场接通的瞬间到某一时刻 t 为止，这段时间内两能级间的核数之差相应地从 ΔN_0 变为 ΔN，因而等式左边的积分限取了 $\Delta N_0 \sim \Delta N$。ΔN_0 是热平衡状态下两能级间的核数之差。由式(5-91)解得

$$\Delta N = \Delta N_0 e^{-2Pt} \tag{5-92}$$

式(5-92)的结果表示，在忽略其他因素的前提下，射频照射开始后核吸收射频场能量并由低能态向高能态跃迁。结果使低能态上的核数 N_l 逐渐减少，高能态上的核数 N_h 逐渐增加。二者之间的差值便按指数规律逐渐衰减直至趋于零，即高能态与低能态的核数趋于相等，即达到饱和。饱和后两能级上的核处于动态平衡之中，这时即使射频波继续照射，系统对电磁场能量的净吸收也将表现为零，其核磁共振信号几乎消失。

在 NMR 检测过程中，要尽量避免出现饱和现象，以获得所需的共振信号。但是，在 MRI 系统中，饱和技术却被广泛用来抑制各种无关信号，如建立饱和带来抑制有些器官的运动伪影等。

主要参考文献

北丸龟三．1991．核磁共振的基础与原理．朱清仁译．北京：中国科学技术出版社

邓　勃，宁永成，刘密新．1991．仪器分析．北京：清华大学出版社

冯蕴深．1992．磁共振原理．北京：高等教育出版社

霍纪文，王秀章．1994．医学成像技术．沈阳：辽宁科学技术出版社

金泽松．1992．电磁场与电磁波．成都：四川科学技术出版社

李　铿．1996．电磁学．北京：国防工业出版社

毛希安．1996．核磁共振基础简论．北京：科学出版社

钱伯初．1993．量子力学．北京：电子工业出版社

时庆云．1993．量子力学．北京：北京理工大学出版社

宋启泽，陈　洁．1992．核磁共振原理及其应用．北京：兵器工业出版社

王玉仑，郭文彦．1985．电磁场与电磁波．哈尔滨：哈尔滨工业大学出版社

王正行．1995．近代物理学．北京：北京大学出版社

谢南柱，曾仁端．1985．现代医学成像——物理原理与临床应用．广州：广东科技出版社

张泽宝，洪　洋．1994．医学影像物理基础．沈阳：辽宁科学技术出版社

赵喜平．2000．磁共振成像系统的原理及其应用．北京：科学出版社

朱明华．1993．仪器分析．第 2 版．北京：高等教育出版社

俎栋林．1996．医学 MRI 基本概念和基本原理．Beijing：Proceedings of CCAST（World Laboratory） Workshop

Ando I, Webb G A. 1983. Theory of NMR parameters. London: Academic Press

Hendrick R Edward. 1994. Basic physics of MR imaging: an introduction. Radiographics, 14: 829～846

Higgins C B., Hricak H. 1987. Magnetic resonance imaging of the body. New york: Haven Press

Moriel NessAiver. 1997. All you really need to know about MRI physics. Baltimore MD United States: Simply Physics

Patton James A. 1994. MR imaging instrumentation and image artifacts. Radiographics, 14(5): 1083～1096

Peggy Woodward, Roger Freimarck. 1995. MRI for technologists. New York: McGraw-Hill Information Services Company

PHILIPS. Basic principles of MR imaging. Philips Medical Systems

Schild Hans H. 1990. MRI made easy. Berlin: Schering AG

Slichter C P. 1978. Principles of magnetic resonance. Second revised and expanded edition. New York: Springer-Verlag Berlin Heidelberg

Stephen Balter. 1987. An introduction to the physics of magnetic resonance imaging. RadioGraphics, 7(2): 371～383

Young Ian R. 2000. Methods in biomedical magnetic resonance imaging and spectroscopy. Chichester UK: John Wiley & Sons Ltd

第六章　弛豫和共振信号的产生

正像研究自然界存在的机械运动时，既要考虑动力又要考虑阻尼一样，在磁化的问题中，除了注意外场对磁性系统的作用以外，还需观测系统的弛豫。弛豫是一个广泛使用的概念。在能级分裂的量子力学系统中，弛豫可理解为粒子受到激发之后，以非辐射的方式回到基态而达到玻尔兹曼平衡的过程。第五章介绍了自旋核在静磁场中的表现及其在射频场作用下的变化，本章接着讨论核磁弛豫的概念、机制以及生物学意义。为了说明 NMR 信号的检测原理，我们还要对布洛赫方程这一 NMR 学科中常用的计算工具加以介绍。本章最后讨论磁共振信号的检测原理以及人体内磁性核的 NMR 特性。

第一节　弛豫和弛豫时间

一、弛豫的物理意义

我们知道，平衡态下两相邻能级之间的核数满足玻尔兹曼分布。在旋转磁场 $\boldsymbol{B}_1$ 的作用下，单位时间内由低能级跃迁到高能级的核数大于从高能级跃迁到低能级的核数，此为共振吸收。当 $\boldsymbol{B}_1$ 作用时间足够长时，就会出现饱和现象。但是，实际上自旋体系还可与周围环境相互作用，上一章的讨论曾忽略这一事实。在低能态上的核跃迁到高能态的同时，高能态的核会向周围环境转移能量，使其及时地回复到低能态。从整体上看，核体系仍保持低能态核数比高能态微弱过剩的热平衡状态(维持玻尔兹曼分布)，从而保证了共振吸收的继续进行。我们把这种不经过辐射而回到低能态的过程叫弛豫(relaxation)。由此看来，上述弛豫过程在射频激励期间已经发生。

二、弛豫的分类

从理论上讲，自旋核周围局部场的任何波动，只要其频率与自旋核的共振频率相当，均可引起核系统的弛豫。因此，弛豫的种类很多。生物系统的弛豫就更复杂。但是，在多数情况下，根据自旋核与外界交换能量的形式，仅考虑自旋-晶格弛豫和自旋-自旋弛豫就足够了。下面分别介绍之。

1．自旋-晶格弛豫

所谓晶格是泛指包含有自旋核的整个自旋分子体系，也可以说它是构成质子和原子的外在环境或构成物质的质点。固体，特别是晶体的晶格非常稳定。液体则相反，晶格本身也在运动，因而其晶格位置相对稳定的时间很短暂。液体中组成晶格的原子和分子主要有旋转(rotation)、振动(vibration)和平移(translation)三种热运动方式(图6-1)，由此而产生瞬息万变的、具有各种频率的交变磁场。如果其中之一的频率与某一自旋核的

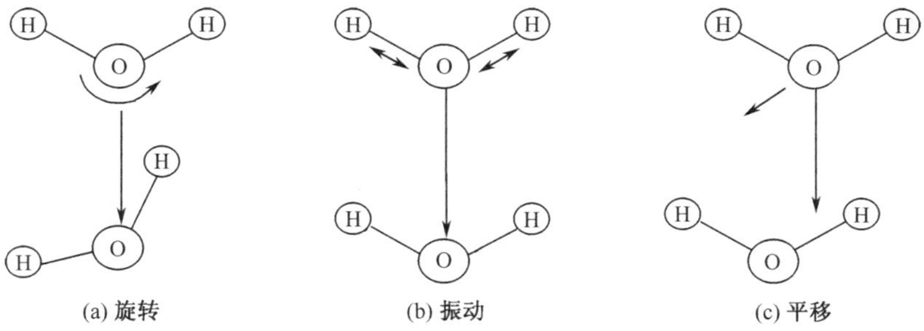

图 6-1　晶格中分子运动的三种基本形式

进动频率相同，换句话说，如果在高能态核的附近有使它跃迁到低能态的磁场，处于高能态上的核就有可能把能量转移给这个交变磁场，即作为转动、振动和平移的热能传递到晶格中去，核自身则弛豫到低能态。就这一类磁性核整体而言，总的能量随之下降。这种保持玻尔兹曼过剩的机制称自旋-晶格弛豫(spin-lattice relaxation)。它又叫热弛豫(thermal relaxation)。由此看来，自旋-晶格弛豫是一个自旋核与环境交换能量的过程。

2. 自旋-自旋弛豫

设核系统中有两个分别位于高低能级上的自旋核。当高能态的核与低能态的核互相接近时，如果它们的进动频率相同，这两个核是可以交换能量的。高能态的核将能量传递给低能态的核，使后者跃向高能态，而本身则跃向低能态。这里，体系中各种取向的核数并没有变化，因而体系的总能量不变。该过程是由自旋核相互作用引起的，所以称为自旋-自旋弛豫(spin-spin relaxation)。自旋-自旋弛豫是一个自旋核与另一个自旋核交换能量的过程。

三、弛 豫 时 间

1. 自旋-晶格弛豫时间(T_1)

核磁共振中，自旋体系因受到射频波的激励而失去平衡。射频场关断后它又借自旋-晶格弛豫而恢复玻尔兹曼平衡。核系统这种从共振激发到恢复平衡所需要的时间称为自旋-晶格弛豫时间，通常用 T_1 表示。

T_1 由环境温度和样品的物理状态而定，如核所处的位置和运动状态等。T_1 越小，表示自旋-晶格弛豫过程的效率越高。液体的 T_1 较小，约为几秒。固体分子的热运动受到限制，不能有效的产生自旋-晶格弛豫，其 T_1 就很长，有时可达几小时。在生物组织中，T_1 的值在几百毫秒到数秒之间。

下面定量研究自旋-晶格弛豫过程。设晶格诱发自旋核从低能态向高能态跃迁的概率为 P_{12}、由于自旋核的取向改变向晶格转移能量的跃迁概率为 P_{21}，并设吸收晶格能量(低能态核)和向晶格转移能量(高能态核)的核数分别为 N_l 和 N_h、两能态上的核数之差为 ΔN、系统中核的总数为 N。那么，在无辐射的热平衡条件下，有

$$N_l P_{12} = N_h P_{21} \tag{6-1}$$

利用式(5-65)及式(5-66)的结果，得出

$$\frac{P_{12}}{P_{21}}=\frac{N_h}{N_l}=\frac{1-\dfrac{\gamma\hbar B_0}{2kT}}{1+\dfrac{\gamma\hbar B_0}{2kT}}=1-\frac{\gamma\hbar B_0}{kT}$$

令 $P=\frac{1}{2}(P_{12}+P_{21})$，则

$$\frac{P_{12}}{P_{21}}=\frac{P_{12}}{2P-P_{12}}=1-\frac{\gamma\hbar B_0}{kT}$$

$$P_{12}=(2P-P_{12})\left(1-\frac{\gamma\hbar B_0}{kT}\right) \tag{6-2}$$

化简式(6-2)，得

$$2P_{12}\left(1-\frac{\gamma\hbar B_0}{2kT}\right)=2P\left(1-\frac{\gamma\hbar B_0}{kT}\right)$$

$$\frac{P_{12}}{P}=\frac{1-\dfrac{\gamma\hbar B_0}{kT}}{1-\dfrac{\gamma\hbar B_0}{2kT}}=1-\frac{\gamma\hbar B_0}{kT}$$

所以

$$P_{12}=P\left(1-\frac{\gamma\hbar B_0}{2kT}\right) \tag{6-3}$$

同理可得

$$P_{21}=P\left(1+\frac{\gamma\hbar B_0}{2kT}\right) \tag{6-4}$$

式(6-3)和式(6-4)表明：$P_{21}\neq P_{12}$。设由一个高能态的核无辐射地向晶格转移能量而使之跃迁到低能态时，ΔN 将增加 2 个，相反则减少 2 个。当系统中核的数目很大时，上述过程可视为连续的。这时两种能态上核数差的变化率为

$$\frac{d\Delta N}{dt}=2(N_lP_{12}-N_hP_{21}) \tag{6-5}$$

将式(6-3)、式(6-4)代入上式，得

$$\frac{d\Delta N}{dt}=-2P\left[(N_l-N_h)-\frac{\gamma\hbar B_0}{2kT}(N_l+N_h)\right]$$

已知 $N_l-N_h=\Delta N$ 以及 $N_l+N_h=N$(参见第五章)，因此，式 (6-5) 成为

$$\frac{d\Delta N}{dt}=-2P\left(\Delta N-\frac{\gamma\hbar B_0}{2kT}N\right) \tag{6-6}$$

再将式(5-67)代入，就有

$$\frac{d\Delta N}{dt}=-2P(\Delta N-\Delta N_0)$$

即

$$\frac{d\Delta N}{\Delta N-\Delta N_0}=-2P\,dt \tag{6-7}$$

式中，N_0 为热平衡状态下两能级之间的核数之差。两边积分并解之

$$\int_0^{\Delta N}\frac{\mathrm{d}\Delta N}{\Delta N-\Delta N_0}=\int_0^t -2P\mathrm{d}t$$

$$\ln\frac{\Delta N-\Delta N_0}{-\Delta N_0}=-2Pt$$

$$\frac{\Delta N-\Delta N_0}{-\Delta N_0}=\mathrm{e}^{-2Pt}$$

$$\Delta N=\Delta N_0(1-\mathrm{e}^{-2Pt})$$

令 $2P=\frac{1}{T_1}$，就得所求的解

$$\Delta N=\Delta N_0(1-\mathrm{e}^{-\frac{t}{T_1}}) \tag{6-8}$$

此即为自旋-晶格弛豫过程的数学表达式。可见，弛豫的结果将使两种能级上的核数之差按指数规律从零过渡为热平衡状态时的 ΔN_0。T_1 为该弛豫的时间常数。图 6-2 表现了自旋-晶格弛豫过程中两能态上核数差的变化规律。

进一步的计算还证明，为了避免饱和，激励的射频功率要相当小才行。

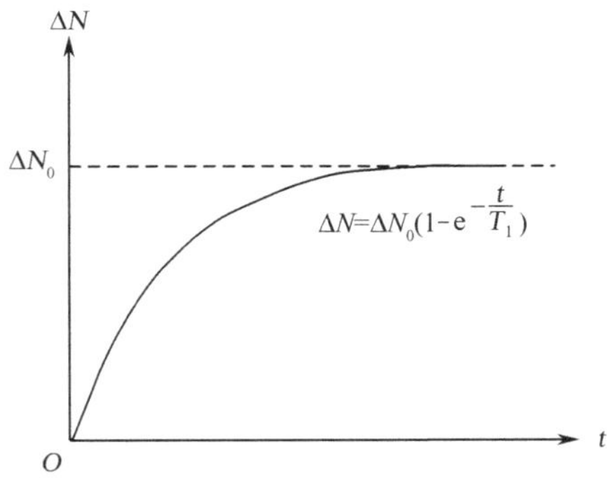

图 6-2　自旋-晶格弛豫过程

2. 自旋-自旋弛豫时间（T_2）

自旋-自旋弛豫的特点是能量交换在相同的自旋核之间进行，因而弛豫的效率非常高。固体分子中各个原子的位置相对固定，自旋核可更有效地交换能量，因而它的时间常数 T_2 特别短。在黏度大的溶液中，T_2 也较小，大约为 0.1ms。生物组织的 T_2 值在 30～150ms 之间。可见一般情况下 $T_1>T_2$（T_1约为 T_2的4～10倍）。

第二节　磁化强度矢量 M 的弛豫过程

医学磁共振成像中所说的弛豫通常是指磁化强度矢量 **M** 的弛豫过程（relaxation process）。它是上述两种弛豫的宏观反应。因此，**M** 弛豫的时间常数 T_1 和 T_2 就是上面所说的 T_1 和 T_2。不同的是，自旋-晶格弛豫和自旋-自旋弛豫在 RF 激励期间已经进行，二者均伴随着自旋核的能量变化，但可认为对外无辐射；**M** 弛豫反映的是 RF 脉冲终止后自旋核系统的总能量变化过程，可看作放出能量的过程。下面讨论 **M** 的弛豫规律。

根据前面的论证，处于热平衡条件下的核系统，如果受到外界的作用（比如，在 $\boldsymbol{B}_0$ 垂直方向施加激发脉冲，有人称之为微扰或扰动），磁化强度矢量 **M** 就会偏离平衡位置一个角度，使得 $M_z\neq M_0$、$M_{xy}\neq 0$，即磁化强度矢量的纵向分量小于平衡值 M_0，并出现横向分量 M_{xy}。射频脉冲停止后，受激的核系统将逐渐向平衡态恢复。我们把原子核系统从受激的不平衡态向平衡态恢复的过程称为弛豫过程。由此看来，**M** 在宏观上反映了这一过程。因此，**M** 的弛豫过程就是核系统的弛豫过程。

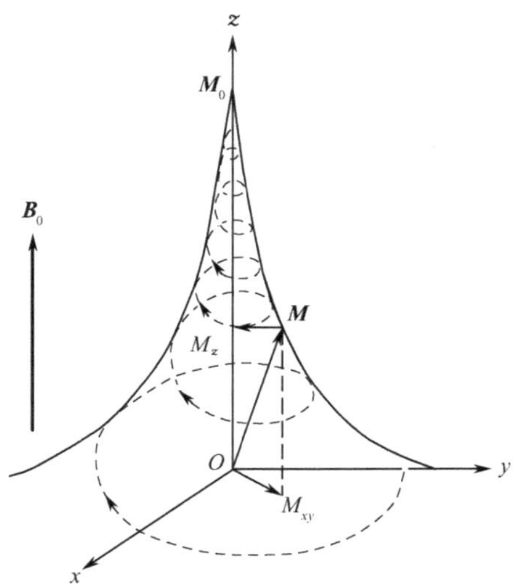

图 6-3　磁化强度矢量 **M** 的弛豫过程(以90°脉冲为例)

磁化强度矢量 **M** 的弛豫应该包括两个方面。一方面是 M_z，即纵向分量的恢复；另一方面是 M_{xy}，即横向分量的消失。通常将纵向磁化强度矢量的恢复称为纵向弛豫(longitudinal relaxation)。它是自旋-晶格弛豫的反应，因此又有人叫 T_1 弛豫。横向磁化强度矢量的消失过程就是横向弛豫(transverse relaxation)。它是自旋-自旋弛豫的宏观表现，因而又有人称之为 T_2 弛豫。图 6-3 是 90°激励脉冲作用后宏观磁化矢量 **M** 的弛豫示意图。

下面分别推导纵向弛豫和横向弛豫的数学式。

式(6-7)是弛豫过程中两能级间核数差的变化率表达式。式中令 $2P=\frac{1}{T_1}$，就得到

$$\frac{\mathrm{d}\Delta N}{\mathrm{d}t}=-\frac{\Delta N-\Delta N_0}{T_1} \tag{6-9}$$

设核磁矩的 z 分量为 μ_z。上式两边同乘以 $\sum\mu_z$，得

$$\sum\mu_z\frac{\mathrm{d}\Delta N}{\mathrm{d}t}=-\sum\frac{1}{T_1}(\Delta N-\Delta N_0)\mu_z$$

根据磁化强度矢量的定义，就有

$$\frac{\mathrm{d}M_z}{\mathrm{d}t}=-\frac{1}{T_1}(M_z-M_0) \tag{6-10}$$

解此微分方程，得

$$\int_{M_0\cos\theta}^{M_z}\frac{\mathrm{d}M_z}{M_z-M_0}=\int_0^t-\frac{1}{T_1}\mathrm{d}t$$

$$\ln\frac{M_z-M_0}{M_0\cos\theta-M_0}=-\frac{t}{T_1}$$

也就是

$$M_z=M_0\left[1+(\cos\theta-1)\mathrm{e}^{-\frac{t}{T_1}}\right] \tag{6-11}$$

式(6-11)即为纵向磁化的表达式。可以看出，受激核系统的纵向弛豫符合指数规律，其稳定状态为 M_0。式中的 θ 表示在射频脉冲激发下 **M** 偏离 $\boldsymbol{B}_0$ 的角度，也就是前面提过的翻转角。如果激发使用的是 90°射频脉冲，即弛豫开始时 θ 为 90°，则上式成为

$$M_z=M_0\left[1-\mathrm{e}^{-\frac{t}{T_1}}\right] \tag{6-12}$$

图 6-4(a)是纵向弛豫中 M_z 的变化曲线。我们看到，弛豫开始的瞬间($t=0$时刻)，$M_z=0$。经过一个 T_1 时间即经过 $t=T_1$ 时刻后，M_z 已恢复至其稳态值 M_0 的 63%

$(1-e^{-1}=0.63)$。因此，又可以说 T_1 是 M_z 弛豫至其稳态值 63%所需的时间。经过三个 T_1 即经过 $t=3T_1$ 时刻后，M_z 已恢复至稳态值的 95%$(1-e^{-3}=0.95)$，弛豫过程基本完成。

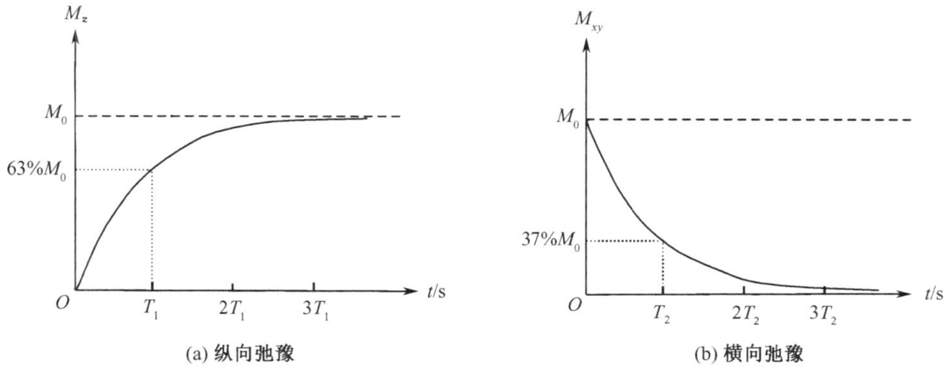

图 6-4　纵向弛豫和横向弛豫曲线

对于横向弛豫，由于弛豫过程中各种取向的核总数并没有变化，可令 $\Delta N_0=0$。于是，式(6-9)的相应形式成为

$$\frac{d\Delta N}{dt}=-\frac{\Delta N}{T_2} \tag{6-13}$$

用上面类似的方法，两边同乘以 $\sum \mu_{xy}$，得

$$\sum \mu_{xy}\frac{d\Delta N}{dt}=-\sum \frac{\Delta N}{T_2}\mu_{xy}$$

根据磁化强度矢量的定义，就有

$$\frac{dM_{xy}}{dt}=-\frac{M_{xy}}{T_2} \tag{6-14}$$

解此微分方程，得

$$\int_{M_0\sin\theta}^{M_{xy}}\frac{dM_{xy}}{M_{xy}}=-\int_0^t\frac{dt}{T_2}$$

$$\ln\frac{M_{xy}}{M_0\sin\theta}=-\frac{t}{T_2}$$

也就是

$$M_{xy}=M_0\sin\theta e^{-\frac{t}{T_2}} \tag{6-15}$$

式(6-15)为横向弛豫的表达式。可以看出，受激核系统的横向弛豫也符合指数规律。如果激发使用的是 90°脉冲，则式(6-15)成为

$$M_{xy}=M_0 e^{-\frac{t}{T_2}} \tag{6-16}$$

图 6-4(b)是横向弛豫中 M_{xy}的变化曲线。我们看到，弛豫开始的瞬间($t=0$时刻)，$M_{xy}=M_0$，是其最大值。经过一个 T_2 时间即经过 $t=T_2$ 时刻后，M_{xy}已衰减到它初始值的 37%$(e^{-1}=0.37)$。因此，又可以说 T_2 是 M_{xy}弛豫至其最大值 37%所需的时间。

经过三个 T_2 时间即经过 $t=3T_2$ 时刻后，M_{xy}已减少至最大值的 5%($e^{-3}=0.05$)，弛豫过程基本完成。

实验证明，对大多数不太黏的液体，上述公式都是适用的。

上面定量地研究了两种最主要的弛豫过程，即纵向弛豫和横向弛豫。实际上，磁化矢量的平衡值不仅依赖于弛豫的方向，还依赖于自旋体系所处的环境。因此，有着各式各样的弛豫。一般来说，弛豫过程均服从于下式

$$\frac{dM_i}{dt}=\frac{M_i(\infty)-M_i}{T_i}\qquad(i=x,y,z)\tag{6-17}$$

式中，T_i 为表征各方向弛豫速度的常数，在 z 方向写为 T_1，在 x 和 y 方向都写为 T_2；$M_i(\infty)$则表示各方向磁化强度矢量的稳态值，即 $t=\infty$时的值。一般情况下以下各式均成立

$$M_z(\infty)=M_0$$
$$M_x(\infty)=0$$
$$M_y(\infty)=0$$

于是，由式(6-17)可得

$$M_x=M_x(0)e^{-\frac{t}{T_2}}\tag{6-18a}$$

$$M_y=M_y(0)e^{-\frac{t}{T_2}}\tag{6-18b}$$

$$M_z-M_0=[M_z(0)-M_0]e^{-\frac{t}{T_1}}\tag{6-18c}$$

式中，$M_x(0)$、$M_y(0)$和 $M_z(0)$均为静磁化强度矢量各分量在弛豫开始时的瞬态值。式(6-18)的数学描述适用于一切方式的弛豫过程。

第三节　关于弛豫和弛豫时间的讨论

一、弛豫开始的时间问题

讨论磁化强度矢量 $\boldsymbol{M}$ 的弛豫时，总是从激励脉冲关断开始的，这很容易造成自旋翻转结束后弛豫才开始的错觉。实际上，弛豫和激励并不是两个分开的过程。只要 $\boldsymbol{M}$ 偏离 $\boldsymbol{B}_0$，即 $\boldsymbol{B}_1$ 场一开启，弛豫过程就已开始。这是因为纵向弛豫所反映的质子与环境之间以及横向弛豫所代表的同类自旋核之间的能量交换在共振吸收开始阶段已经进行。但是，由于射频激发脉冲的宽度一般要比质子的 T_1、T_2 弛豫时间短得多，射频场作用期间的弛豫就允许忽略不计。

二、T_1、T_2 的场强依赖性或频率依赖性

射频场可以把核激发，核弛豫回到基态也需要场。在 T_1 弛豫中，这种场就是作为自旋核周围环境的晶格场。它源自邻近的磁性核所产生的偶极场。图 6-5 描绘的是单一水分子的偶极场。图中的质子 b 感受到质子 a 产生的局部场 $\Delta\boldsymbol{B}$。当水分子相对于 $\Delta\boldsymbol{B}$

转动时，$\Delta \boldsymbol{B}$ 的大小和方向都在变化，其变化范围为 2mT。因此，每个质子的偶极场形成一个晶格场。显然，它的行为就有可能影响邻近自旋核的弛豫过程。也就是说，当满足一定条件时受激核就要同周围的晶格交换能量，参与系统的弛豫过程。

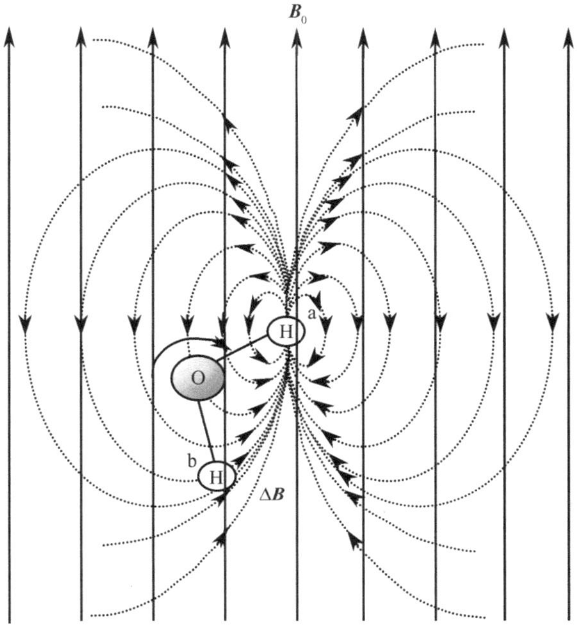

图 6-5　水分子的偶极场

我们知道，原子核处于一个剧烈运动的环境，即处于一种无规则的分子运动中，这就是通常所说的布朗运动。布朗运动除了前面提到的单个分子的转动、振动和平移三种基本方式外，还包括由化学交换引起的、原子或原子集团从一个分子转移到另一个分子的过程。它完全是一种无规则的运动。由于分子的布朗运动，自旋核之间的相对距离与方位处于不断的变化之中，任意两个自旋核间的耦合也随时间发生变化。在分子互相靠拢的过程中，它们之间的耦合逐渐加强；当它们发生碰撞而远离时，耦合变弱直至消失。

液态水分子的布朗运动进行得极快，每秒轰击其他粒子或分子达数百万至数千万次。每次撞击都相当于一种磁性活动，周围的原子核因而要经历一次短暂的磁场波动。因此，核周围的晶格场也随之按一定的频率波动着。当它的波动频率等于受激核的拉莫尔频率时，处于高能态的受激核就要与其交换能量，从而为纵向弛豫做出贡献。然而，拉莫尔频率本身是场强 B_0 的函数，这说明纵向弛豫的时间常数 T_1 是具有场强依赖性或频率依赖性的。

受激核与晶格能量交换的效率取决于分子的大小、晶格的物理状态以及是否有高分子物存在等因素。受激核与晶格高效率的能量交换将导致短的 T_1，反之则得到长 T_1。但是，在这一场强下可高效进行的能量交换，到另一场强下就不一定保持相应的效率，从而使同一核系统的 T_1 发生改变。一般来说，场强越大，测得的 T_1 越长。

在理想的均匀磁场中，所有被激发的核都应有相同的进动频率，在旋转坐标系中观

察就表现为 M_{xy}驻定在 y'轴上不动，且相位相干将一直维持下去。实际上磁场均匀性总是有限的，这使核以稍微不同的速率进动。频散产生相散，继而使 M_{xy}损失，导致横向弛豫。磁场均匀性越差、受激核的拉莫尔频率相差越大，横向弛豫就进行得越快、T_2也越短。这里的 T_2 同样与核的进动频率有关，因而受外磁场场强影响。

实际上，在外场均匀性足够好的情况下，横向弛豫仅与样品内局部场有关，它成了本征弛豫时间，加之 T_2 一般较短，其场强依赖关系可不予考虑。

图 6-6 示出了横向弛豫的相位发散过程。

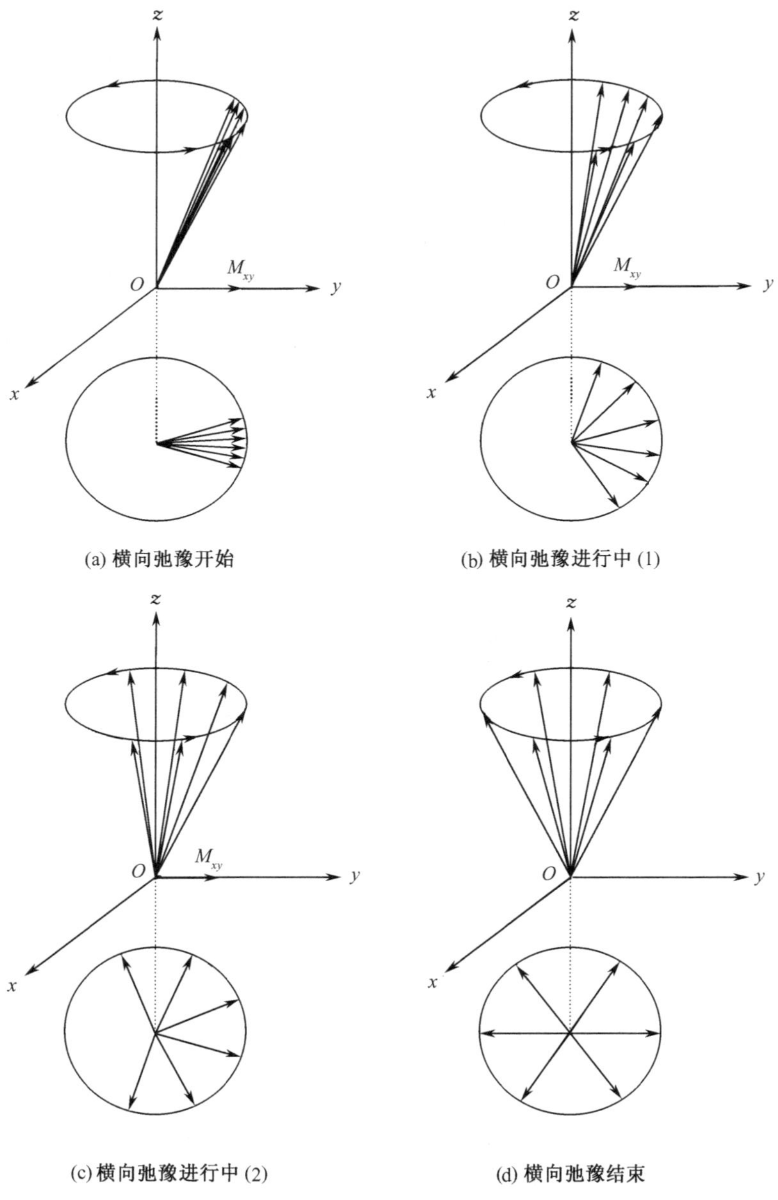

图 6-6　横向弛豫的相位发散

上面的讨论说明，在不同场强下所测 T_1 和 T_2 没有可比性。因此，在 MRI 中 T_1 及 T_2 时间的测定，其意义远不如 X 射线 CT 中 CT 值的测定（T_1 和 T_2 仅可作为鉴别诊断的参考值）。表 6-1 是在 0.5T 和 1.5T 两种场强下测定的人体各组织器官的 T_1 值。

表 6-1　不同场强下人体组织器官的 T_1 值(ms)

组织器官名称	T_1(0.5T 场强)	T_1(1.5T 场强)
骨骼肌	600	870
肝	323	490
肾	449	650
脾	554	780
脂肪	215	260
脑灰质	656	920
脑白质	539	790
脑脊液	1800	2400
血液	850	900
肺	600	830
眼(玻璃体)	3000	3000

三、固体和液体的不同弛豫

我们知道，纵向弛豫（T_1 弛豫）是位于高能态的自旋核与波动的晶格之间交换能量形成的。它不仅受系统的拉莫尔频率影响，还受外磁场强弱的影响。除此之外，T_1 弛豫还与系统所处的状态有关。

在固体中，分子的运动频率为 10^6～10^7 MHz，远高于一般质子的进动频率，因而固体的晶格就显得非常稳定。也就是说，固体中共振的自旋核与其周围晶格的能量交换进行得非常缓慢。这就是固体 T_1 弛豫时间极长的原因。

总的来说，液体的纵向弛豫要比固体快得多，但液体 T_1 时间的长短还受溶液分子大小的影响。由于水分子比较小，其热运动频率就很高(与系统的拉莫尔频率相比)，使得质子与周围环境进行能量交换的效率降低，表现为纯水有相当长的 T_1(2～3s)。对于大分子来说，由于其运动速度太慢，以至于与系统的共振频率相差甚远，也就表现出有较长的 T_1。只有由中等大小的分子组成的溶液才有短 T_1。MRI 系统采用的激励频率一般在 10～100MHz 之间。与此相比，生物体大分子蛋白质如黏液的运动就显得非常缓慢，而脑脊液内游离水分子的振动频率又很高。它们均不会对 T_1 弛豫产生大的贡献，也就是说二者的 T_1 时间都比较长。唯有大小适度的胆固醇及脂肪组织，其运动频率很容易与典型 MRI 场强中的拉莫尔进动相匹配，因而它们的 T_1 就非常短(脂肪的 T_1 约 260ms)。

系统的物理状态以及分子大小对横向弛豫（T_2 弛豫）也有影响。我们知道，横向弛豫是通过同类的高能态核与基态核之间交换能量实现的。由于固体中核之间的位置相对固定，能量交换的效率就非常高，T_2 也就很短。如果用进动核的磁场来解释，就是固体中核进动所产生的小磁场无法通过分子的热运动很快抵消，从而出现局部的不均匀场。进而使本来(激发瞬间)整齐地振荡在某一频率上的质子群之进动频率发生变化，导致相位分散而加速 T_2 弛豫过程。

在液体与气体的情况下，分子的布朗运动速度快、幅度大，使其与固体表现出不同的磁性。例如，就自旋之间的磁偶极耦合而言，假若晶格不是刚性的，局部场就表现为一个平均的效果。再考虑到一级近似，这种局部场就全部消失了。另外，在固体中，核四极矩与晶格场梯度的耦合可能是很强的，但在液体中这种耦合就大大地减弱。因此，固体和液体的横向弛豫也有各自的特点。

一般来说，液体的 T_2 弛豫时间较长。在生物体中，游离水分子的运动十分迅速，使进动质子的磁场能够迅速抵消，因而保持了主磁场的相对均匀性，质子群在同一频率下进动的时间会更长。也就是说，激发后水的相位不容易发散。缓慢运动的生物大分子的 T_2 弛豫介于固体与液体之间。从固体到液体，生物组织的 T_2 在几毫秒到几百毫秒之间(30～150ms)，而 T_1 则长达 300～2000ms。如果与 1.5T 场中的 T_1 相比，T_2 大概要短一个数量级。

四、纵向弛豫率和横向弛豫率

上面多次提到分子的布朗运动，即无规则的热运动。在研究分子的布朗运动时，常用相关时间 τ_c 来标志分子运动的激烈程度。τ_c 是指一个分子相继两次碰撞的间隔时间，也是对分子运动引起的无规则涨落场的时间相关性的统计描述。温度高时，分子运动剧烈，τ_c 就小；反之亦然。因此，τ_c 又是温度的函数。

在溶液中，由于分子的翻滚，偶极子形成的无规则涨落场对时间的平均值为零。因此，常采用相关函数 $G(\tau)$来描述这一过程。$G(\tau)$度量的是偶极子场在 t 时刻与 $t+\tau$ 时刻的相关性。若用 $r(\tau)$表示在 τ 时间内两核相对位置的变化，即 $r(\tau)=r(t+\tau)-r(t)$，则当 $\tau<\tau_c$ 时，τ 值越小，$r(\tau)$就愈接近于 $r(0)$，二核的相关性就愈大，即 $G(\tau)$就愈大；当 $\tau=0$ 时，二核的相关性最大，有 $G(0)=G_{max}$；当 $\tau>\tau_c$ 时，由于碰撞前后分子运动的相关性大大减弱，故随着 τ 的增加，$G(\tau)$就很快趋于零。由此可见，在研究弛豫时，相关时间 τ_c 是一个很重要的物理量。

根据自旋核间偶极子的运动方式，可以得到用相关时间 τ_c 表示的 T_1 与 T_2 弛豫时间的计算式

$$\frac{1}{T_1}=\frac{3}{10}\gamma^4\hbar^2 r^{-6}\left[\frac{\tau_c}{1+\omega_0^2\tau_c^2}+\frac{4\tau_c}{1+4\omega_0^2\tau_c^2}\right] \tag{6-19}$$

$$\frac{1}{T_2}=\frac{3}{20}\gamma^4\hbar^2 r^{-6}\left[3\tau_c+\frac{5\tau_c}{1+\omega_0^2\tau_c^2}+\frac{2\tau_c}{1+4\omega_0^2\tau_c^2}\right] \tag{6-20}$$

式(6-19)和式(6-20)中，γ 为质子的磁旋比；r 为偶极子间距(单位用 Å)；$\hbar$ 为约化的普朗克常量；ω_0 为共振频率。上面的公式又叫做单相关时间理论或 BPP 理论(该理论的倡导者为 Bloembergen、Purcell 和 Pound 等三人，BPP 取自上述三人名字的首字母)。

在自旋核间距一定和分子的组成有化学键合的情况下，用这两个公式定量地估算弛豫行为是很方便的。

式(6-19)和式(6-20)中的 $1/T_1$ 和 $1/T_2$ 分别叫做纵向(或 T_1)弛豫率和横向(或 T_2)弛豫率。T_1(或 T_2)越短，$1/T_1$(或$1/T_2$)就越大，表示自旋系统的弛豫进行得越快；反之亦然。可见 T_1 和 $1/T_1$、T_2 和 $1/T_2$ 都是刻画弛豫过程的物理量。

不管是同种核还是异种核，当分子运动加剧时，τ_c 将逐渐变小。图 6-7 直观地显示出 T_1、T_2 与 τ_c 间的关系。它与式(6-19)和式(6-20)所表达的内容是一致的。我们看到，T_2 随 τ_c 的增大而单调下降，而 T_1 则在 $\omega_0\tau_c=1$ 处出现极小点。当 $\omega_0\tau_c\ll1$ 时，T_1 与 T_2 相等；当 $\omega_0\tau_c>1$ 时，T_1 随 τ_c 延长，而 T_2 继续减小。黏性样品或固体样品的 τ_c 很大，故其 T_1 很长而 T_2 很短。另外，随着磁场强度的提高，$T_1-\tau_c$ 曲线的极小点要向左移动。

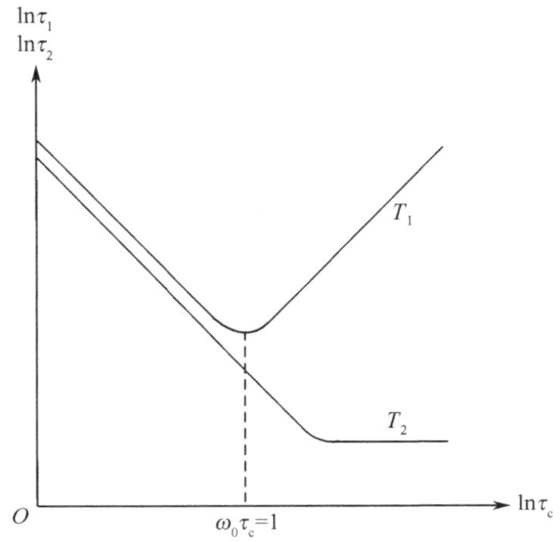

图 6-7　弛豫时间 T_1、T_2 与相关时间 τ_c 的关系

值得注意的是，上述单相关时间理论具有简单、易于处理的特点，因而常被采用。但是在一个复杂的分子体系中，处于不同化学环境中的核其相关时间也往往不同，亦即同一个分子中可以有多个相关时间。甚至不同弛豫机制的相关时间也可能不同。在这种情况下，要想一个一个地把所有相关时间都确定出来，目前还是不可能的。

五、T_2 与 T_2^* 的关系

原子核的横向磁化需要两个基本条件，一是必须使原子核磁矩在横向或横向平面内取向，二是必须使大多数磁矩在横向平面内处于相同方向，即造成相位相干。我们知道，加上90°射频脉冲后，核磁矩将进行横向取向，且同相位地既绕 $\boldsymbol{B}_0$ 进动，又在 xOy 平面内绕 $\boldsymbol{B}_1$ 章动，宏观上就表现为静磁化强度矢量 $\boldsymbol{M}$ 倒向 xOy 面。

此后，原子核的相位将失去同步而立即开始横向弛豫过程。这时如果外磁场是绝对均匀的，那么横向弛豫或相位发散过程的快慢就完全由核系统的弛豫时间 T_2 所决定。然而，由于空间磁场的非均匀性(field inhomogeneity)，这时样品中的核实际上在略有差异的场强中自旋，其进动频率自然也会略有差异。这样一来，必然加速横向弛豫的过程。为了形象地说明磁场的不均匀对横向磁化的相位影响，在自旋核系统中，我们不妨设开始时质子 a 和 b 均以 10MHz 的频率进动。但是，由于质子 b 所处的局部场的变化(增强)使质子 b 的进动频率加快了 1%，即质子 b 将以 10.1MHz 的频率进动。那么，5μs 后质子 b 已旋转了 50.5 周，而质子 a 只旋转了 50 周，即在如此短的时间内二者的相位已相差了 180°。

由此可见，实际的横向弛豫比核的本征特性所决定的弛豫要快。一般把核系统所固

有的弛豫时间 T_2 称为本征 T_2 弛豫时间(简称为 T_2)，而把实际测得的 T_2 称为实际 T_2 弛豫时间或准 T_2 弛豫时间，记作 T_2^*。二者之间具有如下关系

$$\frac{1}{T_2^*}=\frac{1}{T_2}+\frac{1}{T_2'} \tag{6-21}$$

式中，T_2' 为磁场不均匀所导致的弛豫时间常数。式(6-21)说明，实际的横向弛豫率为质子的本征弛豫率与外部弛豫率(相对于本征弛豫率而言)之和。图 6-8 表示了 T_2、T_2^* 与 NMR 信号幅度的关系。

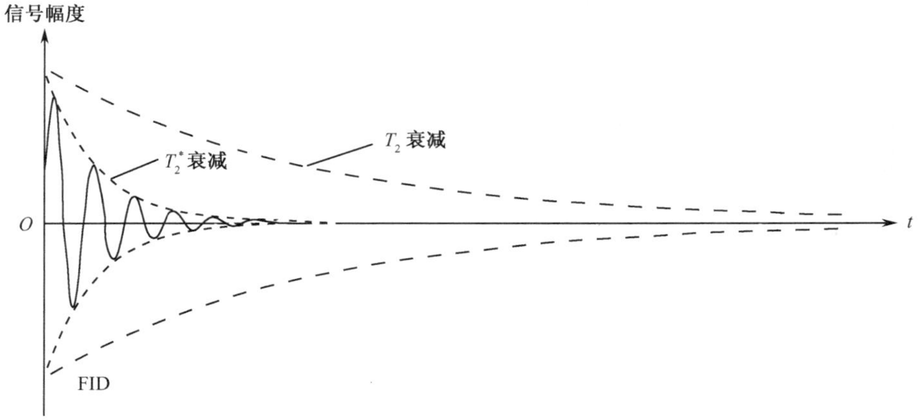

图 6-8　T_2、T_2^* 与 NMR 信号的关系

六、弛豫的温度依赖性

上面讨论了相关时间 τ_c 与 T_1 及 T_2 弛豫率的关系。实际上 τ_c 还是温度 T 的函数。当温度上升时 τ_c 会随之变短，即二者是反比关系。温度上升后分子的运动速度加快，从而使 τ_c 变短、T_1 与 T_2 值延长。这就是弛豫的温度依赖性。

第四节　弛豫的生物学意义

人体水分约占体重的 70%左右。因此，人体 MRI 属于液体成像的范畴。前面讨论 NMR 弛豫时所采用的分析方法和建立的数学模型均适用于人体的环境。早期的动物实验和临床观察已经证明，人体的不同组织器官以及正常与异常组织间氢质子的弛豫特性有很大的不同，这就构成了氢质子磁共振成像的物理学基础。下面从人体各种水的特性以及体内 T_1 及 T_2 的影响因素几个方面讨论弛豫的生物学意义。

一、人体组织中的水及其弛豫特性

人体组织中的大多数氢质子都来自于水。人体水分总量约占体重的 70%，其余为

蛋白质、脂肪和无机物。这些水约80%分布于细胞内，另外20%在细胞外，生理学上分别称之为细胞内液和细胞外液。水的分子式为H_2O，这表明每个水分子都由两个氢原子和一个氧原子所组成。由此可知，每单位质量的水中氢的含量为2/18或约11%。水中氢质子的密度大大超过了机体内其他有机成分中的氢质子。所以，成像所用的NMR信号主要来自于水。正常情况下，组织中水的含量是比较恒定的，因而组织的含氢量也很少变动。鉴于MRI对于组织含水量的变化高度敏感，研究水与NMR信号的相关性便成为MRI中一个不可缺少的课题。

根据水的弛豫特性，在磁共振成像领域中又将其分为自由(游离)水和束缚(结合)水两大类。所谓自由水，是指以自由态存在并具有与正常水(纯水)相似的NMR特性的那些水。各种体液都是自由水。自由水占体内水分的绝大部分，据估计在90%左右。这种水实际上是一种细胞盐溶液。体内的其余水(≤10%)依附(或吸附)在蛋白质等大分子周围构成所谓的水化层。这部分水被生物大分子牵扯，其分子运动受到限制，因而称为束缚水或结合水。

在所有的生物系统中，水都起着极为重要的作用。它是体内化学过程和新陈代谢过程的媒介。细胞内外的反应物正是通过水而结合在一起的。但是，除了水肿等很明显的情况外，医学诊断中常常忽略了水的作用。在NMR出现之前，也没有很好的办法对活体中的水进行研究。现在，用NMR技术以及在此基础上形成的医用MRI成像已经可以对体内水的变化进行精细观察了。

影响人体水含量或分布的因素比较多，如健康水平、营养、用药、气候和年龄等。表6-2给出了20～40岁年龄组的正常人体内各种组织的含水量。表中所列数值均由干燥称重法测定，并用每千克脱脂组织的百分率来表示。

表6-2　正常成年人体内各种组织的含水量

组织或器官	含水量/%	牙、液体等	含水量/%
骨骼肌	79.2	牙釉质	3.0
肝	71.1	牙本质	10.0
肾	81.0	血浆	93
肺	79.0	腔膜液	98
脊髓	64.4～82	腹膜液	95～99
外周神经	56	脑脊液	96～98.8
胎盘(20～40周)	86.6	唾液	99.4
左心室	78.2	胃液	99.4～99.5
右心室	80.2	胰液	98.7
心房	81.2	尿	98.7
房室间隔	79.2	精液	91.5
脑白质	70～74	糖	98～99.5
脑灰质	84.0	上皮	64.5

我们已经指出，溶液中所有的分子都在进行无规则的布朗运动，其运动方式主要有旋转、振动和平移三种。自由水的分子较小，因而运动频率要比氢质子的共振频率高得多，这使它有很长的 T_1 和 T_2。例如，脂肪的 T_1 只有几百毫秒，而自由水的 T_1 则长达近 3s；在典型的生物组织中，T_2 的值在 50～100ms 范围内波动，但自由水的 T_2 却在数百毫秒的量级。与之不同的是，束缚水受亲水大分子的牵扯只能进行缓慢运动，其运动速率比较接近拉莫尔进动频率，因而弛豫增快，其 T_1 弛豫和 T_2 弛豫均比自由水快。

正常组织中的自由水与束缚水处于一种快速的动态平衡之中(图6-9)。但是，在某些病理情况下上述平衡会发生紊乱。例如，肿瘤及邻近的水肿区，其结合水释放、游离水增加，因而呈长 T_1 和长 T_2 信号。梗死及炎症等情况下也可检出高 T_2 信号。这就是 MRI 诊断的病理学基础。

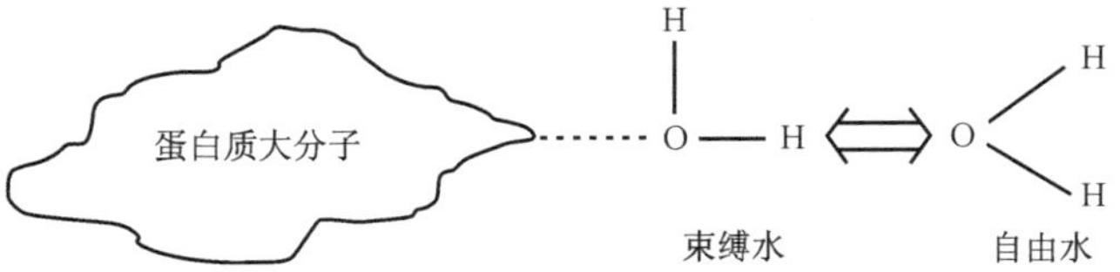

图 6-9　生物组织中自由水与束缚水的动态平衡

表 6-3　各种脑组织的弛豫时间(B_0=1.4T)

脑组织的种类	T_1/ms	T_2/ms
胼胝体	509±39	69±8
内囊	559±18	67±7
丘脑	703±34	75±4
壳核	747±33	71±4
尾状核	822±16	76±4
皮层灰质	871±73	87±2
侧脑室脑脊液	1900±353	250±3

表 6-3 给出了人体各种脑组织的 T_1 和 T_2 弛豫时间。由表可见，由于白质中的含水量明显低于灰质，所以皮层灰质和尾状核的 T_1 弛豫时间明显长于胼胝体等处的白质。T_2 的长短也反映了各种组织的含水量。脑脊液基本上是自由水的成分，因此其 T_1 和 T_2 弛豫时间都很长。

二、人体组织中其他成分的弛豫特性

除水之外，人体组织中还包括大量的蛋白质、脂肪以及少量的无机物。它们的弛豫情况与分子的运动状态密切相关。脂肪等中等大小的分子，其运动频率与氢质子的拉莫尔频率最接近，因此它的弛豫要比水分子快得多。蛋白质如 DNA(deoxyribonucleic acid，脱氧核糖核酸)等属于巨大分子，其热运动的频率非常缓慢，因而具有固体的某些特性。固体中氢质子的 T_2 弛豫时间极短。

在研究生物体的弛豫时，细胞质往往被看成是含有粒子和大分子的稀释水溶液。这些成分中也有少量的氢质子，它们对 NMR 的弛豫仍有少量贡献。

三、弛豫的生物学机制

原子核系统中任何使磁场产生波动的机制都是可能影响弛豫的原因。

在氢质子 MRI 中，磁偶极-偶极耦联作用，即质子间偶极场的相互作用对弛豫(尤其是横向弛豫)的贡献最大。我们知道，^1H 一旦放入外磁场 $\boldsymbol{B}_0$ 中，随着它的磁化，核磁矩就会顺 $\boldsymbol{B}_0$ 方向排列，并按 $\omega_0=\gamma B_0$ 的频率进动。两个^1H 结合在一起(如与氧结合形成水)就是一对偶极子，相互间存在耦联作用(偶极场)。下面以水分子的磁偶极耦联为例加以说明(图6-5)。

据推算，两个氢质子间的距离为 1.6Å，它们的磁偶极所产生的小磁场 ΔB 为 $\pm 1mT$。质子 b 感受到质子 a 产生的局部场 $\Delta\boldsymbol{B}$。当水分子相对于 $\boldsymbol{B}_0$ 转动时，$\Delta\boldsymbol{B}$ 的大小和方向都在变化。如果水分子间的位置是相对固定的(如冰，这相当于固体的情况)，邻近水分子的偶极场 $\Delta\boldsymbol{B}$ 就相对固定。这时 $\Delta\boldsymbol{B}$ 可能使邻近磁场增强($\Delta\boldsymbol{B}$ 与 $\boldsymbol{B}_0$ 一致时)，也可能使其减弱($\Delta\boldsymbol{B}$ 与 $\boldsymbol{B}_0$相反时)，从而破坏局部磁场的均匀性。也就是说，$\Delta\boldsymbol{B}$ 可使不同分子中的氢质子按不同的频率进动，且波动角频率为 $\Delta\omega(\omega_-\sim\omega_+)$。根据拉莫尔公式，水分子偶极场 $\Delta\boldsymbol{B}$ 所致的角频率波动可按下列步骤计算

$$\omega_+=\gamma(B_0+0.001)$$

$$\omega_-=\gamma(B_0-0.001)$$

式中，磁场强度的单位为 T。由于氢质子的磁旋比为 26.752 rad·10^7/(s·T)，则在 1T 的外磁场中

$$\omega_+=26.752\times10^7\times(1+0.001)=267\ 787\ 520\text{rad/s}$$

$$\omega_-=26.752\times10^7\times(1-0.001)=267\ 252\ 480\text{rad/s}$$

$$\Delta\omega=\omega_+-\omega_-=535\ 040\text{rad/s}$$

相应的频率差 Δf 为

$$\Delta f=\frac{\Delta\omega}{2\pi}=\frac{535\ 040}{2\times3.1416}\approx85.152\text{kHz}$$

可见$\pm 1mT$ 的水分子偶极场在 1T 的磁场中将引起 85kHz 左右的频率差。也就是说，与水分子邻近的质子将以约 85kHz 的频率差进动。这无疑地加快了横向磁场的相位发散过程，即横向弛豫过程。使相位完全发散所需的时间 Δt 可以这样估算

$$\Delta t=\frac{1}{\Delta f}=\frac{1}{85\ 154}=1.1744\times10^{-5}\text{s}=11.744\times10^{-6}\text{s}\approx12\mu\text{s}$$

也就是说，在不到 12μs 的时间内它就能使横向磁场的相位完全发散。

需要指出的是，上面的数据是根据固体水算出的。在液体水中，由于水分子的运动可使 $\Delta\boldsymbol{B}$ 互相抵消，偶极场对横向弛豫的影响就没有那么大。另外，在计算角频率 ω 时，磁旋比应以 rad·10^7/(s·T)为单位。如果取 MHz/T 作单位，用拉莫尔公式计算所得就是相应质子的共振频率 f，而不是角频率 ω，这一点请读者加以区别。

综上所述，质子进动频率的不同，将使 T_2 弛豫加快。对于液体的情形，磁偶极场的耦联对弛豫的影响比较复杂，它一方面与分子的运动速度相关，另一方面还与分子的大小有关。下面就讨论这一问题。

为了定量说明纵向和横向弛豫率，我们已在前面建立了弛豫的单相关时间模型。从式(6-19)和式(6-20)中看出，在外加磁场一定的情况下，相关时间 τ_c 在核系统的弛豫中起着决定性的作用。生物系统中的自由水与纯水比较接近，符合非黏滞性液体的特征。下面定量计算它的弛豫率。

设 MRI 系统使用的频率在 1～100MHz 之间，则相应的 ω_0 为 $6.28\times10^6\sim6.28\times10^8$rad/s。由于室温下水的 τ_c 极小(10^{-12}s 数量级)，因此满足下列条件

$$\omega_0^2\tau_c^2<\omega_0\tau_c\ll1$$

由式(6-19)和式(6-20)可得自由水的弛豫率，即

$$\frac{1}{T_1}=\frac{1}{T_2}=\frac{3}{2}\gamma^4\hbar^2r^{-6}\tau_c \tag{6-22}$$

由于上式中 γ、$\hbar$ 和 r 均为常数，可令 $k=\frac{3}{2}\gamma^4\hbar^2r^{-6}$，则有

$$\frac{1}{T_1}=\frac{1}{T_2}=k\tau_c$$

即

$$T_1=T_2=\frac{1}{k\tau_c} \tag{6-23}$$

将室温下水的 τ_c(5×10^{-12}s)和 k 值(5×10^{10})代入式(6-23)，就得所求的 T_1 和 T_2，即

$$T_1=T_2=\frac{1}{5\times10^{10}\times5\times10^{-12}}=4.0\text{s}$$

其结果与 25℃下纯水的 T_1 值(3.6s)非常接近。

我们知道，无论是大分子、中等分子，还是小分子，均在永无休止地运动之中。一般来说，分子越小，其热运动速度越快，反之亦然。那么，什么速度才会影响其弛豫特征呢?

有实验表明，当分子的热运动频率小于 16.7kHz 时，就可以认为是静息的。实际上，在外场均匀的情况下，如此缓慢运动的任何分子都与人体的固体结构无法分辨。对于带有氢质子对的大分子或溶液来说，其分子的转动频率在 100kHz 以下时，该分子的磁偶极耦联所形成的小磁场就可以认为是固定不变的，这时由它所造成的横向磁场失相就会出现，从而使 T_2 弛豫加快。如果引用单相关时间理论的成果来说，就是任何分子，只要相关时间常数 τ_c 增大到近 10^{-5}s 时，其转动就被认为是相当缓慢的或不动的。与 T_1 相比，组织的短 T_2 特性就是大分子溶液转动缓慢的直接后果，其 τ_c 在 $10^{-5}\sim10^{-8}$s 之间(典型物质为球蛋白)。

体内水分子及大部分小分子物质的水溶液都以 τ_c 为 10^{-12}s 数量级的速度迅速运动着。它们对一定氢质子的相位偏移作用可平均为零，这种情况称为运动平均现象。

当水结成冰时，相关时间 τ_c 会突然增大(可达10^{-5}s)。这时按共振频率转动的分子数目很少，对 T_1 和 T_2 衰减的动态促进作用减弱，故在冰和其他固体中 T_1 弛豫时间变得很长。另外，由于这时磁偶极场引起的磁场的不均匀会促使横向失相，所以固体的 T_2 值缩短。我们已经知道，固体的 T_1 弛豫时间有明显的频率依赖性，而 T_2 弛豫时间

没有。因此，多数固体的 T_2 为一个常量，即 $T_2=10\mu s$。冰和蛋白质固体的 T_2 时间也是 $10\mu s$。

干燥的蛋白质或高浓度的蛋白溶液，其弛豫过程具有固体的特征。

黏液是指缓慢转动的大分子液体，其 τ_c 为 $10^{-9}s$ 左右。黏液在室温下的弛豫特征介于黏液样液体与固体之间，接近于图 6-7 所示 T_1 曲线的最小值，因而存在关系 $\tau_c\omega_0=1$。与固体相比，其 T_1 与 T_2 值更为接近。结合水的 τ_c 也为 $10^{-9}s$，因而是一种典型的黏液。

在组织中，质子的弛豫还与所在分子的分子质量有关。有结果表明，自旋-晶格弛豫率取决于在 10kHz～50MHz 范围内共振的分子的分子质量。此外，生物大分子如蛋白质的弛豫除了与它转动的速率和分子质量有关外，还取决于它自身的形状及其水动力学特性等因素。一般来说，蛋白质的转动频率很低，仅为几百千赫到几兆赫的量级。只有当共振频率低于 1MHz(相当于0.02T 左右的磁场)时，蛋白质中的氢质子才能主宰溶液的弛豫过程；当共振频率高于此值时，它的弛豫率大为减慢，这时结合水的分子运动在质子弛豫中就具有重要意义。后者正是医学 MRI 所构造的环境。

上面主要从单相关时间常数的模型出发，讨论了各种生物组织的弛豫机制。用该理论解释多种单分子溶液及固体如水、乙醇、油和冰等的弛豫特征，均得到与实验比较吻合的结果。但是，在由大分子结构形成人体组织的过程中，由于机体溶液的来源和成分各异、彼此的结合方式及运动状态复杂以及水分子与大分子蛋白质的结合模型难以建立等原因，使得现有的实验结果有时并不能仅用单相关时间常数加以解释。下面举例说明之。

根据横向弛豫的原理，前面提到的、水的高速运动所造成的运动平均现象，应能使体内自由水的 T_2 弛豫作用衰减至零。其实不然。这主要是因为我们在式(6-19)和式(6-20)以及上面的讨论中，都曾假设分子的运动是各向同性的。实际上分子的运动是各向异性的。所谓各向同性和各向异性，都是物理学中关于物质(介质)结构的专有名词，这里用来描述分子运动的方向。前者是指分子的运动完全随机，使得它在任意方向上的合速度均为零；后者则表示分子运动具有一定的方向性，也就是说朝某一方向运动的分子多些，而其他方向相对少些。显然，分子各向异性作用的存在，使磁耦联形成的小磁场 $\Delta\boldsymbol{B}$ 并不能完全抵消，其局部场的出现使磁场的均匀性受到破坏，进而造成共振质子的相位发散。胶原蛋白中水分子的运动有很强的各向异性，它导致了极快的 T_2 弛豫。由 20 多种氨基酸组成的球蛋白具有极性与非极性的表面，且表面上的水也是各向异性运动的，故其 T_2 值反常性缩短。

血液是一种细胞悬液。它主要由水、血红蛋白、清蛋白和血浆蛋白等组成。血浆含水量大约为 93%，其余 7%为清蛋白和球蛋白(忽略微量成分)。据测算，血浆的纵向弛豫率 $1/T_1$ 和横向弛豫率 $1/T_2$ 分别为 0.69(s)和 3.55(s)。相应地，其 T_1 值为 1.45s，T_2 值为 0.28s。红细胞约含水 70%、血红蛋白 30%。红细胞的弛豫率 $1/T_1$ 为 1.85/s($T_1=0.54s$)，$1/T_2$ 为 6.49(s)($T_2=0.15s$)。人类全血的弛豫率是血球比体积的函数，且二者呈线性关系。

人体多数器官的细胞都有复杂的超微结构，每个细胞中水与大分子的含量都有较大的变异。这就表明，细胞内的不同部分均会有不同的弛豫时间。平常观察到的弛豫率只能是一个有限半径内(多数包括一个以上的细胞)所有成分的加权平均值。据研究，上述弛豫半径与组织水的扩散特征(由扩散系数 D 表征)以及 NMR 的设计频率(决定 T_1或 T_2时间的长短)等因素有关。弛豫半径(r)的计算式为

$$r=\sqrt{6Dt} \tag{6-24}$$

式中，t 为扩散时间。当计算 T_1 弛豫的扩散半径时，$t=T_1$；在计算 T_2 弛豫的扩散半径时，取 $t=T_2$。例如，纯水的扩散系数为 $2.3\times10^{-5}\text{cm}^2/\text{s}$，若取其 1/2 作为组织水的扩散系数，并设组织水的 T_1=500ms。则组织水的 T_1 弛豫半径 $r(T_1)$为

$$r(T_1)=\sqrt{6\times1.15\times10^{-5}\times0.5}=5.87\ 10^{-3}\text{cm}\approx59\mu\text{m}$$

已知许多哺乳动物各器官中细胞的典型直径为 30μm。显然，我们所得的 $r(T_1)$对多数组织来说已经足够大了。由此可见，在磁共振成像中，我们可以观察到大多数器官各细胞的、单一特征的弛豫。有学者对不同器官特征性的平均弛豫时间进行了研究，这对 MRI 诊断来说具有实用价值。由于 T_2 一般较短，它的弛豫扩散半径 $r(T_2)$也就较小。

四、组织弛豫的决定因素

影响组织弛豫的因素很多，但主要有以下五个方面。

1. 组织含水量

组织含水量是决定组织间弛豫率差异的主要因素。组织水的浓度通常用蛋白(溶质)的质量 M_p 与水(溶剂)的质量 M_w 之比 M_p/M_w 来表示。弛豫率通常与 M_p/M_w 存在线性关系，即含水量下降则弛豫加快(弛豫率增大)，反之弛豫变慢(弛豫率减小)。任何使组织水量变化的化学物理环境均可导致组织弛豫率的变化。人体组织含水量发生变化的原因有水肿、糖尿病性脱水和运动消耗性脱水等。

2. 水的杂乱运动

不同的大分子可对其表面上水分子的运动产生不同程度的干扰，使附近水的运动状态发生变化，这是造成 T_1、T_2 差异的另一个重要原因。

3. 大分子的运动

大分子的运动受 pH、电解质浓度、分子的形状、流体动力学以及它的聚合状态等因素影响。由于大分子的运动频率在 100kHz～100MHz 之间，只有在低频条件下(如共振频率小于1MHz 时)，它对弛豫的影响才增大。

4. 脂肪含量

脂肪组织由脂肪细胞组成，每个脂细胞中都包含有脂肪小滴。脂质分为极性与非极性两大类，其中前者在活体内主要有机地分布于膜性组织中，因而又叫膜脂。由于膜脂具有极性，它可在分子水平上有效地阻止液分子以各向同性的方式转动。因此，生物体

内被膜脂所吸附的水分子将以各向异性的方式运动。

一般来说，膜脂的 T_2 较短，而非极性脂质的 T_2 较长。脂质的分子质量为中等大小，其运动频率与共振的拉莫尔频率比较接近，因而有短的 T_1 值，但脑组织却是一个例外。这是因为脑中的脂质主要为极性脂质。另外，脂肪具有疏水性，这使其中的氢质子得以与水中的氢质子分开，尽管它们在细胞水平上是混在一起的。当脂肪与肌肉和肝脏等组织或器官一起分布时，其 T_1 弛豫具有双重性，尽管这时的脂肪含量可能比脂肪组织中的含量少得多，仍能表现出很好的弛豫特性来。这就是 MRI 具有极高软组织对比度的组织学基础。

5. 顺磁性粒子的作用

顺磁粒子对核磁共振的弛豫有很大影响。如果在样品中掺入少量顺磁粒子，由于其总磁矩不为零(约为核磁矩的10^3倍)，它所产生的局部场要比自旋核的强得多。如此强的局部场会使自旋核的弛豫加快，即 T_1 与 T_2 变短，相应地使共振信号增强，且在 MRS 中使谱线加宽。组织的纵向弛豫率和横向弛豫率均与顺磁粒子的浓度成正比。尽管增加顺磁粒子的浓度可使信号强度增大，但 MRS 的线宽也随之增宽，这不利于细小谱线的分辨。实际工作中这两个方面都要权衡。

第五节　布洛赫方程及其应用

前面的讨论说明，静磁化强度矢量 $\boldsymbol{M}$ 的进动经历了两个原动力的作用，即外加磁场施加的磁力矩(包括射频场的激励)以及自身的弛豫效应。我们同时指出，RF 场 $\boldsymbol{B}_1$ 一旦开启，$\boldsymbol{M}$ 就开始运动；只要 $\boldsymbol{M}$ 偏离 $\boldsymbol{B}_0$ 方向，就有弛豫存在。也就是说，$\boldsymbol{M}$ 的倾倒和弛豫是两个同时发生的过程。据此，布洛赫认为上述作用是可以叠加的，从而推出了描写磁化强度矢量 $\boldsymbol{M}$ 运动的数学式，这就是著名的布洛赫方程。布洛赫方程不仅描写了 $\boldsymbol{M}$ 的运动规律，而且是研究 NMR 信号的基本工具。下面分别给出固定坐标系和旋转坐标系中的布洛赫方程。

一、固定坐标系中的布洛赫方程

根据核磁矩 μ 进动和磁化强度矢量的定义，有

$$\frac{\mathrm{d}\mu}{\mathrm{d}t} = \gamma[\mu \times \boldsymbol{B}] \tag{6-25}$$

和

$$\boldsymbol{M} = \sum_{i=1}^{N} \mu_i \tag{6-26}$$

对于同种核，式(6-26)成为

$$\boldsymbol{M} = N\mu \tag{6-27}$$

式(6-25)两边同乘以 N，得

$$N\frac{\mathrm{d}\mu}{\mathrm{d}t} = \gamma[N\mu \times \boldsymbol{B}]$$

也就是

$$\left(\frac{\mathrm{d}\boldsymbol{M}}{\mathrm{d}t}\right)_{\text{fix}}=\gamma[\boldsymbol{M}\times\boldsymbol{B}] \tag{6-28}$$

式中，下标 fix 表示固定坐标系，即本书采用的实验室坐标系。考虑到弛豫的作用，可得出矢量形式的布洛赫方程

$$\begin{aligned}\left(\frac{\mathrm{d}\boldsymbol{M}}{\mathrm{d}t}\right)_{\text{fix}}&=\gamma[\boldsymbol{M}\times\boldsymbol{B}]-\frac{M_x\boldsymbol{i}+M_y\boldsymbol{j}}{T_2}-\frac{M_z-M_0}{T_1}\boldsymbol{k}\\&=\gamma\begin{vmatrix}\boldsymbol{i}&\boldsymbol{j}&\boldsymbol{k}\\M_x&M_y&M_z\\B_x&B_y&B_z\end{vmatrix}-\frac{M_x\boldsymbol{i}+M_y\boldsymbol{j}}{T_2}-\frac{M_z-M_0}{T_1}\boldsymbol{k}\end{aligned} \tag{6-29}$$

式中，$\boldsymbol{i}$、$\boldsymbol{j}$ 和 $\boldsymbol{k}$ 分别为实验室坐标系 xyz 中 x、y 和 z 三个坐标轴的单位矢量，负号表示弛豫作用与核磁矩的方向相反。式(6-29)的坐标分量形式为

$$\frac{\mathrm{d}M_x}{\mathrm{d}t}=\gamma[M_yB_z-M_zB_y]-\frac{M_x}{T_2} \tag{6-30a}$$

$$\frac{\mathrm{d}M_y}{\mathrm{d}t}=\gamma[M_zB_x-M_xB_z]-\frac{M_y}{T_2} \tag{6-30b}$$

$$\frac{\mathrm{d}M_z}{\mathrm{d}t}=\gamma[M_xB_y-M_yB_x]-\frac{M_z-M_0}{T_2} \tag{6-30c}$$

在 z 轴的垂直方向施加射频场 $\boldsymbol{B}_1$，即产生它的坐标分量 $B_x=B_1\cos\omega t$、$B_y=-B_1\sin\omega t$及 $B_z=B_0$。将上述各分量代入式(6-30)中，即得

$$\frac{\mathrm{d}M_x}{\mathrm{d}t}=\gamma(M_yB_0+M_zB_1\sin\omega t)-\frac{M_x}{T_2} \tag{6-31a}$$

$$\frac{\mathrm{d}M_y}{\mathrm{d}t}=\gamma(M_zB_1\cos\omega t-M_xB_0)-\frac{M_y}{T_2} \tag{6-31b}$$

$$\frac{\mathrm{d}M_z}{\mathrm{d}t}=\gamma(-M_xB_1\sin\omega t-M_yB_1\cos\omega t)-\frac{M_z-M_0}{T_2} \tag{6-31c}$$

式(6-31)为固定坐标系中布洛赫方程的分量形式。它比较全面地描述了核系统的状态。实验证明，这些方程对于不太黏的液体是适用的。因此，它在核磁共振中得到了广泛的应用。实际上，用量子力学的方法还可以证明，在核磁的激励和弛豫之间还存在交叉作用，即二者并不是简单的代数叠加关系。但是，考虑交叉作用将使得计算变得非常复杂。布洛赫用经典的、而且简化的方法描述核磁共振现象，避免了繁琐的计算。

二、旋转坐标系中的布洛赫方程

在描述射频脉冲作用期间 $\boldsymbol{M}$ 的运动情况时我们曾采用过旋转坐标系 $x'y'z'$。它的引入，不仅可帮助我们更精确地理解磁化强度矢量 $\boldsymbol{M}$ 在磁场 $\boldsymbol{B}_0$、$\boldsymbol{B}_1$ 以及弛豫作用下的运动规律，而且能简化计算。下面推导旋转坐标系中的布洛赫方程。

设 $\boldsymbol{i}'$、$\boldsymbol{j}'$和 $\boldsymbol{k}'$分别为旋转坐标系各轴即 x'、y'和 z'上的单位矢量。$\boldsymbol{M}$ 在 $x'y'z'$中可表示为

$$\boldsymbol{M} = M'_x \boldsymbol{i}' + M'_y \boldsymbol{j}' + M'_z \boldsymbol{k}' \tag{6-32}$$

在固定坐标系中，式(6-32)右边的六个量均为变量。根据导数公式，有

$$\begin{aligned}\left(\frac{\mathrm{d}\boldsymbol{M}}{\mathrm{d}t}\right)_{\mathrm{fix}} &= \frac{\mathrm{d}M'_x}{\mathrm{d}t}\boldsymbol{i}' + M'_x\frac{\mathrm{d}\boldsymbol{i}'}{\mathrm{d}t} + \frac{\mathrm{d}M'_y}{\mathrm{d}t}\boldsymbol{j}' + M'_y\frac{\mathrm{d}\boldsymbol{j}'}{\mathrm{d}t} + \frac{\mathrm{d}M'_z}{\mathrm{d}t}\boldsymbol{k}' + M'_z\frac{\mathrm{d}\boldsymbol{k}'}{\mathrm{d}t} \\ &= \left(\frac{\mathrm{d}M'_x}{\mathrm{d}t}\boldsymbol{i}' + \frac{\mathrm{d}M'_y}{\mathrm{d}t}\boldsymbol{j}' + \frac{\mathrm{d}M'_z}{\mathrm{d}t}\boldsymbol{k}'\right) + \left(M'_x\frac{\mathrm{d}\boldsymbol{i}'}{\mathrm{d}t} + M'_y\frac{\mathrm{d}\boldsymbol{j}'}{\mathrm{d}t} + M'_z\frac{\mathrm{d}\boldsymbol{k}'}{\mathrm{d}t}\right)\end{aligned} \tag{6-33}$$

这里我们仍用下标 fix 表示固定坐标系。由于式中的 $\boldsymbol{i}'$、$\boldsymbol{j}'$和 $\boldsymbol{k}'$是旋转坐标系中的单位矢量，可见上式中的第一部分就是 $\boldsymbol{M}$ 在旋转坐标系中运动情况的表达式，也就是

$$\left(\frac{\mathrm{d}\boldsymbol{M}}{\mathrm{d}t}\right)_{\mathrm{rot}} = \frac{\mathrm{d}M'_x}{\mathrm{d}t}\boldsymbol{i}' + \frac{\mathrm{d}M'_y}{\mathrm{d}t}\boldsymbol{j}' + \frac{\mathrm{d}M'_z}{\mathrm{d}t}\boldsymbol{k}' \tag{6-34}$$

式中，下标 rot 表示旋转坐标系。

另一方面，我们注意到，式(6-33)中，单位矢量 $\boldsymbol{i}'$、$\boldsymbol{j}'$和 $\boldsymbol{k}'$对时间的导数应为旋转角速度与单位矢量的叉积，即

$$\frac{\mathrm{d}\boldsymbol{i}'}{\mathrm{d}t} = \omega \times \boldsymbol{i}' \tag{6-35a}$$

$$\frac{\mathrm{d}\boldsymbol{j}'}{\mathrm{d}t} = \omega \times \boldsymbol{j}' \tag{6-35b}$$

$$\frac{\mathrm{d}\boldsymbol{k}'}{\mathrm{d}t} = \omega \times \boldsymbol{k}' \tag{6-35c}$$

将上式和式(6-34)代入式(6-33)得

$$\begin{aligned}\left(\frac{\mathrm{d}\boldsymbol{M}}{\mathrm{d}t}\right)_{\mathrm{fix}} &= \left(\frac{\mathrm{d}\boldsymbol{M}}{\mathrm{d}t}\right)_{\mathrm{rot}} + \omega \times (M'_x\boldsymbol{i}' + M'_y\boldsymbol{j}' + M'_z\boldsymbol{k}') \\ &= \left(\frac{\mathrm{d}\boldsymbol{M}}{\mathrm{d}t}\right)_{\mathrm{rot}} + \omega \times \boldsymbol{M}\end{aligned} \tag{6-36}$$

将式(6-28)代入式(6-36)，便可解出旋转坐标系中反映 $\boldsymbol{M}$ 变化的表达式，即

$$\begin{aligned}\left(\frac{\mathrm{d}\boldsymbol{M}}{\mathrm{d}t}\right)_{\mathrm{rot}} &= \gamma[\boldsymbol{M}\times\boldsymbol{B}] - \omega\times\boldsymbol{M} \\ &= \gamma\left(\boldsymbol{M}\times\boldsymbol{B} + \boldsymbol{M}\times\frac{1}{\gamma}\omega\right) \\ &= \gamma\left(\boldsymbol{M}\times\left(\boldsymbol{B}+\frac{1}{\gamma}\omega\right)\right)\end{aligned} \tag{6-37}$$

式(6-37)中的$\frac{1}{\gamma}\omega$是由坐标系的转动所引入的项，因它具有磁场的量纲，通常叫做虚设场。由于角速度矢量 ω 的方向沿着 $\boldsymbol{B}_0$ 的相反方向，上述虚设场也与 $\boldsymbol{B}_0$ 反向。在式(6-37)中令

$$\boldsymbol{B} + \frac{1}{\gamma}\omega = \boldsymbol{B}_{\mathrm{eff}} \tag{6-38}$$

则式(6-37)成为

$$\left(\frac{\mathrm{d}\boldsymbol{M}}{\mathrm{d}t}\right)_{\mathrm{rot}} = \gamma[\boldsymbol{M}\times\boldsymbol{B}_{\mathrm{eff}}] \tag{6-39}$$

式中，$\boldsymbol{B}_{eff}$为有效磁场，它是在旋转坐标系中看到的等效场。由此可见，式(6-39)与式(6-28)具有完全相同的形式。这说明用等效的静磁场 $\boldsymbol{B}_{eff}$代替外加磁场 $\boldsymbol{B}_0$ 后，$\boldsymbol{M}$ 在旋转坐标系中与固定坐标系中便有了形式相同的运动方程。也就是说，在旋转坐标系中，如同有一个静磁场 $\boldsymbol{B}_{eff}$作用在 $\boldsymbol{M}$ 上，使 $\boldsymbol{M}$ 围绕 $\boldsymbol{B}_{eff}$进动，其进动角速度为 $\omega_{eff}=\gamma B_{eff}$。当 $\omega=\omega_0=\gamma B_0$ 时，$\boldsymbol{B}_0$ 与虚设场完全抵消，使得 $\boldsymbol{B}_{eff}=0$。这时有效场只有射频场 $\boldsymbol{B}_1$。如果不考虑弛豫，$\boldsymbol{M}$ 在旋转坐标系中仿佛是驻定不动的。可见选择旋转坐标系，使其旋转的方向和频率均与 $\boldsymbol{B}_1$ 相同，便使运动的表达和计算均得以简化。

在式(6-39)中加上弛豫的影响项，就得到旋转坐标系 $x'y'z'$中的布洛赫方程

$$\left(\frac{\mathrm{d}\boldsymbol{M}}{\mathrm{d}t}\right)_{rot}=\gamma[\boldsymbol{M}\times\boldsymbol{B}_{eff}]-\frac{M_x\boldsymbol{i}'+M_y\boldsymbol{j}'}{T_2}-\frac{M_z-M_0}{T_1}\boldsymbol{k}'$$

$$=\gamma\begin{bmatrix}\boldsymbol{i}' & \boldsymbol{j}' & \boldsymbol{k}'\\ M'_x & M'_y & M'_z\\ B'_{eff\,x} & B'_{eff\,y} & B'_{eff\,z}\end{bmatrix}-\frac{M'_x\boldsymbol{i}'+M'_y\boldsymbol{j}'}{T_2}-\frac{M_z-M_0}{T_1}\boldsymbol{k}' \qquad (6\text{-}40)$$

式中，$B'_{eff\,x}$、$B'_{eff\,y}$和 $B'_{eff\,z}$分别为有效场 $\boldsymbol{B}_{eff}$在 $\boldsymbol{i}'$、$\boldsymbol{j}'$和 $\boldsymbol{k}'$上的坐标分量。求上述方程的一般解并不容易。但是，在一些特定条件下，求解问题可以简化。如在 MRI 系统中，外磁场仅包括 $\boldsymbol{B}_0$ 和 $\boldsymbol{B}_1$，且设射频场 $\boldsymbol{B}_1$ 从 x 方向加入，这时有

$$B'_{eff\,x}=B_1$$

$$B'_{eff\,y}=0$$

$$B'_{eff\,z}=B_0-\frac{\omega}{\gamma}=\frac{\omega_0-\omega}{\gamma}$$

于是，式(6-40)便可简化为

$$\left(\frac{\mathrm{d}\boldsymbol{M}}{\mathrm{d}t}\right)_{rot}=\gamma\begin{bmatrix}\boldsymbol{i}' & \boldsymbol{j}' & \boldsymbol{k}'\\ M'_x & M'_y & M'_z\\ B'_1 & 0 & \dfrac{\omega_0-\omega}{\gamma}\end{bmatrix}-\frac{M'_x\boldsymbol{i}'+M'_y\boldsymbol{j}'}{T_2}-\frac{M_z-M_0}{T_1}\boldsymbol{k}' \qquad (6\text{-}41)$$

这就是旋转坐标系中的布洛赫方程。其分量形式为

$$\frac{\mathrm{d}M'_x}{\mathrm{d}t}=(\omega_0-\omega)M'_y-\frac{M'_x}{T_2} \qquad (6\text{-}42\text{a})$$

$$\frac{\mathrm{d}M'_y}{\mathrm{d}t}=-(\omega_0-\omega)M'_x+\omega_1 M_z-\frac{M'_y}{T_2} \qquad (6\text{-}42\text{b})$$

$$\frac{\mathrm{d}M_z}{\mathrm{d}t}=-\omega_1 M'_y-\frac{M_z-M_0}{T_1} \qquad (6\text{-}42\text{c})$$

即使在旋转坐标系中，z 方向的磁化分量亦不会变化。所以，上式中 M_z 和 M_0 均未加撇标记。

一般来说，旋转坐标系中 $\boldsymbol{M}$ 各分量的值就是这组方程的解。

三、布洛赫方程的稳态解及其讨论

求解上述布洛赫方程要运用非齐次微分方程组的解法，其解相当复杂。然而，现在

关心的问题主要是它的稳态解。我们知道，当系统在外场与弛豫的作用下达到平衡后，有

$$\frac{\mathrm{d}M'_x}{\mathrm{d}t}=\frac{\mathrm{d}M'_y}{\mathrm{d}t}=\frac{\mathrm{d}M_z}{\mathrm{d}t}=0 \tag{6-43}$$

这时，式(6-42)可简化为如下稳定方程，即

$$(\omega_0-\omega)M'_y-\frac{M'_x}{T_2}=0 \tag{6-44a}$$

$$-(\omega_0-\omega)M'_x+\omega_1 M_z-\frac{M'_y}{T_2}=0 \tag{6-44b}$$

$$-\omega_1 M'_y-\frac{M_z-M_0}{T_1}=0 \tag{6-44c}$$

可见原来的线性微分方程组已还原为代数方程组，其解即为式(6-42)的稳态解。该稳态解中的磁化强度矢量在旋转坐标系中为常矢量，且从固定坐标系看，它的振幅是不变的(但它绕外加恒定场作高速旋转)。下面求式(6-44)的解，即式(6-42)的稳态解。

从式(6-44a)和式(6-44c)得

$$M'_x=(\omega_0-\omega)T_2M'_y \tag{6-45}$$

$$M_z=M_0-\omega_1T_1M'_y \tag{6-46}$$

将式(6-45)和式(6-46)代入式(6-44b)便可解得 M'_y。从式(6-45)和式(6-46)还很容易求出方程的另外两个解 M'_x 和 M_z。

在 NMR 中常用 u 和 v 分别表示旋转坐标系中 $\boldsymbol{M}$ 在 x' 和 y' 两个轴上的投影，即式(6-42)的两个解 M'_x 和 M'_y。经过这一简单的变换后，旋转坐标系中布洛赫方程的稳态解可表示为

$$u=\frac{\omega_1(\omega_0-\omega)T_2^2}{1+(\omega_0-\omega)^2T_2^2+\omega_1^2T_1T_2}M_0 \tag{6-47a}$$

$$v=\frac{\omega_1T_2}{1+(\omega_0-\omega)^2T_2^2+\omega_1^2T_1T_2}M_0 \tag{6-47b}$$

$$M_z=\frac{1+(\omega_0-\omega)^2T_2^2}{1+(\omega_0-\omega)^2T_2^2+\omega_1^2T_1T_2}M_0 \tag{6-47c}$$

图 6-10 表示解 $u(M'_x)$和 $v(M'_y)$与角频率$(\omega_0-\omega)$间的关系。我们知道，电磁波在介质中传播时存在与介质的相互作用问题。在光学中，通常要考虑光波之电场与介质的耦合。介质的折射率 $n(\omega)$反映介质的介电常数 ε 随光频率 ω 的变化情况，由此产生了色散现象。用一束白光通过三棱镜折射就能演示出光的色散现象。在 NMR 中，我们考虑的是交变磁场与介质的耦合，这里仍然存在磁化强度的色散与吸收现象。由图 6-10 可见，上述稳定解中 u、v 与 ω 之间的关系与光学中的色散与吸收曲线类似。因此，又将 u 分量叫做色散信号，而将 v 分量称为吸收信号。

式(6-42)的布洛赫方程还可按下述方法求解。在 MRI 中，通常满足 $B_1\ll B_0$，即 $\omega_1\ll\omega_0$的条件。由式(6-42c)可知，M_z 与 M_0 之差为 ω_1^2 量级，故可忽略其偏差，将 M_z 近似为 M_0。同时，忽略其他 ω_1^2 以上的高次项。令

$$M_\perp=M'_x+\mathrm{i}M'_y=u+\mathrm{i}v \tag{6-48}$$

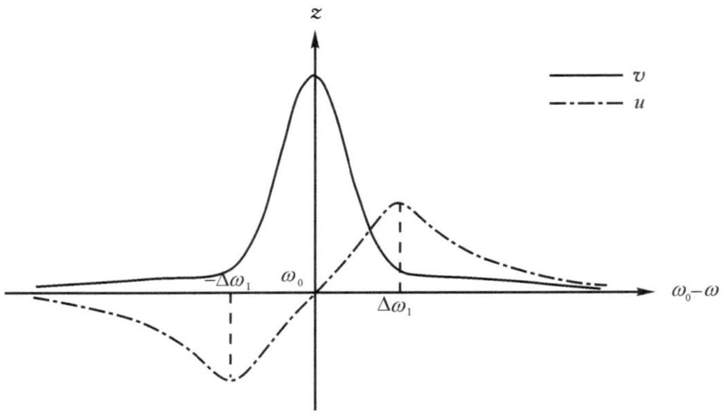

图 6-10　磁化强度矢量的吸收分量 v 和色散分量 u 与角频率的关系

式中，$M_\perp$ 表示旋转坐标系中 $\boldsymbol{M}$ 的横向分量；i 为虚数符号。对式(6-48)求导并将式(6-42a)和式(6-42b)代入后得

$$\frac{\mathrm{d}M_\perp}{\mathrm{d}t}=-\left[\frac{1}{T_2}+\mathrm{i}(\omega_0-\omega)\right]M_\perp+\mathrm{i}\omega_1 M_0 \tag{6-49}$$

对式(6-49)求解，就有

$$M_\perp = c\mathrm{e}^{-\alpha t}+\mathrm{i}\frac{\omega_1}{\alpha}M_0 \tag{6-50}$$

式中，$\alpha=\frac{1}{T_2}+\mathrm{i}(\omega_0-\omega)$；$c$ 为积分常数。在 $t\to\infty$ 的稳定状态下，有

$$\begin{aligned}M_\perp &= \mathrm{i}\frac{\omega_1}{\alpha}M_0\\&=\mathrm{i}\omega_1\left[\frac{1}{T_2}+\mathrm{i}(\omega_0-\omega)\right]^{-1}M_0\\&=\frac{\omega_1(\omega_0-\omega)T_2^2}{1+(\omega_0-\omega)^2T_2^2}M_0+\mathrm{i}\frac{\omega_1 T_2}{1+(\omega_0-\omega)^2T_2^2}M_0\end{aligned} \tag{6-51}$$

将式(6-51)和式(6-48)相比较可得

$$u = M'_x = \frac{\omega_1(\omega_0-\omega)T_2^2}{1+(\omega_0-\omega)^2T_2^2}M_0 \tag{6-52a}$$

$$v = M'_y = \frac{\omega_1 T_2}{1+(\omega_0-\omega)^2T_2^2}M_0 \tag{6-52b}$$

上述结果与式(6-47)所示结果仅在 ω_1 的二次项上存在差别。如果在式(6-47a)和式(6-47b)中忽略 ω_1^2 项，二者就完全相同了。在这里，我们还顺便得到了 $\boldsymbol{M}$ 的横向分量表达式。在阐明 NMR 的信号检测原理时还会用到这一表达式。

通过前面的简化处理，我们已得到了布洛赫方程的稳定解。下面通过图 6-10 来讨论其特点。由式(6-47)可以看出：

1）当 B_1、T_1、T_2 确定，且 $\Delta\omega=\omega_0-\omega\neq0$ 时，v 是 $\Delta\omega$ 的偶函数，其图形对称于 z 轴；u 是 $\Delta\omega$ 的奇函数，其图形对称于原点。

2）当 T_1、T_2 确定，且 $\Delta\omega=\omega_0-\omega=0$ 即共振时，色散信号 u 为零。在共振点附近，随着 $\Delta\omega$ 的变化，u 有极值。令 $\frac{\mathrm{d}u}{\mathrm{d}(\Delta\omega)}=0$ 并解之，知当 $\Delta\omega=\Delta\omega_1$ 和 $\Delta\omega=\Delta\omega_2=-\Delta\omega_1$ 时分别有极大值 $u_{\max}$ 和极小值 $u_{\min}$，即

$$\Delta\omega_1=\frac{\sqrt{1+\gamma^2B_1^2T_1T_2}}{T_2}\tag{6-53}$$

$$\Delta\omega_2=-\Delta\omega_1=-\frac{\sqrt{1+\gamma^2B_1^2T_1T_2}}{T_2}\tag{6-54}$$

$\Delta\omega_1$ 和 $\Delta\omega_2$ 所对应的色散信号的极值为

$$u_{\max}=u(\Delta\omega_1)=\frac{\gamma B_1T_2}{2\sqrt{1+\gamma^2B_1^2T_1T_2}}\tag{6-55a}$$

$$u_{\min}=u(\Delta\omega_2)=u(-\Delta\omega_1)=-\frac{\gamma B_1T_2}{2\sqrt{1+\gamma^2B_1^2T_1T_2}}\tag{6-55b}$$

由上式可见，$u_{\max}$ 和 $u_{\min}$ 均为 B_1 的函数。为了求取二者关于 B_1 的极值，又令 $\frac{\mathrm{d}u_{\max}}{\mathrm{d}B_1}=0$ 并解之，得

$$B_1=\frac{1}{\gamma\sqrt{2T_1T_2}}\tag{6-56}$$

则由 B_1 所决定的色散信号 u 的极大值 u_{MAX} 为

$$u_{\mathrm{MAX}}=\frac{M_0}{2}\sqrt{\frac{T_2}{T_1}}\tag{6-57a}$$

根据对称性，由 B_1 所决定的色散信号 u 的极小值 u_{MIN} 为

$$u_{\mathrm{MIN}}=-\frac{M_0}{2}\sqrt{\frac{T_2}{T_1}}\tag{6-57b}$$

3）当 T_1、T_2 确定，且 $\Delta\omega=\omega_0-\omega=0$ 即共振时，吸收信号 v 有最大值。令 $\frac{\mathrm{d}v}{\mathrm{d}(\Delta\omega)}=0$ 并解之，得吸收信号 v 的最大值 $v_{\max}$ 为

$$v_{\max}=\frac{\omega_1T_2}{1+\omega_1^2T_1T_2}M_0=\frac{\gamma B_1T_2}{1+\gamma^2B_1^2T_1T_2}M_0\tag{6-58}$$

由式(6-58)可见，共振时吸收信号的极值还取决于 B_1 的变化，即 $v_{\max}$ 是 B_1 的函数。为了求得式(6-58)关于 B_1 的最大值，又令 $\frac{\mathrm{d}v_{\max}}{\mathrm{d}B_1}=0$ 并解之，得

$$B_1=\frac{1}{\gamma\sqrt{T_1T_2}}\tag{6-59}$$

因此，考虑到 B_1 作用的吸收信号 v 的最大值 v_{MAX} 为

$$v_{\mathrm{MAX}}=\frac{M_0}{2}\sqrt{\frac{T_2}{T_1}}\tag{6-60}$$

由式(6-57)和式(6-60)可见，色散信号与吸收信号的最大值都由 M_0、T_1 和 T_2 共

同决定。但是，二者对 B_1 的要求是不同的。比较式(6-56)和式(6-59)便可发现，吸收信号是在 B_1 比较大的情况下取得极值的。

4）当射频场 B_1 足够小，即 $\omega_1^2 T_1 T_2=\gamma^2 B_1^2 T_1 T_2 \ll 1$ 时，在共振点附近，吸收信号

$$v \approx \frac{\gamma B_1 T_2 M_0}{1+(\Delta\omega)^2 T_2^2}=\pi\gamma B_1\left[\frac{T_2}{\pi}\left(\frac{1}{1+(\Delta\omega)^2 T_2^2}\right)\right] M_0 \tag{6-61}$$

是洛伦兹函数，它决定了吸收信号的形状。

5）MRI 系统中满足 $\omega_1^2 T_1 T_2 \ll 1$ 的条件，此时式(6-47a)和式(6-47b)所示的色散信号和吸收信号与接收线圈内的磁场强度 H_1($H_1=\frac{1}{\mu}B_1$，μ 为介质的磁导率）成正比。二者的比例常数定义为动态磁化率。显然，动态磁化率也是 $\Delta\omega$ 的函数。由于 $\Delta\omega=\omega_0-\omega=\gamma B_0-\omega$，当外加恒定磁场 B_0 保持不变时，动态磁化率又是 ω 的函数。动态磁化率的定义和应用下面还要讨论。

6）当 ω_1 很小即 B_1 很小时，M_z 与静磁化强度 M_0 的偏差 ΔM_z 也很小。ω_1 越小，二者的偏差越小。即有

$$\Delta M_z=|M_z-M_0|=\frac{\omega_1^2 T_1 T_2}{1+\Delta\omega^2 T_2^2}M_0 \ll M_0 \tag{6-62}$$

因此，一般情况下 $M_z \approx M_0$。

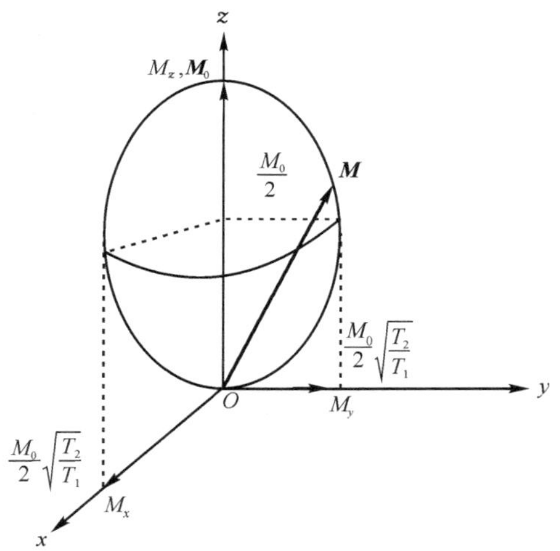

图 6-11　稳态解所决定的椭球面

7）将式(6-47)的稳态解进行代数运算，可消去其中的 $\Delta\omega$ 及其 B_1，得

$$\frac{M_x^2+M_y^2}{\left(\frac{M_0}{2}\sqrt{\frac{T_2}{T_1}}\right)^2}+\frac{\left(M_z-\frac{M_0}{2}\right)^2}{\left(\frac{M_0}{2}\right)^2}=1 \tag{6-63}$$

显然，式(6-63)为一椭球面方程。它说明无论 $\Delta\omega$ 和 $\boldsymbol{B}_1$ 如何变化，$\boldsymbol{M}$ 的端点轨迹都在这一椭球面上(图 6-11)。例如，当 $\Delta\omega=0$ 即共振时，由式(6-47)可知 $M'_x=0$，从图 6-11 看到 $\boldsymbol{M}$ 在 yOz 平面内。当 B_1 很小时，$\boldsymbol{M}$ 几乎与 M_z 平行，且 $M_z \approx M_0$，M_y 很小。当 B_1 不断增大时，M_z 逐渐变小、M_y 慢慢变大至最大值 $\frac{M_0}{2}\sqrt{\frac{T_2}{T_1}}$。

四、布洛赫方程应用举例

下面以最简单的单脉冲激发为例来说明布洛赫方程的应用。设 RF 作用期间(微秒级)弛豫(秒级)可以忽略不计，于是式(6-31)可简化为

$$\frac{\mathrm{d}M_x}{\mathrm{d}t}=\gamma(M_yB_0+M_zB_1\sin\omega t) \tag{6-64a}$$

$$\frac{\mathrm{d}M_y}{\mathrm{d}t}=\gamma(-M_xB_0+M_zB_1\cos\omega t) \tag{6-64b}$$

$$\frac{\mathrm{d}M_z}{\mathrm{d}t}=\gamma(-M_xB_1\sin\omega t-M_yB_1\cos\omega t) \tag{6-64c}$$

注意到线偏振交变场 $2B_1\cos\omega t$ 可分解为相对旋转的两个圆偏振 $B_1(\mathrm{e}^{\mathrm{i}\omega t}+\mathrm{e}^{-\mathrm{i}\omega t})$，并将对共振激发不起作用的分量 $\mathrm{e}^{\mathrm{i}\omega t}$略去，上式又可简化为

$$\frac{\mathrm{d}M_x}{\mathrm{d}t}=\gamma M_yB_0 \tag{6-65a}$$

$$\frac{\mathrm{d}M_y}{\mathrm{d}t}=\gamma(-M_xB_0+M_zB_1\cos\omega t) \tag{6-65b}$$

$$\frac{\mathrm{d}M_z}{\mathrm{d}t}=-\gamma M_yB_1\cos\omega t \tag{6-65c}$$

该方程组看上去并不复杂，但直接求解十分困难。为此，将我们所采用的实验室坐标系变换成以射频场频率 ω 旋转的旋转坐标系。在那里，$B_1\mathrm{e}^{-\mathrm{i}\omega t}$变成了 B_1，而 $\gamma B_0=\omega_0$ 成为$(\omega_0-\omega)$。因此，上式成为

$$\frac{\mathrm{d}M'_x}{\mathrm{d}t}=(\omega_0-\omega)M'_y \tag{6-66a}$$

$$\frac{\mathrm{d}M'_y}{\mathrm{d}t}=-(\omega_0-\omega)M'_x+\gamma B_1M'_z \tag{6-66b}$$

$$\frac{\mathrm{d}M'_z}{\mathrm{d}t}=-\gamma B_1M'_y \tag{6-66c}$$

达到共振条件时，$\omega_0-\omega=0$。因此，式(6-66)的解为

$$M'_x=0 \tag{6-67a}$$

$$M'_y=M_0\sin(\gamma B_1t) \tag{6-67b}$$

$$M'_z=M'_0\cos(\gamma B_1t) \tag{6-67c}$$

这表明在脉冲作用期间，磁化强度以 $\gamma B_1=\omega_1$ 的角频率在 yOz 平面上转动，这就是前面提到的章动。ω_1 实际上描述了射频场的强度 B_1。当脉冲作用到一定时间 τ 时，磁化强度矢量就会与 z 方向形成一个夹角，即脉冲偏转角 θ。可见在 NMR 中，所谓的 90°脉冲(由此可推广至其他角度的激发脉冲)实际上是用时间来度量的。

脉冲作用过后(交变磁场消失)，就可以检测到 NMR 信号了。由于信号检测通常在弛豫时间范围内进行，这时就必须考虑弛豫的影响。于是，我们又回到固定坐标系来研究问题。由式(6-31)解得

$$M_x=M_0\sin\theta\sin(\omega_0t)\mathrm{e}^{-\frac{t}{T_2}} \tag{6-68a}$$

$$M_y=M_0\sin\theta\cos(\omega_0t)\mathrm{e}^{-\frac{t}{T_2}} \tag{6-68b}$$

$$M_z=M_0\left[1+(\cos\theta-1)\mathrm{e}^{-\frac{t}{T_1}}\right] \tag{6-68c}$$

结果表明，磁化强度矢量一方面在 xOy 面上以 ω_0 为角频率进动，并随时间呈指数衰减，其时间常数为 T_2。另一方面，又以 $1/T_1$ 为速率努力回复到 z 方向上，其稳定值为 M_0。

讨论磁化强度矢量 $\boldsymbol{M}$ 时，章动和进动是两个同等重要的概念。章动是由交变射频场 $\boldsymbol{B}_1$ 引起的，进动则是静磁场 $\boldsymbol{B}_0$ 作用的结果。无论是章动还是进动，都不可能无休止地振荡下去，而是发生衰减，也就是说必然伴随弛豫。由式(6-68)清楚可见，进度衰减的快慢完全是横向弛豫时间常数 T_2 所决定的。下面讨论章动的衰减。

研究章动的衰减时，需在式(6-66)的各项加上弛豫项。共振时完整的布洛赫方程式(6-31)的解析解可给出章动衰减的物理图像，但是这个解是非常复杂的。下面只是定性地加以说明。从布洛赫方程可以推知，磁化强度矢量的章动衰减速率由平均弛豫率 $1/T_0$ 所决定，其计算式为

$$\frac{1}{T_0}=\frac{1}{2}\left(\frac{1}{T_1}+\frac{1}{T_2}\right) \tag{6-69}$$

可见 T_0 越短，磁化强度矢量的衰减就越快。另外，磁化强度矢量的二分量不是衰减到零，而是衰减到常数值。这些常数值即为布洛赫方程的稳态解。即

$$M_y=\frac{\omega_1 M_0/T_1}{\omega_1^2+1/T_1T_2} \tag{6-70a}$$

$$M_z=\frac{M_0/T_1T_2}{\omega_1^2+1/T_1T_2} \tag{6-70b}$$

以上以磁化强度矢量的运动为例简单介绍了布洛赫方程在研究进动和章动方面的重要应用。显然，在讨论布洛赫方程时，我们将它当成了经典力学的描述工具。其实，布洛赫方程的意义远不止于此。

为了阐明 NMR 的物理原理，我们多次提到了共振的概念。现在不妨回顾一下。从微观量子力学来考虑，当外加交变场的频率与能级的能量差相匹配时，就称为共振；从宏观经典力学来说，当外加交变场的频率与磁化强度矢量的进动频率相匹配时，就是共振；共振的数学描述却是式(6-68)。在现代的 NMR 实验或 MRI 系统中，一个非常窄的射频脉冲就能覆盖一个很宽的频率段。一般来说，凡进动频率被此段频率所覆盖的磁化强度矢量都可达到共振。

第六节　自由感应衰减及其信号检测

核磁共振的激发和弛豫实际上是组织吸收能量和放出能量的过程。成像所用的激励脉冲非常短暂(仅持续数微秒)，但功率较大。其磁场 $\boldsymbol{B}_1$ 沿着与 z 轴垂直的方向作用于人体，使被检平面内的原子核发生共振。尽管弛豫过程在激励接通的瞬间已经开始，NMR 信号的检测却在 RF 脉冲关断后进行。这样做可以有效避免 RF 信号的耦合。本节讨论 NMR 信号(自由感应衰减信号)的形成及其检测的有关理论。

一、自由感应衰减信号

作为分析磁化强度矢量运动情况的工具，前面已经引入了布洛赫方程。我们还以进动和章动为例，说明了布洛赫方程的应用。下面全面讨论自由进动的运动规律，进而引出自由感应衰减信号的概念。

所谓自由进动，是指射频场作用停止后磁化强度矢量 $\boldsymbol{M}$ 的运动，而自由感应衰减信号(FID,free induction decay signal)指的是在探测线圈中感应出的自由进动，因此又叫自由进动衰减。FID 是 NMR 的一种信号源。

首先考虑在恒定磁场 $\boldsymbol{B}_0$ 中达到热平衡态时静磁化强度矢量 $\boldsymbol{M}_0$ 的运动。分析此运动的布洛赫方程为

$$\frac{\mathrm{d}M_x}{\mathrm{d}t} = \gamma M_y B_0 - \frac{M_x}{T_2} \tag{6-71a}$$

$$\frac{\mathrm{d}M_y}{\mathrm{d}t} = -\gamma M_x B_0 - \frac{M_y}{T_2} \tag{6-71b}$$

$$\frac{\mathrm{d}M_z}{\mathrm{d}t} = \frac{M_0 - M_z}{T_1} \tag{6-71c}$$

由式(6-71c)可得

$$M_z(t) = M_0 + A\mathrm{e}^{-\frac{t}{T_1}} \tag{6-72}$$

考虑其初始条件为 $M_z(0) = M_0$，可得 $M_z(t) = M_0$。这表明纵向分量不随时间而变。设横向分量 $M_\perp = M_x + \mathrm{i}M_y$，从式(6-71a)和式(6-71b)中还可解出

$$M_\perp(t) = M_\perp(0)\mathrm{e}^{-\mathrm{i}\omega_0 t} \cdot \mathrm{e}^{-\frac{t}{T_2}} \tag{6-73}$$

由于 $M_\perp(0)=0$，因而横向分量始终为 0，即 $M_x = M_y = 0$。这表明在恒定外场 $\boldsymbol{B}_0$ 中没有自由进动。

现在考虑射频场加入后的情况。设射频场从 x 向加入。为获得角速度为 ω 的磁场 $\boldsymbol{B}_1$，加入的线偏振交变磁场为

$$B_{1x}(t) = 2B_1\cos\omega t$$

又设射频场的作用时间为 $t=0\sim\tau$，且满足 $\tau \ll T_1$ 和 $\tau \ll T_2$ 的条件，使得射频作用期间的弛豫可以忽略不计。仍选用旋转频率为 ω_0 的坐标系 $x'y'z'$ 作为辅助坐标系。得出 $t=0\sim\tau$ 时间内的布洛赫方程

$$\frac{\mathrm{d}M'_x}{\mathrm{d}t} = 0 \tag{6-74a}$$

$$\frac{\mathrm{d}M'_y}{\mathrm{d}t} = \gamma M'_z B_1 \tag{6-74b}$$

$$\frac{\mathrm{d}M'_z}{\mathrm{d}t} = -\gamma M'_y B_1 \tag{6-74c}$$

将式(6-74b)和式(6-74c)联立，得出如下的二阶齐次常微分方程

$$\frac{\mathrm{d}^2 M'_z}{\mathrm{d}t^2} = -\omega_1^2 M'_z \tag{6-75}$$

其中，$\omega_1 = \gamma B_1$ 为章动的角频率。利用初值 $M'_z(0) = M_0$ 和 $M'_y(0)=0$，得其解为

$$M'_z(t) = M_0\cos\omega_1 t \tag{6-76a}$$

$$M'_y(t) = M_0\sin\omega_1 t \tag{6-76b}$$

从式(6-74a)还可得

$$M'_x(t) = M'_x(0) = 0 \tag{6-76c}$$

如果回到固定坐标系中来观察，则有横向分量

$$\begin{aligned} M_\perp(t) &= M_x(t) + \mathrm{i}\,M_y(t) \\ &= M_0 \sin\omega_1 t(\sin\omega_0 t + \mathrm{i}\cos\omega_0 t) \end{aligned} \tag{6-77}$$

在切断射频源的 τ 时刻

$$M_\perp(\tau) = M_0 \sin\omega_1 \tau \cdot \mathrm{e}^{-\mathrm{i}\left(\omega_0 \tau - \frac{\pi}{2}\right)} \tag{6-78}$$

对式(6-78)求极值可知，当 $\tau = \frac{\pi}{2\gamma B_1}$ 时，$\boldsymbol{M}$ 的横向分量有极大值，即有 $(M_\perp)_{\max} = M_0$；而当 $\tau = \frac{\pi}{\gamma B_1}$时，$\boldsymbol{M}$ 的横向分量有极小值，即有$(M_\perp)_{\min} = 0$。这两种情况分别相当于 $\boldsymbol{M}$ 倒向 xOy 平面以及与 $\boldsymbol{B}_0$ 反方向的情形。因此，改变 τ 值即可改变 $\boldsymbol{M}$ 的翻转角度，这与前面得出的结论一致。

射频作用停止后(即从 τ 往后)，又可用式(6-30)的布洛赫方程来分析了。设 t'为 τ 往后开始计时的变量，由式(6-73)可得 $\boldsymbol{M}$ 的横向分量

$$M_\perp(t') = M_\perp(\tau)\mathrm{e}^{-\mathrm{i}\omega_0 t'} \cdot \mathrm{e}^{-\frac{t'}{T_2}} \tag{6-79}$$

若为 90°射频脉冲，则 $\tau = \frac{\pi}{2\gamma B_1}$，将 $t = \tau + t'$代入，得

$$M_\perp(t) = M_0 \mathrm{e}^{-\mathrm{i}\left(\omega_0 t - \frac{\pi}{2}\right)} \cdot \mathrm{e}^{-\frac{t-\tau}{T_2}} \tag{6-80}$$

这就是磁化强度矢量在外加恒定磁场中的自由进动表达式。由式(6-80)可见，在自由进动中，$M_\perp$的幅值要随时间衰减，其特征时间为 T_2。如果这时在 xOy 平面放置一个检测线圈(图6-12)，则在 $\tau \sim (\tau + T_2)$时间内就会在线圈两端产生一个由 $M_\perp(t)$感应出的自由进动信号，且它在$(\tau + T_2)$时间之后消失。这就是 FID 信号。线圈两端接收到的信号波形如图 6-13 所示。在有些情况下，$M_\perp(t)$与 FID 可以不加区别。

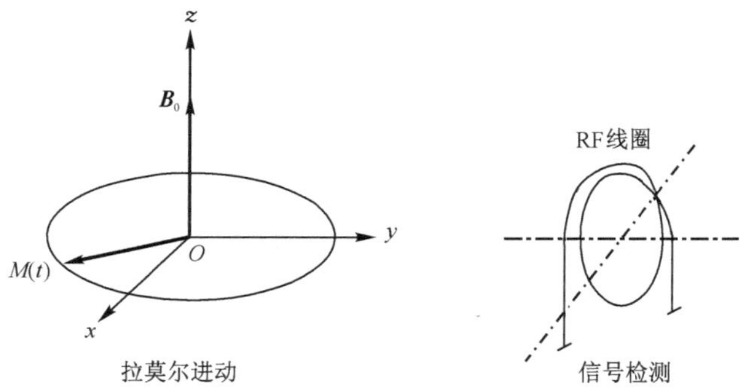

图 6-12　NMR 信号的检测原理

我们知道，$M_\perp$的衰减是由于被检物中许多小磁矩的拉莫尔频率并不都为 ω_0 的结果。也就是说，被检体或样品中的小磁矩实际感受到的磁场是稍有差别的，从而导致其拉莫尔频率并不完全相同。当外场足够均匀时，此差别可反映局部场的大小。这就是自旋-自旋耦合的结果。若外磁场的均匀性较差，被检体或样品中各小磁矩拉莫尔频率之差就更加显著，此时自由进动信号的衰减就主要反映磁场的不均匀性了。

人们不禁会问：既然小磁矩的拉莫尔频率不完全相同，那么，在脉冲调制的单一频

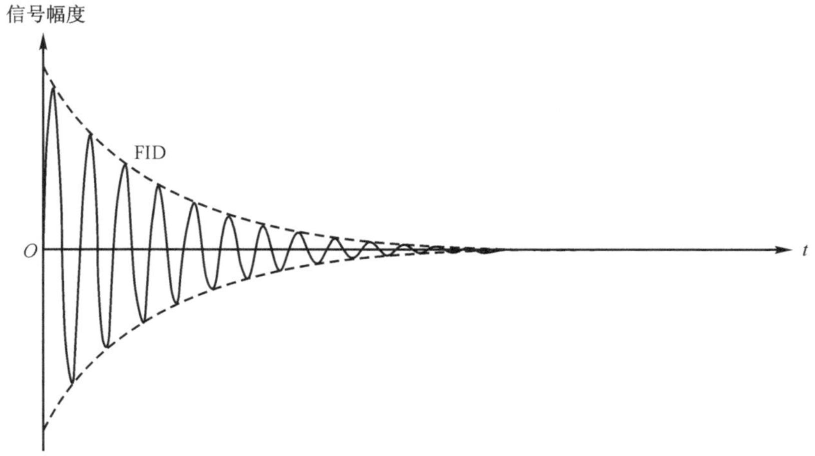

图 6-13　自由感应衰减信号

率交变场作用下，怎么能使它们在同一时刻 τ 全部倒向 xOy 平面呢？实际上，这是一个如何使它们都得到精确共振的条件问题。这需要考虑射频脉冲的特点。设采用的射频电压 $V(t)$为

$$V(t)=\begin{cases}2B_1\cos\omega_0 t & |t|\leqslant\frac{1}{2}\tau\\ 0 & |t|>\frac{1}{2}\tau\end{cases}\tag{6-81}$$

上述被矩形波调制的射频电压之频谱为

$$\begin{aligned}F(\omega)&=\int_{-\infty}^{\infty}V(t)e^{-i\omega t}dt\\&=2B_1\left[\frac{\sin(\omega_0+\omega)\frac{\tau}{2}}{(\omega_0+\omega)}+\frac{\sin(\omega_0-\omega)\frac{\tau}{2}}{(\omega_0-\omega)}\right]\end{aligned}\tag{6-82}$$

由式(6-82)可见，$F(\omega)$在 $\omega_0\pm\frac{2\pi}{\tau}$范围内有很丰富的频谱，如图 6-14 所示。若取 $\tau\approx\frac{1}{\gamma B_1}$，则射频场 $\boldsymbol{B}_1$ 越大，它所需的 τ 就越小，其频谱的范围也就越宽。因此，只要 $B_1>\frac{1}{\gamma\tau}$，同时满足 $\omega_0\approx\gamma B_0$ 的条件，就能使样品或自旋系统中的所有自旋核同时得到激发。

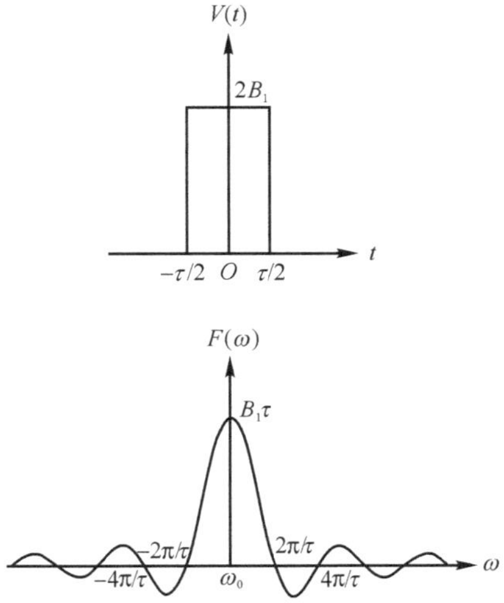

图 6-14　射频脉冲的频谱

自由感应衰减信号的衰减时间由下述两个因素决定。一是外加恒定磁场的不均匀性。若受检范围内的不均匀场为 $\Delta\boldsymbol{B}$，由此造成的衰减时间约为$\frac{1}{\gamma\Delta B}$。均匀性比较好的磁体，其 ΔB 可以达到百万分之几的数量级。水质子由 $\Delta\boldsymbol{B}$ 引起的

衰减时间大约为 0.4s，但这项衰减是可逆的，即它能够用自旋回波的方法来消除。除此之外，横向弛豫也可引起 FID 的衰减。

二、动态磁化率

在讨论静磁化强度矢量 $\boldsymbol{M}_0$ 时，我们已经引入了静磁化率 χ_0 的概念并导出了它的表达式，即

$$\chi_0 = \frac{N\gamma^2 \hbar^2 I(I+1)}{3kT}$$

但是，在仅涉及核磁性的情形下，由于核的磁旋比很小，上式中 $I(I+1)\gamma^2\hbar^2$ 与 kT 相比也就显得更小，这时用通常的静磁学方法探测 χ_0 极其困难。为此，下面给出动态磁化率的概念。

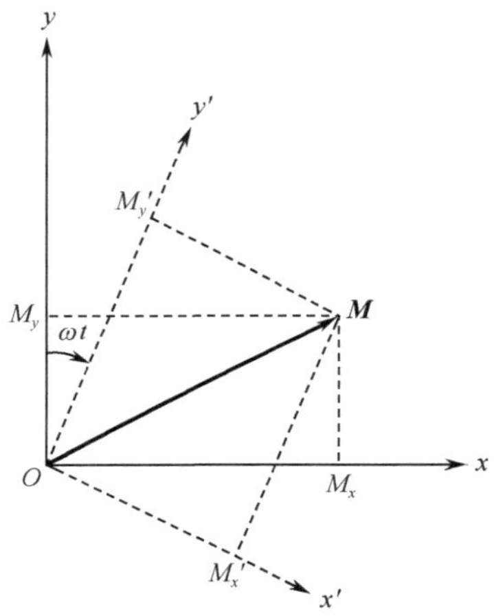

图 6-15 两个坐标系中的磁化强度矢量 $\boldsymbol{M}$

首先通过固定坐标系来分析式(6-47)所示的稳态解。在固定坐标系中，上述各解将随转动频率为 ω_0 的坐标系一起旋转，如图 6-15 所示。由图可导出两个坐标系之间的关系式，即

$$M_x = M'_x\cos\omega t + M'_y\sin\omega t \quad (6\text{-}83a)$$

$$M_y = -M'_x\sin\omega t + M'_y\cos\omega t \quad (6\text{-}83b)$$

将式(6-83a)同式(6-48)相比较发现，前者中的第一项与由线偏振的射频场 $B_{1x}(t)$分解而来的圆偏振场同相，第二项则落后于射频场$\pi/2$。M_x 即由这两部分组成。将式(6-47a)、式(6-47b)代入式(6-83a)得

$$M_x = \frac{\omega_1 T_2 M_0}{1+(\Delta\omega)^2 T_2^2 + \omega_1^2 T_1 T_2}(\Delta\omega T_2\cos\omega t + \sin\omega t) \quad (6\text{-}84)$$

式中，$\Delta\omega = \omega_0 - \omega$。当 $\omega_1^2 T_1 T_2 \ll 1$ 时，上式可改写为

$$M_x = \frac{\omega_1 T_2 M_0}{1+(\Delta\omega)^2 T_2^2}(\Delta\omega T_2\cos\omega t + \sin\omega t) \quad (6\text{-}85)$$

若用复数表示射频场的强度 H_x^c，就有

$$H_x^c(t) = H_{xa}e^{i\omega t} \quad (6\text{-}86)$$

式中，上标 c 表示其为复数射频场；下标 x 代表该射频场从 x 方向加入；H_{xa}为射频场的幅值。令 $H_{xr}(t)$为其实部，即

$$H_{xr}(t) = \mathrm{Re}\{H_x^c(t)\} \quad (6\text{-}87)$$

根据磁感应强度 $\boldsymbol{B}$ 与磁场强度 $\boldsymbol{H}$ 之间的基本关系，并参照式(6-48)，可得

$$\omega_1 = \gamma B_1 = \frac{1}{2}\gamma B_{1x} = \frac{1}{2}\gamma\mu H_{xa} \quad (6\text{-}88)$$

注意，这里的 μ 为介质的磁导率。将此结果代入式(6-85)可得

$$M_x = \frac{\gamma\mu H_{xa} T_2 M_0}{2[1+(\Delta\omega)^2 T_2^2]}(\Delta\omega T_2 \cos\omega t + \sin\omega t) \tag{6-89}$$

由此可见，M_x 正比于射频场的振幅 H_{xa}。如果定义一个复数的动态磁化率 χ 表示这一比例常数，即定义

$$\chi = \chi' - \mathrm{i}\chi'' \tag{6-90}$$

则根据磁化强度矢量与磁场强度之间的关系就有

$$M_x^c(t) = \chi H_x^c(t)$$

这时，所求 $M_x(t)$应为 $M_x^c(t)$的实部，即

$$M_x(t) = \mathrm{Re}\{M_x^c(t)\} = \mathrm{Re}\{\chi H_x^c(t)\} \tag{6-91}$$

将式(6-86)和式(6-90)代入上式，得

$$\begin{aligned} M_x(t) &= \mathrm{Re}\{\chi H_x^c(t)\} \\ &= H_{xa}\mathrm{Re}\{\chi e^{\mathrm{i}\omega t}\} \\ &= H_{xa}\mathrm{Re}\{(\chi' - \mathrm{i}\chi'')(\cos\omega t + \mathrm{i}\sin\omega t)\} \\ &= H_{xa}(\chi'\cos\omega t + \chi''\sin\omega t) \end{aligned}$$

即

$$M_x(t) = H_{xa}(\chi'\cos\omega t + \chi''\sin\omega t) \tag{6-92}$$

将式(6-92)与式(6-89)加以对照，就得到如下动态磁化率 χ 的定义式

$$\chi' = \frac{\chi_0}{2}\cdot\frac{\mu\omega_0\Delta\omega T_2^2}{1+(\Delta\omega)^2 T_2^2 + \omega_1^2 T_1 T_2} \tag{6-93a}$$

$$\chi'' = \frac{\chi_0}{2}\cdot\frac{\mu\omega_0 T_2}{1+(\Delta\omega)^2 T_2^2 + \omega_1^2 T_1 T_2} \tag{6-93b}$$

可见 χ'和 χ''都是 ω 的函数。图 6-16 表示 χ 与 ω 之间的函数关系。

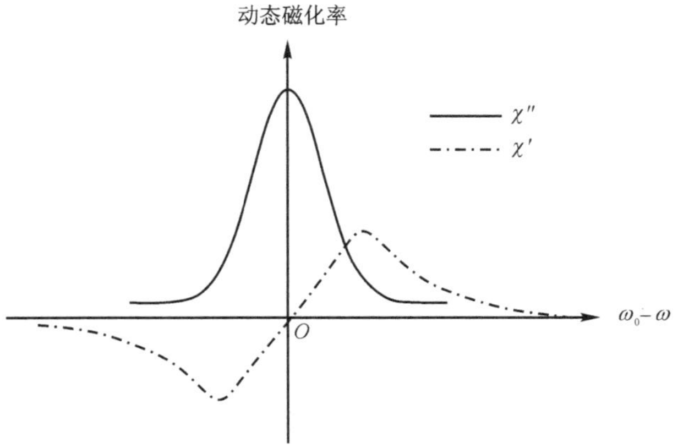

图 6-16　动态磁化率 χ 与角频率 ω 的关系

有时又将动态磁化率 χ 叫做复数磁化率，这时 χ'和 χ''就分别称为该磁化率的实部和虚部。根据电磁波在磁介质中的传播规律，χ''反映它在传播中的振幅衰减，即表示

了被检物对交变磁场的吸收；χ'反映电磁波相速度的变化，即在介质中传播的电磁波之相速度是频率的函数，因而称 χ'为色散。χ'和 χ''分别与自由进动信号的色散信号和吸收信号相对应。因此，图 6-16 和图 6-10 具有相似的形状。

三、自由感应衰减信号的检测

为了描述自由进动的变化规律，我们通过求解相关的布洛赫方程，分别得到了射频源切断瞬间（τ时刻）自由进动横向分量的瞬态表达式［式(6-78)］以及射频源关闭（$t=\tau+t'$时刻）以后自由进动横向分量的瞬态表达式［式(6-79)］。式(6-79)还可写为如下形式

$$M_{\perp}(t-\tau)=M_{\perp}(\tau)\cdot e^{-i\omega_0(t-\tau)}\cdot e^{-\frac{t-\tau}{T_2}} \tag{6-94}$$

上述表达式均为描写自由进动过程的基本关系式，也是 FID 检测的理论依据。

为了进一步阐明 FID 的检测原理，须简单回顾一下前面的相关内容。在垂直于静磁场 $\boldsymbol{B}_0$ 的 x 轴上施加射频场 $\boldsymbol{B}_1$ 后，就可以使静磁化强度矢量 $\boldsymbol{M}_0$ 偏离 $\boldsymbol{B}_0$ 一个角度 θ。θ 可取任意角度，这完全由 $\boldsymbol{B}_1$ 的振幅 B_1 和作用时间 τ 所决定，即存在如下关系

$$\theta=\gamma B_1\tau \tag{6-95}$$

当满足

$$\tau=\frac{\pi}{2\gamma B_1}\ll T_2<T_1 \tag{6-96}$$

时，射频脉冲作用期间的弛豫便可以忽略。在 $t=\tau$ 时关闭射频源，$\boldsymbol{M}$ 将倒向 xOy 平面（以90°RF 脉冲激励为例），使 $M_z=0$，同时出现 $\boldsymbol{M}$ 的横向分量 $M_{\perp}$，且有 $M_{\perp}=(M_{\perp})_{\max}=M_0$。在 $t=\tau$ 的瞬间，$M_{\perp}$ 正位于 y 轴上，即发生了相位相干现象。此后 $\boldsymbol{M}$ 将绕 $\boldsymbol{B}_0$ 自由进动（$M_{\perp}$ 以 T_2 为时间常数衰减），并可检测到 FID 信号。因此，式(6-96) 为出现 FID 的条件。

通常，式(6-96)所示的条件很容易满足。例如，典型生物组织的 T_2 在 50～100ms 范围内，因此，选 $\tau=1\mu s$、$B_1=10mT$ 或选 $\tau=10\mu s$、$B_1=1mT$ 均可。满足式(6-96)时，激发过程变得非常快。

NMR 激发所用的脉冲波形可以是矩形，也可以是 sinc 函数形。需要注意的是，在 $\boldsymbol{M}$ 的自由进动过程中，$\boldsymbol{B}_0$ 并不做功，因而核的能量不变。

比较图 6-10 和图 6-16 可以发现，自由进动信号的 v 分量即吸收信号和动态磁化率的虚部 χ''呈正比关系，也就是说，$\boldsymbol{M}$ 的吸收分量随 χ''的变化而变化；自由进动信号的 u 分量即色散信号与动态磁化率的实部 χ'也为正比例关系。因此，测定 χ 就可反映 $\boldsymbol{M}$ 的变化情况。

式(6-62)已经证明，$\boldsymbol{M}$ 的 z 分量非常小，且被 B_0 所淹没。因此，FID 信号只能在 xOy 面上检测。设与 $\boldsymbol{B}_0$ 相垂直的线圈之面积为 S，则当出现 $M_{\perp}$时，穿过接收线圈的磁通量为

$$\Phi=\Delta BS \tag{6-97}$$

式中，ΔB 是线圈中磁感应强度的增量。根据磁场强度和磁化强度的定义，它与 $M_\perp$ 的关系为

$$\Delta B = \mu_0 M_\perp \tag{6-98}$$

式中，μ_0 为真空磁导率。因此，式(6-97)又可表示为

$$\Phi = \Delta BS = \mu_0 M_\perp S \tag{6-99}$$

根据法拉第电磁感应定律，这时检测线圈中所得感应电动势 ε 为

$$\varepsilon = -\frac{\mathrm{d}\Phi}{\mathrm{d}t} = -\mu_0 S \frac{\mathrm{d}M_\perp}{\mathrm{d}t} \tag{6-100}$$

共振发生时，由式(6-93b)知

$$\chi'' = \frac{T_2}{2}\mu\chi_0\omega_0 \tag{6-101}$$

式(6-101)表达了动态磁化率与静态磁化率间的关系。容易看出，动态磁化率比静态磁化率约大 ω_0 倍。因此，式(6-100)又可写成

$$\varepsilon = -\mu_0 S\omega_0 M_\perp \tag{6-102}$$

式(6-102)即为接收线圈中感应电动势的表达式。于是，在外电路中便可得到一个电压信号(NMR 信号)，也就是时域的 FID 信号。当接收线圈的品质因数为 Q 时，所得 FID 信号(电压)为

$$v(t) = Q\varepsilon = -\mu_0 S\omega_0 QM_\perp \tag{6-103}$$

设接收线圈的复阻抗为 Z，则线圈中的感应电流为

$$i(t) = \frac{v}{Z} = -\frac{1}{Z}\mu_0 S\omega_0 QM_\perp \tag{6-104}$$

至此，我们已推得 FID 信号的三种表达形式，即它在接收线圈中感应出的电动势 ε、线圈中的感应电流 $i(t)$以及它在电路中的电压信号 $v(t)$。三种信号都正比于磁化强度矢量的横向分量 $\boldsymbol{M}_\perp$。由此可见，FID 信号确实反映了宏观磁化强度矢量 $\boldsymbol{M}$ 的变化。

下面讨论 FID 信号与 $\boldsymbol{M}_\perp$ 各分量的关系。由式(6-48)推得

$$M_\perp = |\boldsymbol{M}_\perp| = \sqrt{u^2 + v^2} \tag{6-105}$$

显然，自由进动的吸收信号 v 及色散信号 u 均对 FID 有所贡献。但是，根据式(6-60)，在共振的条件下 v 取得最大值 $\frac{M_0}{2}\sqrt{\frac{T_2}{T_1}}$，而 u 为零。可见这时 $\boldsymbol{M}_\perp$ 仅由 v 决定，即 FID 表现的就是吸收信号。在 ω_0 附近，色散信号对 FID 的贡献逐渐增大，但 FID 仍主要受吸收信号的影响。如果$|\Delta\omega|$进一步增大，则色散分量的作用加大，最终将使 FID 趋于零。

主要参考文献

北丸龟三．1991．核磁共振的基础与原理．朱清仁译．北京：中国科学技术出版社
陈星荣，沈天真，段承祥等．1994．全身 CT 和 MRI．上海：上海医科大学出版社
邓 勃，宁永成，刘密新．1991．仪器分析．北京：清华大学出版社

冯蕴深. 1992. 磁共振原理. 北京：高等教育出版社
高元桂，蔡幼铨，蔡祖龙等. 1993. 磁共振成像诊断学. 北京：人民军医出版社
毛希安. 1996. 核磁共振基础简论. 北京：科学出版社
钱伯初. 1993. 量子力学. 北京：电子工业出版社
曲来泽，范 炎，高培毅. 1996. MR成像技术. 北京：中华医学会继续教育部
宋启泽，陈 洁. 1992. 核磁共振原理及其应用. 北京：兵器工业出版社
隋邦森，吴恩慧，陈雁冰. 1994. 磁共振诊断学. 北京：人民卫生出版社
王正行. 1995. 近代物理学. 北京：北京大学出版社
谢南柱，曾仁端. 1985. 现代医学成像——物理原理与临床应用. 广州：广东科技出版社
张泽宝，洪 洋. 1994. 医学影像物理基础. 沈阳：辽宁科学技术出版社
赵喜平. 2000. 磁共振成像系统的原理及其应用. 北京：科学出版社
朱小平，苏学曾. 1987. 磁共振成像入门. 上海：同济大学出版社
宗贤钧，朱跃龙，宗 晔. 1987. 生物医学中的核磁共振成像. 杭州：浙江大学出版社
俎栋林. 1996. 医学MRI基本概念和基本原理. Beijing：Proceedings of CCAST(World Laboratory) Workshop
Ando I., Webb G A. 1983. Theory of NMR parameters. London：Academic Press
Friedman Barry R., Jones Jerome P. et al. Principles of MRI. New York：McGraw-Hill Information Services Company
Hendrick R Edward. 1994. Basic physics of MR imaging：an introduction. RadioGraphics, 14：829～846
Higgins C B., Hricak H. 1987. Magnetic resonance imaging of the body. New york：Haven Press
Patton James A. 1994. MR imaging instrumentation and image artifacts. Radiographics, 14(5)：1083～1096
Peggy Woodward, Roger Freimarck. 1995. MRI for technologists. New York：McGraw-Hill Information Services Company
Perry Splawls Jr. 1993. 医学成像的物理原理. 黄治焯主泽. 北京：高等教育出版
Slichter C P. 1978. Principles of magnetic resonance. Second revised and expanded edition. New York：Springer-Verlag Berlin Heidelberg
Stephen Balter. 1987. An introduction to the physics of magnetic resonance imaging. RadioGraphics, 7(2)：371～383

第七章　傅里叶变换及K空间

傅里叶变换这一纯粹的数学方法在 MRI 中发挥着非常重要的作用。现今的 MRI 技术几乎全部应用了傅里叶变换原理，使得傅里叶变换成像几乎成了 MRI 的代名词。与它紧密相关的另一抽象概念是 K 空间。K 空间实际上为傅里叶变换的频率空间。与其他成像设备不同的是，MRI 在信号测量过程中并不直接得到图像，而仅获取包含空间编码信息的原始数据。这些原始数据可以由一个空间频率的矩阵即 K 空间来描绘。可见 K 空间又是原始数据空间。利用 K 空间的概念，不仅对 NMR 信号的采集过程及许多复杂 MRI 序列的理解变得非常容易，而且从不同的 K 空间填充策略中还可演变出不同的 MRI 技术。本章首先简介傅里叶变换的原理，然后阐明 K 空间的概念及其数学表达法，最后举例说明 K 空间的主要应用及其由它而诞生的成像术。

第一节　傅里叶变换简介

一、傅里叶级数与傅里叶变换

傅里叶变换(FT,Fourier transform)是一种可以将复杂的信号波形分解为许多单一频率分量的数学方法。在简述傅里叶变换之前，回顾一下傅里叶级数的概念是必要的。

在数学上，以 T 为周期的周期函数 $f(t)$ 可表示成如下的傅里叶级数

$$f(t)=\sum_{n=0}^{\infty}A_n\cos\left(\frac{n\pi}{T}\right)t+\sum_{n=1}^{\infty}B_n\sin\left(\frac{n\pi}{T}\right)t \tag{7-1}$$

式(7-1)表示的是一个正弦和余弦的无穷级数。可见复杂的周期函数 $f(t)$ 可被展开成许多简单周期函数(三角函数)之和。它的物理意义非常明确，这就是一个复杂的周期运动能被看成许多不同频率的简谐振动的叠加。

式(7-1)中的 A_n 和 B_n 称为傅里叶系数。在 $-T\leqslant t\leqslant T$ 范围内，二者的计算式分别为

$$A_n=\frac{1}{T}\int_{-T}^{T}f(t)\cos\left(\frac{n\pi}{T}\right)t\,\mathrm{d}t \tag{7-2}$$

$$B_n=\frac{1}{T}\int_{-T}^{T}f(t)\sin\left(\frac{n\pi}{T}\right)t\,\mathrm{d}t \tag{7-3}$$

可以证明，当函数 $f(t)$ 为奇函数，即存在 $f(t)=-f(t)$ 时，$A_n=0$，它的傅里叶展开式中只含有正弦项。也就是

$$f(t)=\sum_{n=1}^{\infty}B_n\sin\left(\frac{n\pi}{T}\right)t \tag{7-4}$$

当函数 $f(t)$ 为偶函数，即存在 $f(t)=f(-t)$ 时，$B_n=0$，它的傅里叶展开式中只含有余弦项。也就是

$$f(t)=\sum_{n=1}^{\infty}A_n\cos\left(\frac{n\pi}{T}\right)t \tag{7-5}$$

严格说来，上面的傅里叶级数仅限于$-T\leqslant t\leqslant T$内的周期函数。MRI 中的多脉冲或非周期脉冲序列并不是周期函数，但可先对其进行周期延拓，使之成为周期函数。从这一观点出发，一切函数都可看做周期函数。令其周期 T 趋于无穷大，就可求得它的傅里叶变换。傅里叶变换的一般表达式为

$$F(\omega)=\int_{-\infty}^{\infty}f(t)e^{-i\omega t}dt \tag{7-6}$$

式中，ω为角频率；$i=\sqrt{-1}$。将信号从频域(frequency domain)变至时域(time domain)所进行的变换称为傅里叶反(逆)变换。可以证明，函数 $F(\omega)$的逆变换为

$$f(t)=\frac{1}{2\pi}\int_{-\infty}^{\infty}F(\omega)e^{i\omega t}d\omega \tag{7-7}$$

我们看到，时域的函数 $f(t)$通过傅里叶变换成了频域的函数 $f(\omega)$。可见，傅里叶变换处理的是时域信号，而经它变换后的信号为频域信号。从这个意义上讲，傅里叶变换就是将信号从时域变为频域的工具。频域函数 $F(\omega)$的波形就是原信号 $f(t)$的频谱，故 $F(\omega)$又称为谱函数。如果绘出信号的波形，则时域信号和频域信号的纵坐标均表示信号幅度，而二者的横坐标分别为时间和频率。

二、MRI 中常用的傅里叶变换对

1. 方波脉冲函数的傅里叶变换

设所求的方波脉冲函数为

$$f(t)=\begin{cases}1 & |t|\leqslant\frac{\tau}{2}\\ 0 & |t|>\frac{\tau}{2}\end{cases} \tag{7-8}$$

该函数的波形如图 7-1(a)所示。其傅里叶变换为

$$F(\omega)=\int_{-\frac{\tau}{2}}^{\frac{\tau}{2}}e^{-i\omega t}dt=\left[\frac{-i}{\omega}e^{-i\omega t}\right]_{-\frac{\tau}{2}}^{\frac{\tau}{2}}=\frac{2\sin\omega\frac{\tau}{2}}{\omega}$$

即

$$F(\omega)=\frac{2\sin\omega\frac{\tau}{2}}{\omega} \tag{7-9}$$

图 7-1(b)是时域方波的频谱。如图 7-1(b)可知，用宽度为 τ 的方波脉冲便能激发 $\omega_0\pm\frac{2\pi}{\tau}$ 范围内的频率。因此，通过改变方波宽度 τ，就可找出一个接近于等能量的频带范围。用它覆盖被选层面，即可实现以窄而强的脉冲在极短的时间内照射样品(选择性激励)的目的，如图 7-1(b)中的 ab。τ 越短，它覆盖的频率范围就越宽。

2. δ 函数的傅里叶变换

δ 函数是普通脉冲波形的一种抽象。当一个脉冲的宽度越来越窄时，它就接近于 δ

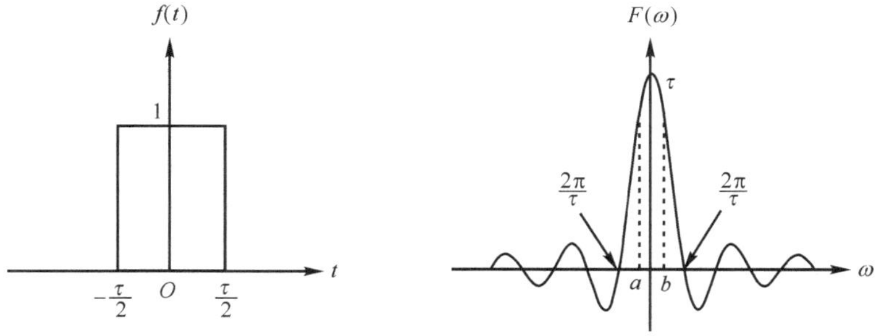

(a) 方波函数 $f(t)$　　(b) $f(t)$ 的傅里叶变换

图 7-1　方波脉冲函数及其傅里叶变换

函数。因此，δ 函数是这样一个函数：当 t=0 时，函数值无限大，而且其宽度无限窄，以至于函数下的面积为 1。δ 函数的定义为

$$f(t)=\begin{cases}\delta(t)=0 & t\neq 0\\ \int_{-\infty}^{\infty}\delta(t)\mathrm{d}t=1 & t=0\end{cases} \tag{7-10}$$

上述 δ 函数的傅里叶变换为

$$F(\omega)=\int_{-\infty}^{\infty}\delta(t)\mathrm{e}^{-\mathrm{i}\omega t}\mathrm{d}t=\int_{-\infty}^{\infty}\delta(t-0)\mathrm{e}^{-\mathrm{i}\omega t}\mathrm{d}t=\frac{1}{\mathrm{e}^{0}}=1 \tag{7-11}$$

求解中用到了 δ 函数的下述性质

$$\int_{-\infty}^{\infty}f(t)\delta(t-t_0)\mathrm{d}t=f(t_0)$$

式(7-11)的结果表明，如果用一个尖而强的脉冲去近似 δ 函数，在频率域上就可得到等幅的所有频率。将这种脉冲作为 RF 源时，可使被检体中的所有磁性核同时得到激励。图 7-2 表示 δ 函数的傅里叶变换结果。

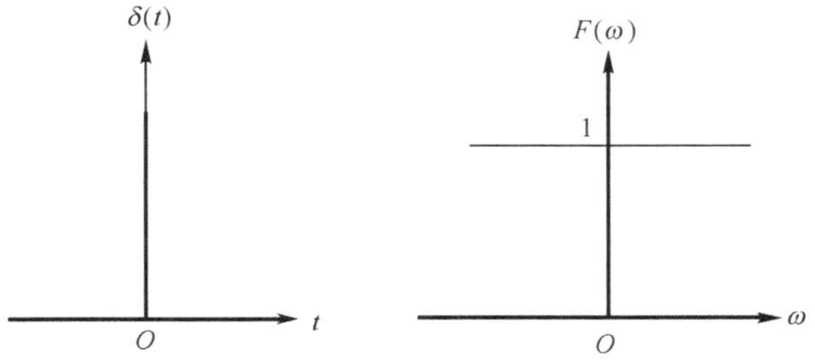

(a) δ 函数　　(b) δ 函数的傅里叶变换

图 7-2　δ 函数及其傅里叶变换

3. 脉冲函数序列的傅里叶变换

脉冲函数序列又叫等间隔 δ 函数序列。其定义为

$$f(t)=\sum_{n=-\infty}^{\infty}\delta(t-nT) \tag{7-12}$$

式中，T 为函数的周期。等间隔 δ 函数序列的傅里叶变换为

$$F(\omega)=\int_{-\infty}^{\infty}\sum_{n=-\infty}^{\infty}\delta(t-nT)e^{-i\omega t}dt=\frac{2\pi}{T}\sum_{n=-\infty}^{\infty}\delta\left(\omega-\frac{2n\pi}{T}\right) \tag{7-13}$$

由此可见，等间隔 δ 函数序列的傅里叶变换为另一个等间隔 δ 函数(脉冲函数)序列，并获得离散频谱。图 7-3 是等间隔 δ 函数序列的傅里叶变换结果。

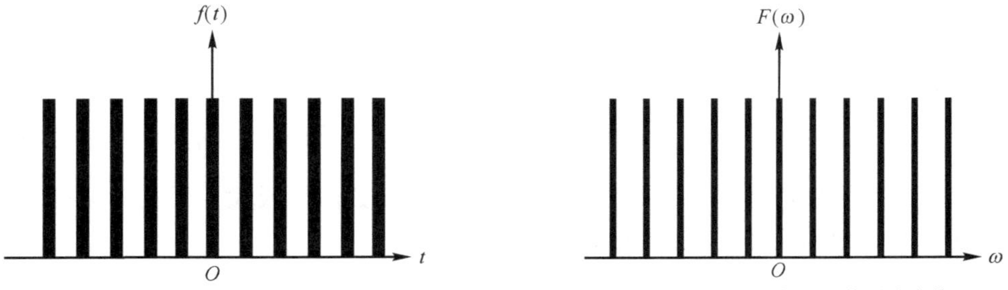

(a) 等间隔 δ 函数序列　(b) 等间隔 δ 函数序列的傅里叶变换

图 7-3　等间隔 δ 函数序列及其傅里叶变换

三、傅里叶变换的波形分析法

傅里叶变换涉及的数学知识较多，为了进一步加深对它的理解，下面介绍较为直观的波形分析法。

我们用常见的余弦函数 $\cos(\omega_0 t)$来说明问题。图 7-4(a)所示即为 $\cos(\omega_0 t)$，它只有单一的频率 ω_0；图 7-4(b)表示的是 $\cos(2\omega_0 t)$，它也只有单一的频率，但该频率为前一函数频率的 2 倍；将上述两个函数相加，就得到函数 $\cos(\omega_0 t)+\cos(2\omega_0 t)$，如图 7-4(c)所示。可以看出，新得到的函数具有复杂的波形。如果将更多的这种函数相叠加，还可得到更复杂的波形。反过来，又可将一个复杂波形分解为许多简单波形。

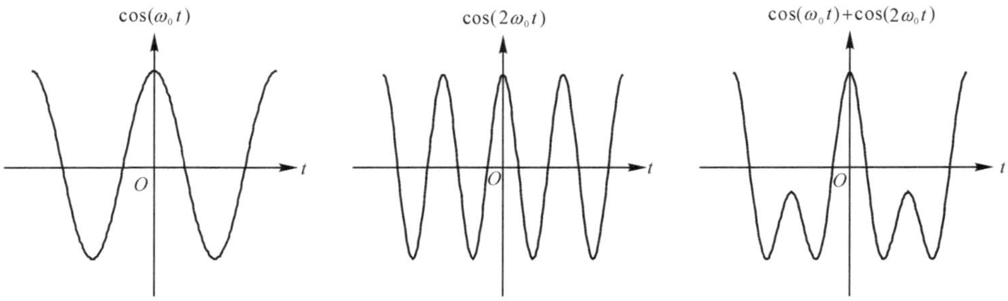

(a)$\cos(\omega_0 t)$　(b)$\cos(2\omega_0 t)$　(c)$\cos(\omega_0 t)+\cos(2\omega_0 t)$

图 7-4　单一频率函数的叠加

我们注意到，图 7-4 所示的函数均为时域函数，因此横坐标表示时间。经过傅里叶

变换，它们便成为频域函数。图 7-5 是分别与上述三个余弦函数相对应的频域函数图(频谱)。图中带箭头的竖线通常叫做谱线。谱线的疏密代表时域信号频率分量的多少，而谱线的高度表示信号的幅度(与时域相同)。图 7-5(a)中只有一条谱线，表明函数 $\cos(\omega_0 t)$ 只含一种频率 ω_0。函数 $\cos(2\omega_0 t)$也只有一种频率，因此，图 7-5(b)也只有一条谱线。但是，由于其频率为 $2\omega_0$，故该谱线位于横坐标为 2 处。同理，函数 $\cos(\omega_0 t)+\cos(2\omega_0 t)$包含两种频率分量，图中也就有两条谱线；同时由于两种频率分别为 ω_0 和 $2\omega_0$，则谱线分别位于横坐标 1 和 2 处。

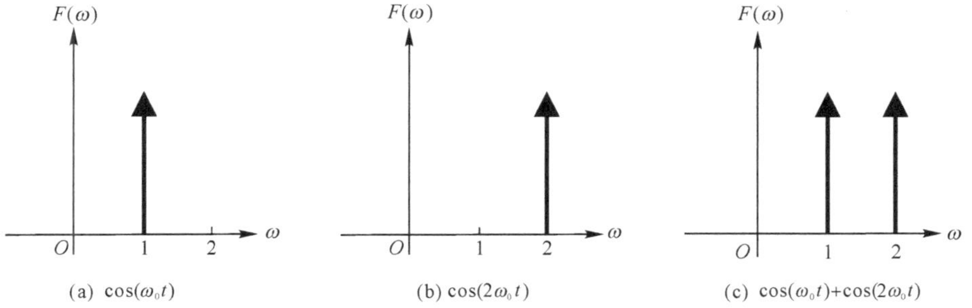

图 7-5 不同频率余弦函数的频谱

图 7-5 所示频谱还可以表示为图 7-6 的形式。这里，原来的一条谱线变成了两条，但幅度却减为原来的一半。它们与原来的频谱是等效的。这并不是说出现了负频率，而是因为频率为 ω_0 的余弦函数与频率为 $-\omega_0$ 的余弦函数波形完全相同，使得 $\frac{1}{2}\cos(\omega_0 t)+\frac{1}{2}\cos(-\omega_0 t)=\cos(\omega_0 t)$之故。在 MRI 中，信号频率和相位的测量总是对位于磁体中心的进动质子而言的。在梯度场的作用下，实际上质子的进动有快有慢。这时便可将速度快于中心参考频率的质子视为以正频率进动、将速度慢于中心参考频率的质子视为以负频率进动。

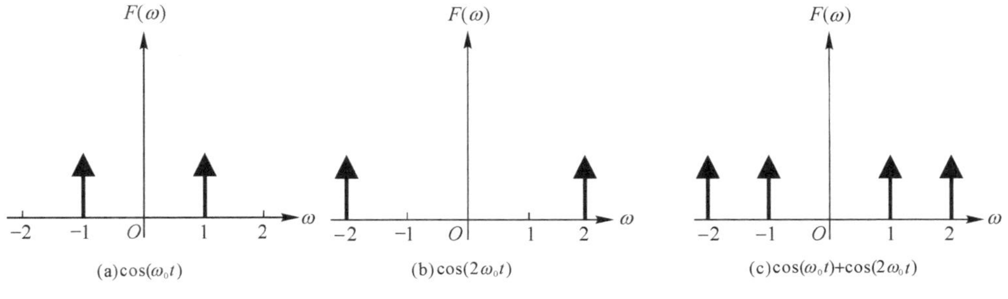

图 7-6 频谱的常用表示法

由此可见，频谱实际上反映了原函数在时域不能表达的一些特征。利用傅里叶变换算法，可以对函数进行频率分解。例如，可以将一个矩形脉冲分解为许多不同频率的余弦函数之组合。分解成的频率分量越多(频谱越密)，叠加后就越接近原来的矩形脉冲。从图 7-7 完全可以看出这种叠加效果。图 7-7 将时域的函数(上)与其频谱(下)同时给出，以便比较。

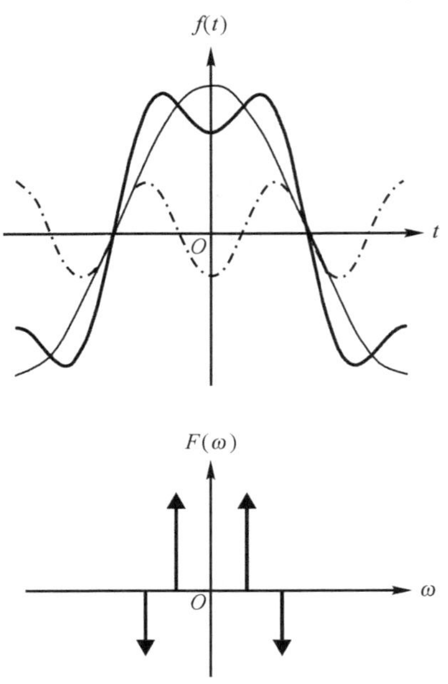

(a) $f(t)=\cos(2t)-\frac{1}{3}\cos(6t)$

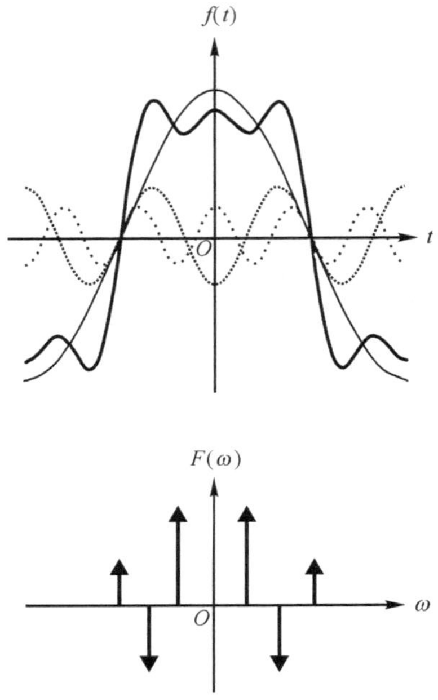

(b) $f(t)=\cos(2t)-\frac{1}{3}\cos(6t)+\frac{1}{5}\cos(10t)$

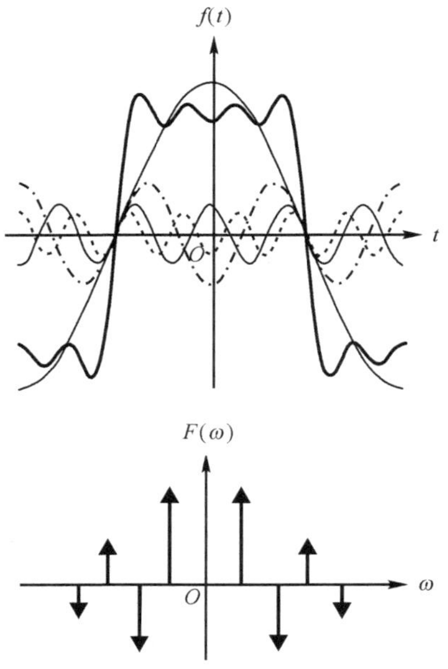

(c) $f(t)=\cos(2t)-\frac{1}{3}\cos(6t)+\frac{1}{5}\cos(10t)-\frac{1}{7}\cos(14t)$

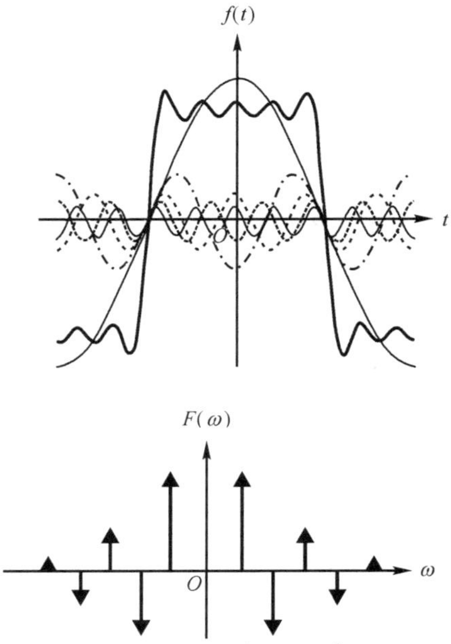

(d) $f(t)=\cos(2t)-\frac{1}{3}\cos(6t)+\frac{1}{5}\cos(10t)$
$-\frac{1}{7}\cos(14t)+\frac{1}{9}\cos(18t)$

图 7-7　矩形脉冲傅里叶变换的逐步逼近

实际上，矩形脉冲含有无限多个频率分量。因此，它的频谱不再是一条条离散的谱线，而是一条连续的谱函数曲线，如图 7-1(b)所示。式(7-9)即为矩形脉冲的谱函数

$F(\omega)$。由于它与数学函数$\frac{\sin x}{x}$形式相同，通常也就说方波或矩形脉冲的频谱为$\frac{\sin x}{x}$。

以上图形分析法利用了傅里叶级数的思想，可使傅里叶变换更加形象。如果我们选正弦函数进行叠加，也可得出类似的结果，因为正弦和余弦函数间仅 $\pi/2$ 的相位差。

上面的分析只考虑了一维的情形，称为一维傅里叶变换(1DFT，1 dimensional FT)。二维傅里叶变换(2DFT)与此类似。

第二节　傅里叶成像和 K 空间

同傅里叶变换一样，早在 18 世纪人们就借助 K 空间来理解热流和电流等物理现象。后来它又被用于固体物理学和量子力学。随着成像技术的成熟，1980 年前后 K 空间才被引入 MRI，并被广泛用在复杂成像序列的设计与理解、图像质量的分析和保证等方面。本节先给出 K 空间的定义，然后分别讨论一维和多维傅里叶成像与 K 空间的关系。

一、K 空间的定义

我们已在第六章详细推导了 NMR 信号 $S(t)$的表达式，得出了 $S(t)$与横向磁化矢量 $\boldsymbol{M}_{\perp}$进而与所测核数 N 成正比的结论。这一结论是在绝对均匀的静磁场 $\boldsymbol{B}_0$ 中得出的。在非均匀磁场空间或梯度场存在的情况下，$S(t)$不仅与质子密度有关，还与其空间位置有关。为了定义 K 空间，这里给出三个相互垂直的梯度场中 $S(t)$的表达式。

设样品所在三维空间坐标的向量形式为 $\boldsymbol{r}$，单位空间内的有效质子密度(保持进动的初始相位和接收场的相位)为 $\rho(\boldsymbol{r})$，用多次采样来收集数据。又设满足重复时间(TR)足够长即 TR$\gg T_1$ 和回波时间(TE)足够短即 TE$\ll T_2$ 的条件，从而使弛豫的影响可以忽略。这时的$S(t)$表示式为

$$S(t)=\int\rho(\boldsymbol{r})\mathrm{e}^{-\mathrm{i}2\pi\gamma\boldsymbol{r}\int_0^t G(t')\mathrm{d}t'}\mathrm{d}^3 r \tag{7-14}$$

式中，γ为磁旋比；$G(t')$为梯度场。令 $\boldsymbol{K}=\boldsymbol{K}(t)=\gamma\int_0^t G(t')\mathrm{d}t'$，则式(7-14)成为

$$S(\boldsymbol{K})=\int\rho(\boldsymbol{r})\mathrm{e}^{-\mathrm{i}2\pi\boldsymbol{r}\boldsymbol{K}(t)}\mathrm{d}^3 r \tag{7-15}$$

对照式(7-6)，可知 $\rho(\boldsymbol{r})$的傅里叶变换为

$$F[\rho(\boldsymbol{r})]=\int\rho(\boldsymbol{r})\mathrm{e}^{-\mathrm{i}2\pi\boldsymbol{r}\boldsymbol{K}(t)}\mathrm{d}^3 r \tag{7-16}$$

于是，式(7-15)成为

$$S(\boldsymbol{K})=F[\rho(\boldsymbol{r})] \tag{7-17}$$

式(7-17)说明，在 $\boldsymbol{K}(t)=\gamma\int_0^t G(t')\mathrm{d}t'$ 的条件下，NMR 信号可以表达为有效质子密度 $\rho(\boldsymbol{r})$ 的傅里叶变换。这里，$\boldsymbol{K}(t)$被称为 K 空间。还可以看出，在原始坐标 $\boldsymbol{r}$ 中是以质子密度 $\rho(\boldsymbol{r})$表示物体的，K 空间则以采集所得信号 $S[\boldsymbol{K}(t)]$表示物体，两者为同一采样体的不同表达形式。另外，$S[\boldsymbol{K}(t)]$和 $\rho(\boldsymbol{r})$是通过傅里叶变换相联系的：

$S[\boldsymbol{K}(t)]$是 $\rho(\boldsymbol{r})$的傅里叶变换，$\rho(\boldsymbol{r})$为 $S[\boldsymbol{K}(t)]$的傅里叶反变换，二者互为傅里叶变换对(Fourier transform pair)。已知每个傅里叶变换对间的坐标是一一对偶的。因此，以厘米为单位的空间坐标 $\boldsymbol{r}$ 将对应于以 Hz/cm 为单位的 $\boldsymbol{K}$。显然，$\boldsymbol{K}$ 为空间频率坐标。

式(7-17)中的 $\boldsymbol{K}$ 和 $\boldsymbol{r}$ 均为三维向量。于是，MRI 技术中与 K 空间三个坐标分量相对应的梯度场可表示为

$$\boldsymbol{K} = \boldsymbol{K}(t) = K[K_x(t'), K_y(t'), K_z(t')] \tag{7-18}$$

其分向量形式为

$$\begin{cases} K_x = \gamma\int_0^t G_x(t')\mathrm{d}t' \\ K_y = \gamma\int_0^t G_y(t')\mathrm{d}t' \\ K_z = \gamma\int_0^t G_z(t')\mathrm{d}t' \end{cases} \tag{7-19}$$

式(7-19)中的积分从梯度场开启($t=0$)算起直到时间 t。对于梯度场变化率为常数的情形，上式成为

$$\begin{cases} K_x = \gamma G_x t \\ K_y = \gamma G_y t \\ K_z = \gamma G_z t \end{cases} \tag{7-20}$$

由此可见，K 空间就是由上述三个坐标分量所定义的空间，故信号 $S(\boldsymbol{K})$在 K 空间的投影完全由梯度场所决定。

二、一维傅里叶成像和 K 空间

为了加深对 K 空间的理解以及明确它在傅里叶成像法中的作用，作为例子，这里进一步讨论一维(1D)信号、图像和 K 空间的关系。

1. 一维成像公式

设仅在 z 方向施加梯度场即信号的相位仅依赖于 z 方向的位置变化，则式(7-15)所示信号 $S(\boldsymbol{K})$成为一维信号 $S(K)$，即

$$S(\boldsymbol{K}) = S(K) = \int \rho(z)\mathrm{e}^{-\mathrm{i}2\pi Kz}\mathrm{d}z \tag{7-21}$$

式(7-21)又被称为 1D 成像公式。式中隐含的空间频率 $K=K(t)$为

$$K(t) = \gamma\int_0^t G(t')\mathrm{d}t' \tag{7-22}$$

式(7-22)表明，当应用线性梯度场时，信号 $S(K)$为采样体的质子密度 $\rho(z)$之傅里叶变换。这时我们说，质子密度被 z 方向的线性梯度进行了空间编码。

$S(K)$和 $\rho(z)$的这种关系给 MRI 带来了极大方便，因为只要给 $S(K)$以所有的 K 值，采样体的质子密度就可以通过傅里叶反变换而获得。这里，$S(K)$和 $\rho(z)$仍为傅里叶变换对。习惯上还将质子密度空间(z 空间)和 K 空间分别称为图像空间和数据空

间。这样，二者之间的傅里叶变换关系就更加明确了。

质子密度 $\rho(z)$的表达式为

$$\rho(z)=\int S(K)e^{i2\pi Kz}dK \tag{7-23}$$

由式(7-23)可见，通过傅里叶反变换从信号中重建质子密度即图像的关键是获取足够多的 K 值，或者说只有对 K 空间进行充足的覆盖(good coverage)。这就要求用非常长的时间连续采集信号，以实现式(7-23)的精确积分，并重建出质子密度图像。但是，采集 K 空间的所有连续数据是不可能的。这主要是因为信号必须在有限的时间内采集，否则由于弛豫效应的存在，它将在一定期限后消失。实践中所用信号是被截短的，且仅利用离散的 $S(K)$值。

在采用恒定梯度场即梯度场强在整个积分时间(0，t)内不变的前提下，式(7-22)所示梯度场可表达为

$$K=\gamma Gt \tag{7-24}$$

不难看出，要获得 K 空间点的均匀分布，只要在恒定梯度存在的条件下以恒定的速率采集数据即可。另外，改变梯度场的符号或方向就可改变 K 空间的写入方向。

需要强调的是，不仅是 z 方向，三个方向的任一线性梯度均可作为一维梯度来使用。例如，频率编码或称为读出方向的梯度就选在 x 方向。

2．一维图像轮廓

磁共振图像是一种灰度图像，即它是以亮度大小来表示物体质子密度高低的：高质子密度在图像上显示为亮区、低质子密度则被显示为暗区，而零质子密度表现为全黑。下面通过图 7-8 来说明一维图像与质子密度的关系。

图 7-8(a)所示是一支作为成像对象的铅笔。假设其橡皮一端的质子密度为笔体的一半，铅笔其余部分的质子密度恒定(忽略铅芯和铅芯尖端的质子密度差)；铅笔另一端

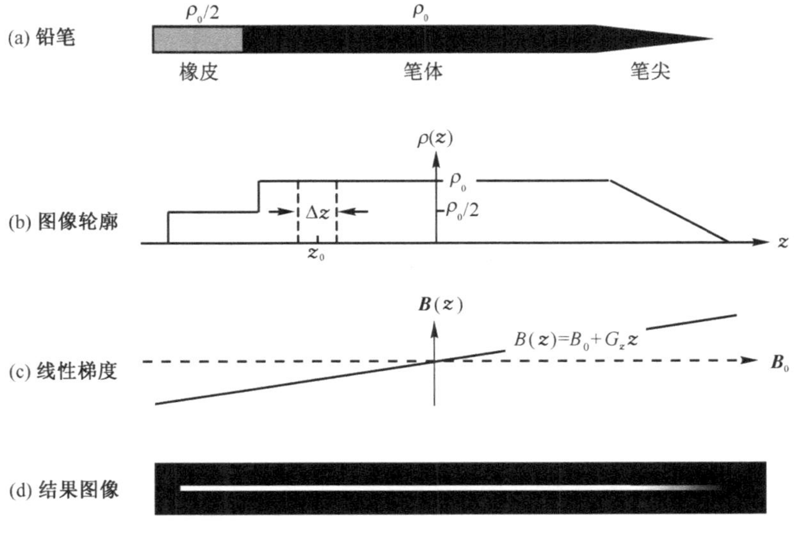

图 7-8　1D 图像例(铅笔)

削尖并呈线性锥度。图 7-8(b)为铅笔质子密度的一维物理投影(z 的函数)或称图像轮廓(image profile)。图 7-8(c)是为了获取 K 空间数据以重建 1D 图像所使用的线性梯度场。图 7-8(d)则为 1D 的结果磁共振“线”图像，它用一排像素代表了 Δz 范围内的质子密度(“线”周围的黑色边框是为了图像的可见对比度而加)。需要注意的是，由于忽略了弛豫效应，这里给定频率下的所有质子将被投影到同一 z 位置上。

图 7-8(b)所示图像轮廓可以推广至多维空间，且它有助于对 3D 质子密度图的理解。对于铅笔尖端信号的线性衰减，3D 图像轮廓可以明确显示，但它却不能在 1D 的情况下得以表达。

三、多维傅里叶成像和 K 空间

1D 成像很容易扩展到多维的情况。MRI 中最常见的是 2D(多层)和 3D 成像。如果用 K 空间来表示 2D 和 3D 成像中质子密度函数的傅里叶变换，一切均变得容易理解。这里分别给出 3D 和 2D 的成像公式，并由此导出质子密度图像的表达式。

1. 三维成像公式

式(7-15)所示的 NMR 信号表达式是在三维梯度场存在的前提下，对整个采样体实施一次激发后得出的 3D 傅里叶变换形式。式中隐含了 3D 的 K 空间。根据上面的讨论，引入 3D K 空间后式(7-15)的信号表达式还可写为如下的坐标分向量形式

$$S(K_x, K_y, K_z) = \iiint \rho(x, y, z)\mathrm{e}^{-\mathrm{i}2\pi(K_x x + K_y y + K_z z)}\mathrm{d}x\mathrm{d}y\mathrm{d}z \tag{7-25}$$

式(7-15)和式(7-25)均被称为 3D 成像公式(仍未考虑弛豫影响)。式中隐含的 K 空间三维分量如式(7-18)和式(7-19)所示。显然，只要分别控制 G_x、G_y 和 G_z，就可遍历所有 3D K 空间。也就是说，同 1D 成像一样，3D K 空间的采样仍需要梯度磁场的合理应用。

我们已经知道，对于有效质子密度为 $\rho(\boldsymbol{r})$的采样体，其图像应为 $S(\boldsymbol{K})$的傅里叶反变换。由于不可能采集连续的信号数据，重建的图像 $\hat{\rho}(\boldsymbol{r})$只能是对 $\rho(\boldsymbol{r})$的估计。设所测离散信号为 $S_{\mathrm{m}}(\boldsymbol{K})$，则根据式(7-15)和式(7-25)可分别得出如下重建图像的表达式

$$\hat{\rho}(\boldsymbol{r}) = \int KS_{\mathrm{m}}(\boldsymbol{K})\mathrm{e}^{\mathrm{i}2\pi\boldsymbol{Kr}}\mathrm{d}^3 r \tag{7-26}$$

和

$$\hat{\rho}(x, y, z) = \int KS_{\mathrm{m}}(K_x, K_y, K_z)\mathrm{e}^{\mathrm{i}2\pi(K_x x + K_y y + K_z z)}\mathrm{d}x\mathrm{d}y\mathrm{d}z \tag{7-27}$$

显然，式(7-27)是式(7-26)的坐标分量形式。

2. 二维成像公式

对于平面物体或 3D 物体中的一个薄层面，由于只需要 2D 信息，故仅对 K 空间的 K_x 和 K_y 进行采样即可。现考虑对 3D 物体内的一个层面进行 2D 成像的问题，并取 y 向梯度为相位编码梯度，则对于 $K_y=0$ 的线，有

$$S(K_x,0)=\int\rho(\boldsymbol{r})\mathrm{e}^{-\mathrm{i}2\pi K_x x}\mathrm{d}^3 r \tag{7-28}$$

对该行数据进行傅里叶反变换便得到 1D 的投影重建图像，其计算过程为

$$\begin{aligned}\hat{\rho}_{1\mathrm{D}}(x)&=\int S(K_x,0)\mathrm{e}^{\mathrm{i}2\pi K_x x}\mathrm{d}K_x=\int\rho(\boldsymbol{r}')\mathrm{d}^3 r'\int\mathrm{e}^{-\mathrm{i}2\pi K_x(x-x')}\mathrm{d}K_x\\&=\iiint\rho(x',y',z')\delta(x-x')\mathrm{d}x'\mathrm{d}y'\mathrm{d}z'=\iint\rho(x,y,z)\mathrm{d}y\mathrm{d}z\end{aligned} \tag{7-29}$$

将式(7-28)加以推广，可得如下任意 K_y 编码行的信号表达式

$$S(K_x,K_y)=\iiint\rho(x,y,z)\mathrm{e}^{-\mathrm{i}2\pi(K_x x+K_y y)}\mathrm{d}x\mathrm{d}y\mathrm{d}z \tag{7-30}$$

用类似于式(7-29)的算法，得出关于 K_x 和 K_y 的傅里叶反变换结果即沿 $\hat{z}$ 轴投影的 2D 图像表达式

$$\hat{\rho}(x,y)=\int S(K_x,K_y)\mathrm{e}^{\mathrm{i}2\pi(K_x x+K_y y)}\mathrm{d}K_x=\int\rho(x,y,z)\mathrm{d}z \tag{7-31}$$

四、K 空间的填充

从信号产生和变换的角度看，磁共振成像过程可分为三个步骤：一是在 RF 脉冲和梯度磁场的作用下使自旋质子产生 NMR 信号(FID、自旋回波或梯度回波等)；二是采集 NMR 信号并将采样数据填入 K 空间的适当位置；三是对采样数据进行傅里叶反变换以重建图像。下面以单激发的梯度回波序列为例分别说明 1D、2D 和 3D 成像中 K 空间的信号写入过程。K 空间写入又被称为填充、标记(traversal)或覆盖(coverage)，数据写入的路径就是所谓 K 空间轨迹(trajectory of K space)，它完全决定于扫描序列中梯度脉冲的时序。这里介绍的 K 空间写入均沿直线轨迹，后面还要引入复杂轨迹如曲线轨迹的概念。

1. 一维 K 空间的填充

一维 K 空间的写入过程如图 7-9 所示。图 7-9 中，G_{ro}和 ADC 分别为读出梯度和采样脉冲，$t_3\sim t_4$ 即 T_s 为采样或数据读取时间，TE 是回波时间即回波信号峰值出现的时间。由于 $t=0$ 之前梯度场 G_{ro}为零，故 K 空间的标记从零开始。首先，读出方向负梯度脉冲的出现(t_1时刻)使 K 空间轨迹向左，且当该负向梯度结束时(t_2时刻)到达 1D K 空间的最左端即 K_{min}。此后，又一个正梯度脉冲的出现(t_3时刻)，导致 K 空间轨迹反向，即开始从左至右进行。与此同时数据采集开始，使 $t_3\sim t_4$ 时间段内读出的信号得以在 K 空间从左至右依次写入。

由此看来，K 空间的数据写入仅在 $t_3\sim t_4$ 间进行，因而将序列中的正梯度脉冲称为读出梯度；序列中负梯度脉冲作用期间并不收集数据(仅决定 K 空间数据写入的起始点)，习惯上称其为失相梯度、去相位梯度(dephasing gradient)或相位破坏梯度。

通常情况下 K 空间的 $|K_{min}|\approx K_{max}$，但很多情况下并不必要。只要设法改变序列中去相梯度脉冲的宽度，就能改变 K_{min}的大小进而改变 K 空间数据写入起始点的位置。

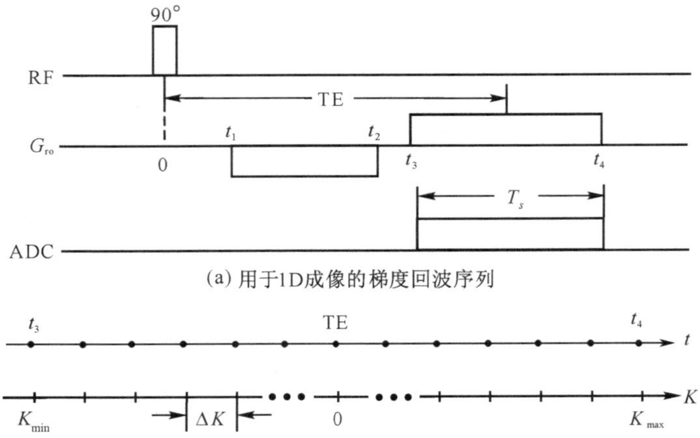

图 7-9　一维 K 空间的填充

2. 二维 K 空间的填充

由式(7-19)和一维 K 空间的填充过程可知，数据在 K 空间的位置完全由脉冲序列中有关梯度的时序所决定。通过对二维 K 空间数据写入过程的了解，可进一步加深对这一点的认识。

二维 K 空间可称为 K 平面，即(K_x，K_y)平面。

下面以图 7-10 所示单激发梯度回波序列为例说明二维 K 空间的标记过程。

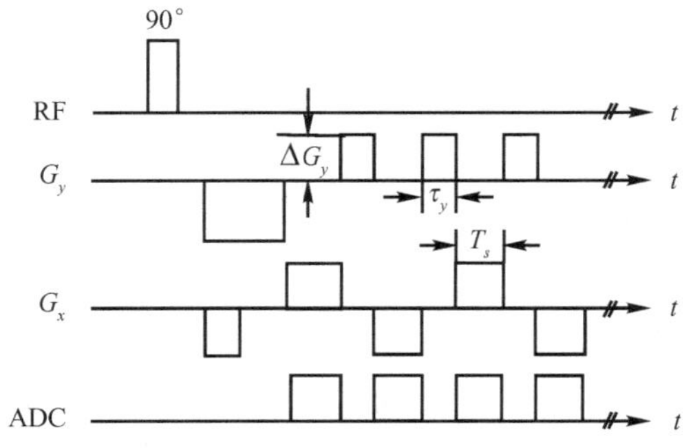

图 7-10　单次激发的 2D K 空间填充序列

标准 2D K 空间的标记轨迹为 K 平面内的一组平行线，如图 7-11 所示(图中用小圆点代表数据点、箭头表示数据采集顺序)。在图 7-10 的序列中，G_y 和 G_x 两个梯度分别作为相位编码和读出梯度使用，且两个梯度均以负向脉冲开始。序列一开始，二者的共同作用将使 K 平面的标记轨迹迅速移至图 7-11 的左下角，从而为数据接收做好准备。此后读出梯度出现正脉冲(采样同时开始)，使采集的数据从左至右地顺序写入 K 平面的第一行(图7-11最下一行)。本行数据一写完，序列又在 G_y 方向给 K 空间一个正向增量 ΔG_y，使数据写入顺利进至下一行(图7-11倒数第二行)。由于序列第 3 个 G_x 脉冲方向为负，使得 K 空间的写入轨迹转向，于是本行数据将从左往右写入。下一个 G_y 后 G_x 梯度又出现正向脉冲，因此，第三个数据行的填充又从右往左进行。此后，每个 G_y 脉冲都将轨迹移入一个新行，而每个 G_x 脉冲都要写入一行数据。显然，不同极性的读出梯度导致不同的写入轨迹：负向梯度使写入从左向右、正向梯度使写入从右向左。由于序列中读出梯度的方向是交替变化的，在与相位编码梯度的配合下数据的写入就很容易遍布整个 K 平面。不难看出，K 平面水平行间距即 ΔK_y 决定于 ΔG_y。数据间隔 ΔK_x 则由采样间隔时间来确定。

综上所述，在数据采集期间，相位编码梯度 G_{pe}保持不变，所得数据即沿 K_x 方向依次存放，这时我们说它在 K 空间的轨迹是水平的。通过改变读出和相位编码两个方向的梯度场强度或梯度作用时间，就可遍历整个 K 空间。除了每个数据行的标记方向由相位编码梯度决定之外，各条线上的数据写入方向完全由频率编码梯度 G_{ro}的符号所控制。有采用图 7-11 所示迂回标定方式的，也有仅从左向右进行标定的。标满 n 条线的 K 空间需要 n 次相位编码步，即 n 次激发。由此看来，每个 K 平面都记录着整个层面所产生的信号。

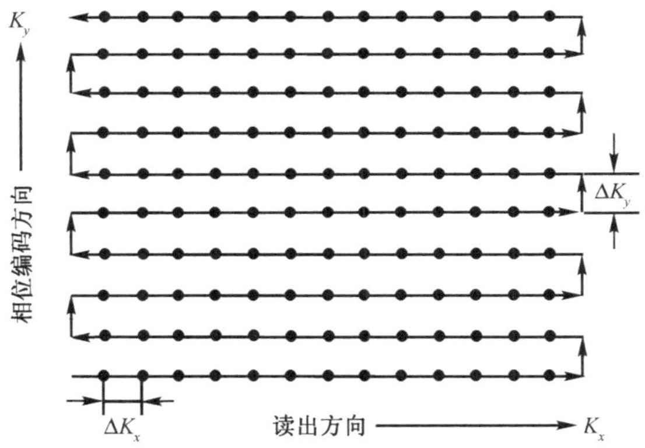

图 7-11　二维 K 空间的标准数据写入轨迹

值得注意的是，G_y 作用期间，也就是当轨迹从当前行移至下一行的过程中并不写入数据，因为这时没有读出梯度和采样脉冲。

3. 三维 K 空间的填充

3D 成像是一种常用的 MRI 方法。它与多层的 2D 成像不同。其主要区别在于射频激励方式：前者用一个非选择性射频脉冲激发整个 3D 成像体或一个厚层块(partition)，然后在选层梯度方向进行相位编码(又称层块编码、分段编码或扫描带编码，partition encode)，而后者由一系列选择性射频脉冲选中的数个 2D 层面组成第三维。3D 成像的原始数据空间就是 3D K 空间。

3D K 空间是 2D K 空间的推广，因为它仍由一系列互相平行的数据线所组成。与 2D K 空间不同的是，3D K 空间数据的写入需在 K_y、K_z 方向同时应用相位编码梯度。下面结合图 7-12 所示的 3D 成像序列来说明 3D K 空间的数据写入过程。图中 τ_y 和 τ_z

分别为 G_y 和 G_z 的作用时间；省略号表示要遍历整个 3D K 空间，序列中的射频脉冲和梯度脉冲都必须重复执行若干遍。

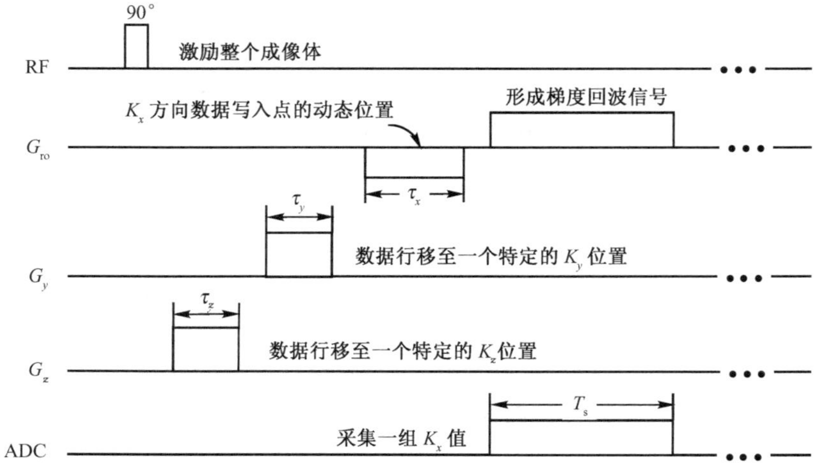

图 7-12 3D 梯度回波成像序列

在 3D K 空间的写入过程中，通常将 x 向的梯度定义为数据的线方向。也就是说，在连续应用 G_x 的过程中以限定的时间间隔 Δt 采集数据。其线上的写入过程与 1D 和 2D 的 K 空间相同。K_x 方向的步长仍由该方向的梯度强度所决定，即有

$$\Delta K_x = \gamma G_x \Delta t \tag{7-32}$$

另外，为使每条线均与 x 轴相平行，采样数据写入过程中另外两个梯度 G_y 和 G_z 必须关闭。但是，读数据之前每个 K 空间行的(G_y, G_z)位置是由当前 G_y 和 G_z 之值共同确定的。

每完成一行数据写入，就必须将 K 空间轨迹移至下一条平行线位置。为此，序列中必须用相同的幅度、相同的作用时间 τ_y 或 τ_z 打开梯度场 G_y 或 G_z。上述两个梯度场的应用在 K 空间形成的位移量分别为

$$\Delta K_y = \gamma G_y \tau_y \tag{7-33}$$

$$\Delta K_z = \gamma G_z \tau_z \tag{7-34}$$

显然，在 G_y 或 G_z 的配合下，$K_x = 0$ 的点将随着读出梯度的振动，时而从左往右、时而从右往左地运动，直到遍历整个 3D K 空间。由此看来，G_y 和 G_z 仅起选中每一条轨迹线的作用，数据写入过程中二者保持不变。

第三节 K 空间的特性

自从被引入 MRI 领域以来，K 空间就一直作为理解复杂序列尤其是快速成像序列不可或缺的工具而广泛使用着。前两节已介绍了 K 空间的数学定义、它与 NMR 信号的关系及其标记轨迹的控制等内容。本节继续阐述 K 空间的有关特点，例如它与磁共振图像的整体关系、它对图像对比度和空间分辨率的影响及其对称性等。

一、K 空间与最终图像的关系

K 空间数据并不直接代表成像对象的物理位置。换句话说，K 空间的左边并不与病人的左侧直接相关。但是，K 空间内的每个数据点对图像中的所有点均有贡献，其贡献大小完全取决于点在 K 空间的具体位置。也就是说，有些点贡献大、有些点贡献小。

由式(7-17)可知，K 空间数据与质子密度互为傅里叶变换对，因而对 K 空间数据进行一次傅里叶反变换，就得到所需的图像数据。这就是 K 空间又被称为傅里叶空间(Fourier space)、空间频率空间(spatial frequency space)或原始数据空间(raw data space)的原因。

因此，每幅磁共振图像都明确地与自己的 K 空间数据组相联系。这就是说，图像及其 K 空间数据可以通过傅里叶变换互相转换，这是 K 空间的重要特点之一。图 7-13 表示 K 空间、图像和信号三者间的关系。

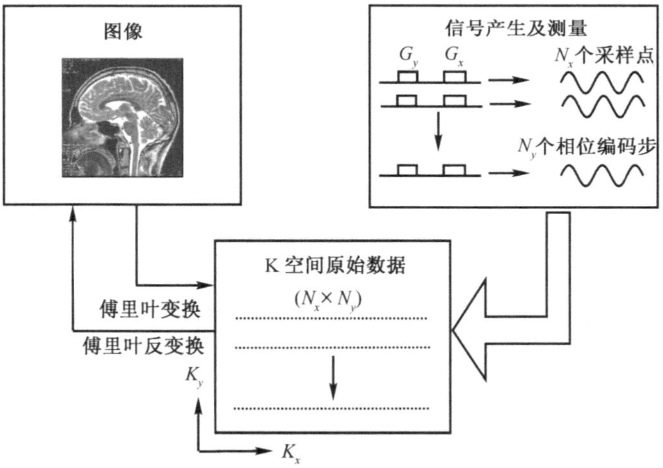

图 7-13　K 空间的作用

二、K 空间与图像质量的关系

MRI 系统中主要采用线性梯度。因此，在 K 空间填充过程中相位编码梯度 G_{pe}是以一定增量(ΔG_{pe})不断变化的。由于采样数据在 K 空间的位置完全受梯度强度及其作用时间的控制，因而相位编码步与 K 空间数据行(又称为“view”，可译为“子空间”、“野”或“视图”)是一一对应的。序列中有多少个相位编码步，K 空间就由多少条数据线。例如，一次 256 个相位编码步的数据采集将得到图 7-14 所示的 2D K 空间。图中相位编码梯度是从零开始逐渐增大并不断交换施加方向的。K 空间每条数据线即 K_x 方向的点数决定于机器在频率编码方向的采样点数。

在成像序列的执行过程中，随着梯度场的增加，产生、采集并写入 K 空间的信号也在发生变化。这主要是梯度场增大了质子进动的相位差之故。梯度幅度越大，它所致

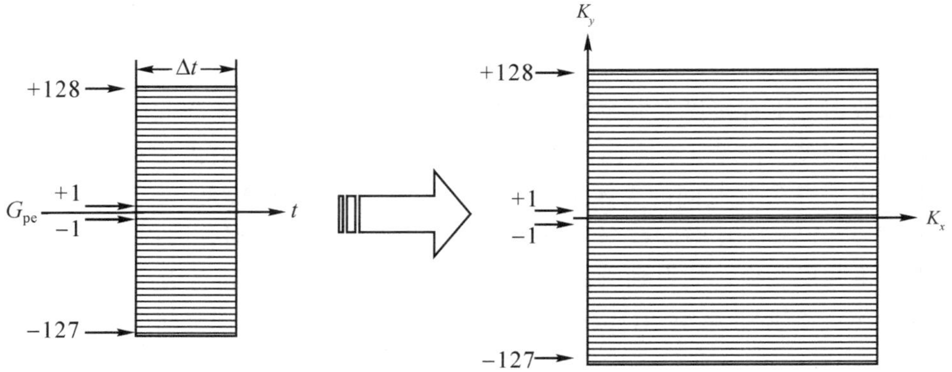

图 7-14 相位编码梯度(256个相位编码步)与 K 空间数据行的关系

的相位差就越大，因而信号的损失越严重(加大相位差与去相具有相同效果)。显然，K 平面中心点即 K_x 或 K_y 等于零处(对应于梯度场数值为零处)将填入幅度最强的信号。随着坐标绝对值的增大(对应于梯度场加大)，空间频率与共振频率之差加大，测量的信号幅度就会越来越小。这表明 K 平面原点附近的原始数据主要反映图像的信号强度，从而是对比度的决定因素。图 7-15 清楚地表明了 K 空间不同区域所代表的信号幅度。

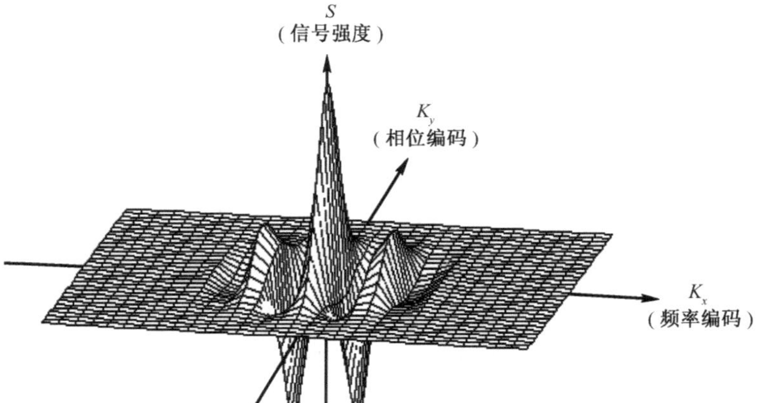

图 7-15 2D FT 成像法的 K 空间

K 空间边缘或外围数据点对应于更强的相位编码梯度。其信号强度虽然大大降低，但由于强梯度场使其产生更大的相位差，信号中将含有更精确的质子定位信息。也就是说，与 K 空间中心的数据相比，外围数据点将生成更多的图像细节。

以上讨论说明，K 空间原始数据的存放具有如下规律：弱梯度或短作用时间(对应于小 K_x 和 K_y)的数据写入 K 空间的中心部位；强梯度或长作用时间(对应于大 K_x 和 K_y)的数据写入 K 空间的边缘部位。由此可见，通过梯度强度或作用时间的变化，不仅可控制数据在 K 空间的位置，还能控制图像的对比度和空间分辨率。位于 K 空间中心的数据点控制图像的对比度(对应于信号的幅度)，位于 K 空间外围的点控制图像的空间分辨率(对应于信号的相位)。图7-16表示K空间不同区域与图像质量的关系。

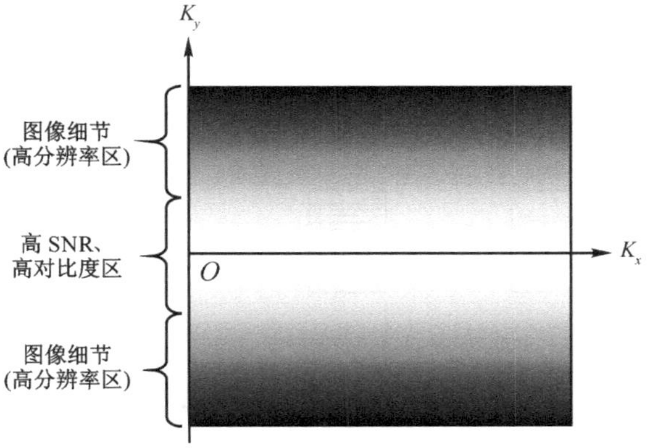

图7-16　不同区域K空间数据与图像质量的关系

为了强调K平面不同区域与图像质量的关系，通常把 $K_y=0$ 的线称为零傅里叶线(zero Fourier line)，而把邻近零傅里叶线和远离零傅里叶线的 K_y 线分别叫做低空间频率傅里叶线(low spatial frequency Fourier line)和高空间频率傅里叶线(high spatial frequency Fourier line)。二者所分布的K平面区域可分别称为高频傅里叶空间及低频傅里叶空间。

三、K空间大小与图像分辨率的关系

我们已经知道，无论K空间的大小如何，其外围数据点主要反映图像细节。下面进一步讨论在FOV一定的前提下K空间大小与图像分辨率的关系。

K空间的大小定义为相位编码步数与K空间线距 ΔK 之积。而 ΔK 是由 G_{pe} 的步长 ΔG_{pe} 所决定的。在K空间线距 ΔK 不变(G_{pe} 的步长 ΔG_{pe} 不变)的情况下，图像空间分辨率将随着K空间的增大(K_y 方向的相位编码步增多)而提高。例如，当K空间傅里叶线从64条增至256条即相位编码步数增加4倍时，体素尺寸将减小为原来的1/4。显然，图像空间分辨率将随着K空间的减小而下降。但是，由于图像大小并未改变，K空间数据线减至原来的1/4后图像像素将比原来"大"4倍。另外，缩小后的K空间数据线仍将出现在零傅里叶线两侧，这使图像的主要对比度得以保留。

综上所述，K空间覆盖的面积越大，图像的空间分辨率就越高。图7-17表示相位编码步、K空间大小和图像分辨率三者之间的关系。图中示出了256×128、256×192、256×256和512×512四种扫描矩阵下上述三者的变化。

如果保持K空间大小不变而仅增大梯度幅度，则意味着相位编码步数的减少和K空间行间距 ΔK 的增大，但图像的空间分辨率不会改变，原因是这时梯度场的最大值和最小值(负向梯度)得以保持、K空间边缘部分的傅里叶线仍然存在。

既然梯度脉冲可以控制图像质量，那么能否通过调整梯度脉冲参数使K空间尽可能大，以保证更高的空间分辨率呢？实践中有时确实也这么做。但是，它对图像质量的

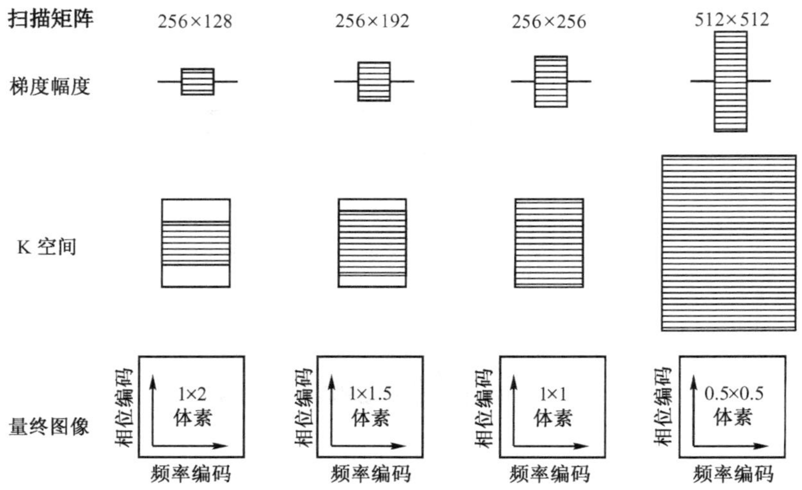

图 7-17 相位编码步、K 空间大小和图像分辨率间的关系

改善很有限，主要原因是：①K 空间的填充需要时间。K 空间的遍历是在多个梯度脉冲的配合下完成的，梯度脉冲越多或序列执行周期越长，病人运动而形成的图像模糊或扭曲现象就越严重，这时 K 空间的扩大将失去意义。②K 空间的扩大导致信号强度降低。在感兴趣区一定的情况下，增加 K 空间尺寸即增加傅里叶线使每个体素中的质子密度减少，从而引起信噪比(SNR,signal to noise ratio)下降；梯度强度的增加必然使梯度幅度带宽增加、磁场均匀性进一步下降，也导致 SNR 降低。③增加梯度作用时间即加宽梯度脉冲会导致 TE 增加。由于受 T_2 弛豫的影响，TE 延长后信号强度将进一步降低。

由此可见，设计脉冲序列的真正目的在于平衡图像质量和采集速度的关系。后面两节中，我们将举例说明在具体成像时是如何控制 K 空间来达到上述目的的。实际上，由于强调扫描速度，有些技术不得不牺牲部分图像质量，另外一些技术则力图在合理的时间范围内获取较高的图像质量。

四、K 空间与 FOV 的关系

成像的 FOV 与 K 空间的 ΔK 成反比。这就是说，保持 K 空间大小不变，增加相位编码梯度的步长将使图像本身变小。这是图像的相位编码步减少之故。例如，用隔行采集技术进行扫描时，由于 K 空间的傅里叶线减少一半(ΔK 增加一倍)，就使相位编码方向上图像的 FOV 缩小一半，扫描时间也随之缩短。需要注意的是，这时图像的分辨率并不降低，因为 K 空间的大小没有变化。

利用上述原理而形成的扫描技术称为长方形 FOV(rectangular FOV)成像法。这种方法的特点是既节省扫描时间又不降低空间分辨率，缺点是图像信噪比下降。长方形 FOV 成像在脊柱、四肢、血管成像和体部成像中均可应用。

在长方形 FOV 成像中，ΔK 的取值不能过大，否则所得图像将由于 FOV 缩小太多而出现折叠。下面讨论最终图像中 FOV 保持不变的条件。

已知 FOV 与 ΔK 之间满足反比例关系，即

$$\mathrm{FOV} \propto \frac{1}{\Delta K} \tag{7-35}$$

设 K 空间相位编码方向的最大取值即最大空间频率为$(K_y)_{\max}$、最终图像中的行距为 Δd，则根据 K 空间大小与分辨率的关系可知

$$(K_y)_{\max} \propto \frac{1}{\Delta d} \tag{7-36}$$

而 Δd 和 ΔK 的定义分别为

$$\Delta d = \frac{\mathrm{FOV}}{n_{\mathrm{pe}}} \tag{7-37}$$

$$\Delta K = \frac{(K_y)_{\max}}{k_{\mathrm{pe}}} \tag{7-38}$$

式(7-37)和式(7-38)中的 n_{pe}和 k_{pe}分别为成像矩阵和 K 空间相位编码方向的行数。比较式(7-35)～式(7-38)可知

$$n_{\mathrm{pe}} = k_{\mathrm{pe}} \tag{7-39}$$

式(7-39)就是图像中 FOV 保持不变的条件。

五、K 空间的对称性

K 空间 K_x 方向的数据一般由回波信号采样所得。我们注意到，回波的形状是对称的。因此，通常得到对称于 K_y 轴的数据线。实践中的相位编码梯度也具有对称的特点，即它采用图 7-14 所示的波形，因而又将得到对称于 K_x 轴的相位编码线。K 空间的这一特点被称为共轭对称性(conjugate symmetry)或赫米田(Hermitian symmetry)对称性。显然，K 空间数据还具有轴对称的特点。因此，可将 K 空间的下半部分或右半部分看作上半部分或左半部分的“镜像”。现将这种对称性示于图 7-18 中。图 7-18 中用实心数据点代表信号的高对比度区、空心数据点表示信号的高分辨率区。

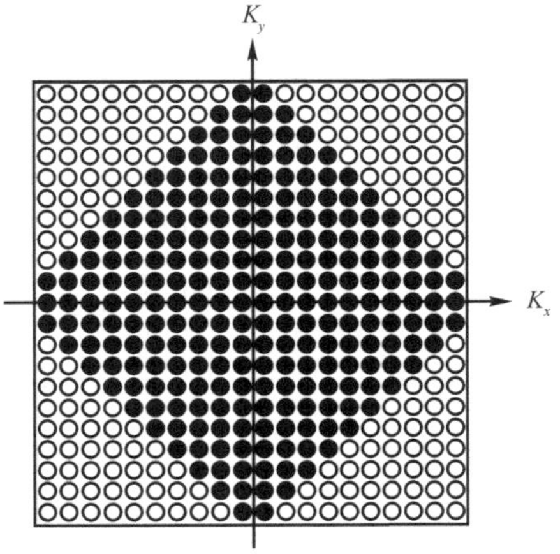

图 7-18　K 空间的对称性

K 空间的对称性是有条件的，那就是主磁场必须足够均匀、梯度场的线性必须足够好以及无磁化率伪影等。因此，绝对对称是不可能的。实际使用的 K 空间只能做到基本对称。

K 空间的对称性对于减少采样点数或行数以提高扫描速度的技术具有重要意义，因为根据对称性原理，可将 K 空间分为上下两半或左右两半，其中一半的数据由另一半求出。由此产生的成像技术分别被称之为部分傅里叶成像和部分回波成像。后面将会看到，这种技术已得到广泛应用。

第四节　线性 K 空间的应用

到目前为止我们所讨论的 K 空间都是以笛卡尔坐标(直角坐标)形式出现的，其 K 轨迹(傅里叶线)均为直线。通常将这种 K 空间称为线性 K 空间(linear K space)。线性 K 空间的特点是相位编码与频率编码梯度彼此独立，即首先施加相位编码梯度设定傅里叶线在 K 空间的位置，然后施以频率编码梯度来填充整条线。一般情况下，由于每个相位编码步只获取一行数据(1个“view”)，K 空间的填充都是顺序进行的。实际上，K 空间的写入没有固定规则，其顺序可以根据需要来改变。这就为设计者不断开发新的成像技术或脉冲序列提供了方便。

一、中央序 K 空间

我们已经知道，K 空间零傅里叶线附近的数据决定着图像的分辨率。因此，当需要在某一特定时刻捕捉到最大图像对比度时便可调整 K 空间的标记顺序，使之从 $K_x=0$ 的 K_y 线开始填充，然后以 K_y 线为单位不断向两侧扩展。这种标记方法称为中央序(centric ordering)K 空间填充。由此可见，它在填充过程中需交替变换轨迹方向即要求 K_y 线不断改变符号。

图 7-19 是中央序 K 空间轨迹与梯度波形的关系示意图。为便于比较，图 7-19 中还标出了数据写入顺序和 K_y 线的编号。由图 7-19 可见，中央序 K 空间填充时的梯度控制非常简单，仅在每次增加一个 ΔG_{pe}的同时正负梯度脉冲交替施加即可。

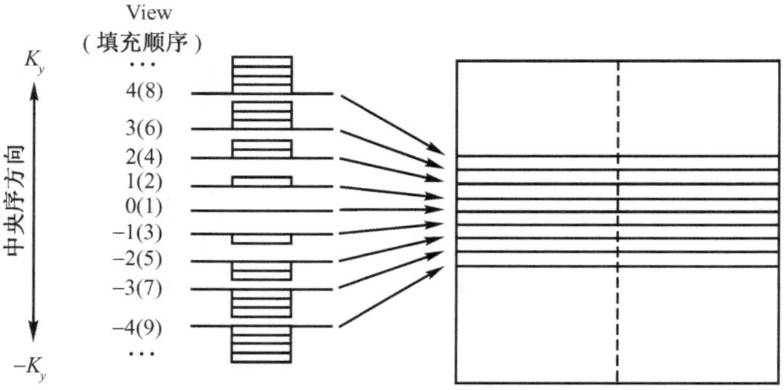

图 7-19　中央序 K 空间轨迹与梯度波形的关系

在观察造影剂转运、反转脉冲结束后 T_1 的弛豫过程等情况下多采用中央序的 K 空间填充方案。

二、部分傅里叶技术

在传统的成像技术中，相位编码方向上每扫一行就需要一次激发，而每激发一次就得经历一次频率编码，从而增加一个 TR 周期。这样，每扫一幅 256×256 大小的图像就需要 256 次激发或 256 个相位编码步。相应地，K 空间将由 256 个 K_y 行组成。

由 K 空间特性可知，图像对比度信息主要集中于 K 空间零傅里叶线附近，而外围的数据点仅与图像细节有关，它们对图像对比度的贡献较小。也就是说，舍弃 K 空间的一些外围行在有些情况下是可行的。这样既可减少采样点数，又可减少激发次数，从而缩短扫描时间。由此产生的成像技术称为部分傅里叶成像(fractional Fourier imaging 或 partial Fourier imaging)、部分相位编码(fractional Fourier phase encoding)或部分 NEX (fractional number of excitations)等。为保持图像重建的正确性，通常须将舍弃的数据行置为全零。

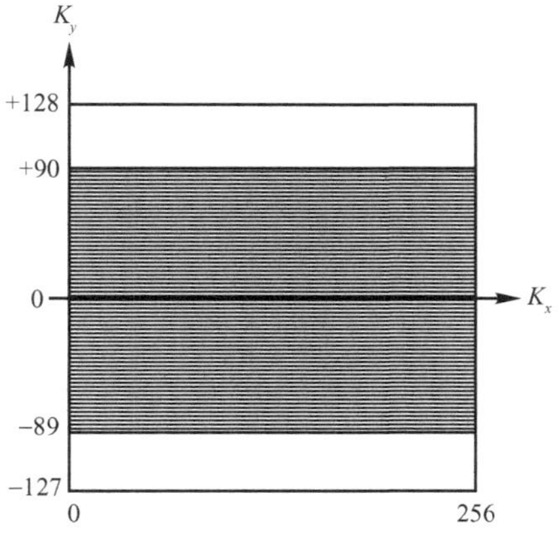

图 7-20　部分傅里叶技术的 K 空间(70%K 空间行)

图 7-20 表示的是一个 70% K 空间行(称为0.7NEX)的方案。可以看出，所需图像的分辨率为 256×256，但相位编码步减少之后，对应的 K 空间只有 180 条傅里叶线。很显然，用这一方案可缩短 30% 的扫描时间。然而，这种减少扫描行以节省时间的方案，是以牺牲部分空间分辨率为代价的。因此，不能采用太低比例的成像方案，以获得具有一定锐利度的图像。但是，对于危重病人来说，低比例方案还是可以考虑的。在大多数应用环境中，采取的傅里叶行不能少于 80%(即不能小于0.8NEX)。可见用这种方法能节省的扫描时间是很有限的。

在 3DFT 方法中，还广泛采用一种叫做 K 空间快门(K-space shutter)的方案。与上述思路不同的是，这里省去的是 K 空间四角的部分数据，即给四角的相应点赋以零值。与整行略去的方案相比，K 空间快门能够更好地保持本来的空间分辨率，因为包含一定分辨率信息的、外侧傅里叶线上的部分数据仍然得以保留。

三、半傅里叶技术

将 K 空间的赫米田对称性原理应用于 MRI 信号采集，就出现了所谓的半傅里叶成像(half-Fourier imaging)快速成像策略。在这种方法中，只采集一半的 K 空间数据行，另一半在扫描结束后利用一种叫做共轭数据合成的技术计算并填补，从而使扫描时间大大缩短。半傅里叶技术实际上是上述部分傅里叶技术的推广或特例。它又被称为半傅里叶相位编码(half Fourier phase encoding)、半扫描(halfscan)、半 NEX(half NEX, 0.5NEX)、相位共轭对称(phase conjugate symmetry)或相位编码方向的半傅里叶(half Fourier in the phase encoding direction)等。

半傅里叶成像是以 K 空间的傅里叶行为单位来减少数据量的。因此，它可使序列中相位编码的步数减至一半。使用中，任何一半的数据行均可用来取代另一半。实际上，由于磁场的非均匀性及运动等因素的影响，所获数据往往会发生一些相移，使得 K

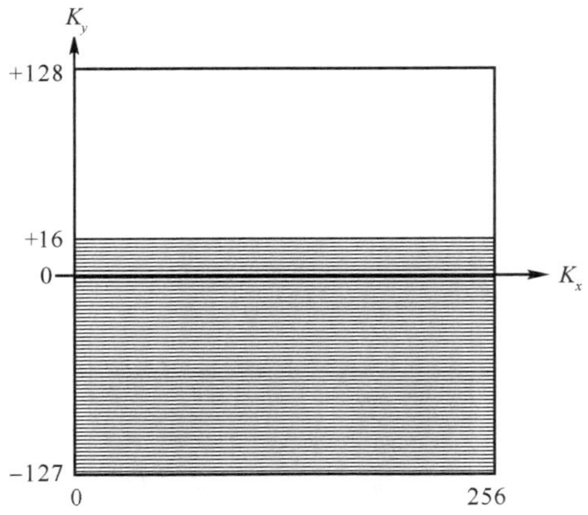

图 7-21　半傅里叶成像的 K 空间

空间并非绝对对称。为此，在半傅里叶成像中通常要多采几行数据，也就是说要使 K 空间的傅里叶行数略大于 50%。由于多采的数据行靠近零傅里叶线，故能充分反映信号的相位变化信息。更重要的是，中心附近的行所经历的相位编码梯度小，因而最能表达图像特征。此外，有了上述的傅里叶行，还可能利用一些相位校正算法来纠正可能出现的相位差。图 7-21 为半傅里叶成像的 K 空间图。

半傅里叶成像的特点是图像空间分辨率得以保留，但图像的 SNR 下降(信号采样次数减少)。此外，半傅里叶图像对磁场均匀性的变化比较敏感。因此，明确半傅里叶成像的应用范围是很重要的。一般来说，在扫描时间较长、SNR 可满足要求，且对分辨率要求较高的场合这一方法最有价值。例如，大 FOV 成像、厚层面成像以及层面很多的 3D 成像就特别需要采用半傅里叶方法。自旋回波序列与梯度回波序列相比，前者更加适合应用半傅里叶技术，这是因为梯度回波序列对磁场的变动过于敏感。在短 TE 的梯度回波序列中应用半傅里叶法也能取得高质量图像。

信号采集次数(NSA，number of signal averaged 或 NEX)是影响扫描速度的重要因素。NSA 减半，扫描时间可相应减半，空间分辨率和对比度保持不变，但 SNR 却降为原来的大约 40%。显然，NSA 的最小值为 1(无叠加平均)，而这时的图像非常容易受到运动伪影影响。因此，即使在 SNR 满足要求的情况下，一般也要采用 NSA>1 的扫描方案。如果把半傅里叶成像与减少 NSA 来提高扫描速度的方法相比，前者就是 NSA 小于 1 的方法。

四、部分回波技术

除了相位编码方向外，部分傅里叶成像也可用在读出梯度方向即 K 空间的 K_x 方向。这时先采集一部分回波信号，另一部分则根据 K 空间关于 K_y 的对称性算出。例如，可以仅采集信号的后一半(对应 K 空间的右半边)，而将信号的前一半即 K 空间的左半边作为镜像来填补，如图 7-22 所示。图 7-22 中实心点表示实测的数据点、空心点表示根据计算而填补的数据点。另外，为了包括回波信号的最大值，图 7-22 所示 K 空间包含了大于 50% 的回波信号。上述方法被称为部分回波(fractional echo 或 partial echo)、半回波(half echo)、读共轭对称性(read conjugate symmetry)、读方向的半傅里叶(half Fourier in the read direction)、频率编码方向的半傅里叶(half Fourier in the frequency encoding direction)技术。需要注意的是，实际应用中的所谓“半”往往超过了 50%的数据点。

由于相位编码步数或 K 空间数据行数并未减少，部分回波技术本身不能缩短扫描时间，但它可明显缩短序列的回波时间 TE。短 TE 序列具有以下优点：①短 TE 使图像的 T_2 权重下降。也就是说，用它有利于获取以 T_1 对比为主的图像。② T_2 影响的减弱有助于 SNR 的提高。当 TE＜20ms 时这一效应更加明显。③短 TE 能有效降低图像的磁化率敏感性和运动敏感性，从而减弱相关伪影。④短 TE 有可能使序列的 TR 变短，从而间接加快扫描速度。

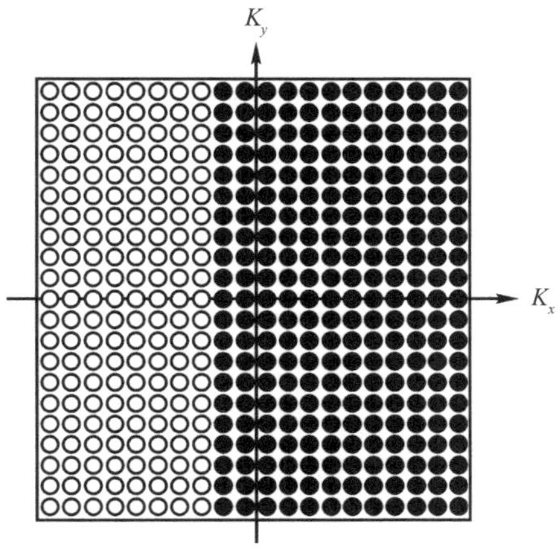

图 7-22　部分回波技术的 K 空间

图 7-23 以自旋回波序列为例，比较了全回波和部分回波两种情况下序列对回波信号的利用情况。显然，与全回波序列相比，部分回波序列 180°重聚脉冲提前，使得 TE 变短(回波信号随之提前)。但是，由于读出梯度出现的时间并未改变，即采样没有提前开始，故只得到部分回波信号。这就是部分回波序列收集信号的时间安排。

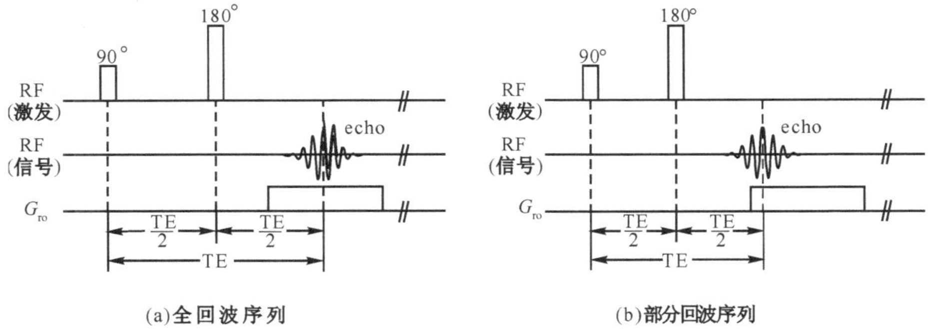

图 7-23　全回波序列与部分回波序列的比较(以自旋回波序列为例)

部分回波技术通常利用回波信号的前半部分，且序列的安排一般要使回波信号的利用率在 100%～60%之间选择。相应地，可得到 16～10ms 的 TE 变化范围。在最短 TE 下，长 T_2 组织的信号已经基本消失，但短 T_2 组织的信号有所增加。

在采用部分回波技术时，梯度回波序列多利用 60%的回波信号，而相位对比类序列通常采用 75%。图 7-24 示意 100%、80%和 60%三种回波利用率情况下读出梯度与回波信号的时间关系。

上述方法特别适用于磁共振血管成像，因为它不仅能有效缩短回波时间，还可减少由于流动相关失相造成的信号损失。部分回波技术的缺点仍为 SNR 下降。因此，应用时必须在 SNR、层数、运动伪影和磁化率伪影等因素之间进行权衡。

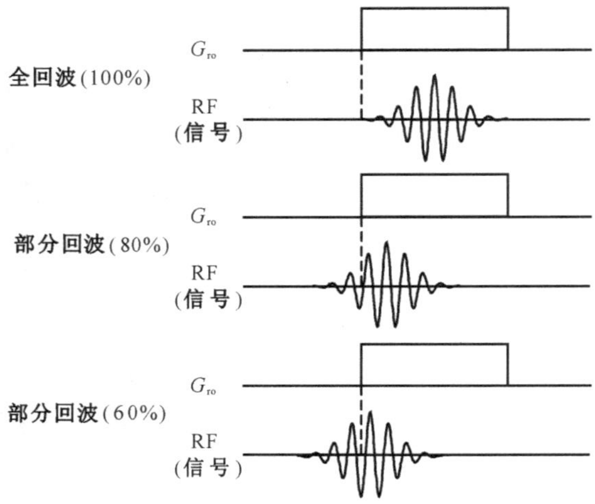

图 7-24　全回波与部分回波序列中读出梯度与信号的时间关系

五、长方形 FOV 成像

我们已介绍了 K 空间和 FOV 的关系，这里进一步说明长方形 FOV 成像技术的应用。长方形 FOV(rectangular field of view)是一种通过减少相位编码步来加快成像速度的技术。利用这一技术可以达到既缩短扫描时间又不损失分辨率的双重目的。例如，一幅 256×128 的图像，其成像时间仅为 256×256 图像的一半。如果同时选用长方形的 FOV，则矩阵缩小后图像的分辨率就不会改变。例如，256×256 的扫描矩阵，当采用 300mm×300mm 的 FOV 时，它所提供的分辨率与 256×128 的矩阵、300mm×150mm 的 FOV 所提供的分辨率相同，且都为正方形体素，但后者只需要前者一半的扫描时间。由此看来，扫描矩阵缩小后 FOV 要随之缩小才能保证其分辨率不变。

从 K 空间来看，长方形 FOV 的数据采集主要表现为傅里叶线的行距即 ΔK 增大，而它所覆盖的面积不变。也就是说，尽管相位编码步减至一半，但最大梯度幅度并未改变。这等效于 K 空间内只有 50%的线被测量。也就是说，每隔一条傅里叶线测量一条。这与电视机中的隔行扫描有些类似。图 7-25 对正方形和长方形两种情况下 K 空间覆盖区和图像的大小分别进行了比较。

长方形 FOV 技术在四肢、脊柱等部位成像和血管造影、容积成像等环境中应用非常广泛。当采用 512×512 的扫描矩阵及最大 FOV(如48cm)进行长方形 FOV 成像时这一方法最有效，因为这时不仅可在频率编码方向得到最大的分辨率和 FOV，而且将以一半的扫描时间(仅用了256个相位编码步)也在相位编码方向上获得最大的分辨率，从而取得 512×512 分辨率的图像。这类成像方案可用在体线圈以及脊柱相控阵线圈的成像中。

长方形 FOV 成像的缺点主要为 SNR 下降。当相位编码方向的 FOV 被减半时，该方向的 SNR 将损失约 40%。因此，为了保持 SNR，又不得不增加采样次数。而当 NSA＝2时长方形 FOV 所得 SNR 与 NSA＝1 时完整 FOV 成像所得 SNR 相同。因此，

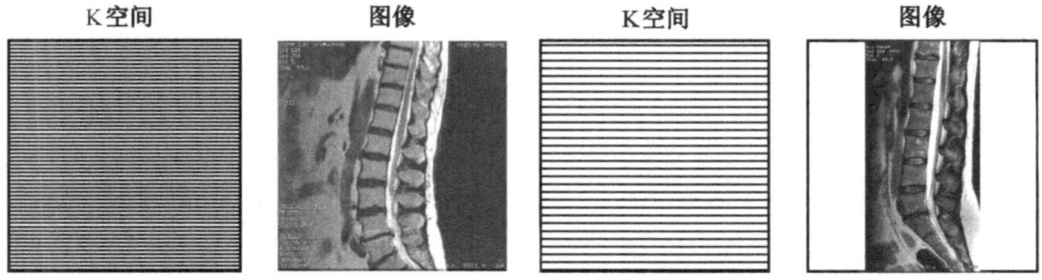

(a)正方形FOV　　(b)长方形FOV

图7-25 正方形和长方形成像的K空间及FOV

选用长方形FOV技术时必须考虑SNR的得失。这种方法的另一缺点是容易在相位编码方向上出现折叠伪影。由于FOV被缩小，成像部位往往出现在缩小后的FOV之外，从而导致图像的折叠。

六、钥孔成像

钥孔成像(keyhole imaging)是一种专门用来观察组织结构动态变化的快速成像方法，主要用于电影成像。我们知道，高分辨率的图像往往与足够大的K空间相联系，因而需要较长的采集时间。缩小K空间可加快成像速度，但同时将降低图像的空间分辨率；用短TR的序列也可缩短扫描时间，但却会降低图像对比度。人们一直在探索既能有效减小K空间面积，又能保留适当图像对比度和分辨率的方法。钥孔成像正是这样一种方法。

钥孔成像并不是采集每幅图像的所有数据，而是先采集一幅完整图像作参考，此后其他各幅图像仅采集K空间零傅里叶线的邻近数据。由于K空间中央部位的数据含有最丰富的对比度信息，故可称之为动态图像(dynamic images)。钥孔成像正是将动态图像数据与参考图像中高频傅里叶线区的数据(反映图像的锐利度)相组合而得到图像原始数据的。因此，它又被称为K空间中心部分采集方法。图7-26表示钥孔成像的K空间数据组合过程。

参考图像获得后，数据的动态部分可在非常短的时间内采集到，因而它可使扫描周期大大缩短。钥孔成像有三大优点：一是对比度和空间分辨率降低不明显；二是成像速度快，且允许通过调整K空间中心附近的傅里叶线数来调整扫描速度和空间分辨率，即允许根据临床需要权衡速度和空间分辨率；三是在观察固定背景下的变化结构时不必对背景进行校准。如果背景的分辨率足够高且整个对比度保持不变，则变化结构因数据采集不足而导致的分辨率略低现象常常难以发觉。因此，只要一开始得到一个充满的参考K空间，以后各幅图像仅采集中心附近K空间数据行是完全可行的。

钥孔成像比较适合于变化不是很快、所需层面也不是很多的动态成像，如关节运动以及造影剂流动情况的观察等。它可用在自旋回波和梯度回波序列中，以最大限度地为这两种序列缩短成像时间。

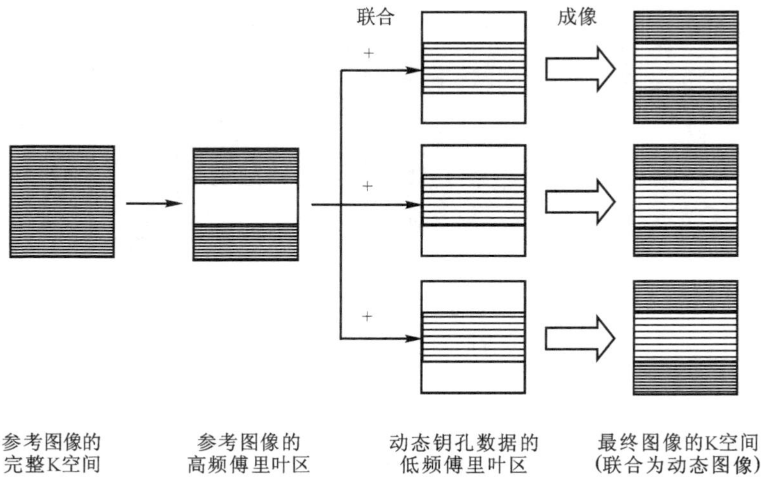

图 7-26 钥孔成像的 K 空间数据组合过程

七、运动补偿

呼吸运动、心脏和血流搏动等生理性运动以及病人的自主运动均会在磁共振图像中导致伪影，称之为运动伪影。运动伪影的控制方法很多，但各种方法仅在某方面有效，并不能完全解决问题。这里介绍用于周期性运动伪影控制的 K 空间数据线重排及分次填充方法。

1. 周期性运动对 K 空间的调制

周期性生理运动对 NMR 信号的影响程度决定于数据采集阶段运动的幅度和速率。由于数据采集总是以某一速度进行的(如当 TR=200ms 时每秒采集5次)，且常规序列的 K 空间一般按从上往下或从下往上的顺序依次填充，使得 K 空间非常容易被周期性运动所调制。如果仅考虑运动幅度对信号的影响，则受到调制的 K 平面呈波纹状。运动对 K 空间的周期性调制，正是图像中出现伪影的直接原因。也就是说，如果这种周期性得到控制，运动伪影就有可能消失。

以上讨论说明，在运动的调制下 K 空间也发生周期性变化。其周期与序列的重复时间 TR、运动周期 T 以及信号采集次数 NSA 均有关系。具体说来，这时 K 空间的波纹数正比于 TR×NSA/T。显然，延长 TR、增加 NSA 或降低 T，都将使 K 空间的波纹数增加，从而使伪影扩散至 FOV 之外。当满足 TR×NSA=T 的条件即波纹的周期与 TR 相等时伪影将消失。

2. K 空间重排和呼吸补偿

控制周期性运动伪影最常用的方法为 K 空间重排(reordering of K space)。它是根据信号与周期运动的时间关系来决定其在 K 空间的具体排列位置的。例如，运动非常剧烈且为负向运动(如呼吸运动的吸气末)时，将所获数据置于 K 空间底部；运动非常剧烈且为正向运动(如呼吸运动的呼气末)时，将所获数据置于 K 空间顶部；运动程度中等即介于上述两种情况之间时，将所获数据置于 K 空间中部等。K 空间数据线的重排能使运动对它的调制单调化，从而达到既削弱伪影，又保持原来空间分辨率和对比度的双重目的。

图 7-27 为呼吸补偿相位编码重排(ROPE，respiratory ordered phase encoding)技术的 K 空间重排示意图。由于每幅腹部图像的获取时间大约为 500ms，故在 15Hz(每4s 一次呼吸)的呼吸频率下，每个呼吸周期内可填充 8 条傅里叶线。这时填满成像所需的 128 条数据线共需 16 次激发。图 7-27 正是根据这一需要安排序列的。图 7-27 的上半部分表示 K 空间 8 条中央傅里叶线(低频傅里叶线)的获取与呼吸波的关系，可见其全部在运动幅度最小的呼气末获取；下半部表达了根据呼吸的时相对 K 空间数据行进行重排的过程。图 7-27 将整个呼吸幅度分为 4 个不同区，即位于上、下的高频带区、低频带区和位于中部的两个中频带区，分别与 K 空间的高频、低频和中频傅里叶区相对应。呼吸过程中采集的数据将根据其与呼吸波的关系被分别置入 K 空间的不同区域(图中箭头所示)。我们看到，K 空间高频和低频傅里叶区的数据分别来自吸气末和呼气末。这样，K 空间受到的运动调制就有可能被去除，从而有效地消除呼吸运动伪影。由此看来，这种方法的关键是呼吸周期的跟踪。如果受检者呼吸不均匀，上述目的就难以达到。这也是 ROPE 技术经常失败的原因。

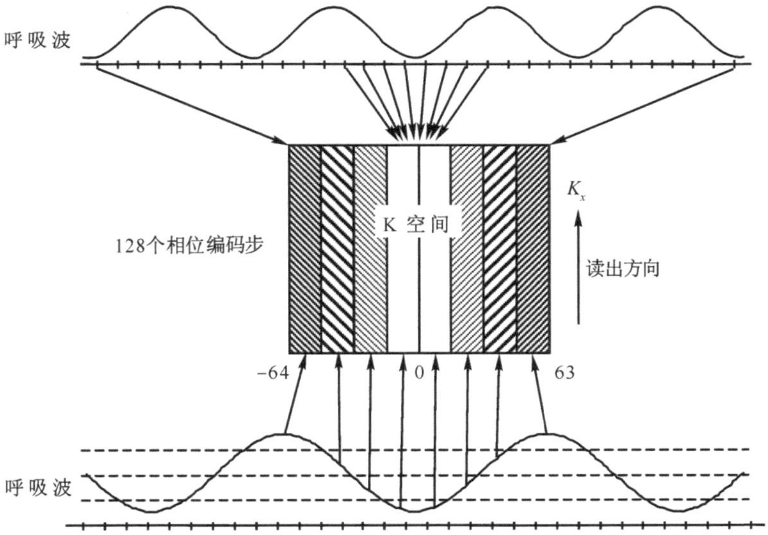

图 7-27　呼吸补偿相位编码重排(ROPE)的 K 空间

K 空间傅里叶线重排是一种慢速周期性运动如呼吸运动的有效补偿方法，但它对非周期运动或心脏等快速运动的作用不大。原因是即使重排了 K 空间的所有傅里叶线，在序列 TR 较长的条件下，则 K 空间的填充时间($n_{pe}\times TR$)随之变长，而扫描时间的增加将使生理运动的周期性变差，图像质量进一步下降。

为此，常采用非常短的 TR(TR＜7ms)，并以小角度快速激励技术成像，以便在 1s 内完成 128 条傅里叶线的 K 空间填充。但是，这种方法对心脏运动来说仍不够快，且容易使静止和慢速运动组织的对比度变差。这主要是由于 TR 过短，使 T_1、T_2 加权不足所致。改进的办法是先施加预备脉冲(如在短 TR 序列之前加一个180°反转脉冲)，再采用 K 空间重排(将先采集的傅里叶线排在 K 空间中部、幅度降低后的傅里叶线排在 K 空间边缘)两种措施，以使图像的 T_1、T_2 对比度得以保持。

3．K 空间的分次填充

在心脏成像中，还可以采用分次 K 空间填充的方案。例如，每次填充 8 条线，用 16 次激励完成 128 条线的填充等。这种方法一般同心电触发相结合，以使数据采集与心动周期相同步。当 TR＝6.2ms 时，每次采集大约需要 50ms(6.2×8)，故整个 K 空间填充可在 16 个心动周期内完成。在如此快的采集速度之下，心脏运动即可被冻结，且扫描能在一次屏息中完成。由于常采用小角度快速序列，也需要使用 180°预备脉冲以设置成像对比度。该预备脉冲必须每个心动周期(即每8条线)施加一次。这样处理后，信号中 T_1、T_2 的衰减不再明显。目前这一技术已用来观察心脏的细微结构和进行冠状动脉成像。

第五节　K 空间的非线性填充及其应用

MRI 的 K 空间填充轨迹完全取决于梯度场的作用方式。随着梯度磁场控制灵活性的提高，除了前面讨论过的多种线性填充方案外，还出现了多种非直线的 K 轨迹形式，如辐射状和螺线形等。相应的 K 空间除了用笛卡尔坐标加以描述外，还能用极坐标和球面坐标等形式进行表达。另外，线性 K 轨迹主要通过相位编码梯度的设计来控制，而非线性 K 轨迹通常由两个以上梯度如相位编码梯度及频率编码梯度的共同控制(波形、幅度和作用时间)来实现。非线性 K 轨迹主要用在快速成像序列中。

一、K 空间的辐射状填充

辐射状 K 空间填充(radial coverage of K space)又称为径向 K 空间填充，因其 K 轨迹呈放射状分布而得名。与此对应的成像技术就是辐射扫描或径向扫描(radial scan)。显然，辐射 K 轨迹由多条组成，其中的每条直线轨迹称为轮辐。相邻两条轮辐间的夹角叫做轮辐角。由于每条轮辐是逐一标记的，故可对每个轮辐加以时标。辐射状 K 空间的填充过程，就是在反复旋转中以一定时间和轮辐角不停地获取轮辐数据的过程。在这一过程中，更多的数据点将从 K 空间中心(高信号)区获得。可见这一方法与新型的螺旋 CT 有相似之处。另外，辐射采集的 K 空间数据只能采用投影重建法得到图像，而前述矩形 K 空间数据则采用傅里叶法重建图像。下面首先引出与辐射状 K 轨迹有关的数学表达式，然后介绍有关应用的问题。为讨论方便，这里的 K 轨迹用极坐标和笛卡儿坐标两种形式进行推导和表达。

1．辐射状轨迹的表达

常规 2D 成像是通过设置读出梯度 G_x 和相位编码梯度 G_y 分别对 K 空间的 K_x 和

K_y 方向进行编码来读出每行数据的，重要的是每个射频脉冲过后一定要改变相位编码梯度的幅度。设弛豫效应与所有常数均被空间质子密度 $\rho(x,y,z)$所包含、成像层面与 z 轴垂直，则对于层厚为 Δz 的 2D 成像，其 t 时刻的信号可表达为

$$S(t,\tau_y,G_x,G_y)=\int_{\Delta z}\mathrm{d}z\iint\rho(x,y,z)\mathrm{e}^{-\mathrm{i}2\pi\gamma(G_x xt+G_y y\tau_y)}\mathrm{d}x\mathrm{d}y \tag{7-40}$$

式中，τ_y 为相位编码梯度的作用时间。进一步地，如果将质子密度重新加以定义，使其代表沿 z 向的层面厚度积分，则可得如下更简洁的信号表达式，即

$$S(t,\tau_y,G_x,G_y)=\iint\rho(x,y)\mathrm{e}^{-\mathrm{i}2\pi\gamma(G_x xt+G_y y\tau_y)}\mathrm{d}x\mathrm{d}y \tag{7-41}$$

对式(7-41)所示信号的测量隐含着 K 平面(K_x, K_y)内的一条水平数据线。K 平面(K_x, K_y)的坐标 $K_x(t)$和 $K_y(\tau_y)$由梯度场决定，即有

$$\begin{cases}K_x=\gamma G_x t\\K_y=\gamma G_y\tau_y\end{cases} \tag{7-42}$$

于是，式(7-41)可以写为下面的 K 空间形式

$$S(K_x,K_y)=\iint\rho(x,y)\mathrm{e}^{-\mathrm{i}2\pi\boldsymbol{K}\boldsymbol{r}}\mathrm{d}x\mathrm{d}y \tag{7-43}$$

式(7-43)中的 $\boldsymbol{K}=(K_x,K_y)$，$\boldsymbol{r}=(x,y)$。

线性 K 空间轨迹是仅由相位编码梯度所控制的。现在考虑相位编码和频率编码两个梯度共用的情形。假设 G_x 和 G_y 同时开启，则梯度场合向量将指向任意空间方向，同时采样点被进行频率编码。于是，总梯度强度 G 以及它与 x 轴的夹角 θ 分别为

$$G=\sqrt{G_x^2+G_y^2} \tag{7-44}$$

$$\theta=\tan^{-1}\left(\frac{G_y}{G_x}\right) \tag{7-45}$$

由此得出两个梯度的极坐标形式

$$\begin{cases}G_x=G\cos\theta\\G_y=G\sin\theta\end{cases} \tag{7-46}$$

因此，式(7-41)所示信号又可用极坐标表达为

$$S(t,G,\theta)=\iint\rho(x,y)\mathrm{e}^{-\mathrm{i}2\pi\gamma G(x\cos\theta+y\sin\theta)t}\mathrm{d}x\mathrm{d}y \tag{7-47}$$

已知信号与 K 空间的联系是通过在频率编码方向定义 K 空间向量而实现的。与式(7-47)对应的 $\boldsymbol{K}$ 为

$$\boldsymbol{K}=\gamma\boldsymbol{G}t \tag{7-48}$$

式中，$\boldsymbol{G}=(G_x,G_y)$。向量 $\boldsymbol{K}$ 的幅值 K 和幅角 θ 分别为

$$K=\sqrt{K_x^2+K_y^2} \tag{7-49}$$

$$\theta=\tan^{-1}\left(\frac{K_y}{K_x}\right) \tag{7-50}$$

由此得出 K 空间的极坐标形式

$$\begin{cases}K_x=K\cos\theta\\K_y=K\sin\theta\end{cases} \tag{7-51}$$

将式(7-51)和 $\boldsymbol{r}=(x,y)$同时代入式(7-43)，得

$$S(K,\theta)=\iint\rho(x,y)\mathrm{e}^{-\mathrm{i}2\pi K(x\cos\theta+y\sin\theta)}\mathrm{d}x\mathrm{d}y \tag{7-52}$$

设向量 $\boldsymbol{r}$ 的极角为 φ，则它与平面(x,y)的关系为

$$\begin{cases}x=r\cos\varphi\\y=r\sin\varphi\end{cases} \tag{7-53}$$

最后，将式(7-53)代入式(7-52)，得出如下 K 空间信号的极坐标表达式

$$S(K,\theta)=\iint r\rho(r,\varphi)\mathrm{e}^{-\mathrm{i}2\pi Kr\cos(\varphi-\theta)}\mathrm{d}r\mathrm{d}\varphi \tag{7-54}$$

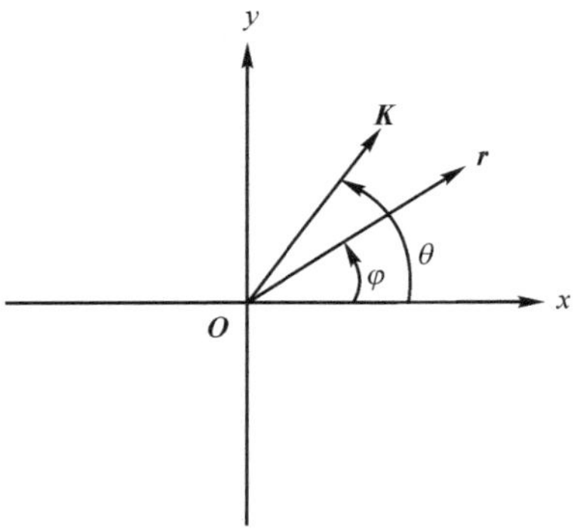

图 7-28　笛卡尔坐标系中的极坐标向量 $\boldsymbol{K}(K,\theta)$和 $\boldsymbol{r}(r,\varphi)$

图 7-28 表示 θ 和 φ 之间的关系。

为加深对式(7-54)的理解，下面以两个与极角 φ 无关的特殊质子密度为例导出其信号表达式。首先考虑一个无限薄的均匀质子密度环。在 $r=r_0$ 处，该质子密度环的表达式为

$$\rho(r)=N_0\delta(r-r_0) \tag{7-55}$$

式中，N_0 为任一给定角度处的质子数。由于形如 $\int_0^{2\pi}f[\cos(\varphi-\theta)]\mathrm{d}\varphi$ 的积分与 θ 无关且具有周期性，由式(7-54)可得该质子密度环信号 $S_{\text{ring}}(K)$的表达式，即

$$\begin{aligned}S_{\text{ring}}(K)&=N_0r_0\int_0^{2\pi}\mathrm{e}^{-\mathrm{i}2\pi Kr_0\cos(\varphi-\theta)}\mathrm{d}\varphi\\&=2\pi N_0r_0J_0(2\pi Kr_0)\end{aligned} \tag{7-56}$$

式(7-56)中，J_0 为零阶贝塞尔(Bessel)函数。n 阶贝塞尔函数的表达通式为

$$J_n(u)\equiv\frac{\mathrm{i}^n}{2\pi}\int_0^{2\pi}\mathrm{e}^{-\mathrm{i}u\cos\varphi+\mathrm{i}n\varphi}\mathrm{d}\varphi \tag{7-57}$$

贝塞尔函数是辐射状采集的基本函数，正如线性采集中的三角傅里叶级数一样。

下面导出均匀质子密度盘的傅里叶变换。该质子密度盘可表达为

$$\rho(r)=\rho_0\Theta(r_0-r) \tag{7-58}$$

式中，Θ 为海维赛德阶跃函数(Heaviside step function)。它的定义为

$$\Theta(u)\equiv\begin{cases}1&(u>0)\\\dfrac{1}{2}&(u=0)\\0&(u<0)\end{cases} \tag{7-59}$$

由于存在关系 $uJ_0(u)=\dfrac{\mathrm{d}}{\mathrm{d}u}[uJ_1(u)]$，由式(7-54)可得质子密度盘信号 $S_{\text{disk}}(K)$的表达式，即

$$S_{\text{disk}}(K)=2\pi\rho_0\int_0^{r_0}rJ_0(2\pi Kr)\mathrm{d}r=\frac{\rho_0r_0J_1(2\pi Kr_0)}{K} \tag{7-60}$$

2. 辐射状采集的傅里叶反变换

同线性采集一样，只要获得了足够的 K 空间数据，辐射采集的信号经过傅里叶反变换就可得到所需图像。与式(7-43)和式(7-54)对应的笛卡尔坐标图像和极坐标图像分别为

$$\hat{\rho}(x, y) = \iint S(K_x, K_y)\mathrm{e}^{\mathrm{i}2\pi(K_x x + K_y y)}\mathrm{d}K_x\mathrm{d}K_y \tag{7-61}$$

$$\hat{\rho}(r, \varphi) = \iint KS(K, \theta)\mathrm{e}^{\mathrm{i}2\pi Kr\cos(\theta-\varphi)}\mathrm{d}K\mathrm{d}\theta \tag{7-62}$$

显然，重建图像与质子密度的接近程度决定于 K 空间填充的完整性。上述反变换还与被测 $\boldsymbol{K}$ 的向量排列有关。在 K 空间内与给定 $\boldsymbol{G}$ 在同一直线上的不同点将被反复采样。为了填充不同角度的每条线并覆盖整个 2D K 空间，梯度向量的方向应能够系统地进行变化。另外，数据通常在 K 空间采集，然后用插值法转换至笛卡尔坐标系根据式(7-61)重建图像。类似地，$\hat{\rho}(r, \varphi)$所示图像也要转换为笛卡儿坐标来显示。

3. 回波信号的辐射状采集

对于回波信号，K 空间每条轮辐线(对应于不同的辐角 θ)的正、负一半均能通过梯度的反转及适当的自旋回波序列来读出，且 θ 的最大值以 180°为限。为了保证覆盖整个(K_x, K_y)平面，K 必须在下列范围内取值，即

$$-K_{\max} \leqslant K \leqslant K_{\max} \tag{7-63}$$

式中，$K_{\max} = \gamma G T_s/2$。受采样速度和时间的限制，实际上角度的覆盖也是有限的。设每条轮辐轨迹的辐角增量为 $\Delta\theta$，则对于 n 次间距均匀的读出(对应于 n 个不同的梯度方向)，有

$$n\Delta\theta = \pi \tag{7-64}$$

图 7-29(a)和(b)分别为自旋回波信号辐射状采集的序列和 K 空间轨迹图。为了产生所需的 K 轨迹，图 7-29(a)中的读出梯度按余弦波表步进变化、G_y 按正弦波表步进变化，且满足 $0° \leqslant \theta \leqslant 180°$的条件。图 7-29(a)中叠加在梯度波形上的箭头表示梯度场的施加方向，可见读出梯度是由正向负逐渐变化的，G_y 则正负交替。180°射频脉冲用于横向磁化的聚相，即产生回波信号。因此，图 7-29(a)为一典型的自旋回波序列(G_{ss} 表示选层梯度)。序列中梯度脉冲的不同安排完全是为了形成辐射状 K 轨迹。图 7-29(b)所示的辐射状轨迹共由 n 条直线轨迹组成。

能在频率编码方向获取对称的回波数据是辐射状采集的固有优点。但是，辐射填充最大的好处即读出前不必等待相位编码的优点却未能被利用。

4. FID 信号的辐射状采集

FID 信号的辐射状采集方法绝大多数用在短 T_2 或短 T_2^* 组织的成像方面。在 FID 的采集过程中，每个读出仅覆盖 $0 \leqslant K \leqslant K_{\max}$的范围。因此，梯度角 θ 必须在 $0 \leqslant \theta \leqslant 2\pi$ 内变化，以便覆盖一个半径为 $K_{\max}$的圆形区域。图 7-30 是 FID 信号辐射采集的序列安排和 K 轨迹。序列中频率编码梯度的 θ 在 0°～360°范围内变化。

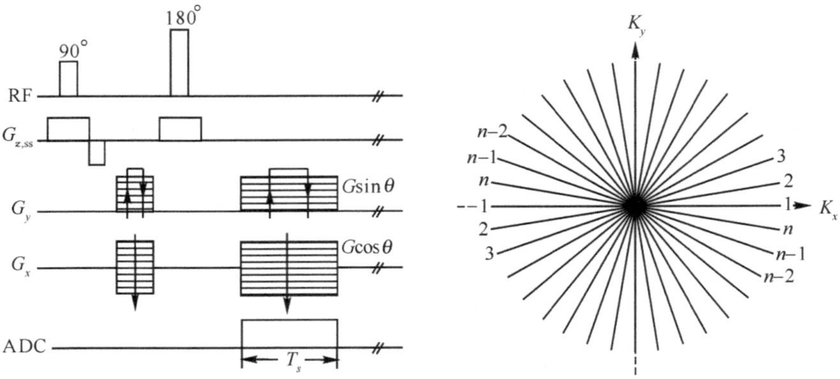

(a) 辐射状采集的自旋回波脉冲序列　　(b) 回波信号辐射状采集的 K 轨迹

图 7-29　辐射状采集的自旋回波序列及其 K 空间填充

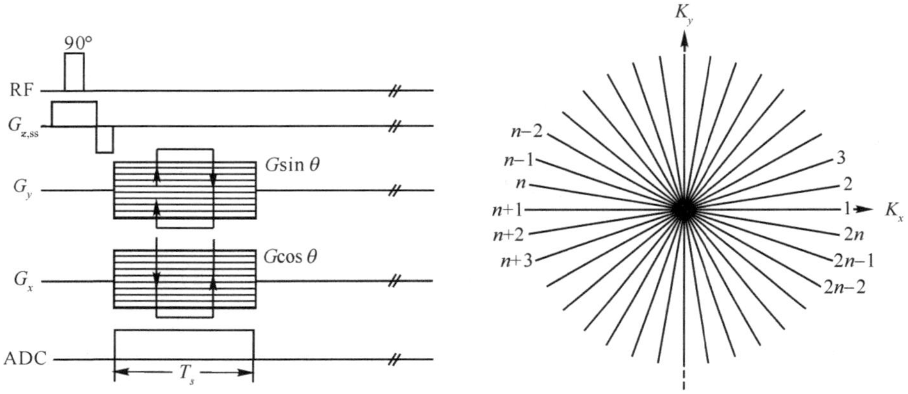

(a)FID 信号的辐射状采集脉冲序列　　(b)FID 信号辐射状采集的 K 轨迹

图 7-30　FID 信号辐射采集的序列安排和 K 轨迹

需要说明的是，在任何 FID 采集方案中，真正 $K=0$ 的点即质子的同相位点是无法采样的。这是因为 FID 消失得非常快和受射频脉冲带宽限制的缘故。实际上 $K=0$ 时测得的 K 空间函数为 $S(K,\theta)$的偏移形式即 $S(K+\Delta,\theta)$。进行傅里叶反变换和图像重建时，这种 K 空间偏移会表现为线性变化的空间相位并在图像中导致伪影。因此，在图像重建之前，通常须估计这种线性变化并加以校正，以成功得到无伪影干扰的图像。即使能将 K 空间偏移所致相移用在 K 位移 Δ 的估计上，根据收集的数据反过来推断或估计 $S(0,\theta)$仍然很困难，进行大样本成像实验时尤其如此(受 $\boldsymbol{B}_0$非均匀性影响)。另外，$K=0$处的采样数据在反投影重建时是不加利用的。FID 的采集还有一个缺点，即如果读出梯度的上升导致涡流，则有可能发生 K 空间的采样错误，使得实际上 $S(0,\theta)$点的预测更加困难。

由于 FID 方法实现起来不容易，其采集方案常常在对称辐射填充的简易性和第一个读出采样的短间期间进行折中。这种折中是通过使用一个高度非对称的自旋回波和梯度回波来实现的。在非对称的数据采集方案中，常收集少量负向 K 空间的点($0\leqslant\theta\leqslant\pi$)进行部分傅里叶图像重建。图 7-31 所示即为非对称辐射采集的序列和部分傅里叶采集的 K 空间轨迹。

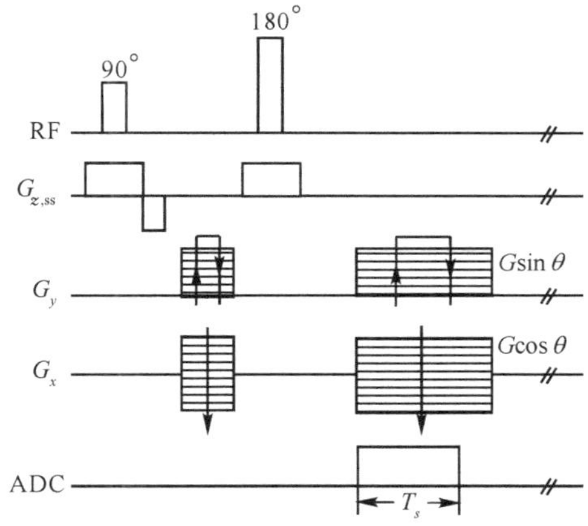

(a) 非对称辐射状采集的脉冲序列

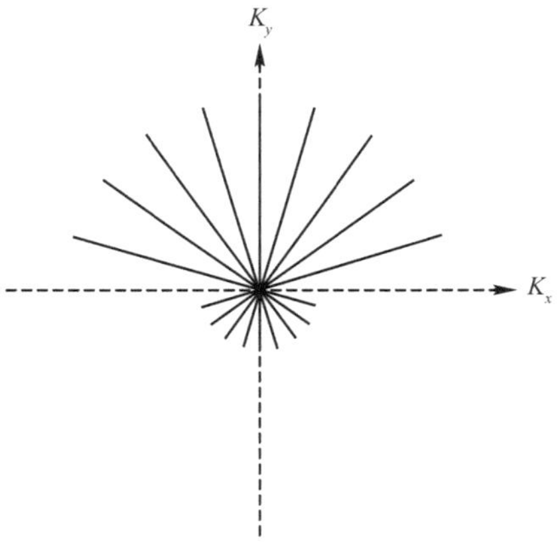

(b) 部分傅里叶辐射状采集的 K 轨迹

图 7-31 非对称辐射状采集的脉冲序列及其部分傅里叶采样的 K 空间填充

5. 辐射状采集中的奈奎斯特不失真条件

奈奎斯特不失真条件或限制(Nyquist limitation)是指保持最终图像无采样相关伪影的 K 空间最小步长。在以极坐标表示的 K 空间中，它包括极角方向(轮辐角方向)和径向(轮辐方向)的步长 $\Delta\theta$ 和 ΔK_r。与笛卡尔坐标相比，极坐标 K 空间步长对图像失真的影响程度和形式均不相同。下面通过图 7-32 来讨论极坐标 K 空间的奈奎斯特限制条件。由图可见，$\Delta\theta$ 可定义为 K 空间任意两条相邻轮辐线之间的夹角，ΔK_r 则是辐射采集方向任意两个圆之间的距离。

设 $K_{\max}$为极点至采样点之间的最大距离，则 ΔK_θ 的计算式为

$$\Delta K_\theta = K\Delta\theta \leqslant K_{\max}\Delta\theta \tag{7-65}$$

为防止图像失真，对于 FOV 为 L 的成像，当 $\Delta\theta$ 固定时最大的角度步长必须满足奈奎斯特标准的要求，即必须满足

$$K_{\max}\Delta\theta \equiv \frac{1}{L} \tag{7-66}$$

因此，对于回波信号，辐射采集时不出现信号失真的最少轮辐数(number of angular views) n_θ 为

$$n_\theta = \frac{\pi}{\Delta\theta} \geqslant \pi K_{\max} L \tag{7-67}$$

同理，径向即轮辐方向的步长 ΔK_r 也必须满足下列条件，即

$$\Delta K_r = \frac{1}{L} \tag{7-68}$$

将式(7-68)代入式(7-48)，可得沿梯度方向的时间步长 Δt 应满足的条件

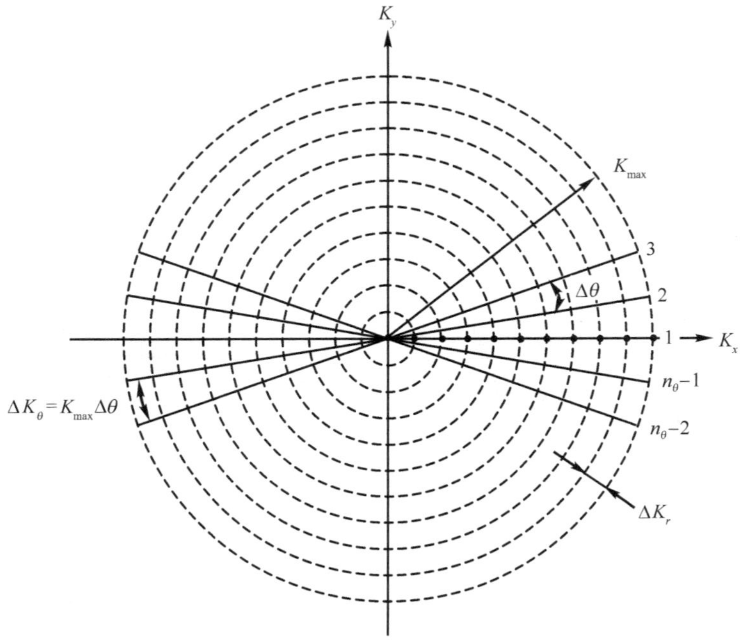

图 7-32　辐射状 K 空间的填充及其限制条件

$$\Delta t=\frac{\Delta K_r}{\gamma G}\geqslant\frac{1}{\gamma GL} \tag{7-69}$$

于是，径向即每条轮辐上所需的最少采样点数 n_r 为

$$n_r=\frac{2K_{max}}{\Delta K_r}\geqslant 2K_{max}L \tag{7-70}$$

式(7-70)所表示的条件与笛卡尔坐标系 K 空间填充中读方向采样点数的条件相同。

由上述讨论可知，在采集回波信号时获取一幅径向和角向空间分辨率相同的不失真图像所需的总采样点数及其应满足的条件为

$$n_r n_\theta\geqslant 2\pi(K_{max}L)^2 \tag{7-71}$$

6. 辐射状采集与 2D 线性 K 空间的比较

首先对式(7-71)所示极坐标 K 空间采样点数与笛卡儿线性 K 空间的同一结果进行比较。已知笛卡尔 K 空间 x 和 y 方向所需的最少采样点数与式(7-70)辐射状采集每条轮辐上的点数相同，因而标准 2D K 空间获得不失真图像所需总采样点数应为

$$n_x n_y\geqslant 4(K_{max}L)^2 \tag{7-72}$$

显然，由于 $2\pi>4$，可知填充以 L 为直径的圆形 K 空间(辐射状填充)比填充以 L 为边长的正方形 K 空间(笛卡尔填充)需要更多的采样点。这是因为在辐射填充技术中，为使大 K 值(图7-32中的大圆轨迹)亦有足够的采样点，总是对小 K 值(图7-32中的小圆轨迹)进行过采样(oversampling，指采集的数据点多于奈奎斯特定理的最低要求)。由于采集上述额外的数据点消耗了一定时间，才使得辐射采集的总数据获取时间比笛卡尔方法长 $\pi/2$ 倍。但是，辐射采集却能获得更高的信噪比。

由图7-32可见，ΔK_θ随着K值的减小而变小。因此，辐射状填充时K空间数据点的密度是变化的(与采样点至坐标原点的距离成反比)，也就是说数据点在K空间呈不均匀分布。填充密度的变化非常容易在重建图像时导致条纹状伪影。小K值范围的高密度采样点同时意味着K空间中央附近包含了更多有关成像体结构的信息，图像重建时将在大范围内提供更高的信噪比。线性K空间中数据点的分布呈高度均匀状。

另外，由于受梯度场的限制，标准2D方法中x和y方向的K空间填充总是受到空间分辨率的限制。但是，辐射填充的K空间θ方向的分辨率不受任何限制，亦即$\Delta\theta$的取值可以非常小。因此，随着极角方向采集点即轮辐数的增多，其分辨率会越来越高。

下面举例比较辐射采集方法和线性采集方法的成像速度。设二者采用相同的ΔK对相同的FOV进行成像，则对于128条K轨迹的直线采集，辐射采样只需64个同心圆K轨迹(每条轮辐上64个采样点)即可覆盖整个K空间。如果梯度的最大变化率和切变率分别为10mT/m和8mT/(m·ms)、体素大小为2mm，据此可估计每个相位编码步或角度步所需的最短时间。不难算出，对于辐射采集，这时的相位编码梯度需时2.1ms、读出梯度需时5.4ms，即可用7.5ms采集一条K轨迹；对于线性采集，这时的相位编码梯度需时3.05ms、读出梯度需时1.65ms，即填充每条K轨迹所需时间仅4.7ms。虽然常规K空间采集一条傅里叶线的时间短于辐射采集K空间填充一个圆形轨迹的时间，但覆盖整个K空间的时间前者(4.7×128＝600ms)却长于后者(7.5×64＝450ms)。另外，辐射采集RF的激励次数相应减少一半，这对于ECG触发扫描及成像时间主要由RF激励次数决定的心脏成像来说意义更大。它可在保证空间分辨率及FOV不变的情况下显著缩短扫描时间。

7．辐射状采集的应用

辐射采集方法可用在钥孔成像技术中。在直线采样方法中，常需填充50％的K空间中央区域作为钥孔成像的动态数据。如果用辐射状采样，仅填充25％即可达到与直线轨迹相同的效果。可见在空间分辨率不变的前提下，辐射采集能比常规线性采样减少50％的RF激励次数，且所获信噪比高于半傅里叶成像。

还可用第三维(z方向)的梯度代替时标，即利用选层梯度G_{ss}，使每个轮辐在不同的z值下采取。当第三维不是用于选层而是用作时标时，通过辐射采集进行动态过程的观察是很方便的。图7-33(a)和图7-33(b)分别表示将第三维梯度分别用于选层和时

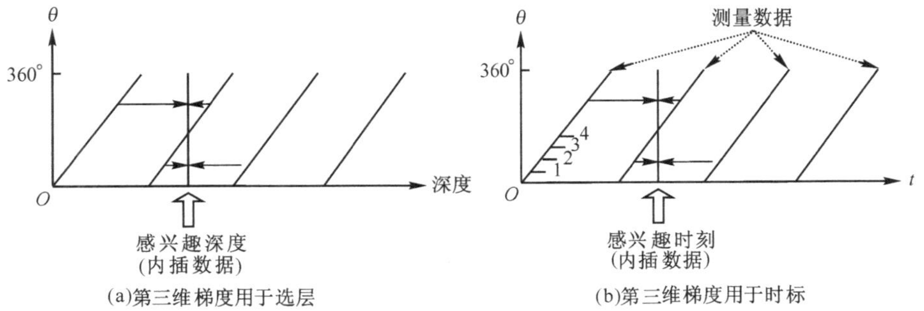

(a)第三维梯度用于选层　　(b)第三维梯度用于时标

图7-33　辐射采集对第三维梯度的两种利用方式

标时辐射采集的过程。

辐射采集对运动和流动不太敏感。且由于它只采用小相位编码梯度，可实现短 TE 成像。

辐射采集的最大特点是图像的 SNR 和对比度均有所提高。其缺点是辐射扫描实际上为一种投影重建技术，因而需要较长的数据处理时间。

二、K 空间的螺旋填充

K 空间不仅可以用水平线加以标记，还能用曲线轨迹进行标记。除辐射状轨迹(有人称之为圆形轨迹)外，螺旋轨迹(spiral trajectory 或 helical trajectory)是又一种 K 空间曲线标记方法。从成像的角度，它又被称为螺旋扫描(spiral scan 或 helical scan)或 K 空间螺旋填充(spiral traversal of K space)。螺旋填充是一种高速的数据采集策略，已广泛用在 EPI 等各种快速成像技术中。下面分螺旋填充的特点、数学表达、常见的螺旋轨迹以及螺旋采集的应用几个方面对其加以介绍。

1. 螺旋填充的特点

我们已经知道，信号读出期间任何时刻 K 空间的位置均由梯度波形对时间的积分所决定。为了获得高效的数据采集方法，只要在梯度放大器的功率许可范围和磁场变化对受检者神经刺激的承受范围之内，任何形式的梯度波形均有可能被利用。

螺旋形轨迹一般从 K 空间中央出发，然后呈螺旋状向外扩展。也就是说，一次激发后采样点不是在二维的栅格上顺序排列，而是通过调节梯度波形，使数据点沿着 K 空间的螺旋轨迹加以填充。为了实施螺旋扫描，相位编码方向和读出方向的梯度必须以连续变化的方式施加(多用连续的正弦梯度编码)。采样也是连续进行的。

对螺旋采集所获数据，经常用两种方法进行处理：一是使用内插法将其转换到二维栅格上，然后用常规傅里叶方法进行重建；二是采用 X 射线 CT 中使用的反投影算法直接重建图像。

螺旋形 K 空间标记因具有下述优点而被广泛采用：①流动失相很小即对流动不敏感；②对梯度功率的利用效率高；③对 T_2 弛豫非常敏感；④K 空间的整个感兴趣区可在一次或数次螺旋采集中覆盖，因而其成像速度极快，可用于快速变化的动态成像及心脏成像等。螺旋扫描的缺点一是对梯度放大器的功率要求非常高；二是将损失部分信噪比。另外，螺旋采集所获图像中的运动伪影呈圆形而非线形。

2. 螺旋轨迹的表达

螺旋轨迹的形式很多，下面先给出均匀螺旋 K 轨迹($dK/d\theta$ 为常数)即阿基米德螺线(Archimedean spiral)的数学表达，然后对其加以推广。在极坐标系中，以 $K=0$、$\theta=0$ 为始点的阿基米德螺线 K 轨迹可表示为

$$K(t) = A\theta(t) \tag{7-73}$$

式中，A 为奈奎斯特采样定理所确定的常数。在笛卡尔坐标系中，式(7-73)成为

$$\begin{cases} K_x = K\cos\theta = A\theta(t)\cos\theta \\ K_y = K\sin\theta = A\theta(t)\sin\theta \end{cases} \tag{7-74}$$

显然，式(7-74)中的 K 和 θ 为极坐标。设 ΔK 为两相邻螺线间的距离、L 为 FOV 的边长、M 为螺线旋转圈数，则有

$$\Delta K \leqslant \frac{M}{L} \tag{7-75}$$

在取最大 ΔK 的条件下，有

$$A = \frac{M}{2\pi L} \tag{7-76}$$

另外，由式(7-19)可知 K 空间与梯度的关系为

$$\begin{cases} K_x = \gamma\int G_x(t)\mathrm{d}t \\ K_y = \gamma\int G_y(t)\mathrm{d}t \end{cases} \tag{7-77}$$

将式(7-74)代入式(7-77)，得满足螺旋驱动条件的梯度表达式，即

$$\begin{cases} G_x(t) = \dfrac{2\pi}{\gamma}\dfrac{\mathrm{d}K_x}{\mathrm{d}t} = \dfrac{2\pi A}{\gamma}(\cos\theta - \theta\sin\theta)\dfrac{\mathrm{d}\theta}{\mathrm{d}t} \\ G_y(t) = \dfrac{2\pi}{\gamma}\dfrac{\mathrm{d}K_y}{\mathrm{d}t} = \dfrac{2\pi A}{\gamma}(\sin\theta + \theta\cos\theta)\dfrac{\mathrm{d}\theta}{\mathrm{d}t} \end{cases} \tag{7-78}$$

梯度合向量为

$$G = \sqrt{G_x^2 + G_y^2} = \frac{2\pi A}{\gamma}\sqrt{1+\theta^2}\,\frac{\mathrm{d}\theta}{\mathrm{d}t} \tag{7-79}$$

图 7-34 即为上述均匀螺旋 K 轨迹(阿基米德螺线)的示意图。由图 7-34 可见，阿基米德螺线上任意一点的半径均与该点的极角成正比。

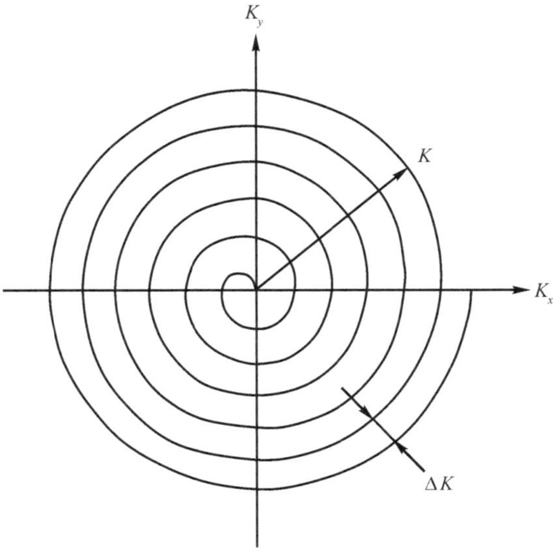

图 7-34　均匀螺旋 K 轨迹(阿基米德螺线)

3. 均匀螺旋轨迹的推广

式(7-73)表示的螺旋 K 轨迹更一般的表示形式为

$$K(t) = A\tau(t)e^{i\omega\tau(t)} \tag{7-80}$$

式中，$\tau(t)$为时间的函数。

当式(7-80)中的 $\tau(t)=t$ 时得到所谓恒角速螺旋线(constant angular velocity spiral)轨迹，与其对应的梯度为

$$G(t) = iA\omega te^{i\omega t} \approx \frac{dK}{dt} \tag{7-81}$$

恒角速螺旋轨迹存在两大弱点。一是它将更多的采样时间用在 K 空间中央而不是边缘。如果读出时间也是恒定的，图像重建时就要给数据加权，而这一操作会降低信噪比；二是读出梯度在扫描即将结束时才达最大值。因此，无论从追求信噪比的角度看还是从提高扫描速度的角度看，恒角速螺旋轨迹都不是很理想。

当式(7-80)中的 $\tau(t)=\sqrt{t}$时得到恒线速螺旋线(constant linear velocity spiral)轨迹(忽略坐标原点的奇点)，其对应的梯度为

$$G(t) = \frac{iA\omega}{2}e^{i\omega\sqrt{t}} \tag{7-82}$$

由于 $G(t)$与 K 空间的速度成比例，由式(7-82)不难推知 K 空间速度的幅值将保持恒定。另外，$\sqrt{t}$项出现在 $K(t)$的表达式中。但是，严格说来恒线速螺旋线 K 轨迹所要求的梯度波形在 MRI 系统中是不可能产生的，原因是它要求梯度以最大幅度开始，而梯度子系统产生的波形不可避免地具有一定的上升时间。实践中仅在梯度上升时间影响不很大的场合取 $\tau(t)=\sqrt{t}$。这种情况下，在扫描开始阶段的结果梯度将受到上升时间的限制，而后续扫描中结果梯度将保持恒速。

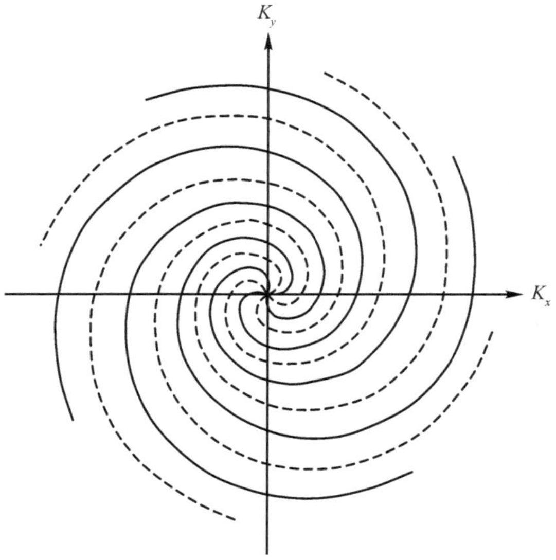

图 7-35 采用插入技术的螺旋 K 轨迹

4. 螺旋轨迹的插入

从理论上讲，螺旋填充的 K 空间可以在一次激发(单激发)后覆盖，如回波平面成像那样。但是，一次性覆盖要求有功率强大的梯度放大器。现在广泛采用所谓螺旋插入(interleaved spirals)技术进行螺旋扫描，其轨迹如图 7-35 所示。图 7-35 所示实线和虚线轨迹可以在序列中安排两个读出梯度分别进行标记：第一个读出梯度标记一条，随后的读出梯度标记另一条，但该读出梯度将被旋转，且需要专门的硬件支持。

螺旋轨迹插入是一种实用技术。与单激发一次覆盖相比，它具有如下

优点：① n 次激发后标记 n 条螺旋线，所需的梯度功率下降至 $1/n^2$。②数据采集带宽下降至 $1/n$。③信噪比提高 $\sqrt{n}$倍。显然，插入法大大降低了螺旋扫描对梯度功率的需求，从而使其有可能用在商用的 MRI 系统中。梯度功率的降低还有利于预防其生物效应。在心脏成像中，插入轨迹法成像更适应于屏息冠状动脉成像。因此，冠脉造影已成为插入螺旋轨迹技术最主要的应用领域。

5. 正方形螺旋 K 轨迹

顾名思义，正方形螺旋(square spiral)是指 K 空间中一环环向外扩展的正方形轨迹。在理想的梯度子系统中，产生正方形螺旋轨迹的梯度波形非常简单，即它仅由一系列不断改变极性和宽度(每个周期增加一次脉宽)、在 x 和 y 两个方向交替施加的矩形梯度脉冲组成。其梯度的幅度也是固定不变的，以便为 K 空间提供稳定的标记速度。

实践中可以用三角形或梯形脉冲取代理想的梯度脉冲以突破它对梯度上升时间的限制，其结果仍得到正方形螺旋，但标记速度不是很稳定，而且在二维傅里叶重建之前需进行一维的插值。

由于它填充了矩形栅格上的数据点，因而可以采用传统的快速傅里叶方法很快重建出图像，这是正方形螺旋轨迹的主要优点。但是，因为它的梯度幅度较小，而且还要收集一些不必要的数据(主要是 K 空间角上的数据)，使其不如圆形螺旋有效。

6. 实时透视的螺旋 K 轨迹

无电离辐射损伤的特点，使 MRI 很适合于透视检查。但是，考虑到磁场变化率(dB/dt)太大对人体有一定影响以及现有梯度在典型时间里填充整个 K 空间，从而提供一帧具有足够分辨率的图像还很困难，这一技术尚未得到广泛应用。

采用螺旋扫描和插入轨迹相结合的方式，已能为观察者提供有效的动态图像。所利用的技术是建立在人类视觉系统对运动物体的敏锐度有限这一基础之上的。其实现步骤如下：采用一个工作于插入状态的螺旋填充脉冲序列，其插入速度必须与所需的显示帧速相匹配；对 K 轨迹进行适当组合，使所获每帧图像都包含插入的数据组之信息并提供足够的分辨率；重复以上过程，对每帧图像的 K 空间(包括坐标原点)进行部分刷新；对于变化比较缓慢的图像，用加权的方式(如三角形加权)处理插入数据，以提供所需的视觉冲击响应。除此之外，还要对序列加以特殊设计，使之仅对高空间频率进行插入、对低空间频率进行重复。

上述方法符合视觉生理的原理，据称也与高分辨率电视的原理相同。图 7-36 表示一个典型的实时透视数据采集的螺旋轨迹 K 空间。可见 K 空间中央部位的采集速度要比边缘快得多，以便与视觉系统的时间和空间特性相一致。这种形式的 K 空间又被称为可变密度螺旋(variable density spiral)轨迹 K 空间。

7. 螺旋进/螺旋出 K 轨迹

自旋回波具有完全对称的特点。因此，自旋回波成像时可在回波信号的两侧采集对称数据。与此对应的螺旋方法称为螺旋进/螺旋出 K 轨迹(spiral-in/spiral out trajectories)标记。由于回波信号两侧的 T_2 弛豫过程相反，故将双侧信号组合后重建图像便可抵消

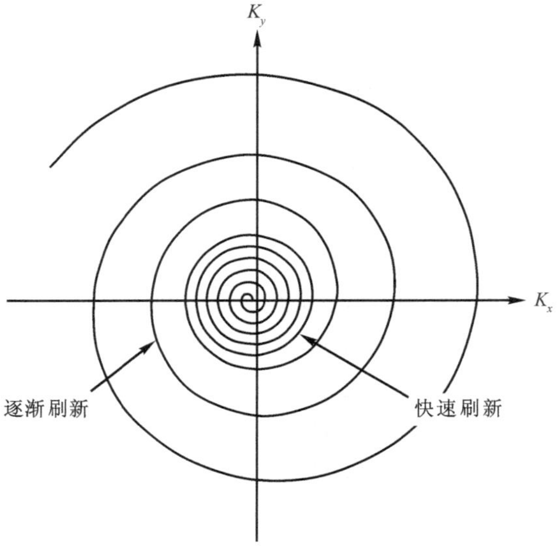

图 7-36　用于透视的可变密度螺旋 K 轨迹

其对图像的影响。另外，在螺旋进/螺旋出的工作模式下，磁场不均匀所积累的相移也相反，故能得到真正有轻微余弦加权的频谱。图 7-37 为螺旋进/螺旋出的 K 空间轨迹。

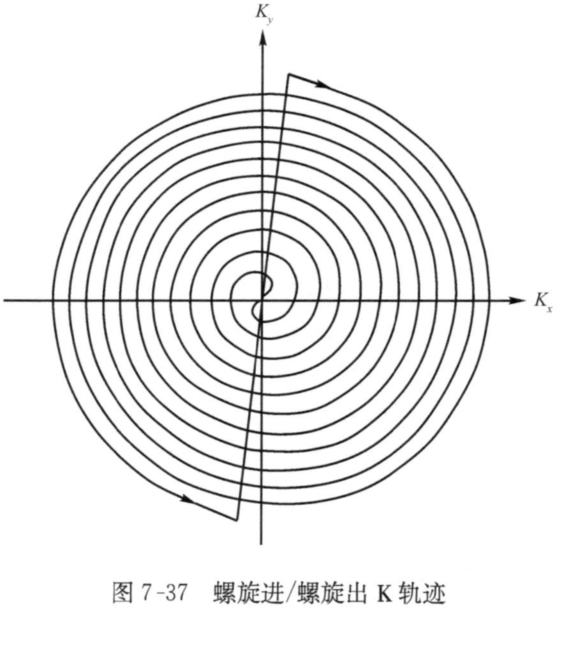

图 7-37　螺旋进/螺旋出 K 轨迹

8. 螺旋采集的图像重建问题

螺旋图像的重建比二维傅里叶重建复杂得多。一般来说，它收集的数据不是填写在二维的栅格上，因而在图像重建之前须采用一些特殊的算法对螺旋数据加以处理，其目的是将密度分布型 K 空间数据转换至二维的栅格上，再用二维傅里叶法进行重建。最后，还要对数据转换所致图像信号强度的变异进行补偿。

9．螺旋采集的失振问题

在二维傅里叶成像中，梯度脉冲引起的失振(off resonance)能够去除，但在螺旋成像中失振效应将被进一步扩大，这是螺旋采集的又一缺点。另外，一次典型的螺旋读出时间要比二维傅里叶成像的读出时间长得多，这就从客观上提供了更多相位积聚的可能。因此，螺旋成像中有必要采取措施以减少失振伪影的影响。这些措施包括：①压制脂肪信号，因为脂肪和水的共振频率略有不同；②优化梯度，使之在最短时间内达到所需的最大幅度；③使用尽可能多的插入轨迹，因为图像的变异与标定点到达 K 空间特定半径的时间长短有关；④以适当的频率对感兴趣区的图像进行重建；⑤用有相位或无相位两种方法对图像进行后处理，以使其更加清晰。

10．螺旋采集的应用

螺旋扫描现主要用在心脏的冠状动脉成像和腹部成像中。一个用于冠脉成像的典型插入式螺旋脉冲序列由一个 15.5ms 的谱空间激发脉冲、一个 17.5ms 的读出梯度(其后跟随一个使它返回 K 空间原点所需的横向梯度脉冲)和一个 z 方向的梯度破坏脉冲所组成。其中谱空间脉冲的作用是抑制脂肪信号，同时选中一个层面。读出梯度的设计一般应能对 20cm 的 FOV 进行 20 条插入 K 轨迹的成像。如此构造的螺旋成像序列可在 20 个心搏的时间内取得所需图像。成像时表面线圈置于胸壁。用螺旋扫描技术对冠状动脉进行电影成像时，每个心动周期进行一次插入轨迹的螺旋采集。

腹部成像的质量一直受到呼吸运动的干扰。传统的 T_2 加权序列因成像时间长、信噪比低以及图像中呼吸伪影严重而不能广泛开展。近年来推出的许多高速 T_2 加权成像序列已将腹部成像速度提高到了能在屏息间完成的程度。但是，大部分这类技术要么需要特殊的梯度硬件支持，要么分辨率和信噪比仍旧不能满足要求。在腹部成像中，螺旋扫描不仅能快速完成扫描，而且可保证较高的图像质量，因而有非常广泛的应用前景。螺旋技术不仅可用来获取腹部的 T_2 加权像，还能用来得到 T_1 加权像。

第六节　三维 K 轨迹简介

三维 (3D) K 空间是由 K_x、K_y 和 K_z 三个坐标轴组成的空间。我们已在式(7-15)和式(7-25)中给出了 3D K 空间的信号表达式(又称3D 成像公式)，并在式(7-18)和式(7-19)中对 3D K 空间的三维坐标分量进行了定义。本章还讨论了 3D K 空间的填充问题。显然，只要分别控制 G_x、G_y 和 G_z，就可遍历所有的 3D K 空间。3D 成像的最大缺点为扫描时间长，这主要是数据采集即 K 空间填充占据较多时间之故。为此，出现了多种形式(包括线性和非线性)的 3D K 轨迹，旨在加快 3D K 空间的填充速度。下面简单介绍几种可能的 3D K 轨迹。由于形状不同，每种 K 轨迹的扫描时间、流动特性、TE 长短等均有所不同，因而不同的场合应考虑采用不同的 3D K 轨迹。

1．3D 回波平面 K 轨迹

3D 回波平面 K 轨迹(3D echo planar trajectory)如图 7-38 所示。它是回波平面成像

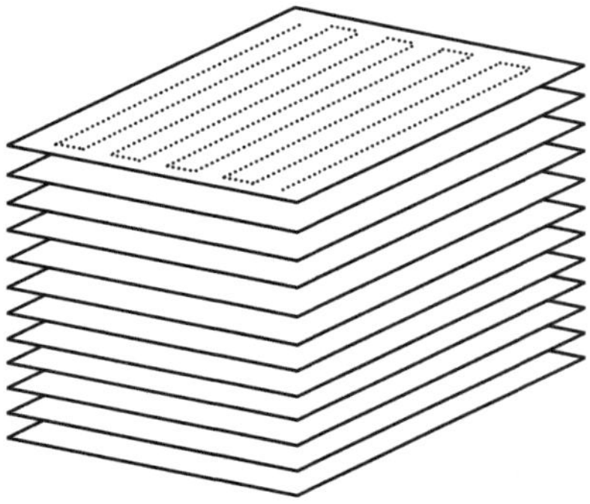

图 7-38　3D 回波平面 K 轨迹

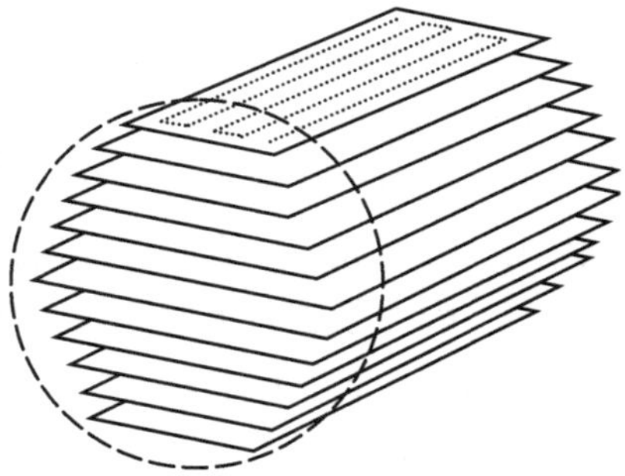

图 7-39　柱状 3D 回波平面 K 轨迹

序列中所使用的 K 轨迹。在这种成像技术中，每次激发获得一个 2D K 平面的所有数据，因而填充由 n_z 个层面组成的 3D K 空间需要 n_z 次激发。除了填充过程加快之外，每个 2D K 平面内的数据标记过程与常规 K 平面的填充相同。从广义角度讲，常规多层 2D 傅里叶成像中的多个 2D K 平面亦组成 3D K 空间。上述 3D K 轨迹的优点是梯度控制容易、轨迹简单和图像重建速度快，缺点为成像速度还不是很快。

2. 柱状 3D 回波平面 K 轨迹

图 7-39 所示称为柱状 3D 回波平面 K 轨迹(cylindrical 3D echo planar trajectory)。它是 3D 回波平面 K 轨迹的改进型，外观为柱状。由图可见，这种轨迹仍由常规 2D K 平面重叠而成，但中央层以外每个 K 平面内傅里叶行数均有所减少，越向外减少越多。显然，填充它所需的射频激励次数减少，扫描时间随之缩短，但其空间分辨率略有下降。

3. 柱状螺旋 K 轨迹

柱状螺旋 K 轨迹(cylindrical stack of spiral trajectory)由一系列螺旋填充的 K 平面堆积而成，外观为竖立的圆柱体，故名。由于它在平面内采用螺旋 K 轨迹，其激励次数进一步减少，使成像速度大大提高。另外，这种 K 轨迹保留了通常螺旋扫描良好的流动特性。它的缺点是图像重建过于复杂。图 7-40 是柱状螺旋 K 轨迹的示意图。

4. 球状螺旋 K 轨迹

球状螺旋 K 轨迹(spherical stack of spiral trajectory)如图 7-41 所示。由图 7-41 可见，它与柱状螺旋 K 轨迹有些类似，只是除中央层面外其他各层的螺旋线圈数逐层减少，因而能进一步减少激励次数、提高扫描速度。其重建速度也不是很慢。用这种 K 轨迹控制空间分辨率也是比较方便的：只要在平面内加、减螺旋线数即可。但总的来看，它的分辨率不如柱状螺旋 K 轨迹高。

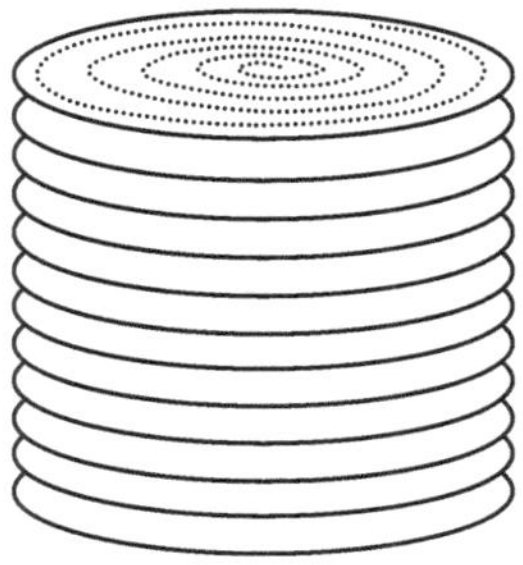

图 7-40　柱状 3D 螺旋 K 轨迹

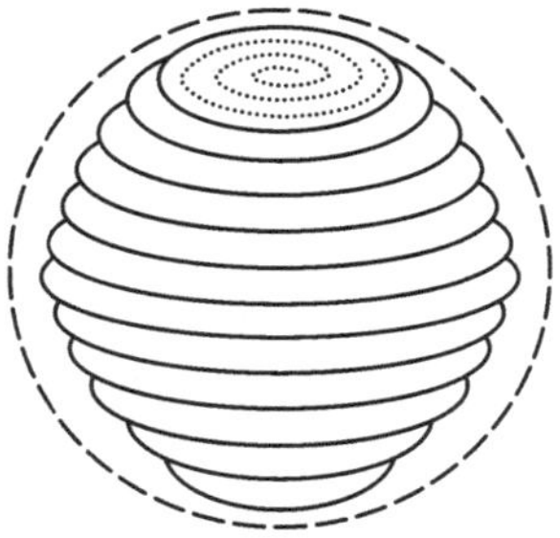

图 7-41　球状 3D 螺旋 K 轨迹

5. 多壳层球状螺旋 K 轨迹

多壳层球状螺旋 K 轨迹(shells spiral trajectory)是由多层螺旋球面组成的复杂轨迹。其中每个螺旋表面均为 3D 结构。有多少个壳层就有多少个这样的螺旋表面，整个 3D 扫描也将在同样次数的螺旋扫描中完成。显然，这种 K 轨迹的激励次数大为减少(与球状螺旋 K 轨迹相当)，成像速度很快。但是，它对梯度的控制要求更高，图像重建难度也较大。图 7-42(a)和图 7-42(b)分别为多壳层球状螺旋 K 轨迹和组成它的螺旋表面示意图。

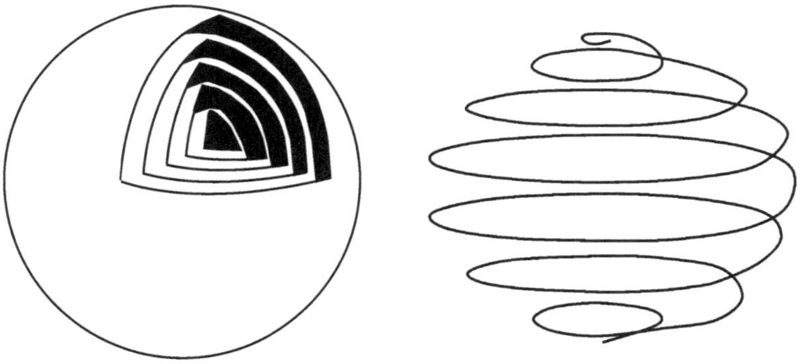

(a)3D K 轨迹　(b)3D 螺旋表面

图 7-42　多壳层球状螺旋 K 轨迹

6. 多锥面球状螺旋 K 轨迹

多锥面球状螺旋 K 轨迹(cone spiral trajectory)由多个不同大小的同轴锥面重叠而成，是一种比较复杂的 3D K 轨迹，如图 7-43(a)所示。由图 7-43(a)可见，这种 K 轨迹越靠近中部其锥面之锥度越小(正中为2D 螺旋 K 平面)，越向外锥度越大，且每个锥面均由图 7-43(b)所示的 3D 螺旋 K 轨迹形成。因此，整个 3D K 空间的标记将在与锥面数相同的激发次数后完成。与多壳层球状螺旋 K 轨迹相比，它的成像速度更快、流动特性更好，且能进行短 TE 成像。需要特别强调的是，它良好的流动特性使之非常适用于心脏和血管成像。其缺点为空间分辨率下降。

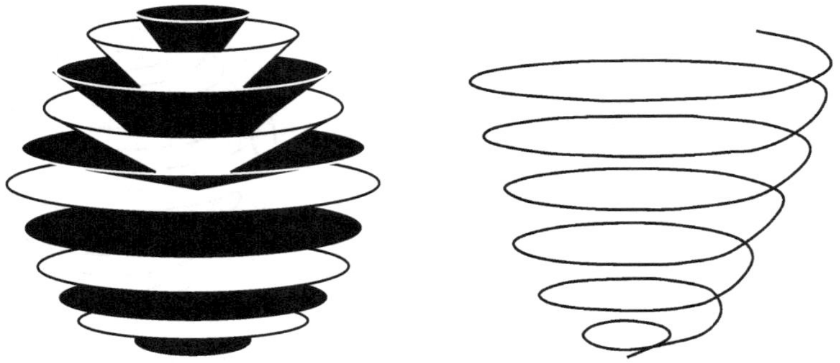

(a)3D K 轨迹　(b)3D 螺旋表面

图 7-43　多锥面球状螺旋 K 轨迹

主要参考文献

黄继英，梁星原. 1998. 磁共振成像原理. 陕西：陕西科学技术出版社

赵喜平. 2000. 磁共振成像系统的原理及其应用. 北京：科学出版社

Azhari H, Denisova O. 1996. Circular sampling: prespection of a time-saving scanning procedure. Magn Reson Imaging, 14: 625～631

Bluemke D A, Boxerman J L, Atalar E. 1997. Segmented K-space cine breath-hold cardiovascular MR imaging 1. Principles and technique. AJR, 169: 395～400

Chen Qun, Stock Klaus W, Prasad Pottumarthi V et al. 1999. Fast magnetic resonance imaging techniques. European Journal of Radiology, 29: 90～100

Chien D, Atkinson D J, Edelman R R. 1991. Strategies to improve contrast in turboFLASH imaging: reordered phase encoding and K-space segmentation. J Magn Reson Imaging, 1: 63～70

Crooks Lawrence E. 2000. Image formation methods. Methods in biomedical magnetic resonance imaging and spectroscopy. Chichester UK: John Wiley & Sons Ltd

Haacke E Mark, Brown Robert W, Thompson Michael R et al. 1999. Magnetic resonance imaging: physical principles and sequence design. New York: John Wiley & Sons

Irarrazabal P, Nishimura D G. 1995. Fast three dimensional magnetic resonance imaging. Magn Reson Med, 33: 656～662

Jones R A, Haraldseth O, Muller T B. 1993. K-space substitution: a novel dynamic imaging technique. Magn Reson Med, 29: 830～834

Lauzon M L, Rutt B K. 1996. Effects of polar sampling in K-space. Magn Reson Med, 36: 940～949

Macovski Albert, Meyer Craig H. 2000. Spiral scanning imaging techniques. Methods in biomedical magnetic resonance imaging and spectroscopy. Chichester UK: John Wiley & Sons Ltd

Mason G F, Harshbarger T, Hetherington H P. 1997. A method to measure arbitrary K-space trajectories for rapid MR imaging. Mag Reson Imaging, 38: 492～496

Mezrich R. 1995. A Perspective on K-space. Radiology, 195: 297～315

NessAiver Moriel. 1997. All you really need to know about MRI physics. Baltimore, MD, United States: Simply Physics

Papadakis N G, Carpenter T A, Hall L D. 1997. An algorthm for numerical calculation of the K-space data weighting for polarly sampled trajectories: Application to spiral imaging. Mag Reson Imaging, 15: 785～794

Petersson J S, Chrisloffersson J O, Colman K. 1993. MRI simulation using the K-space formalism. Magn Reson Imaging,

11：557～568

Scheffler K，Henning J. 1996. Frequency resolved single-shot MR imaging using stochastic K-space trajectories. Magn Reson Med，35：569～576

Takahashi A，Peters T. 1995. Compensation of multi-dimensional selective excitation pulses using measured K-space trajectories. Mage Reson Med，34：446～456

Xiang Qing-San，Henkelman R M. 1993. K-space description for MR imaging of dynamic objects. Magn Reson Med，29：422～428

Young Ian R. 2000. Methods in biomedical magnetic resonance imaging and spectroscopy. Chichester UK：John Wiley & Sons Ltd

第八章　磁共振信号的采集和图像重建

线圈中检测到的 NMR 信号为模拟信号。但是，磁共振信号的采集并不是简单将模拟信号数字化的问题。一般来说，信号采集策略与所使用的图像重建方法密切相关。所谓图像重建(image reconstruction 或 image rebuilding)，是指从成像体素的 NMR 信号求解出图像矩阵中对应像素数据的后处理过程。图像重建的方法很多，而先后用于磁共振图像重建的主要有投影重建法和傅里叶变换法两大类。其中后者为目前磁共振成像的主流方法，投影重建法则主要用在辐射扫描等快速成像技术所获数据的图像重建中。本章主要介绍与信号采集有关的数学概念以及上述图像重建法对信号采集的要求，顺便给出傅里叶变换成像和投影重建成像两种方法的数学描述。

第一节　概　　述

图像重建理论 1917 年由奥地利数学家雷登(J.Radon)提出。后来有人陆续将其应用于射电天文学和电子显微镜技术中，以确定太阳发射微波的区域和重建生物分子结构图。1967 年，在英国 EMI(Elecfrical and Musical Industries LTD.)实验研究中心从事图像处理和模式识别研究的豪斯菲尔德(Godfrey Newbold Hounsfield)将图像重建理论与 X 射线数据的处理相结合发明了 X 射线 CT，从而开始了医学影像诊断的新纪元。为此，豪斯菲尔德与其同事共获 1979 年的诺贝尔医学奖。1973 年，MRI 的开拓者劳特伯首创用一组投影数据(实际为频率编码)重建磁共振图像的方法。从此，图像重建法在 MRI 中获得了举足轻重的应用。

从数学的角度，可将图像重建法分为代数法和解析法两大类。代数法是通过求解代数方程而获得图像各像素值的，如逆矩阵法和迭代法等；解析法则包括各种形式的反投影法和分析傅里叶反演法。MRI 中广泛使用的二维傅里叶变换图像重建法和投影重建法分属于代数法和解析法。

MRI 的图像重建法应满足以下几方面的条件：要尽可能不失真地求解图像矩阵，以再现人体断层的图像信息、正确反映人体解剖结构；在理论和技术上均可行，即在实践中易于实现；重建速度要足够快。

二维傅里叶变换(2DFT，two dimensional Fourier transform)成像是将特别的编码技术与傅里叶反变换相结合而形成的图像重建法，也是现代 MRI 系统中普遍使用的成像法。它的特点是在每个坐标轴方向增设一个梯度磁场，用以逐次改变相应方向自旋质子的进动相位。如果将 z 向梯度作为层面选择梯度，则 2DFT 方法的实现步骤可表述为：z 向梯度场与选择性 RF 激励脉冲相结合定义成像层面；分别在 x 和 y 方向施加梯度场对平面内的体素进行空间编码；采集具有空间特征的 NMR 频域信号；经傅里叶反变换还原磁化强度矢量的空间分布即重建磁共振图像。

第二节　磁共振信号的采集和傅里叶重建

共振激发后在线圈中检测到的 NMR 信号是连续变化的模拟信号。这类信号经过采样使之离散化(数字化)方能被存储和利用，我们称这一过程为信号的测量，所得信号称为测量信号。根据测量信号的傅里叶反变换重建图像是傅里叶成像法非常关键的一步。本节从信号采样的无限采集和有限采集概念开始，逐步介绍 MRI 中产生不失真图像的奈奎斯特限定条件以及信号采集所引起的信号失真等问题。

一、无限采样

无限采样(infinite sampling)是指采样点数或离散化步数无时间限制的测量过程。从无限采样为起点来讨论信号不失真的条件，可使问题得以简化。

如前所述，在二维傅里叶成像法中，采集的 NMR 信号是 K 空间一组均匀分布的数据点。对于一个变化率为常数的读出梯度 G_{ro}，这种采样须在读出方向以 Δt 为时间间隔均匀的收集数据才能实现。于是，K 空间读出方向步长 ΔK 与采样间隔时间 Δt 的关系为

$$\Delta K = \gamma G_{ro} \Delta t \tag{8-1}$$

设第 p 个采样步所获信号为 $S(p\Delta K)$，则当 p 包括一切整数时，$S(p\Delta K)$便代表无限个采样点。

现考虑连续信号 $S(K)$与采样函数或称梳齿函数 $u(K)$相乘的问题。根据定义，采样函数为无限个等间隔单位 δ 函数的累加之和，即

$$u(K) = \Delta K \sum_{p=-\infty}^{\infty} \delta(K - p\Delta K) \tag{8-2}$$

则 $S(K)$与 $u(K)$之积便为无限采样点的信号分布，其表达式为

$$S_{\infty}(K) \equiv S(K)u(K) = \Delta K \sum_{p=-\infty}^{\infty} S(p\Delta K)\delta(K - p\Delta K) \tag{8-3}$$

式(8-3)中 δ 函数的系数为上述采样信号 $S(p\Delta K)$。显然，$S_{\infty}(K)$的傅里叶反变换即为物理质子密度 $\rho(x)$的近似或所谓重建的图像。无限采样的重建图像可表示为

$$\begin{aligned}\hat{\rho}_{\infty}(x) &= \int_{-\infty}^{\infty} S_{\infty}(K)e^{i2\pi Kx}dK \\ &= \int_{-\infty}^{\infty}\left[\Delta K \sum_{p=-\infty}^{\infty} S(p\Delta K)\delta(K - p\Delta K)\right]e^{i2\pi Kx}dK \\ &= \Delta K \sum_{p=-\infty}^{\infty} S(p\Delta K)e^{i2\pi p\Delta Kx}\end{aligned} \tag{8-4}$$

式(8-4)正是质子密度 $\rho(x)$的连续傅里叶反变换，它表示一个无穷傅里叶级数。实际上，$\rho(x)$将在一个有限的时间后消失。设上述傅里叶级数的周期大于 $\rho(x)$的时间间隔，则它表示无限多个质子密度的复制。

式(8-3)是对采样信号的定义。设 $U(x)$为 $u(K)$的傅里叶反变换，则式(8-3)中

$S(K)$与 $u(K)$之积的傅里叶反变换即 $\hat{\rho}_{\infty}(x)$也可通过 $\rho(x)$和 $U(x)$的卷积来描述。也就是说，K 空间采样函数和采样信号的积还可以用 x 空间相应函数和信号傅里叶反变换的卷积来获得。用公式表示为

$$\hat{\rho}_{\infty}(x) = \rho(x) * U(x) \tag{8-5}$$

可以证明，式中 $U(x)$实际上也为梳齿函数，其表达式如下

$$U(x) = \Delta K \sum_{q=-\infty}^{\infty} \delta(x - q/\Delta K) \tag{8-6}$$

由于任何函数 $f(x)$与 δ 函数 $\delta(x - x_0)$的卷积为

$$f(x) * \delta(x - x_0) = \int f(x')\delta(x - x' - x_0)\mathrm{d}x' = f(x - x_0) \tag{8-7}$$

故式(8-6)所示无穷累加和与任何函数的卷积将得到一个无穷级数，其中每一项都是该函数下一个 $1/\Delta K$ 间期的复制。这样，式(8-5)就可写为

$$\hat{\rho}_{\infty}(x) = \sum_{q=-\infty}^{\infty} \rho(x - q/\Delta K) \tag{8-8}$$

图 8-1 和图 8-2 是上述数学推导的图解。其中，图 8-1(a)和图 8-1(b)分别表示采样函数和作为信号举例的 $\mathrm{sinc}^2(K)$函数的傅里叶变换对。K 空间的采样函数和信号之积为采样信号，图 8-1(c)表示该信号及其傅里叶反变换。由图 8-1 可见，K 空间采样信号的傅里叶反变换也可通过图 8-1 中所示 x 空间采样函数和信号的卷积获得。图 8-1(a) 中的 L_x 为成像的 FOV。后面我们将会看到，只要 K 空间步长 ΔK 足够小，使得 FOV 足够大($L_x \equiv 1/\Delta K$)，就会避免因采样所致的图像混淆伪影。图 8-1、图 8-2 中的“ * ”为卷积符号。

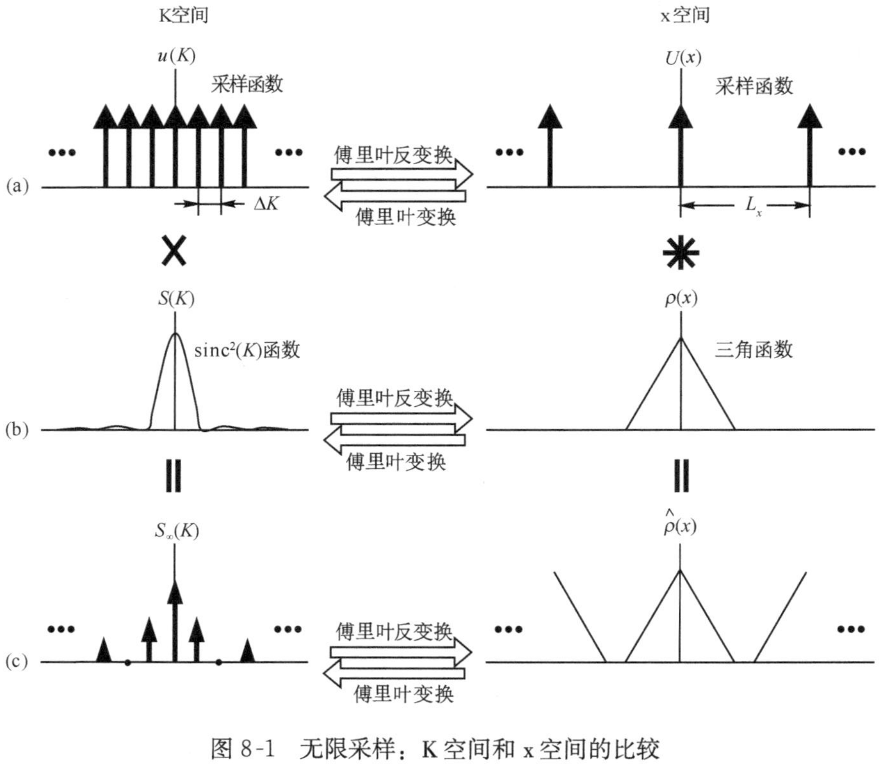

图 8-1 无限采样：K 空间和 x 空间的比较

图 8-2 表示用卷积方法在 x 空间求得图像 $\hat{\rho}_\infty(x)=\rho(x)*U(x)$的过程。图 8-2 为图 8-1 的细化表示，其中成像信号 $\rho(x)$为三角函数［$\mathrm{sinc}^2(K)$函数的傅里叶反变换］。图 8-2 表明，由于进行了无限采样，所得图像为一系列等周期的三角函数，图像重建时仅取其中一个周期。

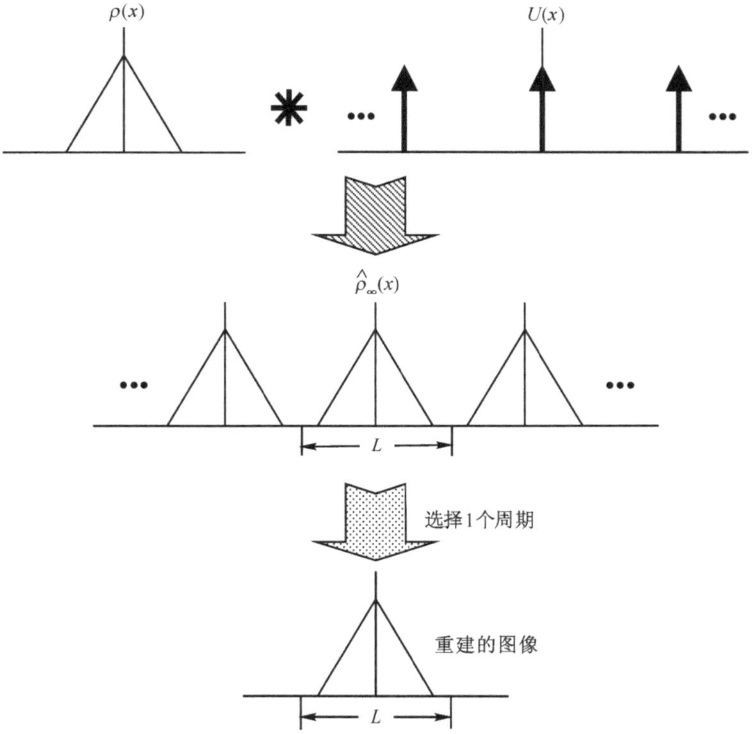

图 8-2　无限采样的图像获取过程：$\hat{\rho}_\infty(x)=\rho(x)*U(x)$

二、无限采样的奈奎斯特标准

1.K 空间的奈奎斯特采样标准

空间周期性是 $\hat{\rho}_\infty(x)$的重要特性。由式(8-4)可见，对于任意 p 值，在 $x\to x+1/\Delta K$ 的条件下，对应的 $e^{i2\pi p\Delta Kx}$项将保持不变，这使得重建的质子密度将在整个空间内重复出现。设其重复周期为 L，则由式(8-8)可以得出

$$\hat{\rho}_\infty(x)=\hat{\rho}_\infty(x+L) \tag{8-9}$$

显然，$\hat{\rho}_\infty(x)$的周期是 K 空间采样函数(δ 函数)之间期 ΔK 的倒数，即有

$$L=\frac{1}{\Delta K}\mathrm{FOV} \tag{8-10}$$

式中的 FOV 就是常说的感兴趣区大小，可见它是由 $\hat{\rho}_\infty(x)$的周期 L 所决定的，而 L 又与采样点间隔 ΔK 互为倒数。

为得到一幅图像，通常从式(8-8)中取一个周期或称一个拷贝进行重建。在图 8-2 中，$\hat{\rho}_\infty(x)$的各个拷贝都是分别显示的。但是，如果不同周期的拷贝出现重叠，则最终

的重建图像可以与实际的物理质子密度 $\rho(x)$大不一样。这样引起的图像变异有图像的混淆(aliasing)、相位包绕(phase wrapping)、折叠(foldover 或 wraparound)或重影(ghosting)等多种名称。为避免这种伪影，有必要探讨无限采样的奈奎斯特采样标准。下面以图 8-3 为例来说明这一问题。

图 8-3 表明了被成像物体在 x 空间的长度 A、$\hat{\rho}_{\infty}(x)$的周期 L 与其图像间的关系。其中，图 8-3(a)和图 8-3(b)分别表示 $L>A$ 和 $L<A$ 的两种情况。由图可见，当 L 大于 A 时，图像能够清晰显示(三角形分布的质子密度)。但是，当 L 小于 A 时，图像边缘的像素将被折返至 L 以内：图像的左边折至 L 间期的右边、图像的右边折至 L 间期的左边。为避免这类图像伪影，K 空间数据采集步长的倒数必须大于被成像物体的长度。这就是说，在一维的情况下 FOV 必须大于物体该方向的长度。用公式表示为

$$L > A \tag{8-11}$$

或

$$\Delta K < \frac{1}{A} \tag{8-12}$$

式(8-11)和式(8-12)均称为无限采样的奈奎斯特采样标准。

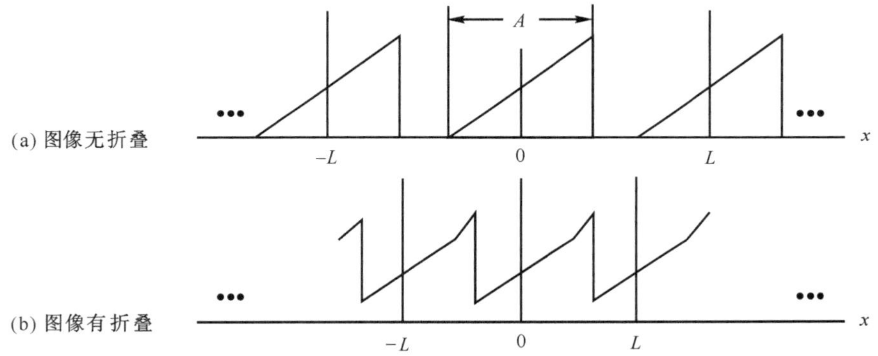

图 8-3　无限采样中奈奎斯特采样条件与重建图像的关系

2. 读出方向的奈奎斯特采样标准

在读出方向使用读出梯度 $G_{ro}(t)$且以 Δt 为时间间隔采集数据时，式(8-11)和式(8-12)可以写为

$$\Delta K_{ro}=\gamma\int_{t}^{t+\Delta t} G_{ro}(t')\mathrm{d}t' = \frac{1}{L_{ro}} < \frac{1}{A_{ro}} \tag{8-13}$$

式中，下标 ro 表示读出方向；L_{ro}和 A_{ro}分别为读出方向上 $\hat{\rho}_{\infty}(x)$的周期和采样体大小。对于矩形梯度波形，式(8-13)的左侧为

$$\Delta K_{ro} = \gamma G_{ro}\Delta t \tag{8-14}$$

综合式(8-13)和式(8-14)可得

$$\gamma G_{ro}\Delta t L_{ro}=1 \tag{8-15}$$

式(8-15)表示读出梯度、采样间隔和无限采样图像的周期三者之间的关系。

以上分别讨论了 K 空间和 x 空间的奈奎斯特采样标准。实践中还经常应用奈奎斯特采样频率的概念。当梯度场的变化率为常数时读出方向的采样频率为

$$f_{ro} = BW_{ro} = \frac{1}{\Delta t_{ro}} = \gamma G_{ro} L_{ro} > \gamma G_{ro} A_{ro} \tag{8-16}$$

式中，BW_{ro}为读出方向的带宽。

3．相位编码方向的奈奎斯特采样标准

在三维方向，上面讨论的奈奎斯特关系适用于三个坐标方向的任一维。相位编码方向或 3D 成像扫描带方向的奈奎斯特标准可表示为

$$\Delta K_{pe} = \gamma \int_{t}^{t+\tau_{pe}} G_{pe}(t')\mathrm{d}t' = \frac{1}{L_{pe}} < \frac{1}{A_{pe}} \tag{8-17}$$

式中，下标 pe 为相位编码方向；τ_{pe}和 A_{pe}分别为相位编码梯度的间期和采样体大小。对于矩形梯度波形，式(8-17)的左侧为

$$\Delta K_{pe} = \gamma G_{pe} \tau_{pe} \tag{8-18}$$

相位编码时，相位编码梯度的幅度在不断变化，它的间期却固定不变。

三、有限采样

严格说来，采样结束时 NMR 信号并没有消失。为了有效利用时间，实践中只能进行有限次采样即需要对信号进行截断。在有限采样的条件下，重建图像由代表截断数据组的函数 $\hat{\rho}(x)$来定义。下面讨论 NMR 信号的有限采样及其相关问题。

1．有限采样

有限采样(finite sampling)是指通过窗口(windowing)技术截断信号，并仅对窗内信号进行采集的过程。从数学上讲，将采样函数与一方波函数 rect(z)相乘即可实现数据截断这一目的。方波函数又称为窗函数。其定义式为

$$\mathrm{rect}(z) = \begin{cases} 0 & z < -\frac{1}{2} \\ 1 & -\frac{1}{2} \leqslant z \leqslant \frac{1}{2} \\ 0 & z > \frac{1}{2} \end{cases} \tag{8-19}$$

设采集窗的宽度为 W，窗内总的采样点数为 N，则用于有限采样的窗函数为

$$u(K) \cdot \mathrm{rect}\left(\frac{K + \frac{1}{2}\Delta K}{W}\right) = \Delta K \sum_{p=-n}^{n-1} \delta(K - p\Delta K) \tag{8-20}$$

式中，n 为二分之一总采样点数，窗宽 W 为总采样点数 N 与采样点间隔时间 ΔK 之积，即

$$W = N\Delta K = 2n\Delta K \tag{8-21}$$

由此可见，窗宽就是 K 空间填充 $2n$ 个数据点所需的总时间。

于是，测量信号即离散信号 $S_m(K)$为信号、采样函数和窗函数三者之积，即

$$
\begin{aligned}
S_m(K) &= S(K)\cdot u(K)\cdot \mathrm{rect}\left[\frac{K+\frac{1}{2}\Delta K}{W}\right] \\
&= \Delta K\sum_{p=-n}^{n-1} S(p\Delta K)\,\delta(K-p\Delta K) \qquad (8\text{-}22)
\end{aligned}
$$

式(8-22)表示的离散信号为 δ 函数的有限项之和，其系数仍为采样信号 $S(p\Delta K)$。后面还将给出它的傅里叶反变换表达式。

2. 标准的 MRI 采样

式(8-22)所表达的 $N=2n$ 个采样点在 K 空间的 $[-n\Delta K,(n-1)\Delta K]$ 范围内均匀分布。由于采样点数为偶数，故其分布呈轻微不对称状。但是，在 $n\gg 1$ 的条件下，便可认为采样是基本对称的。

现在进一步考察式(8-20)所示的窗函数。如果对它重新加以定义，使之关于原点对称，则这时以 ΔK 为间隔采集的 $2n+1$ 个点除两个位于边界外其余点将全部落入采样窗之内。与此相比，将 rect 函数的自变量向左移动 $\Delta K/2$，这时以 ΔK 间隔采样时窗内共将得到 $2n$ 个点，且这些点将覆盖 K 空间 $[-n,\ n-1]$ 的范围。上述两种情况分别称之为绝对对称的采样和基本对称的采样。基本对称的采样即式(8-22)所表示的采样，是 MRI 中使用的标准采样规范。在 MRI 中，之所以将基本对称的采样作为规范，不仅是因为它有偶数个采样点，还因为快速傅里叶变换(FFT,fast Fourier transform)中也经常使用偶数个采样点。

奈奎斯特定理仅对获取足够多的采样点提出了要求，但它不能说明如果数据点未能在设想之处采集时可能出现的情况。上述基本对称采样就可以看作绝对对称采样将采样点向左或向右移动 $\Delta K/2$ 后所得。在 MRI 中，无论是由于实验设计还是物理出错，采样点的移位非常多见。对于有限采样，K 空间数据点移位所导致的错误须用离散的傅里叶变换进行分析。显然，如果位移幅度过大，使本来位于 $K=0$ 处的信号峰值移到了 K 空间边界甚至移出了采样窗范围，就会导致信号的损失甚至出错。采样点移位最终在重建图像中表现为相移伪影。

四、质子密度的重建

根据有限采样的数据组重建的质子密度以 $\hat{\rho}(x)$表示。它是式(8-22)所示离散信号的傅里叶反变换，即

$$
\begin{aligned}
\hat{\rho}(x) &= \int_{-\infty}^{\infty} S_m(K)\mathrm{e}^{\mathrm{i}2\pi Kx}\mathrm{d}K \\
&= \Delta K\int_{-\infty}^{\infty}\sum_{p=-n}^{n-1} S(p\Delta K)\,\delta(K-p\Delta K)\mathrm{e}^{\mathrm{i}2\pi Kx}\mathrm{d}K \\
&= \Delta K\sum_{p=-n}^{n-1} S(p\Delta K)\mathrm{e}^{\mathrm{i}2\pi p\Delta Kx} \qquad (8\text{-}23)
\end{aligned}
$$

显然，式(8-23)表示的重建质子密度为周期函数，其周期性与式(8-9)所示无限采样质子密度函数的周期性相同。即有

$$\hat{\rho}(x) = \hat{\rho}\left(x + \frac{1}{\Delta K}\right) \tag{8-24}$$

因此，无限采样的奈奎斯特标准同样适用于截断数据。

由于采用了有限的截断数据，式(8-23)表示的 $\hat{\rho}(x)$并不能正好代表真正的物理质子密度 $\rho(x)$，而它只能是式(8-4)无限采样质子密度的近似。或者说，$\hat{\rho}(x)$是物理质子密度的傅里叶级数。如果 ΔK 足够小，这一级数就是一系列 $\rho(x)$的拷贝。

$\hat{\rho}(x)$和 $\rho(x)$之差是图像伪影的来源之一。因数据被截断而导致的图像伪影称为模糊(blurring)伪影。下面专门讨论这一问题。

式(8-22)中离散信号 $S_m(K)$为三个函数的乘积，故式(8-23)的傅里叶变换可以通过 x 空间三个函数的卷积而求得，即

$$\hat{\rho}(x) = \rho(x) * U(x) * [W\sin c(\pi Wx)e^{-i\pi x\Delta K}] \tag{8-25}$$

式(8-25)中用到了 rect(K/W)函数的傅里叶变换即 sinc 函数。另外，我们已在式(8-4)中获得了上式前两项的卷积，现只要将其结果再与 sinc 函数卷积即可。图 8-4 是上述卷

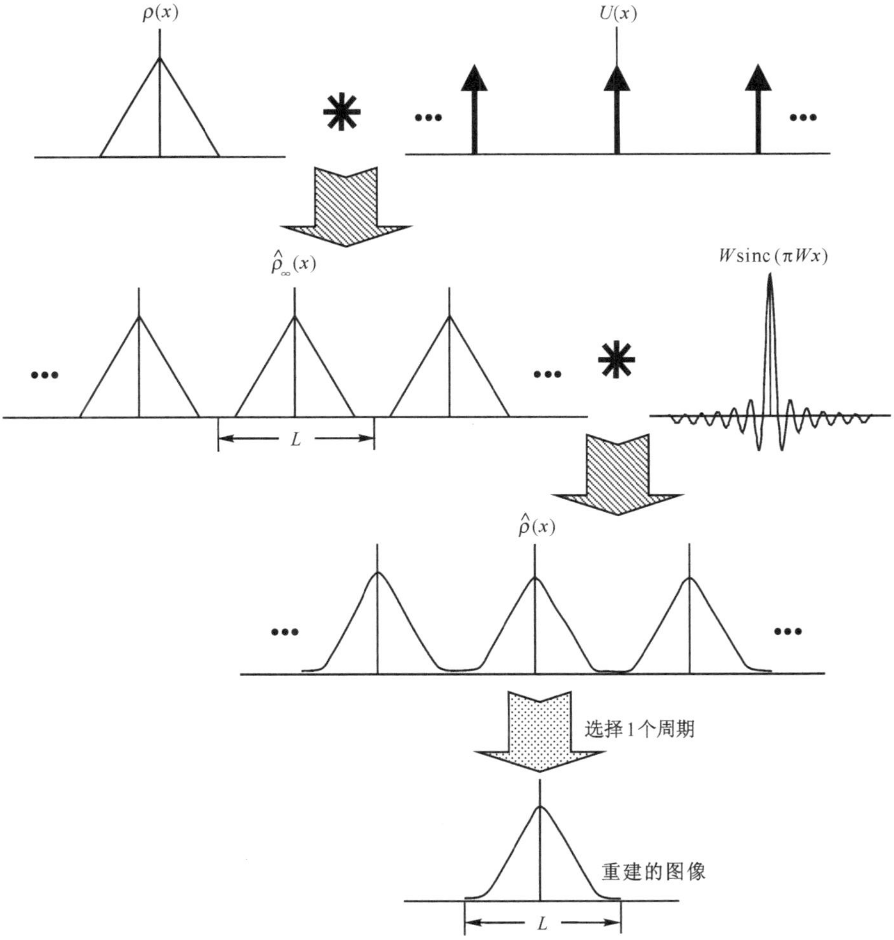

图 8-4　卷积的流程和结果：$\hat{\rho}(x)=\rho(x) * U(x) * [W\mathrm{sinc}(\pi Wx)e^{-i\pi x\Delta K}]$

积的流程和结果的图示。图 8-4 顶部表示 $\rho(x)$与 $U(x)$的卷积、中部为两次卷积的结果。最终图像是从多周期函数 $\hat{\rho}(x)$中选择一个周期后重建得到的，如图 8-4 下部所示。同 $\hat{\rho}(x)$一样，它也是经采样和数据截断调制的结果。值得注意的是，无穷采样信号与 sinc 函数的卷积使本来边界分明的图像变得界限不清。所有图像中均会出现这种模糊效应。但是，足够宽的窗函数可以使上述模糊效应最小化。然而，窗函数的加宽意味着 sinc 函数的变窄(二者互为傅里叶变换对)，它与 $\rho(x)$和 $U(x)$卷积后图 8-4 中 $\hat{\rho}(x)$的最小点将更圆甚至有可能小于零。

五、离散和截断采样的空间分辨率

根据上面的定义，质子密度的空间范围为 L。在 x 空间 L 范围内进行的测量是一个将信号截断和离散化的过程。之所以对信号进行截断处理，是因为从重复的重建质子密度中不可能取得任何新信息；以均匀的空间步长 Δx 对信号进行离散化，是由于重建质子密度存在空间信息或分辨率的下限。这里，分辨率下限是由 K 空间数据被截断后 x 空间内图像的模糊现象所决定的。

在 K 空间中，有限采样曾被定义为 $\rho(x)$、采样函数和 rect 函数之积。与式(8-6)类似且以 Δx 为步长的采样函数为

$$\tilde{U}(x) = \Delta x \sum_{q=-\infty}^{\infty} \delta(x - q\Delta x) \tag{8-26}$$

为讨论方便，姑且设采样点数为 n'(而不是 n)并进行与式(8-22)类似的计算，则可得根据 $2n'$个采样点在 x 空间重建的质子密度分布表达式，即

$$\begin{aligned}\rho_m(x) &= \hat{\rho}(x) \cdot \tilde{U}(x) \cdot \mathrm{rect}\left(\frac{x + \frac{1}{2}\Delta x}{L}\right)\\ &= \Delta x \sum_{q=-n'}^{n'-1} \hat{\rho}(q\Delta x)\,\delta(x - q\Delta x)\end{aligned} \tag{8-27}$$

式(8-27)中的 L 满足下述关系

$$L = 2n'\Delta x \tag{8-28}$$

由此可见，式(8-28)中 L 与式(8-21)中 W 的条件完全类似。由此可得到分辨率 Δx 的如下表达式

$$\Delta x = \frac{L}{2n'} \tag{8-29}$$

可见它由 L 和 n'共同决定。通常又将 Δx 称为体素尺寸或像素尺寸。

我们注意到，式(8-27)中 δ 函数的系数 $\hat{\rho}(q\Delta x)$是采样后重建的质子密度，其形式与式(8-22)中出现的采样信号 $S(p\Delta K)$相同。另外，由于测量信号 $S_m(K)$的傅里叶反变换为重建的质子密度 $\hat{\rho}(x)$，故它的傅里叶变换应为信号函数。设该信号函数为 $\hat{S}(K)$，则有

$$\begin{aligned}\hat{S}(K) &= \int \hat{\rho}_m(x) e^{-i2\pi Kx} \mathrm{d}x\\ &= \Delta x \sum_{q=-n'}^{n'-1} \hat{\rho}(q\Delta x) e^{-i2\pi Kq\Delta x}\end{aligned} \tag{8-30}$$

可以看出，对于大 n'和小 Δx，式(8-30)接近于 $\hat{\rho}(x)$的连续傅里叶变换，且 $\hat{\rho}(x)$接近于 $\hat{S}(K)$的连续傅里叶反变换。

六、截断采样的离散傅里叶变换

由式(8-23)可见，n 越大和 ΔK 越小，$\hat{\rho}(x)$越接近于 $S(K)$的连续傅里叶反变换。那么，什么条件下 $\hat{S}(K)$与 $S(K)$接近呢？下面就来讨论这一问题。

我们知道，x 空间重建的离散质子密度 $\hat{\rho}(q\Delta x)$是通过 K 空间离散信号 $S(p\Delta K)$的离散傅里叶反变换而获得的。显然，$\hat{\rho}(q\Delta x)$和 $S(p\Delta K)$成为离散傅里叶变换对的条件是二者在 K 空间和 x 空间的采样步数相等，即

$$n = n' \tag{8-31}$$

也就是说，上述两个空间进行转换时所需的数据组必须同样大小。为了满足这一条件，不妨取一整数 r 来观察 $\hat{S}(r\Delta K)$是如何接近 $S(r\Delta K)$的。

以式(8-23)所示的 $S(p\Delta K)$之和取代式(8-30)中的 $\hat{\rho}(q\Delta x)$，得

$$\begin{aligned}\hat{S}(r\Delta K) &= \Delta x\Delta K\sum_{p=-n}^{n-1}\sum_{q=-n'}^{n'-1}S(p\Delta K)e^{i2\pi p\Delta Kq\Delta x}e^{-i2\pi r\Delta Kq\Delta x}\\ &= \Delta x\Delta K\sum_{p=-n}^{n-1}\sum_{q=-n'}^{n'-1}S(p\Delta K)e^{i2\pi(p-r)\Delta Kq\Delta x}\end{aligned} \tag{8-32}$$

如果应用 $n=n'$的条件，则结合式(8-10)和式(8-28)有

$$\Delta x\Delta K = \frac{1}{L}\cdot\frac{L}{2n} = \frac{1}{2n} \tag{8-33}$$

于是，式(8-32)成为

$$\hat{S}(r/L) = \frac{1}{2n}\sum_{p=-n}^{n-1}\sum_{q=-n}^{n-1}S(p/L)e^{\frac{i\pi q(p-r)}{n}} \tag{8-34}$$

已知离散傅里叶变换对剩余量的恒等式，即

$$\sum_{q=-n}^{n-1}e^{\frac{i\pi q(p-r)}{n}} = 2n\delta_{pr} \tag{8-35}$$

式(8-35)中的 δ_{pr}为 Kronecker δ 函数。其定义为

$$\delta_{pr} = \begin{cases}1 & p = r\\ 0 & p \neq r\end{cases} \tag{8-36}$$

将式(8-35)代入式(8-34)后发现，$\hat{S}(r/L)$与原始采样信号是逐点相等的，即有

$$\hat{S}(r/L) = S(r/L) \tag{8-37}$$

这使得原始采样信号和据其重建的质子密度两个被截断的离散函数之间出现如下关系

$$S(p/L) = \Delta x\sum_{q=-n}^{n-1}\hat{\rho}(qL/2n)e^{-\frac{i\pi pq}{n}} \tag{8-38}$$

及

$$\hat{\rho}(qL/2n) = \Delta K\sum_{p=-n}^{n-1}S(p/L)e^{\frac{i\pi pq}{n}} \tag{8-39}$$

如果定义

$$\hat{\rho}_{MRI}(qL/2n) = \hat{\rho}(qL/2n)\Delta x \tag{8-40}$$

则如下两式成立

$$S(p/L)=\sum_{q=-n}^{n-1}\hat{\rho}_{\mathrm{MRI}}(qL/2n)\mathrm{e}^{-\frac{\mathrm{i}\pi p\varepsilon}{n}} \tag{8-41}$$

及

$$\hat{\rho}_{\mathrm{MRI}}(qL/2n)=\frac{1}{2n}\sum_{p=-n}^{n-1}S(p/L)\mathrm{e}^{\frac{\mathrm{i}\pi pq}{n}} \tag{8-42}$$

显然，式(8-41)和式(8-42)是一非常精确的傅里叶变换对。从式 8-41 和式 8-42 中还可看出，这一傅里叶变换对仍保留了奈奎斯特对称性。式中的 $\hat{\rho}_{\mathrm{MRI}}(x)$即 $S(p/L)$的离散傅里叶变换正是我们所看到的磁共振图像。根据定义，$\hat{\rho}_{\mathrm{MRI}}(x)$与重建的质子密度和体素容积的积成正比。但是，为简单起见，以后在不至于产生混乱的情况下，仍将用有效质子密度 $\hat{\rho}(\vec{r})$来讨论磁共振图像。

第三节　傅里叶变换图像重建中的滤波和分辨率

从第七章可知，对 K 空间有限区域进行填充并对填充数据进行离散傅里叶反变换便可获得所需图像。本章第二节又讨论了重建无失真图像对 K 空间采样密度的要求。本节继续介绍 NMR 信号通路的有关问题，例如，推导滤波器及其相关的傅里叶变换表达式、引出 MRI 空间分辨率的数学模型等，以便对采样和数据截断引起的效应产生一个定量认识。

一、滤波器和点扩散函数

K 空间滤波器(K space filter)是指任何能与 K 空间 MRI 数据相乘的函数，一般记为 $H(K)$。对应地，将 K 空间滤波器的傅里叶反变换称为点扩散函数(point spread function)，通常以 $h(x)$表示。点扩散函数又称为脉冲响应函数(impulse response function)。有了点扩散函数的概念，重建图像 $\hat{\rho}(x)$又可以表达为 $h(x)$和 $\rho(x)$的卷积。因此，对滤波器所致的图像失真就能以求卷积的方法进行研究。

1. 数据截断所致点扩散

数据截断可理解为 rect 函数对 $S(K)$的滤波。设 K 空间数据是连续采集的，但采样区间为$[-n\Delta K, (n-1)\Delta K]$，则称采集数据是被由 rect 函数确定的滤波器 $H_w(K)$截断的(truncated)或窗化的(windowed)。该滤波器的表达式为

$$H_w(K)=\mathrm{rect}\left(\frac{K+\frac{1}{2}\Delta K}{W}\right) \tag{8-43}$$

则采集的离散数据 $S_w(K)$为

$$S_w(K)=S(K)H_w(K) \tag{8-44}$$

式中，$S(K)$为物理质子密度 $\rho(x)$的连续傅里叶变换。由此数据组重建的图像为

$$\begin{aligned}\hat{\rho}_w(K)&=F^{-1}\left[S(K)H_w(K)\right]\\&=\rho(x)*h_w(x)\end{aligned} \tag{8-45}$$

式中，$h_w(x)$为滤波器 $H_w(K)$的傅里叶反变换即滤波器的点扩散函数。由式(8-25)得知

$$h_w(x) = W\operatorname{sinc}(\pi Wx)e^{-i\pi\Delta Kx} \tag{8-46}$$

式(8-46)与质子密度函数卷积后所致的图像失真已在上一节阐明。应用点扩散的概念可以进一步看到，函数 $h_w(x)$将位于其物理位置的各点质子密度信息扩散到了所有 x 位置。

2. 数据截断和采样共同所致点扩散

下面推导数据被截断的同时进行离散采样的数学模型。由式(8-20)可知，与截断采样对应的滤波器 $H_{ws}(K)$为

$$\begin{aligned} H_{ws}(K) &= \Delta K\cdot\operatorname{rect}\left(\frac{K+\frac{1}{2}\Delta K}{W}\right)\sum_{p=-\infty}^{\infty}\delta(K-p\Delta K) \\ &= \Delta K\sum_{p=-n}^{n-1}\delta(K-p\Delta K) \end{aligned} \tag{8-47}$$

由式(8-22)可知，测量数据是以 $S(p\Delta K)$为系数的有限个 δ 函数之和。于是，式(8-22) 所定义的测量信号可用滤波器形式表达为

$$\begin{aligned} S_m(K) &= S_{ws}(K) = S(K)H_{ws}(K) \\ &= \Delta K\sum_{p=-n}^{n-1}S(p\Delta K)\delta(K-p\Delta K) \end{aligned} \tag{8-48}$$

将式(8-47)代入式(8-48)并求其傅里叶反变换即得重建的质子密度，因而有

$$\begin{aligned} \hat{\rho}(x) &= \hat{\rho}_{ws}(x) \\ &= \int_{-\infty}^{\infty}S_m(K)e^{i2\pi Kx}dK \\ &= \int_{-\infty}^{\infty}S_{ws}(K)e^{i2\pi Kx}dK \\ &= \Delta K\sum_{p=-n}^{n-1}S(p\Delta K)e^{i2\pi p\Delta Kx} \end{aligned} \tag{8-49}$$

我们注意到，原来关于无限采样的重建质子密度没有使用下标“ws”。$\hat{\rho}(x)$还可表示为卷积形式，即

$$\hat{\rho}(x) = \rho(x) * h_{ws}(x) \tag{8-50}$$

令式(8-49)中的 $S(K)$为 1 可得有穷傅里叶反变换的点扩散函数 $h_{ws}(x)$。其结果为

$$h_{ws}(x) = \Delta K\sum_{p=-n}^{n-1}e^{i2\pi p\Delta Kx} \tag{8-51}$$

由于恒等式

$$\sum_{p=-n}^{n-1}x^p = x^{-n}\frac{1-x^{2n}}{1-x} \tag{8-52}$$

成立，故式(8-51)可以简化为

$$h_{ws}(x) = W\frac{\operatorname{sinc}(\pi Wx)}{\operatorname{sinc}(\pi\Delta Kx)}e^{-i\pi\Delta Kx} \tag{8-53}$$

与连续采样的情况相同，数据截断采样的点扩散函数 $h_{ws}(x)$仍使最终获得的质子

密度变得模糊。它与 $h_w(x)$的主要区别表现在前者还同时产生重影。

3. 其他滤波器的点扩散

一切影响 MRI 信号的因素均可当作滤波器进行分析。T_2 和 T_2^* 弛豫就是其中之一，因为二者均能衰减信号幅度。数据采集结束后，为削弱 $h_{ws}(x)$所致的图像变异、抑制其他伪影或增强某种图像特征，经常也使用滤波器对数据进行后处理。

在下面的讨论中，我们将以 $H_{filter}(K)$表示各滤波器的综合效应，也用 $\hat{\rho}_{filter}$代表重建的质子密度或图像(同时有几个滤波器时分别用 $\hat{\rho}_{filter1}$、$\hat{\rho}_{filter2}$等表示)。另外，除了用式(8-48)和式(8-49)的形式分别代表标准的窗化和采样滤波器之外，额外的滤波器还有如下多种表达法

$$\begin{aligned}\hat{S}_{m,filter}(K) &= S_m(K)\cdot H_{filter}(K)\\ &= S(K)\cdot H_{ws}(K)\cdot H_{filter}(K)\\ &= S(K)\cdot H_{ws,filter}(K)\end{aligned}\tag{8-54}$$

式中，$H_{ws,filter}(K)$是作用于 MRI 数据的所有三种滤波器的简写符号。对应地，重建质子密度又可写为如下几种形式的卷积

$$\begin{aligned}\hat{\rho}_{filter}(x) &= \hat{\rho}(x) * h_{filter}(x)\\ &= \rho(x) * h_{ws}(x)\times h_{filter}(x)\\ &= \rho(x) * h_{ws,filter}(x)\end{aligned}\tag{8-55}$$

显然，分析中滤波器可以被当作自身的点扩散函数 $h_{filter}(x)$，也可被作为所有滤波器的联合点扩散函数 $h_{ws,filter}(x)$。

二、MRI 的空间分辨率

空间分辨率是指两个不同物体之间的最小可分辨距离或同一物体上的最小可分辨特性。对于理想的具有无穷采集数据的实验，点扩散函数可以用 δ 函数来描述，即信号与 δ 函数卷积后能得到体素无穷小的理想重建。但是，现实实验中的非零空间分辨率只能用点扩散函数来度量。下面就讨论用点扩散函数对重建引起的扩散或图像失真进行定量分析的方法。需要注意的是，所谓高空间分辨率或者增强空间分辨率都与更小的可分辨距离有关，而差空间分辨率或低空间分辨率都与可分辨距离变大有关。

1. 空间分辨率的定义

对于任一由点扩散函数 $h(x)$进行描述的成像方法，其空间分辨率 Δx_{filter}的定义为 $h(x)$下面积与坐标原点处滤波器的值之比，即

$$\begin{aligned}\Delta x_{filter} &= \frac{1}{h_{filter}(0)}\int_{-\infty}^{\infty} h_{filter}(x)\mathrm{d}(x)\\ &= \frac{H_{filter}(0)}{h_{filter}(0)}\end{aligned}\tag{8-56}$$

式(8-56)也是对点扩散函数带宽的度量。例如，方波函数的高度为 $h_{filter}(x)$，带宽即为 Δx_{filter}。

在离散傅里叶变换重建中，$h_{ws}(x)$是以 L 为周期的周期函数。在这种情况下，式

(8-56)具有无穷带宽。换言之，如果窗化和采样的磁共振图像仅限于 FOV 内，则用滤波器描述的图像的空间分辨率 $\Delta x_{\mathrm{MRI,filter}}$ 可表示为

$$\Delta x_{\mathrm{MRI,filter}}=\frac{1}{h_{\mathrm{ws,filter}}(0)}\int_{-L/2}^{L/2}h_{\mathrm{ws,filter}}(x)\mathrm{d}x \tag{8-57}$$

这就是估计两个物体之间最小间距的定义式。

如果不考虑附加滤波器，式(8-57)的积分就不难求出。利用式(8-51)的结果，得出无附加滤波器的分辨率 Δx_{MRI} 为

$$\begin{aligned}\Delta x_{\mathrm{MRI}}&=\frac{\sum_{p=-n}^{n-1}\int_{-L/2}^{L/2}\mathrm{e}^{\mathrm{i}2\pi p\Delta Kx}\mathrm{d}(x)}{\sum_{p'=-n}^{n-1}1}\\&=\frac{1}{2n}\sum_{p=-n}^{n-1}L\delta_{p0}\\&=\frac{1}{2n\Delta K}=\frac{1}{W}=\Delta x\end{aligned} \tag{8-58}$$

可见根据式(8-57)的定义，离散傅里叶重建中可分辨的最小距离与前面定义过的傅里叶像素尺寸正好相等。

2. 附加滤波器的空间分辨率

对窗化采样的数据附加滤波器意味着 K 空间信号同时与 $H_{\mathrm{ws}}(K)$ 和 $H_{\mathrm{filter}}(K)$ 相乘。由式(8-49)看出，对应的点扩散函数 $h_{\mathrm{ws,filter}}(x)$ 可表达为

$$h_{\mathrm{ws,filter}}(x)=\Delta K\sum_{p=-n}^{n-1}H_{\mathrm{filter}}(p\Delta K)\mathrm{e}^{\mathrm{i}2\pi p\Delta Kx} \tag{8-59}$$

结合式(8-57)和式(8-59)，进一步得出与式(8-58)对应的、考虑附加滤波器作用的图像空间分辨率表达式，即

$$\Delta x_{\mathrm{MRI,filter}}=\frac{1}{\Delta K}\left[\frac{H_{\mathrm{filter}}(0)}{\sum_{p'=-n}^{n-1}H_{\mathrm{filter}}(p'\Delta K)}\right] \tag{8-60}$$

由于 MRI 中总采用低通滤波器，可假设 K 空间总滤波效果的最大值出现在 $K=0$ 处，即对于所有的 K 值，有

$$H_{\mathrm{filter}}(0)\geqslant H_{\mathrm{filter}}(K) \tag{8-61}$$

于是，式(8-60)可简化为

$$\Delta x_{\mathrm{MRI,filter}}\geqslant\frac{1}{2n\Delta K}=\frac{1}{W}=\Delta x \tag{8-62}$$

显然，考虑附加滤波器后图像的空间分辨率变差。

第四节　部分傅里叶成像及其图像重建

部分傅里叶成像的 K 空间数据呈不对称状，这种不对称既可发生在读出方向(K 空间坐标原点不在采集窗中央)，也可发生在相位编码方向(相位编码线仅在部分 K 空间，如负半部分 K 空间内采集)。还有一些场合如流动成像是利用短回波技术在读出方向获

取非对称回波的。上述各种非对称 K 空间填充方法就是所谓部分傅里叶成像。我们已在第七章较为详细地介绍了部分傅里叶成像(包括半傅里叶成像)的 K 空间填充及其应用，本节继续阐述其数学描述和对应的图像重建方法。

一、部分傅里叶成像 K 空间的非对称特性

K 空间填充区间可表示为 $[-n_-\Delta K,\ n_+\Delta K]$。通常将凡是 $n_- \leqslant n_+$ 的傅里叶成像方法称为部分傅里叶成像法(partial fourier imaging scheme)。这类方法的 K 空间并不对称，其非对称的程度可用非对称度 Asym 这一指标进行判断。Asym 的定义式为

$$\mathrm{Asym} = \frac{n_+ - n_-}{n_- + n_+} \tag{8-63}$$

在式(8-63)中，n_- 可在区间 $[0,\ n_+]$ 内取值。因此，Asym 之值将在 1～0 之间变化。一般地，将 Asym＝1(对应于 $n_-=0$)的 K 空间称为完全不对称的 K 空间，这时仅其正半部分被填充；将 Asym＝0(对应于 $n_-=1$)的 K 空间称为完全对称的 K 空间，这时 K 空间的正、负两部分被对称地填充。

下面通过图 8-5 来说明非对称回波采集中序列时序与 K 空间的关系。

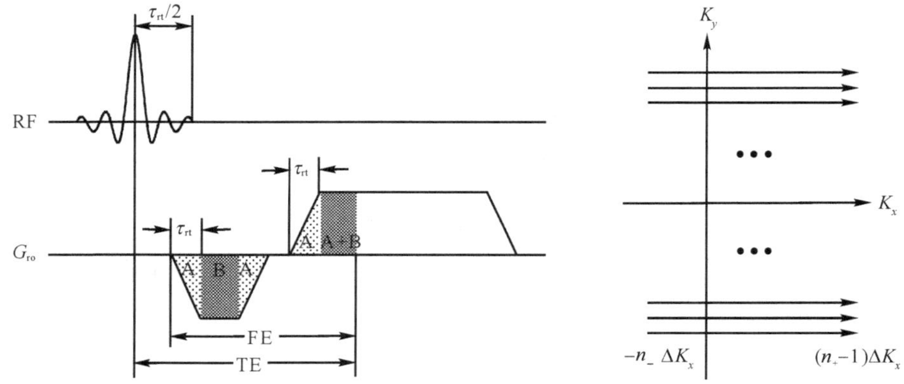

图 8-5 非对称采样的读出梯度及 K 空间填充

设回波信号出现前后收集的数据点数分别为 n_- 和 n_+-1 个，则图 8-5 所示序列的总读出时间为 $N\Delta t$，其中 N 为采集的总数据点数，即

$$N = n_- + n_+ \tag{8-64}$$

图 8-5 中的场回波时间 FE 是从读出梯度开始到采集窗内出现回波信号的时间。由图 8-5 看出，最小场回波时间由下式给定

$$\mathrm{FE} = 3\tau_{\mathrm{rt}} + 2n_-\Delta t \tag{8-65}$$

式中，τ_{rt}为梯度波形的上升或下降时间(图8-5中 A 的宽度)。我们注意到，这是读出方向第一个也是唯一的一个场回波。又设射频脉冲的作用时间为 τ_{rf}，则其回波时间 TE 为

$$\mathrm{TE} = \frac{\tau_{\mathrm{rf}}}{2} + 3\tau_{\mathrm{rt}} + 2n_-\Delta t \tag{8-66}$$

显然，当 $n_- \to 0$ 时，TE 将接近于最小值。

二、非对称回波的图像重建

在理想即 $\rho(x)$ 为实函数的情况下，上述非对称回波数据的图像重建可利用 $S(-K)$ 的复数共轭对称性来实现，即求

$$S(-K) = S^*(K) \tag{8-67}$$

也就是说，可以用已采集的部分点直接创建一个由 $2n_+$ 个点构成的新数据组，使其关于回波信号对称分布。如果 n_+ 不为 2 的倍数，可以填零以满足 FFT 算法的需要。

对于完全非对称数据，还可以用所谓滤波法进行图像重建，即将式(7-59)所定义的海维赛德阶跃函数 $\Theta(K)$ 作为滤波器与信号 $S(K)$ 相乘。为了导出重建图像的表达式，首先求该阶跃函数的傅里叶反变换 $h_\Theta(x)$，即(求解过程从略)

$$\begin{aligned} h_\Theta(x) &= F^{-1}[\Theta(K)] = \int_0^\infty e^{i2\pi Kx} dK \\ &= \frac{1}{2}\delta(x) + \frac{i}{2\pi}P\left(\frac{1}{x}\right) \end{aligned} \tag{8-68}$$

式中，$\delta(x)$ 为 δ 函数，$P(1/x)$ 是如下恒等式

$$P\left(\frac{1}{x}\right) = \lim_{\varepsilon \to 0^+} \frac{x}{\varepsilon^2 + x^2} \tag{8-69}$$

应用式(8-68)所示的滤波函数，得重建的质子密度为

$$\begin{aligned} \hat{\rho}_H(x) &= \rho(x) * h_\Theta(x) \\ &= \frac{1}{2}\rho(x) + \frac{1}{2}\rho(x) * \frac{i}{\pi}P\left(\frac{1}{x}\right) \end{aligned} \tag{8-70}$$

式(8-70)表明，若 $\rho(x)$ 为实函数，则应用海维赛德阶跃函数后可得重建的质子密度为 $2\mathrm{Re}[\hat{\rho}_H(x)]$。但是，由于磁场非均匀性及流动的影响总是存在，实际的 $\rho(x)$ 可等效为一个复数，即

$$\rho(x) = \rho_{real}(x) + i\rho_{imag}(x) \tag{8-71}$$

式中，下标 real 和 imag 分别表示实部和虚部。因为 $\rho(x)$ 和 $F[\Theta(x)]$ 的复数性质，$\mathrm{Re}[\hat{\rho}_H(x)]$ 不再代表 $\rho(x)$。设计复杂的部分傅里叶采集方案时必须考虑这一因素。

值得注意的是，以上对海维赛德函数的讨论并未考虑采样和数据截断作用。如果从离散的角度探讨部分傅里叶重建，则与连续情况下海维赛德单位阶跃函数 $\Theta(K)$ 对应的滤波器 $H(K)$ 成为

$$H_{\Theta_+}(K) = \begin{cases} 0 & K < 0 \\ \dfrac{1}{2} & K = 0 \\ 1 & K > 0 \end{cases} \tag{8-72}$$

其原点处的值 1/2 可以理解为由两个海维赛德函数的叠加来实现该点的对称采样。同理，定义 $H_{\Theta\_}(K)$ 为

$$H_{\Theta\_}(K) = \begin{cases} 0 & K < 0 \\ \dfrac{1}{2} & K = 0 \\ 1 & K > 0 \end{cases} \tag{8-73}$$

三、复数质子密度的图像重建

由非对称数据重建实部图像的方法之一为强迫其服从复数共轭对称规律。

对于一个质子密度为复数的物体，由于式(8-71)成立且式中 $\rho_{real}(x)$和 $\rho_{imag}(x)$均为实数，使其重建图像不再代表成像物体。但是，根据傅里叶变换的线性，仍有可能从下述两个信号来得到图像

$$S_{real}(K) = F[\rho_{real}(x)] \tag{8-74}$$

$$S_{imag}(K) = F[\mathrm{i}\rho_{imag}(x)] \tag{8-75}$$

毫无疑问，从 $\rho(x)$实部获得的信号 $S_{real}(K)$将服从式(8-67)所示的共轭对称性；来自 $\rho(x)$虚部的信号 $S_{imag}(K)$则服从下述共轭对称性

$$S_{imag}(K) = -S^*_{imag}(-K) \tag{8-76}$$

假设仅获得了 $K>0$ 的 K 空间数据，欲通过共轭对称性来填补所有未采集的数据点以形成一个合并的双边数据组 $\hat{S}(K)$，则

$$\hat{S}(K) = \begin{cases} S_m(K) & K \geqslant 0 \\ [S_m(-K)]^* & K < 0 \end{cases} \tag{8-77}$$

根据成像物体实部和虚部的不同贡献重写 $S_m(K)$和 $[S_m(-K)]^*$，并在实部和虚部分别应用复数的共轭对称性，式(8-77)成为

$$\begin{aligned} \hat{S}(K) &= \begin{cases} S_{real}(K) + S_{imag}(K) & K \geqslant 0 \\ S_{real}(K) - S_{imag}(K) & K < 0 \end{cases} \\ &= S_{real}(K) + \left[S_{imag}(K) \cdot \begin{cases} 1 & K \geqslant 0 \\ -1 & K < 0 \end{cases} \right] \end{aligned} \tag{8-78}$$

对式(8-78)进行傅里叶反变换，得与合并数据组 $\hat{S}(K)$对应的重建质子密度，即

$$\begin{aligned} \hat{\rho}(x) &= \rho_{real}(x) + F^{-1}\left[S_{imag}(K) \cdot \begin{cases} 1 & K \geqslant 0 \\ -1 & K < 0 \end{cases} \right] \\ &= \rho_{real}(x) + [\mathrm{i}\rho_{imag}(x)] * \left(\frac{\mathrm{i}}{\pi}\right) P\left(\frac{1}{x}\right) \\ &= \rho_{real}(x) - \rho_{imag}(x) * \frac{1}{\pi} P\left(\frac{1}{x}\right) \end{aligned} \tag{8-79}$$

显然，如果 $\rho_{imag}(x)$不为 0，式(8-79)表示的重建质子密度就不等于 $\rho(x)$。因此，对于一个复数物体，在假设其为实部物体而应用部分傅里叶方法重建后所获结果图像不能精确表示 $\rho(x)$。

四、迭代重建法

对于仅填充 K 空间负半部分的数据采集方案(半傅里叶成像)，还可以用迭代的方法进行图像重建。

1. 迭代重建的约束条件

迭代重建可以应用的主要约束条件有：①K 空间数据能最大限度地代表成像体且仅

在($n_+ - n_-$)区间内填补未收集数据。②由实际采集的 $2n_-$ 个点(K 空间覆盖范围：$-n_- \leqslant K \leqslant n_- - 1$)重建的低空间频率相位图像能最大限度地代表复空间数据。如果满足上述两个约束条件，则计算所得 $2n_+$ 个点的图像之相位受限于 $2n_-$ 个原始采样点的低频 K 空间数据。与此同时，假设对于 n 维的 K 空间数据组，其余($n-1$)维已通过傅里叶反变换重建。

2. 迭代重建的步骤

迭代重建算法可分如下十个步骤实现。

1) 根据实测数据组 $S_m(p\Delta K)$创建一个截断的和填零的数据组(共 $2n_+$ 个点)$\tilde{S}_\varphi(p\Delta K)$，有

$$\tilde{S}_\varphi(p\Delta K) = \begin{cases} 0 & -n_+ \leqslant p \leqslant -n_- - 1 \\ S_m(p\Delta K) & -n_- \leqslant p \leqslant n_- - 1 \\ 0 & n_- \leqslant p \leqslant n_+ - 1 \end{cases} \tag{8-80}$$

2) 用式(8-80)的数据组获得低频的相位估计值 $\phi(q\Delta x)$，即

$$\phi(q\Delta x) = \arg\{D^{-1}[\tilde{S}_\varphi(p\Delta K)]\} \tag{8-81}$$

式中，D^{-1}表示离散傅里叶反变换。

3) 迭代计数器 j 初始化为零，并从填零的测量数据组中获取最初 $2n_+$ 个点的信号 $S_0(p\Delta K)$，即

$$S_0(p\Delta K) = \begin{cases} S_m(p\Delta K) & -n_- \leqslant p \leqslant n_+ - 1 \\ 0 & -n_+ \leqslant p \leqslant n_- - 1 \end{cases} \tag{8-82}$$

这时的重建图像 $\hat{\rho}_0(q\Delta x)$为

$$\hat{\rho}_0(q\Delta x) = D^{-1}[S_0(p\Delta K)] \tag{8-83}$$

迭代算法从下一步开始。

4) 按式(8-84)计算第($j+1$)次迭代的复数图像 $\tilde{\rho}_{j+1}(q\Delta K)$

$$\tilde{\rho}_{j+1}(q\Delta K) = |\hat{\rho}_j(q\Delta x)| e^{i\phi(q\Delta x)} \tag{8-84}$$

5) 对式(8-84)的复数图像进行傅里叶变换以获得 K 空间数据组 $\tilde{S}_{j+1}(p\Delta K)$。其计算式为

$$\tilde{S}_{j+1}(p\Delta K) = D[\tilde{\rho}_{j+1}(p\Delta x)] \tag{8-85}$$

式中，D 表示离散傅里叶变换。

6) 与实测数据组 $S_m(p\Delta K)$不同，$\tilde{S}_{j+1}(p\Delta K)$在 $-n_+ \leqslant p \leqslant -n_+ - 1$ 范围内具有非零数据且它覆盖 K 空间($-n_+\Delta K, -n_-\Delta K$)。将它用其他 p 值的 K 空间测量数据(共$2n_+$个点)进行替代，以获得第($j+1$)次迭代的 K 空间数据组。其公式表示为

$$S_{j+1}(p\Delta K) = \begin{cases} S_m(p\Delta K) & -n_- \leqslant p \leqslant n_+ - 1 \\ \tilde{S}_{j+1}(p\Delta K) & -n_+ \leqslant p \leqslant -n_- - 1 \end{cases} \tag{8-86}$$

7) 计算离散傅里叶反变换，以得到第($j+1$)次迭代的复数图像 $\hat{\rho}_{j+1}(q\Delta x)$，即

$$\hat{\rho}_{j+1}(q\Delta x) = D^{-1}[S_{j+1}(p\Delta K)] \tag{8-87}$$

8) 检测迭代效果：将$|\hat{\rho}_{j+1}(q\Delta x) - \hat{\rho}_j(q\Delta x)|$与设定的收敛判定标准相比较，如结果足够小，则执行第⑨步，否则跳至第⑩步。

9）将 $\hat{\rho}_{j+1}(q\Delta x)$作为最终重建图像输出，结束迭代。

10）迭代变量 j 加 1 并跳至第④步继续迭代。

上述算法最重要的是每个迭代过程的替换数据组 $\tilde{S}_{j+1}(p\Delta K)$应与实测数据组 $S_m(p\Delta K)$相符合。否则，重建图像中便会因 K 空间的非连续性而出现截断伪影。因此，在最后一次迭代中常将上述两个数据组采用一个平均过程与一具有 u 个点的海宁(Hanning)滤波器合并以避免伪影。也就是说，最后的 K 空间迭代由下式决定

$$S_{j+1}(p\Delta K)=\begin{cases} S_m(p\Delta K) & -n_-+u\leqslant p\leqslant n_+-1 \\ \tilde{S}_{j+1}(p\Delta K) & -n_+\leqslant p\leqslant -n_--1 \\ \dfrac{1}{2}\left\{S_m(p\Delta K)\left[1+\cos\left[\pi+\dfrac{\pi(p+n_-)}{u}\right]\right]\right. & \\ \left.+\tilde{S}_{j+1}(p\Delta K)\left[1+\cos\dfrac{\pi(p+n_-)}{u}\right]\right\} & -n_-\leqslant p\leqslant -n_-+u-1 \end{cases} \tag{8-88}$$

五、多维 K 空间的共轭对称和图像重建

以上各种算法都是在 1D 基础上导出的。下面继续讨论 3D K 空间的非对称采集特点和图像重建问题。

设 3D K 空间数据为 $S(K_x, K_y, K_z)$，并设 $\rho(x,y,z)$为实函数，则 $S(K_x, K_y, K_z)$的共轭表达式为

$$\begin{aligned} S^*(K_x,K_y,K_z)&=\left[\iiint \rho(x,y,z)e^{-i2\pi(K_xx+K_yy+K_zz)}\,dx\,dy\,dz\right]^* \\ &=\iiint \rho^*(x,y,z)e^{i2\pi(K_xx+K_yy+K_zz)}\,dx\,dy\,dz \\ &=S(-K_x,-K_y,-K_z) \end{aligned} \tag{8-89}$$

式(8-89)表明，对于多维 K 空间数据，复数的共轭对称性仅存在于对称于 K 空间原点的数据点。这是多维 K 空间的重要特性。这一特性是否意味着在 2D 的情况下，仅采集单一象限的数据就足以利用其共轭对称性重建图像呢？答案是否定的。这是因为如果采集数据仅覆盖 K 空间的第一象限，则根据式(8-89)只能求出其第三象限的数据；第二、第四两个象限根本无法填补。因此，任何情况下 K 空间数据的非对称获取只能在一维方向进行。也就是说，要么在读出方向(以缩短 TE)，要么在其中之一的相位编码方向(以缩短数据采集时间)。

还可以从算法的角度进一步理解式(8-89)表示的共轭特性。非对称采集的多维 K 空间数据共有两种重建算法，一是将 2D K 空间数据作为一个完整数组存储并按式(8-89)求其共轭；二是先求所有对称采集方向的傅里叶反变换，然后对 1D K 空间数据应用 1D 的共轭对称性。为比较以上两种算法的有效性，不妨设分别在 K_y 和 K_x 两个方向进行对称和非对称采集以获取 K 空间数据组 $S(K_x, K_y)$。显然，y 方向的傅里叶反变换将产生一个单 x 空间维和单 K 空间维的函数 $\hat{\rho}_y(K_x, y)$，其计算式为

$$\hat{\rho}_y(K_x,y)=\int S(K_x,K_y)e^{i2\pi K_yy}\,dK_y \tag{8-90}$$

$\hat{\rho}_y(K_x, y)$满足式(8-67)，于是又有

$$\hat{\rho}_y(K_x, y) = [\hat{\rho}_y(K_x, y)]^* \tag{8-91}$$

显然，从对存储器的需求来看后一种方法更为有效，因为它的所有操作均可在不同方向分别进行。

第五节　螺旋采集的投影重建

投影重建(projection reconstruction)是 MRI 中使用的又一种图像重建方法。1972 年，人们首先通过它建立了高质量的 X 射线断层图像。次年，劳特伯将其引用于磁共振成像，也获得过良好的图像质量，使其成为早期 MRI 系统中使用的成像方法。如前所述，现在常规 MRI 几乎全部采用傅里叶变换成像法，但螺旋扫描数据的处理仍毫不例外地应用投影重建法。因此，投影重建是一种基于快速成像的图像重建法。本节首先引入投影和 Radon 变换的基本概念，然后介绍三种用于螺旋 K 空间数据处理的投影重建法，即反投影法、傅里叶法和滤波反投影法。其中后两种方法的应用最为广泛。

一、投影和 Radon 变换

众所周知，线性 K 空间轨迹仅受相位编码梯度的控制。如果相位编码和频率编码两个梯度同时使用，则梯度场合向量将指向任意空间方向，同时采样点被进行频率编码。设总梯度强度 G 与 x 轴的夹角为 θ，由第七章的推导可知 K 空间信号与 θ 存在如下关系

$$S(K, \theta) = \iint \rho(x, y) e^{-i2\pi K(x\cos\theta + y\sin\theta)} dx dy \tag{8-92}$$

由此可见，$S(K, \theta)$的相位完全取决于两个三角函数的组合，令其为 x'，即

$$x' = x\cos\theta + y\sin\theta \tag{8-93}$$

式(8-93)表明，如果将现有的 xOy 坐标系旋转 θ 角，就有望得到一个频率编码轴 x'与总梯度强度方向平行的新坐标系，使得沿任何一条垂直于 x'轴的直线分布的质子均有相同的进动相位。为此，将式(8-92)中的积分变量从(x, y)变为(x', y')，得

$$S(K, \theta) = \iint_{\hat{x}' \parallel \boldsymbol{K}} \rho(x', y') e^{-i2\pi Kx'} dx' dy' \tag{8-94}$$

进一步地，$\rho(x', y')$可写为

$$\rho(x', y') = \iint \rho(x, y)\delta(x' - x\cos\theta - y\sin\theta)\delta(y' + x\sin\theta - y\cos\theta) dx dy \tag{8-95}$$

式(8-94)中的$\hat{x}' \parallel \boldsymbol{K}$表示积分限，它意味着仍必须选用笛卡尔坐标系，使得 x'轴仅与原来的 x 轴保持 θ 角。显然，在旋转得到的新坐标系 $x'Oy'$中梯度方向已被固定。变换前后的坐标关系为

$$\begin{cases} x' = x\cos\theta + y\sin\theta \\ y' = -x\sin\theta + y\cos\theta \end{cases} \tag{8-96}$$

可以看出，$x'Oy'$是将 xOy 反时针旋转得到的。

另一方面，由于式(8-94)中质子的进动相位已与 y'无关，可得任何一条垂直于 x'的直线上质子密度在梯度方向的投影 $P(x', \theta)$，即

$$P(x',\theta)=\int_{x',\theta}\rho(x',y')\mathrm{d}y' \tag{8-97}$$

不难发现，式(8-97)所示投影 $P(x',\theta)$代表沿一条直线的线积分，该直线与 x 轴的夹角为$\left(\frac{\pi}{2}+\theta\right)$，且通过点 x'。按照 X 射线成像中的术语，这条垂直于梯度方向的积分线被称为射线和(ray sum)或总和。式中 y'为积分路径的长度，即垂直于 G 且在成像物体范围内的长度。图 8-6 中绘出了一条给定 θ 的投影线，其中 $x'=x'_0$。

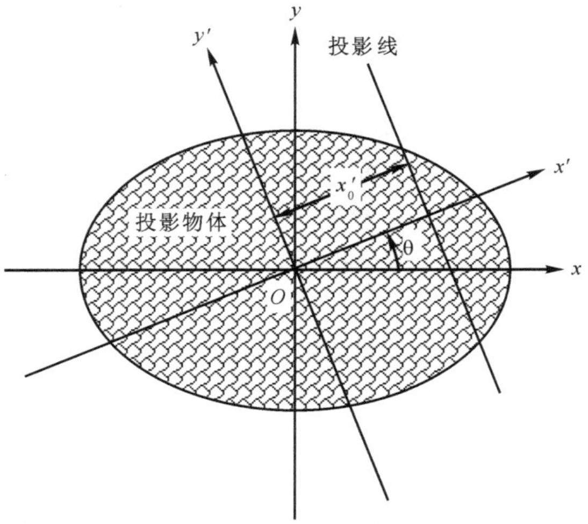

图 8-6　成像物体(阴影区)投影的定义

式(8-97)仅给出了物体质子密度分布的一维信息，即将物体沿 y'投影到 x'轴上，并没有给出 y'方向的分布，因而还不能还原出 $\rho(x',y')$来。为此，须使梯度场旋转一系列角度，以得到一系列 $P(x',\theta)$，然后才能重建出图像。这就是投影重建的基本原理。

图 8-6 仅绘出了一条投影线。事实上，如果梯度方向或 θ 角可任意给定，则可得无数条如此的投影线。

另外，在同一 θ 角下，不同的 x'值分别对应于不同的、互相平行的投影线。我们把每一 θ 角对应的所有投影线统称为平行射线投影(parallel ray projection)或投影组(set of projections)，如图 8-7 所示。

数学上又将成像物体 $\rho(x,y)$所有角度的连续投影线组构成的整体称为 Radon 变换 ρ。Radon 变换可用公式定义为

$$\rho(x',\theta)=\mathscr{R}\rho=\int_{-\infty}^{\infty}\int_{-\infty}^{\infty}\rho(x,y)\delta(x'-x\cos\theta-y\sin\theta)\mathrm{d}x\mathrm{d}y \qquad 0\leqslant\theta\leqslant\pi \tag{8-98}$$

由此可见，对一个物体所有可能角度平行射线投影(如图8-7所示)的连续测量就是该物体的 Radon 变换。如果仅采集有限的角度和有限的 x'值，则得 Radon 变换的离散估计。

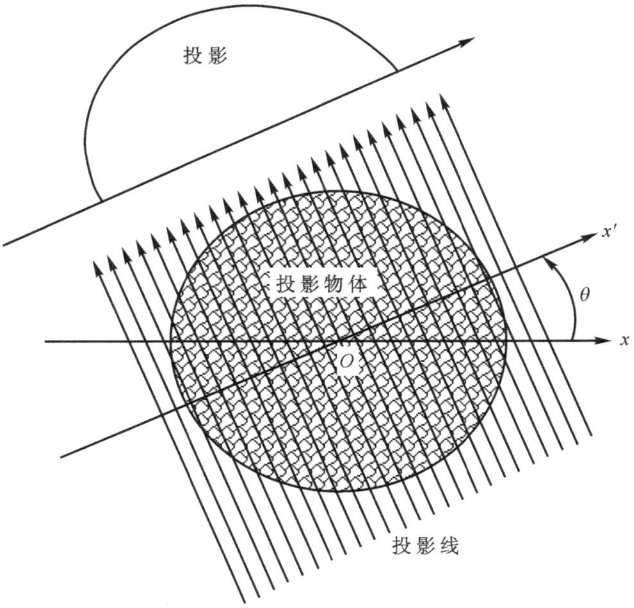

图 8-7　由梯度方向所确定的一组平行投影线

二、螺旋采集数据的投影重建法

螺旋采集是一种典型的投影方法。根据投影数据重建图像的方法较多，这里从 X 射线成像中使用的投影重建法入手，分别介绍反投影重建、傅里叶重建和滤波反投影重建等三种方法。

1. 从 X 射线成像说起

投影重建法最早用在 X 射线成像中。

我们知道，穿过成像体的 X 射线将因吸收而被衰减。强度为 I_0 的 X 射线通过厚度为 L 的均匀成像体时其强度的表达式为

$$I = I_0 e^{-\mu L} \tag{8-99}$$

式中，μ 为 X 射线吸收常数。由于人体组织结构并不均匀，吸收常数是因空间而变的，不妨设其为 $\mu(x, y)$，同时设射线束与 x 轴的夹角为$(\pi/2+\theta)$。这样，应用上面给出的坐标变换结果可得更一般的 X 射线强度阻尼公式，即

$$I(x') = I_0(x') e^{-\int_L \mu(x', y') dy'} \tag{8-100}$$

式(8-100)中的指数即为断层投影线之和或称投影，用 $P_{\text{x-ray}}(x', \theta)$表示，有

$$P_{\text{x-ray}}(x', \theta) = \ln\left[\frac{I_0(x')}{I(x')}\right] = \int_{L,\theta} \mu(x', y') dy' \tag{8-101}$$

式(8-101)正是对 X 射线底片上投影像的度量，即它表达了 X 射线在极坐标(x', θ)所确定的投影线上的总吸收量。将式(8-101)与式(8-97)相比较发现，X 射线成像与 MRI 的辐射读出测量是完全相似的。

2. 反投影重建

反投影重建(back projection)是一种用体素在所有方向的投影累加值来估算其信号大小的方法，因而又被称为总和法。

为了对图像的反投影重建有一个直观印象，首先观察一薄立方体投影和反投影的几何示意(图8-8)。设 x 和 y 为两个投影坐标，则图 8-8(a)和图 8-8(b)分别表示投影过程和形成的投影。根据反投影原理，为了得到所需图像，重建时须再次将图 8-8(b)展示的投影值分别按原路径在 x 和 y 两个方向平均分配，其结果如图 8-8(c)和图 8-8(d)所示。将两次反投影的值叠加，就得到如图 8-8(e)所示的重建图像。需要注意的是，最后还需对灰度值进行处理，以使投影的重叠部分即图像得以突出，进而近似地重现原图像。

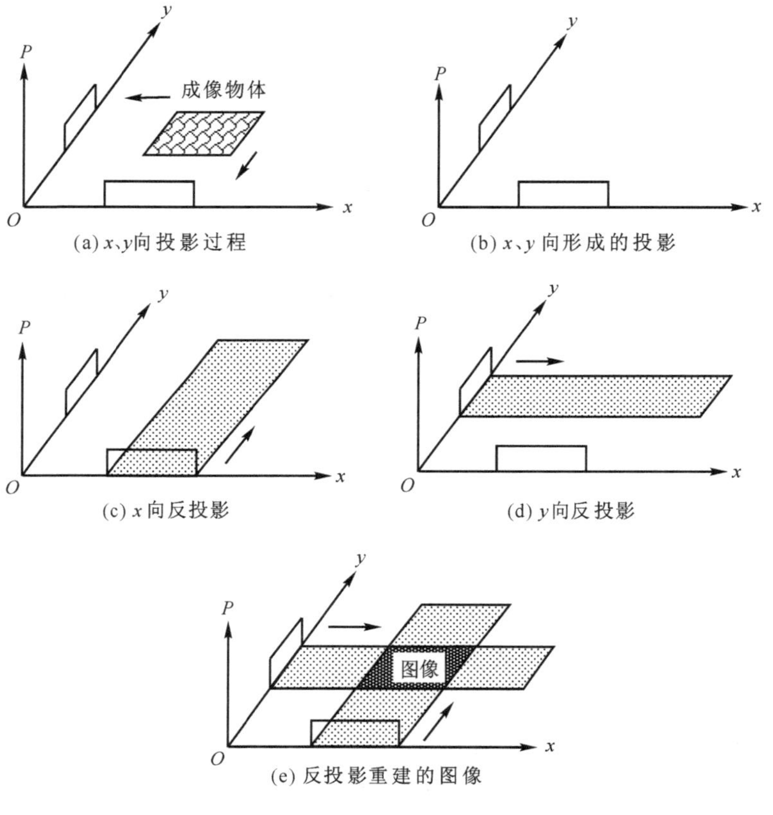

图 8-8　反投影图像重建的几何示意

式(8-101)和式(8-97)所表达的投影线如图 8-6 所示。显然，投影线表示某一固定 x'值且与 x'轴相垂直的直线上所有质子的信号强度。以这种投影数据重建图像，首要条件是必须假设该直线上所有像素对信号有着相同的贡献。这一假设使得与原始线积分之值相应的总权重被每个像素所平均。因此，反投影重建法实际上是每个投影值在该直线上的平均分配，或者称“均匀地涂抹(to shade each pixel with its share of the total weight)”。当所有投影均被涂抹之后，图像中与物体高信号强度体素相对应之处的灰度加深，反之灰度变浅。

我们用图 8-9 来进一步说明上述近似对反投影重建图像质量的影响。图 8-9(a)表示一个最简单的均匀质子密度盘，图 8-9(b)是通过 4 组投影线获得的它的重建图像。可以看出，此图像只是对成像物体的近似。图中阴影区为反投影重建法固有的伪影，称为星状或星形伪影(starring artifact)。尽管采用均匀质子密度盘，伪影的影响仍然严重。一般来说，增加投影线数可改善其重建结果，但星形伪影总会出现。常用滤波的方法对此加以改进，这就是后面将要介绍的滤波反投影的基本内容。

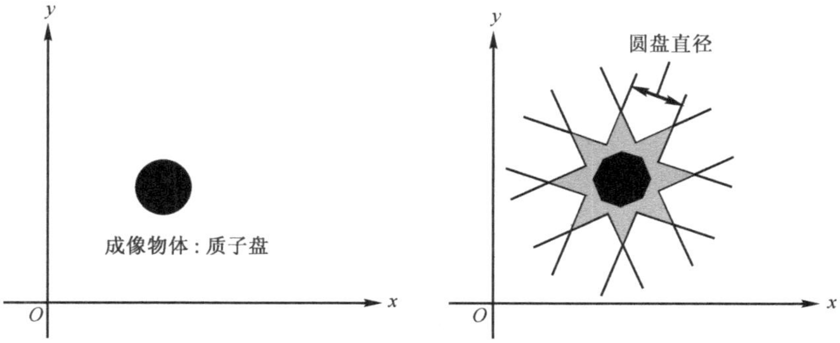

(a) 成像物体　　(b) 投影线、图像及其伪影

图 8-9　反投影重建对成像物体的近似以及由此引起的星形伪影

除星形伪影外，投影重建的图像还会在原来质子密度为零处出现一些非零信号，称为信号的漏出(bleeding out of signal)，与此对应的伪影称为漏出伪影(bleeding out artifact)或涂抹伪影(smearing artifact)。下面以质子密度点或称单位质子密度为模型证明它的存在。设该质子密度处于图 8-10(a)的 $x=x_0$ 处(图中 P 点)，则有

$$\rho(x,y)=\delta(x-x_0)\delta(y) \tag{8-102}$$

于是，在距原点 x'和 θ_0 方向得出 $\rho(x,y)$的 Radon 变换或投影，即

$$\rho(x',\theta_0)=\delta(x'-x_0\cos\theta_0) \tag{8-103}$$

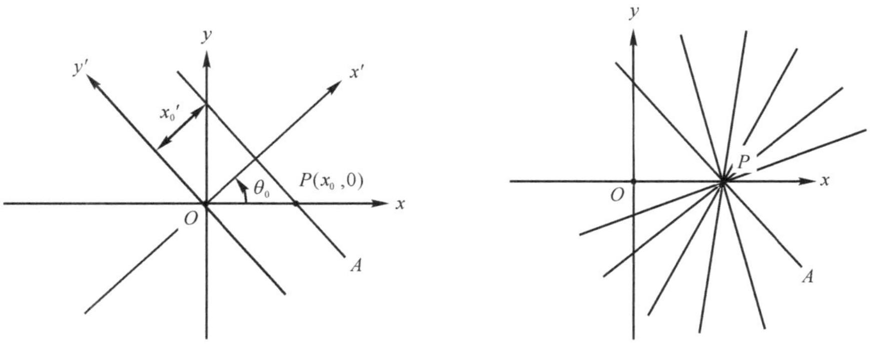

(a)点 P 投影至点 $x_0'=x_0\cos\theta_0$　　(b) 投影数据的反投影

图 8-10　单位质子密度 P 点的反投影重建及其非零背景伪影的形成

反投影重建的要点是先采集一系列代表物体连续 Radon 变换的离散投影线组，再将这些投影线重新投射至成像矩阵中，最后将通过每个像素的所有投影线相加方得重建图像 $R(x,y)$。由于存在 $x'=x\cos\theta$，式(8-103)表示的重建图像除了在 P 点的信号强度为 n_θ(角向采样次数)外，其余各处均将出现单位信号强度，从而导致图像中的非零背景，如图 8-10(b)所示。这种非零背景就是所谓信号漏出伪影，它可随着 n_θ 的增加而减弱。

总起来说，如果在 $[0,\pi]$ 范围内连续改变角度 θ，则反投影图像 $R(x,y)$由下式给出

$$R(x,y)=\int_0^\pi P(x\cos\theta+y\sin\theta,\theta)\mathrm{d}\theta \tag{8-104}$$

式(8-104)适用于投影线连续分布的情形。对于非连续的投影或在 $[0,\pi]$ 范围内角度增量 $\Delta\theta_i$ 不等间隔的情况，其反投影像可用下式计算

$$R(x,y)=\sum_i P(x\cos\theta_i+y\sin\theta_i)\Delta\theta_i \tag{8-105}$$

反投影重建所需的投影数决定于成像矩阵的总像素数和每个投影所包含的像素数。

实际上，用反投影重建法获取一幅可以接受的质子密度近似像是很困难的。但是，由于它是其他重建法的基础，了解其内容很必要。

3. 傅里叶重建

为导出另一种从投影数据重建图像的方法，不妨先回顾一下 K 空间测量信号与质子密度二维傅里叶转换之间的关系。

将式(8-97)所示的线投影表达式代入式(8-94)，得 K 空间信号的极坐标表达式为

$$S(K,\theta)=\int P(x',\theta)\mathrm{e}^{-\mathrm{i}2\pi Kx'}\mathrm{d}x' \tag{8-106}$$

式(8-106)表示 $S(K,\theta)$是线投影 P 关于 x'的傅里叶变换(与 θ 无关)。由于式(8-106)在图像重建中起着极为重要的作用，通常将它称为投影层定理(projection slice theorem)或中心层面定理(central slice theorem)。该定理是说，质子密度的二维傅里叶变换 $S(K)$是线投影积分的一维傅里叶变换(沿 K 的方向)。根据投影层定理，可知质子密度 ρ、它的 Radon 变换 $\breve{\rho}$和傅里叶变换 S 三者间具有如图 8-11 所示的关系。

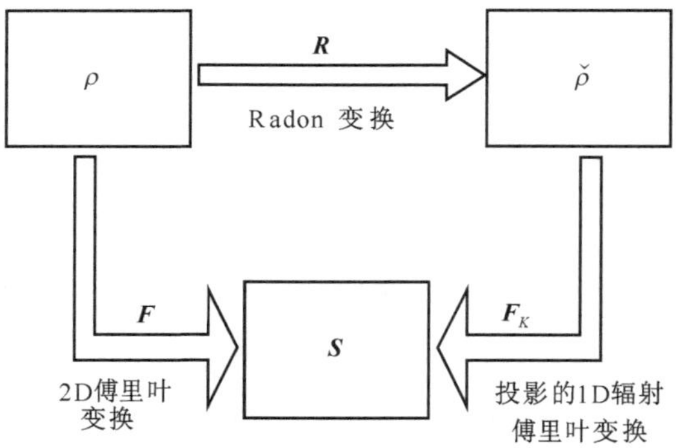

图 8-11　物理质子密度 ρ、它的 Radon 变换 $\breve{\rho}$ 和傅里叶变换 S 三者之间的关系

在标准的 2D 傅里叶成像法中，层面内的空间位置均被进行编码：一个方向为相位编码，另一方向为频率编码。由于该编码是相互独立的或者说是分时进行的，故两个方向的傅里叶反变换也是分别完成的。换句话说，实际上是先后进行两个 1D 的傅里叶反变换。然而，螺旋采集时两个空间变量在同一时间内编码。因此，要根据螺旋数据直接重建图像，就必须应用真正的 2D 傅里叶反变换。所谓傅里叶

重建(Fourier reconstruction)，就是先利用投影层定理将螺旋采集的 K 空间数据转换至一个可插入的矩形网格(由极坐标至笛卡尔坐标的转换)，然后利用快速傅里叶变换算法实现真正的 2D 傅里叶反变换。

由于 K 空间周围采样点密度较低，通过傅里叶重建的图像常表现出边界混乱伪影(主要影响高空间频率数据)。在 θ 方向进行过采样能使图像质量得到改善。

4. 滤波反投影重建

为了推导从反投影公式直接得到 $\rho(x,y)$之 2D 傅里叶变换的方法，将式(8-104)重写如下

$$R(x,y)=\int_0^{\pi}P(x',\theta)\mathrm{d}\theta \tag{8-107}$$

由投影层定理可知，线投影 $P(x',\theta)$可以通过 K 方向上 $S(K,\theta)$的 1D 傅里叶反变换而获得。于是，将式(8-107)中的 $P(x',\theta)$以其傅里叶变换代之，得

$$R(x,y)=\int_0^{\pi}\mathrm{d}\theta\int_{-\infty}^{\infty}S(K,\theta)\mathrm{e}^{\mathrm{i}2\pi Kx'}\mathrm{d}K \tag{8-108}$$

我们注意到式(8-108)中关于 K 的积分包含负值。为将 K 的取值范围限定为正，可将 θ 的积分限扩大一倍。这时 K 的定义亦随之变化，得

$$R(x,y)=\int_0^{2\pi}\mathrm{d}\theta\int_0^{\infty}S(K,\theta)\mathrm{e}^{\mathrm{i}2\pi \boldsymbol{Kr}}\mathrm{d}K \tag{8-109}$$

式(8-109)使用了指数的原始形式，使之包含最初的两个二维向量 $\boldsymbol{K}$ 和 $\boldsymbol{r}$。观察式(8-109)发现，若将被积函数乘以 K 或除以 K，则两个极坐标变量将出现 $K\mathrm{d}K\mathrm{d}\theta=\mathrm{d}^2K$ 的关系。因此，$1/K$ 与 $S(K,\theta)$之积必然为 $R(x,y)$的傅里叶变换。于是，得到下述 2D 傅里叶变换对

$$R(x,y)=\int\frac{S(K,\theta)}{K}\mathrm{e}^{\mathrm{i}2\pi \boldsymbol{Kr}}\mathrm{d}^2K=F^{-1}\left[\frac{S}{K}\right] \tag{8-110}$$

$$\frac{S(K,\theta)}{K}=\int R(x,y)\mathrm{e}^{-\mathrm{i}2\pi \boldsymbol{Kr}}\mathrm{d}^2r=F(R) \tag{8-111}$$

上述结果表明，成像物体的信号 $S(K,\theta)$之傅里叶变换能分两步获得，即首先求出 $R(x,y)$的傅里叶变换，然后将其乘以 K 或$|K|$(可使其恢复负 K 值)。考虑到投影变量的积分范围并根据式(7-62)令 $Kr=Kx'$后质子密度即 $\rho(x,y)$的傅里叶反变换可重写为

$$\rho(x,y)=\int_0^{\pi}\mathrm{d}\theta\int_{-\infty}^{\infty}|K|S(K,\theta)\mathrm{e}^{\mathrm{i}2\pi Kx'}\mathrm{d}K \tag{8-112}$$

式(8-112)的被积函数正表示被滤波的投影 $P_{\mathrm{filter}}(x',\theta)$，该投影为$|K|S(K,\theta)$的傅里叶反变换而不是 $S(K,\theta)$的傅里叶反变换，即

$$P_{\mathrm{filter}}(x',\theta)=\int_{-\infty}^{\infty}|K|S(K_x,K_y)\mathrm{e}^{\mathrm{i}2\pi Kx'}\mathrm{d}K \tag{8-113}$$

由此可见，最后的图像是通过对被$|K|$“滤波”的 K 空间数据求傅里叶反变换而获得的。

式(8-112)和式(8-113)中的滤波器$|K|$具有图 8-12 所示的“M”状滤波特性。因此，它又被称为 M 形滤波器。这是一个高通滤波器，故可有效滤除 K 空间低空间频率尤其是零傅里叶线附近的信号。前面已经指出，如果简单将投影数据进行反投，重建图

像中就会出现非常严重的星形伪影。用此高通滤波器可去除反投影重建图像中的星形伪影，从而获得可接受的图像。这一过程被称为滤波反投影(filtered back projection)。

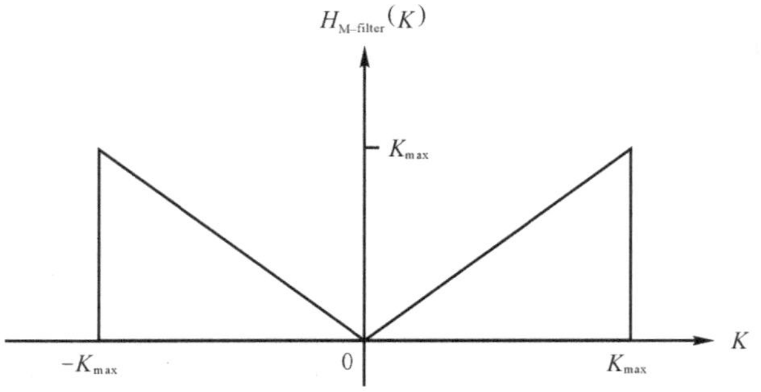

图 8-12　M 形高通滤波器的 K 空间响应

滤波反投影重建方法是在反投影重建的基础上增加一 M 形高通滤波器而形成的。图 8-13 对反投影与滤波反投影两种方法重建的图像进行了比较。由图 8-13(b)可见，经过高通滤波后图 8-13(a)所示均匀质子密度盘图像中的星形伪影已被彻底去除。

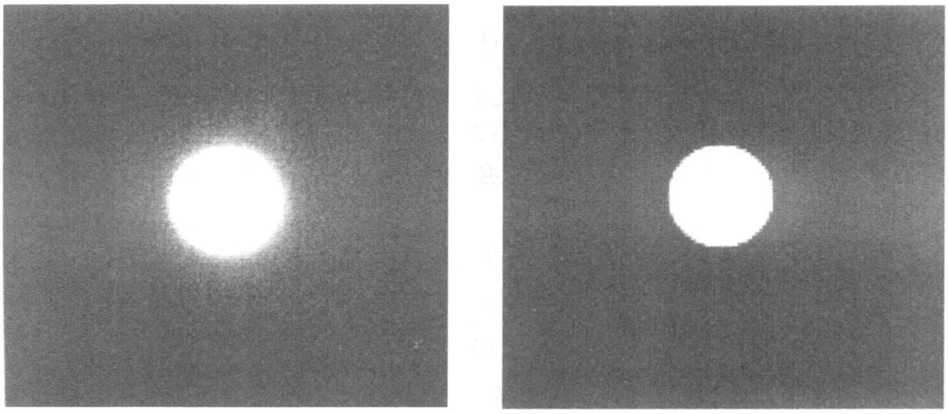

(a) 反投影重建图像　　(b) 滤波反投影重建图像

图 8-13　反投影和滤波反投影两种方法重建图像(质子密度盘)的比较

其实，M 形滤波即将 K 空间数据与 $|K|$ 相乘是既有利又有弊的。它的"利"是能去除图像中的低频噪声，使图像得到理想的重建；它的"弊"是 $|K|$ 的线性可将 K 空间高频区的噪声放大。结果使得白噪声或那些本来与重建无关的噪声在图像中也与重建相关联。因此，实用中还需采取一些措施以平滑此滤波器特性，例如，在其后使用海宁滤波器等。海宁滤波器可防止 M 形滤波器在 $\pm K_{max}$ 处因对信号的截断而在组织边界出现的截断伪影。

5. 螺旋采集的图像重建

螺旋采集方法或投影重建方法收集的数据即为不同方向质子密度函数投影的 1D 傅

里叶变换。因此，用滤波反投影法重建图像时便可节省用于傅里叶变换的时间，这是投影重建方法的又一优点。综合前述内容可知，将滤波反投影法应用于 MRI 数据的过程实际上已简化为先对 $S(K,\theta)$应用 M 形滤波器即将 $S(K,\theta)$与$|K|$相乘，然后求其傅里叶反变换并反投影以创建图像两个步骤。上述过程可用操作符表示为

$$\hat{\rho}(x,y)=\{BF_K^{-1}|K|S(K,\theta)\}(x,y) \tag{8-114}$$

式中，B 和 F_K^{-1} 分别为反投影和对投影数据的傅里叶反变换。

应用以上思路，对已采集的 K 空间数据进行磁共振图像重建非常容易。所需的操作就是将螺旋采集的数据栅格化，即将其转换为笛卡尔坐标，这样便于快速 2D 傅里叶转换。

主要参考文献

吕维雪．1989．医学图像处理．北京：高等教育出版社

孙　尧．1993．现代成像技术原理．哈尔滨：黑龙江科学技术出版社

赵喜平．2000．磁共振成像系统的原理及其应用．北京：科学出版社

Crooks Lawrence E. 2000. Image formation methods. Methods in biomedical magnetic resonance imaging and spectroscopy. Chichester UK: John Wiley & Sons Ltd

Haacke E Mark, Brown Robert W, Thompson Michael R et al. 1999. Magnetic resonance imaging: physical principles and sequence design. New York: John Wiley & Sons

Jones R A, Haraldseth O, Muller T B. 1993. K-space substitution: a novel dynamic imaging technique. Magn Reson Med, 29: 830～834

Lauzon M L, Rutt B K. 1996. Effects of polar sampling in K-space. Magn Reson Med, 36: 940～949

Macovski Albert, Meyer Craig H. 2000. Spiral scanning imaging techniques. Methods in biomedical magnetic resonance imaging and spectroscopy. Chichester UK: John Wiley & Sons Ltd

Mason G F, Harshbarger T, Hetherington H P. 1997. A method to measure arbitrary K-space trajectories for rapid MR imaging. Mag Reson Imaging, 38: 492～496

Mezrich R. 1995. A Perspective on K-space. Radiology, 195: 297～315

NessAiver Moriel. 1997. All you really need to know about MRI physics. Baltimore, MD, United States: Simply Physics

Papadakis N G, Carpenter T A, Hall L D. 1997. An algorithm for numerical calculation of the K-space data weighting for polarly sampled trajectories: Application to spiral imaging. Mag Reson Imaging, 15: 785～794

Petersson J S, Chrisloffersson J O, Colman K. 1993. MRI simulation using the K-space formalism. Magn Reson Imaging, 11: 557～568

Takahashi A, Peters T. 1995. Compensation of multi-dimensional selective excitation pulses using measured K-space trajectories. Mage Reson Med, 34: 446～456

Xiang Qing-San, Henkelman R M. 1993. K-space description for MR imaging of dynamic objects. Magn Reson Med, 29: 422～428

Young Ian R. 2000. Methods in biomedical magnetic resonance imaging and spectroscopy. Chichester UK: John Wiley & Sons Ltd

第九章 磁共振成像原理

我们已经知道，核磁共振(NMR)现象是医学磁共振成像的物理学基础。但是，要根据线圈中接收到的NMR信号重建出所需的解剖图像，还有许多技术问题需要解决。本章首先介绍医学图像表述的必备知识，然后从梯度磁场入手，逐步阐明MRI中常用的激发方式、成像层面选择及空间定位等概念，并重点介绍现在广为使用的二维傅里叶变换成像法。在MRI的发展初期，曾对许多种成像方法进行探索，本章也对此进行了简单回顾。另外，我们所涉及的NMR信号均来自人体内广泛分布的氢核(^1H)，一般情况下将不再说明。

第一节 磁共振图像的品质因素

图像的品质或质量是任何一种成像方法或技术首先要考虑的问题。简单地说，图像质量就是指人们对图像的视觉感受。对于医学图像来说，图像质量还标志着它对临床诊断准确性的贡献大小，磁共振图像更是如此。图像质量并不是一个抽象的概念，而是可以量化表达的。对比度、分辨率(或空间分辨率)和信噪比就是图像质量的三个重要指标。下面对此进行讨论。

一、组织体素和像素

人体一旦被置入磁场中，体内的磁性核就具备了共振的特性。意思是说，这时生物体可以吸收电磁波的能量，然后再发射出具有特定频率的电磁辐射。辐射是以典型射频(RF)信号的形式进行的，其特性取决于一定体积内组织的物理和化学特性。在成像技术中，把这种很小的组织单元就称为体素(voxel)。由此可见，组织体素是取得成像信息(这里为NMR信号)的最小单位。

体素是一个空间概念。它的大小可由长、宽和高(厚)几个尺寸加以表达。不过，在描述体素的大小时，经常使用体积或容积(voxel volume)这一术语。在同一种组织的前提下，体素的体积越大，它所包含的氢质子就越多，共振时发出的NMR信号就越强。由此可见，如果仅从信号的角度考虑，MRI中的体素不能选得太小。

许多整齐排列的体素构成成像层面(slice)。层面的厚度就是体素的高度，而层面的大小则与体素的大小以及长和宽两个方向上体素的个数有关。常用层面的长(x或y向)和宽(y或x向)两个方向上体素个数的乘积来表示层面的大小，例如，128×128、128×256和256×256等。实际成像时，层面的大小由扫描序列参数中的成像矩阵给定。图9-1是体素和层面关系的示意图。

像素(pixel)是图像的最小单位。因此，图像(image)是由许许多多的像素构成的。在数学上，图像可以用矩阵(matrix)来表示：矩阵的行就是图像在纵方向上的像素数，

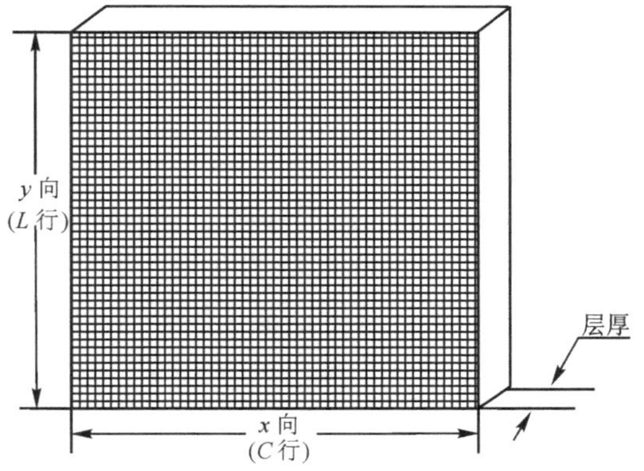

图 9-1　体素和成像层面的关系

列就是图像在横方向上的像素数。这样的矩阵叫做图像矩阵。设图像矩阵的行数为 L、列数为 C，则任何一幅图像均可表示为 $L\times C$ 的形式。与体素不同的是，像素是平面的范畴。也就是说，体素是三维的(three dimensional)，而像素是二维的(two dimensional)。

磁共振成像时，每个体素所发出的 NMR 信号被转变为图像中像素的亮度。信号强，像素就亮，反之亦然。可见图像中每个像素的亮度代表组织体素所发射的 RF 信号之强度，而体素的信号强度又由组织内的氢核密度、组织弛豫特性以及质子的状态等因素所决定。因此，磁共振图像实际上是体内质子的分布状态图或弛豫特性图。扫描矩阵的大小就是图像的大小。图 9-2 示磁共振成像的基本原理。

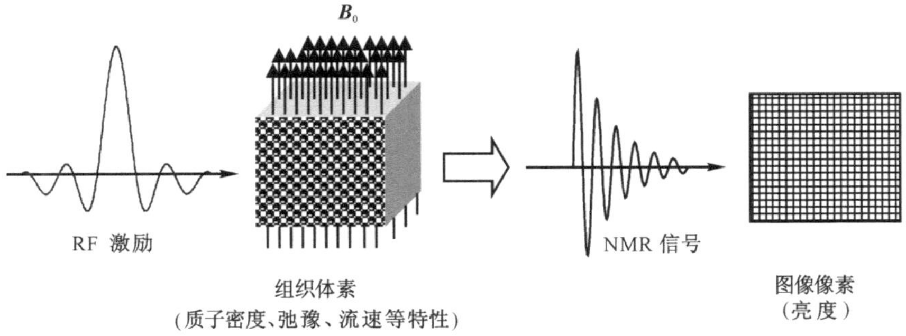

图 9-2　体素与图像像素的关系

在磁共振成像技术中，像素与体素是一一对应的(设图像未进行放大或缩小等处理)，因而组织的细节可由图像的像素及其亮度来反映。从这一意义上说，磁共振图像就是代表体素特性的像素阵列。

二、灰度和对比度

1. 灰度和灰度级

上面的讨论告诉我们，体素的 NMR 信号越强，它所对应的图像“点”(像素)就越亮，反之亦然。通常又将图像中像素的亮度称为灰度。表示灰度高低的数值就是灰度值。可见在磁共振图像中，每个像素的灰度值都是体素 NMR 信号的函数。

图像有模拟图像与数字图像之分。一般的光学图像，如 X 射线胶片以及人眼所看到的一切景物图像都是模拟图像。模拟图像没有进行离散化处理，就无法用有限的像素加以表达，其灰度值也是连续变化的。图像信息经采样和量化处理后，平面上或空间内一个个光学点的位置就转化为 x、y 坐标(二维图像)或 x、y、z 坐标(三维图像)，而这些点的亮度也被转化为具体的灰度值。因此，所谓数字图像就是在空间坐标上和亮度上都已经离散化了的图像。模拟图像必须转化为数字图像才能在计算机中处理。磁共振图像是典型的数字图像。

人眼能够分辨的灰度值是有限的。为了简化灰度的表达，一般将一定范围的灰度值分为若干个级别，每个级别叫一个灰度级(grayscale)。灰度级又叫灰阶。相同的灰度级在计算机屏幕上显示时具有同样的亮度。设灰度的最小值和最大值分别为 G_{min}和 G_{max}($G_{min}\geqslant 0$，G_{max}有限)，则区间 $[G_{min}, G_{max}]$ 叫做灰度范围。用灰度级表示像素时，一般将 $G=G_{min}=0$ 置为全黑、$G=G_{max}$置为全白，其余的中间值(由黑变白)再被分割为数个连续的灰度级。如果用全“0”表示黑、用全“1”表示白，其余各值便可用连续变化的二进制数来表示。这就是计算机中广泛使用的灰度表示法。显然，灰度级的多少由每个像素所占用的二进制位数(bit)来决定。二进制位数越多，灰度的级别就越多。例如，在西门子磁共振成像系统中，像素都是由 12 位二进制数表示的，这时每个像素可有 4096 个灰阶($2^{12}=4096$)。我们知道，二维图像是平面图像，但是，如果把图像矩阵的列数看作图像的宽、把图像矩阵的行数看作图像的长，那么图像的灰度级就可当作图像的深。

从理论上讲，图像的像素数取得越多、灰度级越丰富，图像就更接近于原始信息。但是，这样做不仅使计算机存储量的开销成倍增长、图像处理速度变慢，而且在信号空间分辨力和人眼辨识能力均有限的情况下也是不实用的。例如，一幅 256×256 的图像，当用 1 个字节(8bit)表示每个像素时，其图像的大小为 64K 字节，这时的灰度级为 256 个；当用 2 个字节表示每个像素时，图像的大小成为 128K 字节，灰度级增加至65 536 个。人眼对灰度级的识别能力较差，一般只有 64 个，但影像学医生的灰阶辨别能力较强，这说明人眼对光的敏感性可经训练而提高。

在不太严格的场合，灰度级又被叫做灰度值。因此，二者常常不加区分。

2. 对比度

对比度(contrast)是指相邻像素间灰度值的差别。在 MRI 中，图像对比度实际上是相邻组织间质子密度 $N(\mathrm{H})$、T_1 弛豫时间、T_2 弛豫时间或血液流速的不同在图像上的反映。换句话说，图像对比度是组织体素的 NMR 信号不同而形成的。它是磁共振图像能够体现人体解剖结构的物理学基础。氢质子密度在组织对比度的形成中起着非常重要的作用。

图像对比度的大小通常用各像素灰度值之差的相对量来表示。设 a、b 两像素的灰度值分别为 G_a 和 G_b，则二者间的图像对比度 C_{ab} 为

$$C_{ab}=\frac{\left|G_a-G_b\right|}{G_a+G_b} \tag{9-1}$$

根据式(9-1)的定义，还可以导出图像中任意两个区域间对比度的表达式。设区域Ⅰ中包含 j 个像素，区域Ⅱ中包含 k 个像素，则所求对比度 $C_{\text{Ⅰ},\text{Ⅱ}}$ 为

$$C_{\text{Ⅰ},\text{Ⅱ}}=\frac{\left|\sum_{i=1}^{j}G_{\text{Ⅰ}(i)}-\sum_{i=1}^{k}G_{\text{Ⅱ}(i)}\right|}{\sum_{i=1}^{j}G_{\text{Ⅰ}(i)}+\sum_{i=1}^{k}G_{\text{Ⅱ}(i)}} \tag{9-2}$$

式中，$\sum G_{\text{Ⅰ}(i)}$ 和 $\sum G_{\text{Ⅱ}(i)}$ 分别为对区域Ⅰ和Ⅱ中所有像素的灰度值求和。

根据图像对比度和组织共振信号的关系，又可定义出 A、B 两种组织的 T_1、T_2 和 N(H)(质子密度)对比度即组织对比度。T_1、T_2 和 N(H)组织对比度的定义式分别为

$$C_{T_1}=\frac{\left|T_{1_A}-T_{1_B}\right|}{T_{1_A}+T_{1_B}} \tag{9-3}$$

$$C_{T_2}=\frac{\left|T_{2_A}-T_{2_B}\right|}{T_{2_A}+T_{2_B}} \tag{9-4}$$

$$C_{N(\mathrm{H})}=\frac{\left|N(\mathrm{H})_A-N(\mathrm{H})_B\right|}{N(\mathrm{H})_A+N(\mathrm{H})_B} \tag{9-5}$$

由于不同组织所处的化学环境及其氢质子含量均有所不同，其 T_1、T_2 及 N(H)亦不相同。因此，用上面定义的组织对比度就能区分它们。磁共振成像的目的，就是通过图像处理的方法，准确无误地产生可见的图像对比度。

三、信　噪　比

1. 磁共振图像的噪声

计算表明，热平衡时自旋核系统高、低能级上核的分布趋于相等。例如，在 1mm^3 的水中约有质子 7×10^{19} 个，而位于低能级上的质子仅比高能级上多出 4.9×10^{14} 个，可见它们几乎均匀地分布于上下两个能级上。然而，正是这微弱的质子分布差将形成核系统的静磁化强度矢量 $\boldsymbol{M}_0$。根据计算，共振激发时在 1T 磁场中使 $\boldsymbol{M}_0$ 翻转 90°所需的射频能量仅 1.8×10^7eV，只相当于 10 多个 ^{60}Co(钴 60)γ 光子的能量。这一事实说明，NMR 信号的能量也是非常微弱的。另一方面，MRI 系统信号检测采用的是电磁探测方式，即用线圈来接收信号。这使得 MRI 成为一种灵敏度极低的技术。信号探测过程中引入的噪声，反映在磁共振图像中就是图像噪声。

NMR 信号的噪声主要来自人体和电路元件两个方面。共振激发时，由于射频场的变化，人体内被感兴趣区所包围的那部分组织会产生涡旋电场。我们知道，人体属于容

积导体，其电阻率在 200～500Ω/cm 之间。涡旋电场的出现必然带来涡旋电流，继而在人体内产生欧姆热。尽管这种热不会对人体产生伤害，但却直接贡献了噪声(图 9-3)。造成 NMR 信号随机噪声的另一个原因是接收线圈内部电路元件的热运动。不过，它同组织热噪声相比，一般来说要小得多。实际上，在 MRI 检查中，受检者的身体也是信号接收电路的一部分(相当于线圈填料)。因此，上述噪声源均可称为内部噪声源。

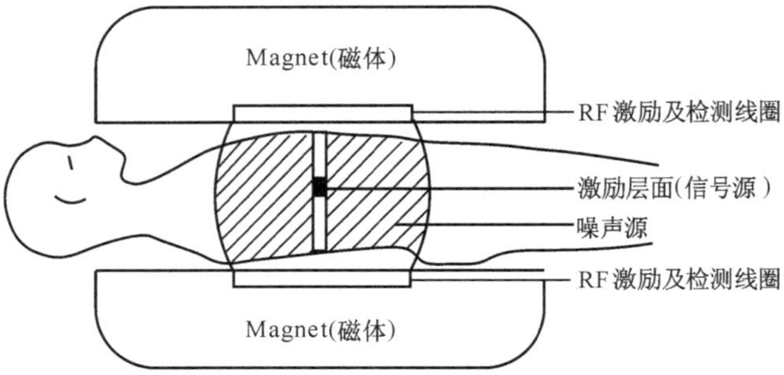

图 9-3 MRI 的信号源和噪声源

周围环境中的广播发射机、电视台、荧光灯等许多装置均能产生 RF 干扰信号，这是 MRI 系统的外部噪声源。这种干扰一旦发生，一般都以图像伪影的形式出现，并不呈现随机噪声的模式。通过安装良好的机房 RF 屏蔽，外部噪声源一般可以排除。

磁共振图像实际上是组织体素所发出的射频信号地形图，每个像素的灰度与对应体素的 NMR 信号呈正比关系。噪声信号的加入，使一些组织的边界变得模糊、细微结构难以辨别。同时，噪声也限制了 MRI 信噪比和灵敏度的进一步提高。很早就提出的回波平面成像法曾被誉为最佳成像技术，但由于梯度场引起的涡流噪声难以解决，直到最近几年才得以应用。

2. 信噪比

信噪比(SNR 或 S/N，signal to noise ratio)是指信号幅(强)度(S)与噪声幅(强)度(N)的比值。它是衡量图像质量最重要的指标。任何增加信号强度或减小噪声水平的措施，均可使 SNR 提高，从而使图像质量得以改善。SNR 的提高，既可加快扫描速度，又能提高图像的空间分辨率。因此，MRI 系统中的许多关键技术都是为提高 SNR 而采用的。可以说，尽可能提高 SNR，是所有 MRI 设备制造商所追逐的目标之一。

SNR 与接收线圈的几何形状、线圈的品质因数 Q、线圈及检测体的温度、静磁场强度 B_0(拉莫尔频率 ω_0)、样品的浓度、弛豫时间以及脉冲序列参数的选择等均有关系。由于各作者的研究条件不同，得出的 SNR 表达式也不尽相同。下面介绍几种 SNR 表达式，其推导过程从略了。但是，它们各有其适用范围。给出这些表达式的目的，主要是帮助读者了解 SNR 的相关因素。

(1) 豪尔特 SNR 表达式

$$\mathrm{SNR}=\frac{S}{N}=\frac{a\omega_0^{\frac{3}{4}}\ VT_2^{\frac{1}{2}}\ C}{rT_s\ T_c^{\frac{3}{4}}}=\frac{a(\gamma B_0)^{\frac{3}{4}}\ VT_2^{\frac{1}{2}}\ C}{rT_s\ T_c^{\frac{3}{4}}} \tag{9-6}$$

式(9-6)是豪尔特(D. I. Hoult)等人提出的 SNR 表达式。式中，a 是与接收线圈几何形状相关的常数；r 是接收线圈的半径；V 表示检测体的体积(当体素 Δv 确定时，V 与 Δv 的个数成正比)；C 为被检体或样品中氢质子的浓度；T_s 和 T_c 分别为样品和接收线圈的温度；T_2 为横向弛豫时间。

从式(9-6)看出，线圈和温度一定时，SNR 主要依赖于共振频率 ω_0 和体素 Δv。显然，提高共振频率，即增强静磁场 $\boldsymbol{B}_0$ 可使 SNR 提高，但这通常要付出很大的代价。增大体素势必使图像的分辨率降低。

(2) 豪尔特-劳特伯 SNR 表达式

$$\mathrm{SNR}=\frac{S}{N}=\frac{\omega_0^2 B_1}{\sqrt{\alpha\omega_0^{\frac{1}{2}}+\beta\omega_0^2 B_1^2 b^5}}=\frac{\gamma^2 B_0^2 B_1}{\sqrt{\alpha(\gamma B_0)^{\frac{1}{2}}+\beta(\gamma B_0)^2 B_1^2 b^5}} \tag{9-7}$$

式(9-7)清楚地表明，NMR 信号与共振频率(角频率)的平方及射频场强度 B_1 成正比。这里，信号幅度与静磁场强度的依赖关系更为突出(平方量级)。公式的分母表示 NMR 信号的噪声效应，其中第一项是线圈趋肤电阻形成的热噪声，第二项为人体生理噪声。

(3) 伍德 SNR 表达式

前面介绍的两个 SNR 表达式均反映了信噪比与线圈参数(几何形状、尺寸及品质因数)、环境温度、射频场 B_1 和静磁场 B_0 之间的函数关系。为了提高 SNR，在 MRI 系统的设计阶段，应充分考虑上述因素的影响。但是，对于具体的磁共振成像实验来说，机器的场强及线圈的参数均已确定，机器的环境条件(线圈温度、体温等)也是比较稳定的。这时，SNR 仅与扫描时所采用的图像矩阵、体素和感兴趣区(FOV，field of view)的大小等几个因素有关。伍德(Michael L. Wood)等人对此进行了研究，并于 1994 年发表了 MRI 扫描参数与 SNR 关系的表达式，即

$$\mathrm{SNR}=\frac{S}{N}=k\frac{\mathrm{FOV}_{\mathrm{freq}}\cdot\mathrm{FOV}_{\mathrm{phase}}\cdot l\cdot\sqrt{\mathrm{NSA}}}{\sqrt{N_{\mathrm{freq}}\cdot N_{\mathrm{phase}}\cdot\mathrm{BW}}} \tag{9-8}$$

图像矩阵有行和列两个方向。在二维傅里叶变换成像法中，这两个方向分别被称为频率编码方向和相位编码方向。式中，$\mathrm{FOV}_{\mathrm{freq}}$和 $\mathrm{FOV}_{\mathrm{phase}}$分别为 FOV 在频率编码和相位编码方向上的大小；N_{freq}和 N_{phase}则为所选扫描矩阵的大小，其中 N_{freq}是频率编码方向上的像素数(与 $\mathrm{FOV}_{\mathrm{freq}}$相对应)，$N_{\mathrm{phase}}$为相位编码方向上的像素数(也称相位编码步数，它与 $\mathrm{FOV}_{\mathrm{phase}}$相对应)；$l$ 为层面厚度；NSA(number of signals averaged)表示信号采样或叠加平均的次数；BW(bandwidth)是频率编码方向的带宽。此外，式中将临床成像环境下相对固定的其他参数均用常数 k 表示。$\mathrm{FOV}_{\mathrm{freq}}\cdot\mathrm{FOV}_{\mathrm{phase}}$实际上为 FOV 的面积，可见 SNR 与所选 FOV 的大小成正比。

需要补充的是，FOV 作为扫描的区域，本来是一个面积的概念，也常用边长的尺寸来表示。这是由于大多数情况下都取正方形 FOV 的缘故。如果 FOV 为长方形区域，我们建议还是采用长乘以宽的表达形式。关于频率编码和相位编码的概念后面还将详细介绍。

式(9-8)是二维傅里叶成像技术中 SNR 的计算式。对其稍加修改，就可得到三维容

积成像(三维傅里叶成像)的 SNR 表达式，即

$$SNR = \frac{S}{N} = k\frac{FOV_{freq} \cdot FOV_{phase} \cdot FOV_{slab} \cdot \sqrt{NSA}}{\sqrt{N_{freq} \cdot N_{phase} \cdot N_{slab} \cdot BW}} \tag{9-9}$$

与式(9-8)相比，式(9-9)的分子和分母中分别增加了三维成像中扫描带(slab)厚度 FOV_{slab}项和扫描带数 N_{slab}项，而二维成像方式中的层厚 l 不再出现。

(4) SNR 的能量表达式

设 MRI 系统的噪声为白噪声(即与频率无关)，并设每单位频宽的噪声对所有 MRI 系统是相同的，则 SNR 的能量表达式为

$$SNR = \sqrt{\frac{总信号能}{噪声功率 / 频宽}} \tag{9-10}$$

(5) 单位时间信噪比

为了表明 MRI 的扫描效率，除了要求图像质量之外，还要考虑获得一幅图像所需的时间。单位时间信噪比就是这样一个指标。设成像总时间(包括数据采集时间和图像重建时间)为 t_{total}，并将单位时间的信噪比记为 SNR_t，则它的定义为

$$SNR_t = \frac{SNR}{\sqrt{t_{total}}} \tag{9-11}$$

由此可见，在同样的 SNR 条件下，成像速度越快 SNR_t 越高，反之亦然。

四、空间分辨率

空间分辨率是 MRI 图像质量的又一重要指标。所谓空间分辨率(spatial resolution)，指的是图像的锐利度，也可以说是图像区别微细结构和组织边界的能力。它主要由单个组织体素的大小决定。一般来说，每个体素内部的全部结构是模糊地混在一起的，也就是说，单个体素中包含的所有组织经过平均后产生混合的 NMR 信号。这种混合作用受体素大小的影响。它的存在减弱了微小结构的对比度和可见性，大大限制了分辨相邻解剖结构和发现微小病灶的能力。

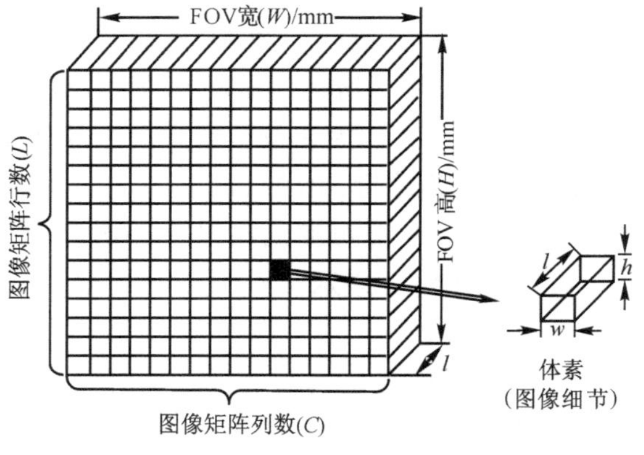

图 9-4　体素大小的决定因素

体素的大小由 FOV、扫描矩阵和层面厚度三者共同决定，它们之间的关系如图9-4所示。设 FOV 的宽和高分别为 W 和 H、扫描矩阵的列数和行数分别为 C 和 L、体素的宽和高分别为 w 和 h，则上述参数间的关系可表达为

$$w = \frac{W}{C} \tag{9-12a}$$

$$h = \frac{H}{L} \tag{9-12b}$$

由此得出体素体积 Δv 的计算式

$$\Delta v = whl = \frac{WH}{CL}l = \frac{S_{\mathrm{FOV}}}{CL}l \tag{9-13}$$

式(9-13)反映了 FOV、扫描矩阵和切层厚度三者与空间分辨率之间的关系。式中，S_{FOV}为 FOV 的面积；l 仍表示层厚。可以看出，在同样的扫描矩阵条件下，FOV 越大或层面越厚，体素体积就越大，表示空间分辨率越低；如果固定 FOV 及层厚，则体素随扫描矩阵的扩大而变小，空间分辨率从而提高。例如，用 FOV 为 50cm×50cm 的体线圈、采用 256×256 的矩阵成像时，其空间分辨率只能达到 1.95mm 左右；当换用 FOV 为 30cm×30cm 的头线圈，并以同样的图像矩阵成像时，空间分辨率可提高至 1.17mm；用直径为 10cm 的表面线圈(相当于 78cm^2 的 FOV)在同样条件下成像，空间分辨率可高达 0.31mm。

上面以截面为正方形的体素为例说明了空间分辨率的计算。对于长方形截面的体素(FOV 为长方形或扫描矩阵非方阵)，其空间分辨率多用体素截面的长和宽中较小者表示。

在 MRI 扫描过程中，通常用改变 FOV、扫描矩阵和层厚三个因素中的一个或两个的方法来调节图像细节。关于扫描脉冲序列参数和分辨率的关系以后还要详细讨论。

需要强调指出的是，分辨率提高即体素变小后将带来信噪比降低的问题。因此，体素并不是越小越好。另外，FOV 的选定应由身体成像部位的大小来决定。如果 FOV 缩得太小(小于身体断面)，还会出现所谓卷褶伪影。实际应用中只能采取折中的方案。

MRI 系统可能达到的最高分辨率受磁场均匀性和梯度磁场的限制。

五、图像的显示及窗口技术

1. 图像的显示

MRI 线圈中接收到的 NMR 信号，经采样后成为原始数据(raw data)存入专用的存储器中。再经过图像重建等步骤，这些数据便成为可供显示用的图像信息(原始图像)。二者的不同之处在于，原始数据反映信号的强度，而图像信息是按像素的坐标顺序存放的一系列灰度值。这里，体素与像素是一一对应的。只有这样，磁共振图像才能代表组织的结构特征。

在上面的讨论中，我们假设扫描矩阵与显示矩阵是同等大小的。但在图像的观察过程中，往往还要对原始图像作诸如放大、缩小、反转、旋转等后处理。对于处理过的图像，其点阵(像素)与扫描矩阵一般不再一一对应。

2. 窗口技术

MRI 图像是数字灰度图像。因此，在计算机中每幅图像都以 $C\times L$ 个二进制数据表示。这些数据的值代表着各像素的亮度，即各个像素的灰度值。每个像素的灰度值占用二进制位数越多，它所表达的亮度范围就越大，相应的灰阶也就越多。习惯上把这里二进制的位数称为图像的位深度或深度。由此可见，一幅数字灰度图像是用 3 个尺度来描述的，即图像的宽(列的像素数)、图像的高(行的像素数)和图像的深(表示像素亮度的位数)。

按照医学数字成像和通信标准即 DICOM 3.0 (DICOM 是 Digital Imaging and COmmunications in Medicine 的缩写)标准的规定，医学图像(包括 MRI 图像)的深度应为 12 位。这表明每个像素的亮度将用 4096($2^{12}=4096$)个灰阶来表示。但是，人眼一般只能分辨出 64 个灰度级，普通计算机显示器也只有 256 个灰度级(高档图像显示器的灰度级可达 1024 个)。那么，如何使具有 4096 个灰阶的图像在仅有 256 或 1024 个灰阶的屏幕上充分显示呢？这就要采用所谓的窗口技术。

在磁共振图像中，尽管各个像素的亮度差别很大，但感兴趣区内的亮度往往局限于一个较小的范围。所谓窗口(windowing)技术就是在 4096 个灰阶的图像中，仅取出灰度值在一定范围的像素按其灰阶显示，而将灰度值大于给定范围的像素全置为白、灰度值小于给定范围的像素全置为黑。采用这种技术，不仅大大缩小了显示图像的灰阶范围，而且可通过窗口位置的调节方便地找出自己所需的图像细节。

一个完整的显示窗口由窗位(center line 或 window position)、窗宽(window width)和上下两个边界(upper limit and lower limit)所确定(图 9-5)。窗位用来定义显示窗口在 4096 个原始灰阶中的位置，即提供整个待显示值的平均亮度。通过改变窗位，可使窗口位置在整个灰阶范围内移动，也就是使显示覆盖所有的灰度值。窗宽是窗口上界和下界之间的显示区域，它决定显示图像的灰阶范围。在 MRI 系统中，窗位和窗宽一般由两个彼此独立的多圈电位器来控制(也有用鼠标器或追踪球进行调节的)。图像窗宽和窗位的调节是 MRI 设备控制界面的一部分。

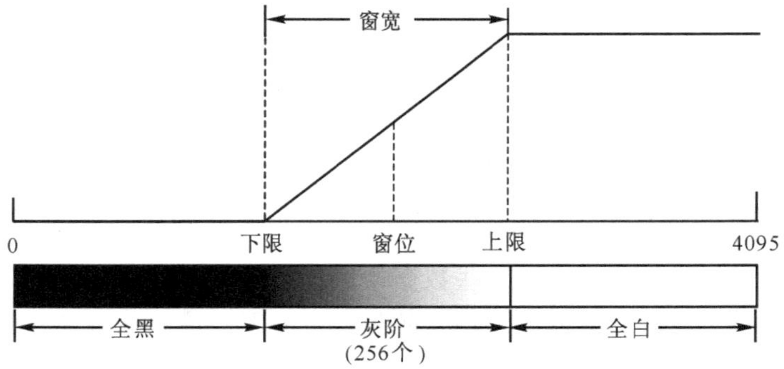

图 9-5　显示窗口的定义

窗宽、窗位的设置应以获得最佳图像对比度为目的。当为了观察某组织的结构而减小窗宽时会引起该结构对比度的增加，但增加的对比度是以显示范围的减小为代价的。

因为在窗宽上限以上的像素都被设置为最高亮度(全白)，而在显示窗宽以下的像素都被置为最低亮度(全黑)。

在图像处理技术中，窗宽窗位的调节又叫灰度变换。

第二节　梯度场及其应用

一、问题的提出

我们已经介绍了用 RF 脉冲诱发核磁共振信号的原理和方法。但是，在匀强磁场中，所有的质子将在同一频率下共振，这就意味着没有质子的位置信息可供利用。为了获得有意义的图像，必须设法产生所需的空间信息。

我们知道，质子的共振频率与质子所处的磁场强度成正比。如果能在被检体所在的空间内随意地改变各点的场强，就可使该空间内各点的共振频率发生变化，从而得到以场强标记的空间信息。这一设想已通过在静磁场 $\boldsymbol{B}_0$ 上叠加梯度磁场 $\Delta\boldsymbol{B}$ 而得以实现。有了变化的磁场，再创造性地用含有各种频率分量的 RF 脉冲(而不是单一频率的正弦波)激发一定数量的空间质子，就可以描绘出质子的空间分布图像。这时，MRI 线圈中接收到的 NMR 信号是不同体素内的质子所发出的不同共振频率的复合信号，运用傅里叶变换技术即可将这一复合信号还原为与其空间磁场相对应的位置信号。

于是，人们对梯度场和射频脉冲的变化进行组合，就诞生了为数众多的成像方法。随着技术的发展，梯度场的应用越来越灵活。现在，由梯度脉冲和射频脉冲共同编制而成的各种脉冲序列已屡见不鲜。更有甚者，由高性能可编程梯度所实现的 EPI 序列还被用来研究脑的功能。

二、MRI 系统的坐标系

采用梯度磁场来改变 MRI 系统成像空间各点的磁场强度，以获得成像所需空间分辨率的设想，是劳特伯于 1973 年提出的。现在，梯度子系统已成为 MRI 系统的重要组成部分。在介绍梯度场之前，明确磁体的坐标体系是非常必要的。

如果按静磁场 $\boldsymbol{B}_0$ 的方向进行分类，MRI 系统的磁体可分为纵向磁场的磁体和横向磁场的磁体两大类，其中超导磁体几乎都采用了纵向磁场。在纵向磁场的全身 MRI 系统中，磁体的 z 轴一般定义为磁体的轴向，并规定其正向指向检查床一端。这样定义后，z 轴与被检者的体轴正好平行。z 轴一经确定，x 轴、y 轴及其正向就可通过右手规则加以定义了，即以右手握住 z 轴，当右手的四个手指从正向 x 轴以$\pi/2$ 角度转向正向 y 轴时，大拇指的指向就是 z 轴正向。将坐标原点移至磁体中心就得

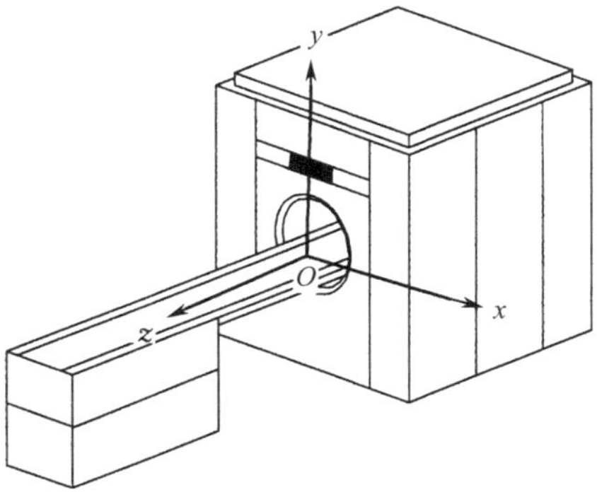

图 9-6　磁体系统的坐标系

到 *MRI* 系统的坐标系统(图 9-6)。

需要指出的是，指定坐标系只是讨论问题和梯度场控制的需要，与静磁场 $\boldsymbol{B}_0$ 无关。实际上 $\boldsymbol{B}_0$ 的方向不但是确定的，而且是可以测定的，因为它总是由磁体的 S 极指向 N 极。MRI 系统磁体的 S 极一般在检查床一端，而 N 极在远离检查床的一端，可见 $\boldsymbol{B}_0$ 的方向总是从（磁体）前指向（磁体）后的。我们所定义的 z 轴正向恰恰与 $\boldsymbol{B}_0$ 反向。

三、梯度场及其作用原理

1. 梯度和梯度场的概念

所谓梯度，是指一个空间位置函数(物理量)的变化率，在数学上就是它的导数。对于多元函数，每个空间坐标变量都有一个偏导数，如$\frac{\partial \Phi}{\partial x}$、$\frac{\partial \Phi}{\partial y}$、$\frac{\partial \Phi}{\partial z}$等。这些导数表示空间函数 $\Phi(x, y, z)$ 沿三个坐标方向的变化率。下面给出三元函数梯度和梯度场的具体定义。

设函数 $U=\Phi(x, y, z)$ 在空间或部分空间具有一阶连续偏导数，则对于空间或空间已知部分的每一个点 $p(x, y, z)$都可确定一个向量

$$\frac{\partial \Phi}{\partial x}\boldsymbol{i}+\frac{\partial \Phi}{\partial y}\boldsymbol{j}+\frac{\partial \Phi}{\partial z}\boldsymbol{k} \tag{9-14}$$

该向量就称为函数 $U=\Phi(x,y,z)$ 在点 $p(x,y,z)$ 的梯度,记做 $\mathrm{grad}\,\Phi(x,y,z)$，即

$$\mathrm{grad}\,\Phi(x,y,z)=\frac{\partial \Phi}{\partial x}\boldsymbol{i}+\frac{\partial \Phi}{\partial y}\boldsymbol{j}+\frac{\partial \Phi}{\partial z}\boldsymbol{k} \tag{9-15}$$

向量函数 $\mathrm{grad}\,\Phi(x, y, z)$ 同时确定了一个向量场，这就是梯度场。

2. 梯度磁场的作用及产生

拉莫尔方程告诉我们，质子的共振频率 ω_0 等于其磁旋比 γ 与外磁场 $\boldsymbol{B}_0$ 的乘积。由此可见，改变磁场 $\boldsymbol{B}_0$ 就可改变共振频率 ω_0。也就是说，如果能使扫描平面上每一点具有不同的磁场强度，人体不同部分受激发的原子核，将在不同频率下共振。这种思想首先由劳特伯提出，并成功地用来编码受激原子核的空间信息，即进行空间定位。

劳特伯采用的办法是在主磁场 $\boldsymbol{B}_0$ 上叠加一个变化的小磁场 $\Delta\boldsymbol{B}$，从而使成像层面上各处的磁场得以改变。我们注意到，$\Delta\boldsymbol{B}$ 不仅同 $\boldsymbol{B}_0$ 一样，具有向量场的性质，而且是变化的向量场，即具有上面所定义的梯度场的特点。因此，$\Delta\boldsymbol{B}$ 又叫梯度磁场，并简称为梯度场。

由此可见，所谓梯度磁场(gradient fields)，就是指沿直角坐标系某坐标方向呈线性变化的磁场。也就是说，对于梯度磁场，每单位长度上的磁场是线性递增的。

为了得到任意层面的空间信息，MRI 系统在 x、y、z 三个坐标方向均使用梯度场，它们分别被称为 G_x 梯度、G_y 梯度和 G_z 梯度。G_x、G_y 和 G_z 分别由三个互相垂直的梯度线圈产生。其中每个线圈的工作特性和激励电路完全相同。扫描时，它们所产生的梯度磁场 $\Delta\boldsymbol{B}$ 与主磁场 $\boldsymbol{B}_0$ 叠加后共同作用于相关体素。可见梯度线圈的作用就是动态地修改主磁场。

3. 梯度场的数学模型

MRI 系统所使用的梯度磁场是线性梯度，即随着时间 t 的推移，梯度场成比例地上升或下降，且只有在扫描周期才出现。另外，梯度到达预定值后，需持续一段时间($t_1 \sim t_2$)才开始下降。梯度场的这种工作过程如图 9-7 所示。图中 $\Delta \boldsymbol{B}_{max}$为梯度场的预定值，$t_0$ 和 t_1 分别为梯度开始上升和到达预定值的时间，t_2 和 t_3 分别为梯度关闭和恢复至零值的时间。显然，$t_0 \sim t_1$ 就是常说的梯度上升时间或梯度预备时间，$t_1 \sim t_2$ 是梯度持续时间。t_3 以后又开始一个新的梯度周期。

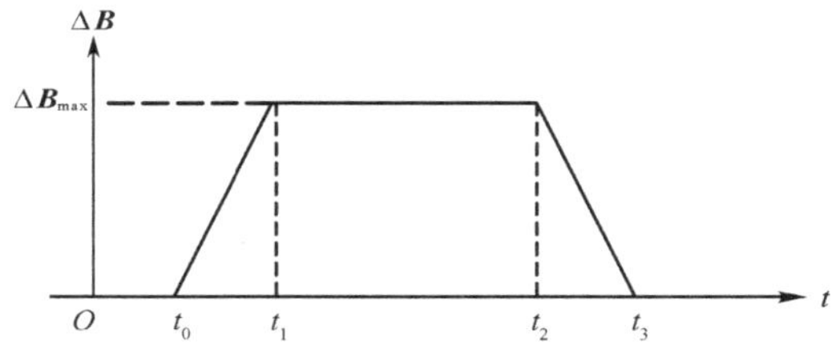

图 9-7　梯度场 $\Delta\boldsymbol{B}$ 的波形

设梯度的上升和下降时间相等，则上述过程可用函数式表示为

$$\Delta B = \begin{cases} 0 & t < t_0 \\ \dfrac{\Delta B_{max}}{t_1 - t_0} t & t_0 \leqslant t < t_1 \\ \Delta B_{max} & t_1 \leqslant t < t_2 \\ -\dfrac{\Delta B_{max}}{t_1 - t_0} t & t_2 \leqslant t < t_3 \\ 0 & t \geqslant t_3 \end{cases} \qquad (9\text{-}16)$$

式中，$\dfrac{\Delta B_{max}}{t_1 - t_0}$为梯度场的斜率，也就是梯度的变化率。它和梯度上升时间都是梯度系统的重要指标。在梯度场预定值一定的情况下，上升时间越短，即梯度的斜率越大，系统的性能就越好。

4. 三个梯度场的关系

确定空间坐标的第一步是选择扫描层面。它一般由层面选择梯度来完成。G_x、G_y 和 G_z 中的任何一个均可用来选择层面，这取决于扫描层面的位置。在我们所定义的坐标系统下，分别以 G_x、G_y 和 G_z 作层面选择梯度时，就可实施矢状位、冠状位和横轴位的成像(设受检者仰卧于检查床上)。层面选定后，质子的空间位置被限制在层面选择梯度所确定的平面内，再用两个坐标值就可精确定出其位置了。MRI 系统中，这两个坐标就是其余两个梯度。在二维傅里叶成像方法中，它们分别被用来进行频率编码和相位编码，解码后即得检测点的平面坐标。例如，获取横轴位图像时，系统以 G_z 作层面选择，并对 G_x 和 G_y(或 G_y 和 G_x)分别进行频率编码和相位编码，就可得到扫描平面内任一点的坐标。可见，是 G_x、G_y 和 G_z 共同确定了一个空间点的坐标，对该坐标对应的空间体素所发出的 NMR 信号进行检测就得到了所需的图像信息。

通过上面的讨论可得出如下结论：三个梯度的性能是完全相同的；每次扫描均需三个梯度的共同作用；每个梯度均可作为选层梯度、频率编码梯度和相位编码梯度，这取决于层面所在的位置(其中频率编码和相位编码方向可由操作者指定)。任意斜面的定位需要两个以上梯度的共同作用，它们的协同由梯度控制器和扫描软件来完成。

三个梯度的时序与所使用的成像方法和扫描序列有关，我们将在有关章节陆续介绍。

5. 梯度场与主磁场的叠加

主磁场 $\boldsymbol{B}_0$ 是匀强磁场，其大小和方向是固定不变的。但是，梯度场 $\Delta\boldsymbol{B}$ 的大小和方向均可改变。$\Delta\boldsymbol{B}$ 产生后是叠加在 $\boldsymbol{B}_0$ 之上的，使 $\boldsymbol{B}_0+\Delta\boldsymbol{B}$ 也随着发生梯度性的变化。现在用图 9-8 来说明静磁场 $\boldsymbol{B}_0$ 和梯度磁场 $\Delta\boldsymbol{B}$ 的叠加关系。在图 9-8 中，我们用水平箭头表示静磁场 $\boldsymbol{B}_0$ 的方向、用向上的箭头表示各个点上的场强。图 9-8(a)为将要施加的线性梯度场。这里箭头的长短表示各点上梯度场的大小、箭头的方向为梯度场的方向(箭头向上为正梯度场，向下为负梯度场，二者分别起增强和削弱主磁场的作用)。需要提请读者注意的是，梯度场中心的场强总为零，这说明它与主磁场叠加后，磁体中心的场强总是不变的。图 9-8(b)和图 9-8(c)分别表示梯度场叠加前、后的情况。我们注意到，图 9-8(b)中各点的箭头同样高，说明所有点上场强相同。但是，图 9-8(c)就不同了，静磁场 $\boldsymbol{B}_0$ 和梯度磁场 $\Delta\boldsymbol{B}$ 的叠加使得每个点上的场强发生了变化，表明每点的拉莫尔频率也不同了。另外，我们发现这时总磁场 $\boldsymbol{B}_0+\Delta\boldsymbol{B}$ 的方向仍为 $\boldsymbol{B}_0$。

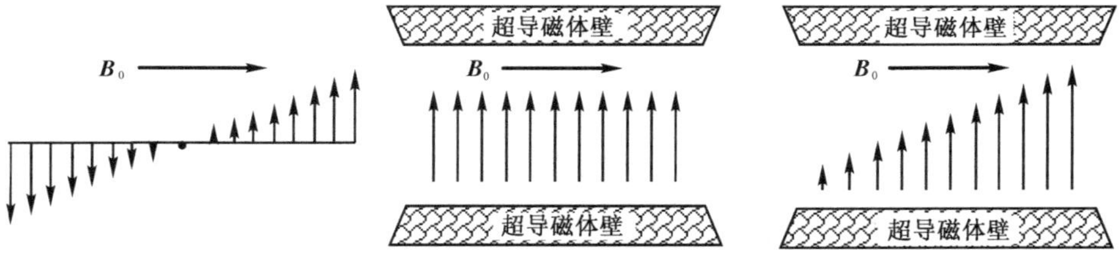

(a)线性梯度场　　(b) 静磁场 $\boldsymbol{B}_0$　　(c) 梯度场$\Delta\boldsymbol{B}$和静磁场$\boldsymbol{B}_0$的叠加结果

图 9-8　梯度场的叠加

下面以主磁场为 1.0T、梯度场为 0.1mT/cm(10mT/m)的磁共振扫描机为例，定量地说明一下 $\boldsymbol{B}_0$ 和 $\Delta\boldsymbol{B}$ 的叠加情况。设所选成像区域为直径 50cm 的空间。由于梯度场的作用，这时在磁体中心两侧(选层方向)将产生±2.5mT 的场强变化，使其总场强分别成为 0.9975T 和 1.0025T。虽然 2.5mT 仅相当于 $\boldsymbol{B}_0$ 的四百分之一，但这一微小差别已足以使其共振频率发生显著变化。

为了使读者对 MRI 成像空间各点的场强变化有一个直观印象，现将各梯度场作用后磁力线在 xOy、xOz 和 yOz 三个坐标面上的分布情况全部给出(图 9-9)。梯度场对静磁场的作用在此看得非常清楚。图中，当磁力线与坐标面平行时，磁力线用矢量符号表

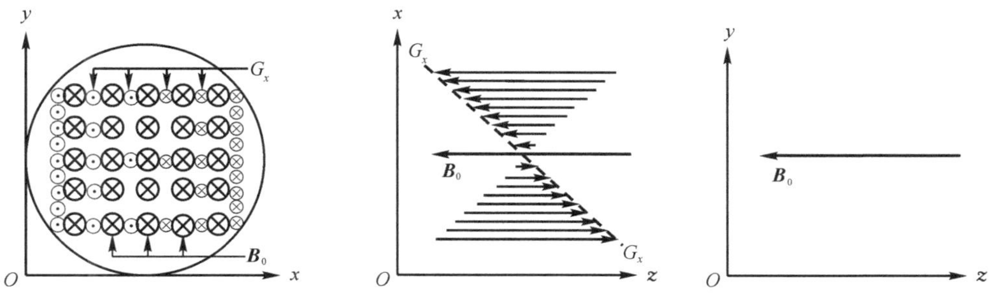

(a) G_x在三个坐标面上的磁力线

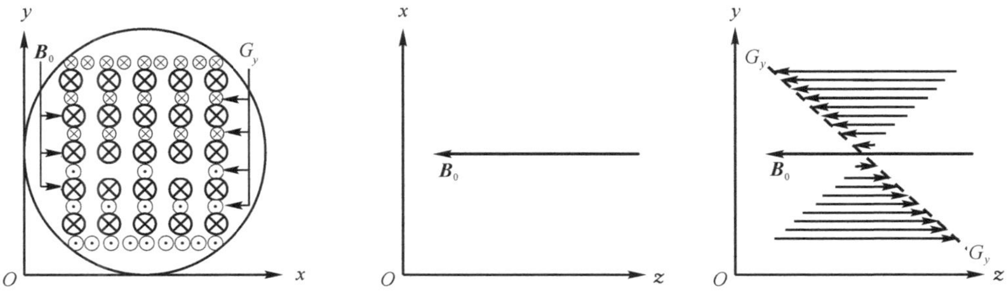

(b) G_y在三个坐标面上的磁力线

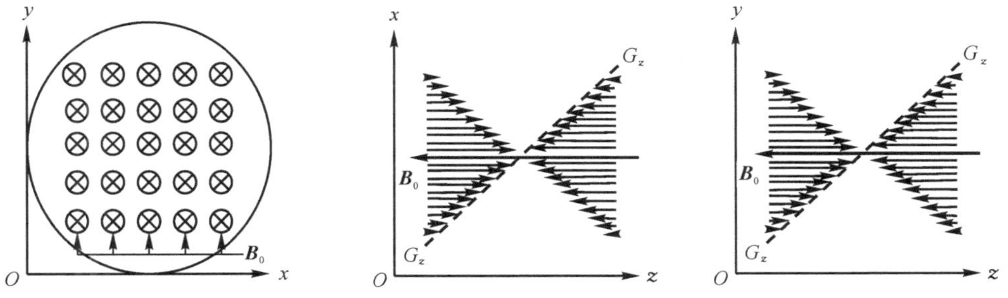

(c) G_z在三个坐标面上的磁力线

图 9-9　梯度场磁力线的空间分布

示，矢量的稀疏表示磁场的强弱；当磁力线与坐标面垂直时，磁力线穿出纸面和离开纸面分别用符号“⊙”和“⊗”表示。

现在仅讨论 G_z 作用，即在 z 方向加梯度的情况，其余梯度的作用请读者自行推出。在 MRI 系统中，G_z 由两个相距一定距离的梯度线圈产生，其中流过每个线圈的电流大小相等、方向相反。这必然产生两个相反的磁场：一个使 $\boldsymbol{B}_0$ 增强，另一个使 $\boldsymbol{B}_0$ 减弱，从而形成我们所希望的梯度场。图 9-9(c)反映了这种情况。由图看出，上述两个 z 线圈产生的磁场随着距离的增加逐渐减弱，到达磁体中心时正好减为零。z 梯度的这一变化在 xOz 和 yOz 两个平面上看起来是相同的。但是，这时在 xOy 面上观察到的场强分布与上述两个坐标面不同：磁力线在这里是处处相等的。

G_x 和 G_y 产生的梯度场分别在磁体孔径的左右向和上下向分布，它们对主磁场的影响在 yOz 面(对于 G_x)和 xOz 面(对于 G_y)上是观察不到的，这一点请读者注意。

设三个梯度场分别为

$$G_x(t) = \frac{\partial B}{\partial x} \tag{9-17a}$$

$$G_y(t) = \frac{\partial B}{\partial y} \tag{9-17b}$$

$$G_z(t) = \frac{\partial B}{\partial z} \tag{9-17c}$$

那么，磁场的叠加作用可表示为如下的解析式

$$B_x = B_0 + xG_x(t) \tag{9-18a}$$

$$B_y = B_0 + yG_y(t) \tag{9-18b}$$

$$B_z = B_0 + zG_z(t) \tag{9-18c}$$

式中，x、y 和 z 分别为三个方向的坐标；B_x、B_y 和 B_z 为叠加后三个方向上的实际场强。更精确的数学描述要用到张量(包含九个分量)的概念，这里从略了。

6. 梯度场的方向

梯度磁场的方向是这样规定的：正向的梯度场都使相应坐标轴正向上的磁场线性增加、负向上的磁场线性减小，而坐标原点即磁场中心点的场值不变。举例来说，施加正向的 z 梯度 G_z，就意味着使磁体前方(检查床一端，即 z 的正向)的场强增加，使磁体后方的场强减弱，而磁体中心的场强不变。

7. 梯度场的线性

梯度场的线性是指它随时间上升时的平稳性或者均匀性。我们知道，梯度场是梯度线圈中电流变化的结果，如果其电源质量或带负载能力下降，则直接影响梯度场的线性。另外，受梯度线圈形状和几何尺寸的限制，其有效梯度的范围一般只限于磁体中心附近的小区域(直径一般不大于 50cm)，该区域外梯度场的质量必然变差。

梯度子系统是 MRI 磁体系统的组成部分，它的硬件工作原理将在第十一章介绍。

第三节　磁共振成像法

MRI 是一种低灵敏度、高噪声的成像技术。当人们认识到它的潜在用途之后，曾投入大量精力进行成像方法的研究。1974～1977 年短短的 4 年中诞生的成像方法就有数十种之多。当时出现的情况是，一种成像方法刚刚提出，还未得到充分评价就被新涌现的成像方法所取代了。当然，有些方法不仅沿用至今，而且已经非常完善。本节分类介绍各种 MRI 成像法，下一节则详细讨论现今广为使用的傅里叶变换成像法。

一、成像法及其分类

无论何种成像法，首先要考虑的都是如何用磁场值来标记受检体共振核空间位置的问题。我们知道，核的共振频率与它所在位置的磁场强度成正比。在有梯度场作用的情况下，由于梯度场本身是空间位置的函数，因而只要把氢质子共振吸收的频率分布显示出来，就得到了共振核的空间分布。应用傅里叶变换技术，很容易得到信号的频率分布。

要达到上述目的，就得设计出各种方案，对被测对象进行空间编码，并把研究对象简化为 $n_x \times n_y \times n_z$ 个体素。成像方法所要解决的第二个问题，就是依次测出每个体素的信号，并根据其空间编码一一对应地进行图像重建。此外，成像方法的形成还要充分考虑当时硬件条件的可能性。因此，它还不仅仅是个方法学的课题。实际情况是，成像方法为硬件的开发或研制提出要求及努力方向，当时硬件所能达到的水平又将限制新方法的应用。

CT 是根据 X 射线透过人体组织时的吸收衰减量来成像的技术。探测器接收到的射线强度实际上是人体组织结构的投影。利用直接矩阵求解、反投影、二维傅里叶变换、卷积反投影和迭代等数学方法，就可用投影数据重建出图像。因此，X 射线 CT 采用的是投影重建法。在 MRI 的发展过程中，也使用过与此类似的成像法。有人据此将 MRI 成像法分为投影重建和非投影重建两大体系。

MRI 成像法还可根据数据或信号的获取形式分为点成像、线成像、面成像和体积成像四大类，其数据的测量如图 9-10 所示。下面就按这种分类法分别加以介绍。

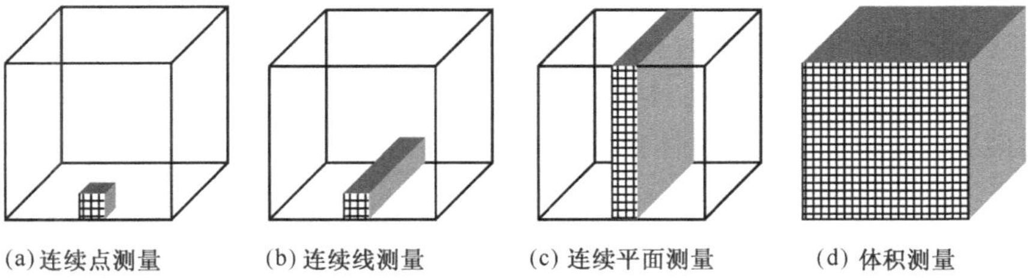

图 9-10　MRI 成像法的分类

二、点成像法

所谓点成像，是指对每个体素的 NMR 信号逐一进行测量的成像方法。在这种技术中，任何时候只能接收到单一体素的信号。属于点成像范畴的成像方法主要有敏感点法和场聚焦法两大类。

1. 敏感点成像法

这是一种巧妙的成像方法。它于 1974 年由欣肖等人引入。

所谓敏感点(SP，sensitive point)，就是在主磁场上同时施加三个相互垂直的梯度场后在交点形成的零梯度点。此点的磁场强度与时间无关，因而在射频场作用下，只有位于敏感点上的核可发出 NMR 信号。如果先用梯度场 G_z 选出一个垂直于 z 轴的层面，再施加梯度场 G_x，使敏感点沿 x 轴方向运动，在射频场作用下就可得到敏感点沿 x 轴方向各个点的 NMR 信号，从而完成一行的扫描。敏感点这种有规律的运动与电视系统的行扫描方式有点相似。要使敏感点在沿 x 轴方向作周期性运动的同时又沿 y 方向移动，还需在 y 轴上同时施加一频率较低的梯度 G_y，这样便可得到层面内所有点的信号。

敏感点成像法是一种很容易实现的技术。同时，它可将直线和平面技术中出现的许多问题，如带宽、动态范围和梯度场线性等因素的影响降至最低程度。这种方法的缺点是信号弱、灵敏度低和成像时间长。

2. 场聚焦成像法

这是由达马迪安及其同事提出的成像方法，又称 FONAR 法。这种技术的关键是要用一个分布成马鞍形的磁场，定出一个叫共振孔的小区域。该小区域又叫鞍点。其中的鞍形磁场是需要精心设计的。扫描时它所选定的小区域在物体的一个层面上往返移动(相当于进行逐点扫描)。在射频脉冲作用下仅此小区域给出 NMR 信号。

用这种方法即能进行扫描(成像)，也可以将鞍点固定于感兴趣区进行直接的共振谱测量，有利于临床诊断和分析。后来，达马迪安用这种原理生产出了全身磁共振成像装置，并组建了美国 FONAR 公司。

3. 点成像法的单位时间信噪比

单位时间信噪比(SNR_t)是 MRI 系统中用来衡量成像效率的重要指标。下面给出其表达式。

设在 x、y 和 z 方向所取的扫描像素数分别为 n_x、n_y 和 n_z，即将成像对象分为 $n_x \times n_y \times n_z$ 个体素。在点方法中，使所有体素成像时至少要进行 $n_x \times n_y \times n_z$ 次采样，因此，其最小成像时间 t_{spot}与总体素数成正比，即

$$t_{spot} \propto n_x \times n_y \times n_z \tag{9-19}$$

根据式(9-11)的定义，可知点方法的 SNR_t 与成像总体素之间存在如下关系

$$(SNR_t)_{spot} \propto \frac{1}{\sqrt{n_x \times n_y \times n_z}} \tag{9-20}$$

三、线成像法

指一次采集一条扫描线数据的成像方法。多敏感点(敏感线)成像法、线扫描及多线扫描成像法、化学位移成像法都是线成像的例子。还有些选择性激励技术也可归于线成像的范畴。下面举例说明之。

1. 多敏感点成像法

多敏感点成像法(MSP，multiple sensitive point)是敏感点技术的逻辑发展。两个互

相垂直的梯度场之零平面相交而成的直线叫敏感线。将敏感线分为若干个敏感点，然后沿这条线施加一个与时间无关的线性梯度场和选择性射频脉冲，就可使线上各敏感点的核都得到激发。脉冲过后，接收各敏感点的 FID 信号，经傅里叶变换即可得到线上所有点的质子密度分布。再以一定的频率调制敏感线的移动，就能获得每条线的质子密度分布，进而得到全层面的图像。

2. 线扫描及多线扫描成像法

线扫描成像一般分如下步骤进行：①在 z 轴方向施加线性梯度场 $G_z(t)$，以便在 xOy 平面上定义出一个厚度为 Δz 的层面；②用一个短而强的$\pi/2(90°)$窄带脉冲对该层面内的所有自旋核实施激发；③关断 G_z，并立即在 y 方向施加梯度场 G_y(这时层面内会产生 FID 信号，但弃之不用)；④用 π 窄带脉冲激发层面内坐标为 y_0 的一条线，以便在这条直线上产生自旋回波信号；⑤关断 G_y 并在 x 方向施加梯度场 G_x，以读取回波信号。

图 9-11 表示线扫描的线选择过程。由于线上各点所处的磁场不同，释放出来的电磁辐射频率亦不相同。因此，这时获得的信号是具有许多频率成分的复合信号，对其进行傅里叶变换便得(z_0, y_0)线上的质子密度分布。逐次改变 y_0 进行测量，可得到整个 z_0 处的层面图。

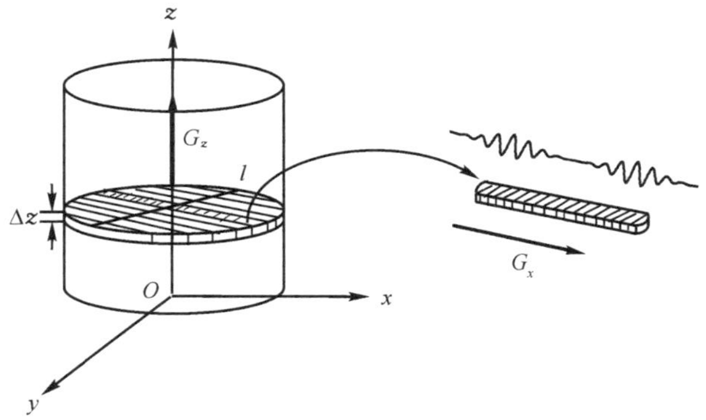

图 9-11　线扫描成像的选择过程

在线扫描成像法中，每次被激的是整个层面，但观测的只是其中一条线。这样，其他线上的信号将成为欲接收线上回波信号的干扰源，因而这种方法的 SNR 很低。为了弥补这一缺点，在线扫描基础上又产生了多线扫描技术。这种方法的特点是在选出层面后，同时激发 N 条线，并进行 N 次测量，以同时得到每条线上的共振信号。需要注意的是，这里所采用的$\pi(180°)$脉冲应为包含有 N 个频率分量的正弦波。

线扫描或多线扫描是一种自旋回波技术。在空间定位上需要三个梯度场的协同作用。

相对于单线扫描，多线扫描不仅可提高灵敏度，且有利于扫描时间的缩短。

设成像线平行于 x 轴，则线方法的最小成像时间 t_{line}与其像素数 $n_y \times n_z$ 成正比，即有

$$t_{\text{line}} \propto n_y \times n_z \tag{9-21}$$

因此，线方法的单位时间信噪比$(SNR_t)_{line}$与像素数之间具有如下关系

$$(SNR_t)_{line} \propto \frac{1}{\sqrt{n_y \times n_z}} \tag{9-22}$$

四、面 成 像 法

是指可同时采取整个断层数据的成像方法。投影重建法、各种平面成像法以及傅里叶变换成像法等都是平面成像的范例。

1. 投影重建成像法

有了梯度场，就可以同 X 射线 CT 那样用投影重建(projection reconstruction)的方法成像。不过，此方法只用到两种梯度，一种是选层梯度，另一种是旋转梯度，且一般以 z 梯度 $G_z(t)$作为选层梯度。设 $G_z(t)=\frac{\mathrm{d}B}{\mathrm{d}z}$，则 $G_z(t)$作用后的磁场分布为

$$B = B_0 + zG_z(t) = B_0 + z\frac{\mathrm{d}B}{\mathrm{d}z} \tag{9-23}$$

可见它仅在 $z=0$ 处满足 $B=B_0$ 的条件，即这里层面的磁场强度不随时间而变，层面上的共振吸收信号亦不随时间而变，层面被选中(图 9-12)。然后再沿与 x 轴成 θ 角的 l 方向施加一个线性梯度场 $G_l(t)=\frac{\mathrm{d}B}{\mathrm{d}l}$(相当于用磁场来标定层面的空间位置)，这时层面沿 l 方向的磁场分布为

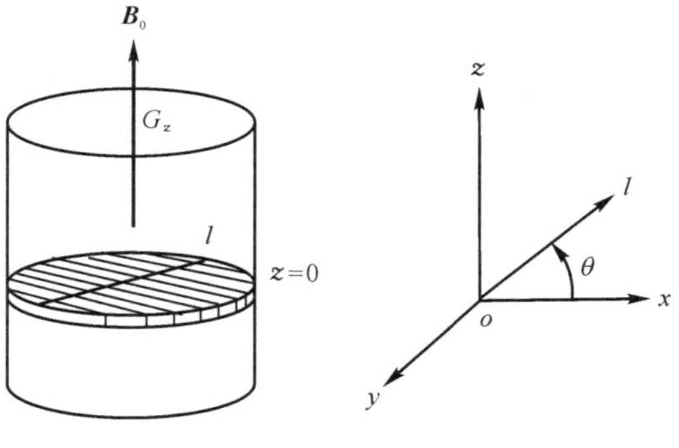

图 9-12　投影重建成像法中层面($z=0$)的定义

$$B = B_0 + G_l(t) = B_0 + l\frac{\mathrm{d}B}{\mathrm{d}l} \tag{9-24}$$

因为$\frac{\mathrm{d}B}{\mathrm{d}l}=C$($C$为常数)，所以垂直于 l 方向的每条线都有相同的磁场强度，即具有同一共振频率。这时 NMR 信号的强度同这条线上参与共振的自旋核数成正比。因此，通过连续波扫频法可以确定沿 l 方向的核自旋分布情况，从而获得层面在 l 方向的一维投影。改变磁场梯度的方向，即改变 θ 角，且每改变一个角度就用连续波扫频法激励一次，便可获得每一个角度的一维投影。根据这些投影值，很容易重建出图像来。

上述成像过程可概括为三个步骤。首先，沿某个方向施加一个随时间变化的线性梯

度场，定义欲观测的层面。其次，在此层面内施加旋转梯度场，以获得相应方向的一维投影。投影重建成像法的最后一步为图像重建。反投影法、傅里叶变换法和滤波反投影法等均可用来重建 MRI 图像。由于同时激发受检体中的所有自旋核，使这种方法具有较高的灵敏度。加之技术比较成熟，它曾被许多厂家所采用。成像时间长、对梯度场的线性度要求高是其缺点。

1973 年，劳特伯用这种方法获得了充水试管的磁共振图像。

2. 平面成像法

是一种一次性获得整个平面信息的成像方法。扫描时首先选出一个层面，然后用一线性梯度场 G_x 及一选择性射频脉冲，对矩阵各行内的核进行激发。此后，再施加一线性梯度场 G_y 对各列内的核逐一进行标记，使层面内各列上的点具有不同的共振频率。这样得到的信号即含有空间编码信息，经傅里叶变换就可重建出图像。其成像思想与二维傅里叶变换成像法相仿。

自旋回波平面成像(spin-echo planar imaging)是平面成像法的一种。它的核心是在一系列选择性射频脉冲和梯度脉冲的联合作用下，观测被激线方向和面上的自旋回波信号，以便用较快的速度获得整个层面的重建信息。

回波平面成像是所有平面成像法中成像速度最快的一种。这种方法的原理是曼斯菲尔德于 1977 年提出的，但由于硬件条件的限制直到近年才得以实现。由于它的应用，使 MRI 系统的成像速度发生了革命性的变化。在磁共振成像的应用中，目前开拓的各种新领域几乎都与以回波平面成像技术为主的快速或超快速成像有关。

3. 多面多线扫描成像法

多面多线扫描成像法(multislice multiple line scan imaging)1980 年由莫德斯雷(Maudsley)等人提出。其成像原理可表述为：先在 z 方向施加一个梯度场 G_z，定出垂直于 z 轴的平面 P_1、P_2、…、P_n，然后用具有一定频谱的 90°选择脉冲，使这些平面上的自旋核同时倒向 xOy 平面。脉冲过后再在 x 轴上施加梯度场 G_x 和一定频谱的 180°选择脉冲，使垂直于 x 轴的平面 L_1、L_2、…、L_m 上的质子全部激发。此后再在 y 轴方向施加梯度场 G_y，便可使 L 与 P 相交处的体素产生较强的自旋回波信号。此信号经傅里叶变换，可得到沿 y 方向的自旋密度分布。用这种同时激发的成像方法，不仅可以提高成像速度，而且能改善分辨率。

多面多线成像法中一次激励的层数可达 15 层以上。因此，这种方法还可归类于体积成像技术中。

4. 傅里叶变换成像法

傅里叶变换成像法(FI，Fourier imaging)是 1975 年由库玛(A. Kumar)、威特(D. Wetti)和厄恩斯特(R. Ernst)三人最早提出的，因而简称为 KWE 法。由于这种方法采样速度慢、数据收集不足、图像分辨率低，后来又反复进行了改进。改进后的 KWE 法采用自旋回波技术，使图像分辨率提高、数据采集时间缩短。如果将它与多平面成像技术相结合，还可使图像的信噪比得以提高。用这种方法能同时获得一个平面、甚至一个三维物体的全部信息，经二维或三维傅里叶变换，就可求得图像。

5. 面成像法的单位时间信噪比

取成像平面与 xOy 面平行，这时其成像时间 t_{slice}只与 z 向的体素数 n_z 成正比。即

$$t_{slice} \propto n_z \tag{9-25}$$

由此可知面成像方法的单位时间信噪比$(SNR_t)_{slice}$满足下式

$$(SNR_t)_{slice} \propto \frac{1}{\sqrt{n_z}} \tag{9-26}$$

五、多层面及三维体积成像

多层面及三维体积技术是面成像的发展。进行多层面成像时，同一个成像周期中每一个层面均被依次激励。第一个 RF 脉冲从第一层组织中激励并读出，其他层面依次类推。在快速成像方法中，也用隔层扫描的办法获取信息，以使受激的质子有足够的时间进行弛豫。这与电视系统中的隔行扫描相类似。一定脉冲序列能够获得的最多层面数受到重复时间 TR 及有关序列参数的限制。当 TR 一定时，多层面成像不增加额外的采集时间(层数由 TR 决定)，因而它是一种效率很高的成像法，目前被许多扫描序列所采用。

三维成像中不使用选层梯度，其第三维上的空间定位由第二个相位编码梯度来完成。该相位编码梯度的步数决定图像重建时成像容积内可划分的层面数。我们知道，在二维傅里叶成像中，噪声总是来自整个容积，而信号仅取自成像层面，因而 SNR 较低。三维成像的信号来自整个容积，故它具有高 SNR 的特点。此外，用三维成像法可以得到很薄(<1mm)的扫描层面。它的另一个优点，是能够开发出产生正方体体素的成像序列，而二维成像中一般只能定义长方体形的体素。这就使得三维成像取得的数据可在任意方向重建图像，而不必重新取样。

三维成像的最大缺点是总的成像时间较长。这主要是相位编码步增加的缘故。除此之外，由于数据量的增大，图像重建的时间也大大延长。

六、关于成像方法的讨论

灵敏度、空间分辨率和成像时间是衡量成像方法优劣的关键指标。测量的灵敏度通常是由 SNR 来反映的。因而，在测量技术上，任何成像方法都要设法提高其信号幅度并降低噪声，以提高 SNR。成像的分辨率同重建过程中需要处理的信息量有关。从提高成像速度来看，要求体素取大些，即少收集些信息，而这与最终图像对分辨率的要求相矛盾。同理，提高 SNR 与减少成像时间的要求也是相悖的。不同的成像方法在上述指标上均有所侧重。

在实际评价中还引入单位时间信噪比 SNR_t 这一综合性评价指标，它是 SNR 与成像时间的比值。回波平面成像法(二维或三维)的成像时间最短，且 SNR 较高，因而是目前 SNR_t 最优的成像方法。投影重建法的 SNR_t 也很高。点法和线法的优点是比较简

单，但是 SNR 较低，加之成像时间长，使得 SNR_t 降低。因此，点成像和线成像法目前已基本淘汰。普通面成像及多面成像法的性能介于回波平面成像及点、线成像法之间，是现在的主流成像法。

容积成像是一种很耗费时间的成像方法，这不仅因为其成像周期长(需较长的采集时间)，还因为它的图像重建也相当慢。与二维成像相比，三维容积成像的优点是能重建出较薄的连续性层面，从而提高 SNR。不过，随着技术的发展，尤其是各种快速成像序列的问世，三维成像正日趋成熟。例如，三维的磁共振血管成像术已用得非常普遍。

磁共振成像方法虽然五花八门，但选择 RF 脉冲的带宽和形状，使之能激发一个已知的频带，并控制梯度场来选取一个点、一条线、一个层面，甚至选取整个成像体积来获得信号，是各种成像方法的共同点。另外，任何一种成像法的实现，均与机器的软硬件设计紧密相关。

第四节　磁共振成像的空间定位

医学 MRI 系统得到的图像，实际上是体内氢质子的分布图。在成像过程中，来自每个体素的 NMR 信号必须同来自其他体素的信号相分离，方可转换成相应像素的亮度信号。为了达到这一目的，一般先要通过层面选择和空间编码两个步骤来建立体素的空间坐标，然后才能重建图像。否则，线圈中获得的将是同一频率的共振信号，这些信号是它所包围的组织同时发出的，而无任何空间信息可利用。本节以最常用的二维傅里叶变换(2DFT，two-dimensional Fourier transform)成像法为例介绍 MRI 的空间定位技术，从而进一步加深大家对梯度场特性的认识。

一、层面选择

为了说明人体的方位，解剖学中定义了三个标准断面。它们是矢状面(于前后方向将人体纵断为左右两部的断面)、额状面(于左右方向将人体纵断为前后两部的断面)和水平面(垂直于矢状面和额状面，将躯体横断为上下两部的断面)。这三种断面亦用于 MRI 中。尽管 MRI 可任意方位断层，但所有层面都是以上述某一标准面为基准向其他方向旋转(也可不旋转)得到的。在 MRI 中，平行于矢状面、额状面和水平面切取的层面分别被称为矢状位(面)像、冠状位(面)像和横轴位(面)像。

与 X 射线 CT 相比，MRI 具有非常灵活的选层方式。它不仅可以选择常规的横轴位、矢状位和冠状位，还可进行任意斜面成像。MRI 的层面选择是通过三维梯度的不同组合来实现的。表 9-1 对不同层面成像时三个梯度的功能进行了归纳，其中各种层面与三个梯度关系的确定，须参照图 9-6 所示的坐标系统。另外，如果是任意斜面成像，其层面的确定还要两个或三个梯度的共同作用。

表 9-1　梯度场在空间定位中的作用

层面方向	层面选择梯度	相位编码梯度	频率编码梯度
横轴面	G_z	G_x 或 G_y	G_y 或 G_x
矢状面	G_x	G_y 或 G_z	G_z 或 G_y
冠状面	G_y	G_x 或 G_z	G_z 或 G_x

下面以横轴位成像为例，讨论层面的选择方法。由表 9-1 知，这时应以 G_z 作为选层梯度。

层面的选择常采用选择性激励的原理(图 9-13)。所谓选择性激励(selective excitation)，指的是用一个有限频宽(窄带)的射频脉冲仅对共振频率在该频带范围的质子进行共振激发的技术。在 z 向施加梯度后，沿 z 轴各层面上质子的进动频率可表示为

$$\omega_z = \gamma(B_0 + zG_z) \tag{9-27}$$

可知 ω_z 为 z 坐标的函数，即垂直于 z 轴的所有层面均有不同的共振频率，而对每个层面(z 坐标一定)来说，层面内所有质子的共振频率均相同。这种具有相同共振频率的层面称为等自旋面。这时如果用一个宽带脉冲(时域内很窄的矩形脉冲)实施激发，就有可能选中多个层面甚至所有层面，这与我们的愿望不符。因此，必须选用窄带脉冲进行激发，才能实现每次仅激发一层，即选层的目的。

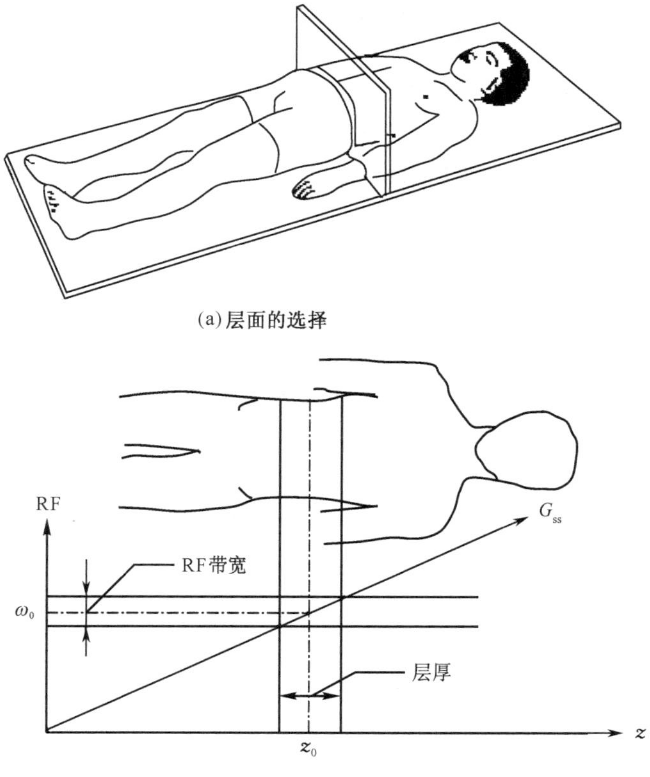

(a)层面的选择

(b)激励脉冲带宽与层厚的关系

图 9-13　成像层面的选择

设成像层面位于 z_1 处，层面厚度为 Δz。则所需的选层激发脉冲应满足下述条件

$$\omega_{z_1} = \gamma(B + z_1 G_z) \tag{9-28a}$$

$$\Delta\omega = \Delta z G_z \tag{9-28b}$$

式中，ω_{z_1}为射频脉冲的中心频率；$\Delta\omega$ 为其带宽。用满足这一条件的 RF 脉冲激发时，便可实现选择性激励。断层之外的其他组织不满足共振条件，也就得不到激发。

我们已经介绍了方波脉冲函数及其傅里叶变换。由式(7-9)和图 7-1 可知，脉宽为 τ 的方波所对应的频带为 $\omega_0 \pm \frac{2\pi}{\tau}$，即方波的频带与脉宽成反比：方波越窄，其频带越宽；方波越宽，其频带越窄。利用方波的频率特性虽然也可进行选择性激励，但却不利于较薄层面的选择。这是因为层面越薄，激励时要求的射频范围就越小，对应的方波就要越宽，即减薄层面要以延长时间为代价。这显然是不可取的。但是，用较窄的方波进行非选择性激发却很合适。

时域的 sinc 函数是一个特殊函数。它的定义为

$$\mathrm{sinc}(x) = \frac{\sin x}{x} \tag{9-29}$$

其波形及频谱分别示于图 9-14(a)和图 9-14(b)中。可以看出，sinc 函数的频谱是一很窄的矩形波。通过改变自变量 x 的值，还可控制 sinc 函数的频谱宽度。因此，在选层梯度存在的情况下，用它激发选中的层面比较理想。sinc 函数的频谱都是等高的，用它作激励源时(类似于在 Δz 内施加均匀的 RF 磁场)，不仅可使 Δz 内的所有自旋核同时得到激发，而且可得到标准的立方体形层面。

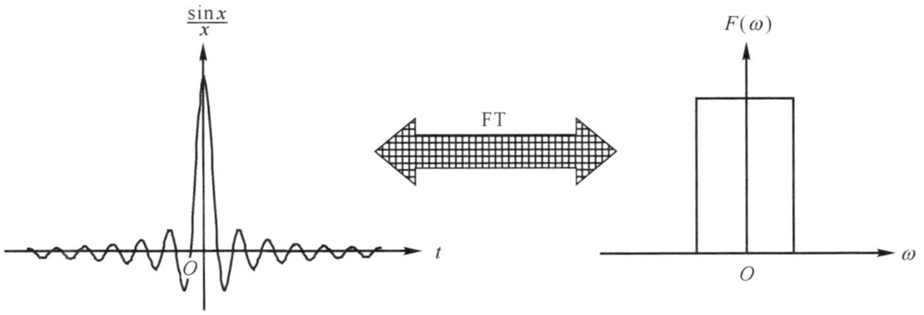

(a) sinc 函数　　(b) sinc函数的频谱

图 9-14　sinc 函数及其傅里叶变换

另外，我们注意到，时域中方波的谱函数也是 sinc 函数型(图 7-1)，而时域 sinc 函数的频谱正好为方波。可见二者的关系非常微妙。这两种波形在 MRI 的射频激励中占有很重要的位置。一般在进行选择性激励时多用 sinc 函数，而在非选择性激励时经常使用很窄的方波。

sinc 函数的频率特性非常适合选择性激励的要求。但是，产生这一波形的时间却较长，这是各种快速成像及短 TE 成像序列所不希望的。因此，有时又用高斯脉冲(gaussian pulse)进行选择激发，以节省时间。高斯函数的波形及其傅里叶变换如图 9-15 所示。

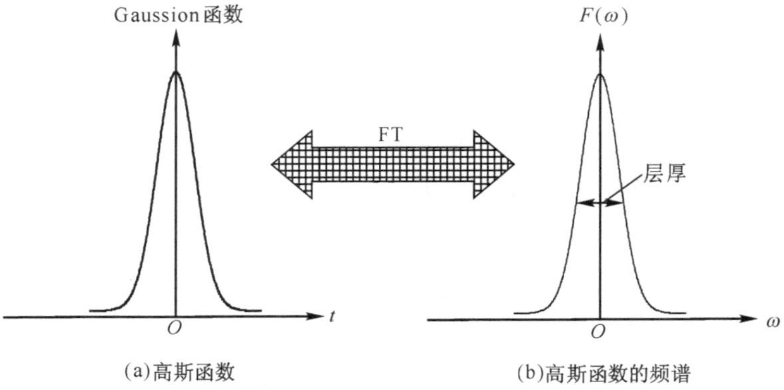

图 9-15　高斯函数及其傅里叶变换

利用高斯函数进行激励时，所获层面的外形也是高斯形的，即它的边沿变钝。

层面厚度是重要的成像参数之一。上面的讨论告诉我们，它主要受梯度场强度和 RF 脉冲的带宽两个因素影响。因此，改变上述因素中的任何一个，层厚都会随之而变。调整 RF 脉冲的带宽意味着变动 sinc 函数的产生时间，这将引起脉冲序列时间参数(如 TE 等)的变化，因而通常不主张使用这一方法。

现在，层厚的改变一般通过梯度场强度的变化来实现。图 9-16 是层厚随梯度场强度变化的原理图。图的左右两部分表示的是同一磁体，施加的 RF 脉冲之频带也相同，只是采用了不同的梯度场(右边的梯度场高于左边)。可以看出，对于同一带宽，右边的梯度场决定一个较小的 Δz，而左边的梯度场对应着较大的 Δz。因此，增大梯度便可使层面变薄，减小梯度使层面增厚。

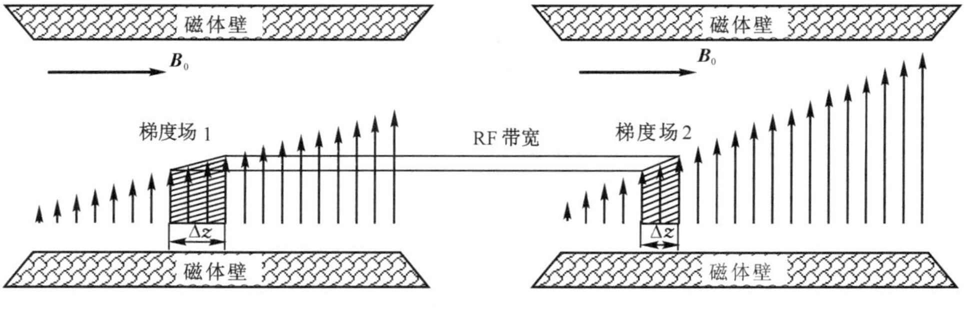

图 9-16　梯度场与层面厚度的关系

最小层厚与图像的空间分辨率有关。但是，从图 9-16 可以看出，在 RF 脉冲一定的前提下，最小层厚却完全取决于梯度场所能达到的最大强度。梯度场所能达到的强度越大，层面就可能取得越薄。这就是 MRI 系统制造商一直致力于改善梯度性能的原因。

除了梯度场强度和 RF 脉冲的带宽之外，层厚尤其是层面形状还受 RF 脉冲波形的影响(图 9-17)。如果采用高斯函数形 RF 脉冲进行激励，层面的失真将更加严重。

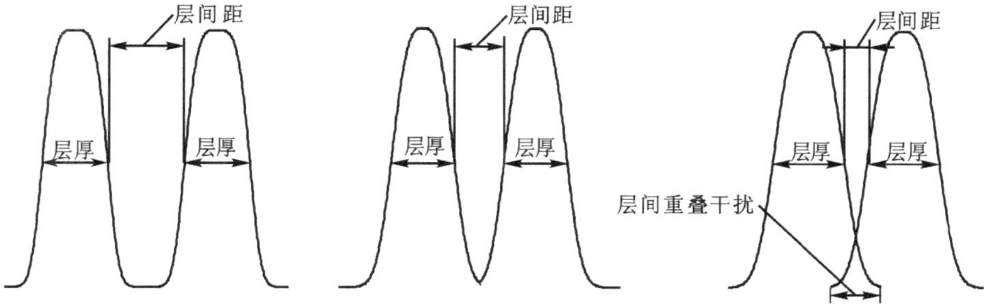

(a) 理想层面形状　(b) 实际层面形状　(c) 层距太小导致的层间干扰

图 9-17　层面的定义及层间信号干扰

另外，由于下述两个原因，受激层面的质子群将在稍有差别的频率下进动。一是层面有一定厚度，而我们是以层面中心的位置确定激励脉冲中心频率的；二是受磁场固有均匀性的影响。也就是说层面选中后，层面内质子群的进动有相位发散，它将引起信号幅度的降低。为此，常在选层梯度脉冲后紧接着再施加一相反的梯度脉冲，称为 180°相位重聚焦梯度(rephasing gradient)。相位重聚梯度持续时间很短(约 1ms)，其目的是导致层面内质子的相位相干(phase coherence)，以补偿信号幅度的降低(图 9-18)。相位重聚梯度又叫相位补偿梯度，它的作用后面还要提到。

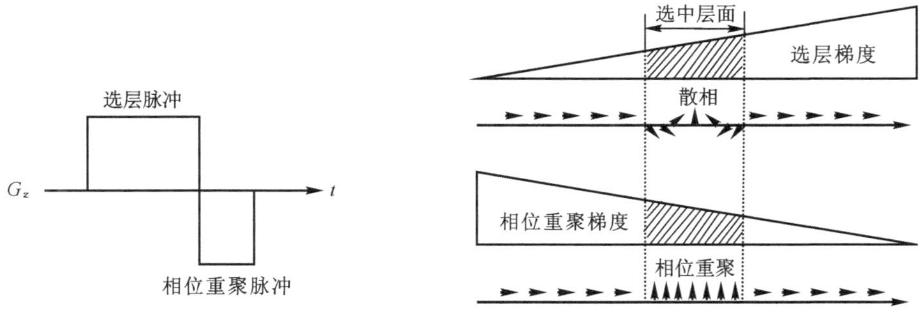

(a) 选层梯度和相位重聚梯度的波形　(b) 受激层面的相位发散和相位重聚

图 9-18　相位重聚梯度的作用

选层梯度经常记为 G_{ss}，下标 ss 表示选层(slice select)之意。

二、平面内信号的定位

经过上面的选层过程，NMR 信号已被限定在指定平面内。这时 RF 线圈中可得到成像层面内所有质子同时发出的复合共振信号，必须对其加以分辨，才能重建出二维图像。在二维傅里叶变换成像方法中，选层梯度以外的两个梯度被确定为平面定位梯度，并根据二者在定位中所起的作用分别称之为相位编码梯度和频率编码梯度。相应地，沿这两个梯度方向的位置信息就分别叫做相位编码和频率编码。为介绍这种定位技术的原理，不妨设 G_x 和 G_y 分别为频率编码和相位编码梯度，同时设 G_x 和 G_y 分别位于图像矩阵的行和列方向，如图 9-19 所示。图中的 n_x 和 n_y 分别为矩阵的列数和行数。

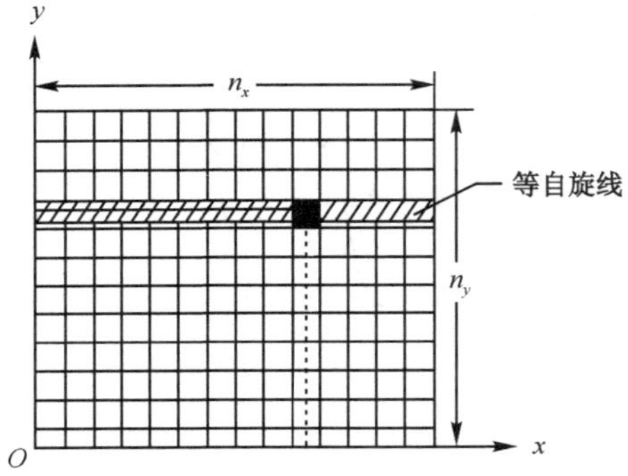

图 9-19　二维傅里叶变换与像素矩阵

我们知道，在投影重建技术中，选层梯度过后是逐次改变 x 方向梯度场的扫描角度来获得空间数据的，即将 G_x 作为旋转梯度场来使用。这里介绍的二维傅里叶变换成像技术与此完全不同，它用相位编码和频率编码取代了前者的旋转梯度。

1. 相位编码

所谓相位编码(phase encoding)，就是先利用相位编码梯度磁场造成质子有规律的进动相位差，然后用此相位差来标定体素空间位置的方法。当引起共振的射频脉冲终止后，每个体素内的质子均发生横向磁化，其磁化强度矢量 $\boldsymbol{M}$ 倒向 xOy 面进动(以 90° RF 激发为例)，进动相位与 $\boldsymbol{M}$ 所处的磁场强度有关。相位编码梯度的加入，将使各体素磁化强度矢量的相位发生规律性变化，利用这种相位特点便可实现体素位置的识别，这就是相位编码的含义。

下面结合图 9-20 来说明相位编码的原理。图中 v_1、v_2 和 v_3 分别表示相位编码方向上三个相邻体素。设开始时所有体素的磁化强度矢量($\boldsymbol{M}_1$、$\boldsymbol{M}_2$ 和 $\boldsymbol{M}_3$)均有相同的相位，并以相同的频率进动。这相当于图 9-20(a)所示情况。$t=0$ 时刻，相位编码梯度 G_y 开启。由图 9-20(b)可知，在 G_y 的作用下，相位编码方向上各体素将处于不同的磁场中，因而该方向上各磁化强度矢量将以不同频率进动，其进动频率由下式决定

$$\omega_y = \gamma(B_0 + yG_y) \tag{9-30}$$

式(9-30)告诉我们，该方向上各磁化强度矢量的进动频率为 y 的函数，即 y 坐标越大，质子的进动速度越快。由体素 v_1、v_2 和 v_3 在相位编码方向上的位置关系可知，v_3 较 v_2 有更快的进动频率，而 v_2 的进动又要快于 v_1，正如图 9-20(c)所示。进动频率的不同必然导致进动相位的不同。设相位编码梯度的持续时间为 t_y，则 t_y 时间后相位编码方向上各体素的进动相位 ϕ_y 为

$$\phi_y = \omega_y t_y = \gamma(B_0 + yG_y)t_y \tag{9-31}$$

在图 9-20(c)中，我们用 ϕ_1、ϕ_2 和 ϕ_3 分别表示相位编码梯度结束时 $\boldsymbol{M}_1$、$\boldsymbol{M}_2$ 和 $\boldsymbol{M}_3$ 的进动相位。由此所产生的相位差 $\Delta\phi_y$ 可用下式计算

$$\Delta\phi_y = \gamma y G_y t_y = \Delta\omega_y y t_y \tag{9-32}$$

式中，$\Delta\phi_y$ 为相位编码坐标 y 即 G_y 的函数。由此可见，在 G_y 的作用下，信号中已包含了沿 y 方向的位置信息。

在 $t=t_y$ 时刻，相位编码梯度关断。这时各体素再次置于相同的外磁场中，其进动频率均恢复至 G_y 作用前的数值(同频率)，但是 G_y 所诱发的进动相位差却被保留下来，这就是相位编码的所谓“相位记忆(phase memory)”功能。图 9-20(c)表示了这一情形。从这一意义上讲，相位编码就是通过梯度磁场对选中层面内各行间的体素进行相位标定，从而实现行与行之间体素位置识别的技术。也就是说，相位编码的作用是确定层面

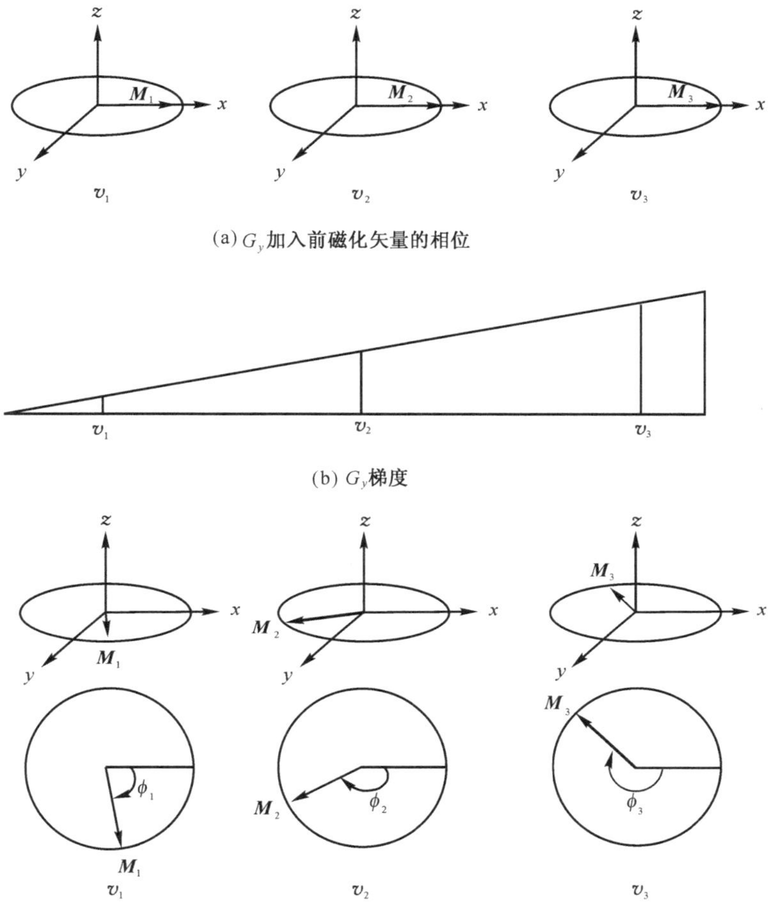

(a) G_y 加入前磁化矢量的相位

(b) G_y 梯度

(c) G_y 对相位的作用

图 9-20　相位编码的原理

在一维上的体素。

在每个数据采集周期中，相位编码梯度只是瞬间接通。因此，它总是工作于脉冲状态。有多少个数据采集周期，该梯度就接通多少次，梯度脉冲的幅度也就变化多少次(每次施加采用的梯度值均不同)。习惯上将相位编码梯度的一次变化称为一个相位编码步(phase encoding step)。对于 128×128 的图像来说，需要 128 个相位编码步才能完成。

一般来说，梯度值是逐次等刻度递增的，其增量 ΔG_y 应由其最大值$(G_y)_{\max}$和采样周期数共同决定。设采样周期数为 n_y，则每次 G_y 的加入值可表示为 G_{y1}、G_{y2}、…、G_{yn_y}，并有

$$\Delta G_y = G_{yi} - G_{y(i-1)} = \frac{(G_y)_{\max}}{n_y} \quad (i = 1 \sim n_y) \tag{9-33}$$

式(9-33)中 ΔG_y 的最小值$(\Delta G_y)_{\min}$又称为 G_y 的分辨率。同理，$(\Delta G_x)_{\min}$和$(\Delta G_z)_{\min}$分别为 G_x 和 G_z 的分辨率。一般情况下，三个梯度有相同的性能，因而存在关系

$$(\Delta G)_{min} = (\Delta G_x)_{min} = (\Delta G_y)_{min} = (\Delta G_z)_{min} \tag{9-34}$$

式中，$(\Delta G)_{min}$是整个梯度系统的分辨率。

图 9-20 所示为一次相位编码脉冲作用后引起的相位变化情况。其实，每个采样周期中图示的相位变化过程都会重复一遍。更重要的是，由于 $G_{y1} < G_{y2} < \cdots < G_{yn_y}$，$G_y$ 造成的体素间磁化矢量的相位差将越来越大。还需强调指出的是，相位编码梯度 G_y 仅使 y 向的体素出现进动相位差，而位于 x 向一排排体素内的质子却以相同的共振频率进动，这样的行叫等自旋线。因此，可以说一次 G_y 的作用，即一个 t_y 后在选中层面中就出现若干条等自旋线。

在 G_y 作用期间，体素所发出的 RF 信号并不利用。因此，相位编码梯度又叫准备梯度。为表达方便，相位编码梯度常常被简写为 G_{pe}，下标 pe 表示相位编码之意。

G_{pe}的波形如图 9-21 所示(设 $n_y=9$)。图中用多个不同幅度的梯度脉冲来表明梯度脉冲的幅值是不断变化的，也表示序列中一个周期要多次重复才能完成。由图可知，图像在相位编码方向上的步数直接关系到扫描时间的长短。

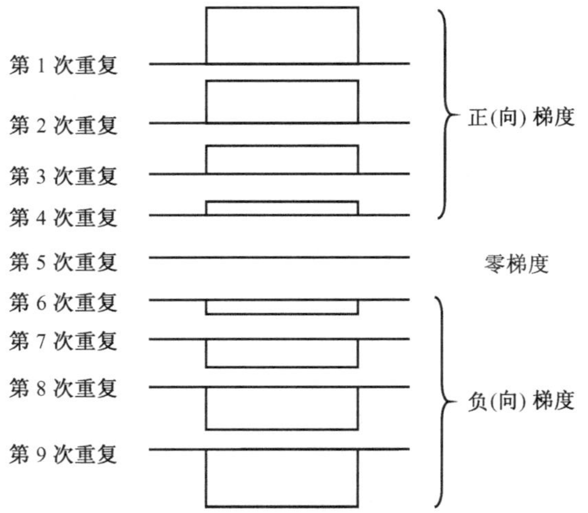

图 9-21　相位编码梯度 G_{pe}的幅度变化示意

图 9-22(a)是相位编码梯度脉冲在序列时序图中使用的符号。

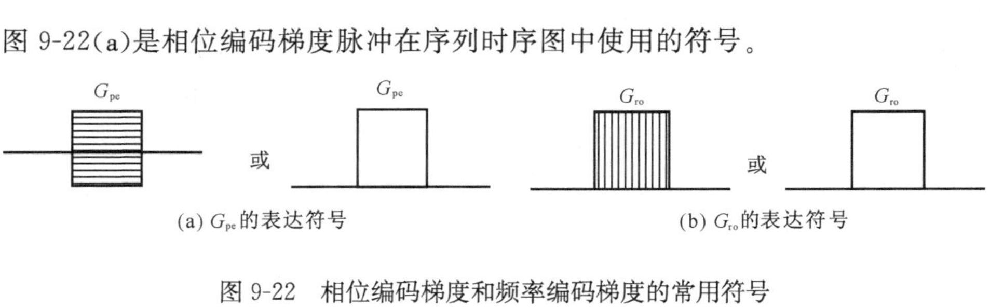

(a) G_{pe}的表达符号　(b) G_{ro}的表达符号

图 9-22　相位编码梯度和频率编码梯度的常用符号

2. 频率编码

相位编码梯度作用后将在 x 的平行方向形成一行行等自旋线，即它仅在一维方向提供了体素的识别信息。为了产生 x 方向体素的位置信息，还需加入 G_x。在 MRI 中，G_x 对体素的识别采用频率编码的方案。所谓频率编码(frequency encoding)，就是利用梯度磁场造成相关方向上各磁化矢量进动频率的不同，并以此为根据来标记体素空间位置的编码方法。图 9-23 为频率编码的原理示意图。可以看出，由于 G_x 的存在，使成像层面中频率编码方向上的体素列位于不同的场强中。这时与 y 轴平行之各列体素的进动频率 ω_x 由下式决定

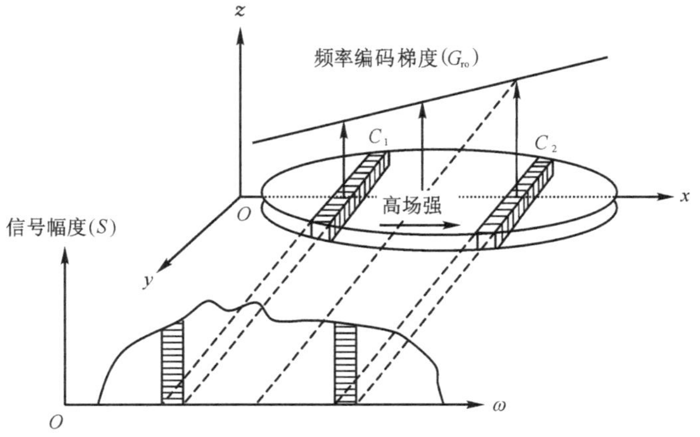

图 9-23　频率编码的原理

$$\omega_x = \gamma(B_0 + xG_x) \tag{9-35}$$

从式(9-35)清楚地看出，ω_x 为 x 坐标的函数，即不同的 x 决定了不同的进动频率。由此可见，RF 信号中编码了 x 坐标的位置信息。例如，图 9-23 中 C_2 列处的场强高于 C_1 列，这时 C_2 列内各磁化强度矢量将以比 C_1 列更快的速度进动。磁化矢量进动频率的变化，将从 RF 信号中反映出来。也就是说，我们所接收到的信号中已包含有体素的空间位置信息。通过傅里叶反变换，便可将这种带有频率编码的位置信息分离出来。

相位编码形成的是一行行与 G_y 相垂直的等自旋线(相位编码线)，而频率编码的结果将出现一列列与 G_x 垂直的等自旋线(频率编码线)。等自旋线上所有体素磁化矢量的进动频率均相同。在频率编码中，两条等自旋线间的频差为

$$\Delta\omega_x = \gamma\Delta xG_x \tag{9-36}$$

式中，Δx 为两条等自旋线间沿 x 向的坐标差。可见，两自旋线相距越远，其频差越显著。

与相位编码不同的是，每个周期的频率编码脉冲均相同，即频率编码梯度以相同的幅度周期性重复出现。另外，频率编码梯度一般只在 NMR 信号出现时施加，所以它又被叫做读出梯度或测量梯度。为表达方便，频率编码梯度常被简写为 G_{ro}，下标 ro 表示信号读出(read-out)之意。频率编码梯度在序列时序图中的符号如图 9-22(b)所示。图中的竖线表示 G_{ro}须反复施加。

我们知道，MRI 线圈中接收到的信号是受激层面内各体素所产生的 NMR 信号的总和。但是，在二维成像技术中由于相位编码梯度和频率编码梯度的共同作用，各相邻体

素产生的信号在频率和相位上均存在细微差别。这种差别表现在相位编码方向上就是进动相位的不同，表现在频率编码方向上就是进动频率的不同。两个体素间的距离越远，上述差别就越大；两个体素间的距离越近，上述差别就越小。通过傅里叶反变换，就可使以频率和相位表示的差别转换为体素空间位置的差别。

三、梯度周期与成像时序

通过上面的介绍，我们已经了解到三个梯度场在体素空间定位中的作用。下面以一个典型的成像周期(图 9-24)为例，用常见的时序图来进一步说明梯度场与激励脉冲、NMR 信号三者之间的关系。

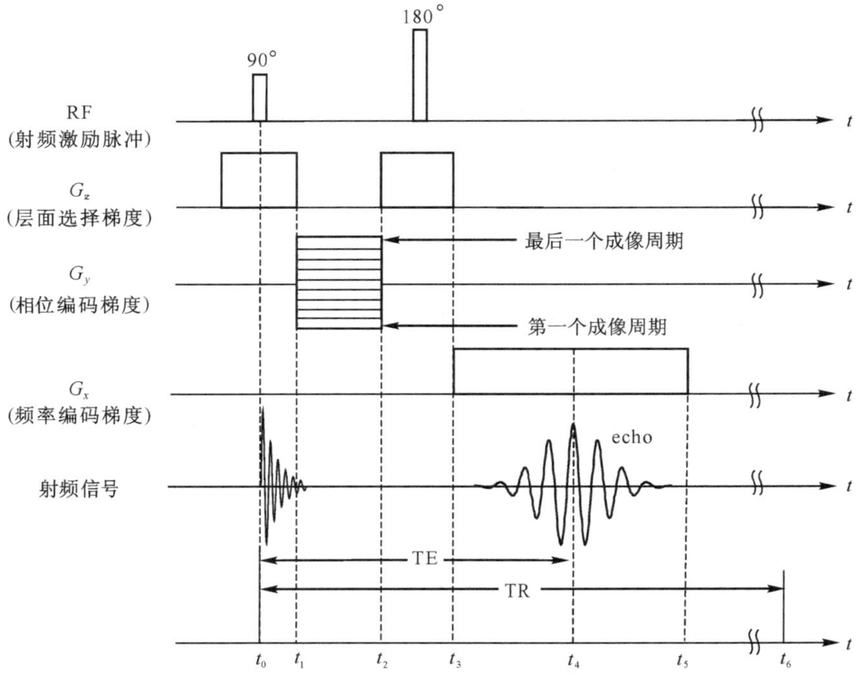

图 9-24　梯度周期与成像时序举例

图 9-24 清楚地表达了一个成像周期内三个梯度在特定时刻接通和关断的情况。所谓成像周期是指 MRI 系统采集一次数据所需要的时间。仍设 G_z 为选层梯度，G_x、G_y 分别为频率编码和相位编码梯度。对于 $n_x \times n_y$ 大小的二维成像，至少需要重复 n_y 次成像周期，才能获得重建一幅图像所需要的全部数据。为了提高 SNR，有时还须增加信号叠加平均次数，这时周期重复的次数是成倍增加的。

在图 9-24 中，每个成像周期首先开启的是层面选择梯度 G_z($t=t_0$ 时刻)。与此同时，90°射频脉冲产生，使激励限制在 G_z 所决定的特定平面内。这时受激层面的宏观磁化矢量 $\boldsymbol{M}$ 立刻倾倒至 xOy 面。t_1 时刻 G_z 关断、相位编码梯度 G_y 加入，对层面内各共振质子群(体素)进行相位编码。$t_1 \sim t_2$ 为 G_y 的持续时间，称为相位编码梯度的脉宽(t_y)。此时 FID 信号已出现，但暂不检测。G_y 在这里仅起预备作用，因而 t_y 可称为准备期。随着 G_y 的关断(t_2 时刻)，G_z 再一次开启，目的是限制 180°重聚焦 RF 脉冲，使之仅作用于既定层面。频率编码梯度 G_x 直到 t_3 时刻才出现，但一直持续到 t_5 时刻，这段时间正好包含了回波信号。

$t_3 \sim t_5$ 是读出梯度 G_x 的持续时间。采样从回波信号的峰值(约为 t_4 时刻)开始。因此，G_x 的脉宽 t_x 又叫检测期。$t_5 \sim t_6$ 是一段延迟时间，以等待宏观磁化矢量 $\boldsymbol{M}_z$ 恢复至它的稳态值 $\boldsymbol{M}_0$，为下一次检测做准备。从 t_6 开始进入下一个成像周期。$t_0 \sim t_6$ 这段时间就是常说的重复时间(TR)，它反映了每个扫描周期的长短，而 $t_0 \sim t_4$ 称为回波时间(TE)。

下面估计每次扫描中 MRI 系统的工作量。对于 n_y 行的图像，至少需要 n_y 个相位编码步，即重复 n_y 次扫描周期才能完成。每个周期中 G_x 的大小不变，但 G_y 按 G_{y1}，G_{y2}，…，G_{yn_y}的值递增。在回波信号出现后，每个周期将在 G_x 的配合下采取 n_x 个数据。这 n_x 个数据中已经包含了相位编码和频率编码的信息，而它们是不足以重建图像的。因此，上述过程必须重复 n_y 次，最后得到的是一个 $n_x \times n_y$ 的原始数据矩阵，二维图像据此重建。

需要提请读者注意的是，在上述成像周期中，并不是一次扫描仅得到矩阵的一行(或一列)数据，下一次又获得另一行(或一列)数据。实际上每次扫描得到的 n_x 个数据中已包含了所有体素的信息。之所以重复 n_y 次扫描，完全是图像重建的需要。

上述典型序列的总扫描时间 t_{total}可按下式估算

$$t_{total} = n_y \times \text{TR} \times \text{NSA} \tag{9-37}$$

式中，NSA 为信号采集(叠加平均)次数。可见 t_{total}与图像频率编码方向上的像素数无关。例如，要获得一幅 128×256 的图像时，可取矩阵的行为相位编码方向，列为频率编码方向，于是其扫描时间为(取 NSA＝2，并设 TR＝4s)

$$t_{total} = 128 \times 4 \times 2 \approx 17\text{min}$$

由于一般成像序列的 TR 较长，序列的执行时间也就不可缩短(上面的例子中长达十多分钟)。之所以需要长 TR，主要是受激的自旋系统需要充分弛豫的原因。实际上成像周期中仅约 5％的时间用于信号采样，另外 95％的时间处于等待之中。所谓多层成像技术，就是利用上述的大量等待时间对其他层面进行激励和信号采集的技术。多层面技术使每个层面的平均成像时间大大缩短。

四、图像重建

图像重建是根据 NMR 复合信号的采样值计算出图像的纯数学过程，也是磁共振成像的最后一步。它通常在阵列处理计算机或高速的图像处理专用机中完成。图像重建有多种方法。下面以图 9-25 为例，说明用二维傅里叶变换法进行图像重建的思路，具体的重建理论参见第八章。

通过一次次的重复扫描，我们得到了一组足够重建一幅图像的数据，这就是所谓 K 空间数据组或称原始数据(raw data)矩阵。原始数据是含有各体素空间信息的 NMR 信号采样值。显然，原始数据为频域的信号值。图 9-25(a)是其示意图。通过二维傅里叶

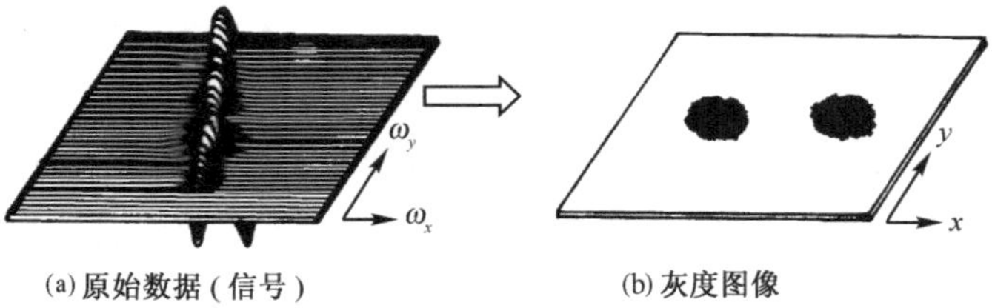

(a) 原始数据（信号）　(b) 灰度图像

图 9-25　MRI 图像重建的过程

反变换，便可将原始数据中所包含的磁化强度矢量之相位差和频率差分解出来，进而恢复体素的空间位置。这里的傅里叶反变换为编码的逆过程，因而又被称为解码过程。将二维傅里叶反变换所得信号的幅度转换为灰度值，并且与其空间位置相对应，就得到所需的二维灰度图像，如图 9-25(b)所示。

第五节　梯度脉冲的相位效应

梯度脉冲的加入既可加速主磁场中质子的进动频率(正梯度脉冲)，又可减缓其进动频率(负梯度脉冲)。质子进动频率的变化必然导致相位的发散。由于这种发散是由梯度场引起的，通常就叫它为梯度相位发散(gradient phase dispersion)或梯度相位效应(gradient phase effect)。了解梯度场的这种作用，有助于对于复杂脉冲序列工作原理的认识。

一、梯度脉冲的相位效应

在二维傅里叶成像技术中，梯度脉冲是为了在 NMR 信号中加入空间定位信息而使用的。无论是选层梯度 G_{ss}，还是相位编码梯度 G_{pe}、频率编码梯度 G_{ro}，都会使某一方向的主磁场强度发生微小的变化。这种变化是暂时性的，即随着梯度脉冲的消失，主磁场又将恢复原来的均匀状态。

梯度场的加入除了改变主磁场的均匀性以外，还会引起上面所说的相位效应，即造成质子进动相位的发散或失相(dephasing)。但是，质子的失相只发生在 xOy 面上（以纵向磁场的磁体为例）。也就是说，它只产生于 90°射频脉冲激发之后。对于 z 向或主磁场方向的质子，梯度场不引起失相。由于梯度场具有很好的线性，一般来说失相过程也表现出较好的线性，即质子进动频率的变化将与当时所施加的梯度场成比例。

为了说明问题，我们假设梯度脉冲从 x 向加入。下面结合图 9-26 来定性地说明 G_x 对质子进动相位的影响情况。图中用 φ_x 表示质子的进动相位差。

图 9-26(a)表示梯度脉冲加入前的情况。可以看出，这时 $\varphi_x=0$，说明质子系统没有相位发散产生，自旋系统的所有质子正按拉莫尔公式所决定的频率以相同的相位进动。图 9-26(b)和图 9-26(c)分别表示正、反向梯度脉冲的作用。我们看到，梯度脉冲一开启，质子的失相便开始($\varphi_x\neq0$)。由于梯度脉冲导致的梯度场相当平稳(在作用期间

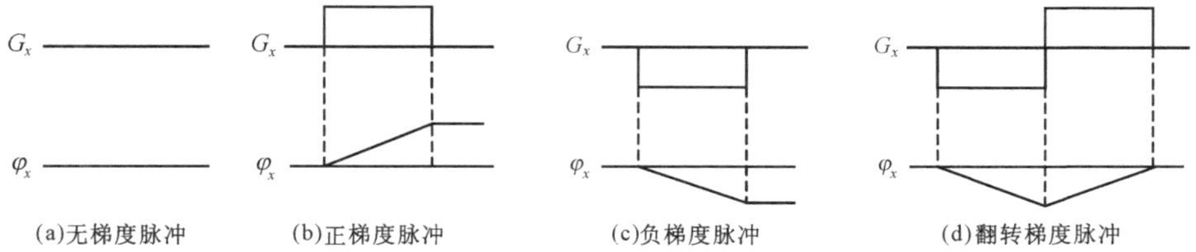

图 9-26　各种梯度脉冲对质子进动相位的影响

恒定不变)，质子的失相也是线性的，也就是说相位是逐步稳定散开的。梯度脉冲持续时间越长，质子的失相就越严重(φ_x 越大)。梯度脉冲既可通过沿梯度方向上质子运动的逐渐加速来使系统失相($\varphi_x>0$)，也可通过沿梯度方向上质子运动的逐渐减速来使系统失相($\varphi_x<0$)，这取决于所加梯度脉冲的极性。梯度脉冲一关断，所有的质子将重新回到由 $\boldsymbol{B}_0$ 所决定的磁场环境中，使得它们又以相同的频率进动，但彼此的相差却被保留下来。这就是前面所说的相位记忆现象。

图 9-26(d)表示的是两个幅度及宽度相等、极性相反的梯度脉冲组合作用时对质子进动相位的影响。这样的脉冲叫梯度翻转脉冲(gradient inversal pulse)，它在梯度回波成像序列中有着非常广泛的应用。梯度翻转脉冲对自旋系统的影响等于两个脉冲单独作用之和，即它先使系统失相，然后又以相同的速率复相(出现相位相干)。脉冲结束时所有的质子将同相位、同频率地进动。需要说明的是，为了简单起见，这里忽略了脉冲作用期间其他相位影响因素的作用，例如，T_2 的弛豫效应、化学位移和磁化率效应等。

二、射频脉冲和梯度场对相位的共同影响

在各种成像脉冲序列中，使用最多的是 90°和 180°射频激发脉冲。下面讨论它们与梯度脉冲一起施加时对质子进动相位的共同影响。现将可能出现的几种情况示于图9-27中。

在一般成像序列中，90°RF 脉冲总是伴随着一个选层梯度的加入，以实现选择性激励。设这个选层梯度为 G_x，则当忽略射频脉冲的作用时间时，90°脉冲和 G_x 与质子进动相位的关系如图 9-27(a)所示。由于 90°脉冲加入前质子群的磁矩(宏观磁化强度矢量 $\boldsymbol{M}$)并未倒向 xOy 面进动，因而 $t=t_1$ 前 G_x 不引起质子的相移。90°脉冲一加入($t=t_1$ 时刻)，$\boldsymbol{M}$ 立即倒向 xOy 面，同时 G_x 使其散相。$t=t_2$ 时刻 G_x 关断，质子间的相差被保留下去。

对于 180°脉冲，加入后要分三种情况进行分析。在图 9-27(b)中，180°脉冲加入前质子系统没有相位差($\varphi_x=0$)，或者说系统的相位是相干的。因此，这个 180°脉冲仅使 xOy 面上所有的质子均反相进动(设此前系统已受到激励)，其相位仍然是相同的。与此相反，如果 180°脉冲加入前已有相位差存在(例如，选层梯度的作用)，则该脉冲仅改变此相位差的极性，如图 9-27(c)所示。这一问题可以这样理解，180°脉冲加入前(t_2～t_3)所有的质子都以某一固定频率进动，但它们并不同相；180°脉冲加入后(t_3 时刻)

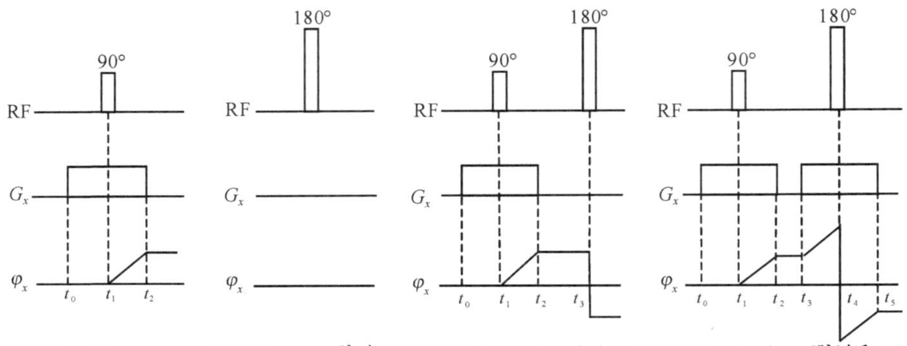

(a) 90°脉冲和梯度脉冲　(b) 180°脉冲　(c) 90°、180°脉冲和一个梯度脉冲　(d) 90°、180°脉冲和两个梯度脉冲

图 9-27　射频激发和梯度脉冲与进动相位的关系

所有的质子突然倒转，其进动频率并未改变(磁场条件未变)，因而使原有的相位差得以保留。

图 9-27(d)所示的情况稍微复杂。我们看到，第二个 G_x 梯度加入前宏观磁化矢量 **M** 已被激至 xOy 面($t=t_1$)，且质子正同频但不同相地转动着($t_2\sim t_3$，前一梯度脉冲所致相位差得以保留)。第二个 G_x 一加入(t_3 时刻)，由于它与前一 G_x 脉冲极性相同，使得质子的相位差线性加大(进一步失相)。180°脉冲作用瞬间($t=t_4$)，上述相位差立即反相。但是，由于180°脉冲持续时间很短，且作用过后 G_x 尚未关断，故 $t_4\sim t_5$ 这段时间内上述相位差又会线性缩小(朝着相位相干方向)。$t=t_5$ 时刻 G_x 关断，质子间的剩余相位差将保留下去。可以预见，如果进一步延长后一个 G_x 的脉宽，则 φ_x 有可能到达零点，即实现相位重聚。

三、选层梯度与进动相位的关系

自旋回波序列是常规 MRI 扫描中应用最多的序列之一，下面就以它为例来说明选层梯度 G_{ss}对质子进动相位的影响(图 9-28)。这里，我们以 φ_{ss}表示层面选择梯度引起的进动相位变化，并假设 t_0 以前质子系统处在平衡状态，且不计射频脉冲的作用时间。

从图 9-28 看出，尽管 G_{ss}在 $t_0\sim t_1$ 期间已经存在，但由于层面内质子尚未受到90°脉冲的激励而没有出现相差。t_1 时刻，受激的宏观磁化矢量倒向 xOy 面，系统在选层梯度的作用下出现散相($t_1\sim t_2$)。t_2 时刻 G_{ss}关断，当时的相位得以保留。随着第二个同极性 G_{ss}的出现(t_3 时刻)，系统的相位差被进一步放大，直到 t_4 时刻 180° RF 脉冲的出现使其反向。该 RF 脉冲结束后的一段时间内($t_4\sim t_5$)，在正梯度存在的情况下，进动相位差又朝正向变化。然而，还未等其到达零相位，G_{ss}就关断了(t_5 时刻)。可以看出，剩余的非零相位一直保持到回波(图 9-28 中以 echo 表示)出现的 t_6 时刻。这表明序列在读取信号时，质子系统的相位是不相干的，因而不可能得到最大的回波信号幅度。这种由 G_{ss}引起的相位差是我们所不希望的，故要设法避免。

为了克服选层梯度所造成的非零相位，常在 G_{ss}后紧接着插入一个反向的窄梯度脉

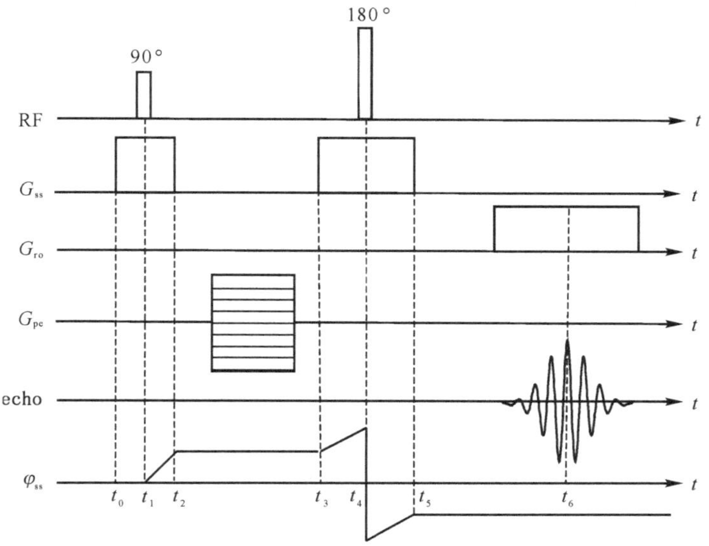

图 9-28　选层梯度脉冲导致的失相

冲(图 9-29)。它的幅度与选层梯度相同，但持续时间仅为后者的一半(因而它所包围的面积也是后者的一半)，其作用是造成 φ_{ss}的暂时反转。由图 9-29 可见，尽管 t_1～t_2 时间段内 φ_{ss}线性上升，但 t_2 时刻出现的反相梯度又迅速将其箝至零相位，实现了相位相干($t=t_3$)。这时反向梯度恰好关断。上述反向梯度脉冲被称为相位平衡脉冲(balancing pulse)。相位平衡脉冲在许多成像序列中都有应用。

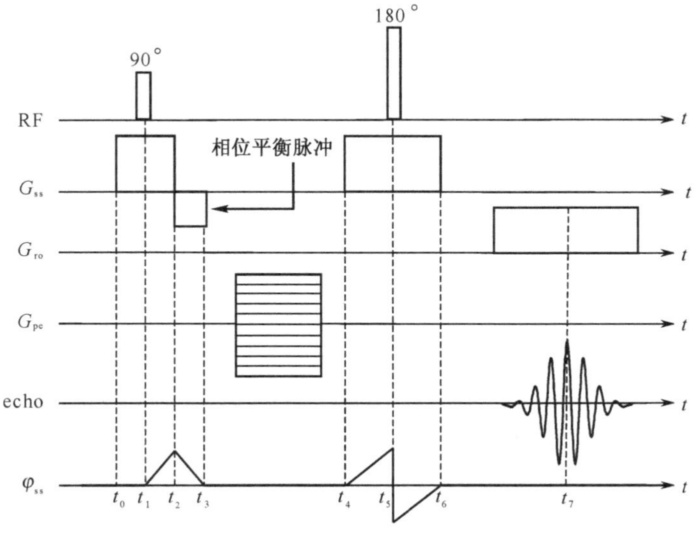

图 9-29　选层方向的相位平衡

从图 9-29 可知，180° RF 脉冲出现时 G_{ss}已经开启。在 180°脉冲和 G_{ss}的共同作用下，t_4～t_6 时间段内 φ_{ss}也会出现图 9-28 中 t_3～t_5 时间段类似的变化，但由于这里没有起始相位差，也就不存在剩余相位差。以零相位通过 t_7 时刻，就有可能获得最大的回波信号。

四、读出梯度与进动相位的关系

用上面类似的分析方法，我们来研究读出梯度对质子进动相位的影响。

仍然以自旋回波序列为例。为了简明起见，图 9-30 中只绘出了读出梯度 G_{ro}以及它所引起的进动相位差 φ_{ro}的波形。可以看到，在读出脉冲出现之前（$t<t_1$），沿读出梯度方向上没有相位变化。读出梯度一开启，该方向上质子的进动便出现相位差（$\varphi_{ro}\neq 0$），且 φ_{ro}随时间线性增长（$t_1\sim t_3$ 时间段）。这种由读出梯度导致的相位变化在读取信号的 t_2 时刻已经非常明显，这将无疑地影响到信号的产生。尽管 G_{ro}在 t_3 时刻关闭，上述相位差依然被保留。

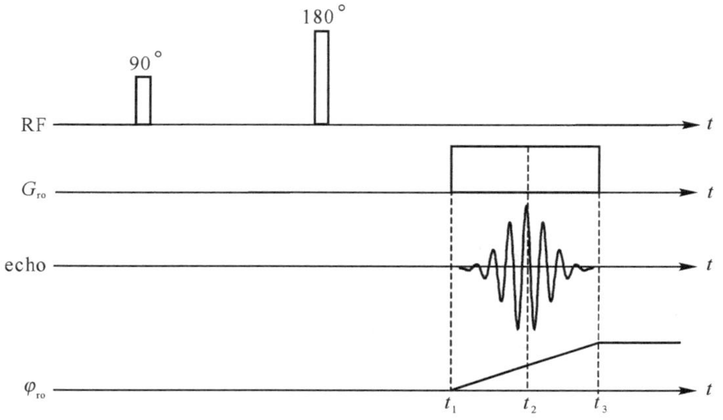

图 9-30　读出梯度脉冲导致的失相

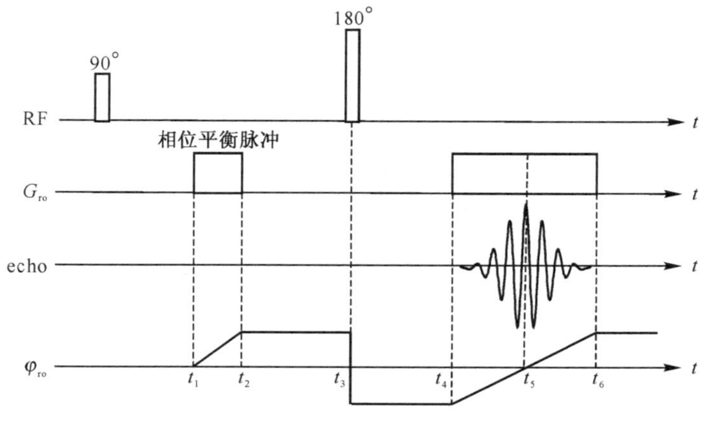

图 9-31　读出方向的相位平衡

常用图 9-31 所示的平衡脉冲来调整读出梯度导致的非零相位。读出梯度的相位平衡脉冲通常插在序列的 90° RF 脉冲之后，并经常与相位编码梯度相同步(图 9-31 中未画出)。该平衡脉冲的幅值与读出梯度相同，而宽度仅为读出梯度的一半，目的是在回波信号出现的同时(t_5 时刻)正好实现该方向的相位相干。

读出方向上相位平衡脉冲的工作原理请读者结合 φ_{ro}的波形自行分析。

五、相位编码梯度与进动相位的关系

图 9-32 表示自旋回波序列中相位编码梯度(G_{pe})所导致的相位变化。从 φ_{pe}的波形看出，在相位编码梯度作用期间(t_1～t_2)，该方向也会出现进动质子的失相。失相后的相位差被 180° RF 脉冲反相后以非零状态通过信号读出期(以 t_4 为中心)。为了得到最大的信号幅度，人们曾在选层梯度 G_{ss}和读出梯度 G_{ro}中插入相位平衡脉冲，但在这里却不需要。这是因为，在 2DFT 技术中，相位编码梯度所造成的相位差，正好被用来区分该方向不同位置上的数据信息。

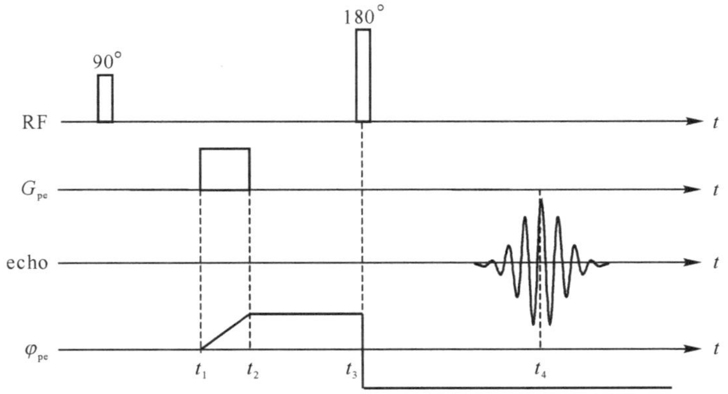

图 9-32　相位编码梯度导致的失相

我们知道，相位编码梯度脉冲的幅度在成像序列的各个周期是不同的，脉冲的极性也要变化一次(从正到负或从负到正)。因此，φ_{pe}也要随之而变。图 9-33 将全面表达相位编码方向上质子进动相位的变化情况。由图 9-33 可见，在不同的梯度周期(对应于该方向上不同的空间位置)，质子具有不同的进动相位，经傅里叶反变换便可分离出图像重建所需的空间坐标。

需要指出的是，由于信号读取时 G_{pe}方向出现非零相位，用上述相差对质子空间位置进行标定的方案将无疑地影响到信号幅度，从而降低 SNR。另外，在相位编码步的中间附近 G_{pe}的幅度相对较小，φ_{pe}也就小，因而这里的 SNR 较高；在相位编码步的中央 G_{pe}为零，使得 φ_{pe}也为零(无相位差)，因而这一步所对应的扫描周期将取得最大的信号值(SNR 最大)。换句话说，原始数据的中间行对应着最强的信号幅度，即它对 SNR 或图像对比度的贡献最大。由此可见，SNR 也具有相位编码依赖性。

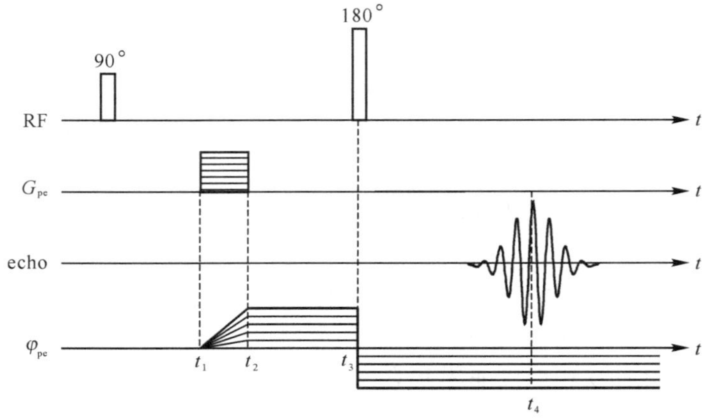

(a)梯度脉冲的正半周

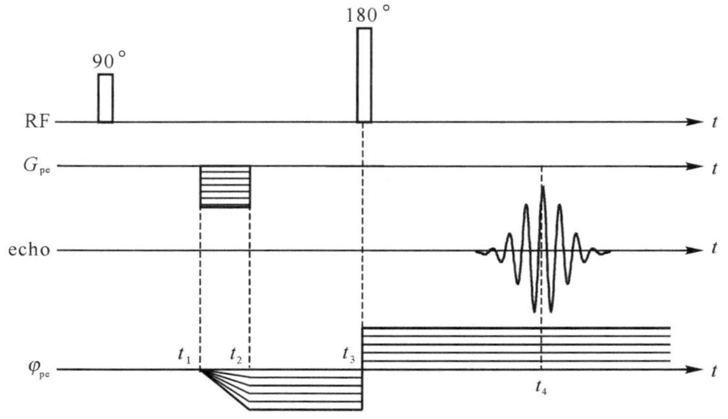

(b)梯度脉冲的负半周

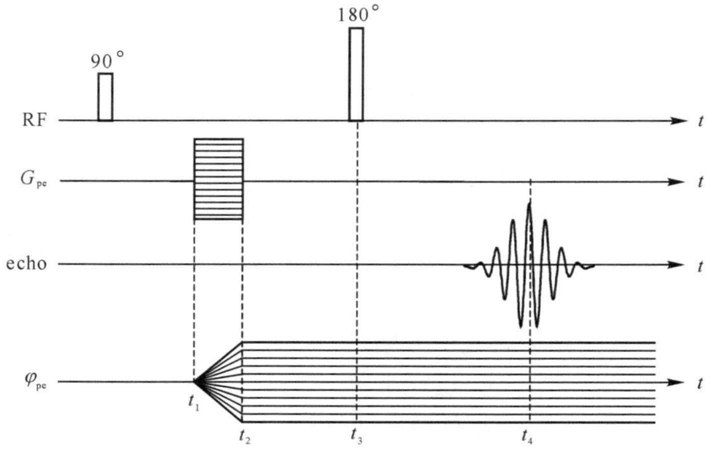

(c)梯度脉冲的合成

图 9-33　相位编码方向上质子进动相位的变化

主要参考文献

飞利浦香港有限公司．1996．梯度场——飞利浦的前瞻．世界医疗器械，2(6)：70～74

麦祖荫．1997．医学磁共振影像技术的现代进展．世界医疗器械，3(6)：22～26

宋启泽，陈　洁．1992．核磁共振原理及其应用．北京：兵器工业出版社

谢南柱，曾仁端．1985．现代医学成像——物理原理与临床应用．广州：广东科技出版社

赵喜平．2000．磁共振成像系统的原理及其应用．北京：科学出版社

朱小平，苏学曾．1987．磁共振成像入门．上海：同济大学出版社

宗贤钧，朱跃龙，宗　晔．1987．生物医学中的核磁共振成像．杭州：浙江大学出版社

Ando, Webb G A.1983.Theory of NMR parameters.London: Academic Press

Balter Stephen.1987.An introduction to the physics of magnetic resonance imaging. Radiographics, 7(2):371～383

Bradley G, Tsuruda Jr J S.1987.MR sequence parameter optimization: an algorithmic approach.AJR, 149: 815～823

Feinberg A, Crooks L E, Hoenninger J C. 1986.Contiguous thin multisection MR imaging by two-dimentional Fourier transform techniques.Radiology, 158: 811～817

Friedman Barry R, Jones Jerome P et al.Principles of MRI.New York: McGraw-Hill Information Services Company

Fullerton G D.1987.Magnetic resonance imaging signal concepts.RadioGraphics, 7: 579～596

Hendrick Edward.1994.Basic physics of MR imaging: an introduction.RadioGraphics, 14: 829～846

Hendrick R E.1994.Basic physics of MR imaging: an introduction.RadioGraphics, 14: 829～846

Kneeland B, Knowles R J R, Cahill P T.1985.Multi-section multi-echo pulse magnetic resonance techniques: optimization in a clinic setting.Radiology, 155: 159～162

Mitchell R, Tarr R W, Conturo T H et al.1986.Spin echo technique selection: basic principles for choosing MRI pulse sequence timing intervals.RadioGraphics, 6(2): 245～260

Patton A.1994.MR imaging instrumentation and image artifacts.RadioGraphics, 14: 1083～1096

Petersein Saini S.1995.Fast MR imaging: technical strategies.AJR, 165: 1105～1109

PHILIPS.Basic principles of MR imaging.Philips Medical Systems

Plewes B.1994.Contrast mechanisms in spin-echo MR imaging.RadioGraphics, 14: 1389～1404

Slichter P.1978.Principles of magnetic resonance.Second revised and expanded edition.New York: Springer-Verlag Berlin Heidelberg

Wood M L, Bronskill M J, Mulkern R V et al.1993.Physical MR desktop data.J Magn Reson Imaging, 3(S)

Woodward Peggy, Freimarck Roger.1995.MRI for technologists.New York: McGraw-Hill Information Services Company

Young Ian R.2000.Methods in biomedical magnetic resonance imaging and spectroscopy.Chichester UK: John Wiley & Sons Ltd

第三篇　磁共振成像设备

第十章　磁性物理学

磁体是磁共振成像系统的重要组成部分。它所提供的均匀而稳定的磁场，是核磁共振现象赖以发生的基本条件。因此，掌握磁性物理学的有关知识、了解磁场的产生规律及磁体的运行机制，对于正确理解磁共振成像系统的工作原理大有帮助。本章在阐述基本磁现象和磁场概念的同时，介绍普通磁体的知识及其分类法。

第一节　基本磁现象

一、磁学和磁铁

电与磁都是最常见的物理现象。在日常生活中，无论是发电机、电动机、变压器等电力装置，还是电话、收音机、电视等电子设备，无不与磁相关。电和磁不仅联系紧密，而且可以相互转化。因此，凡是有电之处几乎都有磁现象相伴。研究物质磁性及其应用的学科称为磁学(magnetics)。磁学是一门古老而又年轻的学科。说其古老，是因为在几千年前就有了对自然磁现象的观察和记载，就已经将强磁场物质应用于医疗中。说其年轻，是因为现代磁学不断有新的应用出现。

现代广义磁学还包括原子核磁学、基本粒子磁学、地球磁学、宇宙磁学和生物磁学等边缘磁学。广义磁学认为，包含生物体的任何物质都具有或弱或强的磁性；包括生物体内的任何空间都存在或高或低的磁场；生物磁性和磁场对生命活动有不同程度的影响。这说明物质磁性和空间磁场具有普遍性。对于各种磁现象广泛而深入的研究以及现代高新技术的发展，使磁学的应用领域日益扩大，同其他学科的相互联系和影响也日益增多。

在磁学的发展过程中，我国古代人民曾做出巨大贡献。早在公元前300年的战国时期，就已发现了磁石吸铁的现象。我国河北省的磁县(古时先后称慈洲和磁洲)就是因为盛产天然磁石而得名的。东汉著名思想家王充在《论衡》中所描述的“司南勺”已被公认为最早的磁性指南器具。到了11世纪，北宋科学家沈括便创制了航海用的指南针。指南针是我国古代四大发明之一。沈括还在世界上第一个发现地磁偏角。这一发现比欧洲早至少400年。

上面所述磁石实际上是一种天然磁铁(Fe_3O_4)，它在自然界的藏量很有限。现在所用磁铁多由人工方法制成，例如，用铁、钴、镍等合金制成的永久磁铁。还有一种称为铁氧体(ferrite，也叫铁淦氧)的磁性材料，是氧化铁(Fe_2O_3)与二价金属氧化物(如氧化锌、氧化镁、氧化锰和氧化钡等)的烧结物。

与天然磁铁相对应，把各种人工合成的磁铁通称为人造磁铁。

二、基本磁现象

1. 磁性、磁极和磁力

物理学上把磁铁能吸引铁、钴、镍等物质的性质称为磁性(magnetism)。它是物质的固有属性。人类最早发现的磁性物质就是天然磁铁矿石。

将磁铁加工成条形后，人们发现条形磁铁上各处的磁性强弱有所不同：愈靠近中间磁性愈弱，愈接近两端磁性愈强。通常将条形磁铁两端磁性最强的区域称为磁极(magnetic pole)，中间没有磁性的区域叫做中性区。

如果将一条磁铁悬挂起来，它将自动转向南北方向：指北的一极称为指北极或简称北极，一般用 N 表示；指南的一极称指南极或简称南极，一般用 S 表示。磁铁在空中自动指向南北的事实证明地球本身也有磁性，或者认为地球也是一块巨大的磁铁。地球的磁北极在地理的南极附近、磁南极在地理北极附近。地磁极之间有一定的偏角，叫做地磁偏角(magnetic inclination)。1600 年，英国物理学家吉伯(William Gilbert)首次证实地磁场的存在。

将两块磁铁放在一起，就会发现各自的磁极之间有相互作用力存在，这种作用力称为磁力(magnetic force)。磁力有排斥力和吸引力两种。相同磁极(N 极和 N 极、S 极和 S 极)间存在排斥力，而异种磁极(S 极和 N 极)之间存在吸引力。

需要强调的是，磁铁的两个磁极不可能分割。也就是说，自然界中任何磁体的磁极总是成对出现的，没有独立存在的 N 极或 S 极。无论把磁铁分得多么小，每一块很小的磁铁仍具有 N、S 两个磁极。然而，静电学中的正、负电荷是可以各自独立存在的，这正是磁极和电荷的基本区别。通常的磁体只有一对磁极。也有两对磁极的磁体。

2. 磁场、磁场强度和磁力线

众所周知，在磁铁周围存在磁场(下面还将看到，在电流或运动电荷周围空间也存在磁场)。磁场(magnetic field)是一种看不见、摸不着，但可以探测的特殊物质。

实验表明，磁场不仅有强弱，而且有方向。磁场的强弱用磁场强度(magnetic field strength 或 magnetic density)来描述，并以 $\boldsymbol{H}$ 表示之。可见它是一个向量。$\boldsymbol{H}$ 的方向是这样规定的：在磁场中放置一个小磁针，当它在磁力的作用下发生偏转并停止后，其 N 极的指向就是小磁针所在处磁场强度的方向。经过这样的逐点测试，就可以确定磁场中各个点上的场强方向。至于磁场中某点磁场强度 $\boldsymbol{H}$ 的大小，历史上是用该点单位磁极所受的力来定义的。如果单位磁极所受的力正好是 10^{-5}N，该点的磁场强度 $\boldsymbol{H}$ 就是 1 奥斯特(Oe)。在国际单位制中，磁场强度的单位为 A/m (1Oe=79.5775A/m)。

为了形象地表示磁场中各点磁场强度的分布，同采用电力线来描绘静电场一样，物理学上使用磁力线来描绘磁场。画一组曲线，使这些曲线上任意一点的切线都和磁场方向一致，这组曲线就是磁力线(line of magnetic force)。同时规定，磁场中某点的磁力线密度等于该点磁场强度的大小。这样，磁力线既表示磁场强度 $\boldsymbol{H}$ 的方向，又表示了它的大小。图 10-1 示意条形磁铁的磁力线。

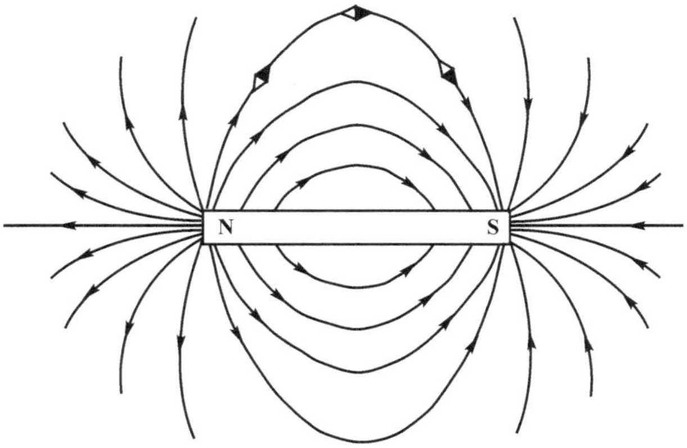

图 10-1　条形磁铁的磁场

三、磁场和电场的联系与区别

在过去很长一段时间内，磁学和静电学各自独立地发展着。到了 19 世纪初期，通过许多独特的物理实验，人们逐渐发现了磁和电现象之间的密切联系，并认识到磁性起源于电荷的运动。

1819 年，奥斯特（Oersted）发现放在载流导线（有电流通过的导线）周围的磁针会受到力的作用而发生偏转（图 10-2）。1820 年，安培发现放在磁铁附近的载流导线或载流线圈，也会受到力的作用而产生运动。后来又发现载流导线之间、载流线圈之间亦有相互作用，从而使人们对电和磁的认识有了新的飞跃。

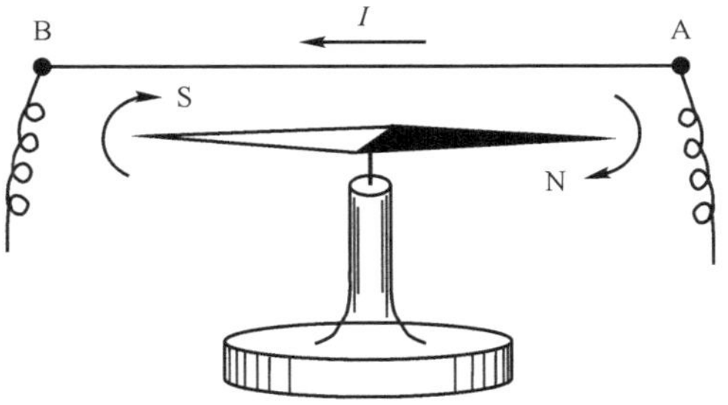

图 10-2　载流导线对磁针的作用

现已明确，不仅磁铁周围存在磁场，电流周围也存在磁场。另外，磁铁与磁铁、电流与电流以及磁铁与电流间的相互作用都是通过磁场来传递的。磁现象的本质是电荷的运动，磁场的来源也是电荷的运动。这些正是法拉第电磁感应理论和麦克斯韦电与磁相互关系理论的基本内容。

尽管磁场和电场均可用所谓力线（磁力线和电力线）加以表示，且磁场有 N、S 两个磁极，电场有正、负两种电荷，但二者有着根本区别。从力线来看，电力线起源于正电荷，止于负电荷，是有头有尾的曲线；磁力线既无起点又无终点，是无头无尾的闭合曲线。也就是说，磁力线并不中断，它在磁体内部也是接通的。由于磁力线总是闭合，有人就将磁场称为涡旋场。其涡旋性的存在，使磁场力推动一个小磁极沿闭合回路做功时，此功并不为零，亦即磁力线推动一个小磁极从一点到另一点做功与中间路程有关。这一点也与电场力推动电荷从一点到另一点做功时只取决于其始末位置，而与中间路程无关的情形不同。

第二节　磁介质和磁感应强度

一、磁　介　质

我们知道，电介质在电场的作用下被极化后产生附加电场而影响原来的电场。与此相仿，存在于磁场中的各种物质将被磁化，磁化了的物质会反过来在空间产生附加磁场，从而使原来的磁场发生变化。物理学上把这种可影响磁场的物质称为磁介质(magnetic media)。从对磁力的影响方面来说，一切物质都可称为磁介质。

位于磁场中的磁介质，一方面对磁场产生影响，另一方面由于磁场的作用，使它本身也处于一种特殊状态之中。这种状态称为磁化状态。所有物质都能够被磁化，但各种物质的磁化程度却有很大差别。于是，物理学上采用磁导率(permeability 或 magnetic conductivity) μ 表示不同物质被磁化的程度。μ 是仅决定于磁介质性质的常数。

设真空中的磁导率(permeability of free space)为 μ_0，则磁介质的相对磁导率(relative permeability) μ_r 可定义为

$$\mu_r = \frac{\mu}{\mu_0} \tag{10-1}$$

可见物质的相对磁导率为一纯数。

根据物质的磁性，磁介质可分为下述三类。

第一类为磁化方向与磁场方向相同的物质，称为顺磁质(paramagnetic substance)。钆、锰、铝、铬、铂、氮、液氧、氯化铜($CuCl_2$)等都是顺磁质。将顺磁质移近磁铁时，它会受到吸引作用。顺磁质的 $\mu_r > 1(\mu_r \approx 1 + 10^{-4})$。

第二类是磁化方向与磁场方向相反的物质，称为抗磁质(diamagnetic substance)。水银、铜、铅、硫、氯、二氧化碳(CO_2)、氯化钠(NaCl)和惰性气体等都是抗磁质。生物有机体的组织多属于抗磁质，如氢和水等；也有少数顺磁质，如自由基等。将抗磁质移近磁铁时，它会受到排斥作用。但是，迄今所发现的抗磁质在外磁场中所呈现的磁性都很微弱。抗磁质的 $\mu_r<1(\mu_r\approx1-10^{-6})$。由此可见，一切抗磁质和大多数顺磁质的 μ_r 均非常接近于 1。

顺便提一下，如果把一块超导体放在外磁场中，它内部的磁感应强度 $\boldsymbol{B}$ 将永远等于 0，即它能把磁场全部排斥出去。这是因为超导体存在迈斯纳效应的缘故。由此可见，超导体是一种理想的抗磁质。

最后一类是磁性很强的物质，称为铁磁质(ferromagnetic substance)。在纯化学元素中，除了铁以外，过渡族中的镍、钴和稀土族中的钬等都具有铁磁性。然而，常用的铁磁质多数是铁和其他金属或非金属组成的合金，包括某些含铁的氧化物。铁磁质是强磁性材料，因而其应用非常广泛。铁磁质的 $\mu_r\gg1$。

表 10-1 列出了几种常见物质的相对磁导率。

表 10-1　部分磁介质的相对磁导率(气体压强为 1.01 325×10^5 Pa)

顺磁质	μ_r	抗磁质	μ_r	铁磁质	μ_r
氮	1.000 000 013	氢	0.999 999 937	铸铁	200～400
氧	1.0 000 019	汞	0.999 971	纯铁(99.5%)	18 000(最大值)
铝	1.000 023	银	0.999 974	硅钢(硅 4%)	7 000(最大值)
铂	1.00 026	铜	0.999 990	坡莫合金(镍 78.5%，铁 21.5%)	100 000(最大值)
钠	1.0 000 072	铋	0.999 824		

实验证明，所有物质(包括气态、液态和固态)分别属于上述三类磁性物质之一。

二、磁感应强度

我们已经指出，不仅磁体周围存在磁场，任何运动电荷或电流周围空间也存在磁场。磁场对外的重要表现，一是它对引入磁场中的运动电荷或载流导体有磁力作用；二是载流导体在磁场内移动时，磁场的作用力对载流导体做功。此外，我们还引入了磁场强度 $\boldsymbol{H}$ 和磁介质的概念。在那里，磁场强度是用处于真空中的小磁针的受力情况来描述的。

如果在电流的磁场中放进磁介质，情况就不同了。由于磁介质被磁化，在原磁场强度 $\boldsymbol{H}$ 的基础上，又附加了一个因磁介质磁化产生的磁场强度 $\boldsymbol{H}'$。那么，磁介质内部的磁场就等于没有磁介质时磁场强度 $\boldsymbol{H}$ 与磁介质磁化产生的附加磁场强度 $\boldsymbol{H}'$之和。物理学中称此为磁感应强度(magnetic induction intensity)，通常用 $\boldsymbol{B}$ 表示。$\boldsymbol{B}$ 的定义式为

$$\boldsymbol{B} = \boldsymbol{H} + \boldsymbol{H}' \tag{10-2}$$

如果磁介质均匀地充满磁场空间，那么，磁场内部某点的磁感应强度 $\boldsymbol{B}$ 应为该点磁场强度 $\boldsymbol{H}$ 的 μ 倍，也就是

$$\boldsymbol{B} = \mu \boldsymbol{H} \tag{10-3}$$

式中，μ 为磁介质的磁导率。

在国际单位制中，磁感应强度的单位为特斯拉(tesla)，其符号为 T。在磁感应强度较小的场合还用毫特斯拉(mT)和微特斯拉(μT)。也有人沿用高斯(gauss)这一电磁系单位，其符号为 G。上述几种单位之间的关系为

$$1\text{T} = 10^3\text{mT} = 10^6\mu\text{T} = 10^4\text{G}$$

作为例子，下面给出一组关于磁感应强度的具体数据，以加深大家对它及其单位的感性认识。地球磁场的水平强度在磁赤道处约为 0.03～0.04mT，地磁场竖直强度在南北极地区约为 0.06～0.07mT；普通永久磁铁在其两极附近所产生的磁场约为 0.4～0.7T；电动机和变压器铁芯的磁场约为 0.7～0.9 T；超导脉冲磁场可达 10T 以上(目前实验室中能够达到的最强磁场为 100T)。

在空气中，由于 μ_r 非常接近于 1，使得 $\boldsymbol{B}$ 与 $\boldsymbol{H}$ 几乎相同。因此，人们常对二者不加区别。在磁共振成像的文献中惯用的磁场强度一词，实际上就是指磁感应强度。为了阅读习惯，本书中也不加区分地将磁感应强度称为磁场强度，但仍用磁感应强度的符号

B 表示之。

需要说明的是，本章关于磁场强度 **H** 和磁感应强度 **B** 的定义是比较粗略的。更准确的定义请参阅有关的物理学著作。

三、静磁场和均匀磁场

一般说来，磁感应强度 **B** 的大小和方向是随空间和时间而变化的。因此，它是空间位置 r 和时间 t 的函数，即 $\boldsymbol{B}=B(r,\ t)$。当 **B** 不随时间变化时，就称其为静磁场(magnetostatic field)。恒稳电流在其周围空间所激发的磁场一般为静磁场。

均匀磁场或匀强磁场(uniform magnetic field)是指空间各点的磁感应强度 **B** 大小和方向均相同的静磁场。反之称为非均匀磁场或非匀强磁场。两个相距很近的、相互平行的异性平面磁极之间在中央区域的磁场以及长直密绕螺线管内部中央区域的磁场都是很好的均匀磁场。长直导线周围的磁场、长直螺线管管口处的磁场、平行磁极之间边界区的磁场以及条形磁铁等的磁场都是非均匀磁场。

磁场均匀性是均匀磁场的重要指标。MRI 系统的主磁体产生高度均匀的匀强磁场。

四、磁化强度和磁化率

在磁介质分子中，任何一个电子都同时参与两种运动，即环绕原子核的轨道运动和电子本身的自旋。这两种运动同时产生动量矩和相应的磁矩，其表现就是磁化效应。如果将分子看作一个整体，则其中各个电子产生的磁矩之总和就叫做分子磁矩，常用 $\boldsymbol{m}_{分子}$ 表示。

为了表示磁介质在外加磁场 $\boldsymbol{B}_0$ 作用下的磁化程度，我们引用磁化强度矢量(**M**)这个物理量。所谓磁化强度(magnetization)，就是单位体积内分子磁矩的矢量和。如果在磁介质内取一个宏观体积元 ΔV，这个体积元内就包含了大量的磁分子。设 ΔV 内所有分子磁矩的矢量和为 $\sum \boldsymbol{m}_{分子}$，则磁化强度矢量 **M** 的表达式为

$$\boldsymbol{M}=\frac{\sum \boldsymbol{m}_{分子}}{\Delta V} \tag{10-4}$$

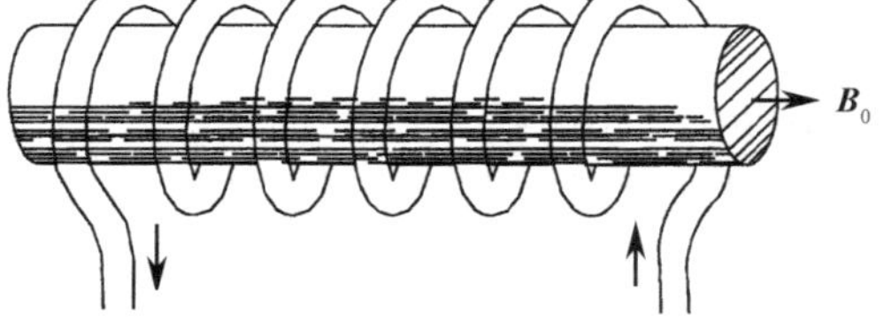

图 10-3　磁介质在外磁场中的磁化

下面以图 10-3 为例来进一步说明磁化强度矢量的物理含义。图示为一个插有软磁棒的线圈。当线圈中未通过电流时，软磁棒不显示磁性，我们说它处于未磁化状态。一旦线圈中有了电流，它将产生一个外磁场 $\boldsymbol{B}_0$，从而使软磁棒磁化。从微观上讲，当它处于未磁化状态时，各个分子磁矩的取向杂乱无章，其矢量和 $\sum \boldsymbol{m}_{分子}$ 必然为 0，从而使棒内的磁化强度矢量 $\boldsymbol{M}=0$。在外磁场存在的情况下，棒内的分子磁矩在一定程度上沿着 $\boldsymbol{B}_0$ 方向排列起来，这时就有 $\sum \boldsymbol{m}_{分子}\neq 0$，使得合成矢量按 $\boldsymbol{B}_0$ 进行取向。也就是说，这

时磁化强度矢量 $\boldsymbol{M}$ 成为一个沿 $\boldsymbol{B}_0$ 方向的矢量。分子磁矩 $\boldsymbol{m}_{分子}$ 定向排列的程度越高，$\boldsymbol{M}$ 的数值就越大。由此可见，式(10-4)所定义的磁化强度矢量确是一个反映介质磁化状态的物理量。

实验证明，磁介质中某点的磁化强度 $\boldsymbol{M}$ 通常与该点处的磁感应强度 $\boldsymbol{B}$ 成正比。在国际单位制中，二者的关系可用下式表示

$$\boldsymbol{M}=\frac{\chi_m}{\mu}\boldsymbol{B}=\chi_m\ \boldsymbol{H} \qquad (10\text{-}5)$$

式中，χ_m为物质的磁化率(magnetic susceptibility)。它的量值与磁介质的性质有关：顺磁质的 χ_m为正，磁化强度 $\boldsymbol{M}$亦为正；抗磁质的 χ_m 为负，磁化强度 $\boldsymbol{M}$ 亦为负。但是，顺磁质和抗磁质的χ_m都很小，故可认为它们与磁化强度$\boldsymbol{M}$无关。铁磁质的 χ_m却很大。表 10-2 列举了标准条件下一些顺磁质和抗磁质的磁化率。

表 10-2　一些物质的磁化率

物质	磁化率(χ_m)	物质	磁化率(χ_m)	物质	磁化率(χ_m)
铝(Al)	2.3×10^{-5}	铜(Cu)	-0.98×10^{-5}	硅(Si)	-0.24×10^{-5}
镁(Mg)	1.2×10^{-5}	金(Au)	-3.6×10^{-5}	二氧化碳(CO_2)	-2.3×10^{-9}
钨(W)	6.8×10^{-5}	银(Ag)	-2.6×10^{-5}	氮(N)	-5.0×10^{-9}
铋(Bi)	-1.66×10^{-5}	汞(Hg)	-3.2×10^{-5}	氧(O_2)	2090×10^{-9}

同磁导率 μ 一样，磁化率 χ_m也是表征磁介质性质的物理量。

人体的主要成分为微带抗磁性的水。因此，正常人体组织的磁化率很小。

五、铁磁质及其特性

铁磁质是一类特殊的磁介质，具有极大的磁导率。在外加磁场的作用下，铁磁质中将产生与外磁场同向的、量值很大的附加磁场。不仅如此，铁磁质还具有下述特性。

1. 磁化特性

图 10-4 是铁磁质的磁化特性曲线。由图 10-4(a)的磁化率-磁场强度曲线即 $\boldsymbol{M}$-$\boldsymbol{H}$ 曲线可以看出，在磁化的开始阶段，磁化强度 $\boldsymbol{M}$ 随磁化场场强 $\boldsymbol{H}$ 的增加而缓慢增加(曲线的 om 段)，接着便急剧增加(曲线的 mn 段)。但是，当过了 n 点之后，$\boldsymbol{M}$ 随 $\boldsymbol{H}$ 的变化减慢(曲线的 na 段)。最后，当 $\boldsymbol{H}$ 达到一定的强度 $\boldsymbol{H}_s$ 之后，$\boldsymbol{M}$ 的量值不再因 $\boldsymbol{H}$ 的增加而改变，亦即进入了通常所说的饱和状态。由于 $\boldsymbol{B}$ 和 $\boldsymbol{H}$ 只相差一常数 μ，故图 10-4(b)所示的磁感应强度-磁场强度曲线即 $\boldsymbol{B}$-$\boldsymbol{H}$ 曲线与 $\boldsymbol{M}$-$\boldsymbol{H}$ 曲线十分相似。这也是铁磁质的磁化特性也常用 $\boldsymbol{B}$-$\boldsymbol{H}$ 曲线来表示的原因。

2. 磁滞现象和磁滞回线

铁磁质的磁化达到饱和状态后，如果减小磁场强度 $\boldsymbol{H}$，磁化强度 $\boldsymbol{M}$ 也将随之减

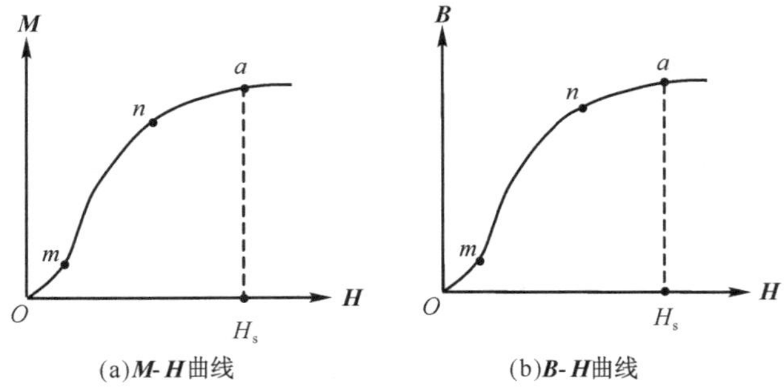

图 10-4 铁磁质的磁化特性曲线

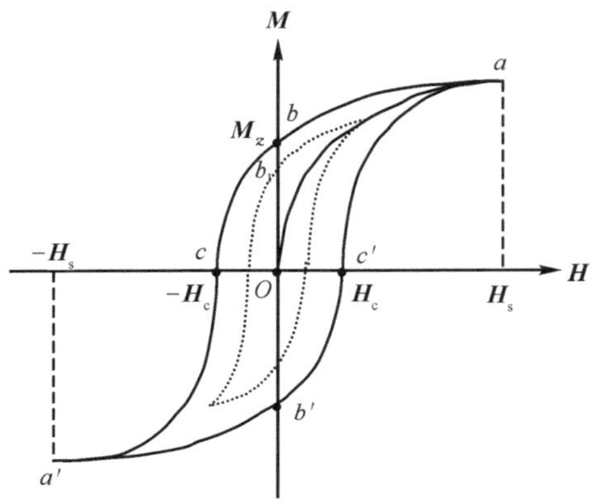

图 10-5 **M-H** 磁滞回线

小。但是，**M**并不沿着原来上升时的曲线（Oa）下降，而是沿着另一曲线（ab），如图10-5所示。由图可见，当 $\boldsymbol{H}=0$ 时，磁介质的磁化强度并不完全消失(图中 b 点)，即尚保留一定的剩余磁化强度 $\boldsymbol{M}_z$。过了 b 点之后，如果按下述顺序继续改变 **H** 的场强，即从 $0\to-\boldsymbol{H}_c$、$-\boldsymbol{H}_c\to-\boldsymbol{H}_s$、$-\boldsymbol{H}_s\to0$、$0\to+\boldsymbol{H}_c$、$+\boldsymbol{H}_c\to+\boldsymbol{H}_s$，则磁化强度 **M** 相应地沿着曲线中下述各点变化，即从 $b\to c$、$c\to a'$、$a'\to b'$、$b'\to c'$、$c'\to a$，形成闭合曲线。如果从 O 点开始，在磁化尚未饱和之前就减小 **H**，**M** 将沿着另一曲线下降，形成较小的闭合曲线(如图中虚线所示)。

上述实验结果表明，铁磁质的磁化强度 **M** 不是磁化场场强 H 的单值函数，即对同一磁化场场强，磁化强度可能对应于若干个量值(如图中 $H=0$ 时，有 $\boldsymbol{M}=Ob$、Ob'、Ob_1 等)；磁化强度的取值不仅与当时的外加磁场有关，还与磁化前的状态有关。物理学上把磁化强度 **M** 的变化总是落后于磁化场场强 **H** 的现象称为磁滞现象(magnetic hysteresis phenomenon)，并将图 10-5 所示的闭合曲线 $abca'b'c'a$ 称为 **M-H** 磁滞回线(**M-H** magnetic hysteresis loop)。

3. 剩磁现象和矫顽力

由图 10-5 可见，外磁场撤去后，铁磁体中尚有剩余磁化强度存在，这就是所谓的剩磁(remanent magnetism)现象。具有剩磁的铁磁体就成了永久磁铁。因此，常用磁化铁磁体的方法来形成永久磁铁。

要消除铁磁体中的剩磁，就必须给铁磁体加反向磁场。所需反向场强的量值 H_c 称为矫顽力(coercive force)。不同的铁磁质之所以有不同的磁滞回线，主要原因就是其矫顽力不同。矫顽力小的材料如软铁、硅钢及其他用做变压器芯子的合金，称为软磁物质(软磁铁)；矫顽力大的材料如碳钢、钨钢、钴钢等称为硬磁物质(硬磁铁)。

4. 居里点

任何铁磁质，当其温度超出某一特定值时，铁磁性会完全消失而成为普通的顺磁质。这一温度由居里(P. Curie)发现，因而叫做居里点(Curie point 或 magnetic transition tempereture)。此现象说明，当铁磁质的温度达到或高于居里点时，铁磁质中自发的磁化区域就完全瓦解而成为普通的磁性物质了。不同的铁磁质其居里点也不同，例如，铁和镍的居里点分别为 769℃和 358℃，而钴的居里点高达 1140℃。

居里点也称为居里温度。

5. 磁畴

前已述及，铁磁质是一类特殊的磁介质，它磁化后产生的附加磁场特别强。下面通过磁畴理论来说明其机制。

所谓磁畴(magnetic domain)，是指铁磁质内部原已存在的许多自发饱和的小区域。量子力学的有关理论指出，正是由于铁磁质相邻原子间存在着非常强的电子“交换耦合作用”，才使相邻原子的磁矩形成坚固的、平行排列的和大小不一的磁畴。磁畴和磁畴之间由“磁壁”隔开。虽然每个磁畴中的原子磁矩排列整齐，但在没有外磁场的情况下，铁磁质内部大量磁畴的取向却是杂乱的。因此，任何宏观区域的联合磁矩这时将互相抵消，使铁磁质对外不呈现磁性。

磁畴的结构如图 10-6 所示。图中箭头表示磁畴的磁矩取向，粗白线是组成固体之晶体的边界，细黑线则表示晶体内部磁畴的边界。

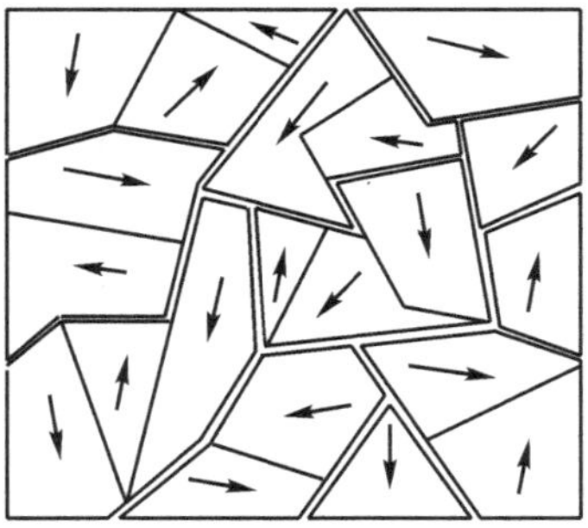

图 10-6　磁畴的结构

不同材料磁畴的形状和大小不尽相同，其几何线度在微米到毫米量级(约 10^{-2}～10^{-4} mm)，其中包含约 10^{15}个原子。磁畴的形状也没有图 10-6 所示那么简单。

用磁畴的观点，可概略地说明铁磁质的磁性。图 10-7 是铁磁质的磁化过程示意图。图 10-7(a)表示铁磁质内各磁畴的无规则排列(无磁化场)。图中示意地画了四个体积相同的磁畴。由于取向不同，其磁矩恰好抵消，使总磁矩为零，即它们对外不呈现磁性。当出现外加磁场时，铁磁质内自发磁化方向与外场相近的磁畴便在外场作用下扩大，自发磁化与外场方向偏离较大的磁畴则会缩小，其情形如图 10-7(b)所示。如果磁场较弱，磁畴这种扩大和缩小的过程就进行得比较缓慢，这相当于图 10-4(a)所示曲线的 Om 段。当外场增强到一定值时，磁畴界壁就会发生跳跃式移动，使自发磁化方向与外场偏离较大的那些磁畴全部消失，如图 10-7(c)所示。这一过程与图 10-4(a)所示曲线的 mn 段相当，是一不可逆过程，亦即外磁场减弱后，磁畴不能完全恢复原状了。如果此后继续增大外场，留存的磁畴便逐渐转向外场方向，使磁化进入饱和(图 10-7(d))。这相当于图 10-4(a)磁化曲线的 na 段。磁化场停止作用后，各磁畴之间的排列保留下来，就呈现出剩磁。

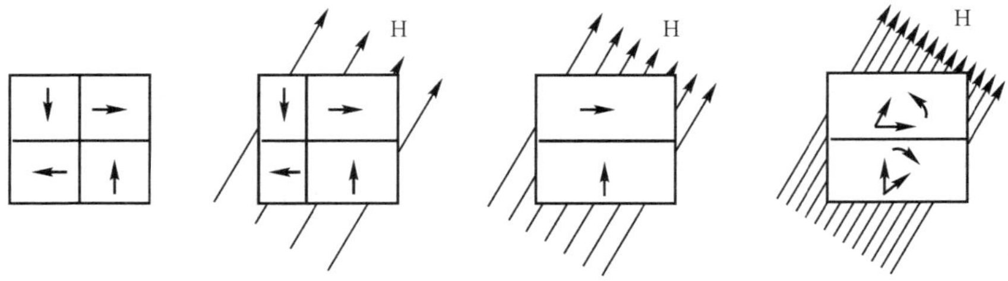

(a)无磁化场时磁畴的无规则排列　(b)在磁化场作用下磁畴的扩大和缩小　(c)磁化场的增大使自发磁化反向的磁畴消失　(d)更大的磁化场使磁畴转向外场方向

图 10-7　铁磁质的磁化过程

6. 铁磁质的应用

铁磁性材料按矫顽力 H_c 的大小可分为软磁材料和硬磁材料两大类。软磁材料的矫顽力 H_c 很小、磁滞回线狭长，因而剩磁很容易被消除。这种材料在交变磁场中的磁滞损耗非常小，故多用于交变磁场中，如制造各种电感元件以及变压器、镇流器、电动机、发电机的铁芯等。它在计算机和微波领域也有许多特殊用途，例如，可用它来制作记忆元件、开关、振荡器和频率倍加器等。在医学上软磁材料主要被用来进行磁疗和磁探测。

硬磁材料的特点是剩磁大(矫顽力也大)，其磁滞回线“肥胖”，适于制造永久磁铁。核磁共振成像技术的成熟，使这种铁磁材料得到更加广泛的应用。现在，用高性能的钕铁硼磁性材料，已能生产场强约 0.4T 的成像用永磁体。而早期采用铁氧体材料时，构筑一个场强为 0.15T 的磁体，就需要数十吨的材料。

永磁型磁体的优点是造价和维护费用低(与常导型和超导型相比)。因此，它较适用于中、小型医院使用。但场强低、均匀性和稳定性差，是其进一步发展的制约因素。

第三节　电流的磁场

我们已经知道，不仅磁铁周围存在磁场，电流周围也会产生磁场。下面讨论几种形式的载流导线或线圈产生磁场的规律。了解这些规律有助于对磁共振磁体工作原理的理解。

一、电　流　元

在研究载流导体的磁场时，常应用电流元的概念。

所谓电流元，是指载流导线上各个微小的线段。它是讨论电流磁场的基本单元。如果用 $\boldsymbol{I}$ 表示导线中的电流强度、用 $\mathrm{d}\boldsymbol{l}$ 表示载流导线上沿电流方向所取的线元(可见 $\mathrm{d}\boldsymbol{l}$ 为矢量)，则电流元可用矢量 $\boldsymbol{I}\mathrm{d}\boldsymbol{l}$ 表示。

二、直线电流的磁场

电流通过长直导线时，将在其周围空间产生磁场(图 10-8)。由图可见，长直导线周围的磁力线是沿着导线垂直平面的同心圆分布的。磁力线的方向可用右手定则判定，即用右手握载流导线，拇指伸直代表电流方向，则弯曲的四指就指向磁力线的回绕方向。下面计算长直导线周围任意一点 P 的磁感应强度 $\boldsymbol{B}$。

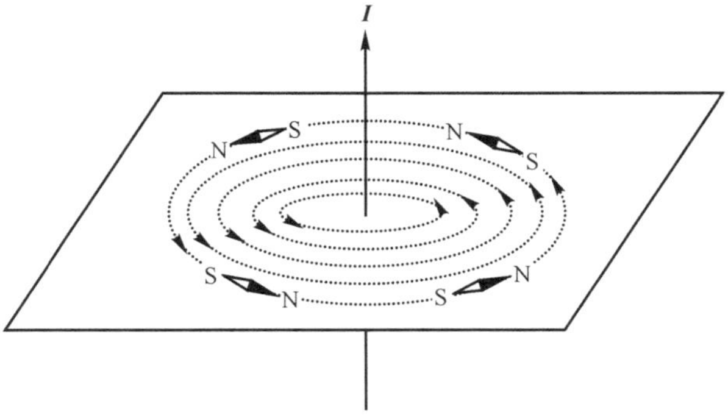

图 10-8　直线电流的磁场

设直导线的长为 L，其中的电流强度为 $\boldsymbol{I}$，该直导线放在磁导率为 μ 的磁介质中。现在通过辅助图(图 10-9)计算直线电流的磁场分布。图中 PO 是从导线外给定点 P 到直导线所作的垂线。根据毕奥-萨伐尔(Biot-Savart)定律，导线上任一电流元在给定点 P 所产生的磁感应强度的大小为

$$\mathrm{d}\boldsymbol{B}=\frac{\mu}{4\pi}\frac{I\mathrm{d}\boldsymbol{l}\sin\alpha}{\boldsymbol{r}^2} \tag{10-6}$$

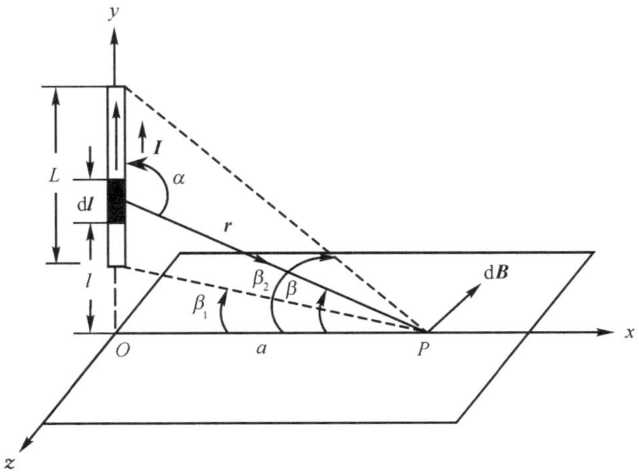

图 10-9　载流直导线磁场的计算

$\mathrm{d}\boldsymbol{B}$ 的方向垂直于电流元 $\boldsymbol{I}\mathrm{d}\boldsymbol{l}$ 与矢径 $\boldsymbol{r}$ 所决定的平面。由图可见，导线上各电流元在 P

点产生的磁感应强度都是同向的，因此，P 点的总磁感应强度可用积分式写作

$$\boldsymbol{B}=\int \mathrm{d}\boldsymbol{B}=\int \frac{\mu}{4\pi}\frac{\boldsymbol{I}\mathrm{d}\boldsymbol{l}\sin\alpha}{\boldsymbol{r}^2} \tag{10-7}$$

为了得出实用的计算式，对上述积分求解。取矢径 $\boldsymbol{r}$ 与 P 点到直线电流的垂线 PO 之间的夹角 β 为参变量，并以 O 为原点。设 O 到线元 $\mathrm{d}\boldsymbol{l}$ 处的距离为 l、PO 的长度为 a，显然有

$$\sin\alpha=\cos\beta,\ \boldsymbol{r}=a\sec\beta,\ \boldsymbol{l}=a\tan\beta \tag{10-8}$$

则

$$\mathrm{d}\boldsymbol{l}=a\sec^2\beta\mathrm{d}\beta \tag{10-9}$$

将上述各关系式代入式(10-7)，并按图中所示，分别取积分上、下限为 β_1、β_2，得

$$\boldsymbol{B}=\frac{\mu\boldsymbol{I}}{4\pi a}\int_{\beta_1}^{\beta_2}\cos\beta\mathrm{d}\beta \tag{10-10}$$

解得

$$\boldsymbol{B}=\frac{\mu\boldsymbol{I}}{4\pi a}[\sin\beta_2-\sin\beta_1] \tag{10-11}$$

当导线接近无限长即 $L\to\infty$，且 L 与 a 相比为很大时，下述条件成立

$$\beta_1\to\left[-\frac{\pi}{2}\right],\ \beta_2\to\left[+\frac{\pi}{2}\right]$$

于是，式(10-11)可简化为

$$\boldsymbol{B}=\frac{\mu}{2\pi}\frac{\boldsymbol{I}}{a} \tag{10-12}$$

这就是我们要求的关系式。可见直线电流的磁场不仅与电流 $\boldsymbol{I}$ 成正比，还与它周围磁介质的磁导率成正比。显然，它还与给定点至直导线的距离成反比。

三、环形电流的磁场

当环形导线中通过电流时，其周围空间产生的磁场如图 10-10 所示。

设半径为 R 的载流线圈，放在磁导率为 μ 的磁介质中，其中通以电流强度为 $\boldsymbol{I}$ 的电流。则环形电流轴线上任意一点 P 处的磁感应强度为(推导从略)

$$\boldsymbol{B}=\frac{\mu}{2}\frac{R^2\boldsymbol{I}}{[R^2+a^2]^{3/2}} \tag{10-13}$$

式中，a 为点 P 至环形导线圆心的距离。在式(10-13)中，令 $a=0$，便得到圆心处的磁感应强度，即

$$\boldsymbol{B}=\frac{\mu}{2}\frac{\boldsymbol{I}}{R} \tag{10-14}$$

另外，在式(10-13)中，当 $a\gg R$，即当 P 点距线圈中心较远时，该点的磁感应强度成为

$$\boldsymbol{B}=\frac{\mu R^2\boldsymbol{I}}{2a^3} \tag{10-15}$$

式(10-14)和式(10-15)是环形电流磁场的两种特殊情形。

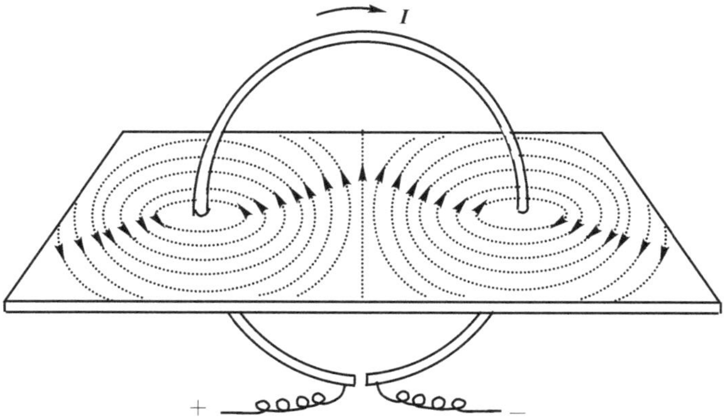

图 10-10　环形电流的磁场

由图 10-10 可见，环形电流的磁力线是一些套连在圆电流环上的闭合曲线，其磁场方向可用载流线圈的右手定则加以判定，即用右手弯曲的四指指向圆线圈的电流方向，则伸直的拇指将沿着轴线上 **B** 的方向。

上面只给出了轴线上磁场分布的表达式。轴线以外磁场分布的计算比较复杂，此处略去。

四、直螺线管电流内部的磁场

直螺线管就是绕在直圆柱面上的螺旋线圈。如果在这种螺线管线圈中通以电流，它的周围空间立刻会产生如图 10-11 所示的磁场，其方向可采用上述载流线圈的右手螺旋法则确定。

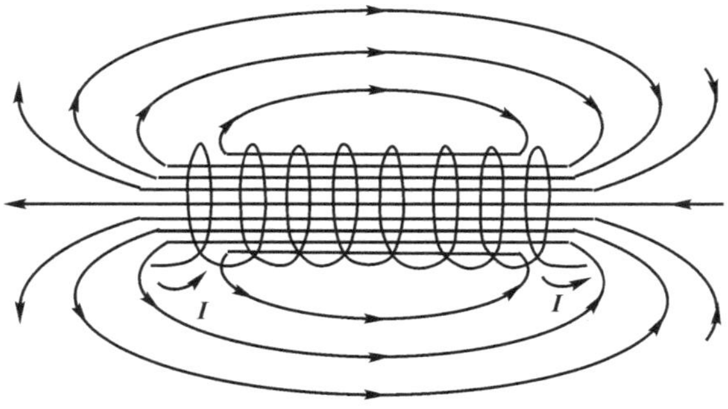

图 10-11　螺管电流的磁场

螺线管上的每匝线圈相当于一个环形线圈。由于各匝线圈一般绕得很紧密，载流直螺线管在某点所产生的磁感应强度就应该等于各线圈在该点所产生的磁感应强度之和。下面推导这种情况下其内部磁感应强度的解析式。

设螺线管的半径为 R、流经它的电流强度为 $\boldsymbol{I}$，并设螺线管单位长度内的线圈匝数为 $\boldsymbol{n}$，放于磁导率为 μ 的磁介质中。现在通过图 10-12 所示的示意图进行计算。图中以符号“⊙”和“⊗”表示螺线管电流的方向，其中前者为电流穿出纸面(流向读者)，后者则表示电流进入纸面(背离读者)。

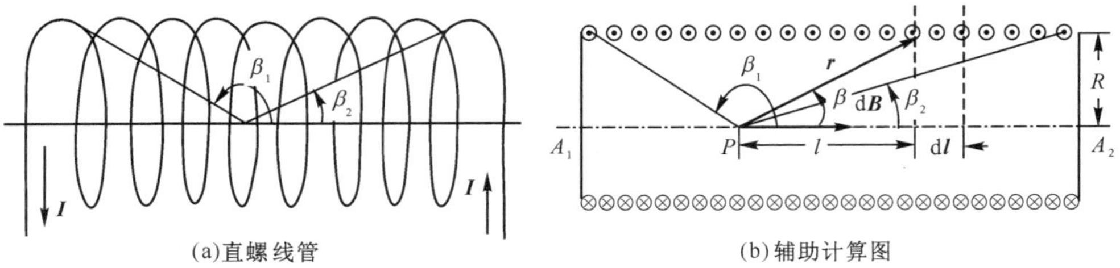

图 10-12　载流直螺管内部磁感应强度的计算

在螺线管上任取一小段 dl，则这小段螺线管上有线圈 ndl 匝。设线圈是密绕的。那么，所取小段上的线圈相当于一个环形导线，其中环形电流的电流强度为 $\boldsymbol{I}n$dl。应用式(10-13)的结果，可知该小段线圈在轴线上某点 P 所产生的磁感应强度为

$$\mathrm{d}\boldsymbol{B} = \frac{\mu}{2}\frac{R^2 \boldsymbol{I} n \mathrm{d} l}{(R^2 + l^2)^{3/2}} \tag{10-16}$$

式中，l 为 P 点至 dl 的距离，磁感应强度的方向沿轴线向右。由于螺线管上各小段在 P 点所产生的磁感应强度同向，得出整个直螺管所产生的总磁感应强度 $\boldsymbol{B}$

$$\boldsymbol{B} = \int \mathrm{d}\boldsymbol{B} = \frac{\mu}{2}\int \frac{R^2 \boldsymbol{I} n \mathrm{d} l}{(R^2 + l^2)^{3/2}} \tag{10-17}$$

设螺线管轴线与从 P 点到 dl 上任一点之矢径间的夹角为 β。为便于积分，作积分变换并引入参数 β。从图 10-12 可以看出

$$l = R\cot\beta \tag{10-18}$$

微分上式，得

$$\mathrm{d}l = -R\csc^2\beta\mathrm{d}\beta \tag{10-19}$$

又

$$R^2 + l^2 = R^2\csc^2\beta \tag{10-20}$$

将上述结果代入式(10-17)，得

$$\boldsymbol{B} = -\frac{\mu}{2}\int n\boldsymbol{I}\sin\beta\mathrm{d}\beta \tag{10-21}$$

式中，β 的上、下限分别为 β_2 和 β_1，代入后对该定积分求解，就得

$$\boldsymbol{B} = \frac{\mu}{2}n\boldsymbol{I}(\cos\beta_2 - \cos\beta_1) \tag{10-22}$$

式(10-22)就是直螺线管内部轴线上某点磁感应强度的表达式。式中 β_1 和 β_2 分别表示指定点到螺线管两端的连线与轴线之间的夹角。

下面讨论两种特殊情形。

1)对于无限长或长度比其直径大很多的螺线管，由于 $\beta_1\to\pi$、$\beta_2\to 0$，式(10-22)成为

$$\boldsymbol{B} = \mu n\boldsymbol{I} \tag{10-23}$$

式(10-23)说明，任何密绕长螺管线圈内部的磁场为均匀磁场，即螺线管内部的磁感应强度处处相等。也可以说，这种情况下 $\boldsymbol{B}$ 的大小与 P 点的位置无关。

2)长螺线管两端点的磁感应强度在数值上恰是其内部磁感应强度的一半。例如在 A_1 点，由于 $\beta_1 \to \frac{\pi}{2}$、$\beta_2 \to 0$，所以有

$$\boldsymbol{B} = \frac{1}{2}\mu n \boldsymbol{I} \tag{10-24}$$

这一结果可以这样来理解：设想将一个长螺线管从任何一处一分为二，则这两半产生的磁场应该同向；根据对称性，它们对总磁感应强度 $\mu n \boldsymbol{I}$ 的贡献也应该相同，即每一半的单独贡献为 $\frac{1}{2}\mu n \boldsymbol{I}$。

另外，除了端点附近，长螺线管外部空间的磁场是很弱的。在 $L \to \infty$ 的极限情形下，整个外部空间的磁感应强度趋于 0。因此，无限长密绕载流螺线管是这样一种理想装置：它产生一个匀强磁场，并将其全部限制在自己内部。

载流螺线管轴线上各处磁感应强度的变化情况如图 10-13 所示。图中的 A_1 和 A_2 分别为螺线管两端面与其轴线的交点。

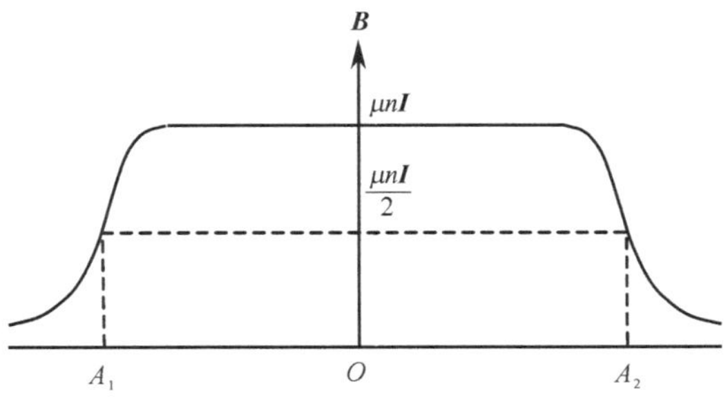

图 10-13　螺线管轴线上的磁场分布

由上面的计算可知，载流导线或线圈在给定点所产生的磁感应强度 $\boldsymbol{B}$ 的大小与导线或线圈中流过的电流强度、导线的形状、磁介质的性质以及该给定点相对于导线的位置有关。

直螺线管线圈是磁共振磁体线圈的主要形式。

第四节　磁体及其分类

一、磁　　体

磁铁周围存在磁场，这一事实已为大家所熟知了。物理学上把凡能产生磁场的物体通称为磁体(magnet)。磁铁就是最简单的磁体。过去，人们主要用天然磁铁或人造磁铁(统称为永磁铁)来构筑磁体。但是，这种磁体所产生的磁场场强较低，难以完全满足科

学研究日益增长的需要。

人们很自然地想到了利用物理学的研究成果来产生磁场，即利用电流周围存在磁场的原理来制造磁场。这种能产生磁场的设备就是人们常说的电磁铁。一般的电磁铁由激磁线圈和高磁导率的软磁材料铁芯所组成。当线圈中通过电流时，铁芯被磁化而产生磁场；当电流被切断时，磁场也随之消失。这种电磁铁常用在继电器、接触器、电磁制动器等设备中，其工作磁场不高。

现在，磁体一词已被用来专指那些具有一定工作孔径(以空气为磁介质)的、能产生强磁场的、庞大的和具有特殊用途的电磁铁。但是，由永磁铁堆积而成的永磁体仍在使用着。

在磁共振成像系统中，磁体是非常重要的组成部分。

1953年前后，随着高能加速器的建立，磁体技术的发展进入了新时期。大约10年之后，或者说在发现超导电性50年之后的1961年，强磁场超导实验磁体才成为现实。现在，超导磁体的应用已从过去实验室的某些大型设备推广到医药学、生物学、高能物理、等离子体物理、海水淡化、污水净化和磁力选矿等领域。

磁体技术同超导技术的发展有着非常密切的关系，因而它属于高精尖技术，在某种程度上标志着一个国家的科技发展水平。

二、磁体的分类

关于磁体的分类方法，常用的有以下五种。

1. 按磁体的规模分类

即按磁体的几何尺寸、场值、工作电流、工作孔径和造价等指标分类。这是一种笼统的分型方法，各型之间没有截然的界限。但是，它却是文献中使用最多的分类方法之一。

(1) 小型磁体

多指研究用的螺线管磁体，其特点主要是内径较小(一般在2～20cm之间)。小型磁体通常由“分裂”对线圈组成，这种结构允许样品横向进入高场区。有文献认为此类磁体的场强应在6T以下，但实际上有超过9T的。

(2) 中型磁体

指内径在0.3～1m之间、中心最大磁场在7T以上、工作电流达数千安培的磁体。目前，大多数这类磁体都用在高能物理实验中，如作为加速器磁体以及电子束实验用磁体。中型磁体一般具有马鞍形偶极子或四极的结构。

(3) 大型磁体

是指内径大至数米，而场强并不太高的磁体。典型的大型磁体是高能物理实验用的气泡室磁体和受控热核研究用的磁镜。建造这种规模的磁体常需要消耗数以吨计的超导材料，其工作电流在5000A以上。

2. 按磁体线圈的供电方式分类

(1)直流磁体

指使用直流线圈来获得稳定工作磁场的磁体。这种磁体运行时需消耗大量功率，且由于这些功率都将转化为焦耳热，其散热问题通常很难解决。因此，过去直流磁体的场强不可能做得很大。随着超导技术的日益成熟，这类磁体的场强已达到很高数值。磁共振成像用的磁体就属于此类。

(2) 脉冲磁体

给磁体线圈通以脉动电流，就可获得脉冲磁场。脉冲磁体因此而得名。它所需要的能量可根据回路阻抗的大小以低速率储存于外部，却以高速率释放。这种磁体所需平均功率要比直流磁体低很多，但其峰值功率有可能极高。脉冲磁体的最大磁场可达上千特斯拉。

(3) 交流磁体

指线圈工作电流为工频交流的磁体。

3. 按磁体线圈的绕线方式分类

(1)直螺线管线圈绕成的磁体

这种磁体的原理已在上一节阐明，其线圈绕法非常简单。工程上常将磁体线圈分成若干个同心绕组，再根据中心场的分布来选取每个绕组的最大电流密度。使用不同直径的超导线将用不同粗细之超导线绕制的线圈串联起来，就可达到各绕组既有不同电流密度，又能共用一个电源的双重目的。

(2) 横向磁场的磁体

有些场合要求磁场的方向垂直于磁体。这时绕组必须做成图 10-14 那样的跑道型或马鞍型。这样绕制的磁体就是横向磁场磁体。

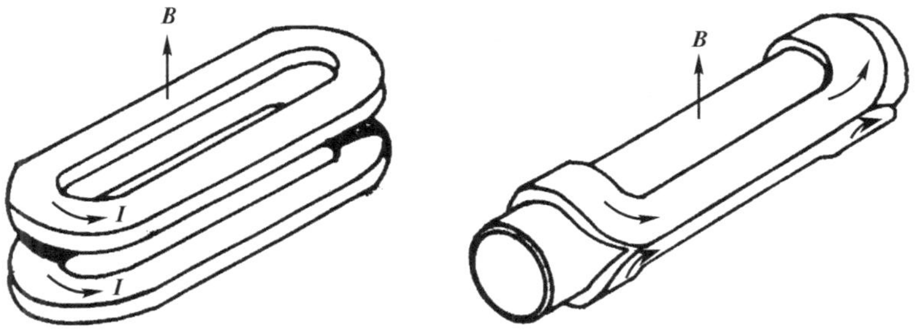

(a)偏平跑道形绕组　(b)马鞍形绕组

图 10-14　横向磁场的形成

4. 按线圈的绕制材料分类

(1)常导磁体

常导磁体又叫常规磁体或阻抗型磁体(conventional magnet 或 resistive magnet)，其线圈一般由电阻率很低的铜线绕成。常导磁体是早期广泛采用的磁体形式。

从理论上讲，可通过增加电流来获得任意大小的磁场。但实际上铜线的临界电流密度只有 $10^7A/m^2$ 左右，当电流增加到 $10^8A/m^2$ 时绕线就会熔断。除了电阻会产生焦耳热之外，这类磁体的磁阻也将产生大量的能量损耗而发热。因此，散热一直是困扰常导磁体的主要问题。

为了减少磁体的安匝数，常导磁体一般采用软铁轭增加磁感应强度，但这样的铁磁材料大约在磁场为 2T 时就已进入饱和状态。因此，用常导磁体要获得高场是困难的。目前，高能物理和固体物理实验中所用的大型磁体已被超导型磁体所取代。

常导型磁体的主要缺点是场强低(小于 0.4T)、功耗大、对电源的要求高。例如，用于磁共振成像的 0.2T 的常导磁体就需要约 300A 的电流，功率达 60kW 以上。同时，它还要配以水冷系统，以使磁体热量得以发散。常规磁体的优点是容易制造且价格低廉。

随着高性能永磁材料的出现以及超导磁体价格的下降，在磁共振成像领域中这类磁体已被基本淘汰。

根据所采取的散热方式，常导磁体又分为水冷式和风冷式两种。

(2) 超导磁体

顾名思义，超导磁体(superconductive magnet)就是用超导线绕制而成的磁体。

应该说，从发现超导现象的 1911 年起，科学家们就试图用超导材料获得更强的磁场。人们意识到，一种既能产生强磁场又不消耗功率的磁体将会出现。几年以后，超导材料的其他许多性质相继被发现，使人们对超导的本质有了进一步认识。但是，直到实用的Ⅱ类超导体发现之后，世界上第一个超导强磁体才于 1961 年问世。此后不到 10 年，国外就建成了内径为 5m、总质量约 50t 的大型超导磁体。目前，世界上已有数千个场强从几特斯拉到十几特斯拉、孔径仅几厘米的小型超导磁体装备着现代化的实验室，并用于一系列尖端科学的研究。用于磁共振成像的超导磁体已多达上万台，且以每年近千台的速度增加着。各种规格的超导磁体都已商品化。一些巨型磁体正在试制之中。对于大孔径的人体成像用超导磁体来说，目前 10T 以下磁体的技术难题业全部解决。可以说，超导磁体的制造技术已经相当成熟。

现在，超导磁体已广泛应用于核磁共振、磁流体发电、超导电机、磁悬浮高速列车、高能加速器及探测器等设备中。

超导材料有极高的电流密度(比铜高出 1～2 个数量级)。因此，它绕制的磁体可以在较大空间内获得强磁场。它没有常规磁体那样的焦耳热损耗，自然毋须水冷却。超导磁体的空间均匀度可以达一亿分之一，比常规磁体高得多。由于超导磁体在短路电流下持续运行，它还具有很高的时间稳定性。在所谓的四极(Q 型)磁体中，超导磁体还可以获得用常规磁体根本无法达到的磁场梯度(14T/cm)，这在一些应用中有非常重大的意义。此外，它还具有易于启动、可长期运转、轻便等优点。上述优越性，使得超导磁体在许多科学技术领域中得到广泛应用。从发展的角度看，超导磁体不仅是对常规磁体的技术革命，而且是常规磁体的替代品。

超导磁体的缺点主要是构造复杂、依赖于致冷剂(液氮和液氦)所提供的超低温环境等。

主要参考文献

北丸龟三．1991．核磁共振的基础与原理．朱清仁译．北京：中国科学技术出版社

布雷克纳 H.，1986．超导磁体系统．金德昌，李树棠，黄友朋等译．北京：科学出版社

程守洙，江之永．1982．普通物理学(2)．第4版．北京：高等教育出版社

焦正宽，朱震刚，宁宇宏等．1975．超导电技术及其应用．北京：国防工业出版社

宓子宏，徐在新．1983．物理学词典(电磁学分册)．北京：科学出版社

谢南柱，曾仁端．1985．现代医学成像——物理原理与临床应用．广州：广东科技出版社

徐　游．1987．电磁学．南京：江苏科学技术出版社

张志鹏，朱玉群．1989．超导磁体．武汉：华中理工大学出版社

赵凯华，陈熙谋．1979．电磁学(上、下)．北京：人民教育出版社

赵喜平．2000．磁共振成像系统的原理及其应用．北京：科学出版社

朱小平，苏学曾．1987．磁共振成像入门．上海：同济大学出版社

宗贤钧，朱跃龙，宗　晔．1987．生物医学中的核磁共振成像．杭州：浙江大学出版社

Ando I，Webb G A.1983.Theory of NMR parameters.London：Academic Press

Narlikar A V，Ekbote S N.1983.Superconductivity and superconducting materials.South Asian Publishers

Peggy Woodward，Roger Freimarck.1995.MRI for Technologists.America：McGraw-Hill

Perry Splawls Jr.1993．医学成像的物理原理．黄治焯主译．北京：高等教育出版社

PHILIPS.Basic Principles of MR imaging. Philipc Mcdical Systems

Schild Hans H.1990.MRI made easy.Berlin：Schering AG

Slichter C P.1978.Principles of magnetic resonance.Second revised and expanded edition.New York：Springer-Verlag Berlin Heidelberg

第十一章　磁共振成像设备

在前面的几章中，我们用较多的篇幅阐述了核磁共振和磁共振成像的原理。从本章开始，作者将从工程的角度出发，陆续介绍产生、收集和处理磁共振信号的硬件设备。为叙述方便，不妨将这些设备统称为磁共振成像系统(MRI 系统)。总的说来，MRI 系统由磁体子系统、梯度子系统、射频子系统、计算机和图像处理子系统等组成。本章首先阐述它的总体构成，然后讨论各子系统的工作原理。需要强调的是，对于超导 MRI 系统来说，低温保障体系也是其重要组成部分，这方面的内容将在后面另辟章节介绍。

第一节　磁共振成像系统的组成

MRI 系统的种类很多。仅从成像的范围来看，它可分为实验用 MRI 系统、局部(头、乳腺、四肢关节等)MRI 系统和全身 MRI 系统等三种。如果根据主磁场的产生方法来分类，可有永磁型、常导(阻抗)型、混合型和超导型等四种。另外，目前已有多种介入治疗专用型 MRI 系统问世。因此，MRI 系统还可根据其用途分为介入型和通用型两大类。然而，无论哪一种 MRI 系统，都可以看做信号(包括产生、探测和编码)和图像(包括数据采集、图像重建和显示)两大功能模块的有机组合。

图 11-1 表示 MRI 系统的构成。由图可见，磁体、梯度线圈、射频线圈、控制计算机和控制台是任何 MRI 系统不可缺少的部分。实用的成像系统要复杂得多。例如，为了加快图像处理速度，系统中一般都有专用的图像处理单元；为了实施特殊成像(如心脏门控)，还要有对生理信号进行处理的单元等。图像的硬拷贝输出设备(如激光相机)

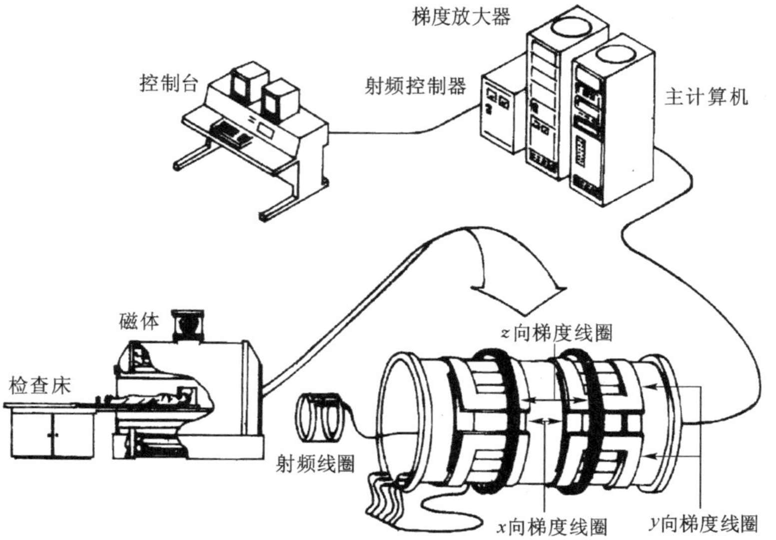

图 11-1　磁共振成像系统的组成

等也是必需的。MRI 系统之所以庞大的另一个原因，就是除了成像所需的设备外，还要有许多附属设备与之相配套。常用的这类设备有：磁屏蔽体、射频屏蔽体、冷水机组、不间断电源、空调以及超导磁体的低温保障设施等。

图 11-2 是 MRI 系统的体系结构图。图中的每个方框均表示 MRI 系统的一个功能单元，箭头表示各单元之间的逻辑关系或信息流向。在下面的章节中，我们将陆续介绍这些功能单元的作用和工作原理。另外，由于目前 MRI 系统已普遍提供符合 DICOM 3.0 标准的输出接口，我们将该接口也作为 MRI 系统的一部分在图中绘出。图中的 PACS 是指医学影像存档与通信系统(picture archiving and communication system)。

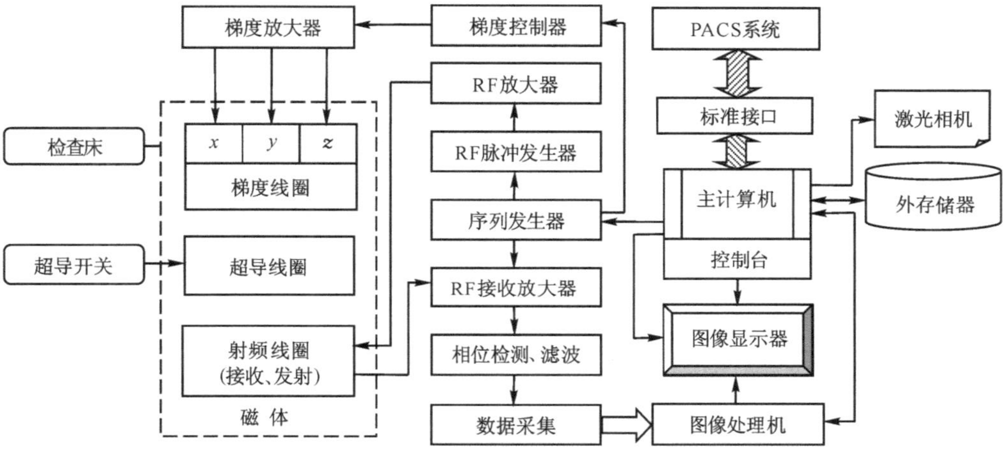

图 11-2　磁共振成像系统的体系结构图

第二节　磁体子系统

磁体子系统是磁共振成像系统的关键设备。它的性能直接关系到系统的信噪比，因而在一定程度上决定着图像的质量。正因为如此，几乎所有的厂家都在努力追求高质量的磁体。超导磁体的出现，既满足了 MRI 对高场强的需要，又使磁场在均匀性和稳定性等方面的性能得以改善。但是，磁体的构造却更加复杂，维护费用也随之提高。下面就讨论磁体子系统的有关问题。

一、磁体的性能指标

1. 主磁场强度

MRI 系统的主磁场 $\boldsymbol{B}_0$ 又叫静磁场(static magnetic field)。由式(9-6)和式(9-7)可见，在一定范围内增加主磁场强度，可提高图像的信噪比(SNR)。因此，MRI 系统的场强不能太低。一般来说，场强和磁体的造价成正比例，用户必须在整个系统的价格和图像质量二者中进行选择(图像质量还与梯度线圈、磁场均匀性、接收线圈等诸多因素有关)。

提高场强的唯一途径就是采用超导磁体。随着超导材料价格和低温制冷费用的下降，各厂商均推出了价格适中的超导 MRI 系统，形成了竞相发展和逐步淘汰其他类型磁体的趋势。目前，发达国家中 1.0T 以上的超导 MRI 系统已经相当普遍，我国也以每年数十台的惊人势头发展着。更有甚者，国外已研制出 7T、9T 的超高场系统用于成像的实验研究。由于高静磁场对人体的生物效应尚不肯定以及有关法律或规则对其应用还有限制等原因，上述的高场系统至今未能用于临床。然而，应用研究的文献已时有发表了。

与此相反，近年来高性能的低场开放型永磁 MRI 系统却备受青睐。这不仅与它所具有的高性能价格比有关，也与设备制造商在影响图像质量的其他方面竭尽努力，使其图像质量大大改善有关。

2. 磁场均匀性

前已述及，MRI 的磁体在其工作孔径内产生匀强磁场，即主磁场 $\boldsymbol{B}_0$。为了对扫描病人进行空间定位，在 $\boldsymbol{B}_0$ 之上还需施加梯度磁场 $\Delta\boldsymbol{B}$。单个体素上的 $\Delta\boldsymbol{B}$ 必须大于其磁场偏差，否则将会扭曲定位信号，降低成像质量。磁场的偏差越大，表示均匀性越差，图像质量也会越低。因此，磁场均匀性是 MRI 系统的重要指标之一。

所谓均匀性(homogeneity)，是指在特定容积限度内磁场的同一性，即穿过单位面积的磁力线是否相同。这里的特定容积通常取一球形空间。

在 MRI 系统中，均匀性是以主磁场的百万分之一(ppm)作为一个偏差单位来定量表示的。习惯上又将这样的偏差单位称为 ppm。例如，对于 1.5T 的磁场，一个偏差单位为 1.5×10^{-6}T。也就是说，在 1.5T 的系统中，1ppm 为 1.5×10^{-6}T(0.0015mT)。显然，在不同场强的 MRI 系统中，每个偏差单位或 ppm 所代表的磁场强度是不同的。有了这样的规定之后，人们就能够用均匀性标准对不同场强的系统，或同一场强的不同系统方便地进行比较，以便做出自己的选择。

均匀性标准的规定还与所取测量空间的大小有关。一般来说，整个孔径范围为 50ppm；与磁体中心同心的、直径为 40cm 和 50cm 的球体内分别是 5ppm 和 10ppm；被测标本区每立方厘米的空间应小于 0.01ppm。文献中上述三种均匀性标准均可见到。

在测量空间一定的情况下，磁场均匀性还可用另外一种方法表示，即给出磁场强度的 ppm 值在给定空间的变化范围，这称为绝对值表示法。如上述 40cm 测量球上的 5ppm 值，用绝对值法表示就是±2.5ppm。无论何种标准，在所取测量球大小相同的前提下，ppm 值越小表明磁场均匀性越好。

磁场均匀性的测量是一件非常细致的工作。测量前先要精确定出磁体中心，再在一定半径的空间球体上布置场强测量仪(高斯计)探头，并逐点测量其场强，然后处理数据、计算整个容积内的磁场均匀性。我们还将在第二十八章详细介绍磁场均匀性的测定方法及匀场方法。

值得注意的是，磁场均匀性并不是固定不变的。即使一个磁体在出厂前已达到了某一标准，安装后由于磁(自)屏蔽、房间和支持物中的钢结构、楼上楼下的移动设备等环境因素的影响，其均匀性也会改变。因此，均匀性是否达到，应以最后验收时的测量结果为标准。厂方在现场的匀场是提高磁场均匀性的重要措施。

另外，有些文献用均匀度来表示磁场的均匀程度，作者认为不妥。因为本来 ppm 值越小越好，但用了均匀度的概念后，容易使人产生类似于“纯度”、“洁净度”和“光洁度”等物理量之值越高越好的错觉。如果把 ppm 的倒数称做均匀度，则与平常意义上“度”的概念相符合。

3. 磁场稳定性

受磁体附近铁磁性物质、环境温度或匀场电源漂移等因素的影响，磁场的均匀性或场值也会发生变化，这就是常说的磁场漂移。稳定性就是衡量这种变化的指标。稳定性下降，意味着单位时间内磁场的变化率增高，在一定程度上亦会影响图像质量。

磁场的稳定性分为时间稳定性和热稳定性两种。时间稳定性指的是磁场随时间而变化的程度。如果在一次实验或一次检测时间内磁场值发生了一定量的漂移，它就会影响到图像质量。磁场的漂移通常以 1h 或数小时作为限度。一般说来，磁场的短期(1～2h)漂移不能大于 5ppm，而长期(以 8h 为周期)漂移量须小于 10ppm。磁体电源或匀场电源波动时，会使磁场的时间稳定性变差。

磁场值还可随温度变化而漂移，其漂移的程度是用热稳定性来表述的。永磁体和常导磁体的热稳定性比较差，因而对环境温度的要求很高。超导磁体的时间稳定性和热稳定性一般都能满足要求。

4. 符合需要的有效孔径

对于全身 MRI 系统，磁体的有效孔径以足以容纳人体为宜。一般来说其内径必须大于 65cm。孔径过小容易使被检者产生压抑感，孔径大些可使病人感到舒适。然而，增加磁体的孔径在一定程度上比提高场强更难。

需要强调的是，这里所说的孔径指梯度线圈、匀场线圈、射频体线圈和内护板等部件均安装完毕后柱形空间的有效内径。实际的磁体孔径即磁体的室温孔径要比它大得多。例如，牛津公司 UNISTAT 磁体本身的内径为 1050mm，但装入匀场线圈后成为 920mm，安装梯度线圈后其内径进一步减小为 750mm。

近年来所谓开放式(OPEN 型)永磁 MRI 系统(如图 11-3 所示)的发展很快。这种磁体的优点是病人位于半敞开的检查床上，不会产生通常 MRI 受检者常有的恐惧心理，

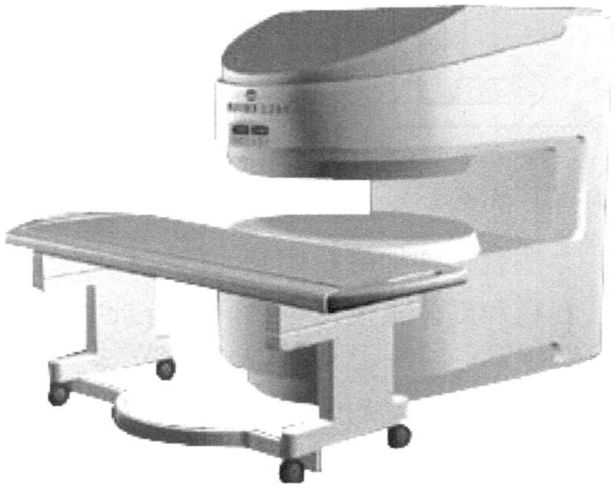

图 11-3　开放式磁体例
例（西门子迈迪特磁共振有限公司，0.35T）

易为儿童或其他焦躁型患者所接受。另外，它有可能一改病人仰卧或俯卧接受 MRI 检查的先例，使病人取坐姿检查某些部位(如四肢)。如果要开展 MRI 导引的介入治疗，这种结构的磁体也会为用户带来很多方便。永磁系统的病人空间即磁体的上下净空通常在 40cm 左右。

上面介绍了全身 MRI 系统对孔径的要求。如果是其他专用的 MRI 系统，如头部、乳腺或四肢的专用系统，则要另当别论了。

除了上述四项性能指标外，致冷剂(液氦)的挥发率、磁体低温容器(杜瓦)的容积、液氦的补充周期和磁体重量等因素也是超导型磁体的重要指标。

二、成像用磁体的分类

磁共振成像用磁体可分为永磁型、常导型、混合型和超导型四种。

1. 永磁型

永磁型磁体(permanent magnet)是最早应用于 MRI 全身成像系统的磁体。可用来构筑永磁体的磁材料主要有铝镍钴、铁氧体和稀土钴三种类型。我国有丰富的稀土元素，也能大量生产高性能的稀土永磁材料(如钕铁硼)。这些材料是生产永磁体的优质原料资源。

永磁体一般由多块永磁材料堆积或拼接而成。磁铁块的排布既要满足构成一定成像空间的要求，又要使其磁场均匀性尽可能高。另外，磁体的两个极面须用导磁材料连接起来，以提供磁力线的返回通路，从而减少磁体周围的杂散磁场。

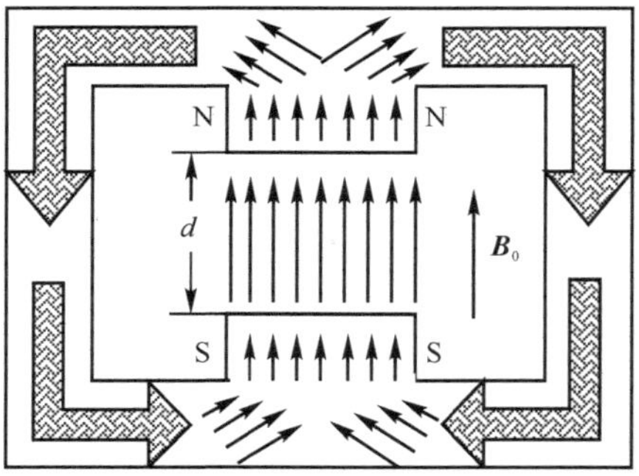

图 11-4　永磁型磁体及其磁路

图 11-4 是永磁型磁体及其磁路示意图。图中的两个磁极分别位于磁体上、下两端，使磁场方向与两个极面相垂直。对于全身成像系统来讲，这意味着受检者体轴将与磁场方向相垂直。这就是所谓的横向磁场(设计适合于这种磁场的射频线圈是比较困难的，因为射频线圈平面必须与主磁场 B_0 正交。相比之下，纵向磁场的线圈设计则容易得多)。两极面间的距离(d)就是磁体孔径，可见 d 越小磁场越强，而 d 太小又不能容纳人体。在 d 一定的前提下，提高场强的唯一办法就是增加磁材用量，但这样做又要受磁体重量的限制。因此，设计者必须在场强、孔径和磁体重量三者之间进行折中。永磁体的场强一般不超过 0.4T。

除场强较低外，永磁型磁体的磁场均匀性通常也受到一定限制。其原因一是每块永磁材料的性能不可能完全一致；二是受磁极平面加工精度的限制；三是磁极本身的边缘效应(磁极轴线与边缘磁场的不均匀性)。另外，永磁型磁体的温度系数较大即它对温度变化非常敏感，这使其磁场稳定性变差。因此，人们不得不把磁体室内的温度或磁体本身的温度变化控制在±1℃之内。上述缺点在一定程度上限制了永磁体的应用。

永磁型磁体的优点主要是构造简单、造价低、采用开放式结构、不消耗能量和致冷剂、维护费用低等。另外，由于其磁场发散少，对周围环境的影响也就小些。需要说明的是，一些高度磁化、质量轻、均匀性好以及温度系数较低的新合金磁性材料的问世，给永磁型磁体赋予了新的生命力。

头部、四肢、乳腺成像和微成像等专用 MRI 系统多采用永磁体来产生主磁场，因为这些部位的成像不需要太大的磁体孔径。在已经有全身 MRI 系统的医院，再添置一台廉价的专用系统来检查头部、四肢等部位，不能不说是一种优化组合。另外，日益兴起的磁共振介入治疗和磁共振导引的介入手术，正在为永磁型磁体开拓新的用武之地。

经过多年努力，永磁体的设计和制作工艺均已获得突破性进展，从而使其性能大大提高。例如，目前 0.35T 永磁体的磁场均匀性已分别达到 4.0ppm(对于 36cm 的 DSV)和 0.4ppm(对于 24cm 的 DSV)。这使永磁系统的图像质量大大提高。

2. 常导型

由第十章有关内容可知，载流导线周围存在磁场，其场强与导体中的电流强度、导线形状和磁介质性质有关。常导型磁体(conventional magnet)正是根据这一原理，用线圈中的电流来产生磁场的。因此，常导型磁体实际上是某种类型的空芯电磁铁，其线圈通常用铜线绕成。由于铜有一定的电阻率，故又有人将由这种线圈制成的磁体称为阻抗型磁体(resistive magnet)。为了产生较高的场强和足够的中空直径，往往数个线圈并用。图 11-5 就是常见的四线圈常导磁体。该磁体由两对大小不同的线圈组成，其中内侧为大线圈对、外侧为小线圈对，四个线圈排布在一个球形空间上。图中的箭头代表磁场方向。

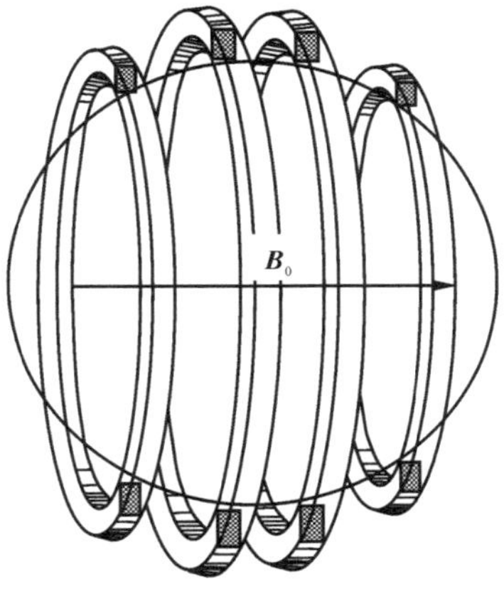

图 11-5　四线圈常导磁体的几何结构

图 11-6 表示常导型磁体的磁场方向和线圈中的电流方向(“⊙”和“⊗”分别表示电流离开和进入纸面)。我们看到，由于电流均匀地绕球体的径向流动，磁体内就可得到均匀性非常好的磁场。

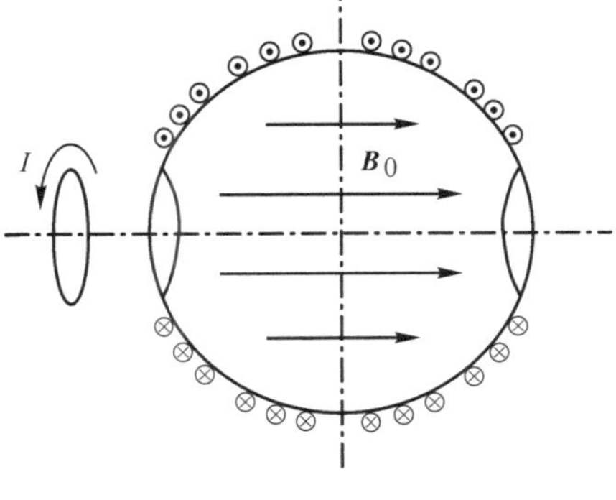

图 11-6　常导型磁体的磁场及其绕组的电流方向

在一定限度内，可用加大线圈电流的方法来提高常导型磁体的场强。但是，电路原理告诉我们，导体的功耗与流经它的电流的平方成正比。这就是说，线圈电流每增加一倍，其功耗将增至四倍。可见常导型磁体的功耗之大。通常仅用这类磁体来产生 0.2T 左右的横向磁场。这时，一个四线圈常导磁体消耗的功率将高达 80kW。这些功率发出的焦尔热须用无离子冷水带至磁体外散发掉。另外，线圈电源的波动将直接影响磁场的稳定，而生产高质量的大功率恒流电源是困难的。因此，常导型磁体不仅需要专门电源供电，还需要一套冷水系统来冷却(也有风冷的)，这使其运行费用大大增高。正因为如此，常导型磁体已几乎被永磁体或超导磁体所取代。常导型磁体的优点是结构简单、造价低。

常导型磁体曾对早期的 MRI 成像研究做出过重要贡献。

图 11-7 是带铁芯的常导型磁体(iron-core magnet)，又叫 H 型常导磁体。这种磁体可产生高达 2T 的磁场。由于其孔径只有 6～7cm，因而它只能用于磁共振微成像。如果增大这种铁芯常导型磁体的有效孔径，将会出现上述两种磁体类似的缺点，如体积过大、温度稳定性变差和功耗过大等。有人在接近中场的情况下(0.38T)，用这种方案进行磁共振微成像取得了满意效果。

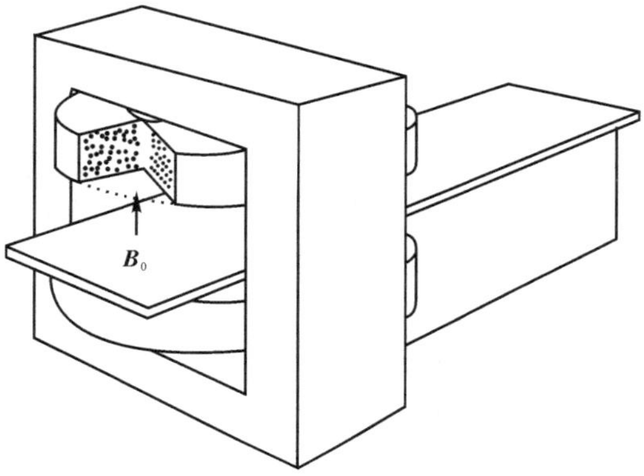

图 11-7　铁芯常导型(H 型)磁体

3. 超导型

超导材料最大量、最成功的应用是绕制各种强磁场磁体，而磁体技术用得最广泛的领域无疑是 MRI。用这么一种关系来说明超导电性在 MRI 中的地位毫不过分。目前，所有强磁场 MRI 扫描系统均采用超导磁体(superconducting magnet)。各种超导磁体已完全商品化，而且技术也日益成熟，价格在不断下降。有人预示，不久的将来其他磁体将会逐渐消失，使全身扫描系统成为超导磁体的一统天下。

超导体对电流的高效率利用，使人们在线圈的设计上不用过分考究，因为用普通的螺线管线圈就可达到 MRI 系统对磁场的场强和均匀性要求。由第十章的有关结论可知，螺线管内轴线上的磁感强度是匀强的；在磁介质一定的前提下，其场强仅与线圈的匝数和流经线圈的电流强度有关。因此，改变超导磁体的匝数或电流均可使场强发生变化，而增大超导线圈的电流并不额外消耗功率。第十章还证明，在螺线管的两个端点处，场强将减小为其最大值即线圈中心场值的 50%。因此，可在两端增加匝数，使螺线管内的场强处处相等。这种做法在工程上称为场强校正。图 11-8 是一个加了场强校正绕组的超导磁体剖面图。由图可见，磁体内部的磁场指向为线圈的轴向，我们称其为纵向磁场。

超导磁体的场强可以超过上述任意一种磁体。除此之外，它的高稳定性也是无与伦比的。正因为这样，只有用超导磁体的系统才有可能获得高精度的图像。例如，对于一

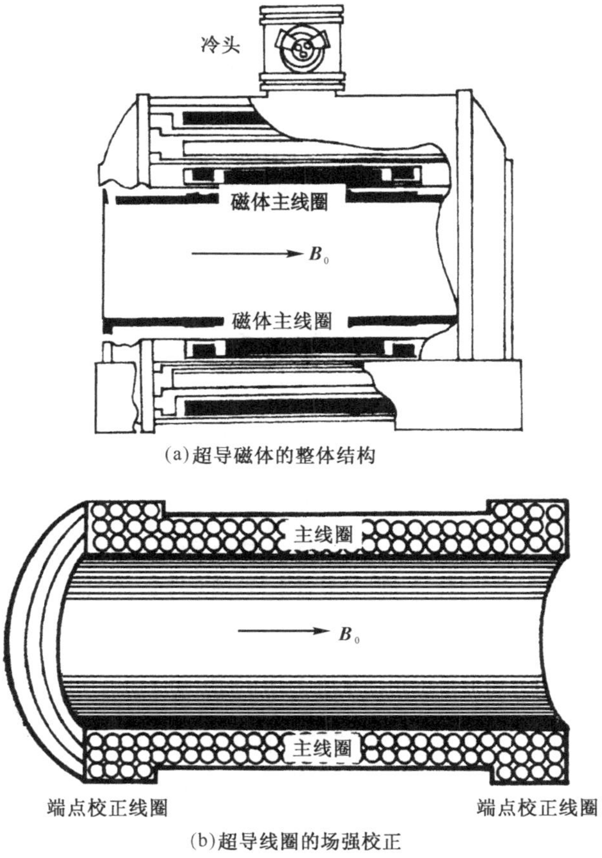

图 11-8　超导线圈的纵剖面

个 0.35T 的超导磁体来说，0.3ppm/h 的磁场漂移只相当于约 0.1μT/h 的磁场变化。如果该系统的梯度场为 10mT/m(相当于 10μT/mm 的分辨率)，则 0.5h 的漂移量还不足于一个像素的 1/200。这样小的漂移是可以忽略的。然而，其他磁体的磁场漂移有时可达每小时数个 ppm。

超导磁体的高场强、高稳定性、高均匀性、不消耗电能以及容易达到系统所要求的孔径是其优点。但是超导线圈须浸泡在密封的液氦杜瓦中方能工作，这无疑增加了磁体制造的复杂性。定期补充液氦也给用户造成了一定的经济负担。超导磁体的昂贵和运行费用高是其两大弱点。这也是至今上述几种磁体还在继续运行的原因之一。

4. 混合型

混合型磁体(hybrid magnet)是利用上述两种或两种以上的磁体技术构造而成的磁体。常见的是永磁型和常导型两种磁体的组合。在永磁型磁体的两个磁极上绕以铜质线圈（绕线方向应使其产生的磁场与固有的永磁场方向一致）便得到混合型磁体。当线圈中通过激励电流时，它所产生的感应磁场便会与原磁场相融合，使其大大增强。极片的两端仍以铁磁材料相连，以提供磁力线的返回通路，减少杂散磁场。图 11-9 是混合型磁体的工作原理图。

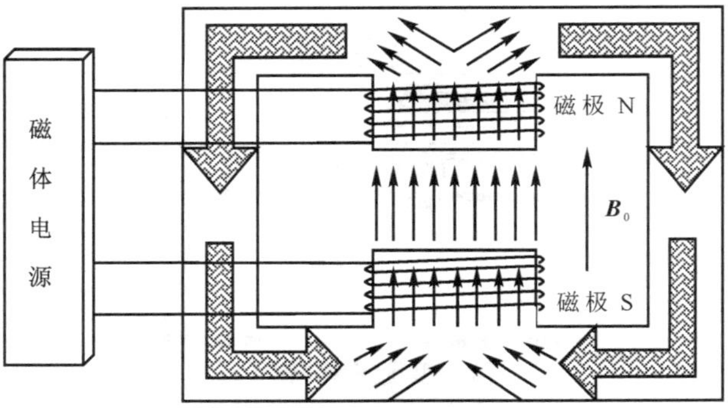

图 11-9　混合型磁体(横向磁场)

上述磁体的优点是场强较高(产生的横向磁场可达 0.6T)，并部分地克服了永磁体不稳定、笨重和常导磁体功耗大的缺点，是一种比较理想的结构。不足之处是其构造复杂，且常导部分要用液氮作为致冷剂（需安装低温容器），从而又使造价增高。

图 11-10 所示为又一种混合型磁体。这种磁体在上述四线圈磁体的线圈外加装了一层磁导率很强的铁屏蔽，以给磁力线提供高效率通路，从而可产生较强的纵向磁场。

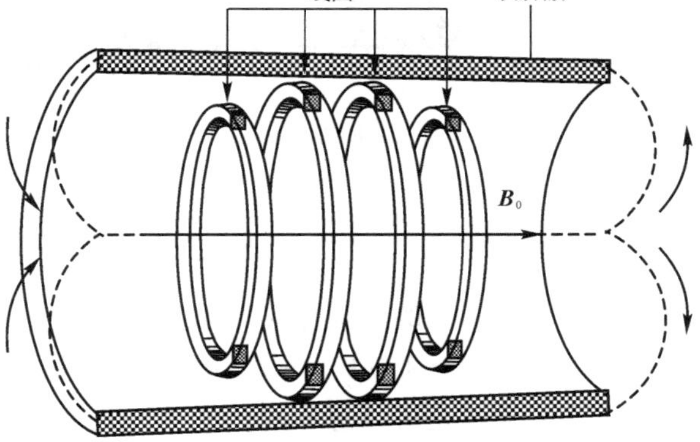

图 11-10　混合型磁体(纵向磁场)

5. 小结

上面的讨论告诉我们，无论哪一类磁体，其共同点都是要产生尽可能强的、均匀的磁场。而区别主要体现在各自的场强大小、磁场方向、能量消耗和生产造价等方面。其中永磁型、常导型和混合型虽然场强不高，但造价低、杂散磁场少、设备简单是其优点。一般认为，1.0T 以上的高场超导磁体用于成像时其信噪比较高，如果有品质好的梯度线圈相配合，就不但可进行薄层扫描、应用较复杂的成像序列，而且有利于扫描速度的提高。

作为对上述内容的小结，我们在表 11-1 中对各种磁体的性能进行了比较。

表 11-1　MRI 系统常用磁体性能表

磁体类型	最大场强/T	磁场方向	杂散磁场强度	造价
永磁型	0.4	横向(垂直)	低	便宜
常导型	0.2	轴向(水平)	中	适中
混合型	0.6	横向(垂直)	低	便宜
超导型	3.0 以上	轴向(水平)	高	昂贵

三、磁体系统的组成

无论何种磁体，其功能都是为 MRI 系统提供满足一定要求的磁场。为了提高磁场的均匀性，人们发明了匀场线圈；为了保证超导线圈的低温环境，人们设计出了高真空超低温杜瓦容器；为了解决被检测体的空间分辨率问题，人们又制造出梯度线圈。这使得磁体部分越来越庞大复杂，在这里我们不妨称之为磁体系统。

一个典型的磁体系统如图 11-11 所示。除了磁体之外，图中还绘出了匀场线圈、梯度线圈和射频体线圈。从图中可以看出，上述三个线圈依次套叠在磁体内腔(其直径即为上面所说的室温孔径)中，使磁体孔径进一步变小。前面所说的有效孔径实际上比体线圈内径还要小。由此可见，要得到满意的有效孔径，磁体必须有足够大的室温孔径。

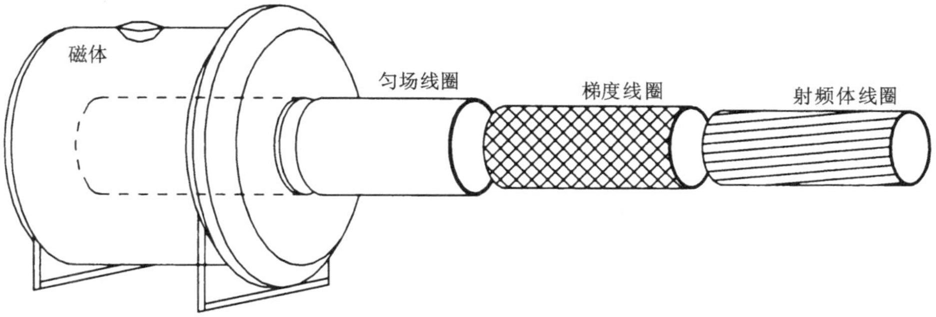

图 11-11　磁体系统的组成

与磁体、匀场线圈和梯度线圈相连接的是它们各自的电源，即磁体电源、匀场电源及梯度电源（永磁体不需磁体电源）。上述三种电源在控制单元的作用下提供高质量的电流，以保证整个系统磁场的均匀和稳定。对于超导磁体系统，其组成要复杂得多。除了上面提到的部件外，超导磁体系统还包括低温容器、致冷剂(液氦和液氮)液面计、超导开关、励磁和退磁电路、失超控制和安全保护电路等单元。这些单元的工作原理将在第二十八章详细介绍。

第三节　梯度子系统

梯度子系统(gradient subsystem 或 gradients)是指与梯度磁场有关的一切电路单元。它的功能是为系统提供线性度满足要求的、可快速开关的梯度场，以便动态地修改主磁场，实现成像体素的空间定位。此外，在梯度回波和其他一些快速成像序列中，梯度场的翻转还起着射频激发后自旋系统的相位重聚作用。因此，梯度子系统是 MRI 系统的核心部件之一。我们已在第九章详细讨论过梯度场的作用原理以及梯度脉冲在成像序列中的相位效应，这里主要介绍它的实现原理。

一、梯度磁场的性能

梯度磁场(gradient magnetic field，Δ**B**)简称为梯度场。其性能指标主要有有效容积、线性、梯度场强度、梯度场变化率（梯度场切变率）、梯度场启动时间(上升时间或爬升时间)等。

梯度场的有效容积又叫均匀容积。梯度线圈通常采用所谓的鞍形线圈。有效容积就是指鞍形线圈所包容的、其梯度场能够满足一定线性要求的空间区域。这一区域一般位于磁体中心，并与主磁场的有效容积同心。对于鞍形线圈，其有效容积只能达到总容积的 60%左右。梯度线圈的均匀容积越大，对于成像区的限制就越小。

梯度场线性是衡量梯度场平稳性的指标。线性越好，表明梯度场越精确，图像的质量就越好。一般来说，梯度场的非线性不能超过 2%。

梯度场强度是指梯度场能够达到的最大值。在线圈一定时，梯度场的强度由梯度电流所决定，而梯度电流又受梯度放大器的功率限制。因此，提高梯度场的场强是比较困难的。梯度场越强，就可以采用越薄的扫描层面。

梯度场强梯度场变化率和梯度上升时间是最重要的几个指标。它们从不同角度反映了梯度场达到某一预定值以及变化的速度。梯度变化快，开启时间就短。在以往的机器中，梯度场大多在 10mT/m(即 1G/cm)左右，上升时间约为 1ms。例如，西门子 63 SP 超导型 MRI 系统(1.5T)和我国安科公司 ASM－016P 永磁型 MRI 系统(0.165T)的梯度场均为 10mT/m，上升时间都为 1ms。梯度上升快，就可以进一步提高扫描速度。一般说来，5mT/m 以上的梯度和 2ms 以下的上升时间是必须的。近年来，20mT/m 以上的梯度系统已在高场强的 MRI 系统中广泛采用。例如，GE 公司的 signa CV/I MRI 系统(1.5T)，其梯度场已达到 40mT/m，切换率为 150mT/m/s；飞利浦公司在其 MRI 产品中采用的 Nova 梯度系统的梯度为 33mT/m，切变率高达 160mT/m/s。梯度性能的大幅度提高，有可能使人们开发出速度更快的成像序列。也就是说，扫描速度的提高，有赖于高性能的梯度线圈。

由此可见，梯度子系统不仅从扫描速度上，也从空间分辨率上限制着整个 MRI 系统性能的改善。另一方面，它的性能还同扫描脉冲序列中梯度脉冲波形的设计有关，即一些复杂序列的实现也取决于梯度。概括起来说，系统对梯度的要求就是梯度场强、上升速度快和易于控制。

近年来，梯度子系统对 MRI 系统整体性能的影响程度已经逐渐被人们所认识。因此，许多 MRI 研究单位和厂商投入了大量精力去改进梯度子系统。人们期待着性能更高的梯度子系统早日问世。

二、梯度子系统的组成

梯度子系统由梯度线圈、梯度控制器、数模转换器(DAC)、梯度放大器和梯度冷却系统等部分组成。各部分之间的关系如图 11-12 所示。

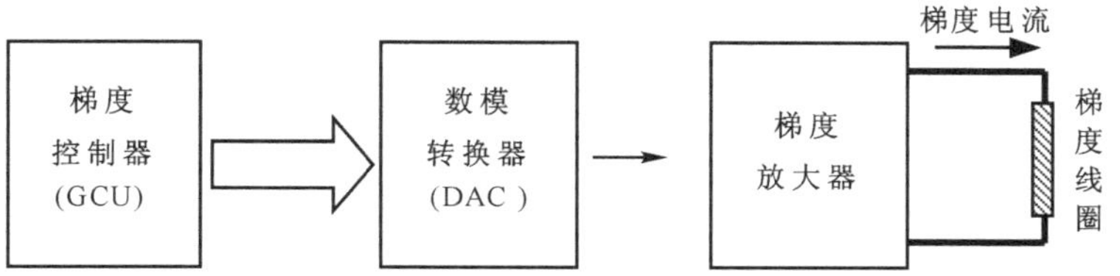

图 11-12　梯度子系统工作流程图

三、梯度线圈

如前所述，MRI 系统需要三个相互正交的梯度磁场作为图像重建的定位依据。这三个梯度场分别由三个方向的梯度线圈来提供。

产生 z 向梯度场的线圈 G_z 可以有多种形式，最简单的是所谓马克斯威尔对。这是一对半径为 a 的环形线圈。电磁场的计算表明，当两线圈的间距等于 $\sqrt{3}a$ 时，线圈取得最好的线性。另外，如果在两线圈中分别通以反向电流，便可使中间平面的磁场强度为零。如今，这种线圈被广泛地用来产生 z 梯度场。图 11-13 即表示如此绕制的 z 梯度线圈。图 11-14 是 G_z 所产生的磁场。图中的符号“⊙”和“⊗”分别表示线圈电流的方向：前者为电流穿出纸面，后者为电流离开读者而进入纸面。用右手螺旋法则可知，两端线圈产生不同方向的磁场：一端与 $\boldsymbol{B}_0$ 同向，另一端与其反向，因而与主磁场叠加后分别起加强和削弱 $\boldsymbol{B}_0$ 的作用。

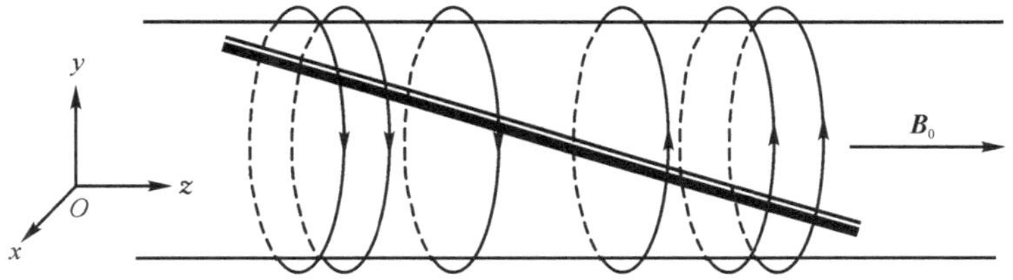

图 11-13　z 向梯度线圈

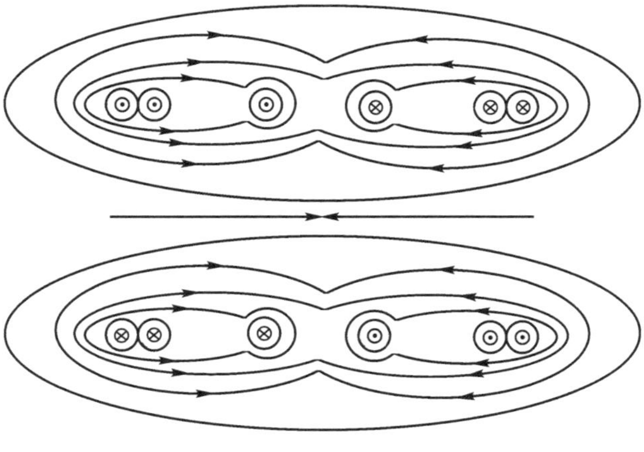

图 11-14　z 梯度的磁场

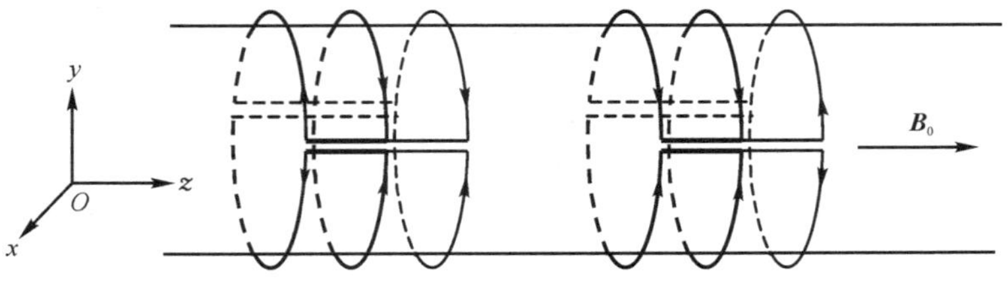

图 11-15　y向梯度线圈

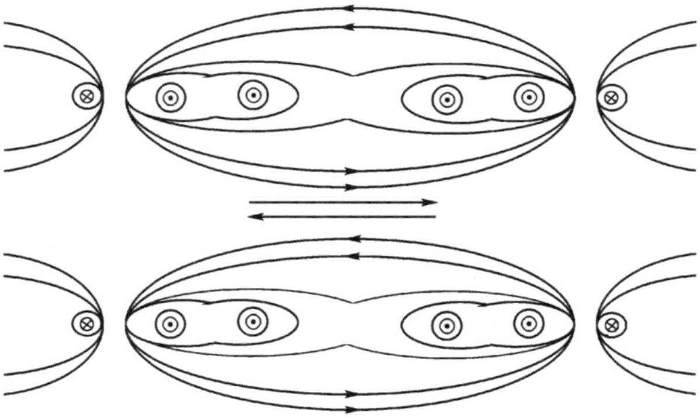

图 11-16　y梯度的磁场

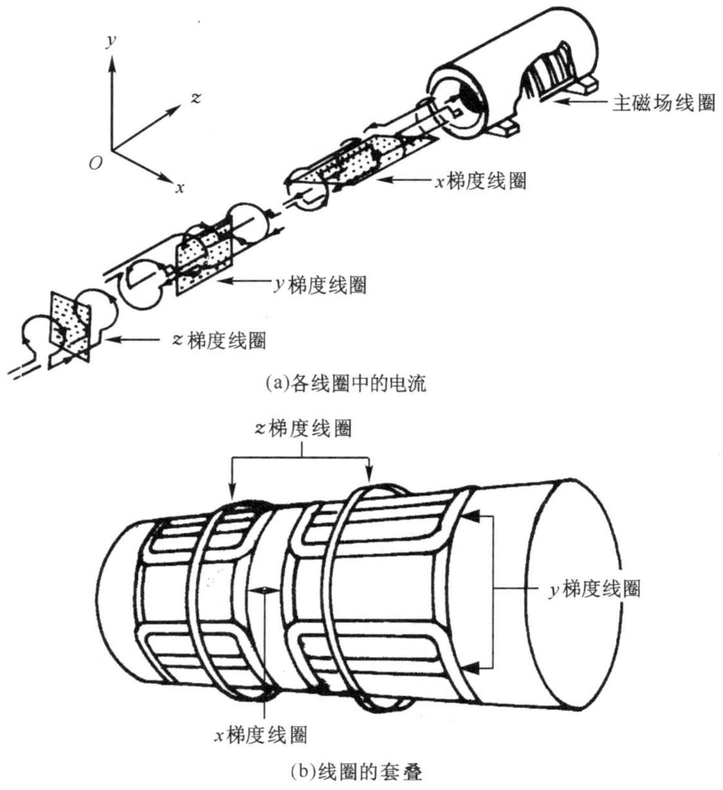

图 11-17　三个梯度线圈的位置关系

x 向和 y 向梯度线圈 G_x 和 G_y 的原理稍复杂些。为了得到与 G_z 正交的磁场，人们根据电磁学中著名的毕奥-萨伐尔(Biot-Savart)定律，研究了无限长导体周围的磁场，发现四根适当放置的导线通以电流便可产生所需梯度，即产生的磁场在几何形状确定的前提下只与线圈中的电流有关。上述结果现已被广泛采用，这就是人们所熟知的鞍形梯度线圈。

根据对称性原理，将 G_x 旋转 90°就可得到 G_y。因此，G_x 和 G_y 线圈的设计可以归结为同一线圈的设计问题。这里仅给出 G_y 线圈及其它所产生的梯度场示意图(图 11-15 和图 11-16)。

图 11-15 所示 4 个线圈中流过的是同一电流，且线圈的几何形状使其能够产生所需的梯度场。

MRI 系统中三个梯度线圈的位置关系如图 11-17 所示。

四、梯度控制器和数模转换器

梯度控制器(GCU，gradient control unit）的任务是按系统主控单元的指令，发出数模转换器(DAC，digital to analogue converter）所需要的标准输入信号。我们知道，系统不仅要求梯度磁场能够快速启停，而且要求其大小和方向均可改变。从硬件上讲就是要求它有好的脉冲特性。在梯度子系统中，对梯度放大器的各种精确控制正是由 GCU 和 DAC 共同完成的。

DAC 是将数字量变为模拟量输出的器件，因此叫数模转换器。一般来说，DAC 的精度(分辨率)由输入端的二进制数位数来决定。例如，如果输入为 8 位二进制数，则它的分辨率就是 $2^{-8}=1/256$，即它可以对输出满刻度的 1/256 作出反应。现在的梯度系统大多采用 16 位的 DAC，可见 MRI 对梯度的控制是非常精确的。

DAC 收到梯度控制器发送的、标志梯度电流大小的代码后，立即转换成相应的模拟电压控制信号，以驱动梯度放大器输出梯度电流。

五、梯度放大器

梯度场是在流经梯度线圈的电流即梯度电流的激励下产生的，而这一电流须由梯度放大器来提供。

梯度放大器是整个梯度控制电路的功率输出级。因此，它必须具有功率大、开关时间短、输出电流精确和系统可靠等特点。但受线路分布参数、器件以及线圈感性负载的影响，上述要求实现起来比较困难，因而梯度放大器的设计往往成为梯度子系统的核心。梯度放大器的输入信号就是来自 DAC 的标准模拟电压信号。如果该信号的最大值(又叫满刻度值)为 2.5V，梯度电流的最大值为 100A，则当 DAC 输出 0.5V 时，梯度放大器应输出 20A 电流；DAC 输出 2.5V 时，梯度放大器应输出满负荷电流 100A。为了精确调节梯度电流的量值，许多系统在梯度电流输出级与梯度放大器间加入了反馈环节。梯度电流多采用霍尔元件进行探测。

扫描过程中，梯度场的强度和方向都要随序列的要求而变化。因此，除了好的功率特性外，梯度放大器还要有非常好的开关特性，才能满足梯度场快速变化(其频率高出100Hz)的需要。梯度场快速变化所产生的力使梯度线圈发生机械振动，其声音在扫描过程中清晰可闻。

为使梯度线圈的工作互不影响，一般三个梯度线圈分别由三个相同的电流放大器所驱动。它们在各自的梯度控制单元作用下分别输出系统所需的梯度电流。

六、梯度冷却系统

梯度子系统是大功率系统。为了得到理想的磁场梯度，梯度线圈的电流往往超出100A。如此大的电流将在线圈中产生大量的焦耳热，如果不采取有效的冷却措施，梯度线圈就有烧毁的可能。常用的冷却方式有水冷和风冷两种。

七、涡流的影响和补偿

变化的磁场将在其周围的金属体内产生感应电流，这种电流的流线在金属体内自行闭合，故称涡电流(eddy current)，简称涡流。由物理学知识可知，涡流的强度与磁场变化率成正比，且它所消耗的能量最后均变为焦耳热。这就是人们常说的涡流损耗。一般系统都要设法减少这种损耗。

梯度线圈被各种金属导体材料所包围，因而在梯度场快速开关的同时，产生涡流是必然的。随着梯度电流的增加(梯度脉冲的上升沿)，这种涡流会猛然增大；梯度电流减小时(梯度脉冲的下降沿)，它又会反向变化。当梯度场保持(相当于脉冲顶部)时，上述涡流按指数规律迅速衰减，其时间常数为

$$\tau = \frac{L}{R} \tag{11-1}$$

式中，L 为线圈周围导体的等效电感；R 为其等效电阻。值得注意的是，大多数金属的电阻率都是温度的函数，因而 R 是不固定的(电阻率比较稳定的铜除外)。

涡流的存在会大大影响梯度场的变化，严重时类似于加了一级低通滤波器，使其波形明显畸变(图 11-18)。

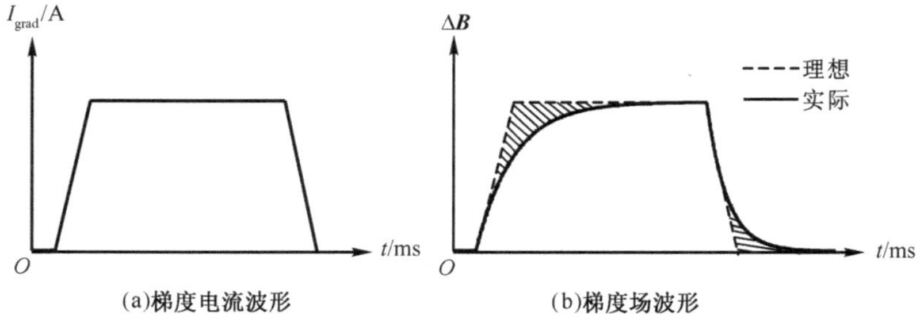

图 11-18　涡流对梯度场的影响

为了克服涡流的负面影响，人们采取了许多措施。最常用的办法是在主梯度线圈与

磁体之间增加一个辅助梯度线圈。它产生的梯度场同主梯度线圈的梯度场相反，从而使合成梯度为零，避免了涡流的形成。但是，这种方案将使梯度线圈的成本和功耗成倍增加。由式(11-1)知，增大 R 可使 τ 减小，即可加快涡流的衰减。因此，还可使用特殊的磁体结构，用高电阻材料来制造磁体，以阻断涡流通路，从而使涡流减小。

还有一种旨在改善梯度电流质量的办法可以采用。这就是在梯度电流输出单元中加入 RC 网络，预先对梯度电流进行补偿的方法。图 11-19 表示这种方案的效果，其中图 11-19(a)和图 11-19(b)分别表示补偿后的梯度电流波形和梯度场波形。由图可见，补偿后梯度场的波形已经比较理想了。

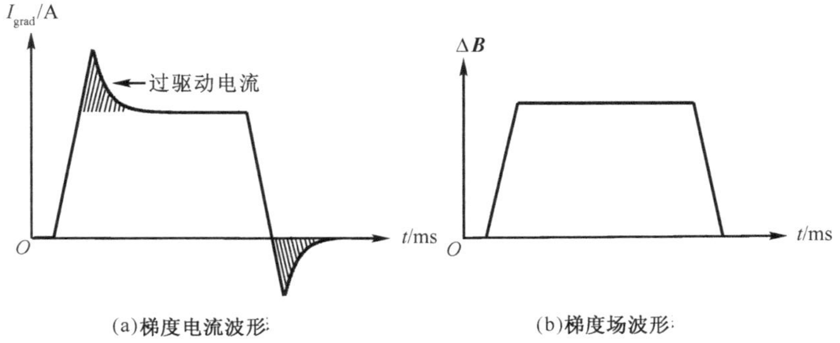

图 11-19　梯度电流的补偿

第四节　射频子系统

射频子系统(RF subsystem)是 MRI 设备中实施射频激励并接收和处理 RF 信号的功能单元。射频子系统不仅要根据扫描序列的要求发射各种翻转角的射频波，还要接收成像区域内氢质子的共振信号。一般来说，共振信号只有微伏(μV)的数量级，因而射频接收系统的灵敏度和放大倍数都要非常高。

一、射频脉冲

为使位于静磁场 $\boldsymbol{B}_0$ 中之受检体内的氢质子发生磁共振，必须在 $\boldsymbol{B}_0$ 的垂直方向加入射频场 $\boldsymbol{B}_1$。在 MRI 系统中，$\boldsymbol{B}_1$ 是在射频控制系统的作用下由射频线圈以射频脉冲的形式发出的。

MRI 系统中的射频激发可分为选择性激发和非选择性激发两种。其中选择性激发主要在 2DFT 方法中用来确定扫描层面，而在 3DFT 成像中用非选择性方法激励整个成像容积。RF 激发的类型，实际上是根据时域脉冲的频谱来确定的。强而窄的脉冲，其谱带较宽，常用于非选择性激励。此类脉冲又称为硬脉冲。弱而宽的脉冲，其谱带较窄，常用于选择性激励。也有将此类脉冲称为软脉冲的。

在研究射频激发时，sinc 函数是一个非常有意义的数学函数。由第七章有关内容可知，方波函数和 sinc 函数存在互为傅里叶变换的关系。也就是说，时域方波的傅里叶变换为 sinc 函数(谱函数)，而时域 sinc 函数的傅里叶变换是一个方波形式的谱函数。很显然，如果我们在时域中构造一个 sinc 函数，就能达到理想的选择性。但是，在电路上实现 sinc 函数并非容易，因而就出现了其他具有特殊形状的时域脉冲，用于选择性激发。这些脉冲统称为特形脉冲。时域方波的选择性尽管没有 sinc 函数好，但由于它的宽度比较容易控制，在 MRI 中还是被大量采用了。

时域方波脉冲的激励范围由其波宽或脉冲持续时间 τ 所决定。由式(7-9)可知，宽度为 τ 的方波，可激发 $\omega_0 \pm \frac{2\pi}{\tau}$ 范围内的频率，即脉冲所覆盖的频率与脉宽成反比：脉冲越宽覆盖的频率范围越窄，脉冲的选择性就越好；脉冲越窄，覆盖的频率范围越宽，脉冲的选择性就越差，但可用这种脉冲进行非选择性激励。由此可见，在短脉冲的作用下，所有感兴趣的核就可在瞬间被激发。

在 MRI 系统中，质子群的静磁化强度矢量 $\boldsymbol{M}_0$ 不仅受 $\boldsymbol{B}_0$ 的作用，还受射频场和本身弛豫的影响。在讨论以上三者对 $\boldsymbol{M}_0$ 的作用时，一般都假设它们的作用是独立发生的。这里仅考虑射频场对 $\boldsymbol{M}_0$ 的单独作用。我们曾经指出，实施 RF 激励后，$\boldsymbol{M}$ 受 $\boldsymbol{B}_1$ 场的作用而偏离平衡位置的角度 α(rad)为

$$\alpha = \gamma B_1 \tau \tag{11-2}$$

由此可见，通过调节射频场强度 B_1 和脉冲宽度 τ 两个量，可使 $\boldsymbol{M}$ 翻转至任意角度。由于通常情况下脉宽 τ 决定着 RF 脉冲的选择性，MRI 中仅用 B_1 来控制翻转角的大小。习惯上，把使 $\boldsymbol{M}_0$ 偏离稳定位置($\boldsymbol{B}_0$ 方向)90°和 180°的 RF 脉冲分别称之为 90°和 180°脉冲，使其转动 α 角的脉冲就是 α 脉冲。90°和 180°脉冲是 MRI 中使用最多的脉冲。由上式可见，要使 $\boldsymbol{M}_0$ 翻转 180°，所需射频场的能量要比 90°脉冲的能量大一倍。

在 MRI 系统中，RF 脉冲的宽度和幅度都是由计算机和射频控制单元实施控制的。

二、射 频 线 圈

1. 射频线圈

射频线圈(RF coil 或 RF resonator)既是氢质子发生磁共振的激励源，又是 NMR 信号的探测器。因此，射频线圈就有了发射线圈(trasmit coil)和接收线圈(receive coil)之分。为简单起见，有时将发射线圈和接收线圈做在一起，又形成了既能发射又能接收的两用线圈，如常用的头线圈(head coil)。这类线圈工作时，实际上要通过电子线路在发射和接收之间进行快速切换。

无论是发射线圈还是接收线圈，处理的都是基本同频率的射频信号，因而有人把发射和接收线圈统称为射频探头(RF probe)。系统通过探头把射频能量施加给自旋系统，又通过探头来检测自旋核对射频的响应。还有人沿用无线电发射和接收系统中的术语，将发射和接收线圈统称为天线(antennas)。

MRI 系统中使用的射频线圈种类很多，这里仅介绍体线圈的两种基本形式。关于射频线圈的分类、指标、工作原理和发展趋势等内容将在第十二章详细讨论。

我们知道，射频场 $\boldsymbol{B}_1$ 的方向应该与主磁场 $\boldsymbol{B}_0$ 相垂直。由于主磁场 $\boldsymbol{B}_0$ 有纵向磁场(如超导磁体和常导磁体的磁场)和横向磁场(如永磁体的磁场)之分，射频场 $\boldsymbol{B}_1$ 的方向

也要随之而变。体现在体线圈设计上就是采用不同的绕组结构。在横向磁场的磁体中，一般采用螺线管线圈（solenoidal RF antenna），这时 $\boldsymbol{B}_1$ 的方向将与人体轴线一致（图 11-20）。在纵向磁场的磁体中，均采用图 11-21 所示的鞍形线圈（saddle-shaped RF antenna），它所产生的射频场垂直于被检体轴线。

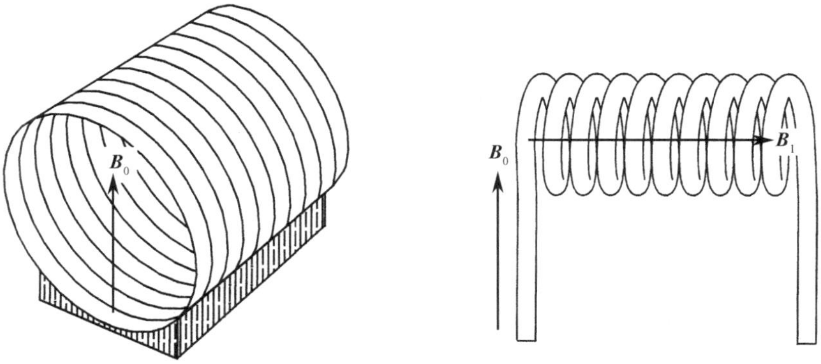

(a)线圈外形　　(b)绕组及 $\boldsymbol{B}_1$ 场方向

图 11-20　螺线管射频线圈

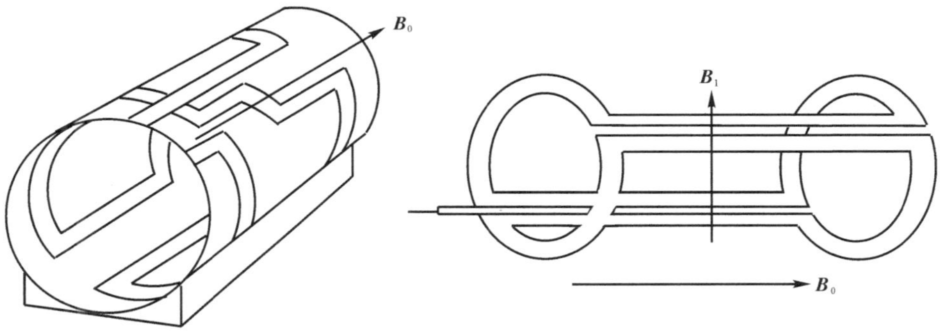

(a)线圈外形　　(b)线圈结构及 $\boldsymbol{B}_1$ 场方向

图 11-21　鞍形射频线圈

灵敏度和射频场均匀性是射频线圈的两个主要指标。螺线管线圈的灵敏度和它所提供的 $\boldsymbol{B}_1$ 场的均匀性均优于鞍形线圈。据报道，前者的灵敏度是后者的 2～3 倍。但是，由于螺线管线圈对来自被检体的噪声也同样敏感，其 SNR 并不比鞍形线圈高。一般来说，人体的噪声水平随着场强（或共振频率）的提高而上升。因此，只有在低场的系统中，螺线管线圈才表现出好的性能。

2. 线圈的调谐

MRI 系统的线圈只有谐振在氢质子共振频率时才能达到激发氢核和收到最大信号的双重目的。被检体进入线圈后，线圈的固有共振频率总会发生偏移，即出现所谓失谐（detuning）。因此，每次成像之前都要进行一次调谐（tuning）。调谐分为自动调谐和手动调谐两种，其中手动调谐只在个别线圈中使用。线圈的调谐一般通过改变谐振回路中可变电容的电容值或变容二极管的管电压(从而改变其电容值)两种方式来实现。

MRI 系统的调谐过程与收音机的选台非常相似。

3. 线圈系统的三种工作模式

我们已经知道，MRI 系统的射频线圈有发射和接收之分，这使得线圈系统在工作时必然出现下述三种情况，不妨称其为不同的工作模式。

(1) 体线圈模式

在这种模式下，RF 脉冲的发射和 NMR 信号的接收均由体线圈完成。例如，行腹部和胸部成像时就利用这一模式。

(2) 头线圈模式

指头线圈单独工作，即行头部成像时的情形。这时头线圈既是发射线圈又是接收线圈。由于体线圈不能像其他线圈那样随时更换，因而在头线圈模式下应采取措施将体线圈隔离。

(3) 表面线圈模式

表面线圈通常只有接收功能，因此，使用表面线圈成像时只能用体线圈进行射频激发。所谓表面线圈模式就是指由体线圈激发，而由表面线圈进行接收的工作模式。

4. 线圈系统的耦合

当线圈系统工作在表面线圈模式时，由于分别进行激励和信号接收的体线圈和表面线圈工作频率相同，二者之间极易发生耦合(coupling)。如果体线圈发射的大功率射频脉冲被表面线圈所接收，则可能出现两种严重后果：一是由于感应电流太大而使表面线圈烧毁；二是可能使被检者所承受的射频能量过大。因此，及时去耦是非常必要的。

5. 线圈系统的动态去耦

综上所述，体线圈和表面线圈之间一旦形成耦合，危害就很大。因此，必须设法去耦(decoupling)。对于线极化的体线圈，只需对表面线圈的几何形状进行一番调整，使其极面与体线圈相垂直，就可达到去耦的目的。但是，对于圆形极化的体线圈，无论如何设置表面线圈的方向，二者之间的耦合都是无法去除的。我们注意到，尽管体线圈和表面线圈的谐振频率相同，但二者却是分时工作的，即发射时不接收、接收时不发射。这启示我们用电子开关的方式进行动态去耦。

所谓动态去耦(dynamic decoupling)，指的是在扫描序列的执行过程中，给线圈施以一定的控制信号，使其根据需要在谐振与失谐两种状态下转换的方案。也就是说，射频脉冲发射时，要使体线圈谐振、表面线圈失谐；在射频接收阶段，则要使体线圈失谐，表面线圈谐振。这种动态的调谐要用开关二极管等电子元件来实现。

图 11-22 是西门子 Magnetom 63 SP 磁共振系统眼表面线圈的电路图。该线圈由两个相同的 L、C 回路 $\left(C_1、C_2、C_3、\frac{L_1}{2}\text{和 }C_4、C_5、C_6、\frac{L_1}{2}\right)$ 组成，且两个回路通过

虚线框中的串、并联谐振电路(C_7、C_8 和 L_2)相连。电路参数的选择使得 L_2 和 C_7 以及 L_2、C_7 和 C_8 在共振频率附近很容易满足并联和串联谐振的条件。根据串、并联谐振的特点容易知道，当该谐振电路发生串联谐振时，电路从 a、b 两点看进去等同于短路；而当它发生并联谐振时，电路从 a、b 两点看恰似开路。因此 C_7、C_8 和 L_2 可用一开关的通和断来等效。同时我们看到，该开关的状态与开关二极管 D_1 的导通和截止有关。因此只要控制 D_1 的通断就可控制线圈中上下两个回路的联系。下面就来分析控制信号对 D_1 的作用。

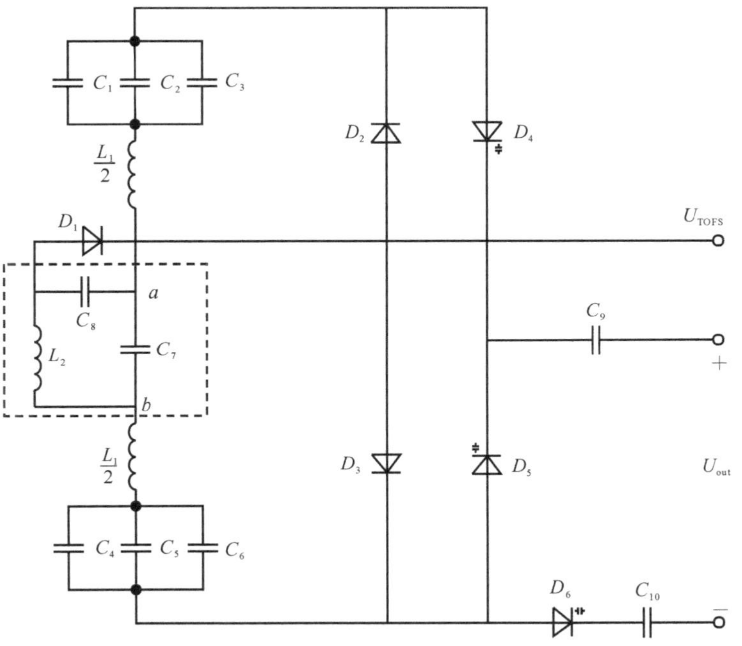

图 11-22　表面线圈的动态去耦

设所用的控制信号为 U_{TOFS}，该信号只在射频接收时出现。接收一开始，U_{TOFS}的出现(正脉冲)使得 D_1 立刻关断，这时 C_7、C_8 和 L_2 组成串联谐振电路，线圈上下两个单元接通，可接收信号。射频发射前 U_{TOFS}成为低电平，D_1 随之导通、C_8 被 D_1 所短路，这时 L_2 和 C_7 组成的并联谐振电路工作，将线圈的两个回路隔断，体线圈发射的信号也被隔离。当下一个 U_{TOFS}出现时，线圈又处于接收状态。在序列执行中，上述过程反复出现，就实现了线圈的动态去耦。

图 11-22 中的 D_4～D_6 是线圈调谐用的变容二级管。D_2 和 D_3 在 D_1 导通的瞬间也将导通，其作用是保护 D_4、D_5 不因过压而损坏。图 11-23 是该线圈的等效电路。

上面举例说明了动态去耦的概念。类似地，可将在其他模式下工作的线圈间的去耦称为静态去耦(static decoupling)。静态去耦是通过机械开关的通与断来控制的，如头线圈模式中体线圈与头线圈间的去耦。

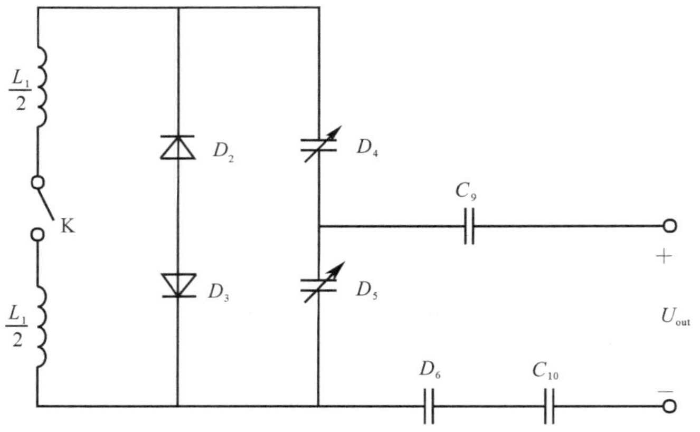

图 11-23 眼表面线圈的等效电路

三、射频脉冲发射单元

射频脉冲发射单元的功能就是在射频控制器的作用下，提供扫描序列所需的各种射频脉冲。MRI 中最常用的射频脉冲有 90°和 180°两种。但是，在各种小角度激励技术中，还有可能用任意角度的脉冲进行 RF 激发。因此，射频发射单元实际上要能够产生任意角度的射频脉冲。我们曾经指出，改变射频场 $\boldsymbol{B}_1$ 的强度，就可改变 RF 脉冲的翻转角。在射频发射电路中，正是通过连续调整 $\boldsymbol{B}_1$ 的幅度来改变 RF 脉冲翻转角的。

射频脉冲的频率就是系统的氢质子共振频率，一般来说是固定不变的。但是，在带波谱仪的系统中，由于要对磷核(有时还有钠核)进行激励，就要求射频发射单元还能产生其他频率的电磁波。上述射频脉冲均在射频振荡器中产生。

由振荡器产生的电磁波首先被送入频率合成器。RF 波的频率在此得以校正，使之完全符合序列的需要。然后，标准频率的 RF 波进入调制器。调制器的作用是产生所需的波形。在这一过程中，RF 脉冲的幅度经过多级放大而得以提高。射频脉冲发射单元的最后一级为功率放大级，它输出一定发射功率的射频波。这一 RF 波再通过一个阻抗匹配网络进入射频线圈。阻抗匹配网络在这里起缓冲器和开关的作用。由于有些线圈(如体线圈和头线圈)既是发射线圈又是接收线圈，就必须通过阻抗匹配网络的转换。射频发射时，它建立的信号通路阻抗非常小，使线圈成为发射天线；射频接收时，它建立的信号通路阻抗非常大，线圈成为接收天线。

综上所述，射频发射单元应由振荡器(脉冲源)、频率合成器、放大器、波形调制器、终端发射匹配电路及 RF 发射线圈等组成，图 11-24 为其组成框图。

脉冲功率放大器是射频发射单元的关键组成部分。一般要求它不仅能够输出足够的功率，还要求它有一定宽度的频带和非常好的线性。此外，功率放大器的工作必须是非常可靠的。图 11-25 是美国 ENI 公司 MRI-150 脉冲功率放大器的框图。MRI-150 是一种宽带(35～70MHz)、高稳定性、大功率(150W 输出)的射频脉冲专用放大器。放大器可进行过温、过流、过压等项监测，必要时自动进入保护状态，并给出报警信号，因而

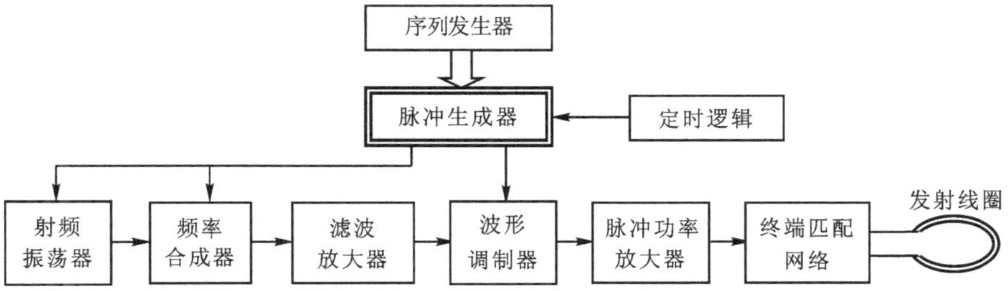

图 11-24　射频脉冲发射单元

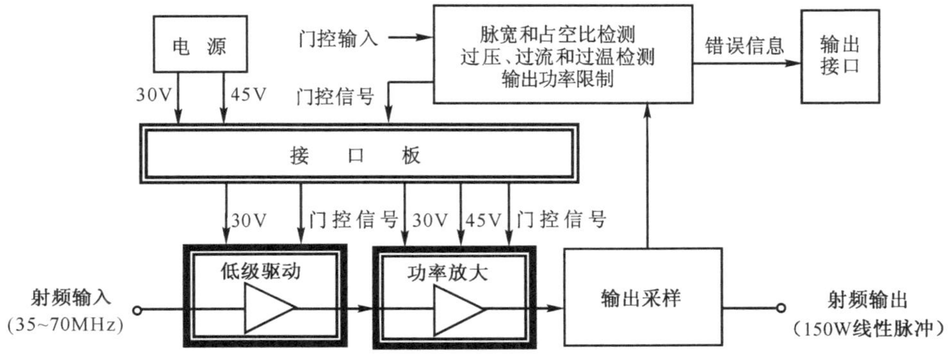

图 11-25　射频脉冲功率放大器(MRI-150，美国 ENI 公司)

其可靠性非常高。这种放大器已用在多个厂家的 MRI 系统中。

RF 发射单元产生的射频场 $\boldsymbol{B}_1$ 垂直于主磁场 $\boldsymbol{B}_0$，使得 RF 脉冲能够将其能量耦合给共振的原子核而引起质子进动。为了产生理想的 RF 场，线圈的设计应使得它所产生的射频场尽可能均匀，且在共振频率处有极高的 Q 值。在 MRI 系统中，线圈的性能不仅取决于所用的元件和电路形式，还决定于它的几何形状以及对分布参数的利用技术。

当 RF 脉冲的功率足够大时，才能使受激层面内质子群的宏观磁化强度矢量 $\boldsymbol{M}$ 在最短的时间内翻转。一般来说，射频脉冲的宽度 τ 要比人体组织的 T_2 短很多，这样脉冲作用期间的弛豫效应方可忽略不计。

四、射频信号接收单元

1. 信号电压的估计

射频激励脉冲一结束，磁化强度矢量 $\boldsymbol{M}$ 就要回到其平衡位置，从而在接收线圈中出现自由感应衰减信号即 FID 信号。下面以 90° RF 脉冲过后 $\boldsymbol{M}$ 的自由进动为例来推导线圈中信号电压的表达式。

由法拉第电磁感应定律，可知横向磁化进动时在线圈内产生的感应电动势 ε 为

$$|\varepsilon| = \frac{\mathrm{d}\Phi}{\mathrm{d}t} \tag{11-3}$$

式中，Φ 为通过线圈总面积的磁通量。设所用线圈为 n 匝的螺线管线圈，线圈的直径为 d，则 Φ 可按下式计算

$$\Phi = \chi_0 B_0 \eta n \pi \left(\frac{d}{2}\right)^2 \cos \omega_0 t \tag{11-4}$$

式中，χ_0 为氢质子的静磁化率；η 为线圈的填充因数。η 的定义为被检体体积(样品体积) V_s 与线圈容积 V_c 之比，即

$$\eta = \frac{V_s}{V_c} \tag{11-5}$$

于是，线圈两端的感应电压 u 为

$$u = Q\varepsilon \tag{11-6}$$

式中，Q 为接收线圈的品质因数。

2. 射频接收单元的组成

射频接收单元的功能是接收人体产生的磁共振信号，并经适当放大处理后供数据采集单元使用。图 11-26 表示这一单元的组成。

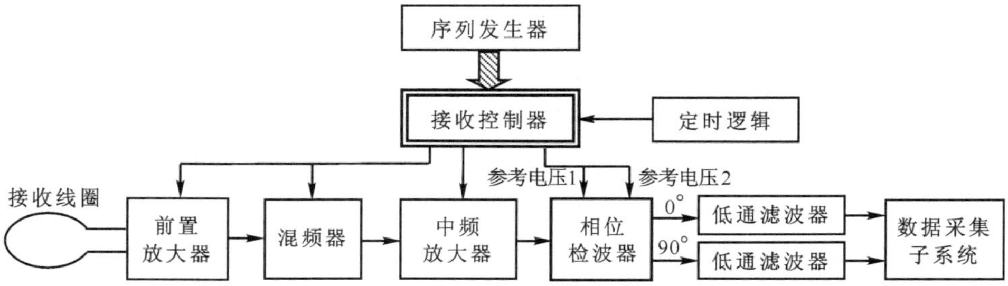

图 11-26　射频信号接收单元

前置放大器是射频接收单元的重要组成部分。从接收线圈中感应出的信号只有微瓦(μW)数量级的功率，这就要求它既要有很高的放大倍数，又要有很小的噪声。具体地说，前置放大器要对 1μV 以下的信号发生反应。同时，在工作频率附近要求有较为平坦的频率响应，并在很大范围内有足够的线性放大特性。在放大器的安全性能方面，它至少应能接受 1V 左右的过载，且过载后可在小于 1μs 的时间内迅速恢复。

信号经前置放大器放大后到达混频器。为了提高放大器的灵敏度与稳定性，在这里多采用外差接收的方法，使信号与本机振荡混频后产生一个中频信号，即将 RF 信号转换至较低的中间频率上。该信号经中频放大器进一步放大后送往相敏检波器。

相敏检波又叫正交检波。对于频率和相位均不同的信号，相敏检波电路有很高的选择性，因而可得到较高的 SNR，也就有可能将其用在 SNR 小于 1 的信号累积的实验中。关于相敏检波电路的原理，下面还要专门介绍。

相敏检波器输出两个相差为 90°的信号，其幅值分别正比于输入信号的振幅和相位。该信号经两个低通滤波器，滤除其中混杂的交流成分后送数据采集子系统供 A/D 转换用。由此可见，数字化时高频噪声并不进入信号频谱。

3. 相敏检波的意义和相敏检波电路

由二维傅里叶成像原理可知，体素的空间位置信息均包含于 NMR 信号中。具体地说，序列在激发和信号读出阶段由梯度脉冲分别进行了频率和相位编码，使得信号的频率和相位特性实质上代表了体素的空间位置。为了在图像重建时能够还原出体素的空间信息，信号采样前就必须用硬件的办法将二者加以区分。这就是采用相敏检波的原因。下面结合图 11-27 和图 11-28 来说明相敏检波前后信号的演变过程。图中的 A_s 和 φ_s 分别为信号的幅度和相角。

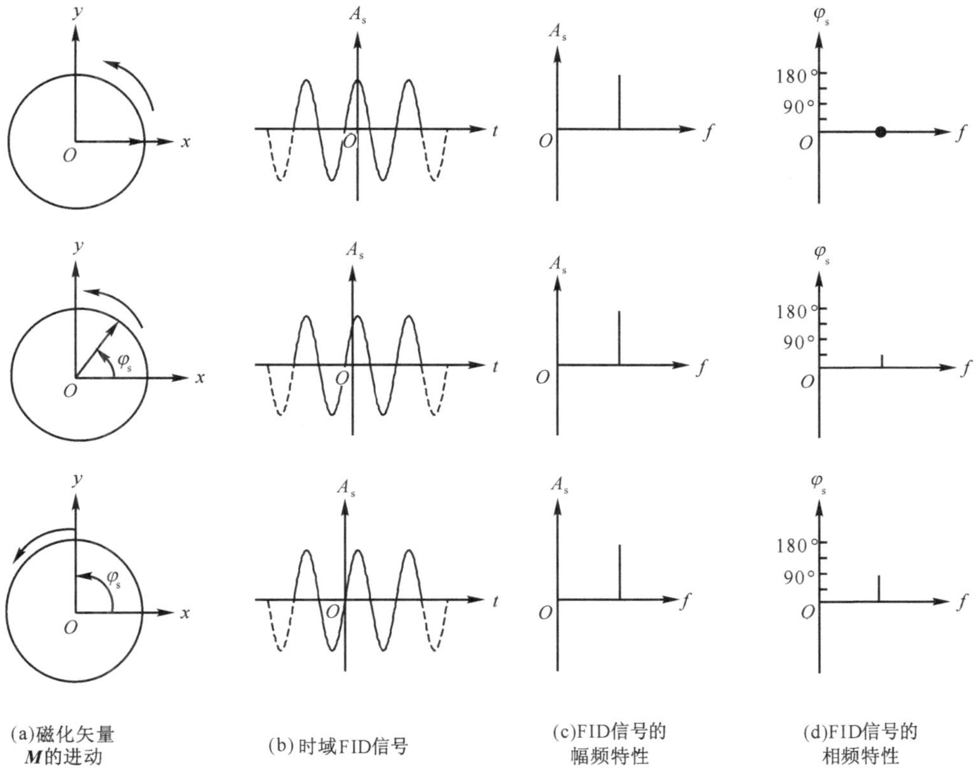

图 11-27 FID 信号的时域和频域表达(1)

图 11-27(a)和(b)表示磁化矢量 **M** 的进动与时域 FID 信号的对应关系。可以看出，信号的相移完全取决于 **M** 在 xOy 面上投影的相位角。图 11-27(c)和(d)是上述关系在频域的反映。为了说明问题，我们假设信号源的弛豫进行得很慢，以至于 **M** 从 0°进动到 90°期间信号的幅度没有改变。这时，在图 11-27(c)的幅频特性上获得了等高的幅度，但相位的变化在图 11-27(d)上却表现得非常显著。

线圈中得到的信号，实际上是 **M** 的横向分量 $\boldsymbol{M}_\perp$ 的表现。$\boldsymbol{M}_\perp$ 的虚部和实部分别对应于 **M** 的 y 和 x 分量(M_y 和 M_x)。根据这一对应关系，可将图 11-27 画为图 11-28 的形式。我们在图中分别以 R_e 和 I_m 来表示信号的实部和虚部。由此可见，相敏检波分离出的两路信号就是 $\boldsymbol{M}_\perp$ 的实部和虚部，其电压值分别正比于输入信号的振幅与

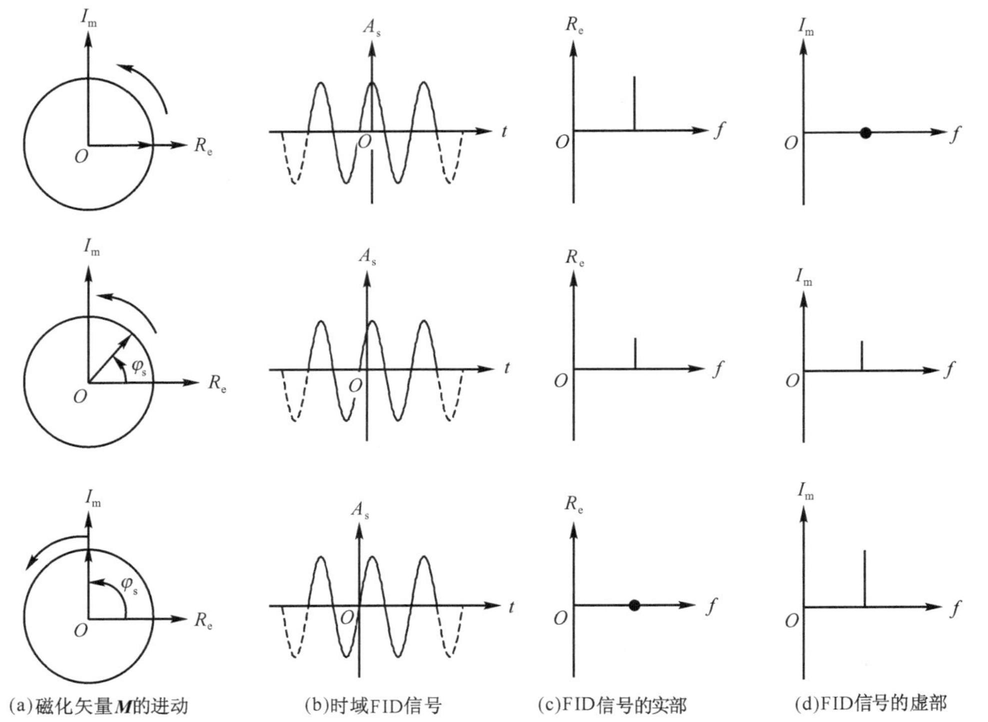

图 11-28　FID 信号的时域和频域表达(2)

相位。

检波电路的作用通常是将交流信号变为脉动的直流信号，其输出信号的幅值与交流信号之幅值成正比，且各种检波器都由非线性元件所组成。相敏检波电路是一种特殊的检波电路。它输出的直流信号除反映输入交流信号的幅值外，还能反映它同参考电压之间的相位差。下面以图 11-29 来说明相敏检波电路的工作原理。

图 11-29 所示实际上为一平衡式的混频电路。输出端的 RC 并联网络是一个滤波电路。它满足 $\frac{1}{|\omega C|} \ll R$ 的条件，用来滤去交流分量。当该电路作为相检波器使用时，在线路的两个输入端分别加入频率相同、相位相干的交变电压：一端接信号电压 u_s'，另一端接参考电压 u_r'，并取 $u_r' \gg u_s'$。设 $u_s' = u_s\cos(\omega t + \varphi)$、$u_r' = u_r\cos\omega t$，两个输入变压器的初、次级绕组匝数相同，并设二级管 D_1、D_2 以及所在支路的电路参数基本一致。同时，取图中所示的电压参考方向。由电路原理可知，略去高次项与交流分量后，输出电压 u_0 为

$$u_0 = 2aRu_r u_s\cos\varphi \tag{11-7}$$

式中，a 为线路参数。从中可以看出，相敏检波电路的输出电压既与信号电压和参考电压的幅值有关，也与二者之间的相位差 φ 成正比。当 φ 为 0°或 180°时，输出电压 u_0 取得极大值。

在 MRI 系统的射频接收单元中，一般采用两个上述的相检波电路进行相位检测。在这两个相检电路的输入端分别馈入与信号有 0°和 90°相位差的参考电压，就可在输出

端分别获得实部和虚部信号。

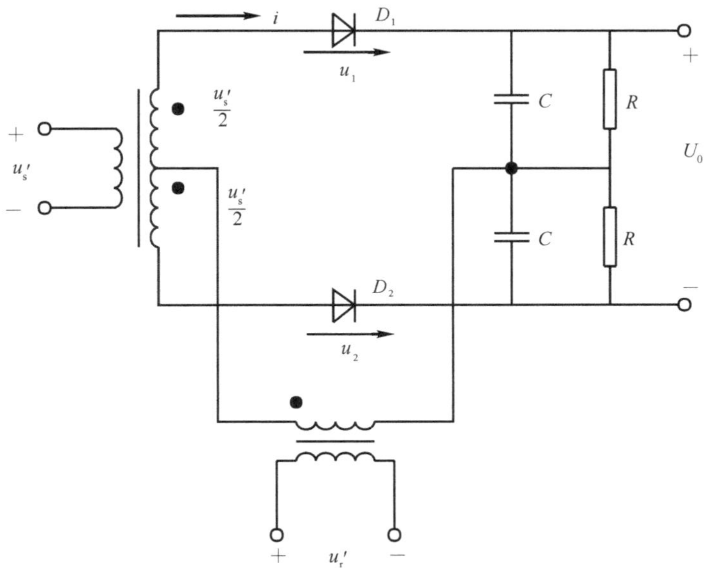

图 11-29　相敏检波电路

第五节　信号采集和图像重建子系统

数据采集(data aquisition 或 signal sampling)是指对相敏检波后的两路信号分别进行 A/D 转换，使之成为离散数字信号的过程。这些数字信号经过累加及变换处理后就成为重建图像的原始数据。在 MRI 设备中，射频子系统和数据采集子系统的工作原理与脉冲傅里叶变换波谱仪基本相同，因而这两个子系统又被合称为谱仪系统(测量系统)。图像重建的任务则是根据测量系统所提供的原始数据来计算可显示的灰度图像。数据采集和图像重建是磁共振成像的最后一步。

一、采样和采样保持

1. 采样

我们知道，NMR 信号是随时间连续变化的信号，即模拟信号。这种信号必须转换为数字信号才便于进一步处理，如累加、存储、变换和运算等。所谓 A/D 转换，就是将模拟信号变换为数字(离散)信号的过程。A/D 转换可分为采样和量化两个步骤。

采样就是把输入信号某一瞬间的值毫无改变地记录下来，或者说就是把一个连续时间函数的信号，用一定时间间隔的离散函数来表示。对于采样，我们所关心和感兴趣的，是通过采样器之后的输出信号能否完全重现原来的输入信号，以及要使输出信号完全重现输入信号对采样器有何具体要求等问题。这些问题在著名的奈奎斯特(Nyquist)采样定理中已经有了明确的解答。

设信号的最高频率为 f_0、两个采样点之间的间隔时间为 Δt，则采样频率 $f_s=\frac{1}{\Delta t}$。如果缩短 Δt，即提高采样频率 f_s，当满足

$$f_0 \leqslant \frac{1}{2\Delta t} \tag{11-8}$$

即

$$f_s \geqslant 2f_0 \tag{11-9}$$

时，输出信号的频谱不再重叠。也就是说，当采样器的采样频率高于或至少等于输入信号最高频率的两倍时，信号通过采样器就不会有任何信息的混淆。这就是奈奎斯特采样定理的基本内容。

图 11-30 是采样定理的图解。图中部绘出了采样函数 $s(t)$的波形，其频率为 f_s；上、下部表示两个不同频率的输入信号 $x_1(t)$和 $x_2(t)$，其频率分别为 f_1 和 f_2。可以看出，由于存在 $f_s=2f_1$ 和 $f_s=\frac{1}{2}f_2$，用 $s(t)$对 $x_1(t)$采样时满足采样定理的条件，信号在采样后可以恢复。而用 $s(t)$对 $x_2(t)$实施采样时不满足采样定理的条件，采样后将恢复出图中虚线所示波形，原来的信号难以再现。

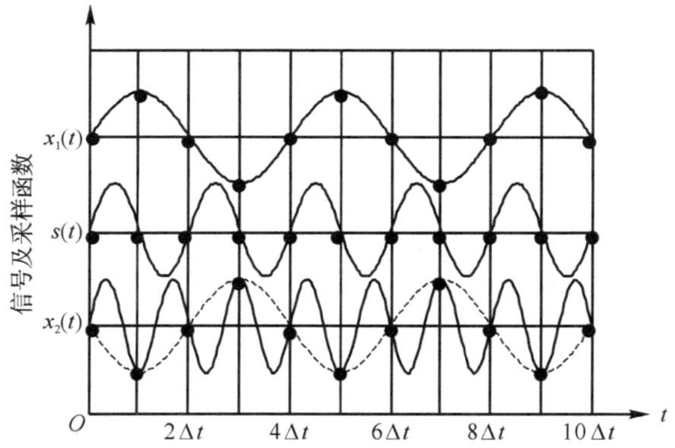

图 11-30　采样定理的图解

NMR 信号的频谱取决于梯度磁场和层面的大小。目前全身 MRI 系统中使用的梯度场多在 0.01～0.1mT/cm 之间，相应的信号频率应为 12～120kHz。因此，采样频率应在 24～240kHz 以上。

2. 频率分辨率

下面结合图 11-31 来说明时域中采样点的多少与输出信号频谱之间的关系。图 11-31(a)表示采样点无穷多即采样频率无穷高的情况。由图可知，这时将得到连续的频谱，或者说连续的谱函数。图 11-31(b)和图 11-31(c)分别表示有限采样点的情形，其中前者在信号周期中取 9 个采样点、后者取 18 个采样点。可以看出，由于满足采样定理的条件，输出谱的频率分量均低于采样频率 f_s。与图 11-31(a)不同的是，这里得到的是离散谱，且谱线的疏密取决于采样点数的多少：采样点数越少谱线越疏，采样点数越多谱线越密。

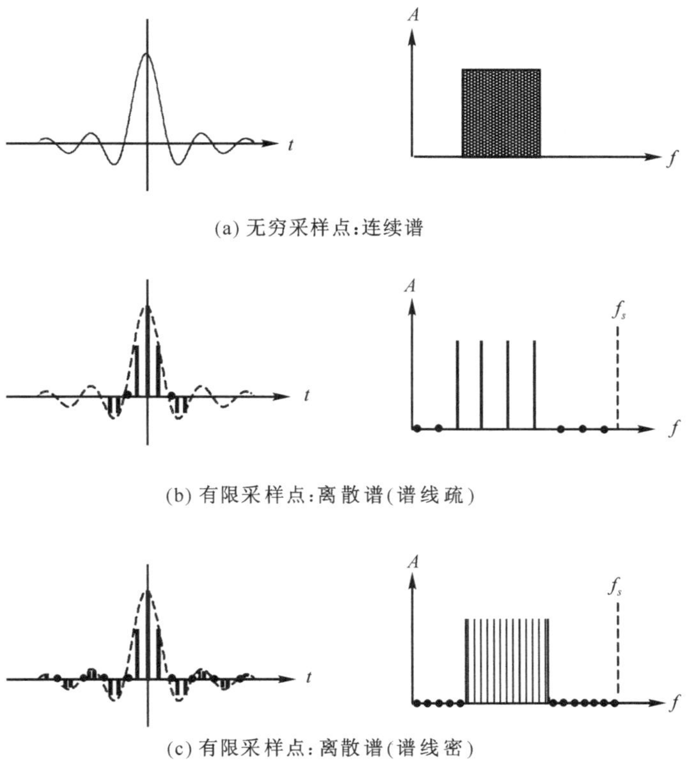

图 11-31 采样信号的频率分辨率

通常将采样频率与采样步数之比称为采样信号的频率分辨率(frequency resolution)。由此可见，采样点数及采样频率共同决定了采样信号的频率分辨率。在 MRI 系统中，信号的采样点数由扫描矩阵在频率编码方向上的矩阵元素数所决定，这一数值实际上也指定了该方向上的空间分辨率。

3. 采样保持电路

在 A/D 转换过程中，采样值的量化(数字化)需要一定的时间。因此，应设法对采样值进行保持。仍设 Δt 为采样周期，则所谓采样值的保持，是指在 0、$1\Delta t$、$2\Delta t$ 等时间内保持采样所得到的信号值为一个常值，或者在 Δt 的部分时间内是个常值。这样，输入连续信号在经过采样又经过保持之后，所得到的是一系列平顶脉冲。

由此可见，采样和保持是两个不同的概念。采样是指把输入信号毫无改变地采纳下来，送入系统进行处理；而保持是指把采样最后一瞬间的信号记录下来，以免信号的幅值在量化过程中发生改变。下面说明采样保持电路的工作原理。

图 11-32 是由运算放大器组成的采样保持电路。图中的 G_1 和 G_2 为两个结型场效应管模拟开关，它们分别在控制脉冲 C_{P1} 和 C_{P2} 的作用下导通和关断。当 C_{P1} 处于高电位时 G_1 导通、处于低电位时 G_1 截止。采样开始后，C_{P1} 下降到 0 电位，电容 C_1 由流经电阻 R 的电流积分，使其电压 u_{C1} 逐渐增大。经过时间 Δt_1 后，该电压为

$$u_{C_1} = -\frac{1}{RC}\int_{t_0}^{t_0+\Delta t} u_{in}(t)\mathrm{d}t \tag{11-10}$$

这时控制脉冲 C_{P2}出现。C_{P2}由 0 电位上升到高电位，使 G_2 导通，电压 u_{C_1}便传输到保持电容 C_0 上。C_{P2}的持续为时间 Δt_2，这段时间内 C_0 上的电压保持不变，且经过运算放大器输出到后面的 A/D 转换器进行量化。C_{P1}在 C_{P2}的下降沿上升到高电位，其持续时间为 Δt_3，电容器 C_1 在这期间放电，为下次积分取样做好准备。这里，脉宽 Δt_2 和 Δt_3 分别由 C_0 和 C_1 充放电所需时间决定。Δt_1 应大于 Δt_2 和 Δt_3。显然，采样周期 Δt 为 $\Delta t_1+\Delta t_2+\Delta t_3$，A/D 转换时间小于 Δt。由此可见，控制脉冲的 Δt_1、Δt_2 和 Δt_3 分别为积分、传输和恢复所需时间。

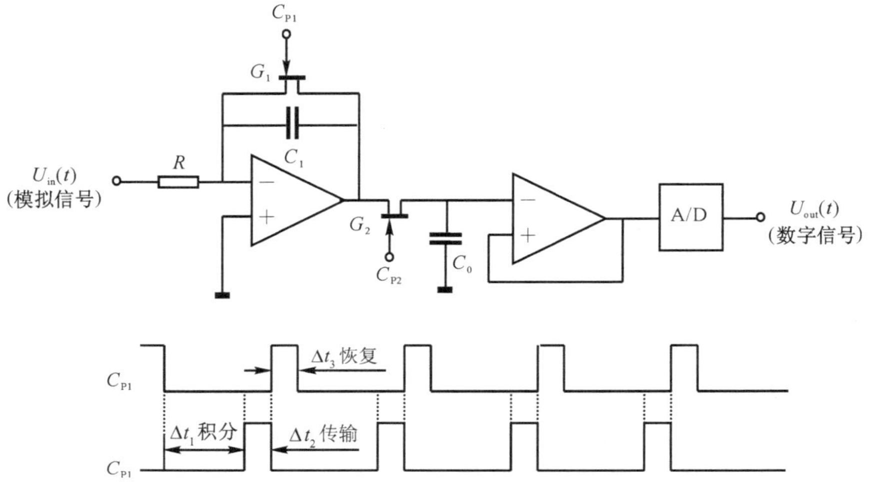

图 11-32　采样保持电路的工作原理

二、量化和量化误差

采样把连续的 NMR 信号变成了一系列的断续脉冲。以数字值表示这些脉冲幅度的过程称为量化。量化过程中引入的误差就是所谓的量化误差，其大小取决于数字值细化的程度：数字值分得越细，引入的误差就越小，这时我们说 A/D 转换的精度就越高。数字值的表达即可以用十进制数字，也可以用二进制数字，其中后者便于计算机的存储和处理。

三、信号采集单元的组成

信号采集单元的核心是 A/D 转换器。转换速度和精度是 A/D 转换器的两个重要指标。我们知道，A/D 转换的过程可分为采样和量化两个步骤，这两个步骤的快慢都将影响 A/D 转换的速度。转换精度一般以输出二进制数据的位数来表示。常见的 A/D 转换器有 8 位和 16 位两种。对于同样的模拟信号，当用 8 位 A/D 转换器进行转换时，其信号的量化可以有 64 种取值，而采用 16 位 A/D 转换器时的取值为 15 536 种，可见后者的转换精度要高得多。在 MRI 系统中，一般都用 16 位的 A/D 转换器进行 NMR 信号的数字化。这些信号又经一定的数据接口被送往接收缓冲器等待进一步处理。上述每一个过程都是在序列发生器以及有关控制器的作用下完成的。

图 11-33 是信号采集单元的组成。

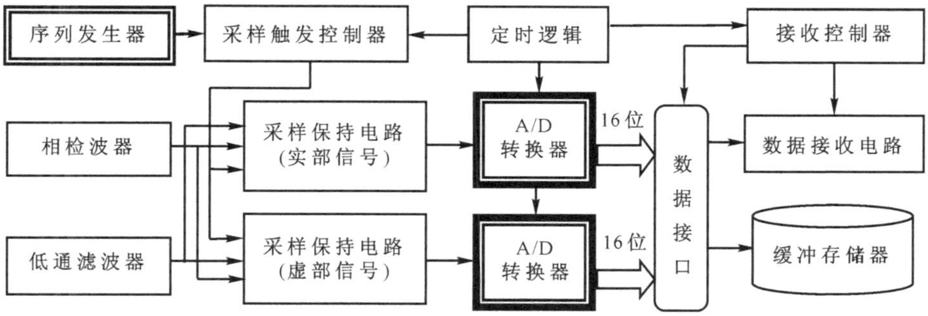

图 11-33　信号采集单元

四、数据处理和图像重建

1. 磁共振成像系统中的数据流

A/D 转换所得数据还不能直接用来重建图像。它们在送入图像处理单元之前还需进行一些简单处理，这些处理包括传送驱动、数据字的拼接和重建前的预处理等。为了叙述方便，可以把未经处理的数据称为 ADC 数据(analog to digital conversion data)、把经过拼接的带有控制信息的数据称为测量数据(mesurement data)。此外，通常还把在图像处理单元中经过预处理的测量数据称为原始数据(raw data)。原始数据经重建后方得图像(显示)数据(image data)。

2. 数据处理

我们知道，ADC 数据是关于信号的基本数据，不包含任何控制信息及标志信息。仅用这些数据重建图像是不可能的。为此，对 ADC 数据的处理首先是加入图像重建必需的其他信息。这些信息包括扫描计数器之值(关于扫描行和列的信息)、ADC 数据的类型(实部或虚部)、生理信号门控数据、层号等。上述信息可统称为识别信息或标志信息(identification information)。由于 ADC 数据不可压缩，在 MRI 系统中经常采用增加字长(实际为拼接)的办法扩充数据的信息容量。在西门子 MRI 系统中，采用了 16 位的 A/D 转换器，因而 ADC 数据的长度为 16 位，正好是计算机系统中一个字(word)的长度。在 ADC 数据上再拼接一个 16 位的标识字，就得到了 32 位的所谓测量数据。可见为了增加传送和处理速度，至少应采用 32 位的计算机对其进行处理。

3. 图像重建

图像重建实际上是对数据的高速数学运算。因此，图像重建可在主控计算机中通过运行有关软件来完成。但是，由于其数据量及运算量都很大，软件重建的速度太慢。现在，多采用专用的图像处理计算机(图像处理器)进行图像重建。在高速的图像处理器中，重建一幅图像的时间仅数十毫秒。

我们已在第六章全面讨论了各种图像重建的方法。下面说明 2DFT 成像法的图像重建过程。

图像处理器是专用的并行计算机。它通常由数据接收单元、数据预处理单元、高速缓存、算逻部件、控制部件、直接存储器存取通道和傅里叶变换器等组成。在 2DFT 成像方法中，图像重建所进行的运算主要是快速傅里叶变换(FFT，the fast Fourier transform)。FFT 包括行和列两个方向，因而运算量极大。FFT 的快慢，基本上决定着图像重建的速度。图像重建速度是 MRI 系统的重要指标之一。现在，最新的 MRI 系统中图像重建的速度已能达到每秒钟上千幅。例如，飞利浦公司的 Intera Achieva MRI 系统已能完成 1200 幅/s 的高速图像重建。

我们知道，计算机系统在数据的传送控制上主要有中断和直接存储器存取两种方式，其中中断控制方式采用最多。所谓中断方式，是指先由发送或接受部件提出数据传送请求，待中央处理器(CPU，central processing unit)响应后再进行数据传递的通信方式。这种方式不仅传递效率低，还要占用大量 CPU 时间。数据传送的另一种方式称为

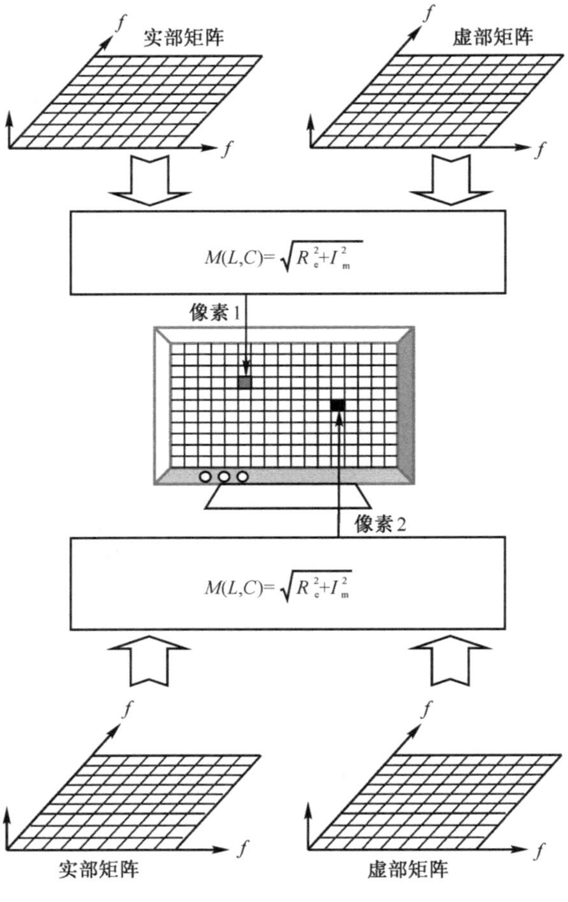

图 11-34 最终图像的形成

直接存储器存取(DMA, direct memory access)，这种方式比中断方式有效得多。在DMA方式下，当DMA控制器从CPU取得控制权之后，接口与内存间便可直接进行数据交换，而毋须经过CPU。在MRI系统的图像处理器中广泛地采用了DMA数据传送方式。

测量数据进入图像处理器后先要进行一定的预处理，使之成为标准的原始数据格式。在这里，测量数据中当做控制字使用的高16位将进行译码。根据上面的讨论，每幅图像应该对应两个原始数据矩阵，一个表示信号的实部，另一个则为信号的虚部。实部和虚部矩阵均被送入傅里叶变换器，分别进行行和列两个方向的快速傅里叶变换，以便还原出带有定位信息的实部和虚部图像矩阵。此后，图像处理器再对这两个矩阵的对应点取模，就得出一个新的矩阵，这一矩阵称为模矩阵(设其行和列数分别为 L 和 C)。模矩阵中元素值的大小正比于每个体素NMR信号的强度，因而以其作为亮度值时就得出了所需的图像。可见模矩阵就是图像矩阵。

图11-34表示最终图像的形成原理。图中的 $M(L, C)$ 为模矩阵，R_e 和 I_m 分别为实部和虚部矩阵对应元素的值。

第六节　主计算机和图像显示子系统

在MRI系统中，计算机(包括微处理器)的应用非常广泛。各种规模的计算机、单片机、微处理器，构成了MRI系统的控制网络。正是在这些计算机的控制下，整个系统的工作变得有条不紊、精确无误。因此，可以说没有计算机就没有MRI系统。这里主要讨论主计算机(host computer)的功能、组成、应用软件以及图像显示子系统的有关问题。

一、主计算机及其功能

主计算机又叫主控计算机、中央计算机。它介于用户与MRI系统的测量系统之间，其功能主要是控制用户与磁共振各子系统之间的通信，并通过运行扫描软件来满足用户的所有应用要求。具体说来，主计算机应有扫描控制、病人数据管理、归档图像、评价图像以及机器检测(包括自检)等功能。此外，随着医学影像标准化的发展，主计算机还必须提供标准的网络通信接口。

为了提高系统的运行效率，过去主计算机一般为性能较好的小型机，如美国DEC公司的VAX 750、VAX 4000、ALPHA AXP等。飞利浦公司的GYROSCAN NT就是以64位的超级快速ALPHA AXP机作主计算机的。现在多以高档微机作主计算机，例如，Sun SPARC 10工作站或工控计算机等。近年来，有些公司生产的MRI系统中还装备了双机并行的主计算机，使整个系统的可靠性大大提高。

MRI扫描时，用户进行的活动主要有病人登记、扫描方案制定、扫描控制以及图像调度(显示及输出)等。这些任务都要通过主计算机的控制界面(键盘、鼠标器)来完成。序列一旦开始执行，控制权就交给了测量控制系统，此后便可在主计算机上进行其他操作。

一般来说，MRI系统的成像速度主要决定于测量系统和图像处理系统的运行速度，而与主计算机的快慢关系不大。

二、主计算机系统的组成

主计算机系统由主机、磁盘存储器、光盘存储器、控制台、主图像显示器(主诊断台)、辅图像显示器(辅诊断台)、图像硬拷贝输出设备(多格式相机或激光相机)、网络适配器以及测量系统的接口部件等组成。主图像显示器通常又是控制台的一部分，用于监视扫描和机器的运行状况。图11-35是MRI系统主计算机的框图。

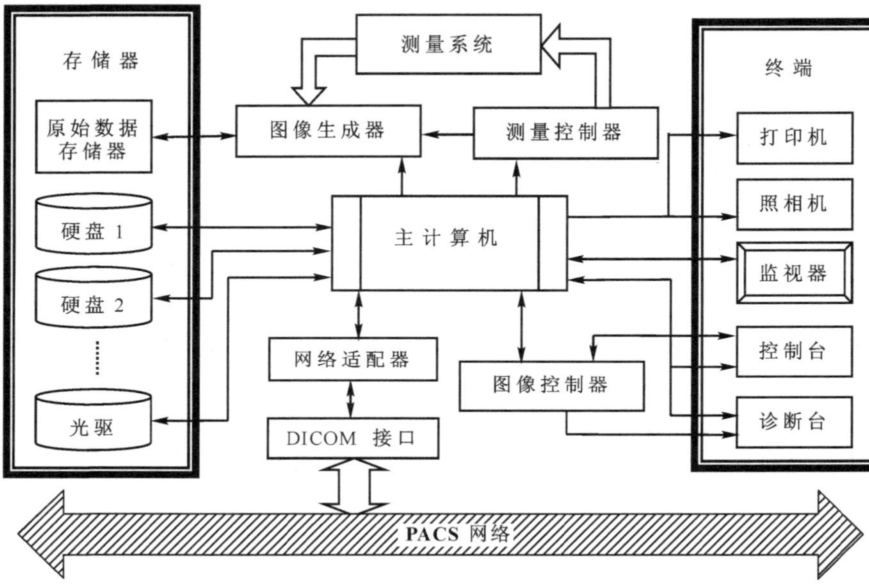

图11-35　MRI系统中的主计算机

1. 主计算机

由图11-35可见，主计算机在整个控制系统中处于核心位置，因而可将它看做整个MRI系统的调度中心。主计算机又由CPU和内存储器两部分组成。众所周知，计算机的存储器可分为内存储器(简称内存)和外存储器(简称外存)两大类。在CPU确定的前提下，内存容量的大小对整个计算机的性能影响极大。

内存储器一般为半导体随机存取存储器(RAM，random access memory)。这种存储器的存取(访问)速度短至数十毫微秒(ns)，因而通常作为计算机的高速缓存使用。目前，随着RAM价格的下降，MRI产品中都已配置足够的内存。

2. 外存储器

外存储器是相对于内存储器而言的。尽管外存的速度要比内存慢得多(差一个数量级)，但它却具有存储容量大和价格便宜的双重优点。我们知道，在计算机中一页文字资料仅占几千字节，但一张图像的信息量却是文字资料的数十倍。一次MRI扫描要产生数十幅甚至上百幅的图像，其数据量可能高达上百万字节(MB)，这就是所谓的“兆字节问题”。因此，MRI 的主计算机必须具有足够大的存储容量。可以说，从 MRI 诞生的那天起，人们就致力于探索最经济、最可靠的图像存储方式，而且始终得益于计算机存储技术的发展。

常见的外存储设备有硬磁盘(简称为硬盘)和激光盘(简称为光盘)两大类，下面分别介绍之。

(1) 硬盘

硬盘存储容量较大(如一个 2GB 的硬盘可保存大约 6000 幅 256×256 的图像)、读写速度也较快。目前的 MRI 系统中都配有一定数量的硬盘。除了基本配置外，大多数计算机还允许扩充硬盘驱动器的数量，用户可根据需要将其增加至 4 个、甚至 8 个，使 MRI 系统的存储容量成倍增加。

接口类型、存储容量和存取速度是最主要的三个硬盘参数。在 MRI 的主计算机中，常见的硬盘接口有 IDE 和 SCSI 两种。IDE 接口采用的是美国国家标准协会(ATA)所制定的标准，所以这种接口又被称为 ATA 接口或 AT 接口，其数据传输速率为 4.1MB/s。后来，为了进一步提高数据传输率，并增加接口上可连接设备的数量，以解决该接口对 528MB 最大存储容量的限制，又出现了多种增强型的 IDE 接口，即 EIDE(enhanced IDE)接口，其最大传输率达到 11.1MB/s。IDE 接口的硬盘主要用在微机中。计算机中的 ISA 和 EISA 总线均支持这种接口。SCSI(small computer standard interface)接口，即小型计算机标准接口是一种更先进的，并被广泛用于高档服务器、高档微机及小型机系统的硬盘接口。它的特点是能将外设独立于主机，从而大大增强了同种设备之间的互换能力。SCSI 接口有 SCSI-1 和 SCSI-2 之分。SCSI-1 的最大数据传输速率为 10MB/s，而 SCSI-2 为 40MB/s。目前，新的 Ultra SCSI 即 SCSI-3 接口标准已经出台，其性能比 SC-SI-2 有较大的提高。MRI 系统中主要采用 SCSI 接口的硬盘，但这种硬盘的价格要比相同容量的 IDE 硬盘高得多。

硬盘的容量有 2GB、6.3GB、10GB、20GB 和 40GB 等多种。随着技术的发展，它的容量还有不断增加的趋势。早期的 MRI 系统所配备的硬盘其容量都不是很大。一般来说，容量越大，硬盘的性能价格比就越高。

硬盘的速度除了用数据传输率表示外，还可用主轴转速和平均访问时间来表达。硬盘的主轴转速一般在 3600～7200r/min 之间。此外，通常将磁头移动到指定磁道所用的时间定义为平均寻道时间，而将硬盘旋转盘面使相应数据区位于磁头下方的时间称为平均潜伏期。所谓平均访问时间就是平均寻道时间与平均潜伏期之和，其值通常在 12.2～18ms 之间。平均访问时间越短，硬盘的速度就越快。

硬盘为磁介质存储器。它的缺点是随着时间的推移，其中代表信号大小的磁化强度会自然减弱，从而造成信息的丢失。磁存储器的这一特性就是常说的“挥发性”。

上面所述硬盘均为固定硬盘，由于它不能更换盘片，因而难以做到海量存储。为了长期、可靠和大容量地保存数据，MRI 中还经常使用光盘存储器。

(2) 光盘

常见的光盘按其性能可分为只读式光盘、一次性可记录光盘和可擦重写式光盘等三种。只读式光盘又叫 CD-ROM，是目前微机中使用最多的光盘类型，其特点是只能读不能写，因而不能用于 MRI 系统中。一次性可记录光盘即 CD-R(CD-Recordable)是一种大容量、可一次性记录数据的光盘存储媒体。这种光盘既可在 CD-R 驱动器中读出，也可在普通的 CD-ROM 驱动器中读出，具有容量大、可写入和价格低等优点。CD-R 的缺点是只能写入一次，即整张盘需要一次写满，因而只适用于数据备份和光盘的复制。如果将它用在 MRI 系统中，就只能进行成批病人资料的备份，而不能随机地存储病人图像。

可擦重写式光盘又叫 MO(magnetic optical)盘，即磁光盘。它是利用物质的磁光效应(法拉第效应或克尔效应)，即在磁场的作用下使材料的电磁特性发生变化，进而使光的传输特性也发生变化的原理存储信息的。利用激光在磁光存储材料上进行信息写入和读出的技术称为磁光存储技术。MO 光盘就是利用上述磁光技术记录信息的。这种盘具有存储密度高(10^8bit/cm)、存取时间短、存储容量大(有 540MB、800MB、1GB 和 2GB 等型号)和可擦写等优点。但是，由于制造技术复杂，无论光盘驱动器还是盘片的价格都比较贵。目前的 MRI 系统中大多使用这类光盘驱动器。

WORM(write-once-read-multiply)盘是最近几年推出的一种虽然不能擦除，但可多次写入的光盘存储器。由于符合医学影像存档的需要，这种盘一出现就受到了普遍欢迎。WORM 盘将信息记录在介质的金属层上，其数据不仅不受电磁波的干扰，而且不受温度甚至机械振动的影响。据介绍，WORM 盘上信息的保存时间在 30 年以上，可见其可靠性极高。另外，在每张直径为 30cm 的 WORM 盘片上可存放多达 10GB 的数据，因而它的存储容量也是很大的。WORM 盘的另一优点是可更换性。数据存满后，WORM 盘可像软磁盘一样从驱动器中取出。现在市场上已有了计算机自动选盘的 WORM 盘组驱动器(WORM-juke-boxes)产品(也可译为选片机)，它可同时容纳数张光盘，且具有自动选盘的功能，使其存储容量真正达到了“海量”的程度。除了可靠性高和容量大的特点外，WORM 盘的价格便宜，也是其颇具吸引力的原因。

WORM 盘是目前 MRI 系统中最为理想的存储设备。在新的大容量、高可靠性存储介质推出之前，WORM 盘将在 MRI 系统中占据非常重要的地位。

光盘的种类很多，但大多数外表和大小均相同，选用时要注意盘上的各种标识。另外，一般来说，不同的光盘要使用不同种类的光盘驱动器来读写。

光盘存储的最大优点是无挥发性，故可大大延长信息保存时间，但其存取速度要比硬磁盘慢得多，或者说它的检索时间要长得多。所谓检索时间，指的是在盘上寻找所需图像以及读出该图像所需的时间之和。对于 WORM 盘组驱动器，检索时间还包括传送所需盘片用去的时间。例如，一个可处理 100 张 WORM 盘片(存储空间约 10GB/片)的盘组，其检索时间长达 10s。

3. 硬拷贝输出设备

MRI 系统中使用的硬拷贝输出设备主要有多格式相机和激光相机两大类。

多格式相机(multiformat camera)又叫多幅相机。它通常由监视器、光学照相镜头以及镜头移动装置等部件组成。工作时，主计算机先通过镜头移动装置，使镜头对准胶片的有关位置，然后将图像的视频信号送至多幅相机的监视器上并控制曝光，其工作原理与家用相机类似。多幅相机的优点主要是价格便宜。但由于视频信号为模拟信号，在传输和拍摄过程中易发生畸变，图像的锐利度会下降。这种相机在目前的 MRI 系统中已很少使用。

激光相机(laser camera 或 laser printer)是一种全新的数字成像装置。它的工作原理与目前计算机市场上广泛流行的激光打印机类似。它们都是利用精细的激光束进行曝光，以形成所需的图像拷贝的。二者的不同之处在于，激光相机是使专用的激光照相底片感光，而激光打印机是使硒鼓感光，然后转印到打印纸上。激光相机一般由光源、光路、控制计算机、缓冲存储器、机械装置、控制电路、操作面板、存片盒和供片盒等部件组成。激光束产生后，一般要经过准直镜头、分光镜、柱光镜和多面镜等复杂光路的传送或反射才到达旋转鼓表面。而旋转鼓是胶片的载体，它在旋转中带动胶片的缓速前进。与此同时，多面镜的不断旋转使光束进行左右扫描，从而完成一张胶片的打印工作。这一点与电视机的逐行扫描相似。

早期的激光相机曾采用真空激光管产生激光，现在已普遍改用功耗小、寿命长的半导体器件作为激光源。常用的激光有氦氖激光和红外激光两种，其中用红外激光的相机较多，二者除了光源的波长不同外，图像质量相差无几。需要注意的是，氦氖激光和红外激光相机要使用不同的激光片成像，不可混淆。激光相机的光路是非常精密和洁净的，维修时非专业人员禁止打开。

激光相机通常还提供标准的数字通信接口。它从主计算机或其他数字设备获得图像数据及拍照指令后，便在相机控制器的作用下完成一系列激光扫描动作。相机控制器除了 CPU 之外，还有内存、控制界面、各种传感器和通信接口等。数据的接收及缓存、图像的格式化、激光束的强弱控制以及打印参数的设置等都必须在相机控制器的指令下完成。这里，相机存储器的容量对相机的图像处理速度影响很大。一般厂家只提供一定数量的基本内存，但允许用户进行扩充。

激光相机的自动化和智能化程度越来越高。目前的激光相机不仅可做到多图像存储(需配之以大容量内存)、多通道连接(可同时与数台数据源或图像源相连)和多格式输出(包括幻灯片的制作)，还能进行自检或通过外接键盘来调试。此外，在一台激光相机中可存入多种激光胶片的感光参数，更换胶片时只需选择相应的通道即可。

激光相机的图像质量本来就高于多幅相机，近年来又采用了许多新技术，使它的图像更趋完美。加之激光相机操作简便、一次可输出多张拷贝等优点，目前已成为 MRI 系统的主流相机，且有逐步淘汰多幅相机之势。

4. 网络适配器和 DICOM 3.0 接口

随着 PACS 的日益成熟，人们对医学影像的传输产生了浓厚的兴趣。医学影像上网传输最基本的要求是传输对象必须为数字图像，而磁共振图像正符合这一要求。因此，只要主计算机提供一定的网络接口，就可使 MRI 系统具备网络功能。由此可见，网络功能是信息产业和信息技术的高速发展给 MRI 系统提出的新要求。

早期的 MRI 系统在主计算机中采用了多用户的操作系统，使系统内各终端(如独立诊断台或辅诊断台、监测终端等)之间实现资源共享。这种操作系统采用分时的控制策略，以中断请求和中断响应的方式进行内部通信。但这样建立的系统是自成体系的封闭系统，无法与外部取得联系。在主计算机中采用网络技术，就可使 MRI 系统成为具有网络通信功能的开放系统。现在的 MRI 系统无一不兼备网络功能。

在 MRI 系统中一般使用局域网(LAN, local area networks)技术。所谓 LAN，是指通过局部互联来提供公共资源共享通道的计算机组网技术。局域网的硬件部分主要是连接电缆和网络接口板(网络适配器)，其软件部分为网络管理和网络协议。现在，有些 MRI 系统的主计算机对内仍为多用户操作，但对外通过网络适配器提供网络接口；有些主计算机本身就是工作站，各终端为内部网络节点，同时也提供外部网络接口。只要有了网络接口，MRI 系统就可与另一台同样具备网络功能的计算机或者另一个局域网组网，从而实现信息共享。

DICOM 3.0 是一个广为接受的全球性数字成像和通信标准，它是由美国放射学会(ACR)和美国电气制造商学会(NEMA)于 1992 年公布的。用这一标准组织的信息可直接与 PACS 系统相连。早在 1994 年，市场上就出现了带有 DICOM 3.0 标准接口的产品。现在，DICOM 接口已成为系统的标准配置了。

5. 控制台

控制台一般由键盘、显示器、鼠标组成。有些 MRI 系统还配有触摸屏。

控制台是人机对话的媒介。它既是主计算机的控制界面，又是 MRI 系统的操作界面。人的一切意图，包括控制命令的下达、病人资料的录入、扫描序列的选择和参数定义、图像的归档和输出、机器的测试等，均需通过一定的操作界面通知计算机。键盘是命令或信息的输入途径，因而是控制台不可缺少的部分。MRI 系统的键盘与普通的微机键盘相仿，只是为了简化操作而增加了许多功能键。这些功能键一般用来定义最常用的操作命令。

键盘只解决了命令或信息的输入问题。命令的执行情况及计算机给出的提示信息还需要一台显示器动态地显示。这种显示器是纯粹的输出设备，又称为终端显示器或监视器。在有些厂家的产品中不配置专门的监视器，而是用图像显示器的一部分兼作，这样，计算机系统输出的文本信息将与图像在同一屏幕上显示。在另一些厂家的产品中，则设有单独的文本显示终端。

随着软件技术的发展，MRI 系统先后出现了菜单驱动的控制界面和视窗(windows)控制界面。在这两种界面的机器中，采用鼠标将使操作大为简化。目前，鼠标的应用已非常广泛。此外，为了进一步简化操作程序，有些机器还在监视器上安装了触摸屏(touch screen)，做到了手指触及屏幕就可输入命令，真正实现了“一触即发”或“所见即所得”的目标。由此可见，触摸屏是 MRI 控制台比较理想的输入设备。

一般的触摸屏系统由传感器、控制部件和驱动程序三大部分组成。其中传感器用于检测用户的触摸动作；控制部件将此触摸动作转换为数字信号，并将其送入计算机中；驱动程序则用于在应用程序和触摸屏之间建立联系。

触摸屏按安装形式可分为外挂式与内装式两种。外挂式直接挂在文本显示器外面，内装式则装在显示器外壳与显示屏之间。MRI 系统多采用内装式触摸屏。此外，根据触摸屏所使用的传感器类型，它又可分为电容式、红外线式、电阻式和表面声波式等 4 种。

电容式触摸屏是众多触摸屏中最可靠、定位最精确的一种，也是 MRI 控制台采用最多的一种。这种触摸屏由一个模拟感应器及一个智能双向控制器构成。模拟感应器为一块透明玻璃，上面敷有导电涂层（外面覆盖一层保护性玻璃）。感应器边缘电极产生分布电压场。触摸屏幕时，由于人体电场、手指与触摸屏的导体层间会产生耦合电容，四周的电极就会有电流流向触点。该电流的强弱同手指与电极间的距离成正比。这时，位于触摸屏后的控制器便会根据电流的强弱准确算出触摸点的位置。将此位置信息数字化后送入主机，便实现人机交互。电容式触摸屏的反应时间很短，仅为 8～15ms。同时，它可准确感应出轻微且快速(约 3ms)的触碰，可见它的灵敏度也是很高的。

三、主计算机系统中运行的软件

以上介绍了 MRI 系统主计算机的硬件，即通常所说的“裸机”。实际上任何计算机系统都是由硬件和软件共同组成的，“软”、“硬”结合才能充分发挥计算机系统的功能。在主计算机上运行的软件可分为系统软件和应用软件两大类。下面分别进行讨论。

1. 主计算机与测量系统的关系

MRI 系统主计算机与测量设备之间的关系如图 11-36 所示。由图可见，整个 MRI 系统可分为用户层、计算机层、接口层和测量系统层等四层。但从控制的观点来看，又可将它分为软件和硬件两层。这两种分层方法，都有利于对 MRI 系统逻辑结构的正确理解。我们看到，无论何种分法，应用软件总是位于最顶层，它通过操作系统等系统软件与主计算机发生联系，从而控制整个 MRI 系统的运行。因此，对于用户来说，充分了解主计算机系统中运行的软件也是十分重要的。

2. 系统软件

系统软件(system software)是指用于计算机自身的管理、维护、控制和运行，以及计算机程序的翻译、装载和维护的程序组。系统软件又可分为操作系统、语言处理系统和常用例行服务程序等三个模块，其中操作系统是系统软件的核心。

操作系统(OS，operating system)是由指挥与管理系统运行的程序和数据结构组成的一种大型软件系统，它具有作业处理和实时响应的能力。在对计算机的软、硬资源进行有效管理的基础上，它可把裸机组织成具有不同特性、功能更强、服务质量更高的虚拟机器，其目的是把计算机内所有的作业组成一个连续的流程，以实现全机操作、运行和管理的高度自动化。常用的操作系统有 DOS、UNIX、VMS 和 Windows 等，其中后三者均为多用户的操作系统，在 MRI 系统的主计算机中广泛使用着。

3. 应用软件

应用软件(application software)是指为某一应用目的而特殊设计的程序组。在 MRI 主计算机系统中运行的应用软件就是磁共振成像的软件包。这一软件包通常包括病人信息管理、图像管理、图像处理、扫描及扫描控制、系统维护、网络管理和主控程序等模块。

所谓病人信息，是指被检病人的姓名、性别、年龄、成像部位、受检日期等基本文

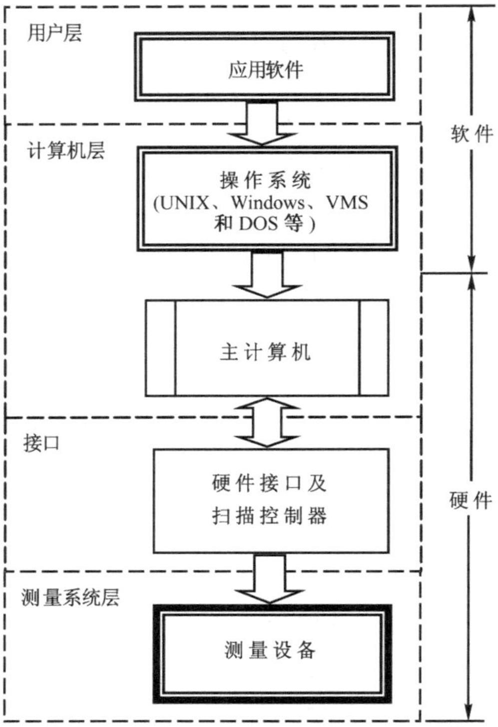

图 11-36 主计算机系统与 MRI 设备之间的关系

字资料。这些资料通常从键盘输入，然后在病人信息管理模块的作用下以数据库形式加以保留。对该数据库的检索也是病人信息管理模块的功能。图像管理模块是专为图像的存储、拷贝、删除、输出等操作而设计的程序，它所完成的任务可称为图像调度。图像处理模块则与此不同，它的功能是要实现图像的各种变换，常见的有灰度变换(窗宽、窗位调节)、插值变换(图像的放和缩)、旋转变换和对比度变换(正片变负片或负片变正片)等。图像的重建或重构也是图像处理软件要完成的使命。

扫描及扫描控制模块是应用软件的核心。它不仅要给出基本扫描控制界面，还要提供数十个扫描方案(序列)供用户任意选择。系统给出序列名称的方法通常为分层列表法，但各家所用的分层方法有所不同：有按扫描部位分层的，也有按所用线圈进行分层的。例如，西门子 NUMARIS 2.x 磁共振成像软件中的序列管理就采用了族(family)、组(group)和序列(sequence)的三层结构，且在族结构下按部位、组结构下按器官、序列结构下按成像方法分别进行排序。无论何种方法，要以方便用户选取为宗旨。

通常将机器中供用户选择的脉冲序列称为原始扫描序列，并将选中的原始序列称为当前序列。一旦当前序列出现在屏幕上，扫描软件应立刻提供参数修改界面，同时允许用户保存这一序列或给序列重新命名。好的扫描软件还可以给用户更大的灵活性，如序列的复制和序列的重新组合等。扫描开始后，扫描控制模块一方面要通过序列发生器控制数据的测量，另一方面还要为用户提供中断扫描的手段。扫描结束后，这部分软件还要保证数据的正确传送。

系统维护模块是现场调整不可缺少的工具。MRI 系统的调整可分为日常调整和检测两大类。日常调整包括匀场、梯度场调节、RF 发射和接收系统的调整等。检测则是机器故障后提供线索的一种辅助手段，常进行的检测项目有 SNR 的测量和伪影的测量等。此外，系统维护程序还提供系统的运行记录和出错信息，给现场工程师判断故障提供依据。

网络管理软件是介于系统软件和应用软件之间的通信控制软件。它主要提供上网登记、网上传输、网络管理以及与文件传输有关的协议。

主控模块是上述所有模块之间的连接软件，它提供应用软件的主菜单或窗口界面，并控制程序的分支。

4. 应用软件的信息交换作用

应用软件位于 MRI 成像系统体系结构的最顶层。因此，它一般从用户那里直接得到需求信息。与此同时，它将用户的请求转变为控制数据发往测量设备，以便获得测量数据。最后，再根据用户的要求输出所需信息(通常为图像)。我们将应用软件、用户以及测量系统之间的这种信息交换关系示于图 11-37 中。

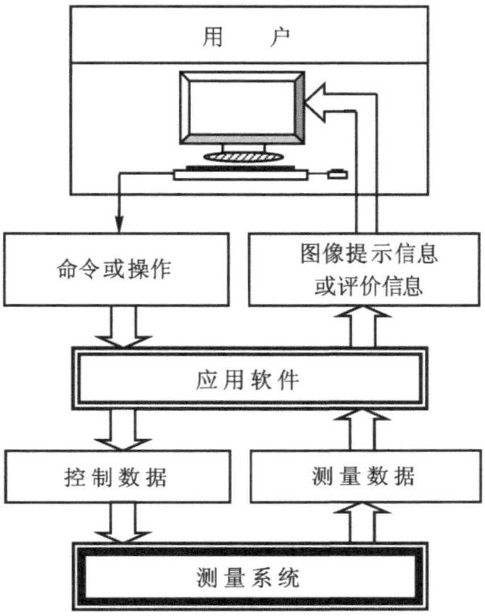

图 11-37　应用软件与用户和测量系统之间的信息交换

四、图像显示

1. 图像显示的硬件环境

图像重建结束后，磁共振图像立刻被送入主计算机系统的硬盘中。随后，这些图像又根据用户的要求从硬盘读出，供医生在诊断时观察。这一过程就是图像的显示。图像的显示不仅限于当前病人，会诊或进行回顾性研究时还需要调出以往的图像。因此，图像显示是一项很频繁的操作。

用户对图像显示的第一要求就是快速，即有关命令一输入，图像即刻就展现在屏幕上。此外，在显示图像的过程中，还经常要进行放缩以及窗宽、窗位的调节等操作。这就要求图像显示系统要有一定的硬件支持，才能使上述操作达到快捷的程度。图像发生器就是这么一种装置。它将图像的缓存、变换等合为一体，使图像的显示得以加速。

2. 图像显示器的性能指标

显示器的质量对最终图像的质量有一定影响。下面介绍几个有关显示器的性能指标。

(1) 点距

显示器的点距是指屏幕上一个给定颜色的发光点与距它最近的同色光点之间的距离。在同一分辨率下，点距越小，图像就越清晰。常见的点距有 0.21mm、0.25mm、0.26mm、0.28mm、0.31mm 和 0.39mm 等几种。点距是显示器最重要的硬件指标。

(2) 分辨率

是指显示器像素点与点之间的距离。显示器的像素数越多，表明其分辨率越高。因此，分辨率通常是以像素数来计量的，如 1024×1024 分辨率的显示器共有 1 048 576 个像素。磁共振图像显示所用的显示器至少要有 1024×1024 以上的分辨率。

(3) 扫描频率

扫描频率为显示器每秒钟扫描的行数，单位为 kHz。这一指标决定着最大逐行扫描的清晰度和屏幕的刷新速率。有些显示器采用的是隔行扫描方式，即先扫所有的偶(奇)数行，再扫所有的奇(偶)数行。与逐行扫描相比，隔行扫描的显示器其图像产生频率只有逐行扫描的一半，因而闪烁现象比较严重。图像显示器一般不用隔行扫描的显示器。

(4) 刷新率

显示器的刷新率指的是每秒钟出现新图像的数量，单位为 Hz。刷新率越高，图像的显示质量就越高，给人的感觉也就越舒适。磁共振图像显示器的刷新率要在 70Hz 以上。

(5) 电磁辐射

适于显示器的通用辐射标准主要有以下三种。一是 1987 年制定的 MPRⅠ标准。该标准对显示器的辐射量未作太严格的限制。二是 1990 年制定的 MPRⅡ标准。该标准对超低频、甚低频的辐射有了最大限制，因而比较严格。TCO 是 1992 年在 MPRⅡ之基础上提出的更为严格的标准，它对节能、辐射和环保等方面都有要求。用做图像显示的显示器，其电磁辐射的标准应达到 MPRⅡ或 TCO 标准的要求。

3. 图像数据的格式

经图像处理器重建出的图像称为最终图像。最终图像通常以文件的形式驻留于主计算机的存储体系中。图像显示实际上就是将这些图像文件中所定义的像素信息按固有的位置关系重现在显示屏上。那么，像素信息是如何保存的呢？下面就来说明这一问题。

我们知道，图像是由许多像素组成的。每个像素的值表示数字化了的亮度信息，称为灰阶。用于表示像素的二进制数位数越多，可表达的灰阶范围就越大。通常将像素的二进制位数称为图像的深。因此，一幅图像占用计算机存储资源的多少，不仅与图像的像素数有关，还与图像的深有关。例如，一幅 256×256 的灰度图像，当用 1 个字节(8 位二进制)表示每个像素时，其大小为 64K 字节，每个像素有 256 个灰阶；当用两个字节(1 个字，16 位二进制)表示每个像素时，其大小增至 128K 字节，这时每个像素可有 65 536(2^{16}=65 536)个灰阶。将所有像素的亮度信息依次排列，就构成我们所说的图像数据。

在西门子图像体系中，每个像素均用两个字节或 1 个字表示。因此，对于 256×256 的图像来说，它的大小为 128K 字节，而不是 64K 字节。每个像素字的低 12 位是其灰度值(因而可表示 4096 个灰阶)，高 4 位称为覆盖页面(overlay，可有 16 个灰阶)。

所谓覆盖页面，是指扫描参数、病人信息以及后处理过程中由用户加入的附加信息等需要在图像上进行显示的内容。对于原始图像，其高 4 位应为全零。由此可见，覆盖页面必须具有与显示图像相同的像素，即任何时候它将占具显示图像的 1/4 长度。进行图像处理时，可暂时去除覆盖页面，以提高运算速度。

在计算机中，图像的调度是以文件为单位进行的。不同厂家的 MRI 系统中图像文件的组织可能有所不同，但一般均以一幅图像作为一个文件。图像数据是图像文件的主体。除此之外，图像文件中通常还包括一些必要的附加信息，称为文件头。这些信息一般以数据块(block)为单位进行排列，每块为 512 字节。表 11-2 是西门子 MRI 图像文件的格式。

表 11-2　西门子图像文件的格式

数据块编号	内　容
1～4	ACR-NEMA 所规定的文件头信息，与用户无关
5～15	西门子 MRI 系统应用软件 NUMARIS 2.x 所规定的文件头
16	ACR-NEMA 所规定的文件头信息，与用户无关
17～*xxx*	像素数据(“*xxx*”是由图像的大小和类别所决定的变量，其值从第 16 数据块内读出，块内偏移量为 502)
yyy～*zzz*	NUMARIS 2.x 文件头附加信息(“*yyy*”和“*zzz*”均为 MRI 软件选用的变量信息，由第 5 数据块内偏移量为 58 处的值决定其是否采用及采用时附加信息的数据量)

表 11-2 只规定了图像文件的格式。由于这里用变量表示像素数的多少，说明它的长度是可变的。这同其他标准格式的图像文件有些类似。明了磁共振图像的格式，就可以方便地与其他图像格式进行转换。例如，去掉这里的文件头，在基本像素数据前加上 BMP(bit map，位图格式)或 TIFF(tag image file format，标记图像文件格式)图像文件的文件头，就可将该磁共振图像转换为 BMP 或 TIFF 文件，从而用通用的图像处理软件加以处理。

在计算机存储器中，像素数据(图像矩阵)是从某一存储单元开始连续存放的。因此，对其进行处理时只要根据有关指针找到其起始位置依次读出即可。一般来说，屏幕左上角的第一个像素对应于第一个数据，以后按照行内从左往右、行间从上往下的顺序逐像素存放。这样，屏幕右下角的像素应由图像数据组的最后一个数据来描述。当用两个字节长度表示一个像素时，对于 256×256 的图像，一个数据块正好记录了图像的一行像素(256 像素/行×2 字节/像素＝512 字节/行)，而整个图像就需要 256 个数据块。类似地，一幅 128×128 的图像就需要 64 个数据块。

上面讨论了图像数据的记录格式。原始数据的格式与所用的成像方法有关。通常情况下，用 2DFT 成像所采取的原始数据长度仍为 2 字节，但 3DFT 方法的每个原始数据却要用 4 字节的长度来表达。除此之外，原始数据的格式还取决于所用的采样技术，如半傅里叶技术、覆盖采样(oversampling，又称过采样)等。波谱测量的原始数据与图像的原始数据又有所不同。

4. 显示器分辨率与图像分辨率

我们已经指出，显示器的分辨率是显示器的硬件指标，即无法通过软件来改变。但是，可以用多种分辨率来获取图像，例如，既可以用 128×256 的扫描矩阵对头颅成像，也可以用 256×256，甚至 256×512、512×512 的标准来成像。这就有可能出现用高分辨率的显示器显示较低分辨率的图像和用较低分辨率的显示器显示高分辨率图像这两种情况。出现上述后一种情况时，需要采用像素合并技术使被显图像的总像素减少才能使其得以显示，这势必损失图像的分辨率。但是，由于 MRI 系统常采用很高分辨率的图像显示器，上述情况实际上不会出现。这里主要讨论前一种情况。

设图像显示器的分辨率为 1024×1024。这时该显示器可直接显示 1 幅 1024×1024 的图像，显示器之扫描点与图像像素是一一对应显示的。用分格显示的方法，还可同时显示 4 幅 512×512 的图像或 16 幅 256×256 的图像，如图 11-38 所示。分格显示时，屏幕存储器与图像存储器中的数据是映射关系。

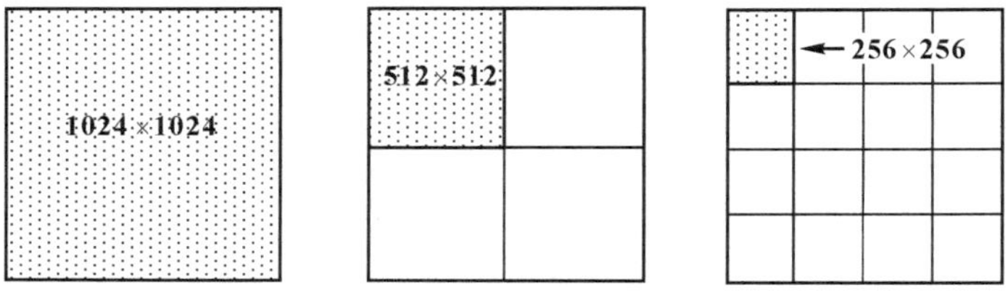

(a)满屏显示　(b)1/4屏显示　(c)1/16屏显示

图 11-38　图像的正常显示

要使 256×256 或 512×512 的图像充满整个屏幕，图像显示体系就要进行所谓的放大显示操作。一般的图像系统均可进行放大显示。经常提供的放大倍数有 2、4、8 和 16 等。对于 512×512 的图像，放大 2 倍即可满屏显示，而 256×256 的图像需放大 4 倍。图像放大的操作是在图像处理单元中完成的，放大后的图像被直接送往屏幕存储器，而图像存储器中的原始图像并未改变(图 11-39)。

在 MRI 系统中，图像的放大常采用两种算法，一种为零阶保持法(pixel replication)，另一种为双线性插值法(bilinear interpolation)。下面以放大倍数为 2 来说明其放大原理(图 11-40)。

零阶保持法是一种最简单的放大方法。将每个原始像素按照所需的放大倍数复制若干次(在行和列两个方向同时进行)，就得到所需的放大图像。这种方法如图 11-40(b)所示。图中的第奇数行(列)为原始像素，第偶数行(列)是通过复制新增的像素。

双线性插值法仍用内插的办法来增加像素点，但新增像素点的灰度值取自相邻点灰度的平均值。这种放大方法示于图 11-40(c)中。

5. 窗口显示技术

图像的灰阶范围(灰度分辨率)取决于图像的深度。对于深度为 12 位的磁共振图像，其灰度分辨率为 4096，即它可提供 4096 个灰阶。但显示器通常只有 256 个灰阶，也就

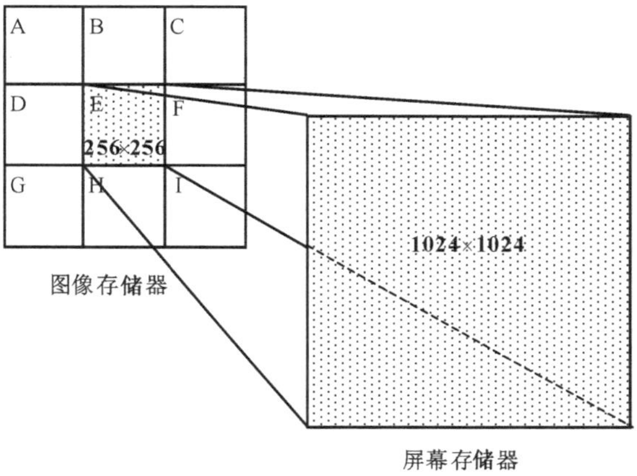

图 11-39　图像的放大显示

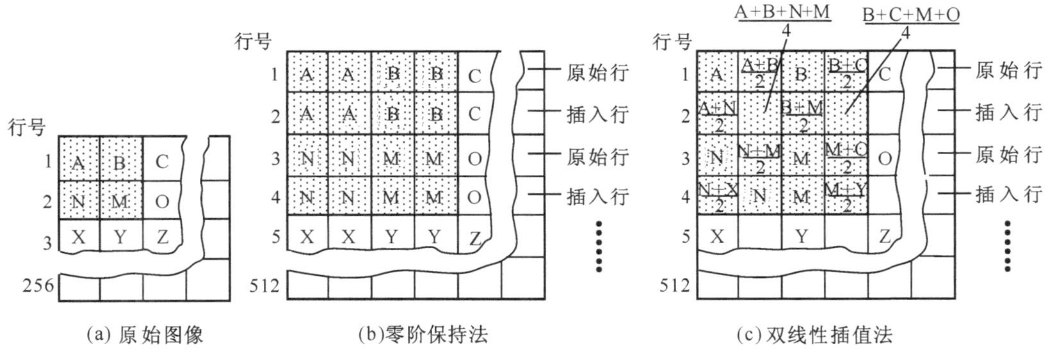

图 11-40　图像放大的方法

是说在屏幕存储器中用 8 位二进制表示图像就足够了。为了使原始图像中所有的灰度信息均得以显示，医学图像显示系统中常采用所谓的窗口技术(详见第九章)。实现窗口显示最常用的方法为查找表(look up table)法，这里不赘述了。

6. 电影显示

电影显示(cine display)指的是将一组静止磁共振图像连续而反复地展示在屏幕上，以产生动感的显示方法。用电影显示手段可清楚地观察心脏、关节等活动器官的运动情况。

实现电影显示的关键技术是静态图像的高速刷新。相邻两幅图像之间的间隔时间或每幅图像的停留时间都不能太长，否则将产生断续感。为此，在一般 MRI 系统中，都有比较大的图像缓冲存储器：电影显示开始前先读入欲显示的全部静态图像，然后通过高速的数据总线依次将其送往屏幕存储器加以显示。

第七节 生理信号检测及控制子系统

血液和脑脊液的流动、心脏的跳动以及呼吸动作等生理运动均会在磁共振图像中导致运动伪影。采取信号平均、相位校正、交换相位编码和频率编码方向等措施虽然也能使上述伪影有所减少，但效果均不理想。生理信号门控成像是一种可有效减弱运动伪影的成像技术。因此，一般 MRI 系统均有生理信号检测和控制单元。除了进行门控成像外，它提供的生理信号还用于被检病人生命体征的动态监测。

生理信号检测与控制子系统也是 MRI 设备的组成部分。从功能上看，其硬件设备可分为检测单元、信号处理单元、监控信号产生单元和扫描控制信号(触发脉冲和门控信号)发生单元等四个部分。

信号检测单元的功能是通过电极和传感器获取 ECG、脉搏波及呼吸波信号，并对所获信号进行前置放大。信号检测单元的设计至少要考虑到如下特殊要求：①探测器位于场强很高的静磁场中；②由于梯度场的开关，周围存在较强的低频干扰；③RF 激励时，线圈发出功率较大的高频干扰。在上述环境中，信号检测电路需要在屏蔽、滤波、耦合等方面采取一定措施，才能获得理想的生理信号。有些厂家的 MRI 系统中之所以采用光纤将信号送出磁体室，就是为了有效防止各种干扰的耦合。

几种生理信号中，ECG 的检测难度最大，这一方面是因为 ECG 信号幅度本来很小(1～3mv 之间)，极易被干扰信号所淹没，另一方面是因为系统对 ECG 信号的要求很高。ECG 不仅供病人监测用，更主要的是要用它产生触发信号。当信号抖动或幅度不足时就难以起到触发作用。此外，ECG 的电极须采用 MRI 专用的无磁电极。电极引线一般采用电阻在 30K 左右的碳芯线。电极和电极引线的设计都要避免射频耦合的问题，以免对病人造成射频灼伤。

信号处理单元的任务主要是对信号进行整形、放大和数字化处理，以便给 MRI 系统的扫描控制器提供合乎要求的生理信号。这一单元通常由放大器、A/D 转换器和微处理器组成。对于 ECG 信号，该单元不仅要进行数字化，还要通过 R 波检测器检测出 ECG 信号的 R-R 间期，并根据它的长短动态地计算受检者的心率。

ECG、脉搏波和呼吸波信号均可用于病人监视。有些 MRI 系统设有专门的监视器，可将上述信号的波形、心率以及是否用于门控或触发扫描的状态信息显示于监视器上。还有些机器的监视系统备有蜂鸣器，并用 ECG 的 R 波来触发蜂鸣器的“哔、哔”声。

扫描控制信号发生单元是 MRI 系统序列控制器的一部分。它根据信号处理单元提供的生理信号发出门控或触发信号，从而控制测量系统的运行。

图 11-41 所示框图为西门子 Magnetom 63 SP 磁共振成像装置的生理信号检测与处理子系统。图中 ECG 和脉搏波信号均采用光缆传送，故在采集信号的一端和接收一方分别设置了光发送器和接收器。脉搏波则直接送出。各信号在信号处理单元中分通道放大后馈送控制计算机做进一步处理(包括数字化)。控制和通信单元(CCU)得到计算机系统送来的 Gate、EXS 和 QRS-Trigger 三个信号后，根据触发和门控的要求进行相应的控制。

对于监控摄像机(置于磁体室内)发来的视频信号，系统首先在视频信号控制单元中

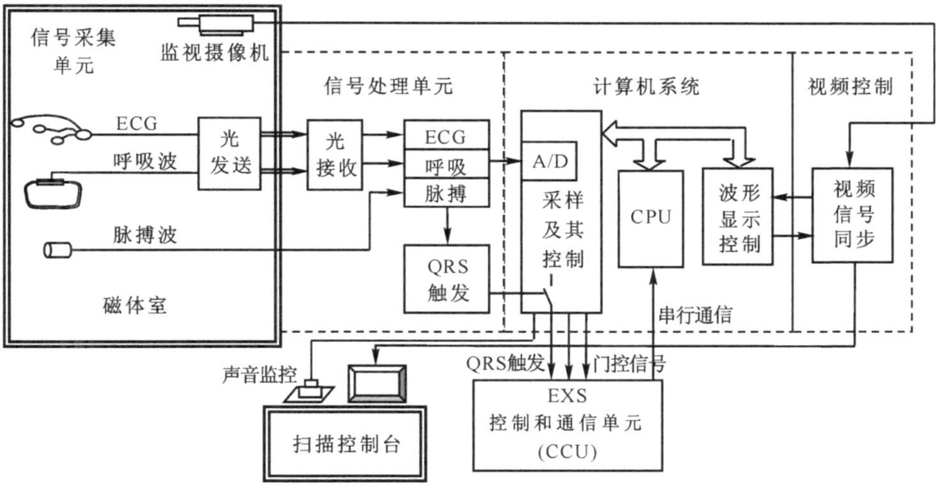

图 11-41　Magnetom 63 SP 磁共振成像系统生理信号检测与处理子系统总框图

与生理信号波形相同步，使后者迭于视频信号之上。此后该复合信号被送往控制台监视器显示。

主要参考文献

北丸龟三．1991．核磁共振的基础与原理．朱清仁译．北京：中国科学技术出版社

姜宗义．2003．低场强开放式 MRI 技术进展．世界医疗器械，9(6)：64～68

麦祖荫．1997．医学磁共振影像技术的现代进展．世界医疗器械，3(6)：22～26

毛希安．1996．核磁共振基础简论．北京：科学出版社

宋启泽，陈　洁．1992．核磁共振原理及其应用．北京：兵器工业出版社

陶笃纯．1996．磁共振成像技术的新进展．世界医疗器械，2(7)：28～29，31

谢南柱，曾仁端．1985．现代医学成像——物理原理与临床应用．广州：广东科技出版社

赵喜平．2000．磁共振成像系统的原理及其应用．北京：科学出版社

赵喜平，纪　震，郑崇勋．1998．MRI 图像传输和处理的初步研究．中华放射学杂志，32(1)：8～11

赵喜平．2000．磁共振成像的评价．仪器仪表学报，21(5，增刊)：31～33，40

赵喜平．2000．磁共振成像的特点及其局限性．中国医学影像技术，16(7)：102～104

朱小平，苏学曾．1987．磁共振成像入门．上海：同济大学出版社

宗贤钧，朱跃龙，宗　晔．1987．生物医学中的核磁共振成像．杭州：浙江大学出版社

俎栋林．1996．医学 MRI 基本概念和基本原理．Beijing：Proceedings of CCAST(World Laboratory) Workshop

Balter Stephen. 1987. An introduction to the physics of Magnetic resonance imaging. RadioGraphics，7(2)：371～383

Friedman Barry R，Jones Jerome P，et al. Principles of MRI. New York：McGraw-Hill Information Services Company

Fullerton G D. 1987. Magnetic resonance imaging signal concepts. RadioGraphics，7：579～596

Hendrick R E. 1994. Basic physics of MR imaging：an introduction. RadioGraphics，14：829～846

Higgins C B，Hricak H. 1987. Magnetic resonance imaging of the body. New York：Haven Press

Ness Aiver Moriel. 1997. All you really need to know about MRI physics. Baltimore，MD，United States：Simply Physics

Parizel P M，De Schepper A M. 1996. Low-field MRI makes economic progress. Diagnostic Imaging Europe

Patton J A. 1994. MR imaging instrumentation and image artifacts. RadioGraphics，14：1083～1096

PHILIPS. Basic principles of MR imaging. Philips Medical Systems

Slichter C P. 1978. Principles of magnetic resonance. Second revised and expanded edition. New York: Springer-Verlag Berlin Heidelberg

Splawls Jr Perry. 1993. 医学成像的物理原理. 黄治焯主译. 北京：高等教育出版社

Woodward Peggy, Freimarck Roger. 1995. MRI for technologists. New York: McGraw-Hill Information Services Company

Young Ian R. 2000. Methods in biomedical magnetic resonance imaging and spectroscopy. Chichester UK: John Wiley & Sons Ltd

第十二章　检测线圈及其设计

MRI 系统中使用的射频线圈既是体内氢质子发生磁共振的激励源，又是 NMR 信号的探测器。但是，一方面由于受检信号很弱(仅微伏数量级)，另一方面由于噪声水平较高，使其 SNR 受到极大限制。因此，提高 SNR 始终是 MRI 设备制造商所追求的目标之一。在外磁场 $\boldsymbol{B}_0$ 恒定的前提下，改善 SNR 的唯一途径就是设法加强射频场与被检体的耦合，这就诞生了各种各样的信号检测线圈。线圈技术的发展，在一定程度上代表着磁共振成像技术的发展。本章首先介绍线圈的分类、指标以及如何选用等一般知识，然后回顾 NMR 信号的检测原理、简述电路和电磁场的相关内容，并在此基础上进一步阐述亥姆霍兹线圈、螺线管线圈、鞍形线圈和笼式线圈的工作原理。最后讨论 RF 线圈和 MRI 系统发射/接收器之间的接口问题。

第一节　射频线圈的功能和分类

一、射频线圈的功能

射频线圈(RF coils)有发射和接收两个基本功能。所谓发射，就是辐射一定频率的电磁波，以使被检体内的氢质子受到激励而发生共振。接收则指检测被激质子的进动行为，即获取 NMR 信号。因此，从功能的角度看，RF 线圈有发射线圈和接收线圈之分。在射频激励过程中，发射线圈作为换能器，将 RF 功率转换为在成像空间横向旋转的射频磁场 $\boldsymbol{B}_1$。该换能器的效率越高，就越可能用较小的射频功率在成像空间内获得较大的 $\boldsymbol{B}_1$ 场。在信号的接收阶段，RF 线圈以及相关的前置放大器又将磁化矢量 $\boldsymbol{M}$ 的进动转化为可以进一步处理的电信号。接收线圈在此同样起到换能器的作用。它的转换效率越高，就越有利于在给定空间内获取高的 SNR。

一个品质优良的线圈，不仅要有高的发射和接收效率，而且其射频场要有足够的空间均匀性，发射线圈尤其如此。然而，一般说来线圈的高效和空间均匀性不可兼得。这是因为增加空间均匀性势必增大射频功率，从而使 SNR 降低。

二、射频线圈与普通天线的比较

我们知道，当电荷、电流随时间变化时，就会在其周围产生电磁波。在电磁波向外传播的过程中，会有部分电磁能量向外输送出去，这种现象称为电磁能的辐射。在研究辐射问题时，电磁波的接收占有同等重要的位置。

在无线电技术中，用来辐射和接收电磁波的装置统称为天线(antenna)。其中，作为电磁波辐射源的天线称为发射天线或强功率天线，接收空间讯号的天线称接收天线或弱功率天线。这两种天线的结构形式在原理上没有什么区别。原则上讲，接收天线可以设计成接收电场的和接收磁场的两种，但由于前者的灵敏度较高，多数接收天线是按接收电场的需要进行设计的。

MRI射频线圈的作用也是进行电磁波的发射和接收，故也有将线圈称为天线的。如果仅从能量转换的角度看，天线和线圈确有共同之处。在无线电设备中，发射机通过馈线送入天线的并不是无线电波；接收天线也不能把无线电波直接经馈线送至接收机。这中间要经过天线的换能作用，即在发射天线中，要完成高频电流(或导波)到同频率无线电波的能量转换；在接收天线中，则要完成无线电波到同频率高频电流(或导波)的能量转换。因此，天线除了能有效地辐射和接收无线电波以外，还是一个能量转换器。MRI的射频线圈也是能量转换器。但是，线圈发射能量的目的只是为了激励NMR现象的发生，而不是传递信息。在MRI的激发过程中，只有很少的一部分射频能量被人体或样品中的氢质子所吸收，其余能量均消耗在成像区间的其他物质中。但在接收过程中，接收线圈只检测进动的磁化矢量，并不从质子中获得任何多余的能量。这样的能量转换特点使得线圈中接收到的信号必然是短暂的。

射频线圈与天线的差别还体现在结构上。首先，多数接收线圈是按接收磁能的需要而不是按照接收电能的需要设计的。其次，天线一般采用开放式设计，其目的是要将输入功率的大部分尽可能地向远方辐射。与此相反，MRI的发射线圈却需要在一个相对小的区域内以最小的衰减来暂存磁能，并最大限度地降低射频能量向周围空间的辐射。线圈设计中还经常采用法拉第屏蔽来减少线圈的杂散辐射。另外，为了使电磁辐射达到一定的距离，天线一般具有较强的功率和一定的辐射方向，但射频线圈所发射的功率却非常小，其能量主要集中于线圈的内部空间或表面区域。这是因为MRI线圈是用于生物体成像的特殊射频部件，减少被检体内的射频沉积是一个至关重要的问题。

无线电技术中的天线是联系自由空间和发射机或接收机的重要设备。为了有效地将功率馈送到天线上或将天线接收到的功率传送到接收设备中去，天线要起到阻抗匹配器件的作用；为了节省发射功率或提高接收系统的SNR，天线仅需定向地辐射或接收无线电波，因此它又是一个照射或聚焦器件；同一系统中的收发天线一般采用相同的极化形式，因而天线还是一个极化器件。天线的上述基本作用在MRI线圈中也是需要的，因而天线设计中要考虑的问题在线圈设计中大多也要考虑。

三、射频线圈的分类

MRI系统中使用的射频线圈种类很多，这里进行分类介绍。

1. 按功能分类

如前所述，射频线圈的基本功能可归结为射频发射和信号接收两个方面，因而就有了发射线圈和接收线圈之分。接收线圈是只能接收信号但不发射电磁波的一类线圈，即没有激励功能的线圈。大部分表面线圈都是接收线圈。当用表面线圈检测信号时，射频激励的任务是由另外一个线圈(通常为体线圈)来完成的。这时体线圈就相当于一个发射线圈。发射线圈一般有体积大、提供的 $\boldsymbol{B}_1$ 场均匀性好、增益高以及激励范围大的特点。

在有些情况下，又需要将发射和接收线圈做在一起(也可能是一个线圈兼有发射和接收两种功能)，于是就出现了所谓的发射、接收两用线圈(T/R coil)。最常用的两用线圈是体线圈(body coil 或 body resonator)和头线圈(head coil)。四肢成像所用的线圈各个厂家有所不同，有用 T/R 线圈的，也有使用表面线圈的。

一般说来，发射线圈与被激组织的距离越近，氢质子达到横向磁化所需的 RF 能量就越小，这有利于减少病人所承受的射频沉积，使所谓射频能量特定吸收率(SAR，specific absorption rate)变小。SAR 是反映受检者接受射频辐射的重要指标。另一方面，接收线圈与被检体靠得越近，就越有可能获取较大的信号，从而改善 SNR。在体线圈和头线圈这两种 T/R 线圈中，后者与被检体(头)最贴近，因而用它可获得很高的 SNR，这是 MRI 头部图像质量较好的原因之一。

接收线圈(receive only coil)的形状和结构五花八门，其大小差别也很悬殊。除了放在成像部位表面或身体特殊部位进行成像的表面线圈外，现在还有了可放入体腔内的小接收线圈以及用于皮肤成像的所谓微成像线圈。可将常规的表面线圈和这些小(微)线圈统称为局部线圈(local coil)。应用一些特殊的局部线圈，可对身体的任何部位实施成像。应该说，接收线圈的多样化发展，才是造成 MRI 线圈丰富多彩的主要原因。

2. 按适用范围分类

根据线圈作用范围的大小可将其分为全容积线圈、部分容积线圈、表面线圈、体腔内线圈和相控阵线圈五大类。

(1)全容积线圈

所谓全容积线圈(whole-volume coil)，是指能够整个地包容或包裹一定成像部位的柱状线圈(图 12-1)。这种线圈在一定的容积内有比较均匀的发射及接收 RF 场，因而主要用于大体积组织或器官的大范围成像，也用于躯干某些中央部位的成像。常见的全容积线圈有体线圈和头线圈两种。如前所述，这两种线圈都是既能发射又能接收的双向线圈，其中体线圈可以发出很大的射频功率。由于体线圈的体积较大，一般套装在磁体孔洞内，成为磁体的组成部分之一(图 11-11)。

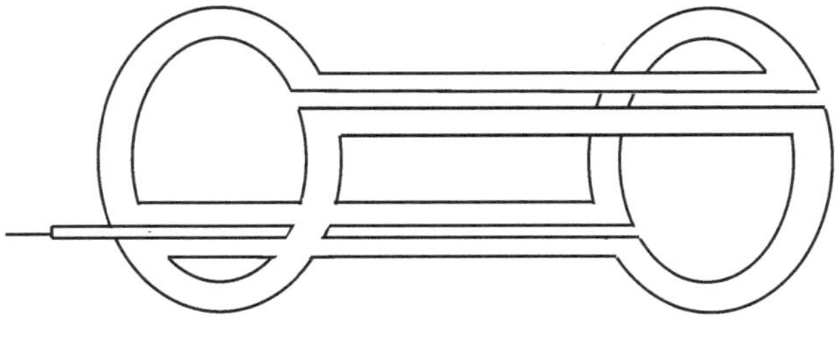

图 12-1　柱状(鞍形)全容积线圈

(2)表面线圈

表面线圈(surface coil)是一种可紧贴成像部位放置的接收线圈，其常见结构为扁平型或微曲型。这种线圈形成的射频发射场和接收场极不均匀，表现为越靠近线圈轴线射频场越强、偏离其轴线后射频场急剧下降。图 12-2 就表示表面线圈射频场的变化特点。

图中以阴影的深浅来表达射频场的强弱。

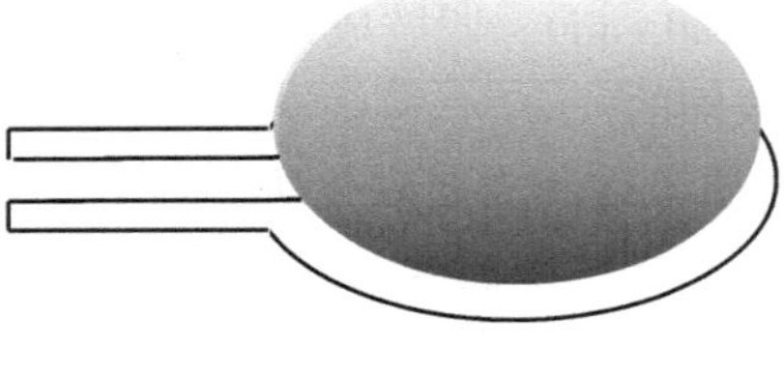

图 12-2 表面线圈的射频场

表面线圈场强的不均匀直接导致了接收信号的不均匀。在图像上的表现就是越接近线圈的组织越亮、越远离线圈的组织越暗。这样就很难通过窗宽、窗位的调节使图像的各个部位同时充分显示。不过，现在已有几种图像数据处理的方法问世，这些方法包括校正矩阵法、数字滤波法和解析校正法等。它们均可在一定程度上校正图像的非均匀性，但所有方法都要消耗额外的处理时间。为了从硬件上对表面线圈射频场的非均匀性进行补偿，近来出现了所谓双环形的新型表面线圈(通常结构为单环形)，这一线圈的工作原理将在后面介绍。

软表面线圈(flexible surfacc coil)是近年来出现的新型线圈。这种线圈的支撑体全部用软材料制作，因而在线圈放置时有最大的自由度。由于它可以与被检体充分接触，所以 SNR 进一步提高。

受到射频场均匀性的限制，现表面线圈主要作为接收线圈使用。这时的激励脉冲由体线圈发出。但是，当体线圈发射 RF 脉冲时，必须通过电子开关将表面线圈切断。否则，信号的耦合将有可能使表面线圈烧毁，这方面的问题后面还要讨论。

表面线圈主要用于表浅组织和器官的成像，如颞颌关节、眼和耳等。同时，由于表面线圈的作用半径一般较小，或者说接收野较局限，故只适用于小范围成像。用这种线圈对脊柱成像时须分段进行。

(3)部分容积线圈

部分容积线圈(partial-volume coil)是由全容积线圈和表面线圈两种技术相结合而构成的。这类线圈通常有两个以上的成像平面(或线圈)。图 12-3 就是由两个平面环组成的部分容积线圈。图中仍以阴影的深浅表示成像容积内线圈射频场的强弱。我们看到，在靠近线圈平面的空间内，发射或接收的射频场增强，而在线圈对的中央射频场逐渐减弱。可见这类线圈射频野的均匀性介于全容积线圈和表面线圈之间。

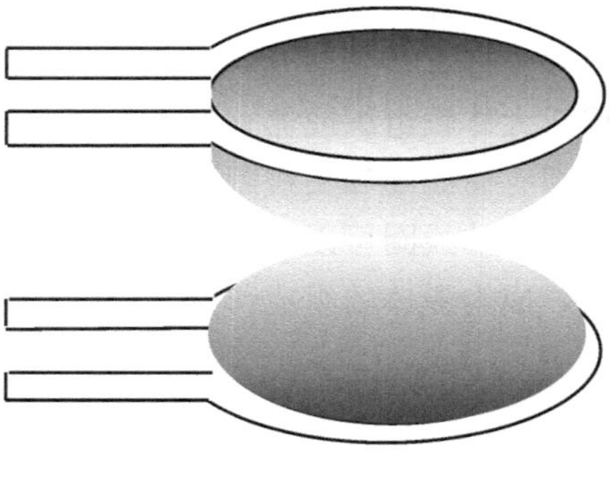

图 12-3 部分容积线圈的射频场

部分容积线圈主要用于以下两种情况。一是需要一个比较均匀的接受野，但由于其解剖位置特殊而不能使用全容积线圈的场合，例如双肩和双乳腺的成像；二是被检部位虽然能够置于全容积线圈中，但只有对那些深部结构感兴趣的场合，例如，位于盆腔中的髋关节的成像。

部分容积线圈和前述两种线圈有时并没有明确界限。例如，当表面线圈的曲度增大到一定程度时就可将它看作部分容积线圈了。

(4)腔内线圈

腔内线圈(intracavitary coil)又称体内线圈，是近年来出现的一种新型小线圈。这种线圈使用时须置于人体有关体腔内，以便对体内的某些结构实施近距离高分辨成像。例如，美国 Surgi-Vision 公司已推出一种专用于食道和周围区域成像的腔内线圈。该线圈一般经鼻插入食道，并可适当调整位置。由于线圈的体积很小，插入时病人的痛苦并不大。在该线圈所获图像上可清晰地观察到食道壁上的黏膜，因而具有一定的诊断优势。直肠内线圈是最常见的腔内线圈。从肛门置入后，它可用于直肠、前列腺和子宫等盆腔内结构的成像。此外，还有可供血管成像使用的腔内线圈出售。

从原理上说，腔内线圈仍属于表面线圈，但它同常规的表面线圈存在许多不同之处。首先，腔内线圈需通过一个比较狭窄的管口(如肛门或鼻腔)而到达体腔，因此，它的整体结构应比较紧凑而小巧。其次，这类线圈到达预定位置后应能顺利拓展，使之有较大的形状，而普通表面线圈的大小一般固定不变。此外，腔内线圈和表面线圈的调谐方式有别。由于体内周围组织的情况不同或使其张开的气囊之大小不同，腔内线圈的工作几何形状和大小是不确定的，因而它的调谐难度较大，且需要遥控。目前这种线圈已经能够自动调谐了。普通表面线圈的调谐只受负载的影响。

为了缩小体积，腔内线圈的线圈体和调谐电路是分开设计的，即它通常由可插入体内的探头和工作于体外的调谐盒两部分组成。

(5)相控阵线圈

相控阵线圈(phase array 或 coil array 或 synergy coil 或 multicoil)是由两个以上的小线圈或线圈单元组成的线圈阵列。这些线圈可以彼此邻接，组成一个大的成像区间，使其有效空间增大。各线圈单元也可相互分离。但无论哪一种连接方法，其中的每个小线圈均可同时接收对应小区域的 NMR 信号，且在测量结束后，使小区域的信号有机地联系在一起。这里，每个线圈单元均可作为独立线圈看待，该独立线圈中的噪声仅来源于它所对应的小区域。由此看来，相控阵线圈可从较大的范围内获取数据，而其 SNR 却等于每个独立线圈的 SNR。这与单线圈成像的情况大不相同。在那里，噪声来自整个受激区域，而信号仅取自选中的层面。如果用同样面积的大线圈对同一区域成像，那么，尽管该线圈中也会取得与相控阵线圈同样幅度的信号，但由于噪声源的扩大，它所得到的噪声水平将比后者高出若干倍。SNR 高是这种线圈阵列的最大特点。

相控阵线圈主要有以下三种结构形式：①脊柱成像专用的长形多线圈单平面阵列；②由两个或三个线圈组成的多平面(不同平面)阵列，例如，可用于肩和盆部成像的线圈阵列；③由相距较远的线圈对所组成的阵列，例如，双颞颌关节成像专用的线圈对(TMJ 线圈，temporomandibular joint coil)。线圈单元之间的连接则有两种形式，一种是将数个小线圈进行线性组合，以使 FOV 增大，即它能对较长的解剖区域成像而不至于丢失深层的信号。这种线圈在脊柱成像中得到了广泛应用。另一类相控阵线圈各单元之间彼此独立，可以置于不同的平面内，形成的图像也不存在邻接关系，因而可分别显示。这种线圈可称为容量阵列。盆腔和乳腺线圈就属于这一类。盆腔相控阵线圈由前、后两个单元组成，它的成像总深度是前、后单元单独应用时的深度之和。这种类型的相控阵线圈还可用在四肢、腹部和胸部成像中。

相控阵线圈的设计实际上要复杂得多。它至少要考虑多个线圈的布局及几何结构、线圈之间的相互干扰、不同线圈的同步、多通道的信号采集、图像的拼接或联合等问题。显然，相控阵线圈除了它本身的构造复杂外，还需要 MRI 系统有多个数据通道对获得的信号分别进行处理。与此同时，MRI 系统还需增加重建和联合图像所需要的软件。这就意味着相控阵线圈的代价较高。因此，并不是所有的 MRI 系统都能直接应用这类线圈。

3. 按极化方式分类

常用线圈按其极化方式的不同可分为线(性)极化和圆(形)极化两种方式。早期的头线圈和体线圈就曾采用线极化的方式。线极化的线圈只有一对绕组，相应射频场也只有一个方向。而圆形极化的线圈一般有两对俩俩垂直的绕组。这种线圈被称为正交线圈(quadrature coil)。它的两个绕组工作时接收同一 NMR 信号，但得到的噪声却是互不相干的。这样，如果对输出信号进行适当组合，就可使线圈的 SNR 提高 $\sqrt{2}$倍。此外，用正交线圈发射激励波时，所需的功率没有其他线圈大，这使得病人所承受的射频功率有所减小。

正交线圈的应用非常广泛。

4. 按绕组形式分类

根据所用绕组或电流环的形式，射频线圈又可分为亥姆霍兹线圈、螺线管线圈、四线结构线圈(鞍形线圈、交叉椭圆线圈等)、STR 线圈(管状谐振器)和笼式线圈等多种形式。螺线管线圈和鞍形线圈是体线圈的主要形式，其中前者主要用在横向磁场的磁体中，后者则用于纵向磁场的磁体中。上述各种线圈将在后面陆续介绍。

总之，在过去的近二十年中，线圈技术获得了极大发展。表面线圈的出现，使磁共振图像质量得到了很大的提高。各种发射和接收线圈、局部线圈、相控阵线圈、软线圈以及全景式线圈的出现都证明，无论是现在还是将来，线圈技术在 MRI 设备的进步中都将占有非常重要的地位。

第二节 射频线圈的指标和选用

一、射频线圈的主要指标

1. 信噪比

作为图像质量的重要指标，我们曾在第九章对信噪比(SNR)进行过详细的讨论，并给出了几个关于它的表达式。在第十七章中，作者还将对扫描序列与图像 SNR 之间的关系进行说明。这里仅给出射频线圈 SNR 的表达式。

我们知道，自旋质子的进动将在 RF 线圈中感应出一电压信号 S。该信号既与进动的质子数以及质子的进动频率有关，还与它受激的程度成比例。考虑到进动的质子数决定于成像部位的体积 V_s、受激的程度和进动频率分别决定于射频场 $\boldsymbol{B}_1$ 和静磁场 $\boldsymbol{B}_0$，可得出线圈中感应信号的基本表达式

$$S \propto V_s \omega^2 B_1 \tag{12-1}$$

值得一提的是，该信号的大小还与进动质子与线圈的耦合情况有关，即与线圈的几何形

状有关。

关于电路热耗散的理论指出，电路中的电阻可产生一定的随机噪声，称为热噪声。由于线圈电路存在等效电阻 r，所以也必然有热噪声产生。设数据接收系统的带宽为 Δf，则线圈两端的噪声电压具有 $\sqrt{4kTZ\Delta f}$的形式，因而总的噪声电压 V_n 为

$$V_n = f_n \sqrt{4kTr\Delta f} \tag{12-2}$$

式中，k 为玻尔兹曼常量；T 为热力学温度；f_n 为噪声因子(除热噪声外所有附加噪声的总和)。式(12-2) 满足 $f_n \geqslant 1$ 的条件。

于是得出关于接收线圈 SNR 的表达式

$$\mathrm{SNR} \propto \frac{V_s\omega^2 B_1}{f_n \sqrt{4kTr\Delta f}} \tag{12-3}$$

如果仅考虑线圈等效电阻 r 所致的热噪声，则 SNR 又可表示为下面的简略式

$$\mathrm{SNR} \propto \frac{V_s\omega^2 B_1}{\sqrt{r}} \tag{12-4}$$

对于 NMR 波谱仪中所使用的小螺线管线圈，式(12-4)可改写为

$$\mathrm{SNR} \propto \eta \sqrt{\omega^3 Q V_c} \tag{12-5}$$

式中，Q 和 V_c 分别为螺线管线圈的品质因数和容积；η 为线圈的填充因数，其定义由式(11-5) 给出。由此可见，在小螺线管线圈中，为了获得高的 SNR，对线圈必须进行高 Q 值设计。

对于全身磁共振成像，式(12-4)中的 r 效应可分为两部分，一是受检体造成的信号损失(噪声)，二是线圈内阻的信号损失(热噪声)。受检者对信号的影响源自电介效应和体内所感应出的涡流，分别称为电介损失(电容损失)和磁性损失(电感损失)。电介损失是由病人和线圈之间的杂散电容所致，其值比磁性损失小，且能设法削减。例如，在线圈和被检体之间插入一个法拉第屏蔽，电介损失就可排除。而病人体内随机热电流产生的磁性损失和有用的质子进动信号混合在一起，实际上是无法排除的。也就是说，磁性损失是固有的。它的存在是 SNR 下降的重要原因。

设样品或被检体的电导率为 σ、样品的半径为 b(取球形样品空间进行研究)，则根据豪尔特和劳特伯的估计，造成信号涡流损失的病人等效电阻 r_{patient}为

$$r_{\text{patient}} \propto \sigma\omega^2 B_1 b^5 \tag{12-6}$$

在这种情况下，由于受趋肤效应的作用，线圈电阻 r_{coil}将与频率的平方根成正比。将 r_{patient}与 r_{coil}之和代入式(12-4)中，又得出如下的 SNR 表达式

$$\mathrm{SNR} \propto \frac{V_s\omega^2 B_1}{\sqrt{\alpha\sqrt{\omega} + \beta\sigma\omega^2 B_1^2 b^5}} \tag{12-7}$$

上式实际上就是式(9-7)所表示的结果，其分母为信号中的噪声成分。当 ω 和 b 增大(相当于采用高场强和大线圈)时，被检体对噪声的贡献(病人损失)将以比线圈损失快得多的速度增长。例如，在一个低损失、高 Q 值、谐振频率为 6.4MHz 的体线圈中，线圈等效电阻与病人的等效电阻大约相同，即存在

$$r_{\text{coil}} \approx r_{\text{patient}} \tag{12-8}$$

但在频率增高的情况下，将有

$$r_{\text{patient}} \gg r_{\text{coil}} \tag{12-9}$$

显然，当频率极高时，式(12-7)成为

$$\text{SNR} \propto \frac{V_s \omega}{\sqrt{b^5}} \tag{12-10}$$

可以看出，SNR 与 ω 呈线性关系，这是 MRI 系统倾向于使用高场强磁体的主要原因。

将式(12-10)与式(12-5)相比较还可发现，在使用小螺线管线圈的波谱仪中，工作频率即场强对 SNR 的影响要更大些。对于一定大小的体素来说，当样品空间 b 增大时 SNR 会变小，这是因为成像过程中体素以外的组织只贡献噪声而不提供信号的缘故。上式更能说明这一事实。另外，表面上来看，式(12-10)与线圈的填充因数 η 和 Q 值无关。这是因为我们已假设 η 和 Q 足够大，使得式(12-9)成立。也就是说，只有当 Q 足够大时，才能有足够小的 r_{coil}；而 η 与 r_{patient} 的关系，是通过式(12-6)中样品的电导率体现的。

r_{coil}和 r_{patient}的相对量可以通过测量线圈空载 Q 值 Q_{empty}和加载 Q 值 Q_{loaded}而获得。设电介损失对 r_{patient}没有贡献，则其计算公式为

$$\frac{Q_{\text{empty}}}{Q_{\text{loaded}}} = \frac{r_{\text{coil}} + r_{\text{patient}}}{r_{\text{coil}}} \tag{12-11}$$

对于 1.5T 的磁场而言，上述比值一般在 5 以上。式(12-11)还可用来表示线圈的灵敏度。

提高 SNR 是最主要的线圈设计目标。线圈的 SNR 越高，就越有利于增加图像的分辨率或者提高系统的成像速度。

2. 灵敏度

线圈灵敏度(coil sensitivity)是指接收线圈对输入信号的响应程度。线圈的灵敏度越高，就越能检测到微弱信号，但信号中的噪声水平也会随之提高，从而使 SNR 下降。因此，线圈灵敏度并不是越高越好。

线圈灵敏度应该与它的作用范围一起理解。灵敏度能够满足一定要求的线圈成像空间称为有效空间或有效范围。在有效空间内，线圈的灵敏度也不是处处相等。一般来说，距离线圈越近处其灵敏度越高，反之亦然。

3. 射频场均匀性

RF 线圈发射的电磁波一方面会随着距离的增加而减弱，另一方面则向周围空间发散，因而它所产生的 $\boldsymbol{B}_1$ 场并不均匀。为了表述这一事实，同静磁场 $\boldsymbol{B}_0$ 的情况一样，线圈技术中也引入了 $\boldsymbol{B}_1$ 场均匀性或线圈均匀性(coil hemogeneity)这一指标。

线圈均匀性与其几何形状密切相关。螺线管线圈以及其他柱形线圈的均匀性最好，表面线圈的均匀性最差，其他线圈居中。线圈的均匀性将直接影响图像质量。

4. 品质因数

品质因数简称 Q 值，其定义为谐振电路的特性阻抗 ρ 与回路电阻 R 的比值。即

$$Q = \frac{\rho}{R} \tag{12-12}$$

Q 更一般的定义为谐振电路中每个周期储能与耗能之比，也就是

$$Q = \omega_0 \frac{\text{谐振时电路中储存的电磁能量总和}}{\text{电路所消耗的平均功率}} \tag{12-13}$$

或

$$Q = 2\pi \frac{\text{谐振时电路中储存的电磁能量总和}}{\text{电路在一个周期内所消耗的能量}} \tag{12-14}$$

当满足谐振条件($\omega = \omega_0$)时，谐振电路的输出电压是输入电压的 Q 倍(对于串联谐振)，可见 Q 值是反映谐振电路性质的一个重要指标。

MRI 系统的 RF 线圈实际上由各种谐振电路组成，因而线圈也有 Q 值。这里的 Q 值完全是针对线圈的谐振特性而言的。Q 值越大，表示线圈在工作频率即共振频率下对信号的放大能力越强，线圈对某一频率信号的选择性也就越好，但线圈的通频带随之变窄。线圈的通频带 $\Delta\omega$ 与 Q 值、共振频率 ω_0 之间的关系为

$$\Delta\omega = \frac{1}{Q}\omega_0 \tag{12-15}$$

由于 NMR 信号非常微弱，它的检测线圈通常都采用高 Q 值设计。

5. 填充因数

填充因数(filling factor) η 为被检体体积或样品体积 V_s 与线圈容积 V_c 之比。由式(12-5)可知，η 与线圈的 SNR 成正比关系，即提高 η 可提高 SNR。因此，在线圈的结构设计中应以尽可能多地包绕被检体为目标。各种软线圈都能最大限度地满足这一要求，因而这类线圈的 SNR 一般要高于类似的硬线圈(指形状相对固定的线圈)。还有一些容积可调线圈现已投入应用，它们也是为了进一步提高填充因数而采取的设计方案。对于 MRI 用户来说，明了填充因数与 SNR 的关系，将有助于线圈的正确选用。

6. 有效范围

线圈的有效范围是指激励电磁波可以到达(对于发射线圈)或可检测到 RF 信号(对于接收线圈)的空间范围。有效范围的空间形状取决于线圈的几何形状，例如，柱状线圈为圆柱形、表面线圈为半球形。线圈的有效范围越大，扫描时所包容的解剖区域就越大，因而可采用更大的 FOV，但线圈的 SNR 随之降低。体线圈的有效范围最大，但 SNR 最低。

二、射频线圈的选用

MRI 中的 RF 线圈种类很多，且每种线圈各有其优缺点，使用对象也有所不同。线圈的选用应以获得最好的图像质量和达到临床诊断要求为原则。这里介绍线圈选用中应着重考虑的几个问题。

1. SNR 问题

从人体内收集 NMR 信号是射频线圈的功能之一。但线圈在采集信号的同时，也收

集噪声。上面的讨论告诉我们，混迹于 NMR 信号中的噪声主要来自被检体和线圈两个方面。在高场的情况下，线圈本身产生的噪声只占整个噪声的一小部分，即噪声主要来源于被检体。只要线圈选用合理，就有可能大大削减这部分噪声。

由式(12-10)可知，线圈大小对 SNR 的影响非常大。因此，选择线圈时，线圈尺寸是第一个要考虑的问题。在满足临床对 FOV 要求的前提下，能用小线圈就不用大线圈。例如，体线圈和头线圈均为全容积线圈，但由于二者大小相差悬殊，其 SNR 的差别也非常显著。体线圈主要用于人体躯干部位的成像。用体线圈成像时，被检体的大部分都处在它的敏感区内，因而收到的噪声量也就大些。另外，用体线圈成像时，线圈和成像组织间的距离比较远(如肝脏成像)，这就减小了接收信号强度。头线圈不仅容积小，而且线圈可与被检组织充分贴近，因而其 SNR 较高，意味着用较小的体素便可获取理想图像。

与体线圈相比，表面线圈的 SNR 可高出 3～5 倍。这一方面是由于它尺寸小，另一方面则因为它常被置于患者最接近病变部位的体表，能够最大限度地接收共振信号。因此，在病变较小或较浅的情况下，应优先选用表面线圈。对于大范围成像，相控阵线圈是目前所有线圈中最理想的。但是，由于这类线圈的成本较高且需要多通道的谱仪，目前在一些中低档的 MRI 系统中还难以普及。

2. 填充因数问题

一旦将病人或被检部位置于线圈中，线圈的等效阻抗就会发生变化，这时我们说给线圈加了负载。对于加载线圈，就有一个填充因数问题。如前所述，在线圈灵敏度不变的前提下，填充因数越大，线圈的 SNR 就会越高。一般来说，要获得比较理想的 SNR，70％以上的填充因数是需要的。

体线圈的容积最大，填充因数不可能太高，因而它的 SNR 是所有线圈中最低的。头线圈、颈线圈和膝线圈等全容积线圈的容积较小(被检体几乎可充满整个线圈空间)，使填充因数大大提高，故这类线圈的 SNR 通常较高。

3. 表面线圈问题

目前，表面线圈的形状和规格越来越多，因而在选用上大有文章可做。

表面线圈的选用应遵循如下两条原则。一是严格按照成像区域的大小来确定线圈尺寸；二是扫描时选取与线圈大小相当的 FOV，以防图像的卷褶。采取上述两项措施后，就有可能获取更大的 SNR。

表面线圈接收野的不均匀性使其 SNR 随着距离的增大而减小。图 12-4 表示矩形表面线圈和鞍形线圈各自的 SNR 与距离的关系(图中同时给出头线圈与距离的相应关系作为参考)。我们看到，头线圈内的 SNR 几乎处处相等，表面线圈的 SNR 则随距离的增大而急剧下降。为此，表面线圈的放置应尽量贴近受检部位。如果感兴趣区比较深，就只好使用较大些的表面线圈。有的资料认为，表面线圈的半径应与成像部位的深度相当。

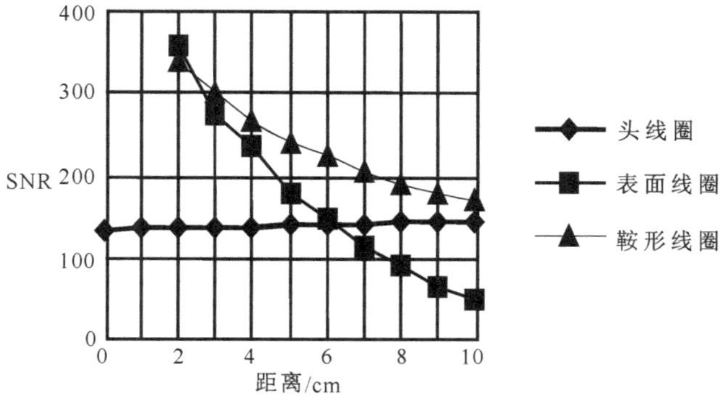

图 12-4　几种常用线圈的 SNR 与距离的关系

4. 腔内线圈使用问题

腔内线圈是为了弥补表面线圈成像深度不足而出现的一种新型线圈。它的应用将起到丰富磁共振成像领域的作用。尽管目前其应用尚不广泛，但已经有人预示了它的发展潜力。腔内线圈的特点是结构比较复杂，放置难度大，使用时病人会产生不适感。因此，它的选用和放置都要谨慎。

第三节　射频线圈的电路和电磁场基础

射频线圈的电路基础为谐振电路(resonant circuit)，但线圈中进行的能量转换却遵循电磁场的有关规律。为了深入了解射频线圈的工作原理，有必要回顾一下电路和电磁场的部分内容。

一、串联电路的谐振

所谓谐振，是具有电感和电容的电路中发生的一种电流和电压同相位的特殊现象。谐振可以发生在整个电路，也可发生在电路的一部分。常见的谐振电路有三种，即由电阻、电感和电容组成的串联谐振电路、并联谐振电路以及耦合谐振电路。这里主要介绍射频线圈中应用最多的串联谐振电路。

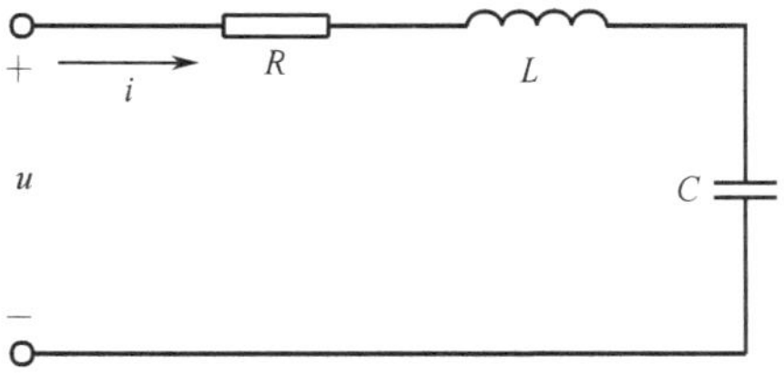

图 12-5　R、L、C 串联谐振电路

图 12-5 所示为常见的 R、L、C 串联电路。MRI 系统中的大部分线圈均可等效为这种电路形式。在输入端正弦电压 u 的作用下，该电路的复阻抗 Z 为

$$\begin{aligned} Z &= R + j(\omega L - \frac{1}{\omega C}) \\ &= R + j(X_L - X_C) \\ &= R + jX \end{aligned} \tag{12-16}$$

式中，X_L 和 X_C 分别为电路的感抗和容抗。这时式(12-16)的虚部，即复阻抗的电抗 $X=\omega L-\frac{1}{\omega C}=X_L-X_C$是角频率 ω 的函数。X、$X_L$ 和 X_C 随角频率变化的情况如图 12-6 所示。

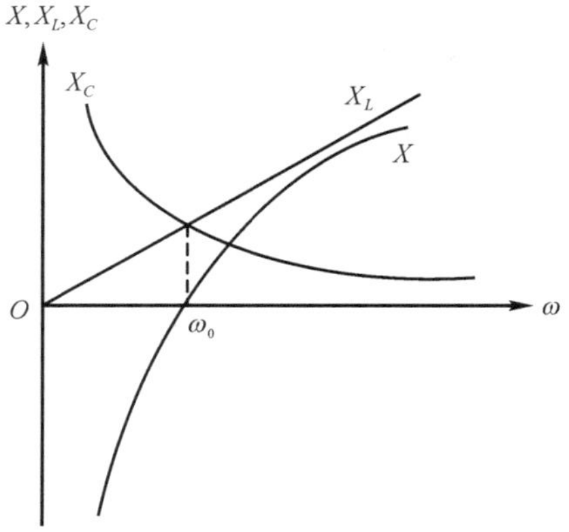

图 12-6　X、X_L、X_C 与频率的关系

由 12-6 图可见，当 ω 从零向+∞逐渐增大时，由于 X_L 和 X_C 的频率特性不同，使得电抗 X 从−∞开始向+∞增加，且由开始时的容性经过零转变为感性。在 $\omega=\omega_0$ 时刻，出现感抗和容抗相等、电抗为零的情况，即有

$$X(\omega_0)=\omega_0 L-\frac{1}{\omega_0 C}=0 \tag{12-17}$$

由于电抗为零，图 12-5 中的电压 u 和电流 i 将同相。电路此时的工作状况就是谐振。这种谐振发生在 R、L、C 串联电路中，因而又叫串联谐振。

显然，式(12-17)就是串联电路发生谐振的条件，其中 ω_0 称为谐振角频率(本书一直用 ω_0 表示自旋核的共振频率，请读者根据上下文加以区别)。由式(12-17)解得 ω_0 为

$$\omega_0=\frac{1}{\sqrt{LC}} \tag{12-18}$$

由于 $\omega_0=2\pi f_0$，又有

$$f_0=\frac{1}{2\pi\sqrt{LC}} \tag{12-19}$$

式中，f_0 为电路的谐振频率。当 L 的单位为亨(H)、C 的单位为法(F)时，f_0 的单位就是 Hz。

由式(12-19)可知，串联电路的谐振频率 f_0 完全由电路参数 L 和 C 决定，而与电阻 R 无关；对于每一个 R、L、C 串联电路，总有一个谐振频率 f_0 与其相对应。这反映了串联电路的固有性质。由式(12-18)还可看出，ω、L、C 三个量中，无论改变哪一个，既可使电路满足谐振的条件而发生谐振，也可使三者之间的关系不满足谐振条件而达到消除谐振的目的。

MRI 系统的射频线圈实际上就是谐振在质子共振频率的谐振电路。两个不同概念

的 ω_0 在此得到了统一。扫描开始前的调谐，就是通过调整线圈的某个参数(通常为电容)使线圈谐振所进行的努力。只有通过对 NMR 信号的谐振，磁共振线圈才能检测到微弱信号。

二、串联谐振的特点

1. 纯电阻特征

谐振时 R、L、C 串联电路的电抗为零，所以这时电路的复阻抗最小，且为纯电阻性(阻抗角 $\varphi=0$)，即有

$$Z = R + jX = R \tag{12-20}$$

同时存在

$$X = X_L - X_C = 0$$

即

$$X_L(=\omega_0 L) = X_C\left(=\frac{1}{\omega_0 C}\right) \neq 0 \tag{12-21}$$

这表明尽管此时 $X=0$，但感抗和容抗均不为零。

将谐振频率 $\omega_0=\dfrac{1}{\sqrt{LC}}$代入式(12-21)，得

$$\omega_0 L = \frac{1}{\omega_0 C} = \frac{1}{\sqrt{LC}} \cdot L = \sqrt{\frac{L}{C}} = \rho \tag{12-22}$$

式中，ρ 为串联谐振电路的特性阻抗，单位为 Ω。它是一个仅由电路的 L、C 参数所决定的量，而与谐振频率无关。

2. 品质因数 Q

通常将谐振电路的特性阻抗 ρ 与回路电阻 R 的比值称为谐振回路的品质因数或共振系数，简称为 Q 值。它是一个由串联电路的 R、L、C 参数值所决定的无量纲的量，其定义式为

$$Q = \frac{\rho}{R} = \frac{\omega_0 L}{R} = \frac{1}{\omega_0 CR} = \frac{1}{R}\sqrt{\frac{L}{C}} \tag{12-23}$$

3. 电流特征

串联谐振发生时，电路中的电流为

$$i = \frac{u}{Z} = \frac{u}{R} \tag{12-24}$$

可见此时不仅电流与电压同相，而且有效值达到最大。另外，此电流的最大值完全决定于电阻值而与电感和电容无关。这是串联谐振电路的又一个重要特征。通常用它来判定电路是否发生了谐振。

4. 电压特征

设电阻、电感和电容上的电压分别为 u_R、u_L 和 u_C，则不难推得谐振时 u_L 和 u_C 有效值相等、相位相反，因而可以完全抵消。根据这一特点，串联谐振又称为电压谐振。这时，外施电压 u 全部加在电阻 R 上，使 u_R 达到最大值。此外，u_L 和 u_C 的有效值 U_L 和 U_C 是外加电压的 Q 倍。因此，还可用测量电容上电压的办法来获得谐振回路的 Q 值，即

$$Q = \frac{U_C(\omega_0)}{U} \tag{12-25}$$

式中，U 为输入电压的有效值。如果 $Q \gg 1$，则电路在接近谐振时，电感和电容上会出现超过外施电压 Q 倍的高电压。

上述原理在各种射频线圈中被广泛用来接收 NMR 信号，即将微弱的感应电压信号送入线圈的串联谐振回路，如果其 Q 值足够大，就可以在电容两端获得一个比输入电压大许多倍的输出电压。因此，也可以说 MRI 系统的射频线圈就是由谐振回路组成的接收电路。

5. 功率和能量变化特征

串联谐振时，电感中的无功功率和电容中的无功功率互相补偿，使电路吸收的无功功率等于零。这表明谐振时电感与电容之间进行着相互的能量变换，它们并不与电源交换能量。能量一会儿以磁能的形式存于电感 L 中，一会儿又以电场能的形式存于电容 C 中。也就是说，这种情况下 L 和 C 中所储存的电磁能量之和是一个常量。但是，实际上在能量的转移过程中，有一部分将消耗在串联电阻 R 上。从这一角度讲，Q 值又是对谐振电路能量交换效率的度量。Q 值越大（R 越小），R 消耗的能量就越少，L 和 C 能量交换的效率就越高。显然，也可将 MRI 系统的 RF 线圈看作一种能量储存器件，当然需要较高的 Q 值。

式(12-13)和式(12-14)是 Q 值关于能量交换的定义。

三、线圈的等效电阻

磁共振成像线圈总是采用电感线圈和电容器(或分布电容)的不同组合而形成的。电容器的损耗或漏电导一般比较小，因而在分析中可以忽略不计。但一个实际的电感总是由一定长度的导线绕制而成的，必须用一个等效电阻(r)和电感(L)的串联组合来表示。工程上把电感的感抗与电阻的比值定义为该电感的品质因数，用 Q_L 来表示，即

$$Q_L = \frac{\omega L}{r} \tag{12-26}$$

从提高整个射频线圈能量交换效率的角度考虑，Q_L 越大（r 越小）越好。但是，在一定频率范围内，Q_L 值在 200～500 之间，不可能再高了。这是因为频率超过一定限度后，由于趋肤效应的作用，电感的等效电阻将随着频率的增高而显著增加的缘故。由此可见，受电感内阻的限制，线圈的 Q 值也不可能设计得太高。

关于电路的频率特性，工程上经常采用带宽的概念加以描述。带宽又称为通频带。谐振电路的带宽 $\Delta\omega$ 定义为电流通用曲线上纵坐标等于 0.707 这一点所对应的两个频率点之间的宽度。利用带宽的概念，谐振电路的 Q 值又可表示为如下形式

$$Q = \frac{\omega_0}{\Delta\omega} \tag{12-27}$$

由上式和式(12-23)可得

$$r = \Delta\omega L \tag{12-28}$$

这就是线圈等效电阻的表达式，它在 RF 线圈的设计中非常有用。

在式(12-28)中，r 为一个很小、在高频情况下随频率而变的量，通常难以测量。在 L 已知的前提下，可以通过测量通频带 $\Delta\omega$ 来求出 r 之值。如果 L 未知，可以用下述方法先获得 L 值，然后再求 r 值。在电路的公共回路中接入一已知电阻 r'，它将引起电路频率特性的变化。设这时观察到的电路的通频带增量为 $\Delta\omega'$，则 L 可按下式算出

$$L = \frac{r'}{\Delta\omega'} \tag{12-29}$$

四、毕奥-萨伐尔定律

毕奥-萨伐尔定律是表示电流和它所激发的磁场之间相互关系的定律。它是电磁场理论中最基本的定律之一。MRI 系统梯度线圈、磁体线圈以及各种射频线圈的设计都要用到这一定律。

毕奥-萨伐尔定律可表述为：载流导线在空间给定点 P 处所产生的磁感应强度 $\boldsymbol{B}$，等于导线上各个电流元 $I\mathrm{d}\boldsymbol{l}$ 在该点处所产生的磁感应强度 $\mathrm{d}\boldsymbol{B}$ 的矢量和；任一电流元 $I\mathrm{d}\boldsymbol{l}$ 在给定点 P 处激发的磁感应强度 $\mathrm{d}\boldsymbol{B}$ 的大小与电流元的大小成正比，与电流元和由电流元到 P 点的矢径 $\boldsymbol{r}$ 之间的夹角 θ 的正弦成正比，并与电流元到 P 点的距离 $\boldsymbol{r}$ 的平方成反比；$\mathrm{d}\boldsymbol{B}$ 的方向垂直于 $\mathrm{d}\boldsymbol{l}$ 和 $\boldsymbol{r}$ 所决定的平面，且 $\mathrm{d}\boldsymbol{l}$、$\boldsymbol{r}$ 和 $\mathrm{d}\boldsymbol{B}$ 三者方向间呈右手螺旋关系。设载流导线位于真空中，则毕奥-萨伐尔定律在国际单位制中的数学表达式为

$$\mathrm{d}\boldsymbol{B} = \frac{\mu_0}{4\pi}\frac{\boldsymbol{I}\mathrm{d}\boldsymbol{l}\sin\theta}{\boldsymbol{r}^2} \tag{12-30}$$

或

$$\mathrm{d}\boldsymbol{B} = \frac{\mu_0}{4\pi}\frac{\boldsymbol{I}\mathrm{d}\boldsymbol{l}\times r}{\boldsymbol{r}^3} \tag{12-31}$$

根据定律，对式(12-30)在整个载流导线 L 上进行积分，就得到任意形状的线电流所产生的磁场，即

$$\boldsymbol{B} = \int_L \mathrm{d}\boldsymbol{B} = \frac{\mu}{4\pi}\int_L \frac{\boldsymbol{I}\mathrm{d}\boldsymbol{l}\sin\theta}{\boldsymbol{r}^2} \tag{12-32}$$

式(12-32)表明，与电场相似，叠加性也是磁场的基本属性。

五、趋肤效应

在直流电路里，均匀导线横截面上的电流密度也是均匀的。但在交流电路里，随着频率的增加，电流在导线截面上的分布越来越向导线表面集中。图 12-7 就表示铜导线(半径 $R=0.1\text{cm}$)横截面上电流密度分布随频率 f 变化的情况。可以看出，当 $f=1\text{kHz}$ 时导线轴线和表面附近的电流密度差还不大；当 $f=100\text{kHz}$ 时，电流已很明显地集中到表面附近了。这种电流密度的分布随频率而变化的现象叫做趋肤效应(skin effect)。

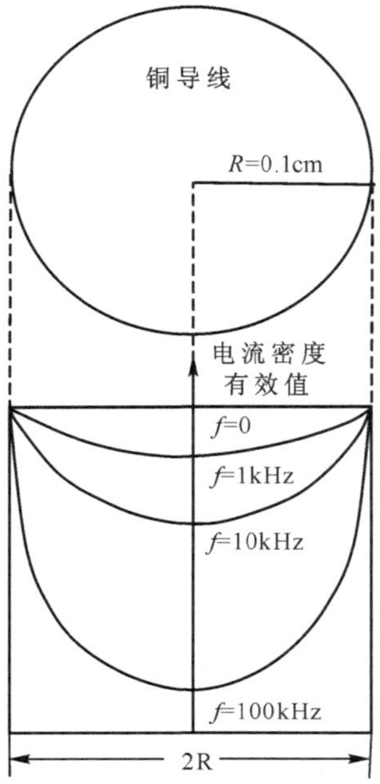

图 12-7　趋肤效应

为了定量描述趋肤效应的大小，通常引用趋肤深度的概念。有关计算表明，电流密度随深度 d 的增加按指数规律衰减。趋肤深度就是电流密度减小到表面处振幅值的 $1/e$ 或 36.8%时所达到的深度。对于非磁性物质，趋肤深度 d 与导体的电导率 σ、磁导率 μ 和电磁波的频率 ω 三者乘积的平方根成反比，其计算式为

$$d=\sqrt{\frac{2}{\omega\mu\sigma}} \tag{12-33}$$

由式(12-33)可以看出，趋肤效应除了同频率和导体的磁导率有关外，还与导体的电导率有关。导体的电导率越大，趋肤深度就越小，说明它的趋肤效应越显著。也就是说，越是良导体，其趋肤效应越明显。表 12-1 列出了一些导体对不同电磁波的趋肤深度。

表 12-1　一些导体的趋肤深度

导体	电导率 (σ)	磁导率 (μ)	趋肤深度 d/mm			
			50Hz	1000Hz	1MHz	3000MHz
铝	3.54×10^7	μ_0	11.7	2.7	0.085	0.0016
铜	5.8×10^7	μ_0	9.35	2.1	0.067	0.0012
铬	3.8×10^7	μ_0	11.2	2.6	0.081	0.0015
石墨	1.0×10^5	μ_0	225.5	50.3	1.59	0.029
铁	1.0×10^7	$1000\mu_0$	0.62	0.16	0.005	0.000 09
银	6.15×10^7	μ_0	9.23	2.03	0.064	0.0012
海水	5.0	μ_0	3300	7000	200	—

显然，趋肤效应使导线的有效截面积减小，从而使其等效电阻增加。这就是高频条件下导线的等效电阻值或电感的内阻值随频率变化的原因。正因为如此，高频线圈所用导线的表面要经过特殊处理，如镀银等。在 MRI 系统射频线圈的设计中，之所以采用

铜板、铜带或铜管做电流环，主要是为了扩展其表面积，以便克服趋肤效应的影响。

六、集总参数和分布参数

前面介绍的谐振电路属于集总(参数)电路。所谓集总电路是由电容、电感和电阻等集总元件组成的。这类元件的主要特点是外形尺寸很小。这里的“很小”是同正常工作频率所对应的波长相比较而言的。根据电磁场理论，电磁波是以光速 v 传播的，在真空中 $v=3\times10^8\text{m/s}$。由波长 λ 与光速 v、频率 f 之间的关系($\lambda=v/f$)可知，频率越高，波长就越短。同一实际电路元件分别在低频和高频下工作时，其外形尺寸的大小与工作波长比较就大为不同。例如，当工作频率为 20kHz 时，波长 $\lambda=15\text{km}$，通常电路元件的尺寸与之相比是可以忽略不计的。但是，到了频率较高的场合，情况就不一样了。例如，对于 1000MHz 的工作频率，其 $\lambda=0.3\text{m}$，这时一般电路元件或电路中连接导线的尺寸与之相比就相差不很大了。电磁场的有关理论证明，这时元件的辐射效应就会加重，这是人们所不希望的。然而，制造几何尺寸更小的元件是困难的。

另一方面，高频尤其是谐振时所需电感和电容的量值都很小，用集总参数的元件无法满足对这种微小参量的要求。在高频电磁场或微波技术中，经常采用分布参数的元件来满足这种需求。所谓分布参数元件，指的是同轴电缆、传输线等具有很小等效电感或电容的导体。在较低的工作频率下，这些导体的分布参数往往可以忽略不计，即仅将它们作为一般意义上的导体使用。但在高频的情况下，上述导体是可以作为电路元件使用的。

在分布参数中，最常使用的是分布电容(distributed capacitance)。多种 MRI 线圈中均以分布电容作为谐振电容，而集总电容只用作调谐。有些线圈甚至调谐也不用集总电容。

七、谐　振　腔

集总参数的 L、C 谐振电路不能用于高频情况，其原因主要有以下三方面。首先是高频时所需的电感 L 和电容 C 太小，结构加工困难；其次是回路尺寸接近工作波长时辐射效应显著；最后是回路导线的趋肤效应导致损耗增大。因此，在高频场合(分米波以上的频段)都改用腔式谐振器，即所谓谐振腔来代替谐振电路。

我们可以这样来说明从集总参数谐振电路到谐振腔的演变过程。开始，为了减小回路的 L 值，将线圈的匝数减小成一条金属片。接着用多条金属片的并联来进一步减小 L 值。最后，整个回路变成了一个封闭的空腔。这样就完全消除了辐射效应，而且由于壁电流通过的表面大为增加，趋肤效应引起的损失也明显减小。

谐振腔可以是任意形状的导电面所封闭的空腔。常见的几何形状有柱形、矩形和球形等。和 L、C 谐振电路一样，谐振腔的主要参量也是谐振频率 f_0(或谐振波长 λ_0)和品质因数 Q。但是，在谐振腔中，集总参数电感 L、电容 C 和电阻 R 本身已很难计算，更不能用其来计算 Q 值。这里是改用导波反射的概念计算其参量的。下面仅给出高、宽和长各为 a、b 和 d 的矩形波导(后述)的 λ_0 和 f_0 的结果表达式

$$\lambda_0 = \frac{1}{\sqrt{\left(\frac{m}{2a}\right)^2 + \left(\frac{n}{2b}\right)^2 + \left(\frac{l}{2d}\right)^2}} \tag{12-34}$$

$$f_0 = \frac{v}{\lambda_0} = \frac{1}{\sqrt{\mu\varepsilon}}\sqrt{\left(\frac{m}{2a}\right)^2 + \left(\frac{n}{2b}\right)^2 + \left(\frac{l}{2d}\right)^2} \tag{12-35}$$

式中，m、n 和 l 分别为 x、y 和 z 三个方向上的半波数；ε 为介电常数。由此可见，谐振腔的谐振频率与其尺寸 a、b 和 d 有关，这点与集总参数 L、C 电路中的谐振频率与电路参数有点相仿。除此之外，谐振腔的谐振频率还与被激励波形的 m、n 和 l 有关，显然又与 L、C 电路不同。这表明尺寸一定的谐振腔内可以同时存在多个谐振频率，而 L、C 电路中只能存在单一的谐振频率。只有当激励用的信号频率 f 和谐振频率 f_0 相同时，谐振腔才处于谐振状态，这时电磁能量在腔内不断地进行转换。

与微波相比，MRI 系统的工作频率并不算高，但了解谐振腔的概念，将有助于对某些射频线圈工作原理的理解。

八、均匀传输线及其匹配

1. 均匀传输线

传输线(transmission line)是由在均匀媒质中放置的两根平行直导体组成的。同轴电缆和二线传输线是最常见的传输线形式。如果传输线的电阻、电感、电导和电容是沿线均匀分布的，这样的传输线就称为均匀传输线。传输线可以导引任何频率的电磁波。在 MRI 系统中，射频发射器和线圈之间，线圈、前置放大器以及数据收集单元之间均通过一定的传输线相连。当然，中间还经历了一些必需的接口电路。

2. 均匀传输线的参数

传输线的参数可分为原参数和副参数两大类。原参数包括单位长度传输线的电阻 R_0 和电导 G_0、沿导线均匀分布的单位长度的电感 L_0 和电容 C_0 等；副参数则包括传播常数 Γ 和特性阻抗 Z_0。原参数是组成传输线等效分布参数电路的基本量。它们由传输线的几何尺寸、相互位置及周围媒质的物理特性所决定，而与电磁量无关。副参数是反映原参数和工作频率之间关系的量，了解某一传输线的副参数之后，就能全面确定该传输线中电磁波的传播特性。下面给出 Γ 和 Z_0 的表达式。更详细的推导可参阅有关电磁场的专著。

传播常数 Γ 是一个复数，其实部 α 称为衰减常数，表示入射波和反射波沿线的衰减特性；虚部 β 称为相位常数，表示入射波和反射波沿线的相位变化特性。Γ 与原参数和频率 ω 的关系为

$$\Gamma = \alpha + \beta = \sqrt{(R_0 + j\omega L_0)(G_0 + j\omega C_0)} \tag{12-36}$$

整理后得

$$\alpha = \pm\sqrt{\frac{1}{2}(R_0 G_0 - \omega^2 L_0 C_0) + \frac{1}{2}\sqrt{(R_0^2 + \omega^2 L_0^2)(G_0^2 + \omega^2 C_0^2)}} \tag{12-37}$$

$$\beta=\pm\sqrt{\frac{1}{2}(\omega^2 L_0 C_0-R_0 G_0)+\frac{1}{2}\sqrt{(R_0^2+\omega^2 L_0^2)(G_0^2+\omega^2 C_0^2)}}\tag{12-38}$$

由式(12-36)可知，α和β应取同号。

Z_0与原参数和频率ω的关系为

$$Z_0=R+jX=\sqrt{\frac{R_0+j\omega L_0}{G_0+j\omega C_0}}=\sqrt[4]{\frac{R_0^2+\omega^2 L_0^2}{G_0^2+\omega^2 C_0^2}}e^{j\phi_0}\tag{12-39}$$

式中，取$-\pi/4\leqslant\phi_0\leqslant\pi/4$。对于无损耗线，由于有$R_0=G_0=0$，又得

$$\alpha=0,\beta=\omega\sqrt{L_0 C_0}\tag{12-40}$$

和

$$Z_0=\sqrt{\frac{L_0}{C_0}}\tag{12-41}$$

式(12-41)说明，无损耗线的特性阻抗为常数，而不再是频率的函数。

3．均匀传输线的匹配

在传输线的终端一般都接有一个集总参数的负载Z_L。下面对Z_L的几种情况进行讨论。

当负载阻抗与传输线的特性阻抗相等，即$Z_L=Z_0$时，称为传输线的匹配状态(简称匹配)。这时的负载称为匹配负载。从能量的观点看，此刻从电源端送往负载的能量全部被负载吸收，所以没有反射波。反射波的存在，意味着部分能量从负载返还了电源端，即伴随着能量的损耗。显然，在匹配状态下，传输线的效率是最高的。

在负载短路和开路，即在$Z_L=0$和$Z_L=\infty$这两种情况下，负载均不吸收能量，因而以入射波形式传播而来的能量在负载端全部以反射波的形式向电源端回送。电磁学上把这种全反射的电磁波称为驻波(standing wave)。尽管短路和开路状态下电压和电流波的分布规律相同(都为驻波)，但二者在时间或相位上有所不同：短路时，电压波滞后于电流波90°；开路时，电压波超前于电流波90°。

最后一种情况，是$Z_L\neq Z_0$，即不匹配的情况。这时负载端也发生反射，但非全反射。入射波的能量中有一部分被负载所吸收，其余部分则以反射波的形式返回电源端。这种情况下，入射波的部分和反射波合成后仍可形成驻波。

单匝螺线管线圈就是一种利用驻波进行谐振的线圈。

4．无损耗传输线的入端阻抗

入端阻抗Z_i是指从传输线的输入端看进去的等效阻抗。在磁共振线圈前(发射线圈)、后(接收线圈)的接口电路中都要用到入端阻抗的概念。根据入端阻抗的定义可以推得

$$Z_i=Z_0\frac{Z_L+jZ_0\tan\frac{2\pi}{\lambda}l}{Z_0+jZ_L\tan\frac{2\pi}{\lambda}l}\tag{12-42}$$

由此可见，Z_i除了与传输线的特性阻抗有关外，还与传输线的长度l和传输线中电磁

波的波长 λ 有关，即不同长度的传输线具有不同性质的入端阻抗。现将几种传输线长度情况(与电磁波的波长 λ 相比)下，负载短路和开路时入端阻抗的性质列于表 12-2 中。

表 12-2　传输线的长度 l 与入端阻抗 Z_i 性质的关系

线长	$l<\frac{\lambda}{4}$	$l=\frac{\lambda}{4}$	$\frac{\lambda}{4}<l<\frac{\lambda}{2}$	$l=\frac{\lambda}{2}$
短路	感性	并联谐振	容性	串联谐振
开路	容性	串联谐振	感性	并联谐振

由表 12-2 可见，传输线入端阻抗的性质是以其长度为半波长的整数倍为周期而变化的。在入端阻抗的周期性变化过程中，当线长为四分之一波长的整数倍时，如果终端短路或开路，传输线中就会出现谐振。上述规律说明，不同长度的传输线可当做电路元件或电路的基本环节使用。

四分之一波长变换器就是无损耗传输线在阻抗变换上的典型应用。将四分之一波长的无损传输线串联在传输线(设其特性阻抗为 Z_{01})和负载 R 之间，便能使负载和传输线匹配，这就是四分之一波长变换器，如图 12-8(a)所示。这种变换器在 MRI 的线圈技术中主要用来进行线圈和传输线的阻抗匹配。下面说明其工作原理。

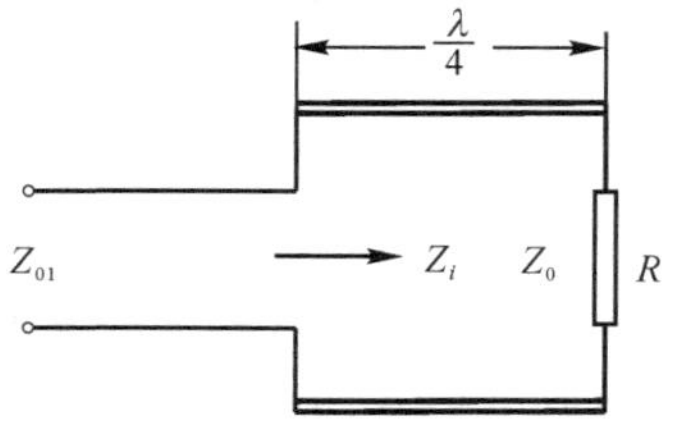

(a) 用于传输线和负载的匹配

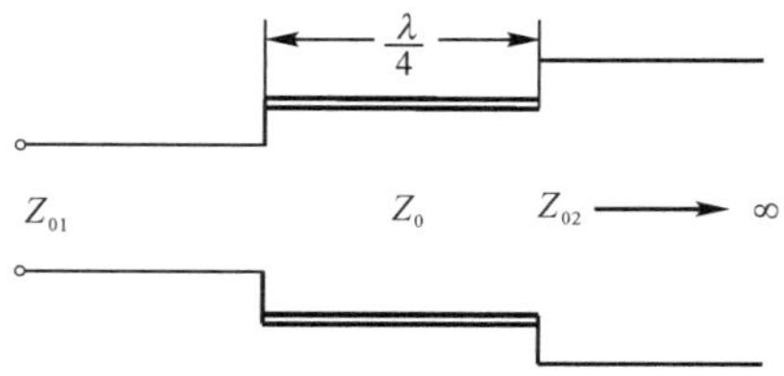

(b) 用于传输线和传输线的匹配

图 12-8　四分之一波长变换器应用举例

将 $l=\frac{\lambda}{4}$ 代入式(12-42)，有

$$Z_i = Z_0 \frac{Z_L + jZ_0 \tan \frac{2\pi}{\lambda} l}{Z_0 + jZ_L \tan \frac{2\pi}{\lambda} l} = \frac{Z_0^2}{R} \tag{12-43}$$

令 $Z_i = Z_{01}$，便可使接有负载 R 的 $\frac{\lambda}{4}$ 的无损传输线和特性阻抗为 Z_{01} 的传输线处于匹配状态，这时有

$$Z_0 = \sqrt{RZ_{01}} \tag{12-44}$$

式中，Z_0 和 Z_{01} 均为实数，可见只有当负载阻抗是实数时才能直接使用四分之一波长变换器。

四分之一波长变换器还可使特性阻抗不同的两对传输线处于匹配状态，如图 12-8(b)所示。当特性阻抗为 Z_{02} 的传输线接有负载时，可先求出其入端阻抗，然后代入式(12-44)计算出 Z_0。

九、波　导

波导(wave guide)是指用来传输电磁波的空心金属管，又称波导管。广义地说，凡是用来引导电磁波的元件都可以称为波导。波导的截面可以为任意形状，最常见的有矩形和圆形，分别称为矩形波导和圆形波导。

波导是传输线的一种。它们都能导引电磁波，但二者的差别却很大。例如，在构造上波导由单一的导体构成，而传输线由两根导线组成，这样二者所导电磁波的传播特性就有很大差别。传输线可以导引任意频率的电磁波，而波导只能导引工作频率大于截止频率的电磁波。

在微波波段(频率在 300MHz～300GHz 之间或波长在 1m～1mm 之间的电磁波)，由于强烈的辐射、介质损耗和导线热损耗，不能用普通导线或同轴线来传输电磁能，而必须采用波导。

第四节　信号检测和射频线圈的基本要求

关于 FID 信号的检测原理，我们已在第六章进行了推导。实际上，FID 信号的检测理论也适用于各种回波信号。本节再从线圈设计的角度，对信号的检测加以定性说明。此外，本节还将对 MRI 系统射频线圈设计中必须加以考虑的若干特殊问题进行说明。

一、NMR 信号的检测

在 NMR 波谱仪中，信号的检测可采用感应(布洛赫)法、电桥法和弱(边限)振荡器等三种方法。在 MRI 成像系统中则广泛应用各种成像线圈，即仅用感应法来检测 NMR 信号。该方法采用两个互相垂直的线圈，分别进行射频发射和共振信号的接收，因而又叫双线圈感应法或交叉线圈法。在本书所采用的坐标系中，通常是将发射线圈置于 x 轴上，而将接收线圈加在 y 轴上。由于静磁场 $\boldsymbol{B}_0$ 与 z 轴同向(以纵向磁场的磁体为例)，上述线圈的设置符合与 $\boldsymbol{B}_0$ 垂直的检测要求。图 12-9 就是感应法 NMR 信号检测装置的示意图。

图 12-9 中发射线圈的射频电压较高(包括一定的噪声电平)，但由于它与接收线圈严格垂直，其射频能量很难进入接收线圈中。也就是说，这种结构可使接收线圈中由发射线圈耦合而来的电压(包括噪声)下降到最低程度。如果线圈位置调整得好，可使其漏电流小于发射线圈电流值的千分之一到万分之一。

由前面的知识可知，在平衡状态下，处于外磁场 $\boldsymbol{B}_0$ 中的核磁矩都围绕 z 轴进动，其进动频率为 $\omega_0=\gamma B_0$。进动的核磁矩之相位是平均分布的，因而这时的磁化强度矢量 $\boldsymbol{M}$ 即为静磁化强度矢量 $\boldsymbol{M}_0$，且它与 z 轴同向。$\boldsymbol{M}$ 的垂直(横向)分量为零，即 $\boldsymbol{M}_\perp=0$。此刻在接收线圈中观测不到信号。

在 x 轴上的发射线圈中施加线偏振的射频场 $2B_1\cos\omega t$ 之后，该射频场被分解为两

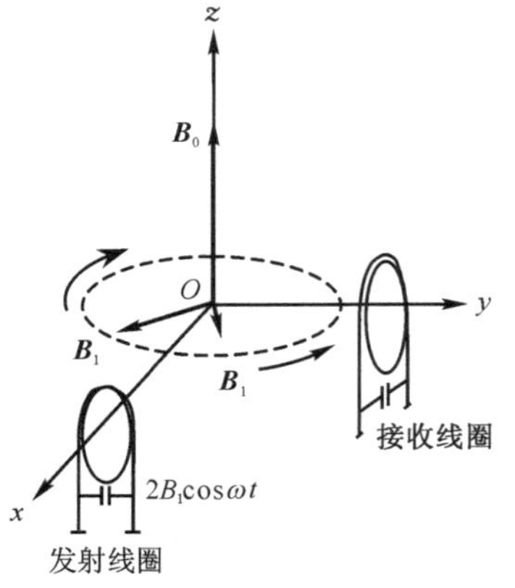

(a)不满足共振条件

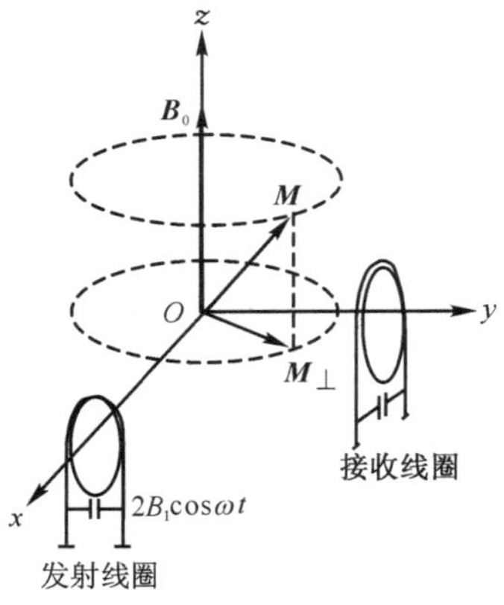

(b)满足共振条件

图 12-9　布洛赫法信号检测示意

个速度相同而运动方向相反的磁场。这两个磁场在 y 方向上的投影大小相等、方向相反，从而可以互相抵消。这表明射频场在 y 方向上的分量永远为零。图 12-9(a)就表示这一情况。如果上述射频场的频率不满足共振条件，即 $\omega \neq \omega_0$，这时接收线圈中依旧不会有信号。

一旦外加射频场满足了共振条件，即出现 $\omega = \omega_0$ 的激励频率，则被检体中的氢质子将发生 NMR 过程，使得低能级上的原子核吸收射频能量而跃迁到高能级上去，或者说从上面的进动圆锥跃迁到下面的进动圆锥上，从而破坏了自旋体系的平衡分布。从宏观上来看，磁化强度矢量 $\boldsymbol{M}$ 将在 $\boldsymbol{B}_1$ 的作用下偏离 z 方向一个角度而进动，即产生了 $\boldsymbol{M}$ 的横向分量，使得 $\boldsymbol{M}_\perp \neq 0$，如图 12-9(b)所示。$\boldsymbol{M}_\perp$ 在 xOy 面上绕 z 轴旋转，其旋转频率为核磁矩的进动频率 ω_0。$\boldsymbol{M}_\perp$ 的旋转，相当于一个交变磁通，于是在接收线圈两端感应出频率为 ω_0 的电动势 ε。根据第六章的推导，该电动势的表达式为

$$\varepsilon = -\mu_0 S \omega_0 M_\perp \tag{12-45}$$

式中，μ_0 为真空磁导率；S 为接收线圈之面积。设 ε 在外电路两端电压的有效值为 U，接收线圈的品质因数和复阻抗分别为 Q 和 Z，则线圈中感应电流的有效值 I 可表达为

$$I = \frac{U}{z} = -\frac{1}{z}\mu_0 S \omega_0 Q M_\perp \tag{12-46}$$

式中，z 为复阻抗 Z 的模。由此可见，ε 和 I 都正比于 $M_\perp$。

对上述信号进行放大和检波，就获得所需的 NMR 信号。由式(6-105)可知，$M_\perp$ 实际上是吸收信号 v 与色散信号 u 的模，即它与 v 和 u 均有关系。但在共振点附近 v 将取得最大值，而 u 成为零，这时 $M_\perp$ 就完全由吸收信号所决定。

二、射频线圈的基本要求

1．对射频线圈的总要求

线圈的设计要充分考虑 MRI 系统的基本要求。这些要求主要包括以下几个方面：

RF线圈对谐振频率要有高度选择性，即严格谐振在氢质子的共振频率上；必须有足够大的线圈容积（成像空间）；产生的 $\boldsymbol{B}_1$ 射频场在整个容积内要尽可能均匀；从几何结构上要保证线圈具有足够大的填充因数；线圈本身的信号损耗要小；能经受一定的过压冲击，即具备自保护电路；在被检体上的射频功率沉积要少，即要考虑到线圈的发射效率并进行必要的射频屏蔽。

2. 线圈容积与谐振频率的考虑

RF线圈的有效空间与其谐振频率之间有着密切联系。

由拉莫尔公式可知，静磁场 $\boldsymbol{B}_0$ 越大，氢质子的共振频率就越高，线圈的谐振频率也要随之提高。但是，频率越高，用传统的 R、L、C 电路来设计有效空间大到能容纳人体的谐振电路就越困难。螺线管线圈具有大容量的特点，是MRI体线圈中经常采用的线圈形式，但随着绕线的增加，其电感量也急剧增加（与匝数的平方成比例）。线圈体积越大，需要的匝数就越多，线圈的电感量也就越大。由式（12-18）可知，对于特定的谐振频率 ω_0，电感 L 增大时，电容 C 必须减小，即 L 与 C 成反变关系。因此，在上述情况下，随着 L 的增大，C 应不断减小，但电容的减小又受到线圈分布电容的限制。事实上，随着线圈体积的增大，分布电容也增大了。因此，线圈工作频率的上限受电感和分布电容的共同影响。也就是说，线圈的体积越大、工作频率越高，线圈的设计就越困难。

显然，减少螺线管线圈的匝数可以使线圈的总电感量变小，从而提高其谐振频率，但这样又使 $\boldsymbol{B}_1$ 场的均匀性下降。因此，对于15MHz以上工作频率的体线圈，一般不考虑采用线绕线圈（wire wound coil），而是用具有更高工作频率的RF谐振器（RF resonator）。二者的不同之处在于，前者为集总参数的谐振电路，后者是利用分布参数实现谐振的电路，其工作原理与传输线的谐振类似。在高频揩振器的设计中，也必须设法减小等效电感和分布电容，才有利于谐振频率的进一步提高。在线圈设计中经常采用宽导体代替离散的绕线，使其电感大大减小。

3. 关于线圈电感的考虑

线圈设计的另一个原则是必须尽量减小线圈的等效电感。除了可以提高谐振频率外，采用小电感的RF谐振器还有两个优点。一是它有利于降低发射脉冲的电压值。对于固定磁通来说，电压与频率是线性关系，而与电感的增长为平方根关系。因此，在发射过程中大电感将产生高电压，这种高电压有可能引起电晕放电，从而降低系统的安全性。

减小电感的另一个优点是它将有利于减少被检体中的杂散电场，而这种杂散电场是造成介质损耗的原因。在频率不太高的情况下，上述电场可以用所谓的法拉第屏蔽进行隔离。法拉第屏蔽是在线圈和被检体之间接入一个屏栅形成的。由于屏栅与线圈的地相通，静电场就不可能穿过被检体。但是，在高频的情况下静电屏蔽的办法将不能采用，原因是屏栅本身有很大的分布电容，对线圈谐振频率的提高有影响。另一方面，在高频场合里，屏栅自身的电感也使得它难以真正接地。实际上，当工作频率足够高时，是利用线圈的对称性而引入虚“地”，从而对上述静电场加以削弱的。

4. 线圈与周围环境的联系

线圈的电磁场将不可避免地向外发散。因此，线圈可对周围环境产生干扰，其范围取决于线圈的大小。一般来说，线圈越大，对环境的影响范围就越大，反之亦然。另外，如果线圈的电磁场与系统的梯度线圈或匀场线圈相耦合，还可能在线圈中产生寄生振荡，从而造成额外的损耗。这一问题的解决办法就是对线圈进行 RF 屏蔽。

5. 正交线圈的应用问题

在激发方案上，最好采用正交激发和正交接收的设计。这就要求选好线圈类型和几何结构，因为有些结构的线圈是不易正交化的。正交线圈通常有两个互相垂直，但谐振频率相同的谐振通道，分别由两个幅度相同、彼此有 90°相位差的射频脉冲进行激发，以给出恒定的 $\boldsymbol{B}_1$ 场。这样得到的 $\boldsymbol{B}_1$ 场是一种旋转磁场，其旋转速度和方向与自旋核相同。与传统的线极化 $\boldsymbol{B}_1$ 场相比，产生上述旋转磁场可节省一半的射频功率。

用正交线圈接收信号时，先将其中的一路相移 90°，然后将两个通道的信号相加即可。由于两路信号同相，而两个通道中的噪声并不同相，信号相加后将使 SNR 提高 $\sqrt{2}$ 倍。正交发射和接收的另一优点是在高场强下成像时，可有效抑制 RF 穿透伪影。

6. 射频场均匀性问题

射频场 $\boldsymbol{B}_1$ 的均匀性决定着图像的空间均匀性。射频激发后，线圈中感应出的信号正比于磁化矢量的横向分量 $\boldsymbol{M}_\perp$，而 $\boldsymbol{M}_\perp$ 与翻转角 θ 直接相关，θ 又与 B_1 成比例。

扩大线圈的几何尺寸，可使线圈容积内的磁场均匀性提高。但是，用这种方法提高均匀性，不仅会加大线圈损耗、减小填充因数，而且由于线圈内所包含的组织量增多，还会形成额外的噪声来源。其直接后果为 $\boldsymbol{B}_1$ 均匀性的增强伴随 SNR 的降低。一种变通的办法就是用不同的线圈分别进行发射和接收。由于射频翻转角的不均匀对图像的均匀性影响最大，所以多采用以大发射线圈进行激励、小接收线圈进行接收的方案。这样既能有效提高图像均匀性，又可减少线圈增大后带来的额外噪声，保持一定的 SNR。几乎所有表面线圈的设计都采用了类似的思想。

为发射和接收采用不同的线圈时仍可分别应用正交发射和正交接收技术。

除尺寸之外，线圈的几何形状也常常是决定 RF 场最大均匀性的重要因素。因此，射频线圈有各种特殊形状。同样大小的线圈，如果形状不同，其性能可能差之甚远。

7. 线圈的调谐问题

MRI 系统的线圈设计还必须考虑调谐问题，并且要提供方便的调谐手段。线圈的失谐主要是由负载和磁体两方面原因造成的。

一方面，当线圈加载即成像体置入线圈后，它的谐振频率要发生变化。这主要是线圈中存在电容之故。无论是集总参数电容，还是分布电容，均可称为线圈电容。我们知道，电容的值与介电常数 ε 成正比，当 ε 变化时电容值将随之改变。未加载前，线圈内为空气介质；加载后部分线圈容积(取决于填充因数 η 的大小)则充满以水为主的介质(以生物体成像为例)。由于水的介电常数高出空气约 80 倍，故加载等效于线圈电容增大。因此，加载后线圈的谐振频率会降低。这就是 MRI 系统的线圈必须在有负载的情况下进行调谐的原因。为了得到精确的共振频率，如果用水模代替人体进行线圈的加载调试，所用水模就必须具有与人体近似的介电常数 ε。

另一方面，线圈一进入磁体，它的等效电感就会变小。众所周知，电感是一个能量储存器，其能量以磁场的形式储存于线圈的周围空间中。在自由空间，电感的磁力线可向线圈容积外伸展。但是，变化的磁场不能穿过导体。因而当线圈被置入磁体孔洞后，有效空间的变小将导致电感储存能量的减少，从而使其等效电感变小、共振频率增高。

由此可见，线圈加载并置入磁体后一定要进行调谐。但是，由于加载的电容效应是使谐振频率降低，而线圈进磁体后的电感效应是使其提高，二者在一定程度上可以抵消。因此，线圈的失谐通常不是很严重。如果采用可变电容，调谐就变得很简单了。

8. 射频穿透问题

人体是一个非均匀导体。RF 场作用于人体时，会产生感应电流。该感应电流的大小与射频场的大小有关。RF 场与人体的作用可用穿透深度来说明。穿透作用是线圈空间 RF 均匀性变差的又一原因。RF 场的频率越低，组织的电阻率越高，穿透深度就越大。例如，在 4MHz 频率下，对于平均电阻率为 500Ω/cm 的组织，穿透深度约为 50cm。这样的深度是足以穿透人体的。因此，在低场的情况下，要采取必要的措施以防止 RF 波的穿透，例如，进行相位和幅度校正等。

第五节　亥姆霍兹线圈

一、亥姆霍兹线圈的计算

亥姆霍兹线圈(Helmholtz's coils)是由半径相同而且结构完全一样的两个圆形线圈(简称圆线圈)组成的线圈对。两线圈平行共轴放置，且二者之间的距离等于其半径。图 12-10就表示这种线圈。亥姆霍兹线圈大量应用于 NMR 波谱仪中。由于可在其中央空间内产生非常均匀的磁场，它也在 MRI 系统中得到了广泛应用。下面根据图 12-11来导出该线圈轴线上的磁场分布表达式。

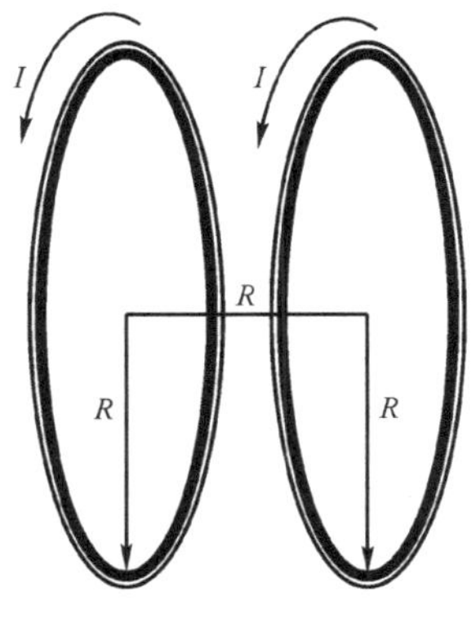

图 12-10　亥姆霍兹线圈

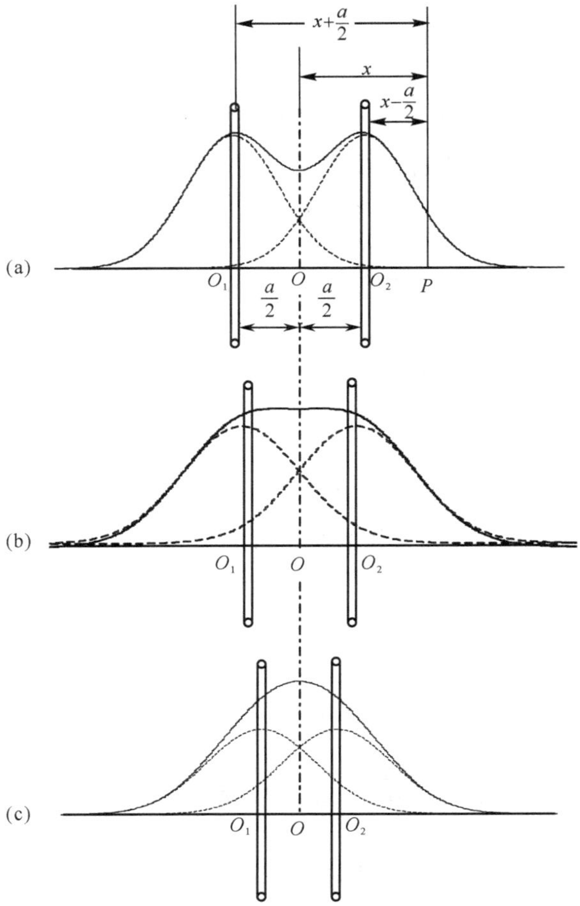

图 12-11　亥姆霍兹线圈轴线上磁场的分布与两线圈距离的关系

设两线圈中的电流均为 I，且回绕方向一致，并设线圈的半径为 R、两圆环之间的距离为 a、场点 P 沿轴线的坐标为 x。取图 12-11 中的 O 点为坐标原点。则由图可见，P 点到两线圈中心 O_1、O_2 的距离分别为 $\left(x-\frac{a}{2}\right)$ 和 $\left(x+\frac{a}{2}\right)$。为计算方便，规定从线圈中心算起，上述距离向右为正，向左为负。图中的虚线分别为两个圆线圈的磁场 $\boldsymbol{B}_1$、$\boldsymbol{B}_2$ 沿轴线的分布，实线是二者的叠加曲线，即 $\boldsymbol{B}=\boldsymbol{B}_1+\boldsymbol{B}_2$。

根据对称性推测，合成磁场 $\boldsymbol{B}$ 的曲线在 O 点一定有水平切线，即在 $x=0$ 处存在 $\frac{\mathrm{d}B}{\mathrm{d}x}=0$，或者说 B 在 $x=0$ 处有极值。另外，当线圈对相距较远，即 O_1、O_2 之间的距离较大时，两线圈在中点 O 产生的磁场都已比较弱，故 B 在 O 点有极小值，即在 $x=0$ 处应有 $\frac{\mathrm{d}^2B}{\mathrm{d}x^2}>0$，如图 12-11(a)所示；当线圈对相距较近，即 O_1、O_2 之间的距离较小时，两线圈在中点 O 产生的磁场都还比较强，故 B 在 O 点有极大值，即在 $x=0$ 处应有$\frac{d^2B}{dx^2}<0$，如图 12-11(c)所示。据此可以认为，只要距离 a 取得合适，就可以使 $x=0$ 处的$\frac{d^2B}{dx^2}=0$，这时在 O 点附近的磁场是相当均匀的，现将这种情况示于图 12-11(b)中。因此，对于不同的 a 来说，使 O 点附近磁场最均匀的条件应为

$$\begin{cases} x=0 \\ \dfrac{d^2B}{dx^2}=0 \end{cases} \tag{12-47}$$

由式(10-13)(圆电流磁场的计算公式)，可分别得出两圆环在轴线上产生的场强 B_1 和 B_2，即

$$B_1=\frac{1}{2}\frac{\mu_0R^2I}{\left[R^2+\left(x+\frac{a}{2}\right)^2\right]^{\frac{3}{2}}} \tag{12-48}$$

$$B_2=\frac{1}{2}\frac{\mu_0R^2I}{\left[R^2+\left(x-\frac{a}{2}\right)^2\right]^{\frac{3}{2}}} \tag{12-49}$$

式(12-48)和式(12-49)中的 μ_0 为真空磁导率。由于 $\boldsymbol{B}_1$ 和 $\boldsymbol{B}_2$ 的方向相同，故总场强 $\boldsymbol{B}$ 的模为

$$\begin{aligned} B&=B_1+B_2 \\ &=\frac{1}{2}\mu_0R^2I\left\{\frac{1}{\left[R^2+\left(x+\frac{a}{2}\right)^2\right]^{\frac{3}{2}}}+\frac{1}{\left[R^2+\left(x-\frac{a}{2}\right)^2\right]^{\frac{3}{2}}}\right\} \end{aligned} \tag{12-50}$$

于是可得出其一、二阶导数，即

$$\frac{dB}{dx}=-\frac{3}{2}\mu_0R^2I\left\{\frac{x+\frac{a}{2}}{\left[R^2+\left(x+\frac{a}{2}\right)^2\right]^{\frac{5}{2}}}+\frac{x-\frac{a}{2}}{\left[R^2+\left(x-\frac{a}{2}\right)^2\right]^{\frac{5}{2}}}\right\} \tag{12-51}$$

$$\frac{d^2B}{dx^2}=\frac{3}{2}\mu_0R^2I\left\{\frac{4\left(x+\frac{a}{2}\right)^2-R^2}{\left[R^2+\left(x+\frac{a}{2}\right)^2\right]^{\frac{7}{2}}}+\frac{4\left(x-\frac{a}{2}\right)^2-R^2}{\left[R^2+\left(x-\frac{a}{2}\right)^2\right]^{\frac{7}{2}}}\right\} \tag{12-52}$$

令式(12-52)等于零，并将 $x=0$ 代入，便可解得这种线圈对中央获得最均匀场强的条件为 $a=R$。这就是亥姆霍兹线圈将两个圆环之间的距离取为圆环半径的原因。

为了加大线圈的有效空间，常常需要增加亥姆霍兹线圈对的半径，因而这种结构在大容积成像的情况下不一定是经济的。另一方面，增大半径的努力常常受到磁体孔径的限制。

将 $a=R$ 代入式(12-50)，得出亥姆霍兹线圈轴线上任意一点 P 的场强计算式

$$B=\frac{1}{2}\mu_0R^2I\left\{\frac{1}{\left[R^2+\left(x+\frac{R}{2}\right)^2\right]^{\frac{3}{2}}}+\frac{1}{\left[R^2+\left(x-\frac{R}{2}\right)^2\right]^{\frac{3}{2}}}\right\} \tag{12-53}$$

式中，x 为 P 点至线圈中心 O 的距离。根据这里的假设，P 点还可以是线圈外的附近点。

在式(12-53)中令 $x=0$，还可求得线圈轴线上的场强，即

$$B=\frac{\mu_0 I}{5^{\frac{3}{2}} R} \tag{12-54}$$

式(12-53)或式(12-54)是单匝线圈的磁场计算式。对于多匝亥姆霍兹线圈，计算场强时将上述结果乘以线圈匝数 n 即可。

二、实用亥姆霍兹线圈举例

亥姆霍兹线圈是在 MRI 系统中应用较早的线圈之一，因而技术上比较成熟。它既可单独使用(例如，常见的颈线圈)，也可将几个亥姆霍兹线圈对进行组合后作为相控阵线圈使用。作为例子，这里介绍一个以亥姆霍兹线圈组成的乳腺/相控阵线圈。

1. 线圈结构

图 12-12 是一个乳腺专用 MRI 系统中所使用的乳腺线圈的电路结构。该线圈由 4 个相同的谐振回路和调谐电路组成。4 个谐振回路分别称为左上环(Ring-LT，left-top ring)、左下环(Ring-LB，left-bottom ring)、右上环(Ring-RT，right-top ring)和右下环(Ring-RB，right-bottom ring)，其中左上环和左下环、右上环和右下环分别为两个亥姆霍兹线圈对，可称为左线圈(左亥姆霍兹)和右线圈(右亥姆霍兹)。两个线圈既可单独使用，又可同时使用，分别称为单线圈(亥姆霍兹)和双线圈(相控阵)工作模式。为了方便两种模式之间的转换，左下环和右下环分别采用可分离结构。使用左线圈成像时可卸去右下环；而用右线圈成像时则需卸去左下环。由于上、下环之间没有电连接，故卸去下面的两个谐振环是允许的。当左、右线圈同时使用时就是相控阵线圈，这时线圈工作于相控阵模式。

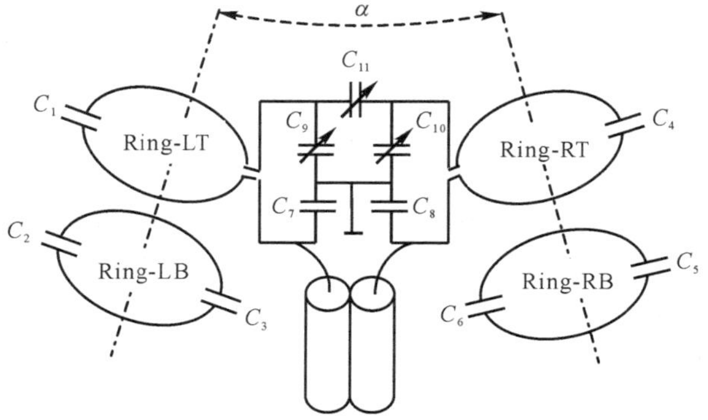

图 12-12　由两个亥姆霍兹线圈组成的乳腺/相控阵线圈

图 12-12 所示亥姆霍兹线圈对的直径为 16.5cm，两线圈中心之间的距离为 20.9cm。上述尺寸比较适合大多数妇女乳腺的生理位置。为了提高靠近腋区组织的信

号灵敏度，左、右线圈轴线之间有一 40°的夹角(α)。

2．工作原理

由于左右两个亥姆霍兹线圈对是完全对称的，故只需分析一边的工作情况。设上下谐振环之间的互感为 M_s，每个回路的总电感和电容分别为 L_s 和 C_s，那么，可根据两个环路中电流的方向将线圈的工作情况分为同相(两回路中电流同方向)和反相(两回路中电流反方向)两种情况来讨论。在同相和反相情况下线圈的谐振频率 ω_+ 和 ω_- 分别为

$$\omega_+ = \frac{1}{\sqrt{(L_s + M_s)C_s}} \tag{12-55}$$

$$\omega_- = \frac{1}{\sqrt{(L_s - M_s)C_s}} \tag{12-56}$$

根据亥姆霍兹线圈的工作原理，只有当两个圆环中流过同向电流时，才有可能在线圈中间取得均匀场。为此，线圈应取同相方式，即应使 $\omega_+ = \omega_0$。此外，为了尽可能减小上下圆环之间的互感 M_s，回路之间的距离要尽可能大些。

当左右两个线圈同时使用，即工作在相控阵模式时，就不仅要考虑上、下两个谐振回路之间的互感，还要考虑左右两个线圈对之间的耦合作用。设左右线圈之间的互感为 M_b，两个线圈的等效电感和电容分别为 L_b 和 C_b，于是式(12-55)和式(12-56)成为

$$\omega_+ = \frac{1}{\sqrt{(L_b - |M_b|)C_b}} \tag{12-57}$$

$$\omega_- = \frac{1}{\sqrt{(L_b + |M_b|)C_b}} \tag{12-58}$$

左、右亥姆霍兹线圈之间的互感应尽量消除。减少线圈间互感常用的办法有线圈重叠技术、去耦回路技术以及线圈隔离(RF 屏蔽)技术等。但是，实际上受空间位置、几何形状、制作工艺和调谐等因素的限制，线圈间的去耦一般比较困难。这里采用去耦电容去耦。图 12-12 中的 C_{11}就是为了削减左、右线圈之间的相互影响而接入的去耦电容。当 $C_{11} = \dfrac{C_b M_b}{C_b - M_b}$时，左右线圈在式(12-58)所决定的频率处失耦。

3．应用

本线圈是为 0.5T 的静磁场而设计的，因而共振频率在 21.4MHz 左右(反相方式下的共振频率高出此值 2.1MHz)。在 C_9 和 C_{10}两个调谐电容的作用下，可使左右两个线圈均谐振在 21.405MHz 上。

该线圈为发射和接收两用型线圈。因此，左右单元通过一条半波长电缆与收发转换开关(T/R 开关)相连。T/R 开关除了收发转换外，还在相控阵模式下起到并联两个线圈的作用。测试表明，由于受互感的影响，双线圈工作时线圈的 SNR 有所下降(约降为单线圈模式的 5/7)。加载后线圈的负载主要来自受检者的胸部组织，它所造成的阻抗幅值和相位变化分别为±26%和 11°。因此，如果与一个较好的低噪声前置放大器相连，这种线圈对于不同的病人不一定都要进行调谐。

上述线圈具有易制作、易调谐和易拆卸的特点。同时，由于它有单线圈和双线圈两

种工作模式，容易满足各种临床需要，例如，满足单侧或双侧乳腺同时成像的需要。可拆卸功能主要是为方便病人定位或重定位以及在 MRI 监测下进行其他诊断和治疗的目的而设计的。例如，在 MRI 导引下的乳腺活检等操作。在这种情况下，移去某一边的线圈将为有关操作提供必要的空间。

第六节 螺线管线圈和四线结构线圈

无论是发射线圈还是接收线圈，高磁场均匀性和一定的有效空间始终是设计者所追求的主要目标。然而，这两个目标的实现同线圈的几何形状有一定关系。本节介绍 MRI 系统中最早使用、也是最常用的两种线圈结构，这就是螺线管线圈(简称为螺管线圈)和四线结构线圈。常见的鞍形线圈可归属于四线线圈类。

一、螺线管线圈

对螺线管线圈的磁场，我们已经在第十章进行了详尽推导。由于螺线管内能产生极均匀的磁场，使它在 MRI 系统中得到了广泛应用。螺管线圈即可作为磁体线圈用，也可作为射频线圈使用。

1. 多匝螺线管线圈

多匝螺线管线圈(multiple turn solenoid)产生轴向的 RF 场，故可用在横向磁场的磁体中。它在工作频率较低的常导磁体波谱仪中使用最多。将螺管线圈用于成像时，为了进一步提高场强均匀性，需要延长其长度。线圈加长后，它所包容的被检组织增多，这意味着噪声源的扩大。因此，与短线圈相比，长螺管线圈的信号损失增大，同时又不利于工作频率的提高。为此，有人建议将线圈的长度缩短为直径的 80%。这样，线圈的灵敏度和工作频率是提高了，但 $\boldsymbol{B}_1$ 场的均匀性却得不到改善。

限制螺管线圈工作频率的主要因素是其大电感和分布电容。一个改进的办法是在螺管线圈的每匝绕线之间串接一个小电容，使匝间电感得以抵消。例如，对于一个 n 匝的螺管线圈，如果其电感为 L、所需的谐振电容为 C(暂不考虑分布电容)，以往的做法是直接接入单一的电容 C 来构成所需的谐振回路。现在可用 n 个容量为 nC 的电容取而代之：其中 $n-1$ 个串入匝间，另外一个串于线圈的输入端。这样，尽管线圈的总电感降为$\frac{L}{n}$，但由于它与容量为 nC 的电容构成谐振电路，就保持了原来的工作频率。可见用这种办法能大大减小螺管线圈的等效电感，从而提高其工作频率。

2. 单匝螺线管线圈

单匝螺线管线圈(single turn solenoid)是由整块薄导体材料卷制而成的(图 12-13)。由于它一改常用的线匝绕法，使得线圈的电感大大变小，故可用在较高频率的 MRI 系统中。拓宽金属薄片的宽度，使之等于所需的线圈长度，就可保证腔内电磁场的高度均匀性。

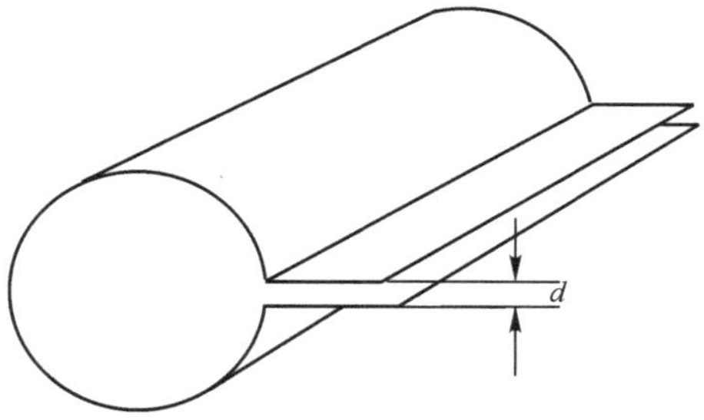

图 12-13 单匝螺线管

单匝螺管线圈的工作原理不能用集总参数的谐振观点加以说明，而要用前面介绍过的波导概念。我们知道，RF 波是不能透过构成线圈体的金属薄片的，因此，单匝螺管线圈的体腔实际上就成了波导，电磁波从一端进入，而从另一端导出。当该波导的长度与电磁波的波长满足一定条件(长度为半波长的整数倍)时，线圈内将有驻波谐振发生。

线圈腔内的 RF 场必然在管腔内壁上感应出电流。受趋肤效应的作用，该电流将均匀地分布于管腔内表面。为了保持这种电流分布和相应的磁场均匀性，线圈的调谐电容也应该平均地分布于整个金属薄片宽度内。通常是将构成腔体的金属薄片向外延伸一段，则延伸部分的分布电容就可当作调谐电容使用，如图 12-13 中的非弯曲金属片所示。利用某种方法改变图中 d 的大小(相当于改变电容器极板间的距离)，该电容的值就可变化。

二、四线结构线圈

螺线管线圈产生的是轴向 RF 场，可用在横向磁场的磁体中。下面介绍的矩形线圈对、鞍形线圈和椭圆交叉线圈等都是所谓的四线结构线圈。它们产生横向 RF 场，故可用在纵向磁场的磁体中。

1. 四线线圈的原理

将 4 根无限长导体对称排列在正方形的四个顶点上，并在上、下两对导体中分别通以不同方向的电流，导体所围区域中就有磁场产生，如图 12-14 所示。图中符号“⊙”和“⊗”分别表示电流穿出纸面和进入纸面。由毕奥-萨伐尔定律可以证明，在图示的坐标系下，4 导体产生的磁场将沿着 x 方向。同时可以证明，当取 $\varphi=60°$时，不仅获得的磁场最均匀，而且安匝比最高。由此可以看出，用导体的这种几何形状来构造射频线圈是可能的。

实际的线圈不可能使用无限长导线。因此，可假设电流有返回通路。为了在 4 根导线所围空间产生所需的均匀 $\boldsymbol{B}_1$ 场，在图 12-14 所示的电流方向下，只能将 L_1 和 L_2 以及 L_3 和 L_4 的终端两两相连。事实证明，这种线圈所形成的磁场同没有电流返回通路的 4 条无限长导线(只需假设其足够长)形成的磁场相比，它们在均匀性和安匝比两个指标上相差并不是很大，从而诞生了一类新的射频线圈。如此构成的线圈称为四导线线圈(简称四线线圈)。

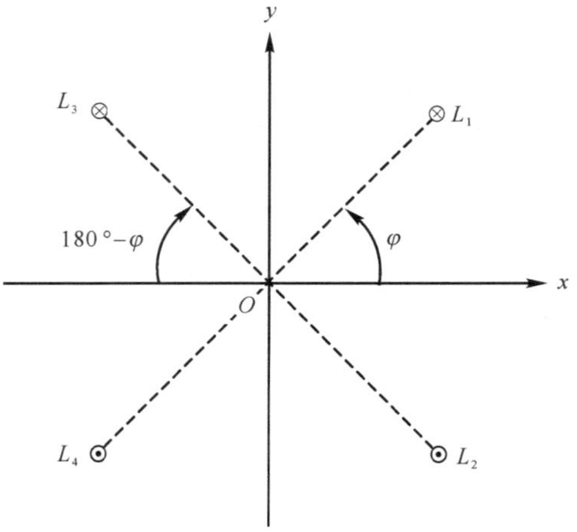

图 12-14　四线线圈的几何结构

根据长导体电流返回通路的形状，四线线圈已演变出许多种类，下面将举例说明。

2. 矩形四线线圈

将图 12-14 中的 L_1 和 L_2 以及 L_3 和 L_4 分别用直线回路相连，就得到图 12-15 所示的矩形四线线圈。这种线圈产生的磁场指向 y 轴。设线圈的长为 l，两线圈回路之间的距离和电流返回线的长度分别为 $2a$ 和 $2b$，则有关计算表明，矩形四线线圈在$\frac{l}{b}=2$时其内部磁场可取得最大均匀性。

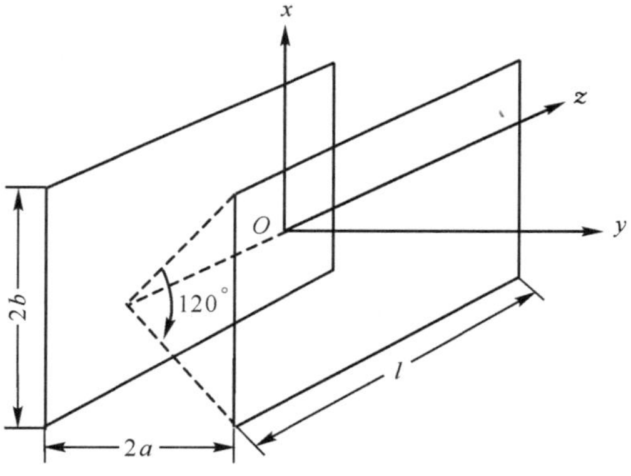

图 12-15　矩形四线线圈

3. 鞍形线圈

将图 12-14 中 4 导体的电流返回通路改为圆弧，就构成著名的鞍形线圈(saddle coil)。图 12-16 就表示一个半径为 a、长度为 l 的鞍形线圈。根据计算，这种线圈在$\frac{l}{b}=3.322$时其磁场最均匀。线圈中表面电流的方向如图中箭头所示。

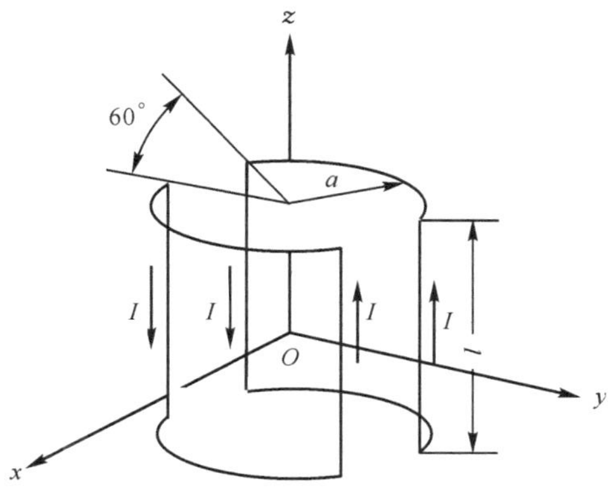

图 12-16　鞍形线圈

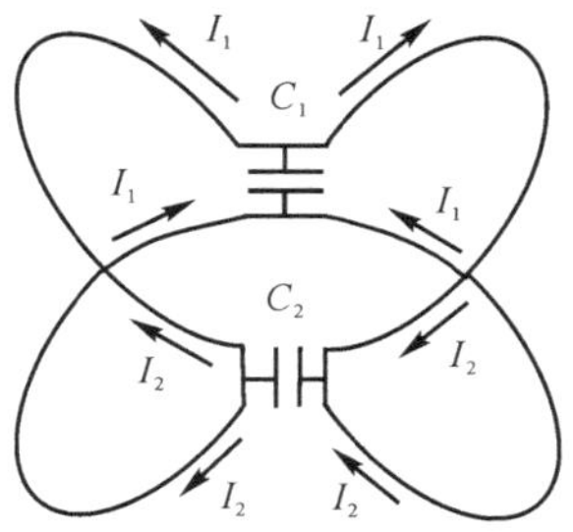

图 12-17　椭圆交叉线圈

4. 交叉椭圆线圈

图 12-17 是四线结构的另一种变形线圈，称为交叉椭圆线圈(crossed ellipses coil)。该线圈由两个完全相同的椭圆单元交叉组合而成。如果两个椭圆单元中的电流同相，则它所产生的磁场就与其中一个单元的轴线平行。只要改变一个电流的极性，便可使磁场指向另一个单元的轴向。两个单元可以同时进行驱动，也可分别进行驱动。C_1 和 C_2 为两个调谐电容。调谐电容的变化将引起电流 I_1 和 I_2 的改变。

一般情况下，交叉椭圆线圈的两个单元工作在同一频率下。但是，它们还能以不同的共振频率工作。显然，这很容易满足 NMR 波谱仪的双共振实验要求。另外，由于这种线圈的两个单元互相垂直，用它进行正交发射及接收是方便的。正交作业时两单元中的电流有 90°的相位差。

第七节　管状谐振器

管状谐振器又可译为开缝的管状谐振器(STR，slotted tube resonator)，简称 STR 线圈。这是又一种根据传输线的驻波谐振特性而构成的射频线圈。本节首先从电磁场理论和微波技术的角度定性说明 STR 线圈的原理，然后给出线圈的结构。最后重点分析一种实用的 STR 线圈，即安尔德曼-格兰特线圈。

一、工作原理

STR 线圈是利用导体中的分布参数进行工作的特殊线圈，除了耦合或调谐电容以外，线圈中没有其他集总参数的元件。它的工作原理要用传输线的有关理论来说明。

通过第三节的介绍，大家对传输线的概念有了一定了解。同轴电缆以及各种波导等都属于传输线的范畴，可见它的种类很多。当传输线的构成材料、几何尺寸、相对位置及周围介质沿线都无变化时，该传输线就称为均匀传输线。如果传输线的电阻 R_0 和导线间的漏电导 G_0 均等于零，这种传输线就称为无损耗传输线，简称无损耗线。传输线的最大特点是可以导引任何频率的电磁波。

现考虑由两块平行排列的金属导体所组成的均匀无损传输线。两块导体之间隔以空气隙，其距离为 d，并设导体的长度为 l，两端开路。电磁场的有关理论指出，此时无损传输线中将发生电磁波的全反射，其反射系数 $\rho=+1$。这种情况下，电压波和电流波的表达式分别为

$$u(x,t)=2\sqrt{2}\,U^{+}\cos\frac{2\pi}{\lambda}x\sin\omega t \tag{12-59}$$

$$i(x,t)=\frac{2\sqrt{2}\,U^{+}}{Z_0}\sin\frac{2\pi}{\lambda}x\cos(\omega t-90^\circ) \tag{12-60}$$

式中，U^{+}为积分常数；Z_0 和 λ 分别为上述传输线的特性阻抗和其中电磁波的波长；x 为传输线轴线上距原点的距离。由于发生全反射，上述电压波和电流波都以驻波形式存在。

由表 12-1 可知，如果这时传输线的长度 l 等于导波半波长的整数倍，即满足

$$l=\frac{\lambda}{2}n \tag{12-61}$$

时，该传输线中就有并联谐振发生。该谐振又称为驻波谐振。

对于每一个 MRI 系统来说，静磁场 $\boldsymbol{B}_0$ 是一个确定量，因而拉莫尔频率已定。导波波长 λ 也就被唯一地确定了。如果要利用驻波谐振原理来实现 NMR 信号检测的目的，只需选择传输线的长度即可。

二、管状谐振器线圈的组成

管状谐振器线圈的结构非常简单。首先选一有足够直径的圆形波导管，并在它的两侧各开一条窄缝，使波导管一分为二。被分割成的上、下两部分成为传输线的两块平行导体，同时又是线圈主体。然后将此特殊传输线置于一个圆柱形屏蔽体中，就构成了所谓开缝的管状谐振器线圈，即 STR 线圈，如图 12-18 所示。图中的 a 是传输线(圆形波导管)的半径，b 为屏蔽体的半径，θ 即开缝的张角。调整上述几个参数的大小以及比值$\frac{a}{b}$，就可改变 STR 线圈的形状，从而得到这种线圈的最佳几何结构。在最佳几何结构下，腔内的 RF 场才是最均匀的。

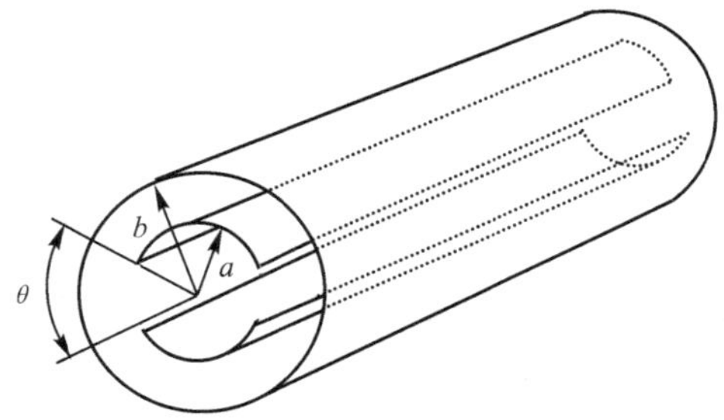

图 12-18 开缝的管状谐振器线圈(STR 线圈)

根据上面的讨论，这种线圈的长度必须等于共振频率的半波长，因此，STR 线圈也有称半波长传输线线圈的。但是，在成像所用的共振频率下，半波长的传输线显然太长了。例如，0.5T 和 1.5T 磁场所对应的拉莫尔频率分别为 21.3MHz 和 63.9MHz，其波长 λ 分别为 14.08m 和 4.69m，对应的半波长长达约 7.04m 和 2.35m。目前采用的解决办法主要有以下几种。一是在缩短的线圈两端各接入一个集总参数的电容，以补偿所截传输线的分布电容。如果电容容量选得合适，就有可能大大缩短线圈的长度。也可以仅在线圈一端加入容性补偿，而缩短传输线的另一端，使线圈满足四分之一波长谐振的条件(表 12-1)，这样更容易使 STR 线圈达到实用的长度。还可以采用在腔体内设置横向金属片的办法使线圈缩短。这里金属薄片将起到磁镜的作用，即它一方面能使线圈的长度缩短，另一方面还能使场的均匀性进一步提高。采用这种措施的线圈只有一个开口端，用做头线圈是完全可以的。

STR 线圈中的电流主要分布在靠近开口的导体边缘处。因此，从表面上来看，它的电流分布与图 12-16 所示的鞍形线圈有些类似。但实际上二者完全不同。在 STR 线圈中，RF 场是不能透过线圈导体的，而且它还能使所有通过两边开口的磁力线转向。因此，这种线圈的张角 θ 与鞍形线圈的张角(固定为 120°)完全不同。另外，STR 线圈的电流表面可以用无数条与端环相垂直的导线来近似，因而其中的电流分布比鞍形线圈更接近于正弦电流分布。

三、安尔德曼-格兰特线圈

1. 线圈结构

图 12-19 表示一种实用的 STR 线圈。它最早是 1979 年由安尔德曼(D. W. Alderman)和格兰特(D. M. Grant)提出的，因而又叫安尔德曼-格兰特线圈。这种 STR 线圈主要由四大部分组成，即作为线圈主体的端环(end ring)、起隔离作用的保护环(guard

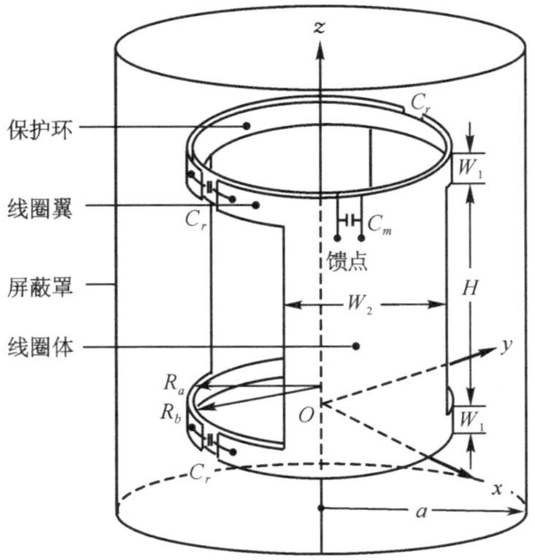

图 12-19 安尔德曼-格兰特线圈

ring)、调谐电容以及最外面的屏蔽罩。端环可分为对称的两组，每组又由体(高和宽分别为 H 和 W_2)和 4 个翼(宽为 W_1)所组成。两组端环的 4 对翼分别由 4 个调谐电容 C_r 相连，围成半径为 R_a 的端环体。两个保护环分别位于端环内侧，上下各一个，其半径为 R_b。在端环和保护环之间的空隙中加入了起绝缘和固定作用的聚四氟乙烯填料。此外，为了使输入阻抗能够匹配，在线圈的两个馈电点之间并接一电容 C_m。半径为 a 的屏蔽体位于线圈的最外层，其设置与端环和保护环同轴。

上述 STR 线圈的结构具有轴对称特点，故可将 4 个调谐电容中点所决定的平面作为线圈的纵对称面，实际上该对称面就是"虚地"平面。工作时保护环的电平也浮动在"地"电平附近。在图示坐标下，该线圈的横对称面位于 $z=W_1+\frac{1}{2}H$ 处。在线路分析中，此平面也可作为"地"加以处理。安尔德曼-格兰特线圈的这种结构，使被检体所经受的 RF 照射大大减小。

当上述 STR 线圈作为头线圈使用时，可采用如下的典型尺寸：R_a 和 R_b 分别为 128mm 和 126mm，开缝的高度 H 取 230mm，张角为 93°(相应地使 W_2 成为 195mm)，翼和保护环的宽度 W_1 均为 35mm。同时取 C_r 和 C_m 分别为 205pF 及 164pF。线圈体和屏蔽体均用 0.5mm 厚的铜皮制作。

2. 线圈分析

STR 线圈的特性分析比较困难。目前用得最多的分析方法为等效电路法。用这种方法估计线圈的输入阻抗比较方便，但分析线圈内磁场的分布和负载对 STR 特性的影响时有其局限性。有人曾用有限元的方法对它的二维模型进行数学计算，得出了各横向平面内磁场分布的表达式，但没有计算输入输出阻抗的大小。也有用瞬态法和变分法对该线圈的三维模型进行分析，从而得出线圈的电流分布、电磁场分布和输入阻抗的。这里简述用上面最后一种方法计算 STR 线圈参数的思路。

为了计算线圈加载后的结果，考虑使用一半径为 b 的柱形绝缘负载(通常称为水模)，并将它与线圈同轴地置于其成像空间内。该水模充满 NaCl 溶液，以模拟人体的化学环境。设它和外屏蔽体的长度均为无限长。现在来估算上述 STR 线圈中电流的分布情况。首先将线圈中的电流归结为图 12-20 所示的三种模式，则线圈内任意一点 P 处的总电流分布 $\boldsymbol{I}(\boldsymbol{R})$应为三者之和，即

$$\boldsymbol{I}(\boldsymbol{R})=\sum_{k=1}^{3}\alpha_k f_k(\boldsymbol{R}) \tag{12-62}$$

式中，$\boldsymbol{R}$ 为 P 至原点的矢径；α_k($k=1\sim3$)为未定系数；$f_k(\boldsymbol{R})$为三种电流模式的分布函数。设 P 点相对于 x 轴的相角为 φ，则 $f_k(\boldsymbol{R})$可表述为

$$|f_1|=2 \tag{12-63a}$$

$$|f_2|=\cos 0.5\varphi \tag{12-63b}$$

$$|f_3|=|\sin\varphi| \tag{12-63c}$$

又设与电流方向垂直的某小区域的线圈表面宽度为 $W(\boldsymbol{R})$，则表面电流密度 $\boldsymbol{J}(\boldsymbol{R})$为

$$\boldsymbol{J}(\boldsymbol{R})=\frac{\boldsymbol{I}(\boldsymbol{R})}{W(\boldsymbol{R})} \tag{12-64}$$

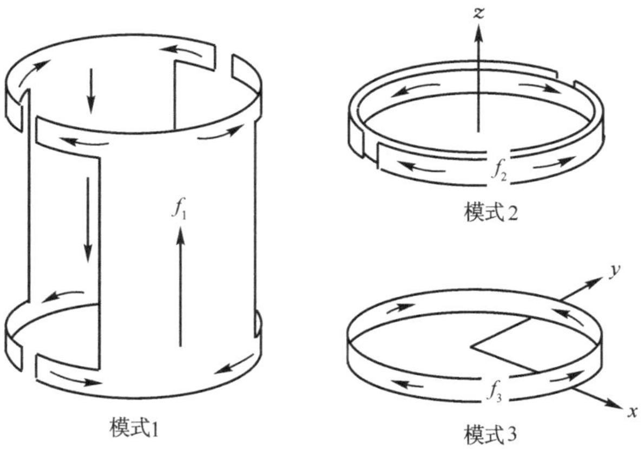

图 12-20　安尔德曼-格兰特线圈的三种电流分布模式

同时可写出输入阻抗的差分表达式

$$Z_{in}=\frac{1}{4\alpha_2^2}\left\{j\omega\mu\int_{S'}\int_{S}\boldsymbol{J}(\boldsymbol{R})\cdot\overline{G}(\boldsymbol{R},\boldsymbol{R}')\cdot\boldsymbol{J}(\boldsymbol{R}')\mathrm{d}S'\mathrm{d}S\right.$$
$$\left.+\int_{S}\left[\left(\sum_{k=1}^{4}\delta(l-l_k)Z_c+Z_s\right)|\boldsymbol{J}(\boldsymbol{R})|^2\right]\mathrm{d}S\right\} \tag{12-65}$$

式中，$\overline{G}(\boldsymbol{R},\boldsymbol{R}')$为载有上述水模的圆柱形波导的二重格林函数(这里不推导)；积分区域 S 为该 STR 线圈的整个有效表面；Z_c 为集总参数电容 C_r 的阻抗$\left(Z_c=\frac{1}{j\omega C_r}\right)$；$Z_s$ 为线圈材料(薄铜片)的表面阻抗；$\delta(x)$ 即狄拉克 δ 函数；l 为电流方向上的距离(用 $l=l_1,l_2,l_3,l_4$ 分别表示 4 个集总电容的位置)。式(12-65)可以分为两项，其中第一项(积分式)就是天线问题中经常出现的差分表达式，第二项则为 4 个集总电容所储存的电功率和线圈铜材之功率损耗。

根据差分理论，Z_{in} 对每个未定系数 α_k 的偏导应为零。设 α_2 接近于 1，则下式成立

$$\frac{\partial Z_{in}}{\partial\alpha_1}=0 \tag{12-66a}$$

$$\alpha_2=1 \tag{12-66b}$$

$$\frac{\partial Z_{in}}{\partial\alpha_3}=0 \tag{12-66c}$$

将式(12-65)代入式(12-66)，我们得到如下方程组

$$(Z_{11}+4Z_c)\alpha_1+Z_{12}+Z_{13}\alpha_3=\sqrt{2}Z_c \tag{12-67a}$$

$$Z_{13}\alpha_1+Z_{23}+Z_{33}\alpha_3=0 \tag{12-67b}$$

由此可得未知系数 $\alpha_k(k=1,3)$的数值解。另外，将电流分布表达式代入式(12-65)，解得输入阻抗 Z_{in}的表达式为

$$Z_{in}=\frac{1}{4}\left[\alpha_1Z_{12}+Z_{22}+\alpha_3Z_{33}+(1-\sqrt{2}\alpha_1)Z_c\right] \tag{12-68}$$

式(12-68)中的 Z_{ij}为三种模式的自感和互感，它们的定义式为

$$Z_{ij} = j\omega\mu\int_s\int_s f_i(\boldsymbol{R}) \cdot \overline{G}(\boldsymbol{R}, \boldsymbol{R}') \cdot f_j(\boldsymbol{R}')\mathrm{d}S'\mathrm{d}S$$

$$+\int_s \frac{Z_s}{\omega^2(\boldsymbol{R})} \left| f_i(\boldsymbol{R}) \right| \cdot \left| f_j(\boldsymbol{R}) \right| \mathrm{d}S \tag{12-69}$$

由于式(12-69)中包含对线圈面积的双重面积分，且对波数 h 的无穷积分要执行无限次累加，实际上求解是困难的。计算时通常要进行一些必要的近似，这里从略了。

通过求解式(12-67)，便可获得 STR 线圈中表面电流的表达式。因此，STR 线圈发射的电磁场可表达为

$$\boldsymbol{E}(\boldsymbol{R}) = -j\omega\mu\int_s \overline{G}(\boldsymbol{R}, \boldsymbol{R}') \cdot \boldsymbol{J}(\boldsymbol{R}')\mathrm{d}S \tag{12-70}$$

$$\boldsymbol{H}(\boldsymbol{R}) = \frac{j}{\omega\mu}\nabla \times \boldsymbol{E}(\boldsymbol{R}) \tag{12-71}$$

上述电磁场表达式适用于屏蔽罩内除了 STR 线圈表面邻近区域的所有空间。

3. 计算结果

图 12-21 表示上述 STR 线圈在 z 轴上的磁场分布(相对幅度分布)，图中的 B_{y0}为线圈中心($x=y=0$，$z=150$mm)的 y 向磁场。图示结果是在屏蔽体半径 a 为 256mm(线圈半径的两倍)、谐振频率为 21.4MHz 的情况下取得的。计算中忽略了屏蔽体和聚四氟乙烯填料对结果的影响。可以看出，图中实测值和理论值非常接近，表明上面建立的计算模型是可以采用的。

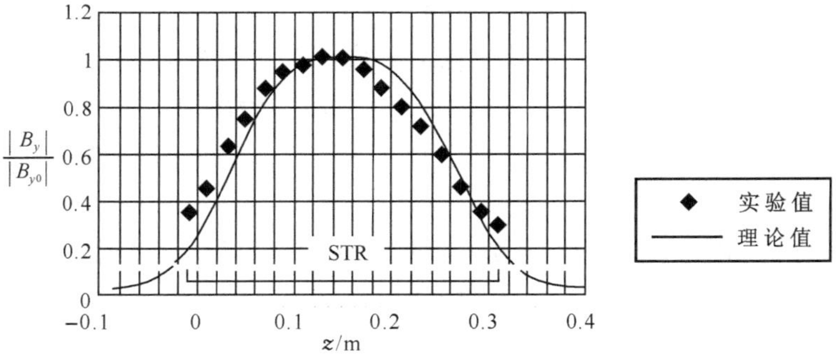

图 12-21　STR 线圈的相对磁场分布(z 方向)

图 12-22 是该线圈在中心平面$\left(z = W_1 + \frac{H}{2} = 150\text{mm}\right)$上的磁场分布。图中用箭头指向表示磁场方向、以箭头的密度表示磁场的强弱。比较图 12-22(a)和图 12-22(b)还可以看出屏蔽体大小对线圈磁场的影响：屏蔽体越大，它对线圈磁场的影响就越小，这时线圈体内的磁场分布就比较均匀(接近于自然分布)；小的屏蔽体对线圈磁场有干扰作用，即能明显地削弱所获得的磁场。

计算还表明，加载后线圈中的场强会大大减弱，但相对磁场分布却不会因此而变差。

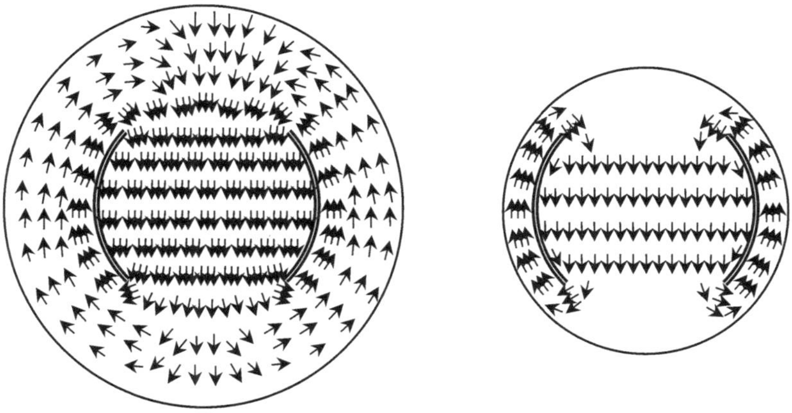

(a) $\frac{a}{R_a}=2$　　(b) $\frac{a}{R_a}=1.2$

图 12-22　STR 线圈中心平面上的磁场分布以及屏蔽体大小对磁场的影响

差分法的优点是可以精确计算线圈的输入阻抗，但由于它不能确定其边界条件，不宜用来计算线圈体邻近区的磁场，这就是图中未表达出上述区域磁场的原因。

需要补充指出的是，STR 线圈是既能进行圆极化，又能进行线极化的线圈。上面的分析仅考虑了线极化的情况。

第八节　笼 式 线 圈

笼式线圈(birdcage coil)又叫鸟笼线圈，它是 1985 年由海斯(Cecil. E. Hayes)等人推出的又一种用于 MRI 的 RF 线圈。这种线圈不仅能提供均匀性高于鞍形线圈的 B_1 场，而且有高度的对称性，因而可进行正交发射和接收，使其功耗降低、SNR 提高 $\sqrt{2}$ 倍。相比之下，笼式线圈的应用比较广泛。下面从笼式线圈的理论依据、分析方法以及典型线圈的组成等方面加以介绍。

一、线圈结构与正弦电流分布

我们知道，磁场的产生方法很多，但最基本的还是利用载流导线的方法。实际应用中，由于导线不可能无限长，往往要为电流提供返回通路，这就导致了各种导体结构的产生。这些结构正是 RF 线圈的物理基础。例如，通常采用圆柱形导体结构来产生 MRI 系统所需的横向磁场(B_1 场)。

图 12-23(a)表示的是一种最简单的柱形 RF 线圈(图中同时标出了线圈中的电流方向)。这种线圈的横向 B_1 场是由两根直导线产生的。图中的圆导线通常称为端环(end ring)，在这里起电流返回通路的作用。为方便描述，可以把平行于 z 轴的、包绕两个端环的整个圆柱面称为电流面。同时，考虑到趋肤效应的存在，又可将流经该电流面的电流形象地称之为表面电流。于是，图 12-23(a)所示线圈中的直导线成为电流面上任意两条电流线，它们在端环圆周上正好位于同一直径的两端，即相差 180°，不妨取其位

置为 90°和 270°。在坐标系不变的情况下，为了使线圈产生 y 向的磁场 $\boldsymbol{B}_{1y}$，可用旋转线圈的办法，使其参考点(0°)与 x 轴对应，即该处产生的磁场为 x 向磁场 $\boldsymbol{B}_{1x}$。这样，整个电流面上的表面电流便可用正弦函数来加权表示，如图 12-23(b)所示。

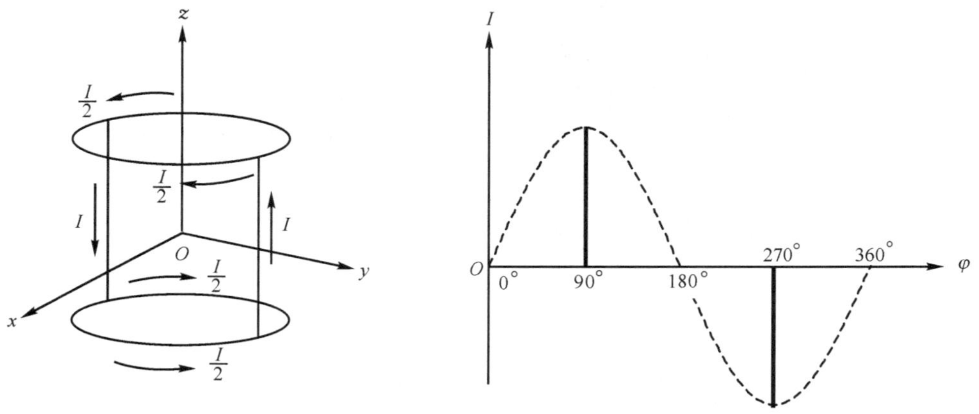

(a) 二线柱状线圈及其表面电流分布　　(b) 二线正弦电流模式

图 12-23　二线正弦表面电流模式

图 12-23(b)中的 φ 称为直导线的方位角或张角，I 是其电流。可以认为，这里整个电流面上只有 $\varphi=90°$和 $\varphi=270°$的两条线有电流，其幅值相等，方向相反，其余各处均无表面电流通过。这就是所谓的二线正弦表面电流模式。

如前所述，鞍形线圈采用的是四线结构。它的表面电流也可表示为图 12-24(a)所示的正弦模式。由图可见，方位角为 60°和 120°的两根直导体与方位角为 240°和 300°的两根直导体中流过的电流大小相等、方向相反，而方位角为 0°和 180°处不存在直导线，在这里就按电流为零加以处理了。可见电流面上的导线增多时，其表面电流仍可用正弦模式表示。图 12-24(b)表示 14 线线圈的正弦电流模式。当电流面上的导线无限增多时，就形成前面提到过的圆形波导。STR 线圈中的表面电流(位于线圈体的内表面)也是正弦模式。

上面的讨论说明，只要在一个柱形表面上与其轴向平行地设置若干条导线，并使导

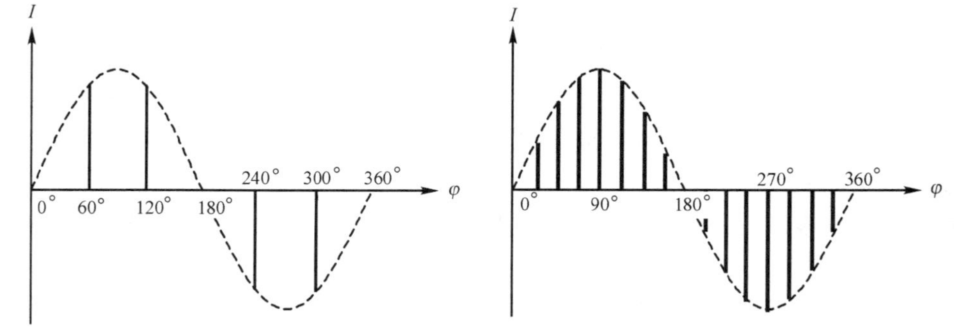

(a)鞍形线圈(四线线圈)　　(b)多线线圈

图 12-24　多线线圈的正弦表面电流模式

线上的电流在相位和幅度上均满足正弦分布，就可在柱形空间内获得均匀的横向磁场。这时正弦函数的自变量 φ 就是纵向导线的方位角。

笼式线圈产生磁场的原理与此稍有不同。在笼式线圈中，导线在电流面上是按一定方位角均匀设置的。此外，笼式线圈的直导线中随 $\sin\varphi$ 变化的是电流密度而不是电流。

二、笼式线圈的原理

有关的微波理论说明，倍波长传输线中的驻波也能产生所需的正弦电流分布。根据这一原理，可以将倍波长的传输线绕成环形，以便在所围区域中获得均匀的横向磁场。图 12-25 是由一条二线传输线绕成的闭合回路。当传输线的长度等于入射波长的整数倍时，这样的传输线回路便可产生驻波谐振。在单一波长的谐振中，如果回路的电压正比于 $\sin\varphi$，那么，上、下两个环路中的电流将分别正比于 $\cos\varphi$ 和 $-\cos\varphi$。在图示坐标下，上述电流产生的磁场将指向 x 轴。但是，在 64MHz(1.5T 磁场)的谐振频率下，图 12-25 所示线圈需要 1.5m 的直径。无论对头部成像还是全身成像来说，这显然都太大了。海斯及其同伴们在图 12-25 所示的两个环路，即首尾相接的二线传输线的两平行导线之间加入若干个同样大小的集总参数电容，并使其在圆周内等距排列，就使传输线的谐振波长大大缩短，从而发明了著名的笼式线圈。

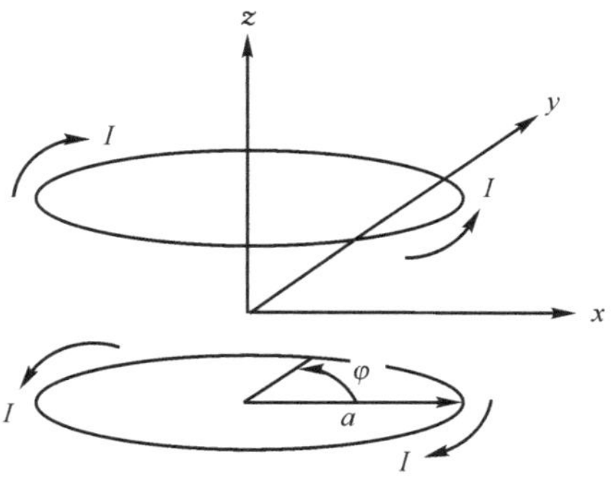

图 12-25　闭合回路传输线

在笼式线圈中，上述传输线分别成为上、下两个端环，它们之间的电压，也即电容两端的电压为正弦电压。因此，流经电容的电流也为正弦电流。

三、笼式线圈的电路结构

笼式线圈可分为低通型和高通型两类(图 12-26 和图 12-27)。低通型笼式线圈(lowpass birdcage)的 N 个电容对称地接在两个端环之间，连接电容和端环的导线称为笼式线圈的腿或列线。高通型笼式线圈(highpass birdcage)的 N 个电容则等距地串在两个端环上，且每个电容两端均有列线相邻。图 12-26(a)和图 12-27(a)分别表示这两种线圈的电路结构。

从技术上来讲，笼式线圈综合了有关线圈设计的大多数要求，因而是一种全新的线

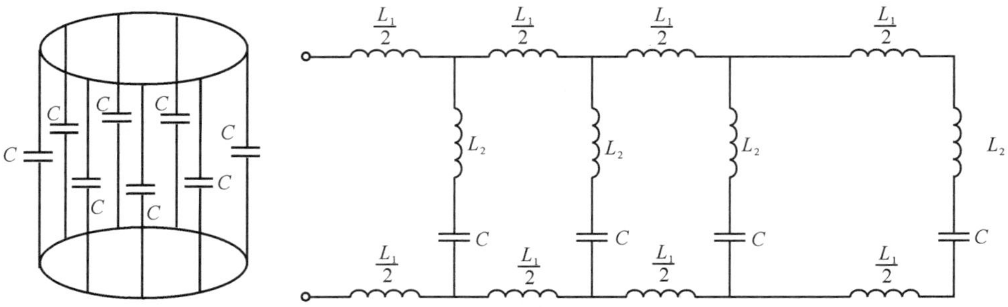

(a)线圈结构 (b)等效电路

图 12-26 低通型笼式线圈($N=8$)

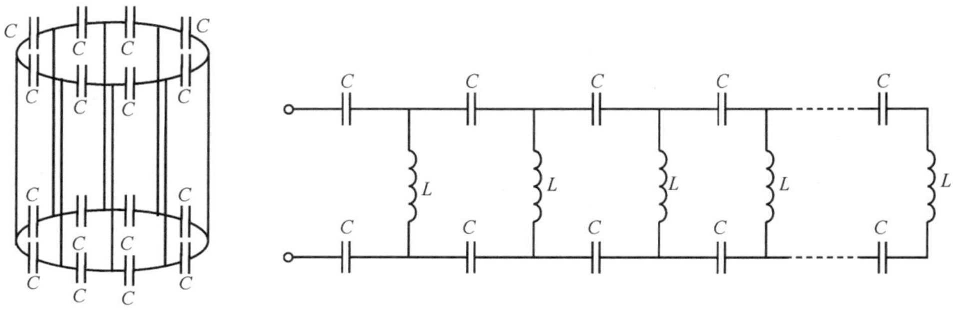

(a)线圈结构 (b)等效电路

图 12-27 高通型笼式线圈($N=8$)

圈结构。它的特点可概括为下述几个方面：①可以通过增加列线的数目来更精确地模拟正弦表面电流；②RF 场的均匀性仅受线圈结构有限长度的限制；③其电流分布能够有效地减少线圈损耗，并能有效防止磁场在导体附近的高度集中；④电容引线的电感被充分利用(完全贡献于 $\boldsymbol{B}_1$ 场的建立)；⑤电路的高度对称性使正交激发和接收容易实现。

四、笼式线圈的分析

在笼式线圈中，每一段电流线均可等效为一个电感，同时考虑到线圈的对称性和参数的一致性，便得图 12-26(b)和图 12-27(b)所示的等效电路(高通型笼式线圈电容连接导线的电感被忽略)。由于所有电感之间均有互感存在，使得电路的分析变得非常困难。下面仅对该线圈的谐振频率进行估算。

图 12-26(b)中的 L_2 为每条列线的等效电感，当忽略它对谐振的影响，即令 $L_2=0$ 时，低通笼式线圈的谐振频率(不考虑各电感之间的互感)为

$$\omega_0=\frac{2}{\sqrt{L_1 C}}\sin\left(\frac{\pi M_l}{N}\right) \tag{12-72}$$

式中，N 为笼式线圈的列数；M_l 为低通回路的模式变量，并存在关系 $1\leqslant M_l\leqslant\frac{N}{2}$。

$M_l=1$ 称为最低频率模式，这时它可产生期望的正弦表面电流分布；M_l 取其他值时线圈电流不满足正弦分布，其内部就不产生均匀磁场。因此，这里应将模式变量 M_l 取为1。于是，式(12-72)成为

$$\omega_0 = \frac{2}{\sqrt{L_1 C}}\sin\left(\frac{\pi}{N}\right) \tag{12-73}$$

对于图 12-27(b)所示的高通笼式线圈，可以证明其谐振频率(忽略 L 之间的互感)为

$$\omega_0 = \frac{1}{\sqrt{2LC\sin\left(\frac{\pi M_h}{N}\right)}} \tag{12-74}$$

式中，M_h 为高通回路的模式变量，且当 $M_h=\pm1$ 时，线圈中出现所需的谐振。与式(12-72)不同的是，在高通笼式线圈中，期望的模式是所有模式中频率最高的。

对于一个适当屏蔽的线圈来说，上述回路的互感大小一般不足自感的十分之一，因而这里的近似方案是可以采用的。

五、笼式线圈举例

下面以实验用 4 列高通笼式线圈为例来说明分析和调试这类线圈的一般步骤。该线圈长 7.1cm，直径为 7cm，其电流线用 0.5cm 厚的铜皮制作，柱体框架采用树脂材料。尽管它只在一个端环上设置了集总参数电容，但已能满足式(12-74)对谐振频率的要求。线圈用在一个 1.9T 的磁体中。试验采用 NaCl 水模，其 NaCl 浓度为 50mmol/L。

1. 调谐

根据式(12-74)很容易获得调谐所需的电容值。首先在线圈中接入一已知电容 C_a，计算出对应的谐振频率 ω_a。则要达到谐振频率而需要的校正电容 C_0 之值为

$$C_0 = C_a\frac{\omega_a^2}{\omega_0^2} \tag{12-75}$$

然而，由于电容正好为 C_0 的电容器不一定存在，这样还难以达到所需的谐振频率。因此，需要在线圈的端环电容上并接调谐电容来进一步调谐。调谐电容通常只在两个相邻端环电容上并接。

2. 馈入回路及匹配

馈入回路(feedloop)是指笼式线圈同发射器、接收器之间的接口电路。馈入回路通常位于线圈柱体上，并通过一半波长电缆与发射器和接收器相连。馈入电路与线圈之间一般通过电感进行耦合，如图 12-28 所示。为方便计算，等效电路中将耦合回路的互感单独画出。图中 r 为线圈的等效直流电阻。

上述接口电路的输入阻抗 Z_{in} 为

$$Z_{in} = j\omega(L_1 - M) + \frac{j\omega Mr - \omega M\left(\omega L_2 - \omega M - \frac{1}{\omega C}\right)}{r + j\left(\omega L - \frac{1}{\omega C}\right)} \tag{12-76}$$

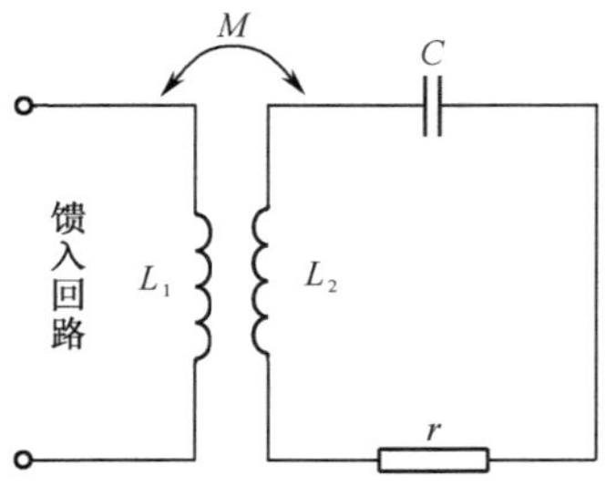

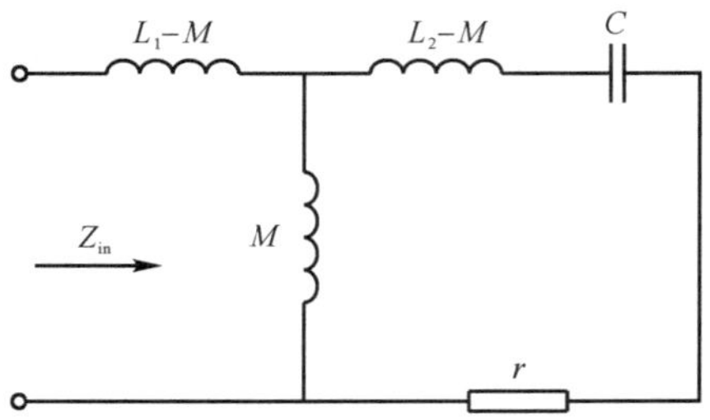

图 12-28　笼式线圈的接口电路

将谐振频率 $\omega_0=\frac{1}{\sqrt{L_2C}}$代入上式，得出谐振时的输入阻抗，即

$$Z_{in}=\frac{\omega_0^2M^2}{r}+j\omega_0L_1=R+j\omega_0L_1 \tag{12-77}$$

式中，R 为输入阻抗的实部，也就是

$$R=\frac{\omega_0^2M^2}{r} \tag{12-78}$$

由于系统的功耗主要由 R 所引起，发射器的输出端和接收器的输入端均应与输入阻抗的实部相匹配。这里最佳匹配电阻为 50Ω。

由式(12-78)可知，R 的大小依赖于馈入回路与线圈之间的互感 M。因此，在线圈与后级电路的匹配中，有必要对 M 进行调整。我们知道，两个回路的互感取决于它们之间的距离以及回路的面积。在 4 列笼式线圈中，馈入回路是置于某一线圈回路内的，因而 M 就只与它自己的面积大小成比例。调整馈入回路的大小就可使 M 得到改变。

线圈的接口问题在第十节还将全面介绍。

3. 线圈的改进

测试结果表明，上述线圈所得水模图像无论是对称性还是均匀性都不能满足要求，因此有必要对其进行改进。

原来的馈入回路采用 0.5cm 厚的铜带制作。由于磁场不能贯穿，使此处磁力线转向、扭曲，进而使馈入线周围的均匀性变差。为此，将馈入引线减至 0.25cm 宽。此外，为避免因线圈对称性差产生的频率分割，在与馈入回路相连的端环两侧各开一个口。需要注意的是，端环切断后，四列的笼式线圈就成为鞍形线圈了。

在理想情况下，线圈最佳匹配时输入阻抗中就不再有电抗分量。但是，由式(12-77)可见，这时输入阻抗中仍包括电感分量。因此，可在馈入回路中接入一个电容。如果电容值选得好，输入阻抗中的电感分量就有可能全部抵消。下面计算所需的补偿电容。

设补偿电容为 C_f，它串入后的输入阻抗 Z'_{in}成为

$$Z'_{in}=R+j\omega_0L_1-j\frac{1}{\omega_0C_f} \tag{12-79}$$

令其虚部为零，解得

$$C_f = \frac{1}{\omega_0^2 L_1} \tag{12-80}$$

图 12-29(a)和图 12-29(b)分别为匹配前后测得的线圈输入阻抗图。图中的三条曲线分别表示输入阻抗的幅值、电阻和相位。由图 12-29(a)看出，在 80.93MHz 的工作频率下，线圈的电阻值最大，但保持了 23°左右的相差，这说明输入阻抗中电抗不为零。由图 12-29(b)可见，串接电容 C_f 后线圈在谐振点附近几乎为纯电阻性(模曲线和实部曲线重合)，上述相移接近于零。

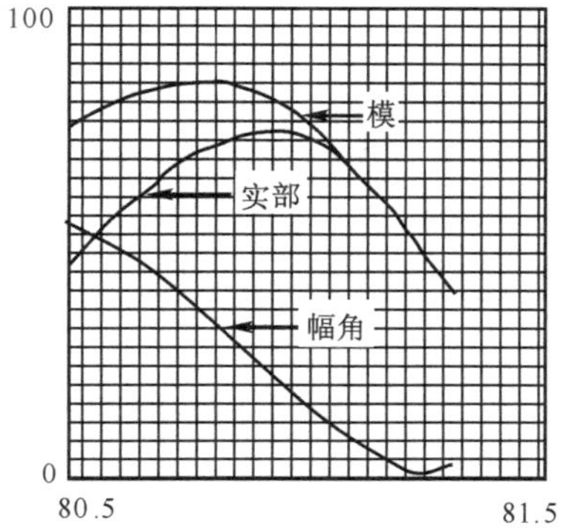

(a)串接补偿电容前

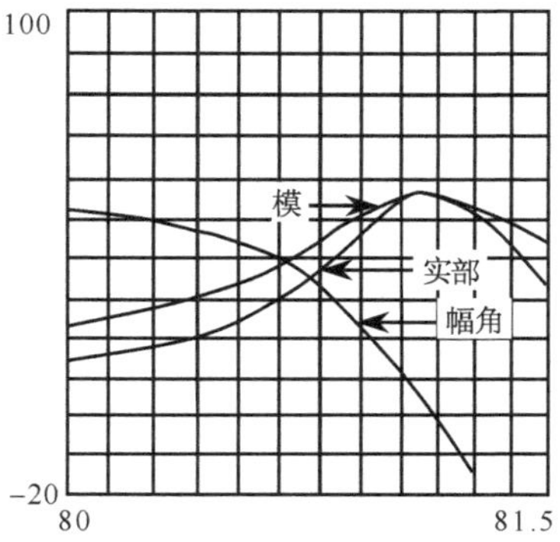

(b)串接补偿电容后

图 12-29　四列笼式线圈的输入阻抗

采取上述改进措施后，线圈的均匀性和对称性都有了很大改善。但由于它仅为一个四列的笼式线圈，各项指标不可能更好。如果使线圈的列数进一步增多，便可获得满意的 $\boldsymbol{B}_1$ 场。

四列笼式线圈的性能实际上还不如鞍形线圈好，这里只是为说明问题而作为例子提出。从原理上讲，鞍形线圈可看做六列的笼式线圈，但它有两个列中流过的电流为零，因而被省略了。笼式线圈的各种特点在多列的结构中才能够充分显示。

第九节　表 面 线 圈

顾名思义，表面线圈就是成像时不包容成像体而仅将其置于成像部位或器官表面的线圈。这种线圈最早用于在体波谱研究，后来逐步引入 MRI 中。由于它的高度敏感性，近年来在 MRI 系统中得到了广泛应用。与体线圈和头线圈相比，它的 SNR 要高得多。由于其信号强度很高，用表面线圈成像时，就可以用减少信号采集次数的办法来节省扫描时间，也可通过减小体素的尺寸来提高分辨率。这里先简述表面线圈的原理，然后举例说明它的设计及计算过程。

一、表面线圈的原理

将同轴线折成一个半径为 a 的圆环，并使其谐振在特定的工作频率，就构成了一个最简单的表面线圈。由此可见，基本的表面线圈为一电流环，因而用圆电流的概念加以分析。根据毕奥-萨伐尔定律，一个 yOz 平面内的电流环，产生的 $\boldsymbol{B}_1$ 磁场将沿着 x 轴分布，其大小 $\boldsymbol{B}_{1x}$ 为

$$\boldsymbol{B}_{1x} = \frac{\boldsymbol{I}\mu_0 a^2}{2(a^2 + x^2)^{\frac{3}{2}}} \tag{12-81}$$

式中，$\boldsymbol{I}$ 为导体中的电流；μ_0 为真空磁导率；a 为电流环的半径。由式(12-81)可见，它所形成的 $\boldsymbol{B}_1$ 场随着 x 的变大而急速衰减，即对于表面线圈来说，随着距离(检测深度)的增加，它的灵敏度和 SNR 会迅速降低。另外可以看出，表面线圈的信号灵敏度与线圈的半径 a 成反比。也就是说，越是小的表面线圈，越能获得高的灵敏度和好的 SNR。

还可将表面线圈看作非常短的螺线管，它的一半磁能储存在被检体中。因此，表面线圈的填充因数相当高，且与被检体之间有很强的耦合作用。

由上面的分析可知，表面线圈的高灵敏度仅限于与线圈大小相当的表面区域。随着与感兴趣区间距离的增大，这种线圈的灵敏度将大大降低。

二、表面线圈的大小和成像深度的关系

图 12-30 表示不同大小表面线圈的 SNR 与其成像深度的关系。图中的曲线是在 1.5T 场强下，分别对直径为 8cm、10cm 和 14cm 的三个表面线圈加载同一水模后测得的。为便于比较，还测量了一个笼式头线圈的曲线。由图可见，线圈的半径越小，在被检体表面(相当于距离为零处)获得的 SNR 就越高，但随着深度的增加，半径越小的线

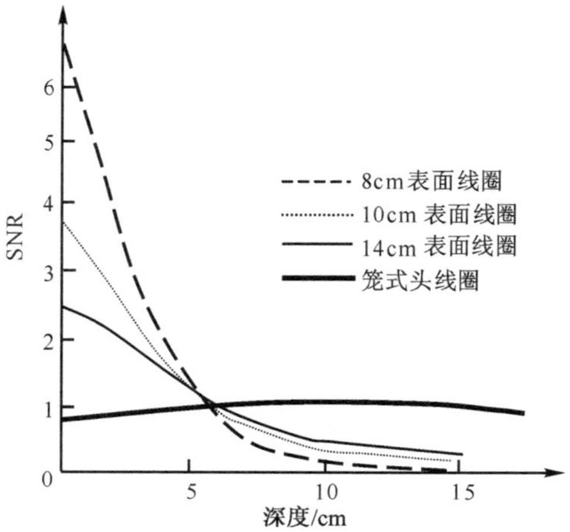

图 12-30 表面线圈的大小与成像深度的关系

圈其 SNR 下降得越快。这说明线圈越大，它的有效成像深度就可能越深，但它的 SNR 又较低。我们还注意到，当成像深度超过 6cm 之后，头线圈的 SNR 便超过了上述三种表面线圈。相比之下，头线圈的 SNR 在不同的深度下是比较恒定的。该图所示结果与式(12-81)的解析式所表达的结果相一致。在图 12-4 中，我们还将表面线圈的成像深度与其他几种线圈进行了比较。

三、表面线圈的改进和发展

由式(12-81)还可推知，不同 x 坐标处所得的场强不同。这就是表面线圈 $\boldsymbol{B}_1$ 场不均匀的问题。为了弥补这一缺陷，曾产生过许多方案，其中大多数为图像后处理方案。常用的有校正矩阵法、数字滤波法和解析校正法等。另一种改善 $\boldsymbol{B}_1$ 均匀性的方法，就是分别使用接收和发射线圈。在使用表面线圈的场合，经常将体线圈作为发射线圈使用。这种方法的主要缺点有：①需要更大的发射功率；②两个线圈之间不可避免地存在耦合；③用于信号接收的射频场 $\boldsymbol{B}_1$ 仍旧不均匀，即本方法只改进了发射的均匀性，而没有解决接收均匀性的问题。

有人还研制了由一个发射线圈和一个接收线圈组成的复合探测线圈(二者同轴)，并将其成功地用于波谱测量。这种复合线圈用其中的大表面线圈进行发射，用小者进行接收。两个线圈之间的连接采用交叉二极管和传输线。显然，这种设计要比单一表面线圈有更高的 $\boldsymbol{B}_1$ 场均匀性。两个线圈的去耦是此类线圈设计的关键技术。此外，线圈的调整也变得比较复杂。

为了对深部组织进行检测，有人发明了无线表面线圈和腔内线圈。前者需要通过外科手术来植入被检体内。尽管无线表面线圈的 $\boldsymbol{B}_1$ 均匀性并没有提高，但它的出现却为某些疾病的动态观察或慢性动物实验提供了有效手段。腔内表面线圈是一种可置入病人体腔内使用的小线圈，它的出现有可能使某些深部器官，如前列腺及盆腔器官或组织的信号能够充分显示。上述两种线圈都是为了使线圈尽量贴近被检体而设计的。

表面线圈最令人鼓舞的发展莫过于表面线圈阵列，即相控阵线圈的出现了。它不仅使 $\boldsymbol{B}_1$ 场有了改进、SNR 得以提高，还使 FOV 扩大。

总之，表面线圈是向着小型、专用和阵列化方向发展的。它的迅速发展是 MRI 线圈种类繁多的主要原因。

四、表面线圈举例

作为表面线圈设计的例子，这里介绍一种新型的双环型表面线圈。

为了增加 $\boldsymbol{B}_1$ 的均匀性，现考虑采用两个不同直径的同轴环来组成一个双表面线圈式的复合线圈。两个电流环同轴地位于不同平面上，彼此通过互感来耦合。它们各自产生的 $\boldsymbol{B}_1$ 均可用式(12-81)来计算。两个线圈之间的距离、线圈之半径、其中电流的大小等参数都要根据有利于提高 $\boldsymbol{B}_1$ 均匀性为目的来确定。为了在两个电流环上均得到期望的电流值，环的电感必须加以考虑，以便给每个电流环配以不同的谐振电容。根据设计，每个环应调谐在各自的频率上，最后再通过两个环之间的互感使它们都恰巧谐振在拉莫尔频率上。

根据电磁场的有关理论(聂以曼公式)，电流环 1 和电流环 2 之间的互感 M_{12} 和 M_{21} 为

$$M_{12} = M_{21} = \frac{\mu_0}{4\pi}\oint_{l_1}\left[\oint_{l_2}\frac{\mathrm{d}\boldsymbol{l}_1}{\mathrm{d}_{12}}\right]\mathrm{d}\boldsymbol{l}_2 \tag{12-82}$$

式中，l_1 和 l_2 分别为两回路的轴线长度；$\mathrm{d}\boldsymbol{l}_1$ 和 $\mathrm{d}\boldsymbol{l}_2$ 分别为两个电流环的电流元；d_{12} 是 $\mathrm{d}\boldsymbol{l}_1$ 和 $\mathrm{d}\boldsymbol{l}_2$ 之间的距离。设两个电流环的半径分别为 R_1 和 R_2、两环平面之间的距离为 a_{12}，则式(12-82)又可写为

$$M_{12} = 10^{-7}\int_0^{2\pi}\left[\int_0^{2\pi}\frac{R_1R_2(\cos\varphi_1\cos\varphi_2+\sin\varphi_1\sin\varphi_2)}{\sqrt{a_{12}^2+R_1^2+R_2^2-2R_1R_2(\cos\varphi_1\cos\varphi_2+\sin\varphi_1\sin\varphi_2)}}\mathrm{d}\varphi_1\right]\mathrm{d}\varphi_2 \tag{12-83}$$

式中，φ_1、φ_2 分别为两个电流环上电流元的方位角。设电流环 1 和电流环 2 中的电流分别为 $\boldsymbol{I}_1$ 和 $\boldsymbol{I}_2$、两个电流环的电抗分别为 X_1 和 X_2。在拉莫尔频率下，通过调谐总可使两个电流环分别满足下式，即

$$X_1 = -j\omega_0 M_{12}\frac{\boldsymbol{I}_2}{\boldsymbol{I}_1} \tag{12-84}$$

$$X_2 = -j\omega_0 M_{12}\frac{\boldsymbol{I}_1}{\boldsymbol{I}_2} \tag{12-85}$$

下面计算满足式(12-84)和式(12-85)时两个电流环的谐振频率和所需的调谐电容。设电流环导线或导体的直径分别为 r_1 和 r_2，则两个环的自感 L_1 和 L_2 分别为

$$L_1 \approx \mu_0 R_1\left[\ln\left(8\frac{R_1}{r_1}\right)-2\right] \tag{12-86}$$

$$L_2 \approx \mu_0 R_2\left[\ln\left(8\frac{R_2}{r_2}\right)-2\right] \tag{12-87}$$

从而得出两个电流环的感抗 X_{L1} 和 X_{L2}

$$X_{L1} = j\omega_0 L_1 \tag{12-88}$$

$$X_{L2} = j\omega_0 L_2 \tag{12-89}$$

据此，便可计算出两个电流环的谐振电容 C_1 和 C_2，即

$$\frac{1}{\omega_0 C_1} = X_1 - X_{L1} \tag{12-90}$$

$$\frac{1}{\omega_0 C_2} = X_2 - X_{L2} \tag{12-91}$$

于是，两个导电环各自的共振频率 f_1 和 f_2 为

$$f_1 = \frac{1}{2\pi\sqrt{L_1C_1}} \tag{12-92}$$

$$f_2 = \frac{1}{2\pi\sqrt{L_2C_2}} \tag{12-93}$$

因为两个电流环中的电流方向相反，所以在 $\omega=\omega_0$ 处由式(12-84)和式(12-85)得出的电抗为正。结合式(12-90)和式(12-91)可知，f_1 和 f_2 均低于两回路的共同谐振频

率，即拉莫尔频率 f_0。如果当初两个电流环之间的距离较远（a_{12}较大），则当它们逐渐靠近时，由于两个环之间的耦合发生变化，就可能建立新的谐振。

显然，两个环的谐振情况与环中电流的方向有关。当两电流环中流过反向电流时，共同的谐振频率 f_0 高于 f_1 和 f_2，这是我们所希望的谐振；当两电流环中流过同相电流时，共同的谐振频率 f_0 低于 f_1 和 f_2，这时环内不产生均匀的 $\boldsymbol{B}_1$ 场，这不是我们所希望的谐振。

图 12-31 是上述双环型表面线圈的结构示意图。其中大环（又称外环）和小环（又称内环）的半径分别为 $R_1=6\text{cm}$ 和 $R_2=2\text{cm}$，两环面之间的距离 a_{12}为 1.2cm。为了减小环的自感，两个电流环均用直径为 0.62cm 的铜管弯成。外环与感兴趣区（ROI，region of interesting）之间 2cm 的距离为线圈外壳的厚度。另外，内外环中的电流 I_1 和 I_2 取了相反方向，其绝对值之比为 1∶1.43。实验表明，上述结构下线圈的磁场均匀性比单线圈的表面线圈大大提高。

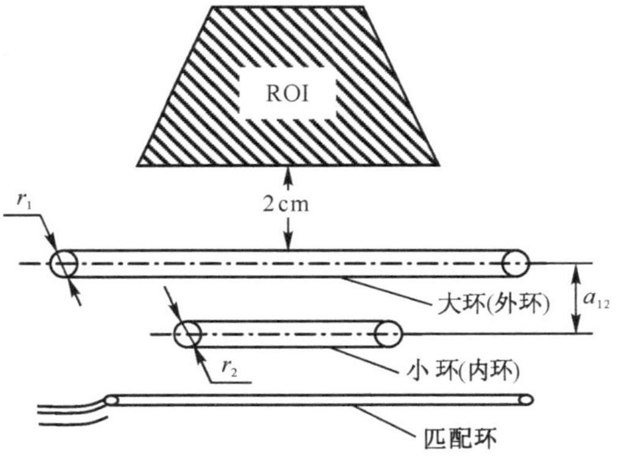

图 12-31　双环型表面线圈的几何结构

这里介绍的双环型线圈是为一个使用超高场磁体（7T）的 MRI 系统而设计的实验用线圈。因此，其工作频率应为 300MHz。用上面的分析方法进行计算，得出电流环 1（大环）和电流环 2（小环）的谐振频率分别为 288.8MHz 和 271.0MHz，所需的谐振电容分别为 1.3pF 和 28pF。为了最大限度地减小剩余电场对被检体的影响，大电流环的 4 个调谐电容（每个 5.3pF）被每隔 90°一个地分散排放；小电流环的两个调谐电容（每个 14pF）也是分散排列的，彼此错开 180°。当两个环面分开 1.2cm 时，就正好谐振在期望的 300MHz 上。实际上，用改变环面间距的办法还可使该复合线圈谐振在其他频率上。也就是说，这种双环结构提供了一种方便的调谐机制。在调谐过程中，$\boldsymbol{B}_1$ 场的均匀性几乎不受影响。

图 12-31 中的第三个环叫匹配环（matching ring），其作用是进行感性匹配。匹配环的半径为 4.5cm。假设该线圈中的三个环都恰巧谐振于 300MHz，则可以证明它们的电流在相位上是正交的，匹配环对 $\boldsymbol{B}_1$ 均匀性的影响就可以忽略。

据测试，该线圈的品质因数 Q 在空载时达到了 280。如果对线圈加载，即在距外环 5cm 处放置一直径为 10cm 的柱形水模（内装 250ml 生理盐水）进行测试，其 Q 值仍高达 115。同时，尽管这种线圈的灵敏度与传统的表面线圈相差无几，但它的 $\boldsymbol{B}_1$ 均匀性却赶上了容积线圈。因此，当对深部组织结构成像时，这种双环型表面线圈无疑是最佳选择。它还可能在定域磁共振波谱研究中配上用场。

第十节　射频线圈的接口

射频线圈作为 MRI 系统射频子系统的一部分，是与相应的发射/接收器相连接的。显然，二者之间不能直接耦合，而是要经过一定的接口电路。对于发射器来说，线圈是负载，这就要求它尽可能有效地向线圈传递功率；对于接收器来说，线圈(前置放大器)又是信号源，这又要求它能以最小的噪声从前置放大器端取得尽可能强的信号。上述要求都要通过适当的线圈接口电路来实现。这里主要讨论发射器—线圈接口和接收器—线圈接口设计的不同要求，同时介绍 RF 发射期间前置放大器的保护问题。

一、发射器—线圈接口

MRI 系统的发射器和 RF 线圈通常相距较远(有的位于数十米之外)。因此，发射器和线圈之间一般通过 RF 传输线进行连接。我们知道，特性阻抗 Z_0 是传输线的重要参数。当发射源的输出阻抗和负载(线圈)阻抗均与 Z_0 相匹配时，传输线才能传送最大激励功率。通常情况下，Z_0 是一个 50～100Ω 范围内的实数，即它呈现纯电阻性。

为了使输出阻抗与 Z_0 相匹配，须在发射器端安装阻抗匹配网络。而在传输线与 RF 线圈之间需要另一匹配网络，这是因为线圈谐振时的等效电阻 r 通常比 Z_0 小得多。图 12-32 给出的是两种最常用的匹配网络，称为电容匹配网络。图中的 E_s 为来自发射器的射频电压；箭头表示传输线与线圈的连接；r 和 L 分别为线圈的等效电阻和电感；C_1、C_2 是线圈的等效电容或匹配电容。可以看出，两个电路均为简单的 R、L、C 串并联网络，因而可以用等效电路法进行分析。如果从图 12-32 所示两种匹配网络的 ab 端往左看，便得图 12-33(a)所示的等效电路。很明显，当满足 $\omega^2 LC'=1$ 的条件时该电路将发生串联谐振，这时的匹配条件为 $r'=r$。不难知道，由于匹配时电路中的串联电阻增大了一倍，线圈的 Q 值将降为原来的一半。

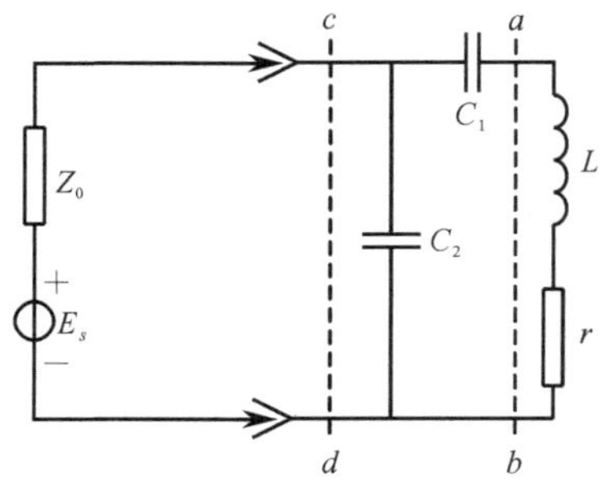

(a)匹配网络模式1

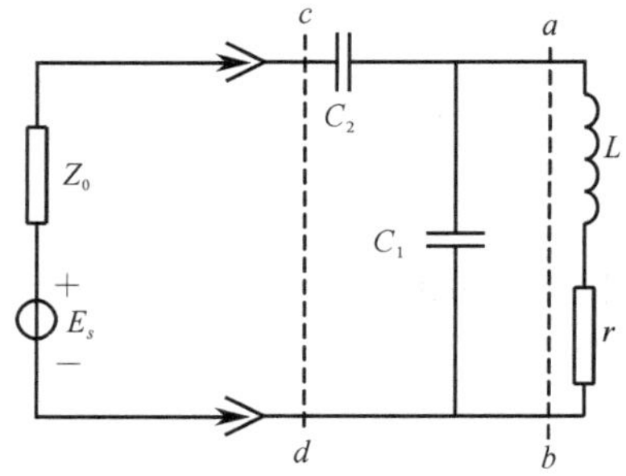

(b)匹配网络模式2

图 12-32　发射器—线圈间的电容匹配网络

对于图 12-32(a)的匹配网络，上述等效电路中的各参数可分别计算如下

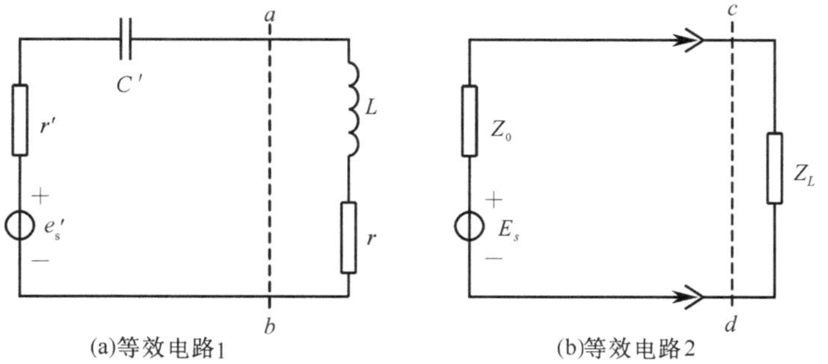

图 12-33　发射器—线圈间匹配网络的等效电路

$$e'_s = \frac{-j\dfrac{1}{\omega C_1}E_s}{Z_0 - j\dfrac{1}{\omega C_1}} = \frac{-jE_s}{\omega C_1 Z_0 - j} \tag{12-94}$$

为了计算 r'和 C'，先求从 ab 看进的等效阻抗 Z'，有

$$Z' = r' - j\frac{1}{\omega C'} = -j\frac{1}{\omega C_1} - \frac{j\dfrac{1}{\omega C_2}Z_0}{Z_0 - j\dfrac{1}{\omega C_2}} \tag{12-95}$$

对式(12-95)进行整理，并分别取其实部和虚部，就有

$$r' = \frac{1}{(Z_0\omega C_2)^2 - 1} \tag{12-96}$$

$$\frac{1}{\omega C'} = \frac{1}{\omega C_1} + \frac{Z_0^2\omega C_2}{(Z_0\omega C_2)^2 - 1} \tag{12-97}$$

于是，从式(12-97)便可解得 C'

$$C' = \frac{C_1(Z_0^2\omega^2 C_2^2) - 1}{Z_0^2\omega^2 C_2(C_1 + C_2) - 1} \tag{12-98}$$

类似地，可计算出图 12-32(b)所示匹配网络在上述等效电路中的参数 e'_s，r'和 C'，这里从略了。

如果从图 12-32 两种匹配网络的 cd 端往右看，将得到图 12-33(b)所示的等效电路。这里用 Z_L 代替了整个线圈单元。显然，当 $Z_L = Z_0$ 时传输线与线圈间就达到了阻抗的匹配。下面计算其匹配条件及谐振频率。

对于图 12-32(a)，由于其线圈内阻 r 很小，求入端阻抗时可不加考虑。因此，从 cd 点往右看的等效阻抗即 Z_L 为

$$Z_L \approx \frac{-j\dfrac{1}{\omega C_2}\left(j\omega L - j\dfrac{1}{\omega C_1}\right)}{-j\dfrac{1}{\omega C_2} + j\omega L - j\dfrac{1}{\omega C_1}} \tag{12-99}$$

令其分子和分母分别为零，就可分获线圈的串联和并联谐振频率。这里需要的是并联谐振，因而令 $Z_L = \infty$，并解得 Z_L 的谐振频率，即

$$\omega^2 \approx \frac{1}{L}\left(\frac{1}{C_1}+\frac{1}{C_2}\right) \tag{12-100}$$

当分析电路的匹配情况时，需考虑线圈内阻 r。因此，这时的 Z_L 为

$$Z_L = \frac{-j\dfrac{1}{\omega C_2}\left(j\omega L - j\dfrac{1}{\omega C_1}+r\right)}{-j\dfrac{1}{\omega C_2}+j\omega L - j\dfrac{1}{\omega C_1}+r} \tag{12-101}$$

将式(12-100)代入式(12-101)，就得

$$Z_L \approx \frac{1}{r\omega^2 C_2^2} \tag{12-102}$$

可知电路的匹配条件为

$$Z_0 = Z_L \approx \frac{1}{r\omega^2 C_2^2} \tag{12-103}$$

对于图 12-32(b)，可用同样的方法求得谐振频率(取串联谐振)ω 及等效入端阻抗 Z_L，即

$$\omega^2 \approx \frac{1}{L(C_1+C_2)} \tag{12-104}$$

$$Z_L \approx r\left(1+\frac{C_1}{C_2}\right)^2 \tag{12-105}$$

可知电路的匹配条件为

$$Z_0 = Z_L \approx r\left(1+\frac{C_1}{C_2}\right)^2 \tag{12-106}$$

除上述的电容匹配网络之外，还可采用电感耦合的匹配技术。这时须增加一个空心变压器，其初级绕组为接口中附加的感应线圈，次级一端就是 RF 线圈。调整两个电感之间的空气隙，就可使输入阻抗得到改变。对于前置放大器来说，线圈的输入阻抗 R_L 在信号接收时就成了输出阻抗。

二、前置放大器—线圈—RF 功放接口

前置放大器是接收器的输入级放大器，起初步放大 NMR 信号的作用。因此，接收器与线圈的接口也就是前置放大器与线圈的接口。对该接口的主要要求是具备极佳的噪声特性，而不要求它有最大的功率传输指数。

理想的前置放大器是这样一种放大器：它对信号和噪声都能放大，但在放大过程中不再产生噪声，即不再加入它自身的噪声。噪声特性(NF，noise figure)是前置级放大器的重要指标。如果用分贝(dB)来表示，则 NF 的定义为

$$\mathrm{NF} = 10\log\left(\frac{\text{总输出噪声功率}}{\text{来自信号源(线圈)的噪声功率}}\right) \tag{12-107}$$

由此可见，NF 表达的正是信号通过前置放大后，有多少噪声叠加在原来的噪声水平上这样一种事实。此外，NF 还可用前置放大器输出端 SNR 的平方与其输入(线圈输出)端 SNR 的平方之比来表示。一些有源分立元件，如三极管等也可用 NF 来描述其噪

声特性，这时它的 NF 为信号源阻抗的函数。为了使 NF 最小，三极管应在最佳源阻抗 R_{opt}的条件下工作。三极管对信号源的这种要求，可以推广到前置放大器。

一般说来，R_{opt}既不等于前置放大器的输入阻抗 Z_p，又不等于线圈的输出阻抗 Z_c。为了获得最佳的噪声特性，在前置放大器的前端必须有一个匹配网络，该网络要能把线圈的输出阻抗 Z_0 转换为 R_{opt}。

前置放大器的输入阻抗 Z_p 与线圈的输出阻抗 Z_c 是不相等的。如果 Z_p 与 Z_c 差得太多，在线圈已被调谐至发射器输出阻抗的情况下，信号接收期间就可能出现失谐。为了使前置放大器的输入阻抗等于它的最佳源阻抗，可以在前置放大器中增设一定的反馈网络。常用的低噪声前置放大器的最佳源阻抗均为 50Ω。在 $Z_p = Z_c$ 即匹配的情况下，前置放大器将从 RF 线圈获得一半的信号功率。

发射器使用的线性 RF 功率放大器可在其输出端产生白噪声。在信号接收阶段，如果该功放与线圈的连接还未中断，上述噪声将被线圈所接收，从而严重影响到 SNR。为此，只有在信号接收时设法关闭该功放，才能消除这一有源噪声源的影响。与此同时，线圈和功放之间的长传输线也应被切断，以避免对线圈产生不必要的负载和失谐影响。在传输线和线圈输入端之间串一二极管开关就可达到这一目的，如图 12-34 所示。图中的 D_1 是由一对或多对低电容开关二极管组成的动态开关。射频发射阶段，当功率较大的射频脉冲到达时，D_1 会立刻导通，使信号以很低的正向电阻通过；在信号接收期间，低水平的 NMR 信号却不能使 D_1 导通，也就是说它对接收信号呈现高电阻。但是，无源二极管的非线性在一定程度上将影响到发射脉冲的波形，因此，要选用线性很好的二极管。

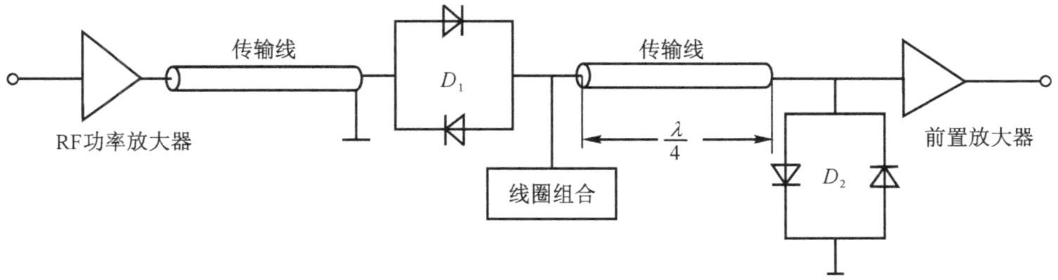

图 12-34　线圈、RF 功放以及前置放大器之间的接口电路

三、前置放大器的保护和匹配

射频发射期间，为了防止射频脉冲的耦合，需要采取一定的措施对前置放大器进行保护。同时，线圈和前置放大器之间也需要按上述最佳源阻抗的原则进行匹配。图 12-34中的四分之一波长传输线和限幅二极管 D_2 就是为了实现对前置放大器的保护以及线圈和前置放大器间的阻抗匹配而加入的。

我们知道，四分之一波长的传输线可作为阻抗变换器使用。在这里用它进行线圈和前置放大器之间的阻抗匹配具有可靠和容易实现的特点。设该传输线的输入阻抗为 Z_{in}，其特性阻抗为 Z_0，则当它的负载端与输入阻抗为 Z_p 的前置放大器相连接后，其 Z_{in}可

表示为

$$Z_{in} = \frac{Z_0^2}{Z_p} \tag{12-108}$$

只要令线圈的输出阻抗 Z_c 等于 Z_{in}，线圈和前置放大器之间就可达到最佳匹配。

在发射过程中，射频脉冲在到达线圈入端的同时，也可通过四分之一波长传输线到达前置放大器输入端。但是，这时二极管 D_2 会导通，其导通电阻相对于 Z_0 要小得多，因此，传输线在线圈端的输入阻抗仍然较高。这时在前置放大器端得到的实际上是射频脉冲在 Z_{in}和 D_2 导通电阻上的分压值。二极管 D_2 在这里起到限制前置放大器输入端电压的作用，因而叫做限幅二极管。在低电平的接收过程中，如果前置放大器的输入阻抗等于 Z_0，则该四分之一波长传输线对它几乎不产生影响。此外，D_2 的存在丝毫不影响信号的接收。

在频率较低的情况下，由于四分之一波长的传输线很长，使用起来就不一定方便。这时也可采用图 12-35 所示的集总参数前置放大器保护电路。

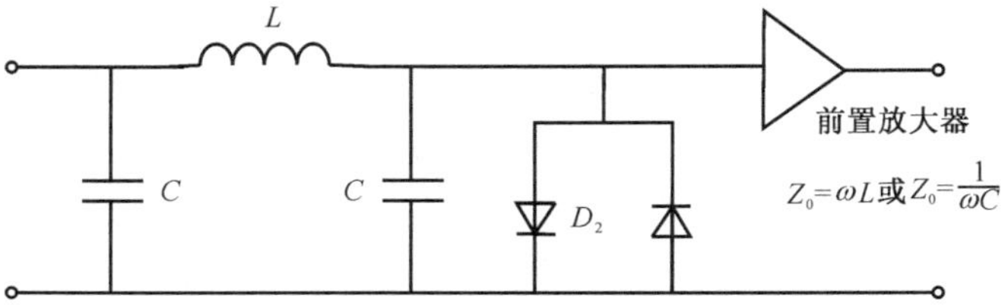

图 12-35　集总参数前置放大器保护电路

主要参考文献

法拉 T C. 1989. 脉冲核磁共振波谱学导论 . 左其奔译 . 合肥：中国科学技术大学出版社

冯慈璋 .1983. 电磁场 . 第 2 版 . 北京：高等教育出版社

冯蕴深 .1992. 磁共振原理 . 北京：高等教育出版社

黎滨洪，金荣洪，张佩玉 .1996. 电磁场与波 . 上海：上海交通大学出版社

楼仁海，符果行，袁敬闳 .1996. 电磁理论 . 成都：电子科技大学出版社

宓子宏，徐在新 .1983. 物理学词典(电磁学分册). 北京：科学出版社

王玉仑，郭文彦 .1985. 电磁场与电磁波 . 哈尔滨：哈尔滨工业大学出版社

徐　游 .1987. 电磁学 . 南京：江苏科学技术出版社

赵凯华，陈熙谋 .1979. 电磁学(上、下). 北京：人民教育出版社

赵喜平 .2000. 磁共振成像系统的原理及其应用 . 北京：科学出版社

宗贤钧，朱跃龙，宗　晔 .1987. 生物医学中的核磁共振成像 . 杭州：浙江大学出版社

Chen Q，Sawaya K，Uno T et al.1994. A three dimensional analysis of slotted tube resonator for MRI. IEEE Trans on Medical Imaging，13(4)：587～593

Fukushima Eiichi，Roeder S B W. 1995. 实验脉冲核磁共振 . 童瑜晔，邵倩芬，费　伦译 . 上海：复旦大学出版社

Fullerton G D. 1987. Magnetic resonance imaging signal concepts. RadioGraphics，7：579～596

Higgins C B，Hricak H. 1987. Magnetic resonance imaging of the body. New York：Haven Press

McVeigh E R，Bronskill M J，Henkelman R M. 1986. Phase and sensitivity of receive coils in magnetic resonance imaging. Med Phys，13：806～814

NessAiver Moriel. 1997. All you really need to know about MRI physics. Baltimore, MD, United States: Simply Physics

Patton J A. 1994. MR imaging instrumentation and image artifacts. RadioGraphics, 14: 1083～1096

Peter M J, Dongfeng L. 1989. A technique for double resonant operation of birdcage imaging coils. IEEE Trans on Medical Imaging, 8(3): 286～295

Roemer P B, Edelstein W A, Hayes C E et al. 1990. The NMR phased array. Magn Reson Med, 16: 192

Sank V J, Chen C N, Hoult D I. 1986. Aquadrature coil for the adult human head. J Magn Reson, 69: 236～242

Scheidler J, Bruning R, Bachhuber K et al. 1995. High-resolution MRI of the entire spinal column with a new phased-array coil. Electromedica, 63(2): 53～57

Tomanek B, Ryner L, Hoult D I et al. 1997. Dual surface coil with high-B_1 homogeneity for deep organ MR imaging. Magn Reson Imaging, 15(10): 1199～1204

Tropp J. 1988. The theory of the bird-cage resonator. J Magn Reson, 82: 51～62

Young Ian R. 2000. Methods in biomedical magnetic resonance imaging and spectroscopy. Chichester UK: John Wiley & Sons Ltd

第十三章　磁共振成像系统举例

我们已在第十一章详细阐述了磁共振成像设备的组成。本章以西门子 Magnetom 系列机为例，对其硬件结构和工作原理进行分析，以加深读者对磁共振成像设备的印象。由于 Magnetom 系列机型多、结构庞大，这里的分析仅以测量控制器、数据采集子系统、梯度子系统和图像处理器为主，磁体系统、超导保障体系及射频子系统等内容有意略去了。同时，在涉及具体线路时，我们是以该系列中的 SP 机为例加以介绍的。还需要指出的是，本章大量参考了西门子公司的有关技术资料。

第一节　Magnetom 系列 MRI 系统概况

Magnetom 系列 MRI 系统是德国西门子公司于 1984 年前后开始生产并陆续推出的全身磁共振成像装置。该系列的 MRI 系统采用了当时最先进的磁体系统，在射频子系统、梯度子系统的设计上也凝集了许多新的研究成果，因而是该公司比较成功的机型系列。它包括 Magnetom SP、Magnetom Open(0.2T)、Magnetom Impact(1.0T)和 Magnetom Vision(1.5T)以及后来推出的 Magnetom Harmony(1.0T)、Magnetom Symphony(1.5T)几个机型，其中 Magnetom SP 又有 42 SP(1.0T)、63 SP(1.5T)和 84 SP(2.0T)等三种机型。总的来说，SP 机的档次位于该公司的早期机型(如 GBS Ⅰ、GBS Ⅱ，二者均为 1.0T)和新机型(Impact、Vision)之间，具有承上启下的作用，因而在设计上有许多共同之处。

目前，全世界运行的 Magnetom 系列机约 2500 台，我国亦有数十台之多。

第二节　Magnetom 的组成

Magnetom 的硬件体系可分解为磁体、数据处理和信号测量三大模块(section)。

一、磁　　体

Magnetom 系列机均使用当时比较先进的超导磁体，但其型号却较为复杂。其中 63 SP机采用的是英国牛津公司的 2120 型 6 线圈超导磁体。当采用 11 平面法测定磁场时，这种磁体的磁场均匀性在 50cm 和 40cm 两种 DSV 中可分别达到±5.0ppm 和±2.5ppm的水平。磁体的其他几个主要指标为：净孔径 55cm、液氦容积 865L、液氦挥发率 0.4L/h(使用磁体冷却系统后降为 0.2L/h)。

病人检查床也被看作磁体子系统的一部分。

二、数据测量模块

数据测量模块包括所有与信号获取有关的控制线路，如射频发射与接收、梯度系统和 A/D 转换等。数据测量模块可简称为 DMS(data measurement section)。它的功能可概括为：产生所需的 NMR 信号并为图像处理器提供有待进一步处理的数据。DMS 中的所有操作都要在测量控制单元的控制下进行。测量控制单元是由一系列可编程的微处理器组成的，它们分布于 DMS 的各个功能单元之中，且相互间的通信由各种串行或并行的计算机总线来沟通。测量控制单元的功能可分为静态测量控制和动态测量控制两大类，其工作流程将在下面详细介绍。

三、数据处理模块

数据处理模块又可分为控制台、主计算机和图像处理器三个功能模块。

1. 控制台

控制台可简称为 MRC(MR console)。其作用为启动或执行扫描程序，显示、评价、存储或归档图像数据。

2. 主计算机

主计算机采用美国 DEC 公司的 VAX 系列小型机(下面简称 VAX 机)。例如，63 SP 机的主计算机即为 VAX 4000(也有用 VAX 3000 的)。VAX 机是字长为 32 位，在 VMS 多用户操作系统控制下运行的小型计算机系统。在 VAX 中，用户与 VMS 的通信通过 DCL(Digital Command Language，Digital 命令语言)来实现。

在 Magnetom 系统中，VAX 机主要进行下述三个方面的工作：处理和响应通过 MRC 输入的命令；根据序列控制参数给测量系统提供控制数据；与图像处理器间建立数字通道，以便提供它所需的有关程序和数据，并从图像处理器接收经重建处理过的图像数据。

3. 专用图像处理器

该图像处理器实际上为一台高速的图像处理专用计算机。它是西门子自己开发的产品，简称为 SMI(Siemens medical image processor)。SMI 又可分为图像处理器(Image Processor)和图像发生器(Imager)两部分。前者的功能主要是通过数据采集单元从测量子系统中获取数据，并根据这些数据计算出图像送往主计算机存储备用；后者则从主计算机的存储器中读出图像并在图像显示器上显示。

四、系统总框图

图 13-1 是 Magnetom 系列 MRI 系统的体系结构。由图可见，Magnetom 的硬件系

统由许多控制柜组成，每个控制柜又包括数个功能单元。

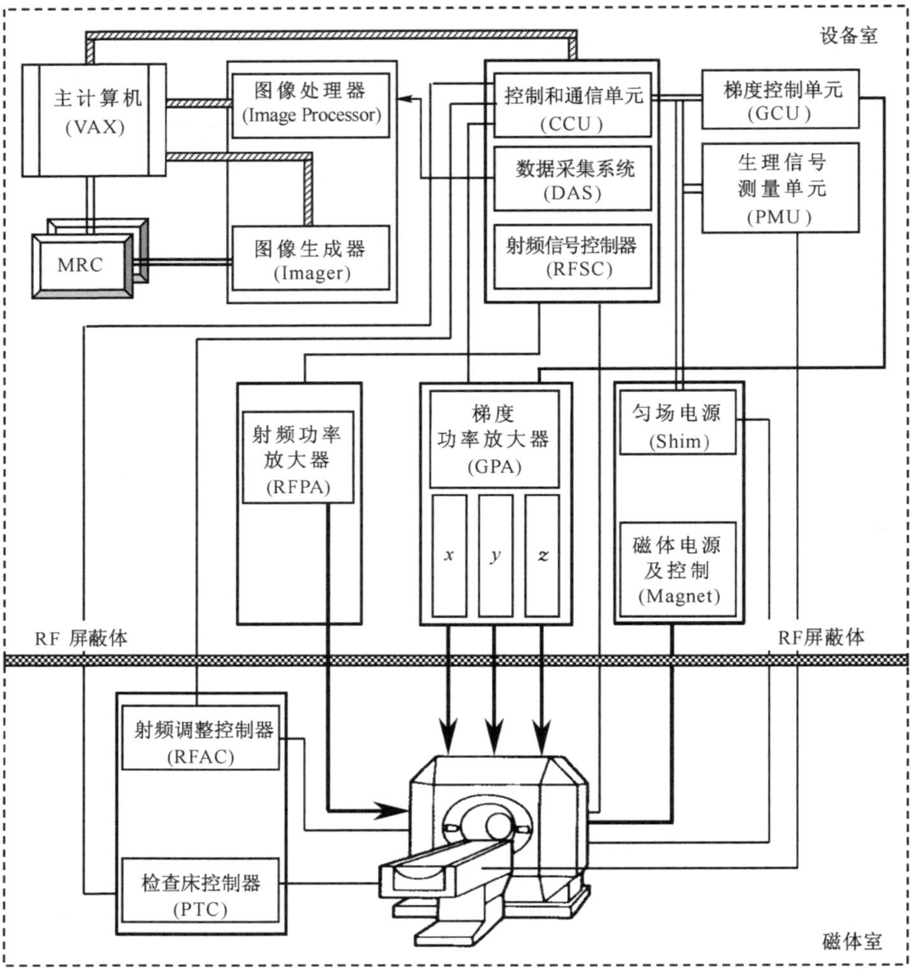

图 13-1　Magnetom 系列磁共振成像系统的体系结构

下面将陆续介绍 Magnetom 各功能单元的工作原理。为便于说明问题，介绍中不一定完全遵循前面所说的模块或层次结构。

第三节　Magnetom 的常用设备名

在 Magnetom 中，每个控制柜或功能单元都有其固有的名称。现将这些名称归纳于表 13-1 和表 13-2 中。以后我们将直接引用，请读者注意查对。

表 13-1　Magnetom 的控制柜

柜名	柜名全称	中文含意
CRFC	Control and RF Cabinet	控制和射频柜
GCC	Gradient Control Cabinet	梯度控制柜
LPD	Line Power Distributer	配电柜
PRC	Patient table and RFAC Cabinet	检查床和射频控制柜
SMI	Siemens Medical Image processor (Image processor ＋Imager)	西门子图像处理器 (图像处理器＋图像发生器)
HOST	HOST computer(VAX)	主计算机(VAX 系列机)
MPS	Magnet Power Supply	磁体电源
SPS	Shim Power Supply	匀场电源

表 13-2　Magnetom 的功能单元

功能单元	功能单元全称	中文含意
CSU	Communication and Supervision Unit	通信和监控单元
SCU	Sequence Control Unit	序列控制单元
CCU	Control and Communication Unit (CSU＋SCU)	控制和通信单元 (CSU＋SCU)
GCU	Gradient Control Unit	梯度控制单元
PMU	Physiological Measurement Unit	生理信号测量单元
RFSC	Radio Frequency Signal Control	射频信号控制器
RFPA	Radio Frequency Power Amplifier	射频功率放大器
GPA	Gradient Power Amplifier	梯度功率放大器
PTC	Patient Table Control	检查床控制器
RFAC	Radio Frequency Adjust Control	射频调整控制器
GPC	Gradient Power Control	梯度电源控制器
MC	Mesurement Control (CCU＋GCU＝ CSU ＋ SCU ＋GCU)	测量控制器 (CCU＋GCU＝CSU＋SCU＋GCU)
DAS	Data Acquisition System	数据采集系统
DMS	Data Mesurement Section	数据测量模块
MRC	MR Console	MR 操作控制台
MRSC	MR Satellite Console	MR 诊断子台

除了上面所列举的控制柜和功能单元外，Magnetom 中还有许多微处理器(板)或微处理机，它们分布于各个功能单元中，组成了整个系统的控制网络。这些处理器大多是西门子公司自己开发的产品，因而往往有其独具特色的名称，例如，SMP、SCP 等。Magnetom 中的数据总线也是多种多样的，除了个别属于标准总线外，大部分为西门子的专用总线。现将部分微处理器及其内部总线的名称列于表 13-3 中，仅供读者看图时参考。

表 13-3 Magnetom 中的部分微处理器及其内部总线

设备缩写	英文全名	中文含意	备注
AMS	Advanced Microcomputer System	改进的微处理器系统	微处理器板名
SMP	Siemens Microcomputer System	西门子微处理器系统	微处理器板名
SCP	Sequence Control Processor	序列控制处理器	微处理器板名
SIP	Serial I/O Processor	串行输入输出处理器	微处理器板名
MZG	Multiple access board	多路存储板(AMS-M901)	微处理器板名
PALI	Power Absorbtion Limit Indicator	功率吸收限制指示器	微处理器板名
PALIDI	PALI Digital	功率吸收限制数字指示器	微处理器板名
SHIM	Shim	匀场及制冷剂液面控制器	微处理器板名
NSRF	Non-Selective Radio Frequency	非选择性射频脉冲	微处理器板及信号名
SRF	Selective Radio Frequency	选择性射频脉冲	微处理器板及信号名
SCC	Serial Communication Controller	串行通信控制器	专用芯片名
PPI	Programmable Peripheral Interface	可编程外围接口	专用芯片名
AMS-M111		256×16KB 存储器	存储器板名
FIFO		512×32Bit(2KB)存储器	存储器板名
TAX	Transparent Asynchronous Xmitter receiver	光异步发射接收器	接口电路
Q	Q-bus	VAX 中的专用数据总线	数据总线名
PMI		VAX 中的专用数据总线	数据总线名
DHQ11	Q-bus interface	Q 总线输出接口(MRC 等)	接口名
KDA50	Q-bus interface	Q 总线输出接口(硬盘)	接口名
QMZG	Q-bus interface	Q 总线输出接口(SMI)	接口名
QAMS	Q-bus interface	Q 总线输出接口(测量控制)	接口名
SPD	the SCU-PMU-DAS interface	SCU-PMU-DAS 间接口	接口名
FP1	FP1 bus or FP1 interface	DAS 接口或 SMI 数据总线	接口或数据总线名
ASB	Asynchronous Serial Bus	异步串行总线	数据总线名
SSB	Synchronous Serial Bus	同步串行总线	数据总线名
RAM		SMI 中的专用数据总线	数据总线名
SYS		SMI 中的专用数据总线	数据总线名
AMP-M		与 AMP 相对应的总线	数据总线名
SMP-M		与 SMP 相对应的总线	数据总线名
USP	Universal Serial Protocol	通用串行传输协议总线	数据总线名

第四节 测量控制器的组成和功能

测量控制器是数据测量子系统的核心。它的功能相当于前面所说的序列发生器或扫描控制器，了解其工作原理有助于明了整个机器的运行机制。

Magnetom 的测量控制器由 CCU 和 GCU 组成。由于 CCU 又包括 CSU 和 SCU 两个基本单元，实际上测量控制器对扫描的控制是通过 GCU、CSU 和 SCU 三个单元的共同作用来进行的。图 13-2 为测量控制器的框图。在测量控制过程中，CCU 在 VAX 和数据测量子系统的各个设备之间建立联系，起到通信枢纽的作用。无论是在系统加电时、扫描开始前，还是在扫描过程中，VAX 机都要通过一条 32 位并行总线(QAMS)周期性地向 CCU 发放指令。CCU 则通过 SSB 总线给 GCU 以控制信号。

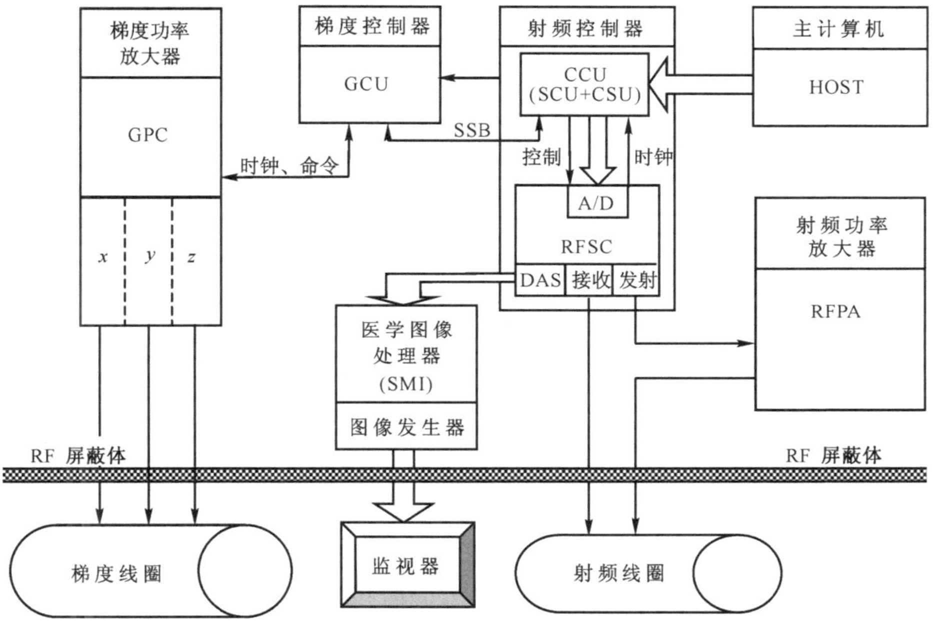

图 13-2　测量控制器框图

CCU 中 CSU 的主要功能是对数据测量子系统的所有单元进行监测。一旦出现错误，它会立刻通知计算机以采取相应措施。但是，CSU 只监测系统加电及初始化过程、各种状态信息和错误信息等，同时，它还预置一些固定参数。它对有关扫描序列的参数即动态参数不予理睬。由此可见，CSU 只与静态测量控制有关。

GCU 和 CCU 中的 SCU 是扫描序列各种脉冲的产生场所。SCU 不仅在系统时钟的配合下产生各种形式的 RF 脉冲，而且提供一系列同步脉冲或触发脉冲。例如，进行射频接收的触发脉冲(发往 A/D 转换器)、同步梯度电流的触发脉冲(发往 GCU)等。GCU 则在 SCU 的触发下发出三路模拟信号，这些信号被送至梯度放大器以产生所需的梯度电流。

综上所述，数据测量子系统的动态测量控制是由 SCU 和 GCU 共同完成的，而与 CSU 无关。也就是说，GCU 仅参与动态测量控制，而 CCU 不仅控制动态测量(通过 SCU)，也控制静态测量(通过 CSU)。有了这一概念，下面的静态测量控制和动态测量控制流程就不难理解了。

第五节 静态测量控制

所谓静态测量控制(STMC，static measurement control)，是指对序列执行过程中相对固定的那些因素实施的控制，例如，对匀场参数、RF 频率、滤波器参数和信号衰减器参数的设置和控制。扫描序列每次执行前，测量系统都需要 STMC 提供一组状态数据，称为 STMC 数据。

静态测量控制是由 CCU 中的 CSU 完成的。可以说，扫描前或扫描停止后，MRI 数据测量子系统的一切状态(包括部分设备的启停)均受 CSU 控制。因此，下面主要介绍 CSU 的工作原理。

一、CSU 的数据通信方式

在静态控制的过程中，CSU 与外围设备的通信使用如下三种总线。

1.SSB 总线

SSB 是同步串行总线的缩写。在介绍 SSB 之前，有必要回顾几个有关通信的概念。一般将计算机与外部设备之间的信息交换称为通信。通信有并行通信和串行通信两种方式。并行通信是在同一时间内，通过各条连接线来并行地传送所有数位信息的。而串行通信总是把数据的字节分解成单个的二进制位依次传输的，这就使传输线的数目大为减少。串行通信又有异步通信和同步通信之分。这里的 SSB 就是 Magnetom 中进行同步串行通信的总线。下面简述这两种串行通信方式间的异同。

按照异步通信的要求，发送每一字符(8 位二进制数)时都要在数据位的前面和后面分别加上起始位(0)和停止位(1)。因此，异步通信中大约有 20%的附加数据，可见这种通信方式的传输效率较低。同步串行通信去掉了起始位和停止位，将字符数据连接起来，以固定长度(比如 100 个字符)组成数据块来传送(每个数据块前附加 1～2 个同步字符)，使其传输效率大大提高。

CSU 与 GCU 之间的连接采用了 SSB 总线。通过 SSB 发送的数据有程序代码、梯度电流的幅值、控制命令、状态信息、错误代码和设备查找信息等。其数据传输率为 375K 比特(最快可达 2.4M 比特)。SSB 采用 8044 或 8344 芯片进行传输控制，每帧数据为 128 字节(byte)。

2.ASB 总线

ASB 是异步串行总线的缩写。在测量控制系统中，这种总线主要用于 CSU 的微处理器与其他设备微处理器间的通信。ASB 采用 8031 异步通信控制器。由于数据测量子系统中使用的微处理器较多，这里以主-从(Master-Slave)结构的方式对微处理器进行控制，即以 CSU 中的微处理器为主处理器，其余微处理器为从处理器。由于任何时候从微处理器都受主微处理器的控制，就有效地阻止了微处理器之间的冲突。主微处理器是代表控制单元来发布命令的，因而“从”必须服从。

主、从微处理器之间通过 ASB 传送的信息有控制数据、操作命令、状态信息、错误代码以及设备查找信息等。总线的传输速率为 10K 比特。

现将测量控制系统中使用 ASB 总线与主微处理器连接的从处理器列于表 13-4 中。

表 13-4　CSU 中的从处理器(ASB 总线)

从处理器	所在单元	控制对象
Slave 0	PALIDI(功率吸收限制指示器)	病人及 RF 硬件安全保护
Slave 1	RFSC(射频信号控制器)	发射衰减、接收衰减、低通滤波器
Slave 2	RFSC(射频信号控制器)	频率合成
Slave 3	SHIM(匀场控制器)	匀场电流、制冷剂液面剂
Slave A	LPD(配电柜)	开门、梯度线圈冷却
Slave D	RFPA(射频功率放大器)	射频功率放大器
Slave F	CCU(控制和通信单元)	从微处理器板插槽

3.USP 总线

USP 是通用串行传输协议的缩写。根据这种协议，CSU 与有关设备之间采取全双工的点对点 USP 线连接。所谓全双工(full duplex)，是指信号的发送和接收使用不同的传输线。而半双工(half duplex)是指用同一根线既做输入又做输出的工作模式。在全双工模式下，系统在同一时刻既可发送又可接收，半双工则不然。

采用 USP 总线与 CSU 通信的设备主要有 RFPA(参数设置以及扫描前、中、后的控制)、GPC(梯度幅度控制)、RFAC(调整)和 PTC(位置及距离控制)。通过该总线传输的信息主要有控制命令、状态信息、错误代码和设备查找信息等。USP 的传输速率为 2.4K 比特。

二、加电和启动控制

从加载的先后顺序看，Magnetom 中的软件分为固化软件(firmware，简称为固件)、初始化软件(loadware)和高级软件(software)三层。所谓固件，是具有软件功能的硬件，或者说是固化的软件，这些软件往往是使用最频繁、功能最固定的那部分程序，如上电自检和中断服务程序等。固化后这些程序将以硬件的速度执行，且非常可靠。

每次冷启动(这里指 MRI 扫描系统的启动，设主计算机已就绪)时，系统首先运行有关固件程序，以便对系统内的所有微处理器进行加电测试和初始化。如果发现出错，固件将负责向 CSU 发出中断请求信号。与此同时，CSU 同其他微处理器间的通信联系得以建立。冷启动完毕，机器便进入所谓的“FW-Idle”(固件准备好)状态。

“FW-Idle”状态是 Magnetom 中固件启动成功的标志。紧接着微处理器群进行热启动，其步骤是首先从 VAX 机的 [CCU.LOAD] 目录下载入初始化程序(Loadware)，然后进行下一步的初始化。初始化的次序为 CSU、SCU、GCU 和 PMU(关机顺序与此相反)。最后给其余控制柜加电，并进行参数调整。热启动完毕，系统将进入“LW-Idle”(初始化准备好)状态。由于上述初始化程序是应用软件的一部分，因而上述热启动过程也可看做 NUMARIS 2.x 的启动。

由于主微处理器不能被从微处理器所中断，ASB 总线连接的设备便有如下的独特初始化过程，即“主”一旦启动，就进入一种中断询问状态。它首先逐个地检测所有“从”的 I/O 通道地址，然后读取其状态信息，发现问题将及时处理。“主”的这种服务方式，与其说是中断询问，还不如说是自动测试。

每个控制柜或单元的加(断)电亦受 CSU 的控制。在执行加(断)电操作前，VAX 向 CSU 发出控制命令，CSU 从命令字中判别可加(断)电的柜或单元。具体做法是，每个柜或功能单元在命令字中均有其标志位，例如，RF 电源为第 0 位、匀场电源为第 1 位、梯度系统为第 2 位、梯度冷却和自动调谐系统分别为第 3 和第 4 位等。若标志位被置“1”，则 CSU 给对应的设备加电；相反，当标志位被置“0”时就执行断电操作。扫描开始后，自动调谐单元的标志位被置为“0”，因而 CSU 将其电源关闭，但当它检测到检查床的操作动作后，该标志位又被置“1”，故电源重新开启。

三、CSU 的“Pre-image Idle”状态

在西门子 MRI 系统中，扫描序列的载入命令为“SEQ LOAD”。该命令执行后，有关的序列参数被分别送入测量控制器的各个单元中。例如，SCU 中将得到关于射频脉冲的时序和幅度的控制值；GCU 中已预置梯度脉冲的时序和幅度值。这一切完成后，CSU 向 VAX 机发出就绪信号，测量系统随之进入“Pre-image Idle”(成像准备好或序列准备好)状态。

只有在序列准备好状态下，才能用“SEQ START”命令开始测量。

四、CSU 的结构

CSU 作为整个数据测量子系统的控制和监控单元，担负着与 VAX 的所有通信任务。同时，所有的微处理器都要在它的控制之下运行。图 13-3 是 CSU 的硬件结构。

由图 13-3 可见，CSU 由两块微处理器板(AMS-M16 和 AMS-M901)、两个串行输入/输出处理器(SIP44 和 SIP51)和 3 个串行转换适配器(SERAD、SERIAL IOC 和 I/O 分配器)组成。图中的 K 和 D 分别表示系统的机柜号和板号，AMP-M 和 SMP-M 为西门子微处理器系统的两种总线(表 13-3)，AMS-M111 是一块 256KB 的存储器。

AMS-M111 存储器在 CCU 中通常作为信箱和中断源使用。主计算机与 D1 板的联系通常要通过 D2 板的信箱作用。此外，D3 和 D1 处理器板均可通过 AMS-M 总线传送信息，而总线 SMP-M 在这里只能由 D1 板进行访问。CSU 对其他从微处理器的控制可以通过下述途径：CSU 对 SCU 的控制通过 D2 的信箱作用和中断作用；CSU 对 GCU 的控制通过 SIP44 处理后经 SSB 总线；CSU 对从处理器的控制，先通过 SIP51 的信箱和中断作用，然后使用 ASB 总线；CSU 对 USP 的控制通过许多处理器板上的串行通信控制器。

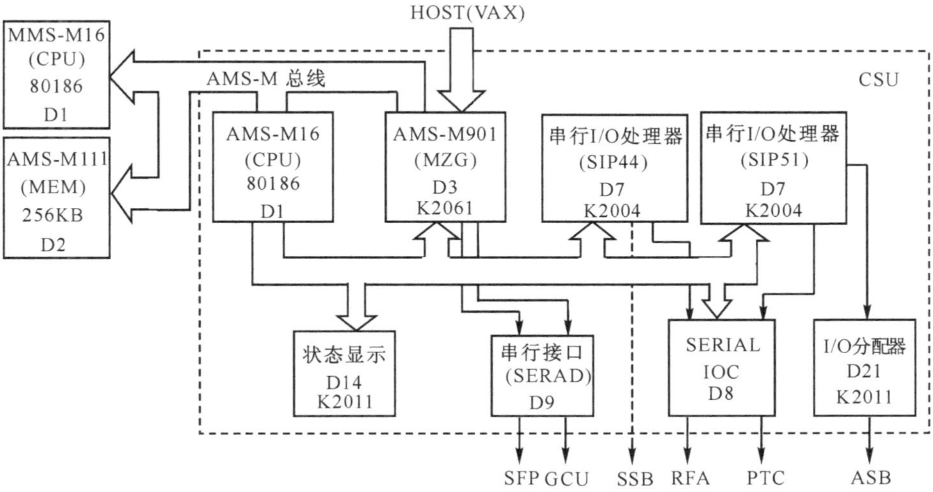

图 13-3　控制和监测单元(CSU)的结构

五、CSU　中　断

CSU 和 VAX 之间用中断方案进行联系。此外，CSU 同 SCU、SIP44、SIP51 的微处理器也通过中断进行通信。在申请中断时，源处理器先在信箱 AMS-M111(D2 存储器板)中写入一条信息，目标(主)处理器通过运行中断服务程序来读取该信息，然后决定是否响应。另外，一些单元之间直接采用中断请求线联系。

六、CCU　复　位

复位(RESET)是指使 D1 板上的 CPU(80186)从该板上 EPROM 的 FFFF：0 地址开始重新启动的操作。CCU 复位可通过下述四种方法。

(1) CCU 硬复位

由应用软件发出一个复位命令，该命令首先使连接 VAX 与 CSU 的总线 QAMS 复位，并将该复位信号送往图 13-3 的 D3 板，然后通过 AMS-M 总线中的中断线使 CSU 和 SCU 处理器复位。

(2) 复位键复位

分别按动 D14 板(K2011)上的不同复位键，可使每个处理器分别复位。

(3) 软件复位

利用 NUMARIS 中的“RESTART FIRMWARE”命令可强迫 CCU 复位。

(4) 运行初始化软件来复位

运行 NUMARIS 中的“RESTART LOADWARE”命令可强迫 CSU、SCU 和 GCU 中的处理器重新初始化，从而达到复位的目的。

第六节 动态测量控制

与静态测量控制相比，动态测量控制（DYMC，dynamic measurement control）则要对序列执行过程中那些快速变化的操作进行处理，其中最基本的功能就是通过对射频和梯度系统的控制来产生各种脉冲序列。由此可见，DYMC 就是在扫描期间对各种脉冲序列实施的控制。不同的脉冲序列，实际上是由不同的选择性 RF 脉冲、非选择性 RF 脉冲、梯度脉冲以及采样间隔时间而形成的，改变上述脉冲的幅度、间期或者施加顺序就可以改变序列。根据这一原理，动态测量控制可分为各种定时触发信号和脉冲幅度信号的给出两个方面。DYMC 是由 CCU 中的 SCU 和 GCU 共同完成的。下面简述其工作流程。

一、SCU 的功能和结构

SCU 即序列控制单元，是整个动态测量控制系统的核心。它不仅控制各种 RF 信号的形成和发射，也控制梯度脉冲的发放。

图 13-4 是 SCU 的结构图。可以看到，它主要由 CPU（AMS-M16）、中断控制器、定时控制器、触发控制器、存储器、驱动器、电压监测器以及有关总线组成。VAX 与 SCU 的联系，要通过 CSU 中的 AMS-M901 处理器和 AMS-M 总线才能建立。例如，序列控制字的下达就要经过这一通道。中断控制器则与 9 个中断源组成的中断向量相连，决定扫描是否开始或是否继续。驱动器单元是 SCU 与被控对象（RF 线圈、梯度线圈、PMU 等）的接口电路，它使产生的信号能够顺利到达被控方。

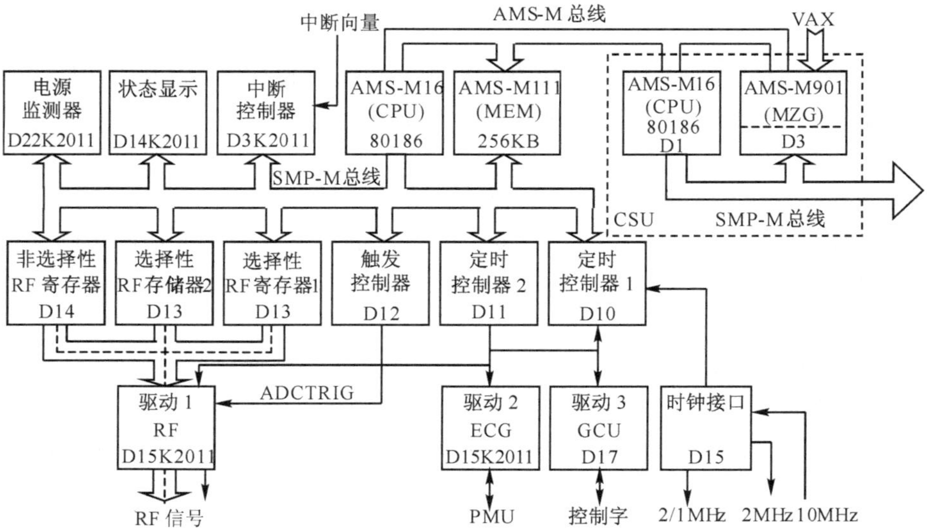

图 13-4 序列控制单元（SCU）的结构

SCU 定时所用的 10MHz 时钟信号来自时钟处理器。在时钟接口电路中，该信号一方面通过分频被转换为 2MHz 的 TTL 信号供 SCU 定时用，另一方面，它又作为同步信号分别发送至 GCU、DAS 以及其他处理器板。因此，时钟接口电路又起到时钟分配器的作用。AMS-M111 是一个 256×16KB 的存储器板，这里是作为信箱和中断存储器使用的(CSU 和 SCU 均可访问)。

SCU 中还有两个用来存储选择性射频脉冲之幅值的存储器(D13)，姑且称其为幅度存储器。由于测量系统必须提供 0°和 90°两种选择性脉冲(二者仅幅值不同)，故 SCU 中需要两个同样的幅度存储器来存储其幅值。幅度存储器是由两组 8K×16 比特的随机存取存储器(RAM)所组成的存储器组，可通过 CPU 进行编址。SCU 中幅度存储器的开和关由当前控制字所决定，因而与定时控制器 2 的激发有关。

幅度寄存器(D14)由 3 个 16 位的寄存器(R_A、R_B 和 R_C)组成。其中 R_A 和 R_B 可被同时选通，以便同时输出非选择性脉冲的幅度值。在这里，R_A 和 R_B 分别被用来暂存 0°和 90°脉冲的幅值，R_C 闲置未用。

图 13-4 中的 D17 是一块可提供 36 个输出通道的驱动板(前接口 30 通道，另外 6 通道分布于其他方向)。其中，前面有 14 个通道均被送往奇偶校验发生器，生成的校验位和其他线一道送出。D17 具有两个作用，一是驱动控制字，二是连接从 SCU 到 GCU 以及从 GCU 到 SCU 的中断信号。

定时控制器 1 不仅为测量序列定时，而且控制着定时控制器 2 和另外两个扩充板。它提供的 7 个控制输出分别用于控制外部模块的选通、触发或者幅度存储器的读写。它同 CPU(AMS-M16)间的通信通过 AMS-M 总线进行。此外，定时控制器 1 还作为处理器之间的通信接口。例如，在 SCU 中的 AMS-M16 和 GCU 中的 AMS-M16 间通信。生理信号的门控触发也与它有关。

定时控制器 2 用于触发控制器、幅度存储器、幅度寄存器以及周围单元的选通和测量部件的同步。它是作为定时控制器 1 的扩充单元来使用的，从而使定时控制器 1 的控制字扩展为 32 位。

SCU 中电压监测器和触发控制器的作用原理将在下面一并讨论。

二、GCU 的功能和结构

GCU 的功能主要是动态地为梯度系统提供幅度参考值。

GCU 的结构如图 13-5 所示。由图可见，它由 CPU、存储器组、定时逻辑、触发逻辑、中断控制逻辑、加法器以及有关的接口电路组成。与 SCU 类似，GCU 也用 AMS-M16 处理器作为 CPU，以 AMS-M111 作为存储器。该存储器通过 AMS-M 总线从 VAX 获取指令，起到信箱的作用。

图 13-5 中的 SYNC/LOC(D16)是一个具有并行接收和同步功能的接口电路。它不仅可按 RS422 标准与 SCU 进行双向通信，而且可对接收信号进行奇偶校验。一旦出现校验错，它便通过中断逻辑触发一个中断。此外，它还有发送时自动产生奇偶校验位的功能。SYNC/LOC 的同步功能主要用在呼吸门控扫描中。扫描开始时，如果呼吸门已经关闭，当前的数据是应该舍弃的，这时 SCU 和 GCU 中的处理器要立刻重发 RF 波和梯度值的有关数据，使扫描重复进行。这一功能正是由 SYNC/LOC 中的 SYNC 线所完

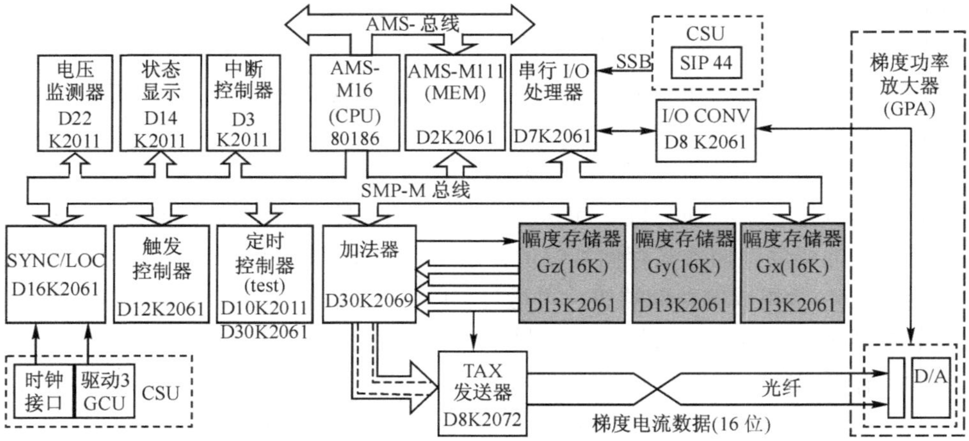

图 13-5　梯度控制单元(GCU)的结构

成的。

加法器(D30)是 GCU 所特有的硬件结构，这里被用来计算当前的梯度电流(幅度)值。开始时幅度存储器中的电流幅度值为序列指定的起始值，随着扫描周期的重复，该电流值需要不断增减(正梯度增、负梯度减)。当 CPU 通过 SMP-M 总线送来梯度增量值(正或负)时，该加法器便将它同幅度存储器原来之值相加，从而获得当前的电流幅度值。此梯度电流的当前值一方面被送往发送接收板，以驱动后级的梯度功率放大器(GPA)，另一方面经 SMP-M 总线回送幅度存储器，使其得以刷新。

TAX 发送器的作用是通过光缆分别向 GPA 发送 x、y 和 z 三个通道的 16 位梯度数据，它与 GPA 中的 TAX 接收器一道构成了两个单向的数据通路。由于采用了光纤，数据在这里是串行发送的，但在接收方又经 TAX 接收器转换为 16 位的并行数据。一组 3×16 比特数据的传递时间为 2μs。

为了系统的可靠运行，SCU 和 GCU 中都采用电压检测器对板上的电压进行监测。监测的电压共有＋5V、＋12V 和＋15V 三种。当上述工作电压正常时，板上各电压对应的 LED 灯点亮，否则熄灭。电压的正常与否是通过与板上高精度的参考电压相比较来判定的，并将工作电压高出参考电压 5%确定为不正常标准。发现电压波动时，电压检测器便将输出锁存器中的相应标志位置位，以及时通知板上的 CPU。

触发控制器是一个矩形波发生器。它具有三个彼此独立的相同通道(每个通道又有两个子通道)。这三个通道均可进行单独编程，从而输出任意占空比的触发脉冲。在这里，每个通道的开和关均由当前的序列控制字所定义。在 SCU 中，上述功能是通过定时控制器 2 来实现的。但在 GCU 中，定时控制器直接由 SYNC/LOC 触发，而 SYNC/LOC 受来自 SCU 的驱动 3 所控制。触发控制器工作时，有关通道产生周期性的触发信号。在该信号的同步下，不仅幅度存储器中的数字幅度值被读出，而且触发 A/D 转换器，产生一个取样周期。SCU 只需要两个触发信号(分别由触发控制器的两个通道产生)：通道 0 触发两个选择性 RF 脉冲的幅度存储器，通道 1 用来触发 A/D 转换。但在 GCU 中，触发控制器的通道 0～通道 2 分别用来触发三个梯度电流幅度存储器，即它的三个通道被全部使用。由此可见，SCU 和 GCU 在控制逻辑上有共同之处。

在到达梯度放大器(GPA)之前，GCU 中三个梯度电流的幅值都是用数字电压表示的。为了保存该电压的数值，GCU 增设了 3 个幅度存储器(D13)，其总容量为 3×16KB。它们直接受 SYNC/LOC 控制。幅度存储器在 SCU 和 GCU 中都有应用。

由此可见，GCU 用三个 16 位的通道为 GPA 提供数字信号。GCU 和 GPA 之间的连接采用光纤。在 GPA 一端，它先将收到的数字幅度值转换为模拟量，然后放大以驱动梯度线圈。上述数字值在梯度脉冲发生中的作用与 SCU 中射频信号的产生过程相类似。

幅度存储器中的数据来自 CSU(通过 SSB 串行总线)，而控制字是通过 SYNC/LOC 板获得的。

在测试机器时，有时需要单独控制梯度，这种情况下可关断来自 CSU 的梯度控制字。取而代之的是由定时控测器(D10)提供的测试控制字(8 位)。在上述检测状态下，SYNC/LOC 单元产生一个 2MHz 的 SEQ CLK 信号。

此外，在 SCU 和 GCU 之间，还有许多命令和中断请求线相连，它们在测量过程中起同步 SCU 和 GCU 的作用。

三、动态测量控制逻辑

了解了 SCU 和 GCU 的组成原理，就可分析整个动态测量的过程。下面结合图 13-6 来说明这一问题。

SCU 和 GCU 中各有两个不同的存储器，一个为脉冲幅度存储器，另一个为控制字(CW，control word)存储器(FIFO)。二者均由序列控制处理器进行刷新。具体说来，幅度存储器中的数据决定 RF 脉冲的幅度或梯度脉冲的幅度，而控制字存储器中保持将要执行的序列特征。我们已经知道，幅度存储器可分为 RF 脉冲幅度存储器和梯度脉冲幅度存储器两种，它们分别位于 SCU 和 GCU 中。

由图 13-6 可见，接到序列控制处理器发出的“START”命令后，SCU 首先从 FIFO中读出当前的控制字，并放入控制字寄存器中。所谓控制字，实际上是脉冲序列的具体执行方式，它规定了哪些单元应该选通，以便触发 RF 脉冲或梯度脉冲，同时规定何时触发 A/D 转换器去收集数据。除此之外，它的有些位对何时读取下一个控制字也做了规定。控制字的格式在下面还要详细介绍。

在每个周期的最后，有关的处理器板将向序列控制处理器发出中断请求。序列控制处理器对该中断响应后会再次发出一个控制字，以刷新 FIFO 中的数据，开始下一个扫描周期。

那么，RF 脉冲的幅度值是如何确定的呢？下面就来说明这一问题。

一般来说，扫描前选定的序列参数经过 VAX 机的处理就转变成了有关的控制信息，其中 RF 脉冲翻转角参数须通过 FFT 方法换算为 RF 脉冲的幅度值。显然，180°脉冲所需的射频幅度要比 90°脉冲大 1 倍。幅度值被表达为两个 256×12 位的数据块。该数据块在测量开始前就已由序列控制处理器写入选择性射频脉冲存储器中(经 SMP-M 总线)。触发控制器是一个可编程的时钟，它由控制字中的有关位进行选通，使得每个

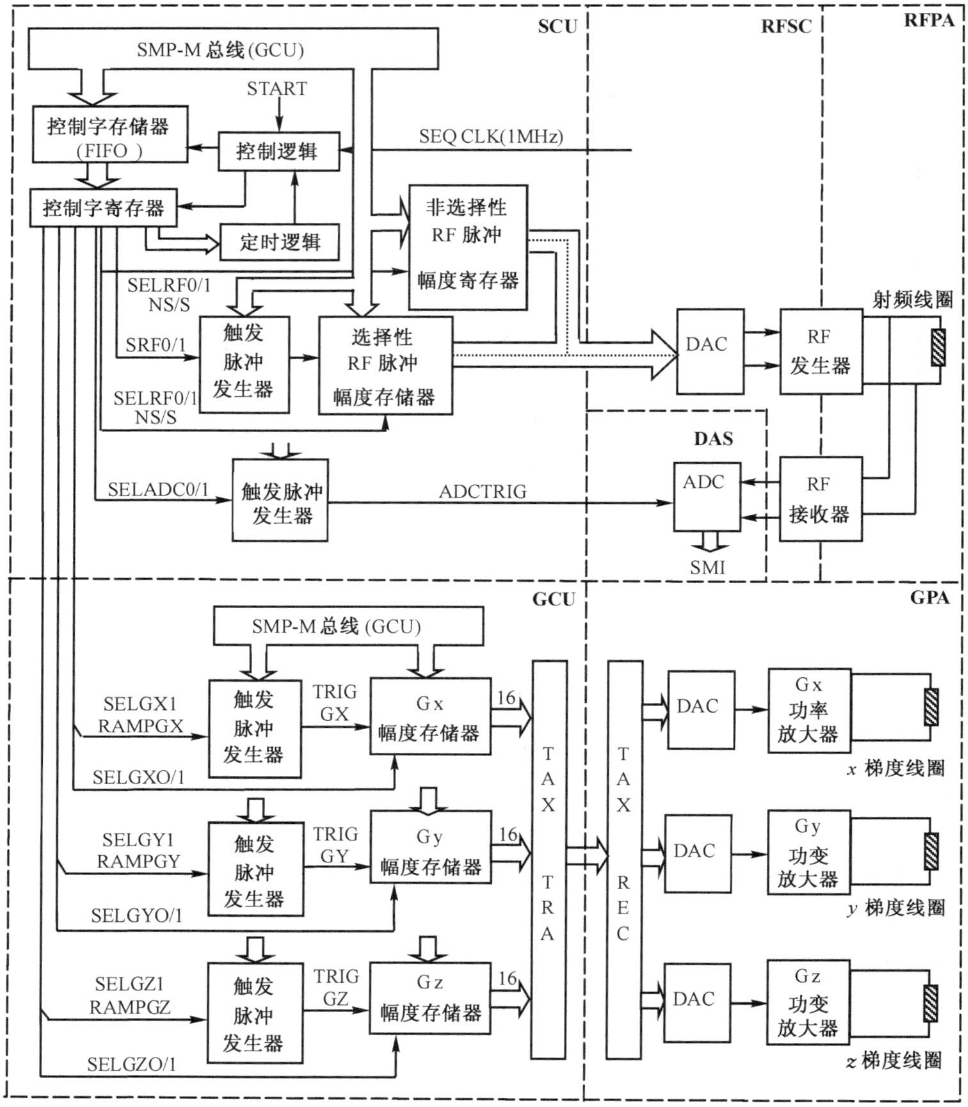

图 13-6　动态测量控制逻辑

测量周期中都有一个读脉冲发出，以读出非选择性 RF 脉冲幅度存储器中的数据(每次 2×12位)。

触发控制器(图 13-4 中的 D12)为 RF 激发、幅度值的读出和数据采取提供定时脉冲。该触发控制器有三个独立的触发脉冲发生器，一个用于读取 RF 幅度数据，另一个用于读取测量信号，还有一个备用。其中的每个发生器中包含两个可独立编程的定时器。这种设计使得同时选择两个时钟周期输出信号成为可能。在两个周期之间切换时也不会有任何时延。究竟哪一个定时器或允许哪一个触发控制器输出，要看控制字的有关位是如何指定的。

SCU 中的 SRFTRIG 和 ADCTRIG 两个信号分别用于 RF 幅度数据的读出和数据采

集单元中两个 A/D 转换通道的控制。

图 13-6 中 GCU 对 GPA 的动态控制比较简单，这里从略了。

四、SCU 和 GCU 的控制字

控制字是经 VAX 和序列控制处理器对扫描序列加以分析和分解后形成的命令字。它以位为单位，详细规定了 SCU 和 CSU 中有关控制单元的动作状态。SCU 的控制字共有 4 种格式，可分别称之为 WORD1～WORD4。GSU 只有 1 种控制字，不妨称其为 WORD5。为便于比较，现将这 5 个控制字的内容列于表 13-5 中。

表 13-5　序列控制单元(SCU)和梯度控制单元(GCU)的控制字

位(bit)	WORD1(SCU)	WORD2(SCU)	WORD3(SCU)	WORD4(SCU)	WORD5(GCU)
0	未使用	TIMER Bit8	SELRF0 0	SEL GY0	RAMP GX
1	未使用	TIMER Bit9	SELRF1 0	SEL GY1	RAMP GY
2	未使用	TIMER Bit10	未使用	SEL GZ0	RAMP GZ
3	未使用	TIMER Bit11	NS/S 0	SEL GZ1	未使用
4	未使用	TIMER Bit12	未使用	SEL ADC0	SEL GX0
5	未使用	TIMER Bit13	未使用	SEL ADC1	SEL GX1
6	未使用	TIMER Bit14	ATT1/2 0	RAMP GX	SEL GY0
7	HALT	TIMER Bit15	SELRF0 1	RAMP GY	SEL GY1
8	TIMER Bit0	TIMER Bit16	SELRF1 1	RAMP GZ	SEL GZ0
9	TIMER Bit1	TIMER Bit17	未使用	SYNC 0	SEL GZ1
10	TIMER Bit2	TIMER Bit18	NS/S 1	SYNC 1	未使用
11	TIMER Bit3	TIMER Bit19	未使用	SYNC 2	未使用
12	TIMER Bit4	TIMER Bit20	未使用	SYNC TRIG	TIMER Bit0
13	TIMER Bit5	TIMER Bit21	ATT1/2 1	未使用	TIMER Bit1
14	TIMER Bit6	TIMER Bit22	SEL GX0	CHGA IR	TIMER Bit2
15	TIMER Bit7	TIMER Bit23	SEL GX1	SCPR IR	HALT

下面对表 13-5 中的有关内容加以说明。

(1) 关于 WORD1

第 7 位：停止 FIFO(控制字寄存器)的读出，并发出 HALT IR 信号通知序列控制处理器。

第 8～15 位：定时位，用于指定下个控制字读出前的延迟时间。

(2) 关于 WORD2

第 0～15 位：定时字(整字均为定时位)，用于指定下个控制字读出前的延迟时间。

(3) 关于 WORD3

第 0～1 位：指定 RF 脉冲幅度值所在的存储器，即幅度存储器。共有 3 个存储器板可选。

第 3 位：指定所用的 RF 激发方式，共有选择性(S)和非选择性(NS)两种激发方式可选。

第 6 位：选择衰减器，可选衰减器 1 或 2。

第 7～13 位：保留给第 2 个 RF 柜使用(通常无意义)。

第 14～15 位：指定 x 向梯度的幅度值所在存储器。

(4) 关于 WORD4

第 0～3 位：指定 y 和 z 向梯度的幅度值所在存储器。

第 4～5 位：指定 A/D 转换器，共有 3 个 A/D 转换器可选。触发控制器中的定时器随之选定。

第 6～8 位：使能 GCU 中的触发控制器(D12)，使之产生 3 个梯度触发信号 TRIGGX、TRTGGY 和 TRIGGZ。

第 9～11 位：指定检测机器所用的同步信号，共有 3 个同步信号可选。

第 12 位：为 GCU 中的触发控制器(D12)指定同步信号(未使用)。

第 14 位：呼吸门控中断(检测门信号时使用)。

第 15 位：呼吸门控中断(扫描过程中使用)。

(5) 关于 WORD5

第 0～2 位：使能 GCU 中的触发控制器(D12)，使之产生 3 个梯度触发信号 TRIGGX、TRTGGY 和 TRIGGZ。

第 4～9 位：指定梯度幅度值所在的存储器，每个梯度可选 3 个存储器板。

第 12～14 位：指定所用的定时器，共有 6 个定时器可供选用。该定时器的值表示从 FIFO 读出下个控制字之前的延迟时间。

第 15 位：停止 FIFO 的读出，并发出 HALT IR 信号通知序列控制处理器。

第七节　数据采集子系统

数据采集子系统(DAS，data acquisition system)是 Magnetom 中一个非常重要的单元。它的功能主要是通过 A/D 转换，将来自 RFSC 的 RF 信号数字化，并将此数字化的接收信号送往 SMI 进行图像重建。

一、A/D 转换过程

在 MRI 系统中，NMR 信号通常经相敏检波后分解为实部和虚部两路信号(实际上就是吸收和色散信号)。这两路信号应分别进行 A/D 转换，才有可能构筑各自的原始数据矩阵。因此，MRI 系统的 A/D 转换器必须具备同时处理两路信号的能力。

Magnetom 的 A/D 转换板上就有两个基本相同的 16 位 A/D 转换通道，分别用于实部和虚部信号的数字化。为了提高 A/D 转换的效率，该机还允许将转换板的数量扩充至 4 块。A/D 板扩充后，其输入信号可与所有 A/D 相连，使得转换时间从标准的 4μs 缩短到 1.5μs。另外，这样还将使 DAS 具备两种以上信号的处理能力。系统中实际的

A/D 转换板数量须通过 DAS 控制板(D30)上的开关 S2 进行设定。

图 13-7 是 Magnetom 63 SP 的 DAS 结构图。由图可见，它由输入级、A/D 转换器、数据驱动器、两级接口板(ISO-A 和 ISO-B)、DAS 控制器等单元电路组成。A/D 转换器是 DAS 子系统的主体。我们看到，两路模拟输入经差动放大后方进行 A/D 转换。之所以采用差动放大作为输入级，是为了有效去除信号中所包含的工频干扰。A/D 转换后，16 位的数字信号分别被送至两个数据缓冲驱动器。在这里，数据在使能信号 EN0 和 EN1 的作用下被分时地送至 16 位数据总线。由此可见，该数据缓冲驱动器起着多路器的作用。正因为它和 DAS 控制线路的配合，使得两路数据信号共用同一 16 位的总线进行传输。在数据的接收方，由于这两路测量数据的格式以及同步信号不同，它们又被分别存放。

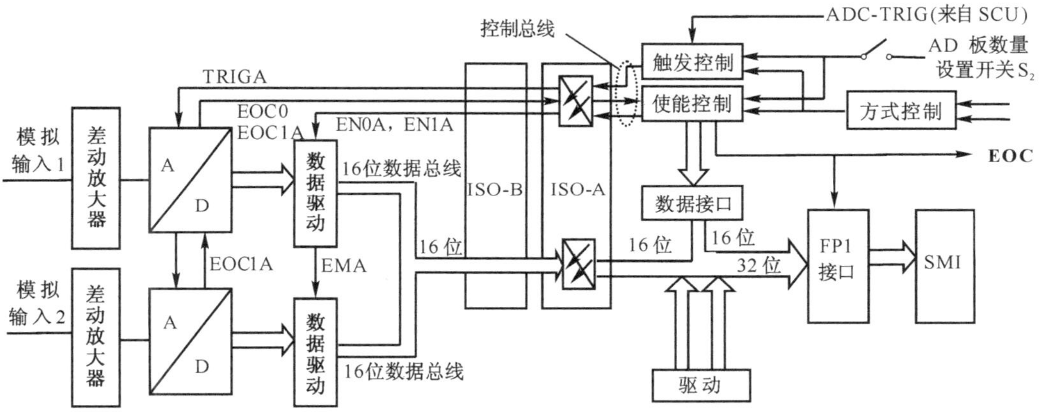

图 13-7 数据采集子系统(DAS)的工作流程

图中的 ISO-B 位于数据总线和 ISO-A 接口之间，它除了一对一的传递控制信号外，最主要的功能是可模拟产生测试所用的数据(图中未画出)，且能将该数据送上数据总线。实际上它的测试数据存于接口的 EPROM 中，必要时读出即可。ISO-B 共有联机(on-line)、自动测试(auto-test)和手工测试(man-test)三种可选工作方式。其中联机为系统的正常工作方式。两种测试方式的区别主要是触发信号(ADC-triggers)的产生不同：手动测试由按钮产生，即每按动一次触发按钮产生一个触发信号；自动测试方式的触发信号则通过软件连续地产生。ISO-A 是数字化的 RF 信号进一步后传的电隔离接口。在 ISO-A 中，除了触发信号采用变压器耦合外，其他信号和数据均采用光耦合方式传送。

16 位的采样数据在 ISO-A 的输出一端，与来自采样控制器的 16 位控制字合并成为 32 位的 ADC 数据。该数据在到达 SMI 之前，还要经过一级缓冲，即经过图中的 FP1 接口。FP1 是两个 16 位的寄存器，分别用于暂存 ADC 数据的高 16 位和低 16 位。寄存器中的数据在转换结束信号(EOC)下降沿的同步下进入 SMI 数据接收器。

二、A/D 转换的控制信号及其时序

DAS 中的控制并不复杂。它的几个主要信号均由 DAS 控制器(以图中的触发控制和使能控制为主)发出。该控制器又受 SCU 的控制。DAS 中的控制信号主要有如下几个。

1) TRIGA(触发 A/D 转换)信号。源于 SCU 的 ADC-TRIG 信号，在 DAS 控制器中与触发方式控制等信号组合后产生。每个 TRIGA 信号触发一次 A/D 转换动作。

2) EOC(end of conversion，结束 A/D 转换)信号。是告诉系统可以读取数据的信号。该信号主要由使能电路组合产生。它的出现有两种情况，一是 A/D 转换完毕，由 A/D 模块送来 EOC0 或 EOC1A 信号；二是 SCU 接口传来 TESTEOCS 信号。

3) EN0A 和 EN1A(enable，使能)信号。该使能信号又可称为允许信号，二者均由使能电路发生。EN0A 大约在 EOC0 和 EOC1A 信号出现 200ns 后产生，EN1A 则在 EN0A 结束后出现，二者相差约 100ns。它们实际上为下一 A/D 转换开始的标志。在 EN1A 和 EN0A 的作用下，FP1 接口中的数据将被送出。两个使能信号分别控制两路 A/D 转换器的使能。

图 13-8 是上述控制信号的时序图。为了表明使能信号和 EOC 信号在数据传送中的作用，图中还给出了进出 FP1 接口的数据信号。

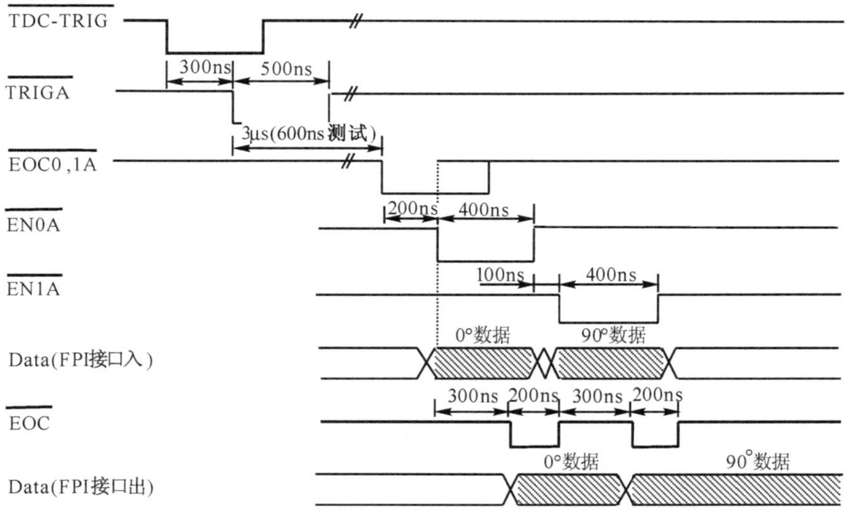

图 13-8　数据采集子系统(DAS)的时序

需要说明的是，在一个傅里叶行的数据采样之前，SCU 总要向 DAS 发出一个复位信号(DASC0)，该信号的作用一是保证 DAS 的默认工作状态，二是清空 SMI 存储器(FIFO)中的数据。紧接着出现 ADC-ON 信号。在 ADC-ON 存在期间，SCU 将连续发放 512 个(决定于所用的扫描序列)ADC-TRIG 脉冲，每个脉冲导致一个 16 位数据字的生成。上述 DASC0 和 ADC-ON 信号在图 13-8 中均未画出，但图中的信号都是在 ADC-ON 存在的情况下才发出的。

三、数据格式

由于采用了 16 位的 A/D 转换器，所得数据(称为 ADC 数据)的长度就是 16 位，它正好等于计算机系统中一个字(word)的长度。ADC 数据进入 FP1 接口后与 DAS 控制电路发来的控制字(实际上是与它一道传送的数据之标志信息，故还可称为标识字)拼接，得到 32 位的所谓测量数据。

上述测量数据共有 4 种格式。一般情况下它均以高 16 位为标识字，低 16 位为 ADC 数据字。4 种格式的区别主要体现在标识字上。下面结合图 13-9 来说明各种格式的含义及其表达。

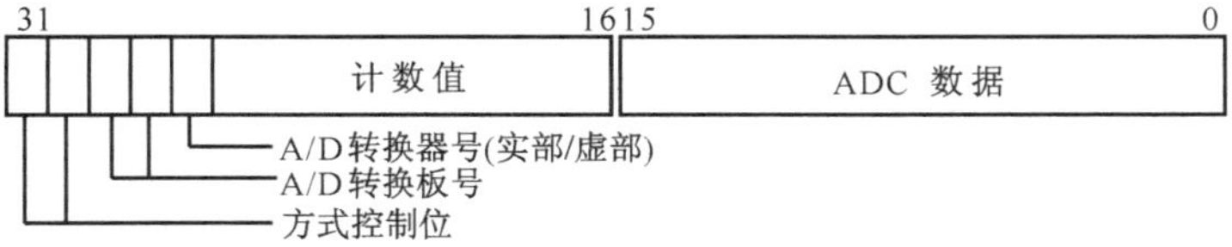

(a)常用测量方式数据格式

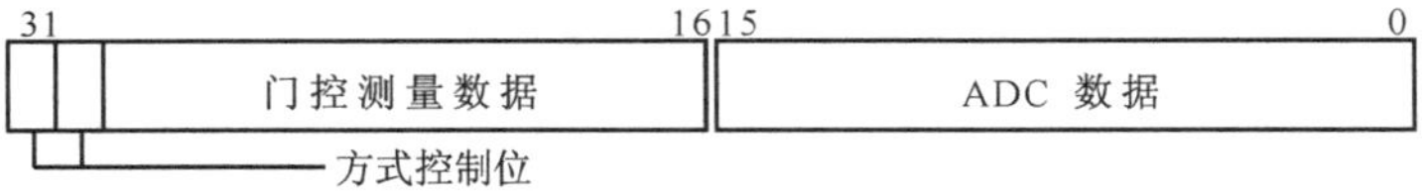

(b)门控测量方式数据格式

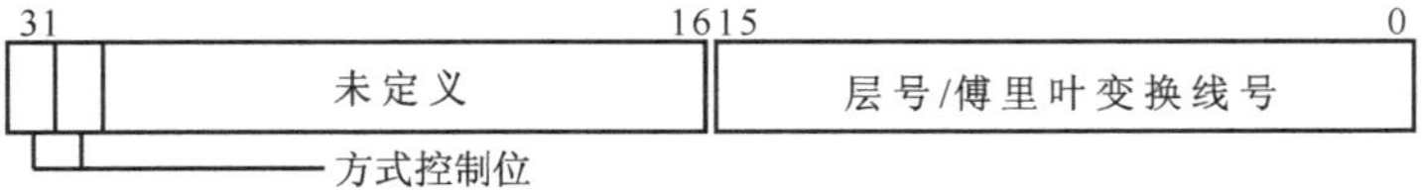

(c)扫描控制单元数据格式

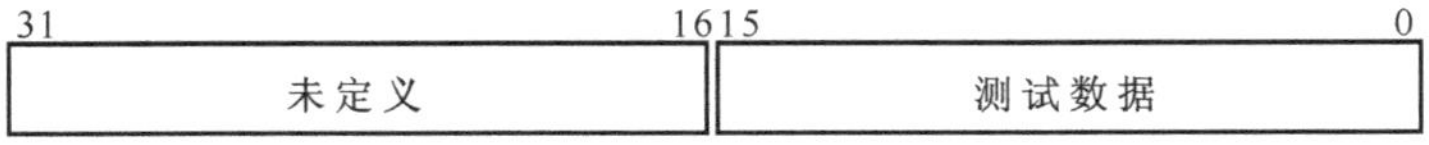

(d)测试数据格式

图 13-9　测量数据的格式

图 13-9(a)所示为最常用的数据格式。这种格式中用第 16～27 位来传递扫描计数器的计数值(标志行或列号)。图 13-9(b)是门控或触发方式测量时的数据格式，这里，生理信号的采样值存于测量数据的第 17～29 位中，它们是门控测量序列图像重建所必需的。数据字的第 16 位用于表示被检者心电图是否检出期前收缩。图 13-9(c)和图 13-9(d)所示的两种格式用于定位和机器测试，是标准的控制字。需要说明的是，几种格式的最高两位均为方式控制位，用以表达该数据的格式。此外，数据采集子系统中共有 4 个 A/D 转换器，因而在测量数据中必须注明 A/D 转换器的标识。

第八节　西门子医学图像处理器

西门子医学图像处理器(SMI，the siemens medical image-processor)是 Magnetom 的

又一关键设备。如果从功能上看，SMI 又可分为图像处理器(Image Procossor)和图像发生器(Imager)两个大单元。前者是一高速的专用计算机，其功能为根据 DAS 送来的测量数据重建图像，因而它是 SMI 的主体。后者的功能主要是在控制台或诊断台上实现各种方式的图像显示。这里的介绍以前者为主。

一、图像处理器的结构

图像处理器由数据接收缓冲器、运算控制单元、数据输出接口、原始数据磁盘控制器、高速 FFT 变换器、原始数据存储专用磁盘等单元和内部总线组成。图 13-10 是图像处理器的逻辑结构。可以看出，它包括了从原始数据输入到图像输出的整个过程。也就是说，信息的暂存、传递、存储、加工和图像的输出驱动均在处理器内完成。由于采用了高速而紧凑的内部总线(SYS 总线)，使得整个系统的工作速度非常之快。

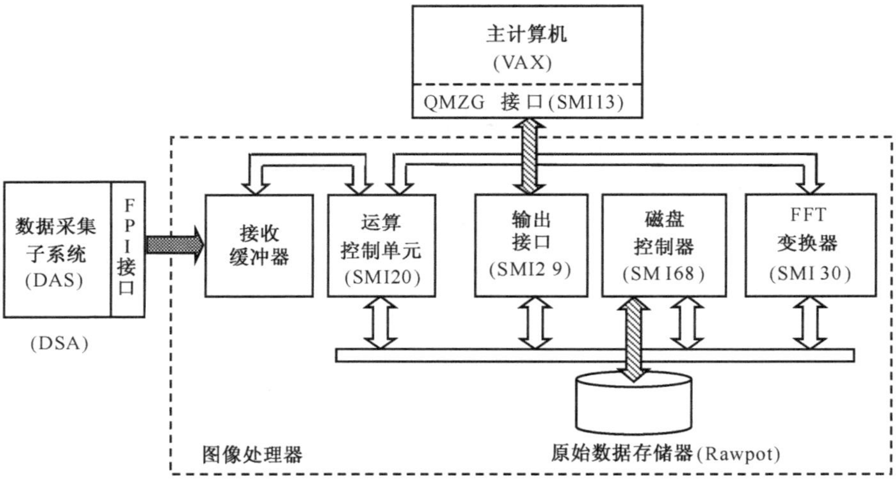

图 13-10　图像处理器(SMI)的结构

图像处理器的另一特点是各内部单元均自成系统。它们都设有或大或小的内部存储器，在自己的微处理器控制下并行地工作。同时，凡在影响信息处理速度的关键环节，SMI 都采用了 DMA(直接存储器存取)高速通道进行数据传递。例如，接收缓冲器与运算控制单元、运算控制单元与 FFT 变换器之间的连接都采用 DMA 通道。单元之间的连接采用 SYS 总线，有利于 VAX 控制命令的传递。此外，在运算控制单元、磁盘控制器和数据输出接口之间还用 SYS 总线传送数据。

二、图像处理器的单元电路

1. 数据接收缓冲器

数据接收缓冲器又叫数据接收器。它由信号转换电路、暂存器(FIFO)、DMA 接口和有关的控制电路组成。在 DAS 的输出级即 FP1 接口中，数据是由 TTL 电平转换为

RS422 标准送出的。这里又要通过信号转换电路将其转为 TTL 电平数据。紧接着该数据到达 FIFO 暂存，待下一级线路准备就绪时再通过 DMA 通道后送。FIFO 是一个可存 512 个 32 位字长数据的存储器，按照存储容量的标准表达法，它的大小应为 2KB 字节。这里的 DMA 接口即可同步、又可异步地传送数据。

2. 运算控制单元

运算控制单元(SMI20，arithmetic control unit N＋)是一个独立的、带有典型流水线结构的 32 位 FORTRAN 处理器。它特别适用于高速数据流或大数据组的处理，因而可用在图像处理的许多任务中。其优越的性能体现在下面的技术指标中：32 位字长、64K×32 位(256KB)的程序存储器、4K×32 位(16KB)内部寄存器组、16MB 专用 RAM 存储器、80ns 的时钟周期和 160ns 的指令周期。

图 13-11 是 SMI20 的框图。图中的算术逻辑部件和乘法器也是 32 位的，分别带 8 个和 4 个结果寄存器。它们是算术运算的主要场所。此外，SMI 还提供了两个独立的 DMA 通道，其数据传输率达 6.6MB/s。由图可见，SMI20 内部有两套总线，1 套 FP1 总线和 RAM 总线用于内部通信，1 套 SYS 总线既用于内部各单元的连接，又可通至外部。其中的 SDC(Speicher DMA Control)板是 SMI20 与数据接收器和 FFT 变换器的总信息通路。

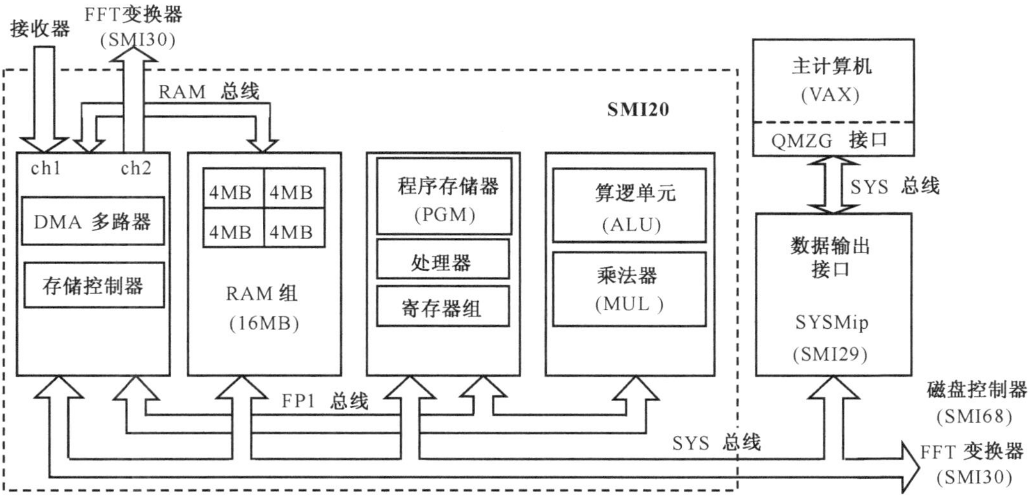

图 13-11　运算控制单元(SMI20)及其信息流

SMI20 中数据流的操作顺序可归纳为下述几个步骤：

1) 在 CPU 的程序存储器(PGM)中装入程序代码。

2) 经 SYS 总线将 VAX 的操作数送入 RAM 组中。

3) 设置 SDC 中的 DMA 控制状态寄存器 CSR(Control Status Register)并初始化 DMA 通道，为在 RAM 组中写数做好准备。

4) 通过 FP1 总线，将 RAM 中的数据读出并送 CPU 板上的寄存器。

5) 令 CPU 开始执行程序，流水线或双向数据传送。

6）将结果数据送回 RAM，供 SYS 或 DMA 通道传至其他单元进一步处理。

3. 数据输出接口

数据输出接口(SMI29，SYSMip)是图像处理器的接口电路，其作用主要是接收来自 VAX 的数据并控制系统内部的 SYS 总线。VAX 的输出接口称为 QMZG，它可将 VAX 机中 16 位的 Q 总线数据变为 32 位的数据供 SMI29 接收。QMZG 与 SMI29 之间的对话仍依据所谓的信箱原理。例如，当 VAX 要给 SMI 下达指令时，它先将有关指令送入 QMZG 的信箱存储器中，SMI29 读取该信箱内容并解码后将其存入自己的信箱存储器，此后再通过 SYS 总线将指令送达执行地点。

SMI29 的 CPU 工作于顺序扫描方式，会定期查看信箱内容。一旦发现有新指令从 VAX 传来，它会立即解码执行，同时给出信号以告知 QMZG。QMZG 也以同样的方式工作，即当它收到来自 SMI 的信息后，会立刻通知 VAX 机进行处理。图 13-12 是 SMI29 的框图。

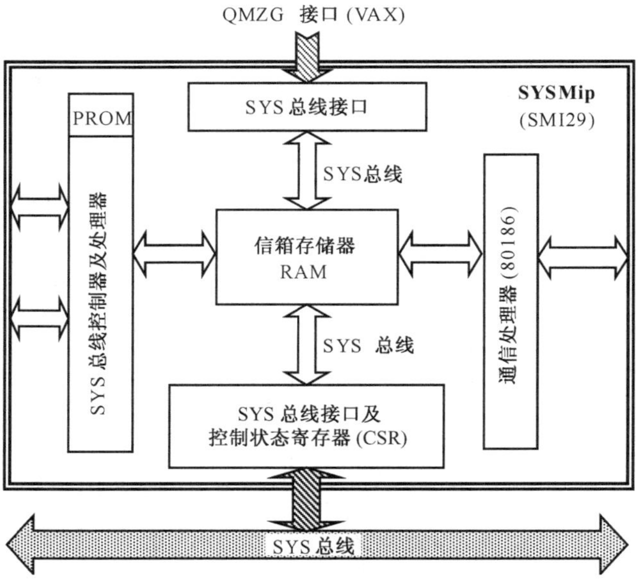

图 13-12　数据输出接口(SMI29)

4. 原始数据磁盘控制器

该单元又叫 ESMD(enhanced storage mass device)控制器，其编号为 SMI68。它的功能主要是控制原始数据硬盘(Rawpot)的读写。磁盘控制器实际上由 ESMD 和 FILEMip 两个模块组成。ESMD 又由 SYS 总线接口、DMA 接口、256KB 存储器和一个 16 位微处理器(MIP)组成。ESMD 中数据的传输和错误校验均在 MIP 控制下进行。FILEMip 的结构与上述 SYSMip 类似，它在这里主要控制 SMI20 或 SMI29 的数据读写，并管理这些数据的结构。

5. 高速 FFT 变换器

在 SMI 中，FFT 变换器又称为快速卷积器(Fast Convolver)，编号为 SMI30。它的功能主要是进行大量阵列数据的计算，其中最常用的为各种类型图像重建运算，如数据预处理、卷积运算、FFT 运算等数据操作。FFT 运算是 2DFT 成像中最基本的运算，日常磁共振成像中要反复应用，故将这一单元译为高速 FFT 变换器。为了适应各种计算，SMI30 还提供了许多扩展数据格式。

SMI30 由 ZE、算术运算流水线、两个 DMA 通道以及 512KB 内存等部件组成，相互之间通过 SYS 总线相连。ZE 是西门子的又一块专用微处理器板。板上有 SYS 总线无源接口(sys bus passive interface)、程序控制器、微程序控制器和地址发生器等单元电路，以便进行指令存取、微指令形成、有关存储器地址计算等项操作。算术运算流水线是 SMI30 的核心。它由两个 40 位精度的算逻部件(ALU)、1 个 32 位的乘法器以及 1 个可以左右移位的移位寄存器组成。所有图像处理的高速运算均在这里完成。运算系数、表以及其他操作数均保存在数据存储器组中。该存储器字长为 64 位，分为两组，并分别由 ZE 中的两个地址发生器提供地址。这里的每个 64 位数据字都可看做两个 32 位的操作数，因而它在实部和虚部信号求模的运算中非常有用。

高速 FFT 变换器的最大特点是采用了按流水线(pipeline)作业的算术运算器，使它成为一台流水线计算机。我们知道，程序实际上为一系列顺序执行的指令集。在一般的计算机中，程序的运行规则为一条指令一个操作数，执行完这条指令才能执行下一条指令。这种计算机的运行效率是很低的。把每条指令分为若干个顺序的操作，每个操作分别由不同的处理部件来完成，因而可以同时处理若干条指令，这就是流水线的概念。在流水线操作中，对于每个处理器部件来说，每条指令中的同类操作像流水一样被连续地加工处理。因此，可以简单地说，流水线操作就是平行执行两条或几条指令的技术。显然，使用流水线工作可以达到提高处理速度和部件使用效率的双重目的。

在 SMI30 的运算流水线中，由数条指令组成的程序使它所对应的所有控制线对于同一组数据进行并行操作，因而保持了每个管道部件的“忙”状态，达到了空闲周期尽

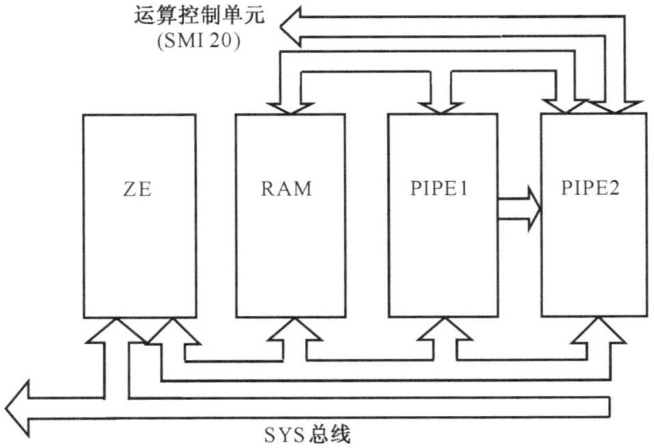

图 13-13　高速 FFT 变换器(SMI30)的结构

可能少的目的。在这里，第一个数据从存储器中读出到经过流水线运算写回存储器，最快时只需要 5 个时钟周期。一旦流水线填满，每个时钟周期都将有结果数据送回，可见这种作业方式的速度之快。

图 13-13 为 SMI30 的结构图。图中的 PIPE1(管道 1)和 PIPE2(管道 2)两级管道结构类似，都是高速的数据加工通道。其中管道 1 由乘法器和算逻部件 1 组成，管道 2 由算逻部件 2 和移位器组成。这里，移位器中进行的主要是把 40 位的算术精度变为 32 位的移位操作。

三、图像处理器中的数据流

西门子图像处理器中数据的处理可概括为如下几个步骤。

(1) 读取原始数据(SMI20)

原始数据在 SDC 单元 DMA 控制逻辑(图 13-11)的作用下从接收缓冲器中读出，并写入 SMI20 的 RAM 存储器组中。

(2) 数据的预处理(SMI20)

在 CPU 的控制下，数据从 RAM 中读出并送达 INA。在 INA 中完成预处理运算后，该数据又被返至 RAM 中暂存。

(3) 原始数据存储(SMI68)

在磁盘控制器作用下，由 FILEMip 读取存储器暂存的原始数据。该数据经 SYS 总线被写入原始数据硬盘 Rawpot 中。

(4) 图像计算(SMI30，SMI20)

图像计算在 SMI30 中进行。但是，由于 SMI30 的 RAM 较小，容纳不下一个层面的数据，故写入 Rawpot 中的数据在图像计算时要重新读出，并再次写回 RAM 组方可计算。计算完毕的图像仍要送回 RAM 中。无论是行的 FFT 还是列的 FFT，数据都要在 CPU(SMI20)的控制下，通过 VP 总线到达 SMI30 的高速运算管道中。该数据经过流水线的运行，以最快速度成为图像数据。图像数据返回时仍经 VP 总线。

(5) 数据转移(SMI29，QMZG)

图像建成后，它的进一步处理要在 VAX 中进行。这时由 SYSMip(SMI29)将 RAM

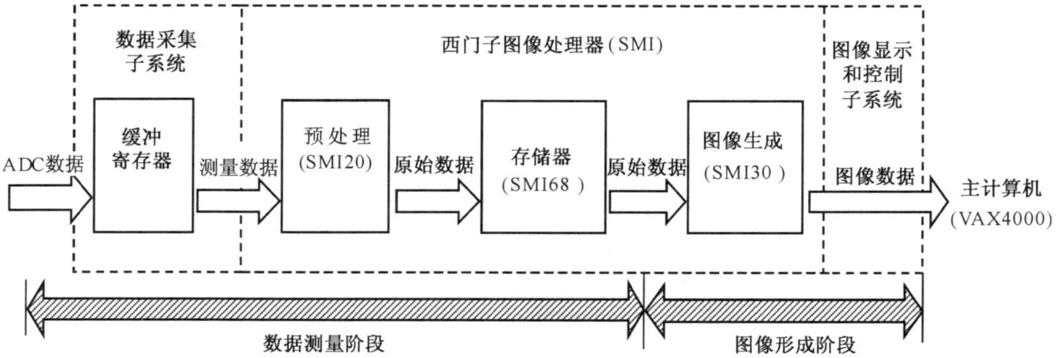

图 13-14 MRI 系统的数据流

中的图像数据读出，该数据经 SYS 总线先到达 VAX 的 QMZG 接口，再经 VAX 体系中的 Q 总线存入 VAX 硬盘。

上述数据(信息)的变换过程可用图 13-14 来表示。显然，从信息处理的先后来看，可以把数据在 Magnetom 中的流动分为测量和图像形成两个过程。

四、图像生成器的组成和工作流程

图像生成器(Imager)是 SMI 的又一重要组成部分。它的功能是把图像处理器生成的最终图像显示在屏幕上。它和图像处理器一道，构成了一个完整的磁共振图像处理系统。

图像生成器是一个可高分辨率、多格式、多屏幕显示图像的单元。除此之外，它还有存储和管理图像的功能。它所处理的图像来源于 VAX 的存储体(通过 Q 总线接口)，其输出的视频信号送给诊断控制台 MRC1 及 MRC2。对图像生成器稍加扩充还可驱动诊断子台 MRSC。

图像生成器的结构如图 13-15 所示。由图可见，它由图像存储板(IMB，image memory board)、图像处理板(GPB，graphics processor board)和屏幕图像存储板(SMB，screen memory board)等三个基本单元组成。其中 IMB 用于存储来自 VAX 的、未经处理的图像数据(容量为 32MB)；GPB 是一个高性能的图像处理器；SMB 为图像显示的高速缓冲区，用于接收来自 GPB 的显示数据并进行屏幕显示。当屏幕显示模式改变时，GPB 可在 IMB 和 SMB 间快速地传递数据。

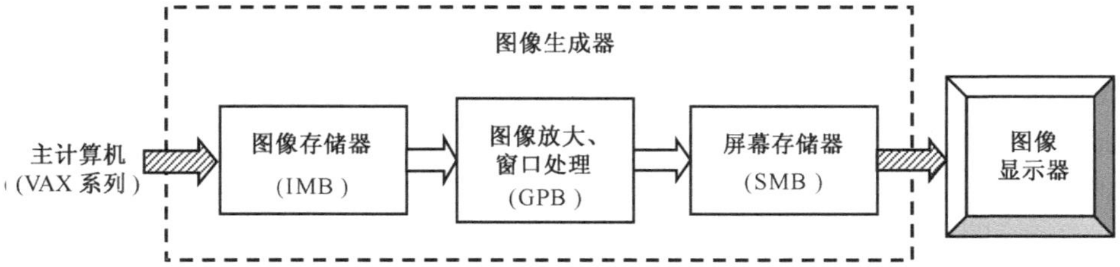

图 13-15　图像生成器的组成

图像显示时，存于 VAX 硬盘中的图像数据首先进入 IMB。根据用户的请求，IMB 中的数据又立刻被送往 GPB 进行相关处理，如放大显示、分格显示等。与此同时，GPB 还要完成灰度变换的任务，即将原图像中用 12 位表示的灰度数据换算为与当前窗宽、窗位相对应的 8 位图像。此后，再执行一个 8 位图像和覆盖页面的“或”操作，就得到了所需的显示页面。该页面送往 SMB，便可在屏幕观察到所需图像。

图像发生器还提供键盘和鼠标器接口。众所周知，控制台键盘是人机对话的媒介。一般来说，用户的需求须通过键盘输入。为说明问题，可把用户的需求分为两类，一类是图像显示(包括整体放大、区部放大、分格、窗宽、窗位等基本操作)，一类为图像评价。前者只是为了观察图像，后者则常常需要进行测量、标记等操作。下面结合图 13-16 来进一步叙述上述两类任务的执行过程。

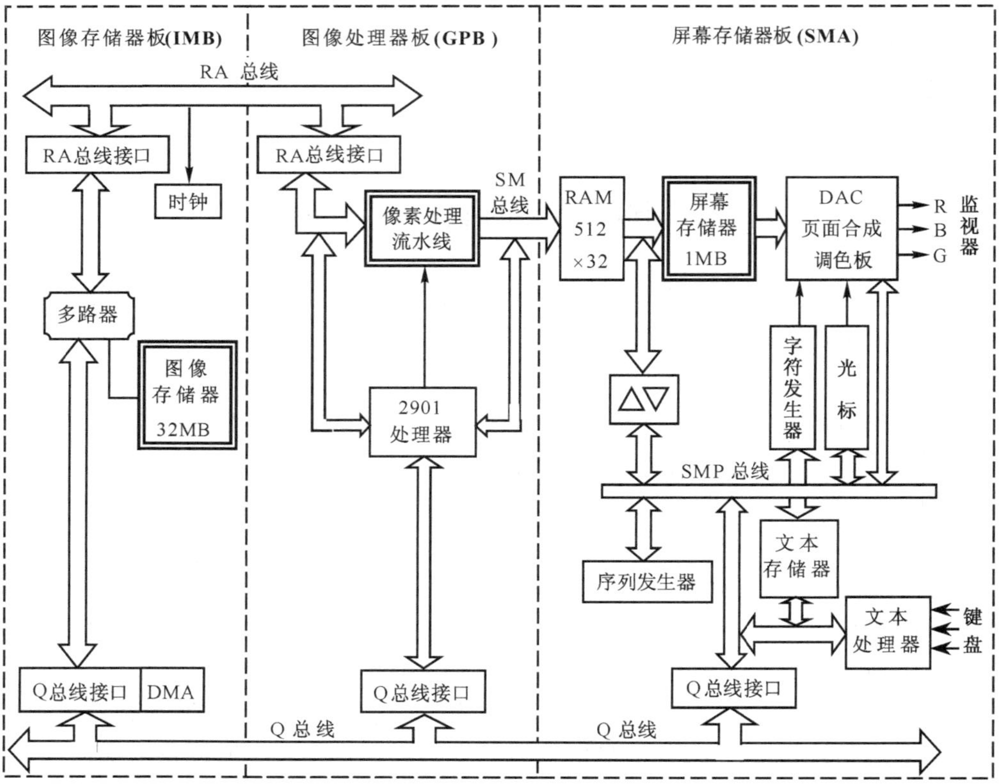

图 13-16　图像生成器的工作流程

图像显示时，用户下达的图像调用命令通过 Q 总线接口被 VAX 机所接收，所需图像立即由它送往图像存储器(仍经过 Q 总线接口)。在 GPB(图像处理板)的控制下，该图像随即从 RA 总线进入像素处理流水线接受处理。这里的处理主要有放大和窗口操作两种。之所以采用流水线，是为了达到实时的效果。从流水线输出的图像数据立刻被馈入屏幕存储器中。由于西门子公司采用了视频输入的显示器，屏幕存储器内的图像还要经过数模转换器才能最终显示。此外，末级电路中还包括一调色板电路，使输出信号为 R(red)、G(green)、B(blue)三色。对于单色显示，就只能用它的 G 输出相连。

当用户进行图像评价操作时，输入的键盘信息要经文本处理器的预处理，然后再送文本存储器和字符发生器，以便在同步信号的作用下显示所需字符。字符信息通常以覆盖页面的形式迭在图像之上。由鼠标器决定的光标信息则要先送 VAX 进行处理，然后出现在屏幕上。

第九节　梯度子系统

一、梯度灵敏度

我们知道，不同的扫描序列对梯度场有不同的要求，而梯度场是由快速变化的梯度电流所产生的。因此，对梯度场的控制就是对梯度电流的控制。在 Magnetom 中，梯度电流的大小是由 GCU 控制的。实现这一控制的方法就是采用所谓的幅度控制字。序列执行前，GCU 便将以 16 位二进制数表示的幅度控制字送来。由于该控制字的最高位为表示梯度电流方向的符号位，因而真正用来表示电流幅值的只有 15 位，其取值范围为十六进制的 0000～7FFF，共有 32 768 种取值。

Magnetom 63 SP 所能达到的最大梯度为 10mT/m，其最大工作电流为 100A。这就是说，当 GCU 幅度控制字之值为32 768时，系统设计应使得梯度放大器可输出 100A 的满额电流，从而达到 10mT/m 的梯度场。习惯上把幅度控制字每个二进制位所对应的梯度场称为梯度灵敏度(gradient sensitivity)，可简写为 S_{grad}。Magnetom 63 SP 的梯度灵敏度为

$$S_{grad}=\frac{10\text{mT/m}}{(2^{15}-1)\text{bit}}=3.05\times10^{-4}\text{mT/(m}\cdot\text{bit)} \tag{13-1}$$

知道了梯度灵敏度，就可根据序列所需的梯度场值计算出 GCU 幅度控制字的取值。例如，若某序列需要的频率编码梯度为 1.566mT/m，这时的幅度值为

$$\frac{1.566\text{mT/m}}{3.05\times10^{-4}\text{mT/(m}\cdot\text{bit)}}\approx5134\text{bit}$$

5134 就是二进制的 1010000001110，将该数写入幅度控制字即可。显然，用于表示梯度幅度控制字的二进制位越多，梯度的灵敏度就有可能越高。

在实际电路中，梯度值须通过 D/A 转换器变为连续的电压信号以控制后级的梯度放大器。因此，梯度的实际灵敏度还与 D/A 转换器的精度有关。设使梯度电流达到 100A 时的 D/A 转换器输出为满刻度的 2.5V，则梯度电流的变化与上述控制量间的对应关系如图 13-17 所示。

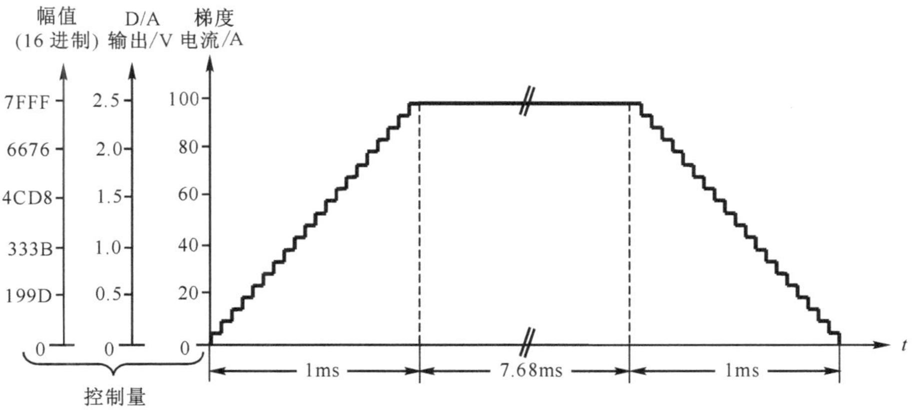

图 13-17　梯度电流的控制与变化特点

二、梯度放大器的特点

Magnetom 的梯度放大器(GPA)是工作在开关状态的电流放大器。为什么不采用线性放大器呢？下面结合图 13-18 来说明。

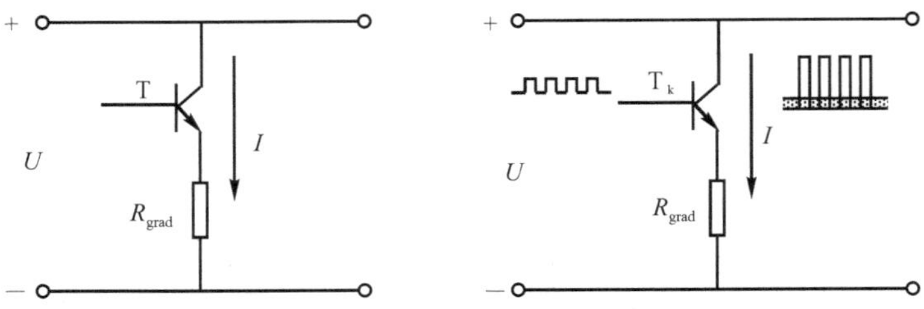

图 13-18　线性放大器和开关放大器的比较

图 13-18(a)是一个典型的线性放大器，图中的负载电阻 R_{grad}表示梯度线圈。当流过晶体管的电流增大时，三极管 T 集电极与发射极之间的压降会随之增大，使管子本身的功耗增大而发热。其损失的功率为 P_{loss}

$$P_{loss} = UI - I^2 R_{grad} \tag{13-2}$$

由于梯度放大电路的驱动电流较大，梯度线圈的电阻又比较稳定，上述功率损失是非常可观的。但是，如果采用开关放大器，放大管的功耗便可大大减少。图 13-18(b)就是这样的放大电路。图中的 T_k 为开关放大管。这时，输出电流的平均值(有效值)取决于工作脉冲的占空比。在 GPA 中，使用了 25kHz 的脉冲，并在系统时钟的同步下工作。

GPA 的另一特点是采用了 300V 的电源电压。之所以采用如此高的电源电压，与梯度线圈的特点有关。我们知道，梯度线圈为感性负载，因而流经它的电流不能突变。设梯度线圈的电感和直流电阻分别为 L_{grad}和 R_{grad}，那么，开关管接通后电流上升的时间常数 τ 为

$$\tau = \frac{L_{grad}}{R_{grad}} \tag{13-3}$$

一般情况下，由于 L_{grad}很小、R_{grad}又比较大，使得 τ 非常短。采用高的电源电压，就可以在管子导通的最短时间内使输出电流达到额定值，而这时线圈中电流增大的过渡过程正处于指数曲线的急速上升阶段，电流的变化率最大。此后电流的变化率下降、开关管的功耗增加。在 Magnetom 63 SP 中，电流的最大值为 100A，加上用于涡流补偿的过驱动电流，其最大值也不超过 160A。采用高电压后，这一电流值可在 0.5ms 内达到。

梯度电流的幅值或梯度场的场值是由扫描时所用的序列所决定的。但无论采用多大的梯度电流，在 Magnetom 中达到额定值的时间和步数都是不变的。具体说来，GPA 用 20 步(需 20 个同步脉冲)、在 1ms 的时间内达到额定值，即电流值每 50μs 变化一次(在电流的上升过程中每个电流值只保持 50μs)。例如，要达到 10mT/m 的磁场梯度，由于所需的梯度电流为 100A，电流须每 50μs 升高 5A，才能在规定的时间内达到预定的梯度场。由此可见，梯度场的上升速率是系统所固有的。另外，由于梯度线圈的充电特性，实际上电流上升波形与 DAC 的驱动波形并不完全相同(图 13-19)。

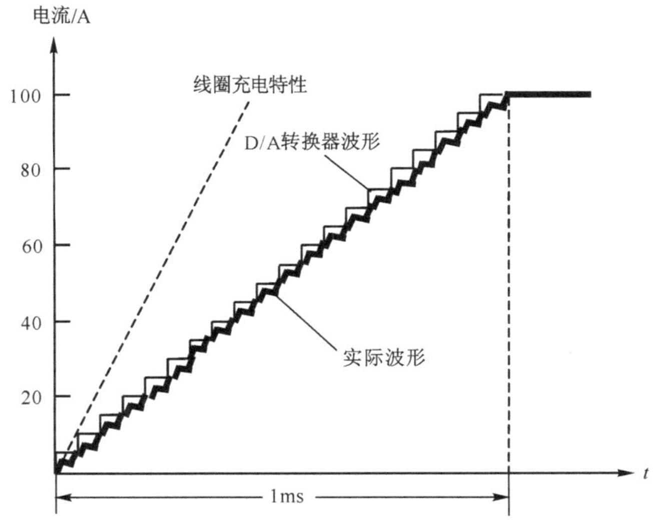

图 13-19 梯度电流的增长波形

三、梯度子系统的结构

图 13-20 是 Megnetom 梯度子系统的方框图。由图可见，它由 GCU、D/A 转换器、波形调整器、脉宽调制器、功率输出级、梯度线圈和反馈环节组成。其中的波形调整器、脉宽调制器和功率输出级合称为梯度功率放大器(GPA)。如前所述，GCU 在这里的作用主要是适时地给出梯度电流的数字值。尽管它采用了 16 位的数据线，但由于最高位为符号位，实际上它只有 15 位的精度。D/A 转换器的任务则是将 GCU 送来的幅度值转换为－2.5～＋2.5V 的模拟控制电压。图中的反馈环节是由霍尔元件组成的输出电流测量电路，它返回的电压(＋2.5～－2.5V)正比于输出电流，可称为电流的实际值。该测量值与 D/A 转换器输出的控制电压在波形调整器输入端相加(二者极性相反，实际上为相减)后其值被送入调整器。调整器的输出经调制器的脉宽调制，便产生桥式功率输出级(场效应管放大器)的控制脉冲。当 D/A 转换器输出的控制电压值高于实测值时，调整器的输出为负值；当控制电压低于实测值时，调整器输出正值。此外，由于脉宽调制器需要两个调整信号，该信号进入脉宽调制器时有一路被反相。

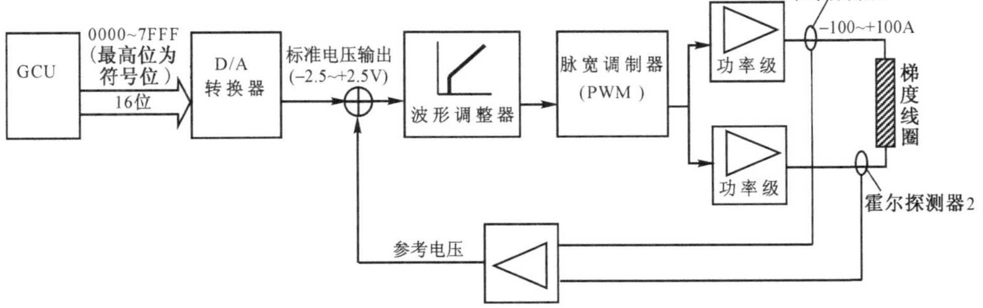

图 13-20 梯度子系统的结构

GPA 的桥式功率输出级主要由场效应管电子开关(S_1～S_4)、存储和滤波电容(C)以及 4 个续流二极管(free-wheeling diode，D_1～D_4)组成(图 13-21)。其中电子开关的通断受调制器输出波形的控制。该波形的设计使得需要正向梯度电流(产生正梯度场)时 S_2 和 S_4 导通，而需要负向梯度电流(产生负梯度场)时 S_1 和 S_3 导通。场效应管一旦导通，在 300V 的电压源驱动下便可产生梯度电流，但由于线圈的电感作用，电流的上升将呈指数曲线。场效应管关断时，线圈的电感同样要阻止电流的变化，这时的线圈又像一个电流源，其电流将从相应的续流二极管流过。图中的 4 个二极管在电流驱动期间均处于反向偏置。但是，在两个场效应管有一截止(失驱动)时，在反向电压的作用下，其中的 1～2 个成为正偏，从而提供一定的泄流通路。这就是续流二极管名称的来历。图 13-21 所示电路中各场效应管的导通、截止与控制脉冲的时序关系比较复杂，这里不详细讨论了。

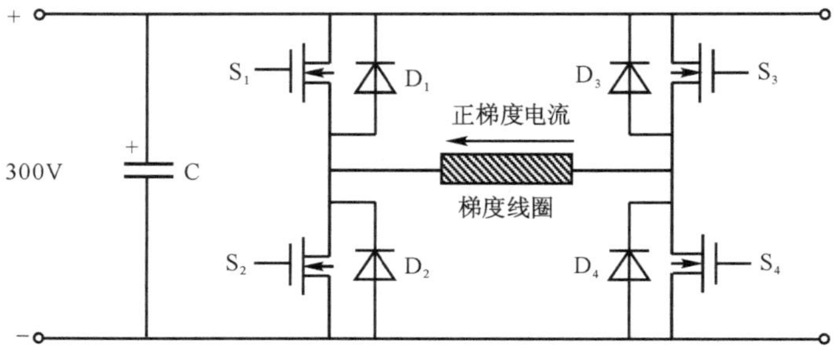

图 13-21　梯度功率放大器(GPA)的功率输出级

第十节　主计算机系统(VAX)及其扫描软件

Magnetom 磁共振成像系统的主计算机为 DEC 公司的 VAX 系列计算机，西门子公司曾大量用于其磁共振成像系统中。该机由内核、I/O 设备和外部设备三大部分组成。I/O 设备主要指用做控制台和诊断台的 MRC1、MRC2、MRSC 以及用于系统维护的 VT320 终端。外部设备则为测量控制器、图像处理器、图像发生器以及有关的存储设备。

一、VAX　内　核

VAX 机的内核由 CPU 板和 16MB 的内存板组成。采用 KA660 模块做 CPU 的 VAX 机为 VAX 4000/200，而采用 KA670 CPU 的就是 VAX 4000/300。该公司的 1.5T MRI 系统中这两种机型都有。

CPU 板和内存板之间通过内部处理器总线(PMI 总线)相连。CPU 板上除了自带 1MB 内存外，还有一个 Q 总线接口。所有的外部设备均挂在 Q 总线上。图 13-22 表示 VAX 机内核的结构。

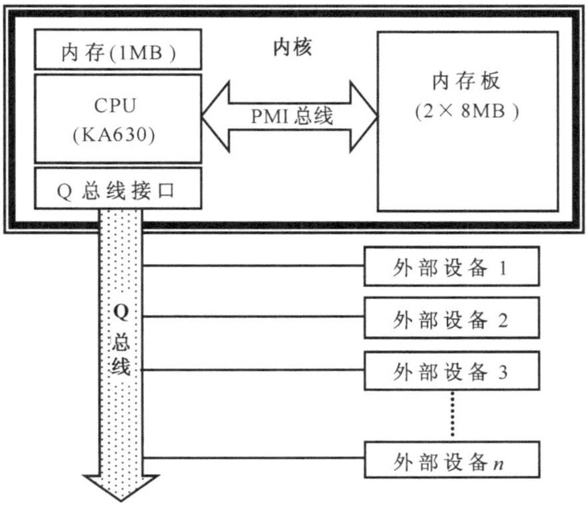

图 13-22　VAX 机的内核

二、Q　总　线

所有的 Q 总线均由 42 条双向信号线、2 条单向信号线和 18 条电源线所组成。44 条信号线中数据/地址线和控制线各 22 条。凡是与 Q 总线连接的外围设备中都有相应的接口部件。

三、Q 总线与外围设备的接口

外部设备与 Q 总线的连接需经一定的接口电路，使之符合该总线的要求。这些硬件接口应具备如下功能：①对应于总线，应有适应总线协议的硬件；②对应于设备，应有与设备本身可直接连通的转换硬件；③具备一定的控制逻辑电路，使得两边的部件可进行数据交换。下面介绍三种这类接口。

1. 操作控制台与 Q 总线的接口 DHQ11

DHQ11 是 Q 总线与 MRC1、MRC2 及 MRSC 等终端设备之间的接口。它实际上是一个异步的多路器。接口中有 8 个全双工的异步数据通道，因而可以同时支持 8 个串行设备的数据通信。DHQ11 的功能可概括为发送、接收和方式控制三个方面。它的大多数功能由控制器和 OCTART 两个芯片完成。在进行发送操作时，它既可以采用单字符方式，也可以用多字符方式，还能用 DMA 通道；在进行接收操作时，接收到的字符先由 OCTART 芯片处理，然后通过 RAM 送入一个可由 VAX 直接读取的缓冲器 FIFO 中。在进行发送和接收操作时，DHQ11 每一条线的比特率都可单独编程。此外，它还可单独进行自检。方式控制则主要由专用的控制芯片来完成。

2. 西门子图像处理器与 Q 总线的接口 QMZG

QMZG 是 SMI 与 Q 总线之间的接口。在 SMI 的输出端也有一个类似的接口(图 13-12)，该接口就是前面介绍过的 SYSMip(SMI29)。QMZG 和 SYSMip 一道，勾通了 VAX 之 Q 总线与 SMI 中 SYS 总线间的信号联系。在 VAX 一方，QMZG 将 16 位的 Q 总线数据转换为 32 位的 SMI 数据。与此相反，在 QMZG 与 SMI 连接的一方，它又将 32 位的 SYS 总线数据转换为 Q 总线的 16 位数据，以供 VAX 机读取。QMZG 的结构如图 13-23 所示。图中的信箱存储器仍然起通信联络的作用。

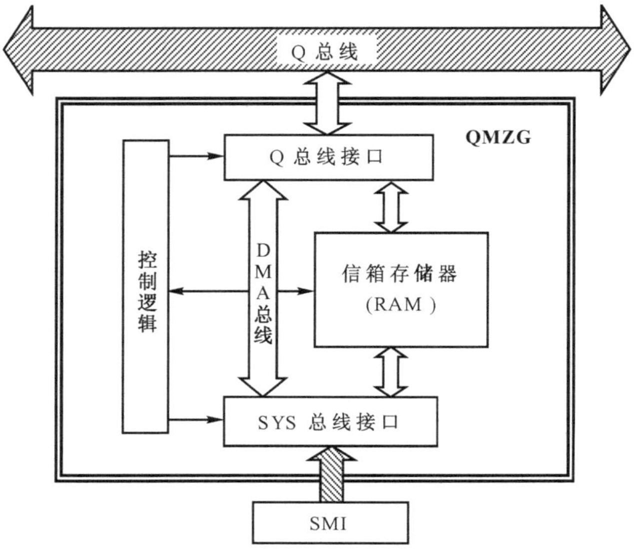

图 13-23　QMZG 接口

3. 硬磁盘与 Q 总线的接口 KDA50

KDA50 是一个智能磁盘控制器，可支持 4 个 16 位的 SDI(standard disk interconnect)硬磁盘驱动器。它主要由 SDI 控制器(M7165)和处理器(M7164)组成。其中 M7165 为磁盘通信接口，提供 32KB 的高速缓存供数据传送使用，并可产生纠错码；M1764 除了提供控制功能外，还通过两个寄存器与 Q 总线进行通信。当收到 VAX 的请求后，KDA50 能够独立完成所有磁盘管理、数据传送和纠错的任务。

除 KDA50 外，近年的机器中都扩充了 SCSI(small computer standard interface)接口即小型计算机标准接口，使之可与高速的 SCSI 硬盘相连。

四、Magnetom 的扫描软件

Magnetom 的扫描软件称为 NUMARIS，它在 SP 系列机中的最终版本为 2.7A。NUMARIS 的主要功能是将用户的应用需求解释为可执行的控制命令。该命令再控制测量系统完成必要的测量，并将结果送回 NUMARIS。NUMARIS 展示给用户的主要是以图像形式表示的测量结果。

NUMARIS 的功能可概括为病人登记、扫描控制、图像显示、图像后处理(包括几何处理、图像评价和 3D 重建等)、系统监视、维修检测等。对于带波谱分析的 Magnetom 系统，NUMARIS 中还包括有关波谱检测的软件包。

主要参考文献

赵喜平. 2000. 磁共振成像系统的原理及其应用. 北京：科学出版社

第四篇　磁共振成像术

第十四章　磁共振成像术——脉冲序列概述

磁共振成像的脉冲序列，实际上是各种参数测量技术的总称。质子密度、T_1 弛豫时间、T_2 弛豫时间以及流动效应等都是组织的本征参数，通过它们就可以推知组织的结构甚至功能状态。因此，参数测量是获取磁共振图像的第一步。在 MRI 中，参数测量是通过对 90°和/或 180°射频脉冲以及梯度脉冲的适当编排来实现的。这些脉冲的幅度、宽度、间隔时间以及施加顺序等因素直接影响信号的产生和空间编码过程。从本章开始将系统介绍各种成像序列的组成要素及工作原理，间或讨论其临床应用。作为概述，本章首先阐述脉冲序列的一般问题，内容有脉冲序列的表达和分类、参数的定义及磁共振图像的加权等。

第一节　脉冲序列的构成、表达和分类

一、问题的提出

磁共振成像的目的，在于为临床提供一幅幅满足诊断要求的灰度图像。而在 MRI 系统硬件条件不变的情况下，图像上不同组织间的对比度仅与扫描时射频脉冲和梯度磁场的应用有关。这为人们改变图像对比度提供了极大灵活性。另一方面，图像对比度在医学诊断中占有极为重要的位置，即有了高对比度的图像，就不仅能够区分组织的固有结构，还能够辨别正常与病变的组织。上述两个因素，构成了为不同成像目的而设计脉冲序列的依据。

假如 NMR 信号强度仅取决于质子密度或其他单一参数，那么，人们为提高图像对比度所能做的努力就非常有限。但是，事实上人体组织的固有对比度与组织间的质子密度差、组织的本征弛豫时间（T_1 和 T_2）、流动效应及化学位移等均有关系。这些因素对信号的贡献可由 RF 脉冲的大小(形状)、梯度脉冲的幅值及宽度、数据的采取时间等来控制。因此，在脉冲序列中既要对射频激发脉冲和梯度脉冲的顺序进行规定，还要对脉冲参数和时序进行设置。这使脉冲序列的设计变得极为复杂。

对于大多数用户来说，不一定都有机会去设计甚至改进一个脉冲序列。但是，对成像序列的深刻理解，却有利于现有序列的正确选用。厂家对新序列的开发，也离不开用户的反馈信息。

二、FID 信号及其运动规律

1. 自由进动与 FID 信号

为了阐明各种成像脉冲序列的工作原理，先简单回顾一下第六章的有关内容。

大家知道，在垂直于静磁场 $\boldsymbol{B}_0$ 的 x 轴上施加射频场 $\boldsymbol{B}_1$ 后，就可以使原子核系统

的静磁化强度矢量 $\boldsymbol{M}_0$ 偏转 $\boldsymbol{B}_0$ 一个角度 θ。θ 就是常说的翻转角，它可取任意角度，这完全由 $\boldsymbol{B}_1$ 的振幅和作用时间所决定。受激后的核系统，其磁化强度矢量 $\boldsymbol{M}$ 的运动称为自由进动。所谓 FID 信号，就是自由进动在 NMR 接收线圈中的反映。在时域内，FID 完全正比于自由进动信号。因此，测定 FID 便可知自由进动的变化规律。根据第六章的推导，RF 激励停止后，自由进动在 x、y、z 三个坐标轴上的投影可分别表示为

$$M_x = M_0 \sin\theta \sin(\omega_0 t) e^{-\frac{t}{T_2}} \tag{14-1a}$$

$$M_y = M_0 \sin\theta \cos(\omega_0 t) e^{-\frac{t}{T_2}} \tag{14-1b}$$

$$M_z = M_0 \left[1 + (\cos\theta - 1) e^{-\frac{t}{T_1}} \right] \tag{14-1c}$$

式(14-1)表明，$\boldsymbol{M}$ 在 xOy 面上进动的同时还按指数规律衰减，其时间常数为 T_2；另一方面，它又以 $1/T_1$ 的速率努力回到 z 方向上，其稳定值为 $\boldsymbol{M}_0$。可见式(14-1)全面刻画了自由进动信号的运动规律。

对 M_x 和 M_y 二者取模，便得到自由进动横向分量的表达式。由式(14-1a)和式(14-1b)，有

$$M_\perp = \sqrt{M_x^2 + M_y^2} = M_0 \sin\theta e^{-\frac{t}{T_2}} \tag{14-2}$$

为了在线圈中得到信号的最大值，在 $[0 \sim \pi]$ 内对 $M_\perp$ 取极值，就有

$$\theta = \frac{\pi}{2} \tag{14-3}$$

由此可见，必须以 90°RF 脉冲作为激励源。将 $\theta = \frac{\pi}{2}$ 代入式(14-2)，即得检测线圈中满足最大信号原则的自由进动横向分量表达式

$$(M_\perp)_{max} = M_\perp \left(\frac{\pi}{2} \right) = M_0 e^{-\frac{t}{T_2}} \tag{14-4}$$

对应于 $M_\perp$ 的变化，接收线圈中得到的信号实际上是感应电动势 ε。当外电路闭合时，系统就取得感应电压 v 和感应电流 i 供 MRI 系统的采样电路取样。最终信号的幅度不仅随 $M_\perp$ 变化，而且与线圈的形状、大小、品质因数以及外电路的参数有关。

为讨论方便，一般将线圈中的 FID 信号(ε、v 或 i)统称为信号，并设其幅度为 S，于是存在如下关系

$$S \propto M_\perp \tag{14-5}$$

即

$$S = k M_0 e^{-\frac{t}{T_2}} \tag{14-6}$$

式中，k 为由线圈和外电路参数所决定的常数。式(14-6)亦可用来测定 T_2 弛豫时间。

由式(14-1)还可知，T_1 弛豫时间的检测只有通过纵向分量才能实现。通常的做法，是用 90°脉冲将 M_z 击至 xOy 面上进行检测。它的表达式为

$$M_z(t) = [M_z(0) - M_0] e^{-\frac{t}{T_1}} + M_0 \tag{14-7}$$

2. 信号强度与组织参数的关系

众所周知，MRI 是多参数成像技术。影响 NMR 信号的参数至少有质子密度、T_1、

T_2 等几个(暂不考虑流动效应)。也就是说，NMR 信号强度 S 为上述参数的函数。这一点已经在式(14-1)所示的信号解析式中得到证明。为简单起见，经常将 NMR 信号与其参数之间的函数关系表示为

$$S = k_1 M_0 v f_1(T_1) f_2(T_2) \tag{14-8}$$

通过这种表达方式，可使信号强度 S 与各参数间的关系一目了然。式中，k_1 为机器硬件所决定的比例常数；M_0 为静磁化强度矢量的模。由于 M_0 与单位组织内的质子数即质子密度 $N(\mathrm{H})$成正比，故 S 与 $N(\mathrm{H})$的关系隐含于式(14-8)中。

设 M_0 与 $N(\mathrm{H})$之间的比例系数为 k_2，则存在 $M_0 = k_2 N(\mathrm{H})$，将此结果代入式(14-8)中，并仅考虑对生物体组织(暂不考虑流动)成像的情形，则有

$$S = k_s N(\mathrm{H}) f_1(T_1) f_2(T_2) \quad (k_s = k_1 k_2) \tag{14-9}$$

由此可见，生物组织的质子密度及固有 T_1 值、T_2 值与信号强度构成函数关系。

3. 信号强度与图像亮度的关系

在 MRI 中，取得 NMR 信号的最小单位是组织体素。将每个体素所发出的 NMR 信号经采样处理后变换为图像上每个像素的灰度值并加以显示，就得到所需的磁共振图像。信号强度实际上是通过图像点的亮度反映出来的。也就是说，某个体素发出的信号强，在图像上对应的点就亮，反之亦然。可见，信号强度与图像亮度之间只存在简单的线性变换关系。设像素的亮度为 I，则它与信号强度的关系可表示为

$$I = k_i S$$

式中，k_i 为信号强度与图像亮度之间的比例常数。根据式(14-9)可得

$$I = k N(\mathrm{H}) f_1(T_1) f_2(T_2) \quad (k = k_s k_i = k_1 k_2 k_i) \tag{14-10}$$

由于 I 与 S 间只差一个常数 k_i，很多文献中就不再对像素亮度和信号强度进行区分。

I 与 $N(\mathrm{H})$、T_1 和 T_2 的具体函数关系依扫描序列而异，作者将在介绍序列时陆续给出。

三、脉冲序列及其构成

所谓脉冲序列(pulse sequence 或 pulse program)，就是具有一定带宽、一定幅度的射频脉冲与梯度脉冲的有机组合。其中射频脉冲的带宽是指其频谱宽度，或者说是射频脉冲所含频率分量的多少。序列中 RF 脉冲是 NMR 信号的激励源，它的能量被自旋核系统吸收后又以 RF 波的形式释放。窄带脉冲主要用于选择性激励，而宽带脉冲则实现非选择性激励(如三维傅里叶成像中对整个成像容积的激励)。RF 脉冲的幅度反映了该脉冲所具能量的大小。它的能量越大，成像区域的静磁化强度矢量 $\boldsymbol{M}_0$ 受激后偏倒的角度就越大。例如，180°RF 脉冲的射频能量要比 90°脉冲大 1 倍，因此，前者可使磁化强度矢量偏倒 180°，即将 $\boldsymbol{M}_0$ 激至 $-z$轴方向，而后者仅使 $\boldsymbol{M}_0$ 倒向 xOy 面。序列中梯度场的作用主要是空间定位和信号的读出，但有些序列也用梯度脉冲实施激发(如梯度回波序列)。

图 9-24 是一个典型的射频脉冲序列。将图中的 RF 脉冲、梯度脉冲以及回波信号上下对应起来，就可以清楚地看出其先后关系。由此可见，MRI 中的 RF 脉冲序列完全是一种时间序列，正如同脉冲与数字电路中所使用的时序图。我们知道，在 RF 激励阶段，当脉冲作用到一定时间 t_p 时，磁化强度矢量 $\boldsymbol{M}$ 才与 z 方向形成一个夹角，即脉冲翻转角 θ。所以，在 MRI 中，90°脉冲，拟或 180°脉冲是可以用时间来量度的。

从结构上看，一个典型的 MRI 序列由自旋准备和信号产生两个功能单元组成。自旋准备单元主要是对 RF 脉冲和梯度场进行调控，以实现改变 NMR 信号特性的功能；信号产生单元的功能是生成 NMR 信号并对其进行空间编码。按上述的功能划分方式，所有脉冲序列均可表示为图 14-1 的形式。

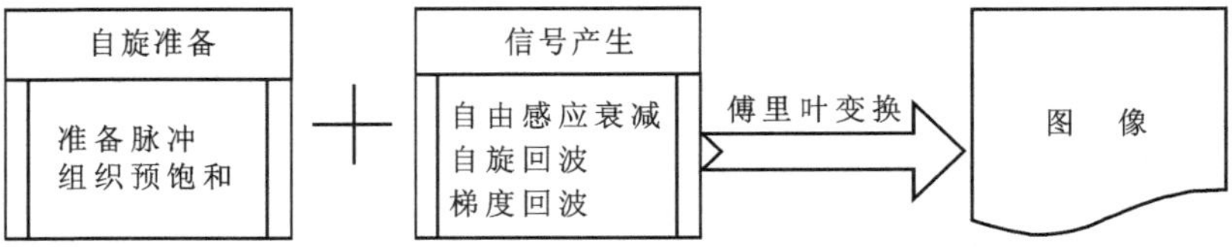

图 14-1 MRI 脉冲序列的构成

四、脉冲序列的表达

1. 时序图表达

时序图是最直观、最常用的脉冲序列表达方式。从序列时序图上，很容易看出各种脉冲及信号的时间对应关系。图 14-2 给出了绘制序列时序图时经常使用的波形符号。

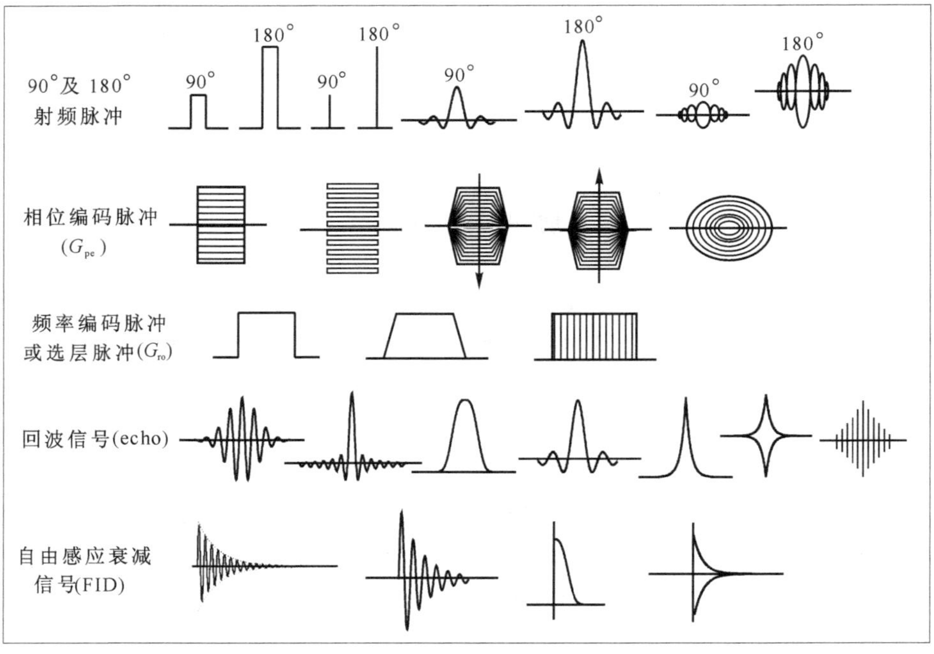

图 14-2 脉冲序列时序图中常用的符号

我们注意到，由于 90°和 180°脉冲同属射频脉冲，在序列图中便经常使用相同的符号加以表达，如同用矩形脉冲或同用 sinc 函数的波形等。但是，这时须用相应波形的幅度或宽度将二者加以区别：90°脉冲较低(或较窄)，180°脉冲较高(或较宽)。除此之外，还经常在射频波的上方标注它所对应的翻转角。相位编码梯度脉冲多用分层的图符表示，以形象地说明梯度场值随周期不同而递增或递减的事实。有时还在相位编码梯度脉冲的波形上叠加一箭头，以指示梯度脉冲的增减方向。熟悉这些图例，对于尽快了解脉冲序列的工作原理大有帮助。

2. 流程表达

流程表达就是用公式的形式来标示激励脉冲、梯度脉冲、信号和各种时延(延迟时间)的先后顺序。因此，流程表达法又叫公式表达法。这种表达法在磁共振波谱学中使用非常普遍。其特点是简单明了，既便于理解、又便于书写。例如，对于各种测定弛豫时间 T_1 的二脉冲序列(包括两次射频激励)，可用通式表示为

$$\text{delay} - \theta - \tau - 90^\circ - \text{FID} \tag{14-11}$$

式中，delay 为 RF 激励前的延迟，它是自旋系统完全恢复平衡，或者说充分弛豫所必须等待的最短时间；θ 为预备脉冲；τ 是两个 RF 脉冲的间隔时间；FID 表示对信号的采样。delay、θ 和 τ 实际上都是变量，其中 θ 的选择决定序列的类型：当 θ 为 180°脉冲时，式(14-11)就表示反转恢复序列；当 θ 为 90°脉冲时，它又是饱和恢复序列。delay 和 τ 又称为序列参数，它们是扫描中可由操作员选定的变量。

序列的公式表达中不显含梯度的时序和加入方式，这是其缺点。在这里，只能将梯度脉冲理解为隐含的，比如，θ 和/或 90°脉冲出现时通常要施加选层梯度 G_{ss}、FID 或回波信号出现时自然需施加读出梯度 G_{ro}等。

用这里所述的流程法，可将自旋回波序列表示为如下形式

$$\left[90^\circ - \frac{\text{TE}}{2} - 180^\circ - \frac{\text{TE}}{2} - \text{echo}\right] n \tag{14-12}$$

式中，TE 为回波时间；echo 为回波信号；n 为序列的重复次数(相位编码步数)。它们的意义将在下面陆续介绍。

本书以时序图表达法为主介绍各种成像用脉冲序列，必要时辅之以公式法。

五、脉冲序列的分类

MRI 技术的发展，始终围绕着改进机器性能和缩短扫描时间这两个基本目标。在追逐这两个目标的过程中，诞生了众多的扫描序列。这是因为机器硬件的任何改进都要通过一定的成像序列加以体现。扫描序列的名目繁多是众所周知的。除了客观需要以外，生产厂家之间的激烈竞争也是造成成像序列庞杂的重要原因。成像序列一般是由研究机构发布的。新的序列一旦推出，便有数家公司为其命名，且一个比一个更有印象力。于是，就出现了一个序列数个名字的情况。序列名称的不规范，也给初学者认识序列造成了一定困难。另外，在序列的发展过程中还有一种情况需要注意，那就是新的序列在不断推出，而传统的序列仍在广泛使用。

下面给出脉冲序列的几种分类方法。

1. 按检测信号的类型分类

反映自旋核系统共振吸收的是 FID 信号。如果 90°激励脉冲一结束就进行采样，则所得 FID 信号将完全正比于磁化强度矢量 $\boldsymbol{M}$ 的变化。但是，由于受 T_2^* 的影响，FID 信号将很快(一般在 20ms 内)衰减至零。也就是说，供检测的时间非常短暂。这样便产生了测量回波的技术。回波信号既可以由射频脉冲产生，也可由梯度脉冲产生。由射频脉冲和梯度脉冲产生的回波信号分别称之为自旋回波(spin echo)和梯度回波(gradient echo)。

综上所述，可供 MRI 系统使用的信号主要有三种形式，即 FID、自旋回波和梯度回波。相应地，可将脉冲序列分为三大类：直接测定 FID 信号的序列(反转恢复序列和饱和恢复序列)，测定自旋回波的序列(自旋回波序列)和测定梯度回波的序列(梯度回波序列)。围绕上述三大序列，还有各种变形序列(常称为子序列)，例如，3DFT 序列、STIR 序列、多自旋回波序列以及化学位移成像序列等。

2. 按序列的用途分类

按用途可将 MRI 脉冲序列分为通用序列和专用序列两大类。通用序列用于人体各组织的正常显像。随着成像技术的发展，各种专门用途的扫描序列越来越多。血管成像序列、心脏电影成像序列、各种脂肪抑制序列以及伪影抑制序列等都是专用序列。

3. 按成像速度分类

根据扫描速度的快慢，MRI 脉冲序列又可分为快速成像序列和普通序列两大类。快速成像序列是近些年来得到迅速发展的技术，有着非常广阔的应用前景。现在，在一些技术领先的 MRI 系统中，还装备有所谓的超快速成像序列，可使每幅图像的成像时间缩短至数十毫秒。相比之下，用于常规扫描的序列可称为普通扫描序列。

第二节 脉冲序列参数的定义

MRI 的脉冲序列一般是由专门的研究机构设计、试验，并进行临床验证后发布的。因此，用于商品 MRI 系统的序列都是比较成熟的序列。此类序列通常只规定射频脉冲的施加顺序、翻转角、梯度的应用形式以及采样时间，还有许多变量尚待用户选择。这些变量统称为序列参数。序列的重复执行次数、各种等待时间、空间分辨率、扫描范围、成像层面的方向以及图像的对比度类型等都需要通过序列参数加以指定。下面给出这些基本参数的定义(以前提到过的参数不再重复)。另外，在讨论序列的有关时间参数时，射频脉冲的作用时间或脉冲宽度通常是忽略不计的。

一、时间参数

1. 重复时间

重复时间(TR，repetition time)是指脉冲序列执行一遍所需要的时间，也就是从第一个 RF 激励脉冲出现到下一周期同一脉冲出现时所经历的时间(图 14-3)。在 MRI 扫描中，每个相位编码步需要一个扫描周期。相位编码方向上的像素越多或 TR 越长，所需的扫描时间就越长。因此，在扫描分辨率确定的前提下，TR 是扫描速度的决定因素。此外，TR 还是图像对比度(T_1 对比度、T_2 对比度和质子密度对比度)的主要控制因子。

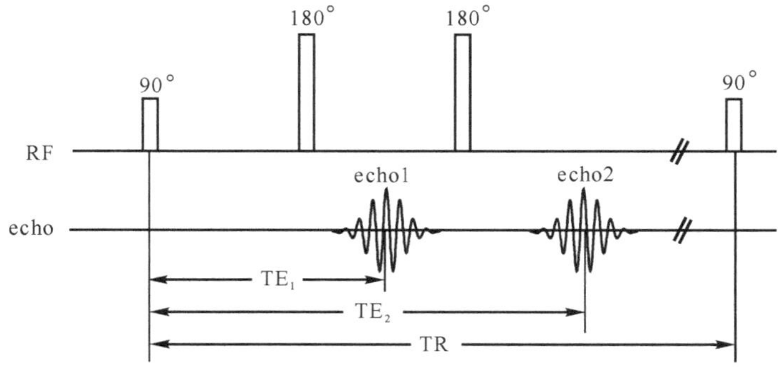

图 14-3　重复时间和回波时间的定义

2. 回波时间

回波时间(TE，echo time)是指从第一个 RF 脉冲到回波信号产生所需要的时间。在多回波序列中，RF 脉冲至第一个回波信号出现的时间称为 TE_1、至第二个回波信号的时间叫做 TE_2，以此类推(图 14-3)。在自旋回波和梯度回波序列中，TE 和 TR 共同决定图像的对比度。因此，TE 是上述两类序列的重要参数之一。

3. 反转时间

在反转恢复脉冲序列中，180°反转脉冲与 90°激励脉冲之间的时间间隔称为反转时间(TI，invertion time)。后面将会看到，反转恢复脉冲序列的检测对象主要是组织的 T_1 特性。因此，TI 的长短对最终的信号和图像对比度都有很大影响。通常情况下，序列的 TI 时间根据临床需要进行选择。例如，对脂肪信号实施压制时，可选短 TI 进行扫描；当成像目的主要为辨别 T_1 时间较长的脑灰质和白质时，则应取长 TI 值。

二、分辨率参数

1. 扫描矩阵

序列参数中的扫描矩阵(matrix)具有双重含义。一是规定了显示图像的行和列，即确定了图像的大小；二是限定扫描层面中体素的个数，同时指出层面的相位编码步数(频率编码方向上的采样点数一般不受此参数控制)。图像重建后，原始图像(未进行处理的图像)的像素与成像体素一一对应。在其他参数确定的情况下，扫描矩阵越大，图像的分辨率越高。

2.FOV

FOV(field of view)是指实施扫描的解剖区域，简称为扫描野。因此，FOV 是一个面积的概念，有其长和宽。但是，由于大多数情况下所选 FOV 为正方形，故经常可见用其边长表示 FOV 的情形。

FOV 的大小以所用线圈的有效容积为限。当扫描矩阵已经选定时，FOV 越大，体素的体积就越大，使空间分辨率随之降低。

3. 层面厚度

层面厚度(slice thickness)是成像层面在成像空间第三维方向上的尺寸。由于它与扫描矩阵和 FOV 一道决定着体素的大小，因而是 SNR 和空间分辨率两个图像质量指标的主要影响因素。层面越厚，体素体积就越大，结果导致更高的 SNR 和更低的空间分辨率。在实际扫描中，层厚的选择既要考虑空间分辨率的要求，又要联系临床需要。另外，层厚的选择还常常受到系统软硬件的限制。因此，可以选取的最小层厚是系统梯度性能及射频脉冲选择性好坏的重要指标。

以上是二维成像的情况。在三维成像技术中，层面厚度与 SNR 的关系不甚密切。因此，在那里可以取非常薄的层面进行图像重建。

4. 层间距

层间距(slice gap)又叫层距，是指两个相邻层面之间的距离。

在 MRI 中，成像层面是由选择性的射频激励脉冲所选定的。常用的 RF 脉冲有高斯脉冲和 sinc 函数型脉冲等。在理想情况下，只有层面内的质子被激励。但是，由于梯度的线性、RF 脉冲的选择性以及层厚等因素的影响，层面附近的质子往往也会受到激励(图 9-17)。这一效应有可能导致层与层间信号的相互重叠，进而降低有效的空间分辨率。上述信号干扰正是出现所谓层间交替失真(cross contamination 或 interference between slices)的原因。

层间交替失真只有加入层距或增大层距才能加以克服。为此，实施多层面成像时须留出足够大的层间隔。当层厚增加时，层间隔也要相应扩大。一般将层距与层厚之比称为层面系数。在层厚一定的情况下，通过调整层面系数也可改变层距。

层面厚度及层间距的定义如图 9-17 所示。

三、其他参数

1. 翻转角

在 RF 脉冲的激励下，宏观磁化强度矢量 $\boldsymbol{M}$ 将偏离静磁场 $\boldsymbol{B}_0$ 的方向，其偏离的角度称为翻转角(flip angle)或射频翻转角。翻转角的大小是由激励电磁波的强度(能量)所决定的。增大 RF 脉冲的强度或宽度，均可使翻转角变大。常用的翻转角有 90°和 180°两种，相应的射频脉冲分别被称为 90°和 180°脉冲。

在梯度回波等快速成像序列中，经常采用所谓小角度(low flip angle)激励技术，其翻转角远小于 90°。有的序列可以用仅几度的翻转角进行扫描。用小翻转角激励时，系统的恢复较快，因而能够有效提高成像速度。

2. 信号平均次数

信号平均次数(NSA，number of signal averaged)又叫信号采集次数(NA，number of acquisitions)或激励次数(NEX，number of excitations)。它是指每个相位编码步中信号收集的次数。当 NSA>1 时，序列采用叠加平均的办法对每次收集到的信号进行处理，以提高图像的 SNR。显然，NSA 越大，所需的扫描时间就越长。

四、快速成像序列的参数

常见的快速成像序列将在第十六章介绍。出于系统性的考虑，现将快速成像序列的有关参数放在这里一并说明。

1. 回波链长度

回波链长度(ETL，echo train length)是快速成像序列的专用参数。对于传统的自旋回波序列，每个 TR 中仅有一个相位编码步，如图 14-4(a)所示。在双回波成像中，即使每个周期内收集两个回波信号，其相位编码的步数仍然为 1。但是，在快速自旋回波序列中，每个 TR 时间内可进行多次相位编码，使之与采用的回波数相同。所谓 ETL，是指扫描层中每个 TR 时间内用不同的相位编码来采样的回波数。图 14-4(b)示回波链长度为 3 的快速自旋回波序列。图中，每个 TR 周期共利用三个回波信号，并分别用三个不同的相位编码梯度进行采样。

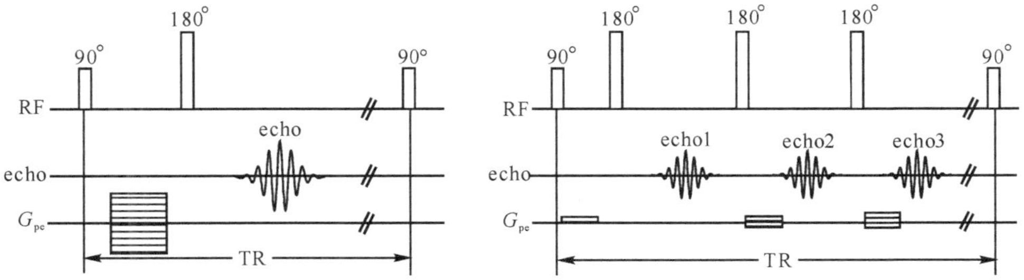

(a) 常规自旋回波序列　　(b) 快速自旋回波序列(ETL=3)

图 14-4　回波链长度的定义

在序列的每个 TR 中，如果能执行数个相位编码步，数据收集的速度将会成倍提高。因此，在快速成像序列中，ETL 是一个非常重要的参数。

2. 回波间隔时间

回波间隔时间(ETS，echo train spacing)是指快速自旋回波序列回波链中相邻两个回波之间的时间间隔。例如，在采用 25ms、50ms 和 75ms 三个回波(ETL=3)的序列中，ETS 为 25ms；在回波链为 30ms、60ms 和 90ms 的序列(ETL=3)中，ETS 是

30ms。ETS 决定序列回波时间的长短，因而关系到图像对比度。

3. 有效回波时间

有效回波时间(ETE，effective echo time)是指在最终图像中反映出来的回波时间。当相位编码梯度的幅度为零或者在零附近时，所采信号的回波时间就是 ETE。选用不同的 ETE 将得出不同的图像对比度。

第三节 图像对比度与加权

磁共振图像的对比度是临床上区分组织固有结构、进而辨别正常与病变组织的主要依据。因此，图像对比度在医学诊断中占有极为重要的位置。下面讨论图像对比度形成和对比度加权的原理。

一、T_1 值和 T_1 图像对比度

纵向弛豫时间 T_1 是组织的固有属性之一。因此，一般来说，在相同的磁场环境下不同的组织将表现出不同的 T_1。表 14-1 给出了人体主要组织在三种磁场环境中的 T_1 值。为了说明 T_1 对比度的形成原理，表中按 T_1 值从小到大的顺序对组织进行了排序。

表 14-1 人体主要组织的 T_1 值(ms)

组 织	T_1 值		
	0.5T 磁场	1.0T 磁场	1.5T 磁场
脂肪	260	180	215
肝脏	490	270	323
肾脏	650	—	449
白质	790	390	539
脾脏	780	480	554
肺脏	830	—	600
灰质	920	520	656
肌肉	600	600	870
血液	—	800	—
脑脊液	—	2000	—
水	>4000	2500	>4000

组织的 T_1 值越短，磁化强度矢量 $\boldsymbol{M}$ 的纵向分量 M_z(常称为纵向磁化)弛豫就越快。因此，短 T_1 的组织在测量 T_1 的序列中就会表现出高信号，即图像中相应像素较亮，反之亦然。在 MRI 中，T_1 与 NMR 信号的这种对应关系被用来显示两种组织的对比度，即 T_1 图像对比度。下面通过图 14-5 来说明 T_1 对比度的形成原理。

图 14-5 画出了两种组织的纵向弛豫曲线，其中一种组织的 T_1 为 250ms，另一种组织的 T_1 为 500ms。两条曲线均以纵向磁化 M_z 的相对恢复值作为纵坐标。由于 M_z 与像素的亮度(灰度值)成正比，使得任何时刻两条曲线的差值就代表图像上两组织间的对

比度。我们注意到，当 $t=0$ 时，上述组织的 M_z 均为 0，表明二者间不存在对比度；随着时间的推移，两种组织以不同的速率恢复磁化，它们之间的 T_1 对比度便逐渐形成；随着纵向磁化的恢复，当 M_z 接近其最大值 M_0 时，两种组织的 T_1 对比度便随着二者磁化程度差别的消失而消失了。由此可见，为了突出组织间的 T_1 对比度，选择适当的信号获取时间是非常重要的。例如，可在 $t=\tau$ 处实施采样，这时两种组织的对比度最大。在 MRI 成像序列中，时间 τ 是由周期重复时间 TR 确定的。令 $\mathrm{TR}=\tau$，便可获得上述两种组织的最大图像对比度。

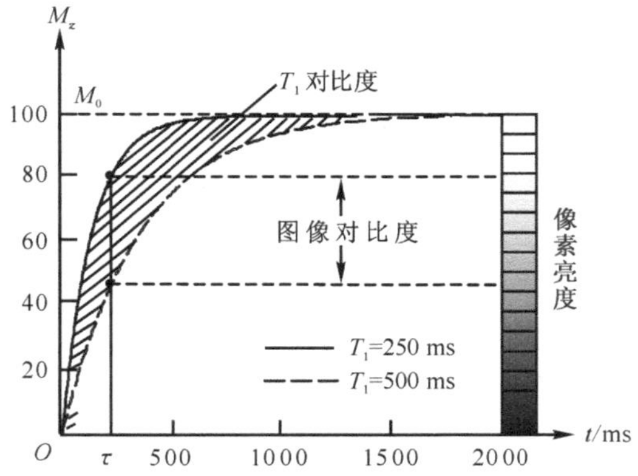

图 14-5　T_1 对比度的形成

T_1 值一般很短(表 14-1)。因此，在弛豫过程中 T_1 对比度将很快达到其最大值。但是，对于许多临床应用来说，此时的低磁化水平一般还不能产生足够大的 RF 信号。选择较长的 TR 虽然能使信号强度提高，但 T_1 对比度又会随之降低。通常取与成像组织的 T_1 相近之 TR 值，这是兼顾 T_1 对比度和信号强度之后采用的折中方案。

图 14-5 描绘的是组织静磁化强度矢量($\boldsymbol{M}_0$)趋于相等的情况。需要指出的是，这种情况仅在两种组织具有相同的质子密度时才会出现，而体内的组织并非如此。

二、T_2 值与 T_2 图像对比度

横向弛豫时间 T_2 也是组织的本征特性之一。因此，不同的组织具有不同的 T_2 时间。人体主要组织的 T_2 值如表 14-2 所示。为便于比较，表中按 T_2 值递增的顺序对组织进行了排序。

表 14-2　人体主要组织的 T_2 值和质子密度 N(H)值

组 织	T_2/ms	组 织	N(H)/%
肌肉	40	肌肉	100
肝脏	50	白质	100
肾脏	58	脂肪	98
肺脏	79	脑脊液	96
脾脏	80	肾脏	95
脂肪	90	灰质	94
白质	90	脾脏	92
灰质	100	肝脏	91
血液	180	血液	90
脑脊液	300	胰腺	86
水	2500	皮质骨	1～10
		肺脏	1～5
		空气	<1

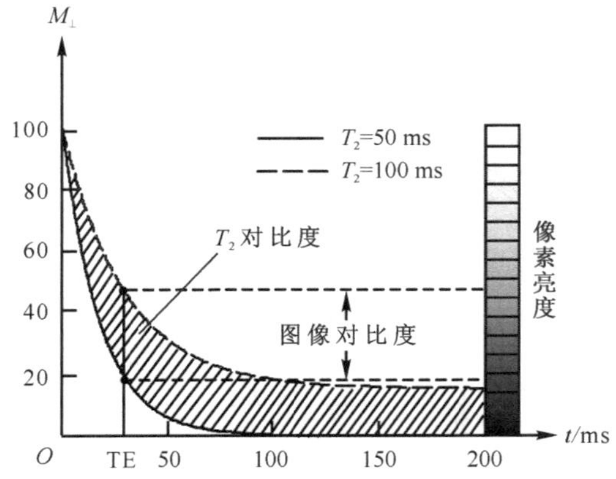

图 14-6　T_2 对比度的形成

在一定成像条件下，组织间 T_2 值的差异也可以转换为图像对比度。T_2 对比度的形成可用图 14-6 加以说明。图中描绘了 T_2 值不同的两种组织之弛豫曲线。设这两种组织的 T_2 分别为 50ms 和 100ms，并设二者从同一水平开始弛豫。显然，受激后二者的横向磁化(**M** 的横向分量)将在不同的速率下衰减，这使得任何时刻弛豫慢(T_2 长)的组织比弛豫快(T_2 短)的组织都保持高的剩余横向磁化，二者之差即为 T_2 对比度。可以看出，在 t＝TE 处将获得最大的图像对比度。

三、质子密度值与质子密度图像对比度

众所周知，人体内含有丰富的氢原子。这是 MRI 将氢核(质子)作为检测对象的根本原因。体内的大部分质子存在于水中，而占体重 70%以上的水又以各种形式存在于 90%以上的组织结构中，这就构成了质子的流动性和广泛分布性。表 14-2 列出了流动质子在人体各主要组织中的相对浓度即质子密度值。由表可见，除皮质骨以外，人体不同组织间质子密度的差别仅在百分之几到百分之十几之间。但是，这一微小差别已足以体现在 NMR 信号中了。

体素内的质子密度决定弛豫过程中纵向磁化的最大值 M_0。因此，组织的质子密度差也可用来产生图像对比度。这样得到的对比度称为质子密度对比度。突出质子密度分布的图像叫做质子密度像。

质子密度对比度的产生原理如图 14-7 所示。图中的两条曲线分别代表两种具有相同 T_1 值，但其质子密度不同(分别为 75%和 100%)的组织的弛豫过程。因此，这两种组织间任何时刻的磁化强度差均为二者质子密度不同的结果。这种因质子密度不同而形成的不同磁化强度正是产生质子密度对比度的信号源。

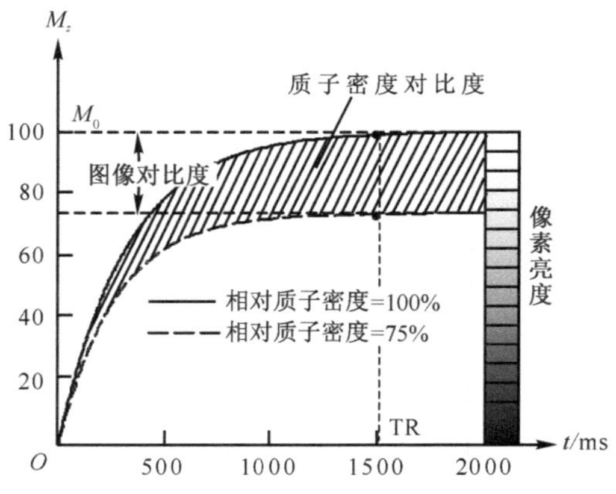

图 14-7　质子密度对比度的形成

由图 14-7 可见，在 t＝1500ms 附近上述两种组织的纵向磁化差达到最大，如果选择此时获取信号，所得图像将充分体现组织的质子密度对比。在 MRI 的脉冲序列中，通常用改变 TR 的方法来达到这一目的。由图可见，要得到突出质子密度对比的图像，TR 值只能在弛豫过程的后期选取。我们知道，经过 3 T_1 时间之后，组织的纵向磁化可恢复其稳态值的 95%以上。因此，对某

一成像组织来说，令 TR＝3 T_1，就可产生几乎是单纯质子密度对比度的图像。不过，由于组织间的质子密度差一般较小，或者说质子在体内的分布比较均匀，质子密度像的图像对比度往往不如 T_1 图像及 T_2 图像好。

T_1 对比度和质子密度对比度的差别，主要在于 T_1 对比度是由宏观磁化强度矢量的变化率(增长率)产生的，而质子密度对比度则是由磁化强度矢量的最大值所决定的。一般说来，弛豫阶段的早期以 T_1 对比度为主，而弛豫阶段的后期质子密度对比度将占优势。多数情况下，随着纵向磁化最大值的趋近，T_1 对比度逐渐被质子密度对比度所取代。

四、图像的加权

调节 TR、TE、TI 或翻转角 α 等脉冲序列参数，就可达到在图像中突出某一对比度的目的。常将这样获取的图像称为加权像(WI，weighted image)。常见的加权图像有 T_1 加权像、T_2 加权像和质子密度加权像等三种。在快速成像及其应用领域中，现在还采用扩散加权、灌注加权和血氧合水平加权等技术。因此，加权图像的概念有日益拓展之势。此外，MRI 中还将图像对比度突出的程度叫做权重。根据所用权重的大小，加权图像又有轻度加权、中度加权及重度加权之分。

1. T_1 加权像

在序列中采用短 TR(＜500ms)和短 TE(＜25ms)就可得到所谓的 T_1 加权像(T_1 weighted image)。取短 TR 进行扫描时，脂肪等短 T_1 组织尚可充分弛豫，而脑脊液等长 T_1 组织在给定 TR 时间内的弛豫量较少。因此，它们在下个 RF 脉冲出现时对能量的吸收程度也就不同：短 T_1 组织因吸收能量多而显示强信号，长 T_1 组织则因饱和而不能吸收太多的能量，进而表现出低信号。这种组织间信号强度的变化必然使图像的 T_1 对比度得到增强。

由于信号检测总是在横向进行，采用短 TE 可最大限度地削减由于 T_2 弛豫造成的横向信号损失，从而排除了 T_2 的作用。

2. T_2 加权像

T_2 加权像(T_2 weighted image)通过长 TR(1500～2500ms)和长 TE(90～120ms)的扫描序列来取得。在长 TR 的情况下，扫描周期内纵向磁化矢量已按 T_1 时间常数充分弛豫。采用长的 TE 后，信号中的 T_1 效应也被进一步排除。长 TE 的另一作用是突出液体等横向弛豫较慢的组织之信号。需要补充的是，一般病变部位都会出现大量水的聚集，用 T_2 加权像可以非常满意地显示这些水的分布。因此，T_2 加权像在确定病变范围上有重要作用。

3. 质子密度加权像

选用长 TR(1500～2500ms)和短 TE(15～25ms)的脉冲序列进行扫描，就可获得反映体内质子密度分布的图像，称为质子密度加权像(spin density weighted image 或 proton density weighted image)或质子密度像(spin density image 或 proton density image)。这里的长 TR 可使组织的纵向磁化矢量在下个激励脉冲到来之前充分弛豫，以削减 T_1 对信号的影响；短 TE 的作用则主要是削减 T_2 对图像的影响。可见这时图像的对比度仅与质子密度有关。

4. 对比逆转

对比逆转(contrast reversal 或 crossover)是 T_2 加权像中一种非常有趣的现象。在行多回波成像(分别取长、短不同的 TE 和长 TR)时，常会发现两种组织的对比度在不同图像中发生了逆转。例如，在短 TE 的图像上脑组织比脑脊液(CSF，cerebrospinal fluid)要亮些，但在长 TE 的那幅图像上脑组织却会暗些。这种现象就是对比逆转。图 14-8 所示即为脑组织和 CSF 的信号强度与 TE 的关系曲线。图示两条信号强度曲线在 r 处出现交点，它表明当 TE＝r 时图像中将发生对比逆转。因此，r 称为对比逆转点。如果恰好将 TE 选在 r 处，所得图像中脑组织和 CSF 就会呈现出同一灰度值，二者间自然不会有对比度。

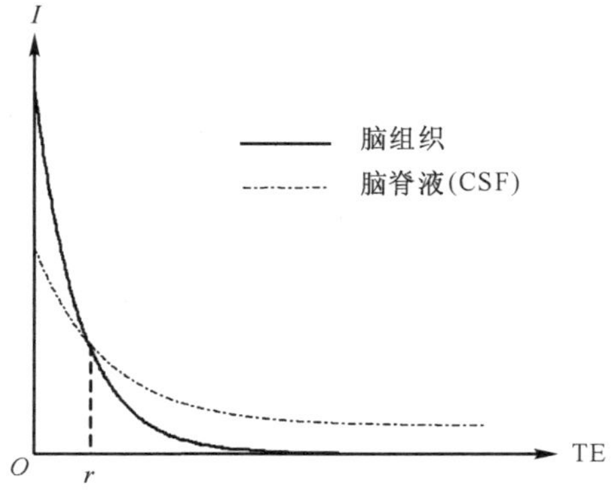

图 14-8　图像的对比逆转

5. 小结

上面介绍了改变 TR 和 TE 以获取加权图像的方法。目前，上述方法已在自旋回波序列中得到广泛应用。为便于记忆，我们将上述内容归纳于表 14-3 中。在其他类型的成像序列中，通过改变相关序列参数也可达到图像加权的目的。例如，在翻转恢复脉冲序列中改变 TI、在梯度回波序列中变换射频翻转角 α 等。有些序列还可同时获得两种加权像，如用双回波序列就可同时得到质子像和 T_2 加权像。

表 14-3　MRI 图像的加权(以自旋回波序列为例)

目标图像	TR 取值/ms	TE 取值/ms
T_1 加权	短(＜500)	短(＜25)
T_2 加权	长(＞2000)	长(＞75)
质子密度加权	长(＞2000)	短(＜25)
无加权	短(＜500)	长(＞75)

顺便说一下，无论何种加权像，均会包含一定的质子密度、T_1 和 T_2 对比度。这是因为无论 TR 和 TE 如何取值，纵向磁化 M_z 总是受质子密度的影响。另外，在可供测量的信号出现之前，一定程度的 T_1 和 T_2 弛豫已经发生。然而，通过序列参数的选择，总能使图像中的某种对比度尽可能地突出，同时使其他对比度的影响大大降低。

主要参考文献

赵喜平．2000．磁共振成像系统的原理及其应用．北京：科学出版社

赵喜平，郑崇勋，吕　娟．1998．磁共振成像中的快速和超快速扫描．第四军医大学学报，19(Suppl)：74～77

赵喜平，郑崇勋．1998．快速磁共振成像序列及其应用——加快扫描速度的常用策略．世界医疗器械，4(12)：59～63，66

赵喜平，郑崇勋．1999．快速磁共振成像序列及其应用——快速自旋回波序列．世界医疗器械，5(1)：51～55，63

赵喜平，郑崇勋．1999．快速磁共振成像序列及其应用——快速梯度回波序列．世界医疗器械，5(2)：53～59

赵喜平，郑崇勋．1999．快速磁共振成像序列及其应用——回波平面成像序列．世界医疗器械，5(3)：55～58

赵喜平，郑崇勋．1999．快速磁共振成像序列及其应用——其他快速序列及快速成像序列的应用．世界医疗器械，5(4)：70～74

俎栋林．1996．医学 MRI 基本概念和基本原理．Beijing：Proceedings of CCAST(World Laboratory) Workshop

Bradley W G，Tsuruda Jr J S．1987．MR sequence parameter optimization：an algorithmic approach．AJR，149：815～823

Henning J，Nauerth A，Friedburg H．1986．RARE imaging，a fast imaging method for clinical MR．Magn Reson Med，3：823～833

Kneeland J B，Knowles R J R，Cahill P T．1985．Multi-section multi-echo pulse magnetic resonance techniques：optimization in a clinic setting．Radiology，155：159～162

Laubenberger J，Büchert M，Hennig J et al．1997．Application of single-shot RARE for magnetic resonance cholangiopancreaticography(MRCP)．Electromedica，65(1)：2～4

Mitchell M R，Tarr R W，Conturo C L et al．1986．Spin echo technique selection：basic principles for choosing MRI pulse sequence timing intervals．RadioGraphics，6：245～260

Mitchell M R，Tarr R W，Conturo T H et al．1986．Spin echo technique selection：basic principles for choosing MRI pulse sequence timing intervals．RadioGraphics，6(2)：245～260

Nits W．1996．Magnetic resonance imaging sequences and their clinical application(Part 1)．Electromedica，64(1)：23～29

Nits W．1996．Magnetic resonance imaging sequences and their clinical application(Part 2)．Electromedica，64(2)：48～51

Nits W．1997．Imaging sequences in magnetic resonance tomography and their clinical application(Part 3)．Electromedica，65(1)：8～14

Petersein J，Saini S．1995．Fast MR imaging：technical strategies．AJR，165：1105～1109

Plewes D B．1994．Contrast mechanisms in spin-echo MR imaging．RadioGraphics，14：1389～1404

Wood M L，Bronskill M J，Mulkern R V et al．1993．Physical MR desktop data．J Magn Reson Imaging，3(S)

Woodward Peggy，Freimarck Roger．1995．MRI for technologists．New York：McGraw-Hill Information Services Company

第十五章　磁共振成像术——常规脉冲序列

常规脉冲序列是指在日常磁共振成像中普遍使用的序列，因而又叫普通脉冲序列。与各种快速成像序列相比，这类序列具有对机器硬件要求低、图像质量高和可进行各种加权成像等优点，在临床成像中发挥着不可替代的作用。近年来，随着多层面、多回波及小角度激励等技术的逐渐成熟，常规成像序列的扫描速度已大大提高。有些序列还在脂肪信号抑制、水信号抑制等方面发挥着重要作用。本章系统地介绍部分饱和、翻转恢复、自旋回波和梯度回波等序列的工作原理及图像特点。最后讨论有关三维成像的问题。

第一节　部分饱和脉冲序列

部分饱和(PS，partial saturation)脉冲序列又称为饱和恢复(SR，saturation recovery)脉冲序列，简称为 SR 序列。它的测定对象是 FID 信号，因而属于 FID 检测类序列之一。SR 序列是一种最简单、最容易理解的成像序列。按照由浅入深的原则，这里最先进行介绍。

一、部分饱和序列的检测原理

前面的知识告诉我们，只要给自旋系统施以 90°激励脉冲，就可诱发出最大的 FID 信号。SR 序列就是根据这一原理，由一系列 90°脉冲所组成的成像序列。图 15-1 为该序列的时序图。

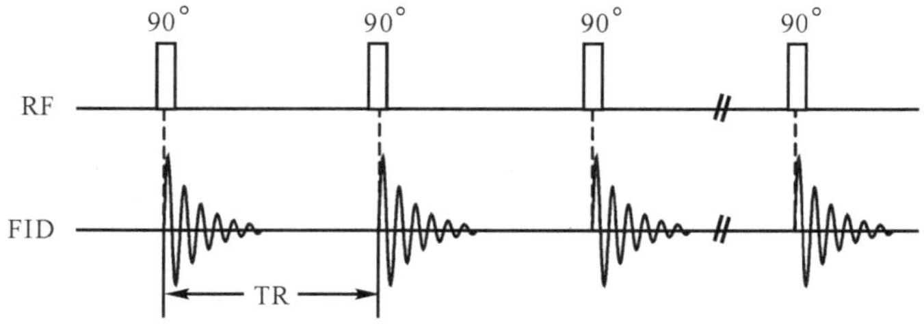

图 15-1　部分饱和脉冲序列

如果用公式法，SR 序列还可表示为

$$(90°-\mathrm{TR})n \tag{15-1}$$

式中，n 为形成一幅具有一定对比度的图像时序列需重复的次数；TR 为两个 90°激励脉冲间的时间间隔。下面分析该序列执行中信号强度的变化情况。

90° RF 脉冲作用后，宏观磁化强度矢量立刻倒向 xOy 面，纵向和横向弛豫同时开始。但是，由于 T_2^* 的作用，实际的横向弛豫要比纵向弛豫快得多($T_1 \gg T_2^*$)，以至于用这一序列无法测量。因此，用 SR 序列只能测量 M_z 的变化以及 T_1 时间。设射频脉冲在 $t=0$ 时加入。由于 $M_z(0)=0$，由式(14-7)得

$$M_z(t) = M_0\left(1 - e^{-\frac{t}{T_1}}\right) \tag{15-2}$$

第二个 90° RF 脉冲加入瞬间，即 $t=\mathrm{TR}$ 时，$\boldsymbol{M}$ 的纵向分量 M_z 为

$$M_z(\mathrm{TR}) = M_0\left(1 - e^{-\frac{\mathrm{TR}}{T_1}}\right) \tag{15-3}$$

相应地，可写出 SR 序列信号强度的表达式

$$S(\mathrm{TR}) = kM_0\left(1 - e^{-\frac{\mathrm{TR}}{T_1}}\right) \tag{15-4}$$

从式 15-4 看出，SR 序列的信号强度与序列重复时间 TR 密切相关。当 $\mathrm{TR} \gg T_1$，即在系统充分弛豫的条件下，由于 $M_z \approx M_0$，就存在 $S(\mathrm{TR}) \approx S(0) \approx kM_0$，使得信号的幅度达到最大，但这时所需的扫描时间却太长。当 $\mathrm{TR} \ll T_1$ 时，由于大部分质子尚未弛豫，接踵而来的 90°激励脉冲将使系统陷入饱和而无信号输出。例如，当 $\mathrm{TR}=\frac{1}{10}T_1$时，它的信号幅度为

$$S = kM_0(1 - e^{-\frac{1}{10}}) \approx 0.0952\,kM_0$$

可见这时的信号幅度仅为其最大值的 9.52%。如果在 T_1 同一量级内选取 TR，比如取 $\mathrm{TR}=(3\sim5)\,T_1$ 时，扫描时间就不会延长太多，系统的饱和也不至于太深。此时用该方案测量 FID 信号就是可行的。这就是部分饱和名称的由来。

在 SR 序列中，90° RF 脉冲一般都是等间隔施加的，即有 $\mathrm{TR}_1=\mathrm{TR}_2=\cdots\mathrm{TR}_n=\mathrm{TR}$，因而式(15-4)可用于任一 RF 脉冲作用后信号幅度的估计。

二、部分饱和序列的特点

由上面的分析知道，用 SR 序列取得理想 FID 信号的关键是用 TR 的长短来控制质子系统的饱和深度。TR 长，质子的饱和就少，受激后信号幅度相应增强，但扫描时间随之延长；TR 短，则饱和加深、信号变差，却能加快扫描速度。由于同一组织的 T_1 值在不同场强下有所不同，故很难对 TR 的取值作出统一规定。现在 TR 多在 3～5 倍 T_1 内选取。

如果 TR 选取得当，就不仅能增加 SR 序列的图像对比度，而且可改善其 SNR。图 15-2 表示的是组织对比度与 TR 的关系。我们看到，当 TR 取在 t_2 附近时，两种组织间的对比度增大；如果在 t_7 或 t_8 附近选取，两种组织几乎无法分辨(这时二者的差别仅决定于组织的氢质子密度)。

SR 序列主要反映组织 T_1 的变化，因此它又属于 T_1 测量序列。

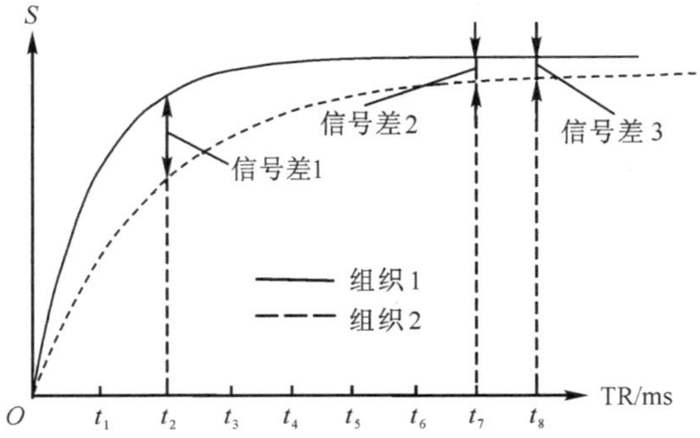

图 15-2　SR 序列组织对比度(信号差)与 TR 的关系

第二节　反转恢复脉冲序列

一、反转恢复序列的时序

反转恢复(IR，inversion recovery)脉冲序列是在 180° RF 脉冲的激励下，先使成像层面的宏观磁化强度矢量 $\boldsymbol{M}$ 翻转至主磁场的反方向，并在其弛豫过程中施以 90°重聚脉冲，从而检测 FID 信号的脉冲序列。因此，IR 是又一种直接测量 FID 的序列。它与 SR 序列的区别仅在于第一个激励脉冲的翻转角不同：IR 序列为 180°，而 SR 序列是 90°。图 15-3 为 IR 序列的时序图。

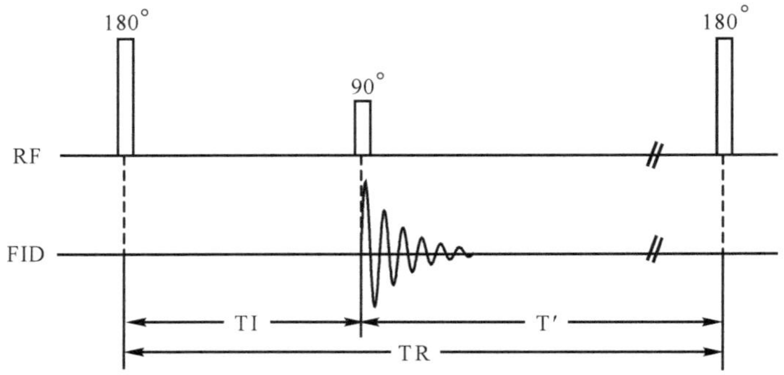

图 15-3　反转恢复脉冲序列

IR 序列还可用公式法表示为

$$(180°-\mathrm{TI}-90°-\mathrm{T}')\,n \tag{15-5}$$

这里的 TI 就是前面定义过的反转时间，即 180°和 90°两个射频脉冲间的时间。它是 IR 序列的重要参数。T′则指 90° RF 脉冲至下一个周期即下一个 180°脉冲的时间。由图 15-3 可知，IR 序列的 TR 为 TI 与 T′之和。式(15-5)中的 n 仍为获得一幅图像所需的数据采集次数即序列的重复次数。

二、激发过程和信号检测原理

IR 序列中，180°脉冲是在每个序列执行周期开始时施加的。该脉冲使平衡状态下

与 B_0 同向的 M_0 倒向 $-z$ 轴方向。180°脉冲一停止，纵向弛豫过程立刻开始，宏观磁化矢量的 z 分量 $|M_z|$ 将经历一个从逐渐减小到增大的过程。当 TI 足够长时，$M_z(t)$ 将经历一个从 $-M_0$ 到 0，再从 0 到 M_0 方向增长的变化过程，如图 15-4(a)所示。M_z 增长的速度与组织的 T_1 有关。为了对其进行探测，施加 90° RF 脉冲将其拉向 xOy 平面，随后出现 FID。

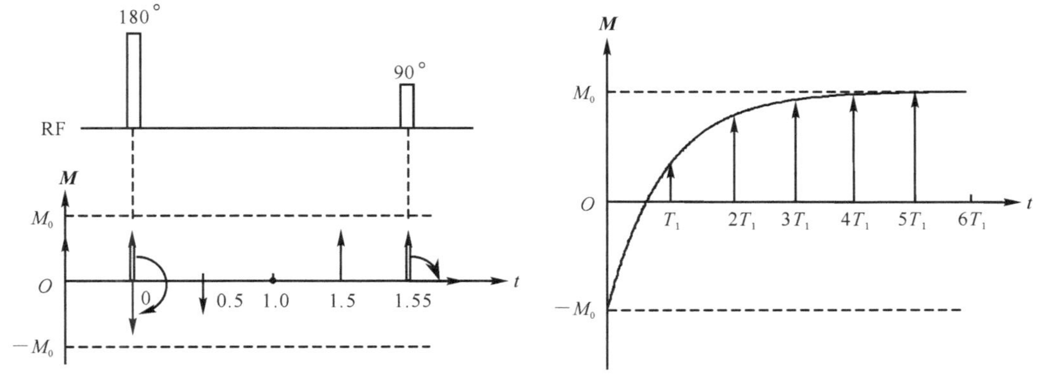

(a) **M**的激发及恢复　　(b) **M**的恢复与T_1的关系

图 15-4　反转恢复过程中 **M** 的变化

显然，采用 IR 序列时，纵向磁化是从 $-M_0$ 开始弛豫的。因此，M_z 恢复所需的时间要比 SR 序列长，也就是说 IR 序列有更大的动态检测范围(对组织 T_1 的分辨力相应增强)。这就是选用 180°脉冲进行激发的原因。

下面定量分析纵向磁化 M_z 的变化规律。设射频脉冲在 $t=0$ 时加入，则存在初始条件 $M_z(0)=-M_0$(忽略激励时间)。根据式(14-7)，可知激发后 M_z 将按下式变化

$$M_z(t)=\left[-M_0-M_0\mathrm{e}^{-\frac{t}{T_1}}\right]+M_0=M_0\left[1-2\mathrm{e}^{-\frac{t}{T_1}}\right] \tag{15-6}$$

可见 M_z 仍与组织的 T_1 时间有关。式(15-6)中令 $M_z(t)=0$，解得它过零点的时间为 $t=0.69\,T_1$。图 15-4(b)是 M_z 的变化曲线，其中横坐标以 T_1 为单位绘制。不难看出，当 $t=5\,T_1$ 时，M_z 基本恢复。为了将 M_z 拉到 xOy 面上进行测量，序列在 $t=\mathrm{TI}$ 时加入 90°检测脉冲。该射频脉冲加入瞬间的 M_z 为

$$M_z(\mathrm{TI})=M_0\left[1-2\mathrm{e}^{-\frac{\mathrm{TI}}{T_1}}\right] \tag{15-7}$$

90°脉冲作用后 M_z 倒向 xOy 面，此后它又按下式进行弛豫

$$M_z(t>\mathrm{TI})=M_z(\mathrm{TI})\left[1-\mathrm{e}^{-\frac{t}{T_1}}\right] \tag{15-8}$$

将式(15-7)代入上式并化简之，得

$$\begin{aligned}M_z(t>\mathrm{TI})&=M_0\left[1-2\mathrm{e}^{-\frac{\mathrm{TI}}{T_1}}\right]\left[1-\mathrm{e}^{-\frac{t}{T_1}}\right]\\&=M_0\left[1-2\mathrm{e}^{-\frac{\mathrm{TI}}{T_1}}-\mathrm{e}^{-\frac{t}{T_1}}+2\mathrm{e}^{-\frac{\mathrm{TI}+t}{T_1}}\right]\end{aligned} \tag{15-9}$$

式(15-9)就是 **M** 的 z 分量表达式。当 $t=\mathrm{TR}$，即在下一个周期的 180°激励脉冲出现时，式(15-9) 成为

$$M_z(\mathrm{TR})=M_0\left[1-2\mathrm{e}^{-\frac{\mathrm{TI}}{T_1}}-\mathrm{e}^{-\frac{\mathrm{TR}}{T_1}}+2\mathrm{e}^{-\frac{\mathrm{TI}+\mathrm{TR}}{T_1}}\right] \tag{15-10}$$

由于一般情况下满足 TI≪TR 的条件，故式(15-10)可近似为

$$M_z(\mathrm{TR}) = M_0\left[1 - 2\mathrm{e}^{-\frac{\mathrm{TI}}{T_1}} + \mathrm{e}^{-\frac{\mathrm{TR}}{T_1}}\right] \tag{15-11}$$

根据信号强度 S、M_z 以及质子密度 $N(\mathrm{H})$三者之间的正比例关系，即可得出反转恢复脉冲序列信号强度的表达式

$$S = kN(\mathrm{H})\left[1 - 2\mathrm{e}^{-\frac{\mathrm{TI}}{T_1}} + \mathrm{e}^{-\frac{\mathrm{TR}}{T_1}}\right] \tag{15-12}$$

三、反转恢复序列的信号特点

由式(15-12)可见，反转恢复序列的信号不仅与 T_1 弛豫时间和质子密度这两个本征参数有关，还与序列参数 TI 和 TR 有关。设 TR 足够长。当 TI≪ T_1 时，90°探查脉冲到来之际 $\boldsymbol{M}$ 的纵向弛豫进行得很少($\boldsymbol{M}_z$ 仍指向 $\boldsymbol{B}_0$ 的反方向)，从而使信号出现负值。由于 MRI 系统是对信号取绝对值后进行显示的，这种情况下磁化矢量幅度相同、方向相反的两种组织就可能在图像中显示出同样的亮度。当 TI 与 T_1 差别不大，即 TI ≈ T_1 时，T_1 对信号的影响减弱，而 $N(\mathrm{H})$的影响加重。在 TI≫ T_1 的情况下，由于 $\mathrm{e}^{-\frac{\mathrm{TI}}{T_1}}\approx 0$，使得 $S\approx kN(\mathrm{H})$成立，这时信号中仅含有质子密度信息，从而得到质子密度像。

在 TI 一定、TR 足够长时，信号强度因组织的 T_1 不同而不同，也就是说，这时序列表现出高度的 T_1 敏感性。因此，IR 序列可用来产生较大的 T_1 对比度。还可通过图 15-5 来分析 IR 序列的组织弛豫特性。图中的 3 条曲线分别代表 T_1 值不同的 3 种组织的弛豫过程(横坐标取居中的 T_1 值为单位)。由图可知，尽管同一 TI 条件下测得的 M_z 有所差别，但当 TI 较小时 3 种组织所对应的 M_z 差别更大些。这说明 TI 较小时，组织的信号差增大。例如，当 TI＝0.69 T_1 时，对于 T_1 值较长的组织，$M_z<0$；对于 T_1 值较短的组织，$M_z>0$；而这时 T_1 值居中的组织，正好存在 $M_z=0$。我们还发现，当 TI 值较长(如 TI＝5 T_1)时，3 条曲线都几乎恢复至平衡值 M_0，不同组织间的信号差就很小了。由此而形成的图像对比度亦差。

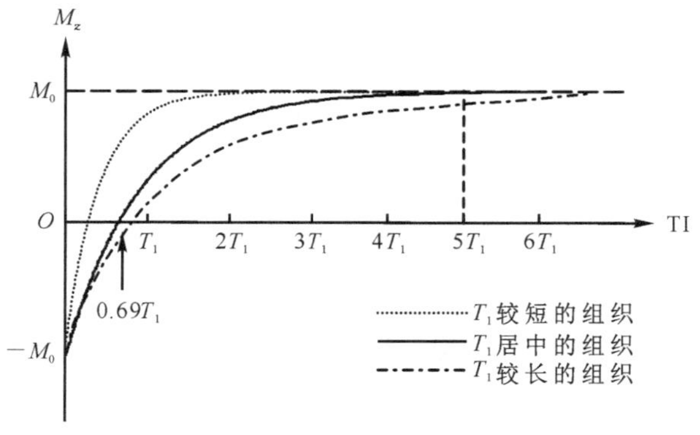

图 15-5　反转恢复脉冲序列组织 T_1 对比度的形成

式(15-11)表明，只有 TR≫ T_1 时，M_z 才可能在下一个 180°脉冲到来之前恢复至

平衡态。因此，在上面的讨论中，我们都假设 TR 足够长。例如，脑脊液的纵向弛豫时间长约 800ms，用 IR 序列实施脑成像时，至少应取 5 倍于脑脊液 T_1 的 TR(4s)。如果 TR 不够长，磁化强度矢量将随每个周期而衰减，从而使信号强度逐渐减弱、图像对比度慢慢变差。为了节省扫描时间，实际应用中常在 0.5～1s 范围内选择 TR。这时，IR 序列尚可使多数组织比较满意地加以显示。

四、反转恢复序列的改进序列

上述 IR 序列是一种直接测定 FID 信号的序列。它的特点是信号几乎不受 T_2 影响，这有利于进一步突出 T_1 特性，使组织的解剖结构得以充分显示。IR 序列的缺点是其 FID 信号易受噪声和磁场均匀性的影响，使图像质量下降。现在临床上已采用了数种改进的 IR 序列。

1. 反转恢复自旋回波脉冲序列

反转恢复自旋回波(IRSE，inversion recovery spin echo)脉冲序列与传统 IR 序列的不同之处，在于 90°脉冲后它不是马上去采集对应的 FID 信号，而是再施加一个 180°激励脉冲，继而采集该脉冲所产生的早期回波信号(回波的概念将在下面介绍)，即用间接的方式测量 FID。图 15-6 为 IRSE 序列的时序。

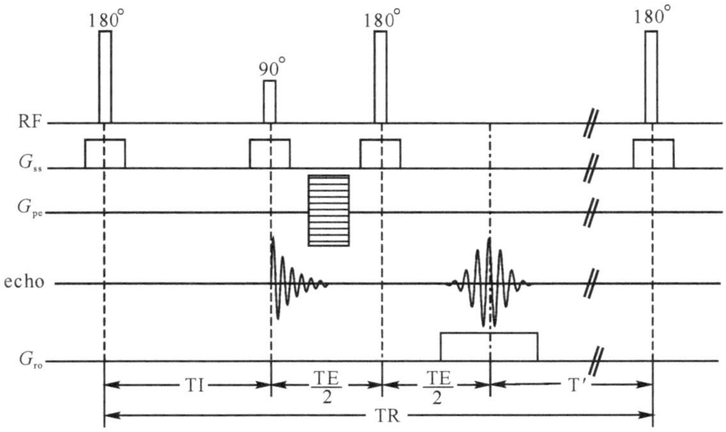

图 15-6　反转恢复自旋回波脉冲序列

IRSE 序列的公式表示为

$$\left[180° - \mathrm{TI} - 90° - \mathrm{FID} - 180° - \frac{\mathrm{TE}}{2} - \mathrm{echo} - \mathrm{T}' - 180°\right] n \tag{15-13}$$

式中，TE 为回波时间；T′为回波信号至下一周期间的时延。IRSE 序列的信号强度为(推导从略)

$$S = kN(\mathrm{H})\left[1 - 2e^{-\frac{\mathrm{TI}}{T_1}} + 2e^{-\frac{\mathrm{TR-TE}}{T_1}} - e^{-\frac{\mathrm{TR}}{T_1}}\right] e^{-\frac{\mathrm{TE}}{T_2}} \tag{15-14}$$

由此可见，IRSE 序列的信号强度不仅是 N(H)、T_1、TR 和 TE 的函数，而且是

T_2 的函数。这说明其图像在一定程度上还受 T_2 影响，如果参数控制得好，用该序列还有可能获得 T_2 加权像。由式(15-14)不难看出，TE 是 T_2 加权的决定因素。在其他参数不变的前提下，如果取 TE=0，式(15-14) 就与式(15-12)完全相同了。因此，可将 IR 序列看作 TE 为零的 IRSE 序列。显然，这时将得到重 T_1 加权像(T_2 的作用被完全删去)。随着 TE 的延长，T_2 的影响逐渐增大，直到获得具有一定 T_2 权重的图像。但是，一般情况下由于 TE(仅数十毫秒)与 T_2 相差近一个数量级，它对 T_2 弛豫的影响是有条件的，即它与 TI 和 T_2 的长度均有关。

需要补充的是，每种组织都有一个特定的 TI 值。当取这一 TI 进行扫描时，该组织的信号将被衰减为零。常将这一 TI 值称为转折点，它是 IR 类序列的重要参数。组织的转折点受其 T_1 值影响：T_1 越长，转折点的 TI 就会越大。

IRSE 序列的参数可在下述范围内取值，即 TI=200～800ms，TE=10～50ms 和 TR=500～2500ms。需要注意的是，TR 的取值必须大于 TI(通常取 3TI 作为 TR 之值)。有时也取两种组织 T_1 值的均数作为 TI，以便在二者间产生良好的对比度。

2. 短 TI 反转恢复脉冲序列

短 TI 反转恢复(STIR，short TI inversion recovery 或 short tau inversion recovery)脉冲序列是 IR 序列的又一改进序列，因使用非常短的 TI 时间(τ)而得名。STIR 是一个非常特殊的 IR 序列，其特点是它将 TI 值预定在两种组织的 TI 转折点之间，使这两种组织的对比度丧失殆尽。利用这一技术，可以产生对某类组织进行选择性抑制的图像。例如，对眼眶、乳腺、下腹部等含脂质较多的部位实施成像时，脂肪信号经常会干扰图像，这时如果选取适当的 TI，就有可能采用 IR 序列将脂肪信号削减为零。下面以脂肪抑制 STIR 序列为例来说明其工作原理(图 15-7)。

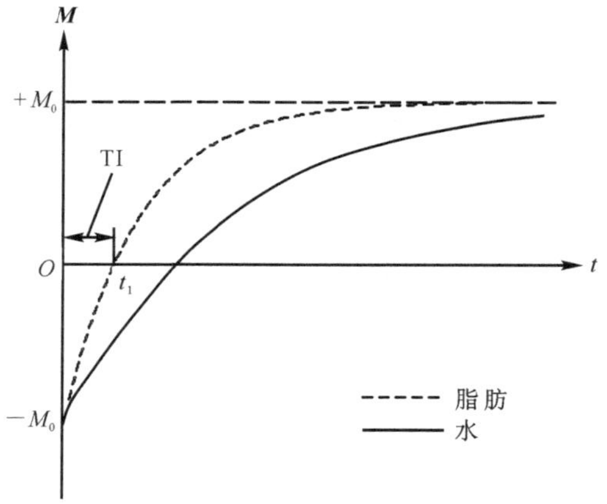

图 15-7 短 TI 反转恢复脉冲序列 TI 的确定

STIR 序列能否抑制干扰信号，其关键是 TI 时间的选择。由图 15-7 可知，当 $t=t_1$ 时，脂肪组织的弛豫曲线经过零点。如果这时加入 90°射频脉冲，所得 FID 信号中将不再含有脂肪信号。将 $t=t_1$ 代入式(15-6)，并令 $M_z(t_1)=0$，便可解得

$$t_1 = 0.69(T_1)_{fat}$$

式中，$(T_1)_{fat}$ 为脂肪组织的 T_1 弛豫时间。因此，只要取

$$TI = t_1 = 0.69(T_1)_{fat} \qquad (15\text{-}15)$$

就可从检测信号中去除脂肪信号(to null the lipid)。

由于组织的 T_1 具有场强依赖性，TI 之值就很难统一规定。通常情况下，TI 的取值范围由 MRI 生产厂家给出，并经用户实验后确定。表 15-1 中列出了几种场强条件下 TI 参考取值。与其他组织相比，脂肪的 T_1 较短。因此，用 STIR 序列去除脂肪信号时，大部分组织尚处于负磁化状态。

STIR序列的优点是能可靠地获取具有某种信号抑制效果的图像，其缺点主要为扫描时间长(采用长TR的结果)。顺磁性造影剂可显著缩短那些血供丰富组织的 T_1 时间。但是，由于脂肪组织的血供较差，其 T_1 将不受其影响。这样，在使用造影剂进行增强成像时，就极有可能使某些病变组织的 T_1 值反而短于脂肪。这种情况下STIR序列的脂肪抑制效果将变差。

表15-1　不同场强下STIR序列的 T_1 取值

场强/T	T_1/ms
1.5	120～150
1.0	100～130
0.5	90～115
0.2	25～90

3. 液体抑制的反转恢复脉冲序列

根据STIR序列的设计思想，新近有厂家推出了可以对液体信号进行压制的反转恢复脉冲序列，称为FLAIR(fluid attenuated inversion recovery)序列。与STIR不同的是，FLAIR序列以水弛豫曲线的过零点作为TI(图15-8中的 t_1 点)，即取 $TI=0.69(T_1)_{water}$。因此，FLAIR序列的TI值要比STIR长得多(典型值为2s，相应的TR为5～9s)。应用表明，FLAIR序列可以有效地压制脑脊液信号以及清晰地显示心室结构。此外，它还在脑多发性硬化等脱髓鞘病变的显示方面具有一定潜在用途。

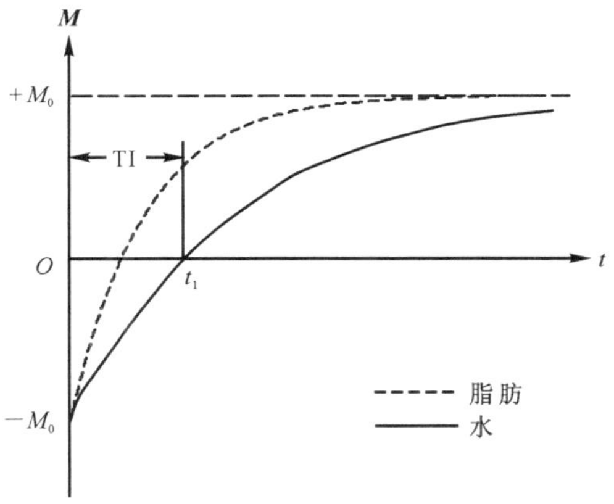

图15-8　FLAIR序列TI的确定

FLAIR的缺点是当TI取到2s时，TR就必须延长至5s以上。这使得本来成像速度就很慢的IR序列需要更长的扫描时间。因此，采用这种技术时，在高场强的情况下，即使对分辨率不加苛求，一次典型的扫描也需要20min以上的时间。但是，现在许多公司已将FLAIR与快速自旋回波序列相结合，使其扫描时间缩短至3～5min。

FLAIR与自旋回波技术相结合，还可产生 T_2 加权像。

4. 预饱和反转恢复脉冲序列

我们知道，水和脂肪的共振频率有所不同(其化学位移约3.4ppm)。因此，如果使用不同的RF脉冲对其进行选择性激励，就可对其中之一的信号进行抑制。预饱和反转恢复(SPIR，spectral presaturation with inversion recovery)脉冲序列就是依据这一原理而设计的。实践中常需压制的信号为脂肪信号。于是，SPIR在序列的准备阶段先用一个脂肪选择性RF脉冲进行激励，使组织中的脂质提前进入饱和。此后再施加反转脉冲和自旋回波激励脉冲(与反转恢复自旋回波序列相结合)，便可在图像中消除脂肪信号。

第三节　自旋回波脉冲序列

一、自旋回波及其产生

自旋回波(SE，spin echo)脉冲序列是指以 90°脉冲开始，后续以 180°相位重聚焦脉冲，以获得有用信号的脉冲序列。SE 序列为目前临床磁共振成像中最基本、最常用的脉冲序列。在介绍 SE 序列之前，有必要阐明自旋回波的概念。

自旋回波是 NMR 中最重要的概念之一。早在 1950 年，NMR 领域中卓越的科学家、时域 NMR 的创始人汉恩(E. L. Hahn)第一个观察到了自旋回波现象。当时他使用的脉冲序列为

$$90°-\tau-90°-\tau-\mathrm{FID} \tag{15-16}$$

式中，τ 为延迟时间。但是，对这一现象的解释曾一度使人感到困惑。后来，当上式中间的 90°脉冲被 180°脉冲取代后，自旋回波的真相立即大白了。

我们曾用式(6-16)来刻画磁化矢量的横向弛豫过程，但这一表达式是在外场 $\boldsymbol{B}_0$ 绝对均匀的条件下推得的。在如此理想的情形下，假如 RF 波从 x 方向加入，则上述 90°脉冲将使磁化强度矢量 $\boldsymbol{M}$ 倒向 y 轴。如果在旋转坐标系中观察，$\boldsymbol{M}$ 应以本征 T_2 为时间常数沿 y 轴衰减至零(不再偏离 y 轴)。而实际上静磁场 $\boldsymbol{B}_0$ 的均匀性是有限度的，附加梯度场后其均匀性会进一步下降。另一方面，受检体内部也有局部场的变化。这样，质子群将经受或强或弱的小磁场，使得一部分核以较快的频率进动，另一部分以较慢的频率进动，结果使进动快的质子在前、进动慢的质子在后。设核磁矩 μ_i 所经历的磁场波动为 $\Delta\boldsymbol{B}_i$(与之对应的进动频率为 $\Delta\omega_i$)，则经过 τ 时延，相对于参考点 y 轴它就有了 $\Delta\omega_i\tau$ 的相移。由于各核磁矩的相移值大小不一，就出现了散相。也就是说，质子群的进动失去同步而分散在 xOy 面上。这就是所谓的“频散导致相散”现象。

从宏观上讲，上述相散过程就是横向弛豫过程。如果磁场的均匀性下降，核磁矩的相散就会加剧(T'_2的作用加大)，表现为实际横向弛豫时间 T_2^* 大大短于本征弛豫时间 T_2。这种情况下，如果直接测量 FID 信号，留给采样的时间是极其短暂的。因此，在十分均匀的磁场内测得的 T_2 值往往比较长，例如人脑的 T_2 值就在 100～150ms 之间，但直接测量 FID 信号时所得量值仅为 5～10ms(实际为 T_2^* 之值)。

有趣的是，上述相散却是热力学的可逆过程(被检体本身横向弛豫所致的进动信号衰减是不可逆的)。当在 y 轴方向再次施加 180°脉冲时，便会使上述相移异号，即 $\Delta\omega_i\tau$ 成为 $-\Delta\omega_i\tau$(质子群转到各自的镜像位置)。其结果就是转动快的质子在后、转动慢的质子反而在前。需要强调的是，该 180°脉冲并不改变质子的进动频率。因此，经下一个 τ 的时延，正好可使上述相移为零，从而获得相位重聚(相位相干)。我们将自旋系统在 180°脉冲作用下达到相位重聚的过程示于图 15-9 和图 15-10 中。图 15-9 表示单一质子在 xOy 面上的相位变化情况，而图 15-10 描绘质子群的相位会聚过程。

质子群相位会聚后，$\boldsymbol{M}$ 的横向分量 $M_{\perp}$ 再次出现极大值。这时接收线圈中又可检测到一次 FID 信号，这个 FID 信号就称为自旋回波。由于 180°脉冲可反复施加，就可得到一系列回波信号，如图 15-11 所示。从图中可以看出，多个 180°脉冲激发了多个自

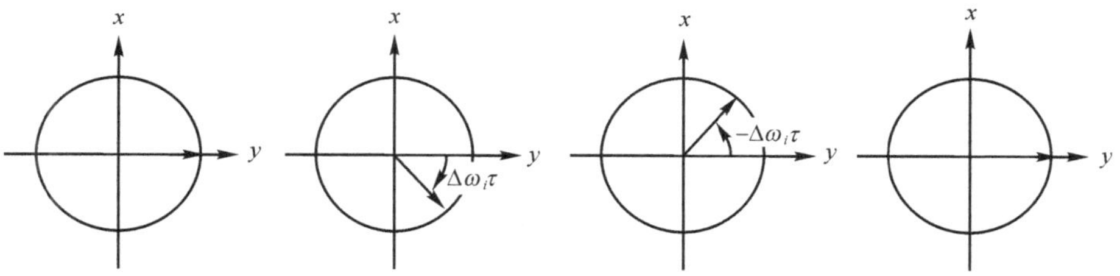

(a)核磁矩受90°脉冲激励后同其他核磁矩一起倒向y轴　(b)在不均匀场$\Delta \boldsymbol{B}_i$中该核磁矩获得了$\Delta\omega_i\tau$的相位　(c)180°脉冲使核磁矩的相位成了$-\Delta\omega_i\tau$　(d)τ时延后该核磁矩与其他核磁矩在y轴重聚

图 15-9　自旋回波产生过程中单一磁矩的相位变化

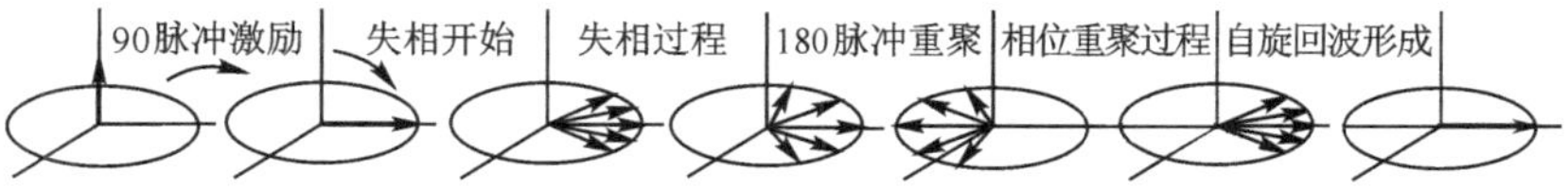

图 15-10　质子群的相位重聚

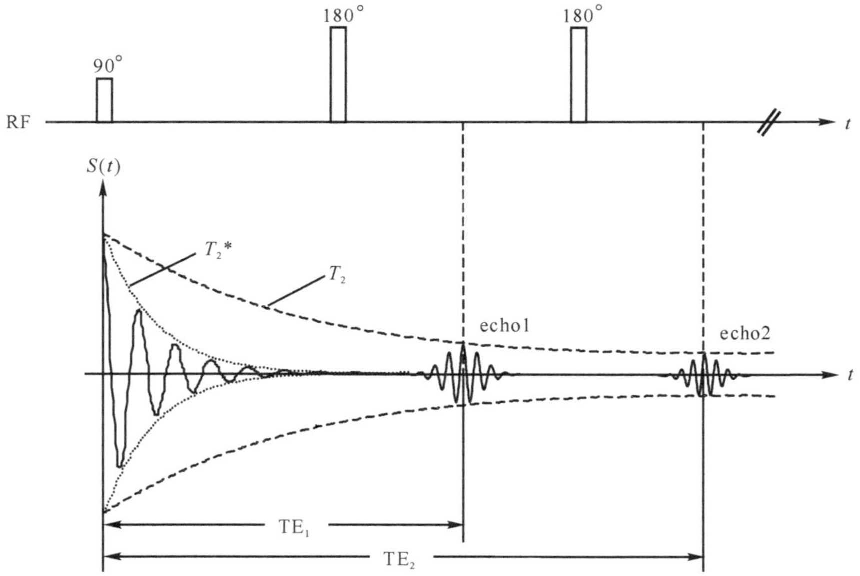

图 15-11　多个 180°脉冲形成的多个回波信号(以双回波为例)

旋回波，但回波的幅度却依次降低，这是本征 T_2 作用的结果。如果某个回波信号后不再施加 180°射频脉冲，则自旋质子的进动又会失去同步，整个系统将再次向平衡态过渡，即 $M_\perp$ 趋于零。

其实，在旋转坐标系中，180°脉冲不仅可以加在 y 轴上，还可加在(以双回波为例) $-y$ 轴上(反相)、x 轴上(相移$-90°$)和$-x$ 轴上(相移 90°)。这里可采用相位调制的 RF 调制技术。

那么，汉恩当初用两个 90°脉冲为什么也观察到了自旋回波呢？有人将其归因于激励脉冲宽度的不准确。又有人认为这同固体复杂的相互作用有关，因为在固体样品中，用两个 90°脉冲总可以观测到回波信号。但是，对于汉恩回波的理论解释是在他发现回波信号 44 年之后的 1994 年才得以澄清的。汉恩本人应用非线性响应理论，简明地揭示了回波的非线性本质，并证明当第二个脉冲为 180°脉冲时，才可获得最大的回波幅度。

由此看来，自旋回波的机制是十分清楚的。它属于一种能量守恒的散焦-聚焦过程，也可称为散相-重聚过程。

二、自旋回波序列的时序及信号强度

上面的讨论告诉我们，利用自旋回波可有效地补偿磁场非均匀性对弛豫的影响。实际上，自旋回波技术正是为克服 $\boldsymbol{B}_0$ 的非均匀性，在测定横向弛豫率 $1/T_2$ 的基础上发展起来的。图 15-12 表示基本 SE 序列的时序。

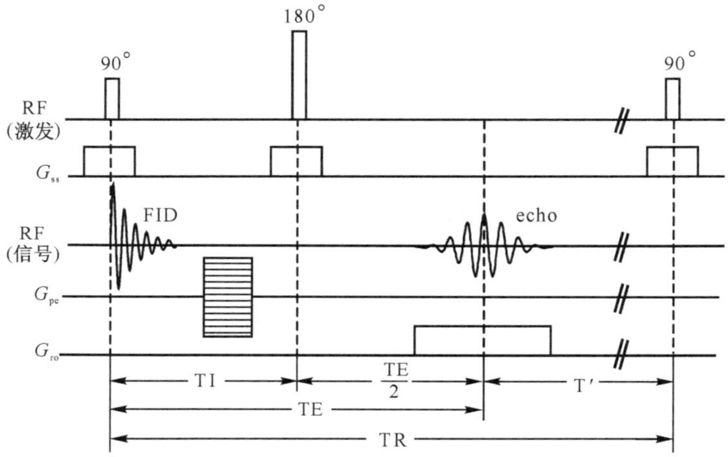

图 15-12　基本自旋回波脉冲序列

如果用公式法，图 15-12 所示的 SE 序列还可表示为

$$(90°-\mathrm{TI}-180°-\mathrm{echo}-\mathrm{T}')n \tag{15-17}$$

90°脉冲是 SE 序列的准备脉冲(其宽度仅 1ms 左右)。在它的作用下，宏观磁化矢量迅速倒向 xOy 面。而 180°脉冲就是上面所说的相位重聚脉冲，又叫复相脉冲。它的作用是改变 xOy 平面内所有质子的进动方向，使失相的质子达到相位重聚。质子吸收 180°脉冲的射频能量后，将以自旋回波的形式放出能量。因此，180°脉冲是自旋回波信号的来源。在 SE 序列中，90°脉冲实际上也产生 FID 信号，但序列对此不加利用。

从 90°脉冲到回波信号出现的时间称为 SE 序列的回波时间。由图 15-12 可见，180°脉冲是在 90°脉冲后 TE/2 时刻加入的，也就是说二者的时间间隔为 TE/2。有人将此第一个 TE/2 叫做 SE 序列的反转时间。图中的 T′为回波信号至下一周期的时延。它是自旋系统充分弛豫的必要时间，因而也是序列参数之一。自旋回波序列的 TR 为 TE 与 T′之和。

一般来说，SE 序列的执行过程可分为激发、编码、相位重聚和信号读出四个阶段。

自旋回波信号的推导要利用唯象的布洛赫方程，其计算比较复杂，这里仅给出一个证明思路。由式(14-4)可知，当 $t=\mathrm{TE}$，即第一个自旋回波出现时，信号幅度 M_{SE} 为

$$M_{\mathrm{SE}}(\mathrm{TE}) = M_{\perp}(\mathrm{TE}) = M_0 e^{-\frac{\mathrm{TE}}{T_2}} \tag{15-18}$$

由于这里并不满足 $\mathrm{TR} \gg T_1$ 的条件，因而下一周期重复施加 90°脉冲时，M_z 尚未弛豫至平衡值 M_0。由此可见，实际回波信号的幅度应由 RF 激发瞬间 M_z 的值来决定，因而有

$$M_{\mathrm{SE}}(\mathrm{TE}) = M_{\perp}(\mathrm{TE}) = M_z e^{-\frac{\mathrm{TE}}{T_2}} \tag{15-19}$$

如果忽略 180°脉冲的宽度，并考虑到 M_z 是 90°脉冲和 180°脉冲的合成响应，就可得到 $t=\mathrm{TE}$ 时刻 M_z 的表达式，即

$$M_z = M_0\left(1 - 2e^{-\frac{\mathrm{TR}-\mathrm{TI}}{T_1}} + e^{-\frac{\mathrm{TR}}{T_1}}\right) \tag{15-20}$$

将式(15-20)代入式(15-19)，就得自旋回波序列宏观磁化强度矢量的表达式，即

$$M_{\mathrm{SE}} = M_0\left(1 - 2e^{-\frac{\mathrm{TR}-\mathrm{TI}}{T_1}} + e^{-\frac{\mathrm{TR}}{T_1}}\right) e^{-\frac{\mathrm{TE}}{T_2}} \tag{15-21}$$

于是，接收线圈中的信号强度为

$$S = kN(\mathrm{H})\left(1 - 2e^{-\frac{\mathrm{TR}-\mathrm{TI}}{T_1}} + e^{-\frac{\mathrm{TR}}{T_1}}\right) e^{-\frac{\mathrm{TE}}{T_2}} \tag{15-22}$$

由于一般情况下存在 $\mathrm{TI} \ll \mathrm{TR}$，上式便可简化为

$$S = kN(\mathrm{H})\left(1 - e^{-\frac{\mathrm{TR}}{T_1}}\right) e^{-\frac{\mathrm{TE}}{T_2}} \tag{15-23}$$

式(15-22)和式(15-23)就是自旋回波序列信号强度的解析式。

三、自旋回波信号的波形及其影响因素

自旋回波信号实际上是 FID 的再现，因此，它的波形应同 FID 的波形类似：回波信号的上升一侧是质子群以散开时相同的速度重聚而形成的，因而它是 FID 信号的镜像波形；回波信号的下降侧是质子群以近乎 90°脉冲过后的速度散相的结果，因此，它仍应与 FID 信号相似。回波信号的幅度和宽度受磁场均匀性、组织本征 T_2 的影响。下面通过图 15-13 来说明这一关系。

图 15-13(a)为 SE 序列中射频脉冲的时序。图 15-13(b)示磁场均匀性一定的情况下 T_2 与信号幅度的关系。当组织的 T_2 较长时，由于 T_2 与 T_2^* 相差悬殊，FID 信号便在 90°脉冲结束后迅速衰减。可以看出，FID 信号与紧随其后的回波信号的幅值之差或相继两个回波信号的幅值之差是 T_2 衰减的结果。因此，在多回波技术中，回波的幅值总是依次减小的，其减小程度与 T_2 的长短密切相关：T_2 越长，幅度的变化就越少，反之亦然。图 15-13(c)示磁场均匀性对信号波形和幅度的影响。可以看出，磁场均匀性变差时，由于 $M_{\perp}$ 的衰减加剧，使得 FID 和回波的持续时间均变短，这意味着 T_2^* 变小。但是，这时 FID 与回波信号最大值之差并没有改变，说明用自旋回波法所测 T_2 不受外加磁场均匀性的影响。图 15-13(d)表示本征 T_2 较短的那些组织的信号特点。我们看到，在磁场均匀性不变的前提下，FID 及回波信号的宽度与图 15-13(b)中相同，但由

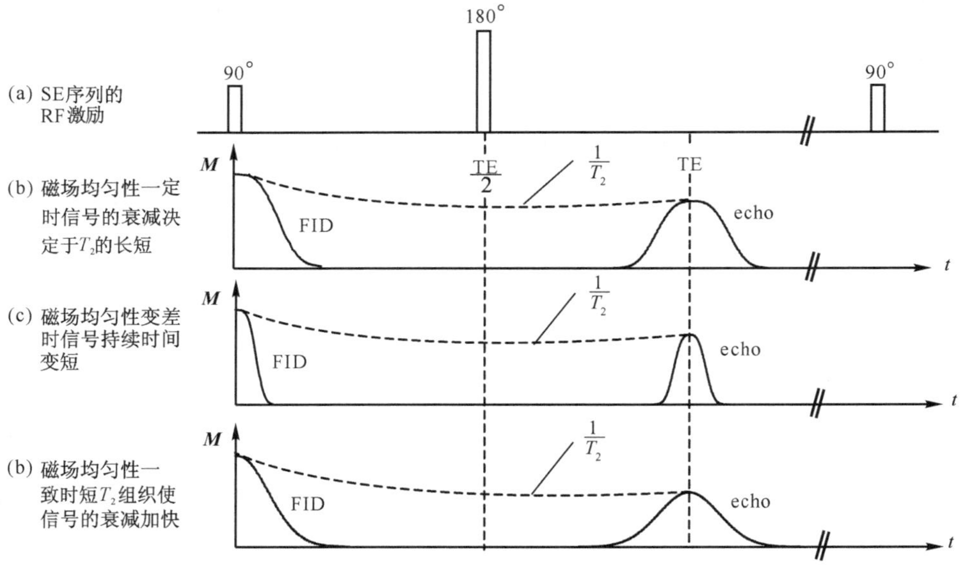

图 15-13 磁场均匀性、组织本征 T_2 对自旋回波信号波形(包络)的影响

于 T_2 变短，180°脉冲后重聚焦形成的宏观磁化强度矢量却小得多，图中表现为两信号的幅度差变大。

四、自旋回波信号的应用

如前所述，用 FID 信号可以测定组织的 T_1 值。部分饱和脉冲序列和反转恢复脉冲序列正是根据这一原理而设计的。如果用 FID 信号测量 T_2，得到的只是受磁场非均匀性影响的 T_2^*，它比组织的本征横向弛豫时间 T_2 短得多。从 FID 测得的 T_2^* 中很难进一步分辨出 T_2。因此，在自旋回波技术出现之前，T_2 的测量还没有一个有效的方法。

现在，自旋回波信号被广泛地用来测定 T_2，其原理简述如下(图 15-14)。由于受磁场非均匀性影响，FID 信号以 T_2^* 为时间常数迅速衰减。但是，当在几倍于 T_2^* 的时间后施加一个 180° RF 脉冲时，FID 信号还会以回波形式重新出现，然后再消失。这说明外场不均匀所致进动相位的发散是一个可逆过程，而组织本身横向弛豫引起的、由 T_2 表征的信号衰减是不可逆的。也就是说，T_2 的作用不能在回波信号中抵消。因此，如果在 $t=0$ 时先用 90°脉冲建立一个横向的磁化强度 $M_\perp$，然后在 $t=\tau$、3τ、5τ、…(τ 数倍于 T_2^*)处反复施加 180°脉冲，就有可能在 $t=2\tau$、4τ、6τ、…处得到一系列回波信号。这些信号的幅度 $S(n)$将正比于组织的本征弛豫时间 T_2，即存在

$$S(n) \propto e^{-\frac{n\tau}{T_2}} \quad (n = 2,4,6,\cdots) \tag{15-24}$$

式中，τ 即为 SE 序列中的 TI 时间，即 $\tau=\mathrm{TI}=\frac{\mathrm{TE}}{2}$。由此可测得比较准确的 T_2。上面采用的 T_2 测量方法就是所谓的多回波技术。

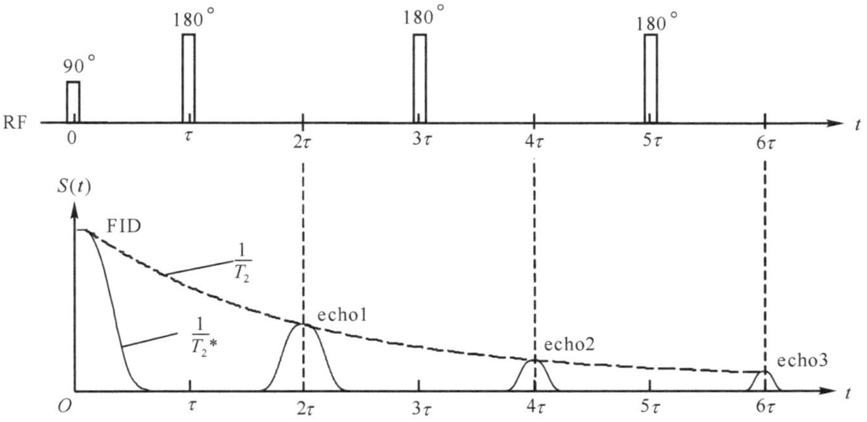

图 15-14　用自旋回波技术测定 T_2 的原理

五、自旋回波序列的图像特征

由式(15-23)可知，SE 序列的信号强度至少取决于氢质子密度、T_1 和 T_2 弛豫时间、TR 及 TE 等五个因素。显然，当组织一定时，改变序列参数 TR 和 TE 就可改变质子密度、T_1 及 T_2 对图像的影响程度或加权权重。例如，当取 TR≫ T_1 时，式(15-23)中的 $e^{-\frac{TR}{T_1}}$项就趋于零，这时信号强度与 T_1 几无关系，而仅仅取决于组织的 T_2 和质子密度。再如，在一定长度的 TR 下，如果取 TE≪ T_2，式(15-23)中 $e^{-\frac{TE}{T_2}}$项便趋于 1。这时由于 90°脉冲所致 FID 信号与回波信号之距离十分靠近，从而使二者的幅度差变小，序列对 T_2 的分辨作用也随之减小。但是，T_1 和质子密度对图像的作用却不因此而改变，即图像将偏重于对 T_1 和 N(H)对比度的显示。由此可以得出如下结论：TR 和 TE 分别控制 T_1 及 T_2 的图像对比度，而质子密度对比度与 TR 和 TE 均有关系。因此，TR 和 TE 是自旋回波序列的重要操作参数。

图 15-15 示 TR 和 TE 两个参数与 T_1 及 T_2 图像对比度的关系。图 15-15(a)表明，当 TR 较短时(如图中的 TR_1)，T_1 值不同的组织很容易分辨。这是因为下一个周

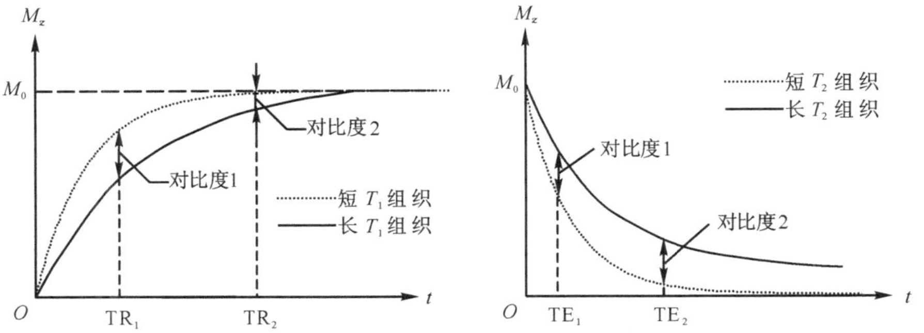

(a) TR与T_1对比度的关系　(b) TE与T_2对比度的关系

图 15-15　SE 序列扫描参数与图像对比度的关系

期的激励脉冲到来时，短 T_1 组织纵向弛豫进行得很快，而长 T_1 组织尚未充分弛豫之故。当 TR 较长时(如图中的 TR_2)，无论长 T_1 组织还是短 T_1 组织都已基本恢复，这种情况下二者的信号差就小。从图 15-15(b)可见，取较长的 TE(图中的 TE_2)时，不同 T_2 值的组织较取短 TE(图中 TE_1)时易分辨。

了解了扫描参数对图像对比度的影响，就可通过调节 TR 和 TE 来灵活地实施所谓加权成像。用 SE 序列获取 T_1 加权像、T_2 加权像和质子密度加权像时，其扫描参数可参照表 14-3 选取。

六、自旋回波序列族

以上介绍了基本 SE 序列的工作原理。在实际应用中，根据成像质量和速度的不同要求，又发展了许多以 SE 为基础的扫描脉冲序列，形成了所谓的自旋回波序列族(spin echo sequece family)。如果对其进行分类，可有许多种分法。例如，按序列产生回波数的多少，可有单回波 SE 序列、双回波 SE 序列和多回波 SE 序列之分；按成像周期中激励层面的多少，又有单层面 SE 序列和多层面 SE 序列之分；按成像速度的快慢，它还有基本 SE 序列、快速 SE 序列之分等。此外，自旋回波技术还可与其他技术联合使用，形成所谓的复合序列，这样又有了简单 SE 序列和复合 SE 序列之分。可见 SE 序列家族的庞大。这里仅介绍多回波 SE 序列和多层面 SE 序列的原理。其他 SE 序列放在第十六章介绍。

1. 多层面自旋回波序列

多层面成像是对 MRI 的基本要求。通常情况下，每个层面都要进行多次激励，以通过叠加平均的办法提高 SNR。另外，为了质子的充分弛豫或避免饱和的发生，脉冲序列设计时就不得不在回波信号结束到下一个 90°脉冲之间留出足够的等待时间(T′)，即采用长 TR(典型的 TR 为 500～2000ms)。这一等待时间通常称为死期(dead time)，如图 15-16 所示。死期的存在不仅大大降低了扫描速度，还有可能使图像的运动伪影增加(扫描期延长使被检者难以长久配合)。多层面采集技术和多回波技术实际上都是在充分利用这一时间段的思想指导下推出的。

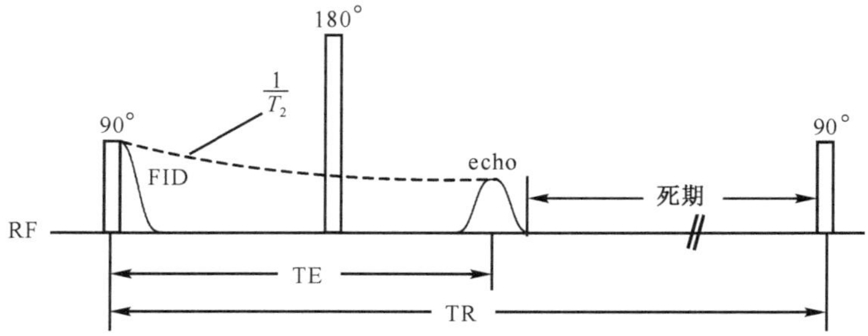

图 15-16 自旋回波序列时序中的死期

多层面成像(multi-slice imaging 或 multi-slice acquisition technique)是一种可显著提高

扫描效率的自旋回波技术(其他序列也可采用多层面技术)。在这一技术中，上面所述的"死期"被用来激发别的层面，并且在稍后读取回波数据(图 15-17)。由图 15-17 可见，所有层面的扫描均在一个 TR 时间内完成，即多层面成像与单层面成像所用的时间相同。显然，序列的 TE 越短或 TR 越长，在一个 TR 周期内成像的层面就可能越多。目前，有些序列在一个 TR 周期内可扫描的层数已达 17 层以上。图 15-18 表示在同一 TR 的条件下，多层面成像中 TE 的长短与层数的关系。显而易见，由于序列 B 采用了较序列 A 短的 TE，它便有可能在同一个 TR 时间内获得更多的层面(图中所示为 6 层)。

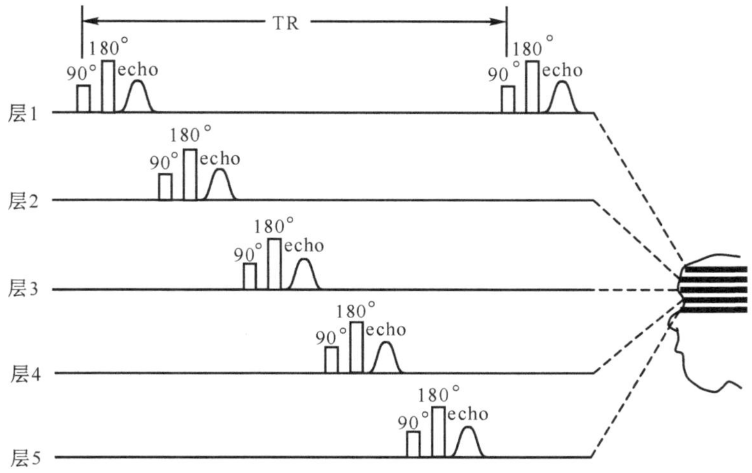

图 15-17　多层面自旋回波

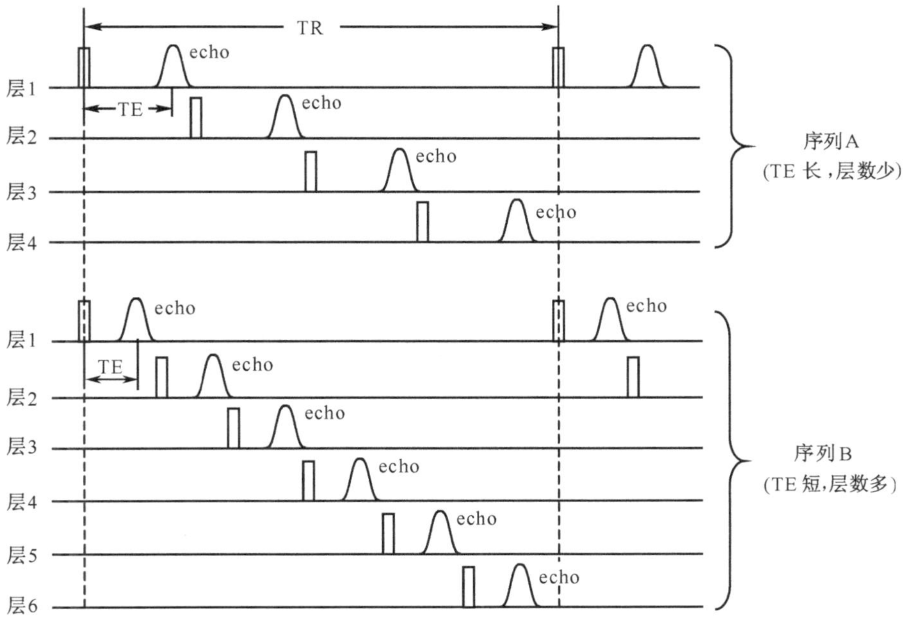

图 15-18　多层面自旋回波技术中 TE 与层数的关系

2. 多回波自旋回波序列

所谓多回波技术（multi-echo acquisition technique），就是在施加 90° RF 脉冲之后，再用多个 180°重聚焦脉冲，使磁化矢量在 xOy 面上发生多次相位相干以产生多个回波信号的技术。在多回波技术中，每个回波出现的时间分别用 TE_1、TE_2 和 TE_3 等表示。回波之间的间隔可以相等，也可以不等。在序列的读出阶段，每个回波信号均需开启一次读出梯度去采样。因此，从理论上讲，这里回波的数量，亦即 180°脉冲的施加次数仅受一定时间内可施加的 180°激发脉冲和梯度脉冲的限制。实际上由于 T_2 弛豫的作用，回波信号的幅度往往会依次降低，以至于当回波取得太多时在规定的时间内难以获得必要的 SNR。应该说，T_2 越长的组织，其允许的回波数才越多些。多回波序列的时序如图 15-19 所示。

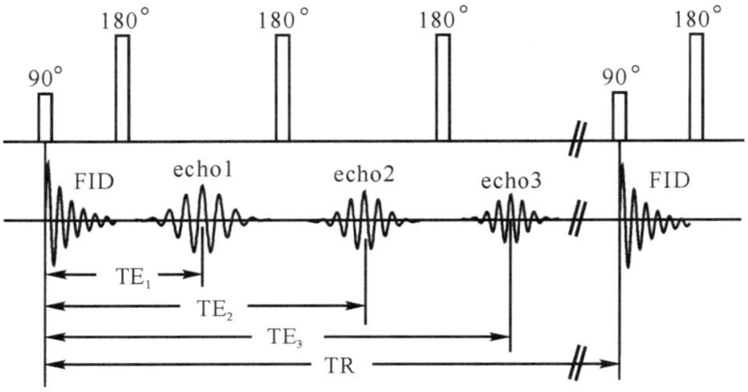

图 15-19　多回波自旋回波技术(以 3 回波为例)

在 NMR 波谱学中，多回波自旋回波序列又叫 CPMG 序列，它是由梅布姆(Meiboom)和吉尔(Gill)两人对 Carr-Purcel 法(因卡尔、珀塞尔提出而得名)改进后发展起来的。该序列的优点，除了能将磁场不均匀对 T_2 测量的影响降至最低程度以外，还表现在它对激励源的要求不至于过高(例如它对 180°脉冲的准确性不是很敏感)。现在，在波谱学中，CPMG 序列仍被广泛用来测定物质的 T_2。

多回波自旋回波序列还可以写为下式

$$[90° - (TI - 180° - TI)\,m - T']\,n \tag{15-25}$$

式中，m 为序列中重聚焦脉冲的个数，也是回波的数目；TI 为反转时间，在数值上等于 TE/2；T′为最后一个 180°脉冲与下一周期 90°脉冲间的等待时间；n 仍为序列的重复执行次数。

在多回波技术中，每个回波的数据采集都需要读出梯度的配合，但各回波的相位编码梯度却是相同的。所得数据被置于不同的原始数据文件中，以便按回波重建图像。因此，与单回波的 SE 序列相比，多回波 SE 序列在 TR 相等亦即扫描时间相同的情况下可以得到 m 幅图像，从而大大缩短了扫描时间。显然，对一次多回波 SE 扫描得到的多幅图像，由于各自的 TR 均相同，图像的加权性质就完全决定于 TE 的长短。第一幅图像(由第一个回波得到)的 TE 最短，因而主要体现组织的质子密度及 T_1 特性；此后的图像(由第二个或第二个往后的回波得到)TE 越来越长，故 T_2 权重就会越来越重。

通常采用两个回波即双回波(double echos)的序列，以同时获得两幅不同对比度的图像：一幅为质子密度加权像，另一幅为 T_2 加权像。例如，可取 TR＝2000ms、TE＝20/90ms 来进行双回波成像。

顺便说一下，多层面和多回波技术还可结合起来，以组成多层面、多回波的成像序列。这类序列的成像速度将进一步提高。

第四节　梯度回波脉冲序列

自旋回波序列作为最基本的应用技术，在临床磁共振成像中一直占有统治地位。SE 序列的优点是它能产生可靠的、令人满意的高对比度图像。但是，它长达数分钟的成像速度实在太慢。1986 年，另一种新的、可大大缩短扫描时间的成像技术诞生了，这就是梯度回波脉冲序列。

一、梯度回波及其产生

1. 梯度回波的产生

所谓梯度回波(GRE，gradient echo)，就是通过有关梯度场方向的翻转而产生的回波信号。梯度回波又叫场回波(field echo)。梯度回波与自旋回波都是利用回波信号来成像的技术，其区别主要在于二者产生回波的激励方式不同。除此之外，所有 SE 序列都以一个 90°脉冲开始，即它是将宏观磁化矢量激至 xOy 面上进行检测的，而 GRE 序列总以一个小于 90°的 RF 脉冲开始，也就是说，后者采用的是小角度激励。

在 GRE 序列中，RF 激发脉冲一结束，便在读出梯度(频率编码)方向上施加一如图 15-20 所示的梯度脉冲。该脉冲的特点是先负后正。习惯上把梯度脉冲的方向变化称为梯度翻转(gradient reversal)。该梯度翻转脉冲与主磁场 $\boldsymbol{B}_0$ 叠加后，读出方向的梯度场将经历一次从大到小、又从小到大的变化过程，该方向上质子群的进动频率也随之发生变化：负向梯度作用后，处在低场强一端的质子进动变慢，而处在较高场强一端的质子进动加快，使质子的进动出现失相；梯度翻转即正向梯度作用后，质子群又处于与上述情况相反的磁场环境中，使刚才进动慢的质子加速、进动快的质子减速。很快地，所有质子又会重聚在一起进动，从而产生回波信号。这种回波是由梯度脉冲产生的，故称为梯度回波。梯度回波的形成过程如图 15-21 所示。

由此可见，负向和正向梯度脉冲分别具有离散和会聚进动质子的作用，因而可称之为散相脉冲(dephasing pulse)和相位重聚脉冲(rephasing pulse)。

在 SE 序列中，180°射频脉冲仅改变质子的进动方向，并不影响其进动频率。也就是说，SE 序列对自旋-自旋耦合、磁场的均匀性等因素并不敏感。因此，用 SE 序列能比较准确的测量组织的横向弛豫时间 T_2。与此不同的是，GRE 序列的梯度翻转脉冲能使质子的进动频率发生变化。在这里，相位重聚是通过“慢质子”的“快进”和“快质子”的“缓进”来实现的，而“慢质子”、“快质子”、“快进”和“缓进”都是两个方向梯度场作用的结果。在相位重聚的过程中，自始至终不发生进动方向的变化。

综上所述，GRE 序列是一种人为改变磁场均匀性而获取梯度回波信号的方法。因

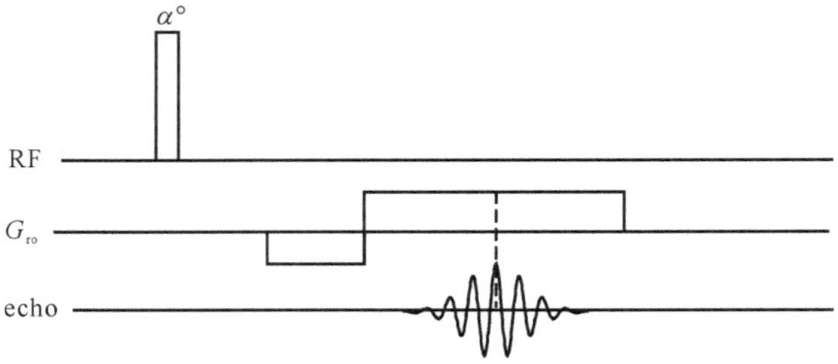

图 15-20　梯度反转脉冲

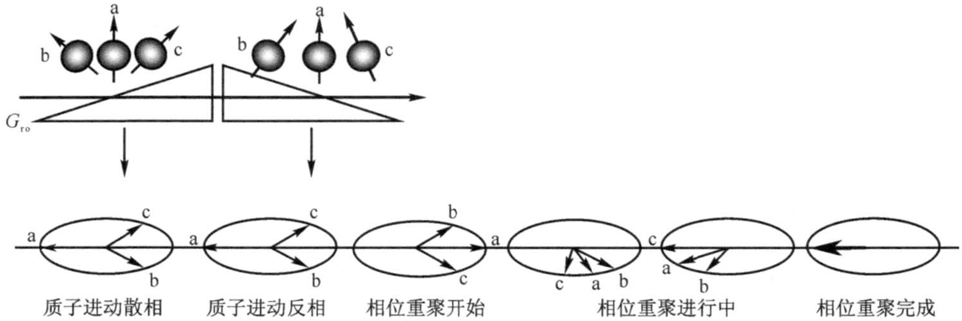

图 15-21　梯度回波的形成

此，成像过程中任何使磁场波动的因素(无论它是静态的、动态的还是线性的、非线性的)，均可造成质子的失相，从而影响到回波信号，这是 GRE 与 SE 方法的又一显著区别。由此可知，用 GRE 测定 T_2 是不可能的。

2. 梯度回波序列的 T_2^* 效应

在 GRE 序列中，翻转梯度的加入将使读出梯度方向的磁场均匀性遭到暂时性破坏，从而导致横向弛豫加快。通常将这一现象称为 GRE 序列的 T_2^* 效应。它的大小可以通过 GRE 回波信号的衰减程度加以检测。但是，这里的 T_2^* 与式(6-21)所表达的 T_2^* 并不相同。为此，不妨设前者为$(T_2^*)_{GRE}$。下面通过图 15-22 来说明二者之间的关系。

设 GRE 序列采用的是翻转角为 α(α<90°)的 RF 激发脉冲。序列开始时，受 α 脉冲的激发，核系统将产生 FID 信号。该信号将以通常意义上的 T_2^* 为时间常数衰减。T_2^* 的大小是由组织的本征 T_2 和磁场均匀性共同决定的。因此，FID 的衰减速度仅与上述两个因素有关。梯度场加入后，T_2^* 效应的出现便使回波信号之衰减加速，其衰减时间常数正是$(T_2^*)_{GRE}$，如图中的指数曲线所示。$(T_2^*)_{GRE}$与 T_2^* 的关系可表述为

$$\frac{1}{(T_2^*)_{GRE}}=\frac{1}{T_2^*}+\frac{1}{T_2''} \tag{15-26}$$

式中，T_2''为梯度场对横向弛豫的影响。根据式(6-21)，式(15-26)又可写为

$$\frac{1}{(T_2^*)_{GRE}}=\frac{1}{T_2}+\frac{1}{T_2'}+\frac{1}{T_2''} \tag{15-27}$$

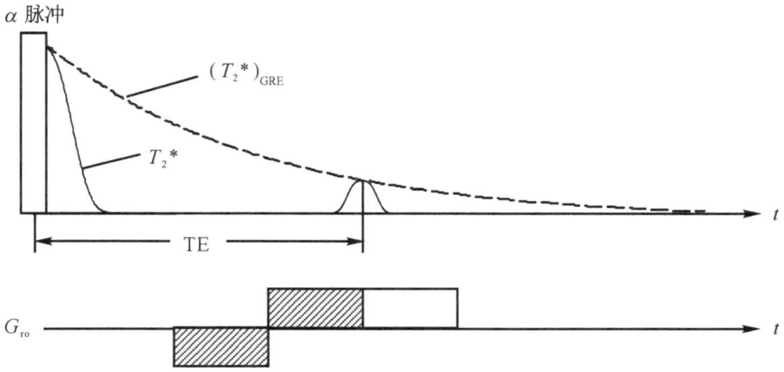

图 15-22　梯度回波序列中 T_2^* 的变化

由此可以看出，T_2、T_2^* 及(T_2^*)$_{GRE}$三者中，存在 $T_2 > T_2^* > (T_2^*)_{GRE}$的关系。这一结果可用来解释自旋回波和梯度回波的幅度何者为大的问题。我们知道，自旋回波是按时间常数 T_2 衰减的。因此，在 RF 能量相同的前提下，它与按(T_2^*)$_{GRE}$衰减的梯度回波相比，其衰减速度要慢得多，回波的幅度也就更大些。实践中自旋回波序列可以采用多回波成像，而梯度回波不然。由此看来，信噪比低是 GRE 序列的固有缺点。

在上面的讨论中，我们假设施加梯度场后 T_2^* 朝着(T_2^*)$_{GRE}$变化，从而得出了读出梯度将直接导致回波幅度降低及梯度回波信号幅度受 T_2^* 调制的结论。今后仍将沿用 T_2^* 的概念。

3. 梯度回波的信号强度

梯度回波信号的解析式(推导从略)为

$$S = kN(\mathrm{H})\mathrm{e}^{-\frac{\mathrm{TE}}{T_2^*}} \frac{\left(1-\mathrm{e}^{-\frac{\mathrm{TR}}{T_1}}\right)\sin\alpha}{\left[1-\mathrm{e}^{-\frac{\mathrm{TR}}{T_1}}\mathrm{e}^{-\frac{\mathrm{TR}}{T_2}}-\left(\mathrm{e}^{-\frac{\mathrm{TR}}{T_1}}-\mathrm{e}^{-\frac{\mathrm{TR}}{T_2}}\right)\right]\cos\alpha} \tag{15-28}$$

在 TR≫ T_2 的情况下，式(15-28)可简化为

$$S = kN(\mathrm{H})\mathrm{e}^{-\frac{\mathrm{TE}}{T_2^*}} \frac{\left(1-\mathrm{e}^{-\frac{\mathrm{TR}}{T_1}}\right)\sin\alpha}{\left(1-\mathrm{e}^{-\frac{\mathrm{TR}}{T_1}}\right)\cos\alpha} \tag{15-29}$$

可见，梯度回波的信号强度是 TE、TR、T_1 和射频翻转角 α 的函数。调整这些参数，即可改变图像的对比度，达到图像加权的目的。式(15-29)还表明，梯度回波信号几乎与 T_2 无关，因而用 GRE 序列只能获得 T_2^* 加权的图像。

在给定 T_1 和 TR 的前提下，信号的最大幅度由著名的厄恩斯特(Ernst)翻转角给定。厄恩斯特翻转角的表达式为

$$\alpha_{\mathrm{Ernst}} = \arccos \mathrm{e}^{-\frac{\mathrm{TR}}{T_1}} \tag{15-30}$$

二、小角度激励及其应用

受激的自旋系统弛豫到稳定状态需要一定时间。例如，被激至 xOy 面上的磁化强度矢量 $\boldsymbol{M}$ 恢复它的全部纵向分量 M_z（$M_z = M_0$）就需要三倍以上的 T_1 时间。如果在此之前实施下一次激励，自旋系统的质子就会出现饱和，其磁化矢量将越来越小，导致信号幅度变小甚至消失。为此，各种成像序列只好采用较长的 TR 时间。SE 序列的 TR 就长达几百毫秒(有时达到数秒)。然而，无论信号来自 FID 还是来自回波，一幅图像往往需要多次重复采样才能获取。这使序列的执行周期更长。由此看来，长 TR 是限制成像速度的重要因素。

一般序列采用 90°脉冲进行激励，主要是为了得到磁化强度矢量的最大横向分量（$M_\perp$）$_{max}$。事实证明，采用小于 90°的射频脉冲进行激发，也能得到所需的磁化分量。由于这时翻转角变小、磁化强度矢量的弛豫时间变短，就可有效缩短扫描序列的 TR。所谓小角度翻转或小角度激励(small flip angle 或 low angle)的思想就是由此产生的。

小角度激励首先在 GRE 序列中采用，故它和 GRE 紧密联系在一起。

图 15-23 为 90°和小角度两种激励情况下横向磁化矢量的形成示意图。可以看出，当翻转角为 90°时可获得最大横向分量（$M_\perp$）$_{max}$，但此时纵向分量却需要从零开始恢复，因而所需时间最长；当翻转角小于 90°时，横向分量是 α 的正弦函数，且纵向分量的起始值不为零，因而恢复较快。例如，当 $\alpha = 30°$时，磁化矢量的纵向分量和横向分量分别为

$$M_z = M_0\cos 30° = 0.866\,M_0$$

$$M_\perp = M_0\sin 30° = 0.5\,M_0$$

很显然，这时 M_z 仍保留了它的稳定值的 87%左右，$M_\perp$ 仍有最大值的 50%可供检测。当然，$M_\perp$ 的减小将使信号幅度变小。这就是 GRE 序列的 SNR 明显低于 SE 序列的根本原因。

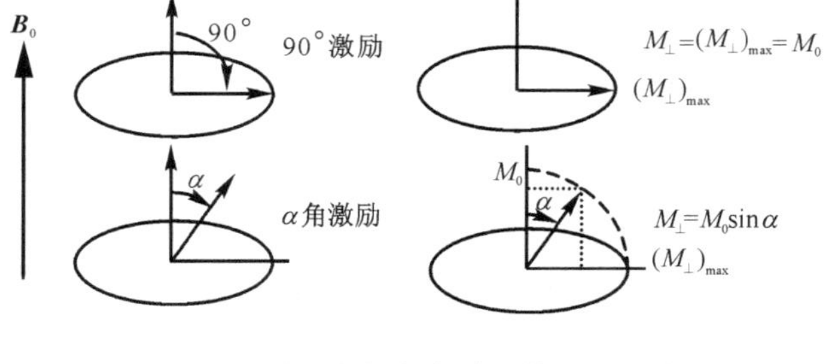

图 15-23　90°和小角度激励的横向磁化分量

GRE 序列的翻转角可在 15°～45°之间选取。翻转角取得越小，TR 就可以越短，但序列的 SNR 就会更低。因此，GRE 序列的快速是以 SNR 的降低为代价的。

GRE 序列的所有时间参数均比其他序列的同一参数短。尤其是 TE 和 T′的有效缩短，使人们能够用非常短的 TR 周期获取信号。例如，GRE 序列可以在 4ms 之内取得回波（TE＝4ms)、在 2s 内得到一幅图像，其速度快得令人难以置信。

三、梯度回波序列的时序

基本 GRE 序列的时序如图 15-24 所示。为了加深对 GRE 序列中各梯度脉冲的理解，我们还在该图的下半部分绘出了各梯度方向上质子群的相移曲线，其中 φ_{ss}、φ_{ro}和φ_{pe}分别表示选层梯度、读出梯度和相位编码梯度方向的相位差。可以看出，α 射频脉冲一加入，选层梯度方向就马上出现相位差，但紧接着的负向梯度脉冲又很快将其平衡为零。这里的负向梯度就是所谓的相位平衡梯度。在读出方向，反向梯度(称为相位发散梯度)的出现使该方向出现反向相位差。但是，随着梯度脉冲的反转，该相位差又朝正向变化，当其过零点时便发出可供利用的回波。此后，正相位差继续加大，直到读出梯度结束(其相位差被保留)。在相位编码方向，质子相位差的大小依当时相位编码梯度的幅度而定，即在不同的成像周期中质子系统的相位差大小是不同的。该梯度停止作用后，其相位被保留至下一成像周期。图中的 T′和 TE 分别为 GRE 序列的等待时间和回波时间。

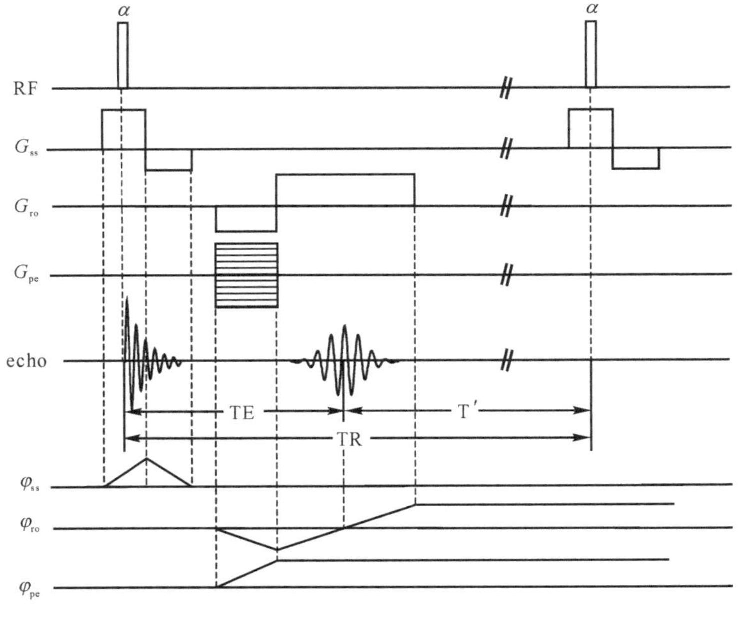

图 15-24 基本梯度回波脉冲序列及其相位

GRE 序列还可用公式法表示为如下形式

$$[\alpha-\mathrm{TI}-G_{ro}(\mathrm{Inversal})-\mathrm{echo}-\mathrm{T}']\,n \tag{15-31}$$

式中，echo 为梯度回波信号；G_{ro}(Inversal)为读出梯度的翻转；n 为周期重复次数。

四、扰相梯度和相位重聚梯度

在 SE 序列中，由于满足 TR≫ T_2 的条件，下一个 RF 脉冲到来时横向磁化矢量已基本恢复。因此，该横向磁化对继之而来的回波信号没有贡献。但是，在 GRE 序列中，由于 TR≪ T_2，下一周期的 α 脉冲出现时就有可能保留相当的横向磁化。这种剩余磁化对图像的影响主要以带状伪影(banding artifact)的方式出现。在使用大翻转角或对 T_2 较长的组织成像时，由此造成的带状伪影将更加严重。带状伪影出现时，读出梯度方向可见一宽阔的强信号带，而相位编码方向只表现在其几何中心。上述位置正好是相位编码梯度幅度为零所波及的范围。

由此可见，在下一个 RF 脉冲出现之前，处理好 GRE 序列的剩余横向磁化是很有必要的。通常用相位破坏和相位重聚两种方法来减少剩余磁化的影响。两者均需施加一定的梯度脉冲。

我们知道，横向磁化或磁化矢量 $\boldsymbol{M}$ 的横向分量 $M_\perp$ 是由小磁矩的相位相干所形成的。因此，只要破坏其相干性，剩余 $M_\perp$ 就会消失，但有用的纵向分量 M_z 依然存在。破坏 $M_\perp$ 所使用的梯度又叫扰相梯度或相位破坏梯度(spoling gradient)。

扰相梯度一般于信号读出后至下一个 α 脉冲到来之前的一段时间内从三个梯度方向同时加入，如图 15-25 所示。由图可见，上述扰相脉冲的出现，将使三个方向均出现同方向相位发散。这样，下个 RF 激励出现时就不会有相干信号存在。可见扰相就是导致非零相位的出现。

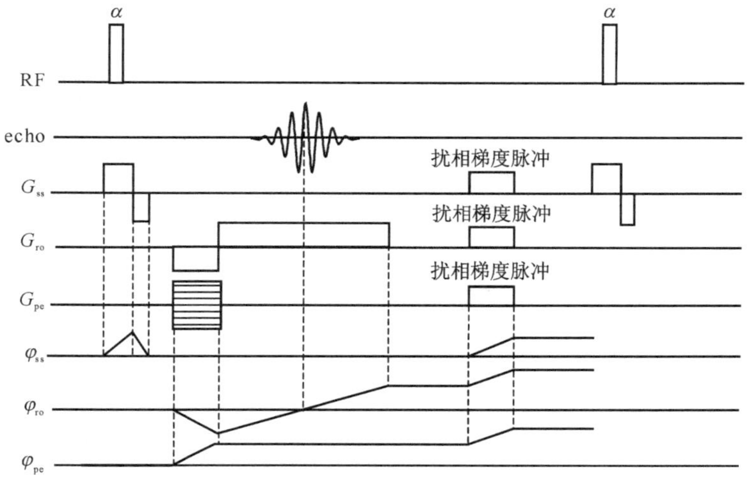

图 15-25 梯度回波序列的扰相梯度脉冲及其相位

$M_\perp$ 相位发散以至消失的过程，还可用图 15-26 的磁矢量变化图来说明。可以看出，通过扰相梯度，只有纵向磁化成功恢复，意即为再次激励做好了准备。实际上，可将扰相看作加速横向“弛豫”的过程，而平常意义上的横向弛豫是指质子系统的“自然”散相。

实施扰相的 GRE 序列可以在较短的 TR 下获得更大权重的 T_1 像。然而，由于它需要在不同方向各增加一个梯度脉冲，使得机器梯度系统的负担大为加重。另一方面，因扰相脉冲也需占用一定的时间段，这类序列就不能采用太短的 TR。它也使每次扫描的层数受到更大限制。

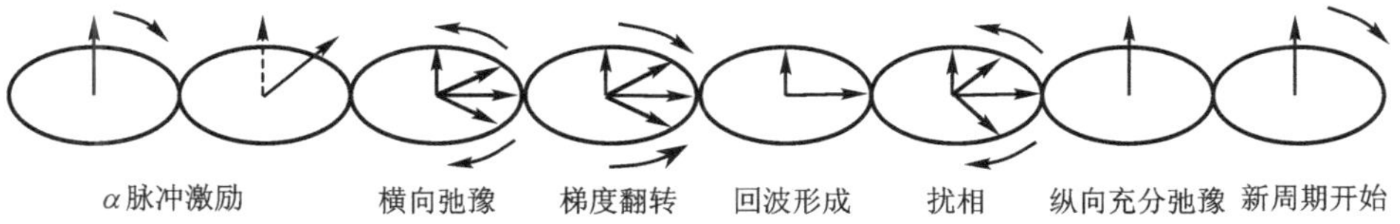

图 15-26　扰向梯度与横向磁化的散相

扰相的目的还可以通过施加一定的 RF 脉冲来达到。

另一种对横向磁化进行处理的方法叫相位重聚，其思路与扰相法正好相反。相位重聚就是不仅不消除质子的相位相干状态，还要设法将其保留至下一周期，以便对回波信号做出贡献。由图 15-24 可知，信号读取结束后，层面选择方向的相位相干早已出现，而相位编码和频率编码两个方向的相位尚发散于同一方向。因此，只要再在这两个方向施加适当的反向梯度脉冲，就可使所有方向的相位均相干了(图 15-27)。这一反向梯度叫做相位重聚梯度(rephasing gradient)或相位补偿梯度(gradient compensation)。由此看来，相位重聚梯度脉冲的作用就是促使"零相位"的出现。

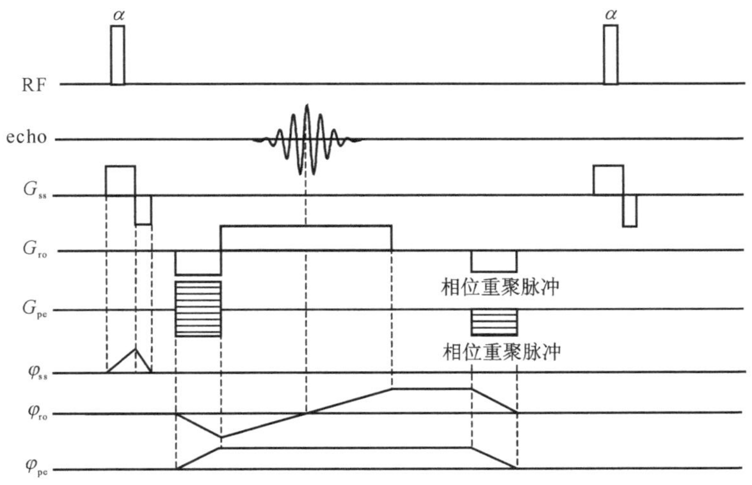

图 15-27　梯度回波序列的相位重聚脉冲及其相位

上述相位重聚过程还可以用图 15-28 所示的磁矢量变化图来形象地表示。

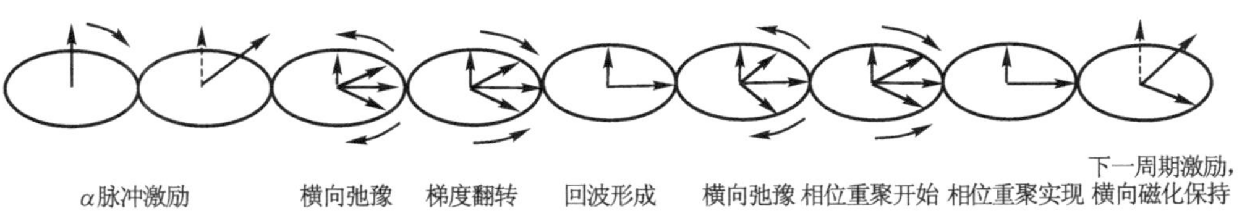

图 15-28　相位重聚梯度与横向磁化的相位相干

这种用梯度脉冲进行相位重聚的方法仍然会加大梯度系统的负担。

五、梯度回波序列族

GRE序列以其快速扫描而著称。因此，它一诞生(1986年)就引起了业界的广泛关注。众多MRI系统制造厂家一涌而起，掀起了一股GRE热。GRE序列首先对机器的梯度系统提出了挑战。人们不得不对其进行改进，以适应于梯度场快速开关的需要。在序列的开发应用上，尽管原理大同小异，却被冠以不同的名称，因而出现了目前GRE序列名目繁多的局面。这一点与SE序列的情况有些类似。

GRE序列家族(gradient echo pulse sequence family)可按其在序列末尾对剩余横向磁化的不同处理方法分为两大类。第一类是采用扰相技术的序列。它以西门子公司的快速小角度激发序列，即FLASH(Fast Low Angle SHot)为代表。该序列在原Picker公司叫T_1-FAST(spoiled Fast Acquired STeady state)，在飞利浦公司为FFE(Fast Field Echo)和CE-FFE(Contrast Enhancement in FFE)，在日立公司就是GFE(Gradient Field Echo)。上述序列均采用梯度脉冲来扰相。除此之外，GE公司和原Picker公司还推出了用RF脉冲实现扰相的同类序列，它们是GE的Spoiled GRASS(Gradient Recalled Acquisition in the Steady State)、SPGR(SPoiled GRass)及原Picker的RF-FAST。

另一类GRE为采用相位重聚技术的序列。这一类以西门子的稳定进动快速成像(FISP，Fast Imaging with Steady Procession)序列为代表。Refocused Grass、SSFP、FAST、PSIF和T_2-FFE(飞利浦)等序列也属于此类。

有些作者采用了更加详细的分类方法。例如，将GRE序列分为基本GRE、扰相FLASH/GRASS类、相位重聚FLASH/GRASS/FISP类、True FISP以及CE-FAST(PSIF)等五类。这种分类法更加突出了每种GRE序列之间的细微差别。我们看到，这里的同一序列还可进一步派生出不同的子序列，如GE的GRASS。这是序列演变越来越复杂的原因。

六、梯度回波序列的图像特点和应用

同SE序列一样，TE在GRE序列中仍然控制着图像对比度，这一点从式(15-29)中便可看出。增大TE，将增大信号的T_2^*依赖性，等同于增加图像的T_2^*权重。

SE序列的典型TR值在1s左右。短TR是GRE序列的一大特点。如果将GRE序列的TR设置为15～30ms，扫描时间将缩短至SE序列的1/50。对于SE序列，这样将使组织很快进入饱和而得不到回波信号，但GRE序列用减小翻转角α的方案与之配合，就收到了理想的效果。

图15-29中绘出了三种TR取值时的α-S曲线。可以看到，当TR较长，即取TR=0.9T_1(接近于T_1)时，α在90°附近才取得信号的最大值；当缩短TR到组织T_1的十分之一长度(TR=0.1T_1)时，只需30°左右的α就可取得信号的最大值。这说明短TR必须与小角度相配合，才能取得满意的信号幅度。当然，这时的信号要比长TR或90°激发时的信号小得多。

GRE序列中TR对图像对比度的影响同SE序列中TR的作用类似。在TE和α一定的前提下，TR 缩短，组织中的长 T_1 组织就不可能得到充分弛豫，以至于下次激励时只有部分短 T_1 组织可形成信号。这样，虽然图像的 T_1 特点突出了，但 SNR 却因此而降低。与此相反，增加 TR 将削减图像的 T_1 依赖性，但 SNR 随之提高。

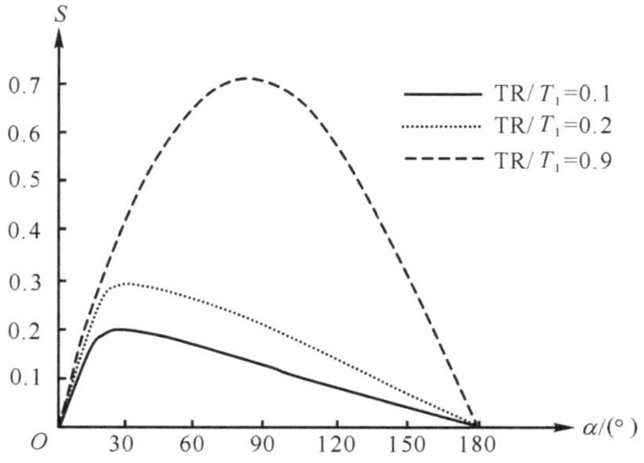

图 15-29　梯度回波序列的 α-S 曲线

此外，GRE 序列中 α 也是图像特点的重要决定因素。α 越接近 90°，图像越类似 SE 序列的 T_1 加权像。这是因为 α 越大，磁化强度矢量的横向分量就越大、所需要的恢复时间也就越长，在短 TR 的条件下仅有 T_1 短的组织可能发出信号。因此，增加 α 同缩短 TR 的效果一样：二者都使图像的 T_1 权重增加。

为叙述方便，通常将 GRE 序列的两个大类分别称之为 FLASH 类和 FISP 类。下面简述这两类序列的临床应用。

FLASH 序列采用较短的 TR 和 TE，因此较易得到 T_1 加权像。为获得 T_2^* 和质子密度加权像，必须同 SE 序列那样延长 TR，以便使纵向磁化在下次 RF 作用前充分弛豫。由于使用的是小角度激励，纵向磁化的恢复进行得很快。因此，用比 SE 序列短得多的 TR 即可除去 T_1 对比的影响。一般来说，由 α<30°的 RF 脉冲、较短的 TR 和 TE 就可获得满意的 T_2^* 和质子密度加权像。表 15-2 列出了 FLASH 序列各种加权图像的扫描参数。

表 15-2　FLASH 序列的扫描参数

扫描参数	T_1 加权	轻度 T_2^* 加权	重度 T_2^* 加权	质子密度加权
TR/ms	200～400	20～50	200～400	200～400
TE/ms	12～15	12～15	36～60	12～15
α/(°)	45～90	30～60	5～20	5～20

在 FLASH 序列的图像上，血流与周围组织的对比一般较强。这是由于测量时间内进入成像层面的不饱和自旋质子增多之故。利用这一特点可使较小的血管和流动较快的血液充分显示。但是，当对腹部等血流较丰富的部位实施成像时，它却容易导致相关的伪影，这时需要对层面以外的血流进行适当的处理。此外，FLASH 序列对水和脂肪组织均比较敏感。它的快速成像特性还常被用来进行动态研究，例如关节活动的功能性研究、造影剂的动态观察、结合心电门控对心脏和大血管进行动态的电影成像以及用于血管造影等。

在组织 T_2^* 较长的情况下，如果用短 TR 及大 α 进行激发，则 FISP 序列可以得到比 FLASH 更强的信号，因为这时的剩余横向磁化被带至下一成像周期。当受检组织的

T_2^* 较短、所取 TR 长于 T_2^* 时，由于 TR 内横向磁化已基本弛豫，这时 FISP 图像与 FLASH 相似。当用很小的翻转角进行激发时(产生的横向磁化较小)，FISP 也得到类似于 FLASH 的图像。

七、梯度回波序列的评价

GRE 序列最显著的特点是快速成像。在某些情况下，其成像速度要比 SE 序列快数十倍，是快速成像序列中较为成熟的一种。GRE 序列的优点主要体现在下述几个方面：①不用 90°脉冲激发，使得纵向弛豫时间缩短。这意味着可以用短 TR 成像，从而为快速扫描创造了条件。②用梯度的翻转代替 180°相位重聚脉冲。这不仅有利于使用短 TR 实施扫描，更重要的是它将有效地减少受检者的射频能量沉积。③由于上述短 TR 的应用，实现了快速的 T_2^* 扫描。

GRE 序列的缺点有：①可得到 T_2^* 图像，但不能获取纯 T_2 图像；②对梯度系统的要求较高，与此同时，扫描时整个梯度系统的负担加重，梯度切换时产生的噪声也进一步加大(实施短 TR 和短 TE 的 GRE 成像时，梯度系统处于高速开关状态)；③SNR 较低；④如果应用长 TE 进行扫描，则很容易导致磁化率伪影和化学位移伪影等多种伪影；⑤图像质量在很大程度上受磁场均匀性影响。

第五节　三维成像及其脉冲序列

一、三维成像的概念

目前为止所介绍的成像方法均为二维成像法(2D，two-dimentional imaging)。它是使用选择性激励技术将被检体分割为一个个成像层而采集信号的，所得图像以层为单位从切层正面进行观察。2D 方法具有成像速度快和容易实现的优点，因而已相当成熟。如今临床常规扫描中主要使用 2D 法成像。2DFT 是最常用的二维成像方法。

2D 成像技术存在以下几方面的缺点。一是它只限于面对层面来观察图像，也就是说，一次扫描只能得到一个观察方向的切面。二是它对层厚和层间距的限制。2D 方法是采用 RF 脉冲与梯度脉冲相结合来实现选择性激励的，因而层厚和层间距至少受梯度场线性(包括强度)、RF 脉冲之波形及带宽等三个因素限制。目前的商用 MRI 系统中，在层间距为 50％的情况下，最小层厚只能达到 3mm。最后，2D 方法中信号仅取自成像层面，而噪声却来源于整个成像容积，使得它的 SNR 比较低。如果采用三维成像方法，上述缺点将不复存在。这就是人们一直探索行之有效的三维方法的原因。

所谓三维成像(3D，three-dimensional imaging)是指将成像容积作为一个整体来考虑的成像方法。因此，3D 方法又叫三维体积成像或三维容积成像(three-dimensional volume imaging)。用 3D 技术获得的数据可以按任意方向重建断层图像，而不受观察方向的限制。更有甚者，它不会因为重建方向的改变而损失分辨率。

如果说 2D 图像在层面内有足够的分辨率，那么，它在层间(切层方向)的分辨率是难以提高的(受层厚和层间距的限制)。但是，3D 图像却能在层面内和切层间保持同样的分辨率，即用它能获得甚至小于 1mm 层厚的图像。从理论上讲，3D 成像没有层厚的限制，也不需要层间距。这是 3D 方法的独到之处。与 2D 方法相比，无论是在病人定位，还是在图像的观察方面，三维成像都是一种全新的方法。

现在，如果采用最新的短 TR 快速扫描序列，一次 128×256×256 的 3D 采集可在不到 4min 的时间内完成。利用这些数据，便能重建出任意方向的高分辨图像。对于 3D 的数据信息，还能在计算机工作站上进行最有效的分析研究。

由于 3D 图像的原始数据在三个坐标轴方向均进行了傅里叶编码，我们还可以用任意角度甚至弯曲表面来重建图像，而分辨率不会有丝毫损失。这并不是说 3D 成像在三个坐标轴方向一定要有相同的分辨率，而是说可以利用各种标准的图像处理手段在现有分辨率的基础上实现任意重建。

人们在早期的 MRI 系统中就曾尝试过 3D 成像，但这种方法的耗时及其难以克服的伪影一度限制了它的发展。现在，随着各种有效脉冲序列的问世，3D 方法已取得了许多临床应用成果。这里讨论以三维傅里叶变换为基础的成像方法，简称为 3DFT 方法。

二、三维成像的激发特点和扫描带选取

在三维成像技术中，整个成像容积被分解为 $n_x \times n_y \times n_z$ 个体素。每个体素的位置要用空间坐标来标定。在 MRI 中，建立三维图像所需要的空间坐标系仍然由三个方向的梯度场所组成。这里，首先用两个梯度在二维平面内分别进行频率和相位编码，以确定体素在平面内的位置。然后它将对另一个梯度进行相位编码，以定出体素所在平面的空间位置。这样，体素的三个坐标值就唯一地确定了。与 2D 成像不同的是，3D 方法中没有层面选择梯度，取之以代的是又一相位编码梯度。由此可见，在 3D 方法中使用了两个相位编码梯度。为了对二者进行区别，可将层面方向的相位编码梯度称为层面编码梯度(slice encoding gradient)。

3D 成像中不采用 2D 方法中类似的层面选择技术，因而毋须选择性激励。3D 方法中，通常用一个带宽范围较大的 RF 脉冲进行激发，以使整个三维容积内的质子全部受到激励。然后，它用施加梯度的方案依次读取各体素所发出的 NMR 信号。可见，成像范围在这里是作为一个整体来考虑的。这就是 3D 成像法又称为容积成像的原因。

在实行全容积激励的 3D 成像方法中，体素的形状与 2D 方法也有所不同：前者采用正方体形体素(isotropic voxel)，而后者只能选用长方体形体素(anisotropic voxel)，如图 15-30 所示。正方体体素的应用，是 3D 成像所得数据可在任意方向重建以及切层方向与层面方向具有相同分辨率的直接原因。

与三维的体素相对应，3D 成像的数据是以三维矩阵来表示的。无论是数据采集还是图像重建，3D 方法将要消耗比 2D 方法长得多的时间。一切减少体素或缩小扫描容积的方案均可使 3D 成像的时间缩短。然而，以减少体素来缩短扫描时间的办法是以分辨率的下降为代价的，一般不被采用。多用缩小成像容积的方案来提高成像速度。

在层面编码梯度方向将成像容积划分为若干个区间就可使成像节段化，从而缩小了成像容积。这样划分出的节段(segment)就是常说的扫描带(slab)或层块，如图15-31所

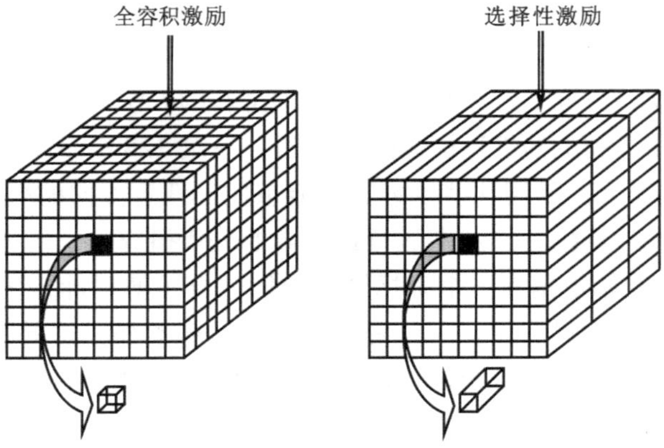

(a)正方体形体素　　(b)长方体形体素

图 15-30　全容积激励与选择性激励的体素

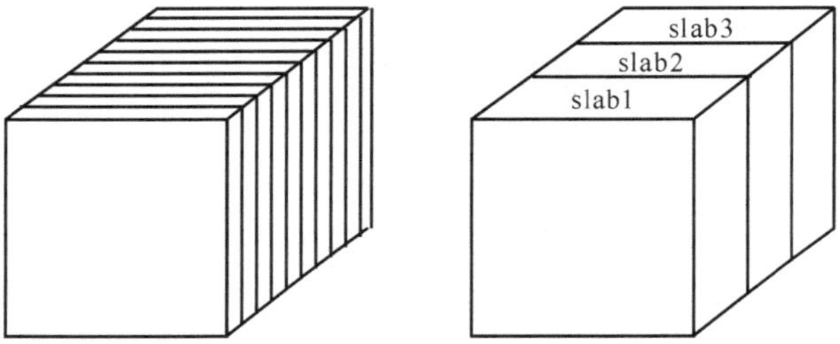

(a)无扫描带，全容积激励　　(b)取扫描带，选择性激励

图 15-31　3D 成像的激发方式

示。扫描带可以取，也可以不取；可以取一个，也可以取多个。一旦选取了扫描带，就必须实施选择性激励才能选中欲成像的扫描带。这与 2D 成像中的选层有些类似，但二者又是截然不同的。2D 方法中的每个层面只能产生一幅“断层”图像，而通过这里的扫描带可重建出许多幅图像(任意方向)。尽管扫描带技术使成像层数受到限制，却有利于在相同的层数下获得更薄的层面，同时使扫描时间缩短。如果进行的是 3D 血管成像，扫描带技术还可使“时飞”效应(time-of-flight effect)所致的流入增强效果更加突出。

在需要更多层面和感兴趣空间增大两种情况下，采用扫描带成像的必要性就不大了。这是因为扫描带的选取需选择性梯度和额外的 RF 脉冲，使得扫描序列的 TR 和 TE 延长。此外，对于 T_1 加权的快速扫描，扫描带边缘的欠饱和组织将发生比扫描带中央的组织还要强的信号，从而导致大量层面包绕伪影，即出现层面编码方向上的信号干扰。可见，对于大容积成像，不取扫描带是最佳选择。

三、三维成像的序列及其讨论

3D 成像的信号获取方法与 2D 成像完全相同。因此，前面介绍过的几类序列原则上都可用于 3D 成像。但是，由于 3D 成像中不使用选层梯度，并用层面编码梯度(相位编码)进行第三维上的空间定位，使 3D 序列又具有一定的特殊性。在 2D 成像序列的层面选择梯度方向加相位编码梯度，就可实现序列的层面编码功能，从而使 2D 自旋回波序列成为 3D 自旋回波序列。图 15-32 示 2D 和 3D 自旋回波序列。为了比较，作者将两个序列画在一个时间域中。可以看出，除了 G_{ss}外，序列的其他部分是完全相同的。图中 G_{pe}是二维平面内的相位编码梯度，而 G_{ss}(3D)中的梯度变化是实现层面方向的相位编码所必需的。可见 3D 成像中梯度波形的变化更加复杂。

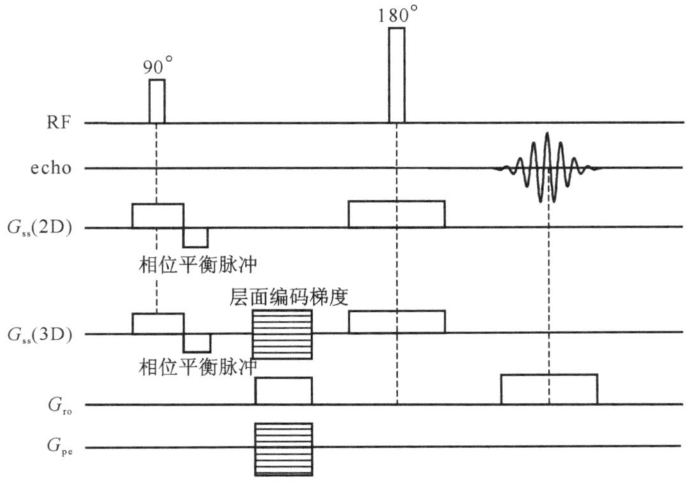

图 15-32　2D 和 3D 自旋回波序列的比较

图 15-33 示 2D 和 3D 的梯度回波序列。实施 2D 成像时，G_{ss}的变化如图中的 G_{ss}(2D)所示。而进行 3D 成像时，层面选择方向的梯度应加入 G_{ss}(3D)所示的波形。不难发现，3D 成像中所用的层面编码梯度正好与 2D 成像中该梯度上所采用的相位平衡脉冲相重叠，这样做的目的主要是为了获得短的 TE 时间，以加快扫描速度。

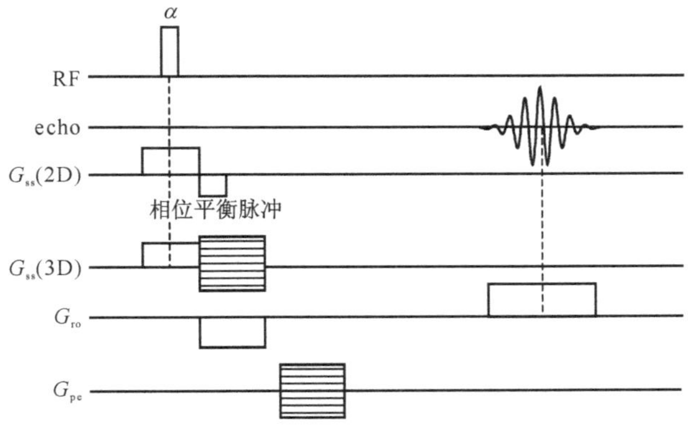

图 15-33　2D 和 3D 梯度回波序列的比较

上述 3D 序列中层面编码的步数由成像容积在层面选择方向上的像素来决定。在成像容积确定的前提下，该方向上的像素越多，其图像重建时层面的厚度就可以越薄，这意味着在切层方向可以得到更高的分辨率。3D 成像各方向的像素数均可任取，但通常取 2 的整数次幂个，如 16(2^4)、32(2^5)和 64(2^6)等。在进行傅里叶变换时，对于 3D 成像层面编码方向上的数据，MRI 系统将采用与 2DFT 方法中相位编码方向上完全相同的方法进行处理。

2D 成像和 3D 成像的另一个区别是层面编码方向上两者所施加的梯度场强度不同。这是由两种方法的不同激励对象所决定的。在 2D 方法中，激励对象为 3～10mm 厚的层面，而在 3D 方法中它是整个成像容积或 16～128mm 厚的扫描带。众所周知，梯度场的强度是有限的。用同样的梯度分别作用于薄厚不同的层面，厚层面的梯度分布就要弱一些。显然，3D 方法中扫描带所经历的梯度场要弱得多。在 2D 成像中，层面的厚度受最大梯度场强度的限制，而在 3D 成像中层厚则受层面编码方向上梯度的步数(即编码数)限制。在同样的梯度场下，3D 成像可以用更弱的梯度场需求而获得更多的层面编码步，这就是 3D 方法具有更高层面分辨率的原因。典型的 3D 成像序列均可得到 1mm 以下的相位编码分辨率，而实行选择性激励的 2D 成像的层厚为这一限度的 2～3 倍。

综上所述，在 3DFT 方法中相位编码是在层面内(in plane dimension)和层面选择方向(slice dimension)同时进行的。因此，要获得一幅图像将比 2DFT 方法消耗更多的时间。例如，用 3D 方法取得重建 16 层图像的数据，在 TR 相同的情况下，其成像时间为单次采集 2DFT 方法的 16 倍。然而，3D 方法可以获得 4 倍($\sqrt{16}=4$)于 2D 方法的 SNR。在 2D 多层面技术中，可以利用长 TR 的等待过程去激发别的层面，从而使这种长 TR 序列的成像速度不是太慢。但在 3D 技术中不采用上述的办法利用 TR。它是用短 TR 的序列，试图在较短的时间内取到尽可能多的数据。短 TR 可能使每次采集的 SNR 降低，但通过反复地采集可使 SNR 提高到层面数的平方根倍。但是，对于短 TR 的稳态序列，是没有时间进行多层面采集的。例如，2D 的 GRASS 序列就是用单层面的方式来收集数据的。当用这类序列进行 3D 成像时，3D 方法所用时间已经接近于 2D 方法了。采用同一 TR 通过 GRASS 序列进行 2D 成像时(单次激发)，它所用的时间和 3D 方法相同，但 3D 法同时获得了 2D 法 4 倍的 SNR。由此可以看出，最佳 3D 序列应该是 TR 非常短的序列。稳定进动序列就非常适合于 3D 成像。

表 15-3 给出了 3D 技术中经常使用的快速成像序列。表中的 FLASH、GRASS、FISP、Spoiled GRASS、SSFP、PSIF 等序列已在上一节提到，它们和其他序列的工作原理将在第十六章作进一步介绍。需要指出的是，这些序列以稳定进动的 GRE 序列为主。熟悉 GRE 序列及其梯度脉冲的相位效应，有助于理解它们的原理。另一方面，应从此看出梯度回波序列的潜在用途。

表 15-3　可用于三维成像的快速成像序列

序列名	信号类型	RF 激发脉冲个数	对比度
FLASH	梯度回波	1	通常为 T_1
GRASS	梯度回波	1	质子密度、T_2^*
FISP	梯度回波	1	质子密度、T_2^*
spoiled GRASS	梯度回波	1	通常为 T_1

续表

序列名	信号类型	RF 激发脉冲个数	对比度
FASTER	梯度回波	2	T_1 和 T_2 组合
FATS	梯度回波	2	质子密度、T_1、脂肪或水
SSFP	自旋回波	2	长 T_2
CE-FAST	自旋回波	2	长 T_2
PSIF	自旋回波	2	长 T_2
CE-FASTER	自旋回波	2	长 T_2
STEAM	激发回波	2	根据回波数而变

四、SNR 与三维成像

SNR 是衡量图像质量和扫描效率的重要参数。在那些 SNR 不能满足要求的场合，三维成像显得越来越重要。下面就来说明这一问题。

在扫描周期内 SNR 的大小与 TR 的取值以及 TR 与组织 T_1 的比值有关。反映 SNR、TR 和 T_1 相互依存关系的曲线称为 SNR(t)曲线。图 15-34 绘出了 GRE 和 SE 两种序列的 SNR(t)曲线。图中的纵坐标是单位扫描时间的 SNR(即 SNR_t)，横轴为 TR 与 T_1 的比值。由图可以看出，对于 GRE 序列，当 TR< T_1 即 TR/ T_1<1 时方可取得较大的 SNR。而对于 SE 序列，在 TR=1.26 T_1 处 SNR 有极大值。同时看出，为了保持 90%以上的 SNR，SE 序列的 TR 应在 0.6 T_1～2.5 T_1 之间选取。临床应用中，当成像范围增大时就得增加扫描层数，同时必须延长 TR。从提高 SNR 效率的角度看，这样做并不利于图像质量的提高。

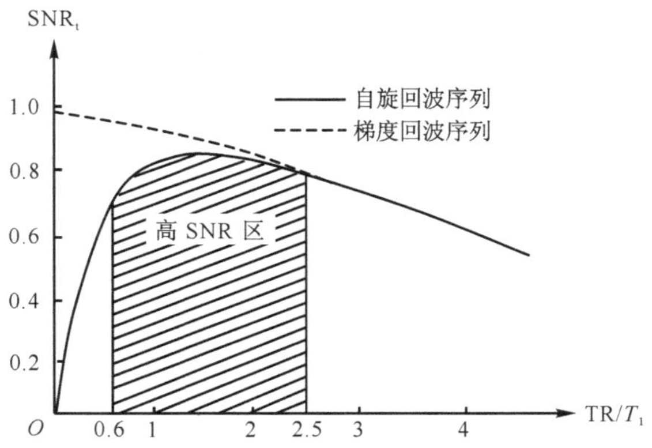

图 15-34　梯度回波序列和自旋回波序列最佳 SNR 的获得

上面的讨论说明，成像序列最佳 SNR 的取得与 TR 和 T_1 的比值有关。一般来说，序列中 TR 的长短只由扫描层数限定，因此，SNR 就与组织的 T_1 密切相关。我们知道，T_1 有很强的场强依赖性，即组织的 T_1 值随所在磁场的场强增大而延长。例如，在 0.06T 的弱磁场中，脑灰质的 T_1 值仅 300ms；在 0.35T 场强下它成为 650ms；到了

1.5T 的高场强下，其 T_1 值竟在 1000ms 以上。下面举例说明主磁场变化对 SNR 的影响以及应采取的对策。

假设对头颅行横轴位成像，其成像容积包括头颅上下 14cm 的范围。这时取 7mm 厚的扫描层，用 20 层便可覆盖整个扫描野。如果按每层 100ms 的时间计算，这时的 TR 就不能短于 2000ms。已知脑灰质的 T_1 为 1200ms(1.5T)，这时 TR 与 T_1 之比尚在自旋回波序列的最佳 SNR 范围之内(TR≈1.67 T_1)。但是，在 0.35T 的场强中，由于 T_1 变短，TR 与 T_1 之比已不能满足高 SNR 的要求(TR≈3.1 T_1)。随着场强的降低，这种情况将更加严重。例如，在 0.064T 的弱场强系统按上面的要求对头颅成像时，将出现 TR≈6.7 T_1 的情形。这时 SNR 已降得非常之低。

综上所述，在低场或多层面薄层成像的情况下，必须采用其他成像方法。部分反转的梯度反转恢复 3DFT 序列是最常用的方法。

主要参考文献

高元桂，蔡幼铨，蔡祖龙等．1993．磁共振成像诊断学．北京：人民军医出版社

毛希安．1996．核磁共振基础简论．北京：科学出版社

隋邦森，吴恩慧，陈雁冰．1994．磁共振诊断学．北京：人民卫生出版社

赵喜平．2000．磁共振成像系统的原理及其应用．北京：科学出版社

赵喜平，郑崇勋，吕 娟．1998．磁共振成像中的快速和超快速扫描．第四军医大学学报，19(增刊)：74～77

赵喜平，郑崇勋．1998．快速磁共振成像序列及其应用——加快扫描速度的常用策略．世界医疗器械，4(12)：59～63，66

赵喜平，郑崇勋．1999．快速磁共振成像序列及其应用——快速自旋回波序列．世界医疗器械，5(1)：51～55，63

赵喜平，郑崇勋．1999．快速磁共振成像序列及其应用——快速梯度回波序列．世界医疗器械，5(2)：53～59

赵喜平，郑崇勋．1999．快速磁共振成像序列及其应用——回波平面成像序列．世界医疗器械，5(3)：55～58

赵喜平，郑崇勋．1999．快速磁共振成像序列及其应用——其他快速序列及快速成像序列的应用．世界医疗器械，5(4)：70～74

朱小平，苏学曾．1987．磁共振成像入门．上海：同济大学出版社

俎栋林．1996．医学 MRI 基本概念和基本原理．Beijing：Proceedings of CCAST(World Labortory) Workshop

Bradley W G，Tsuruda Jr J S．1987．MR sequence parameter optimization：an algorithmic approach．AJR，149：815～823

Grant David M，Harri Robin K．1996．Encyclopedia of nuclear magnetic resonance (Volume 1：Historical perspectives)．New York：John Wiley & Sons Ltd

Henning J，Nauerth A，Friedburg H．1986．RARE imaging，a fast imaging method for clinical MR．Magn Reson Med，3：823～833

Kneeland J B，Knowles R J R，Cahill P T．1985．Multi-section multi-echo pulse magnetic resonance techniques：optimization in a clinic setting．Radiology，155：159～162

Laubenberger J，Büchert M，Hennig J et al．1997．Application of single-shot RARE for magnetic resonance cholangiopancreaticography(MRCP)．Electromedica，65(1)：2～4

Mitchell M R，Tarr R W，Conturo T H et al．1986．Spin echo technique selection：basic principles for choosing MRI pulse sequence timing intervals．RadioGraphics，6(2)：245～260

Moriel NessAiver．1997．All you really need to know about MRI physics．Baltimore，MD，United States：Simply Physics

Nits W．1996．Magnetic resonance imaging sequences and their clinical application(Part 1)．Electromedica，64(1)：23～29

Nits W. 1996. Magnetic resonance imaging sequences and their clinical application(Part 2). Electromedica, 64(2): 48～51

Nits W. 1997. Imaging sequences in magnetic resonance tomography and their clinical application(Part 3). Electromedica, 65(1): 8～14

Petersein J, Saini S. 1995. Fast MR imaging: technical strategies. AJR, 165: 1105～1109

PHILIPS. Basic principles of MR imaging. Philips Medical Systems

Plewes D B. 1994. Contrast mechanisms in spin-echo MR imaging. RadioGraphics, 14: 1389～1404

Tsuchiya K, Hachiya J. 1997. Clinical applications of the HASTE sequence in neuroimaging. Electromedica, 65(1): 5～7

Wood M L, Bronskill M J, Mulkern R V et al. 1993. Physical MR desktop data. J Magn Reson Imaging, 3(S)

Wood Michael L, Bronskill Michael J, Mulkern Robert V et al. 1994. Physical MR desktop data. Mresource Guide. 19～26

Woodward Peggy, Freimarck Roger. 1995. MRI for technologists. New York: McGraw-Hill Information Services Company

Young Ian R. 2000. Methods in biomedical magnetic resonance imaging and spectroscopy. Chichester UK: John Wiley & Sons Ltd

第十六章　磁共振成像术——快速成像序列

快速成像是指一系列用以缩短扫描时间的技术。在快速成像出现以前，一组磁共振图像往往需要10～20min才能取得。如此长的扫描时间不仅会给病人带来不适，而且由于呼吸、心搏、胃肠蠕动以及某些自主运动所造成的伪影，使图像质量大大退化。因而，人们一直在探索快速成像的方法，且在近年来取得了突破性进展。这些进展均以小角度激励技术的出现(1986年)为标志。现在，在GRE序列基础之上发展起来的快速成像序列(包括EPI序列)已使成像时间缩短至秒级甚至亚秒级。有些序列的成像速度快得令人难以置信。实时或准实时磁共振以及透视磁共振的概念已经提出。除了GRE以外，SE序列的扫描速度也大大提高。扫描时间的缩短，不仅在提高MRI系统的工作效率、消除或减弱运动伪影的影响方面具有重要意义，更重要的是它有利于加强人类对机体动态过程的认识、拓宽成像领域。灌注成像、扩散成像和脑功能成像等都是快速成像的产物。快速成像技术的应用，还使3D成像成为一种实用的方法。

MRI系统的扫描时间是由序列重复时间TR、信号采集次数NSA和相位编码步数三者共同决定的。减小上述参数中的任一个均可使扫描周期缩短(扫描速度加快)。但是，这些参数的改变还要考虑到图像对比度和SNR的要求。因此，它们的优化组合只能在一定范围内加快成像速度，却不能使其从一个普通序列上升为快速序列。所谓快速成像是指在数据采集和信号生成方面采用了快速扫描策略的成像序列，这些策略大部分与K空间的不同填充方案和小角度激励有关。本章依次介绍快速自旋回波序列、快速梯度回波序列、回波平面成像序列以及各种组合的快速序列，其中时序和图像特点为重点讨论内容。最后综述各种快速成像序列的临床应用成果。

第一节　快速自旋回波序列

在MRI系统中，扫描速度的加快主要有两条途径。一是减少收集的数据量，二是缩短数据的获取时间。半傅里叶成像或其他减少K空间傅里叶行的方法都属于减少数据采集量的途径。缩短数据获取时间指的是用扫描参数的调整来提高成像速度的方法，例如，减少NSA和压缩扫描矩阵等。上述方法都会给图像的SNR或者分辨率带来负面影响。快速自旋回波采用的是缩短数据获取时间的方法，但这里增加了每个TR间期的数据采集量，使K空间的标记速度加快，因而不造成SNR和分辨率的损失。

一、传统SE序列的数据获取与K空间的对应关系

在传统的SE序列中使用一个90° RF脉冲激发选中层面。受激后的氢质子立刻从充分弛豫的 z 方向倒向 xOy 面，从而为回波信号的形成做好准备。随之而来的180°相位重聚脉冲用以形成回波信号。图16-1表示传统SE序列的数据采集过程。该图表明，在

标准的 SE 序列中，每个序列执行周期采集一个回波信号，且该信号只标记 K 空间一条线。

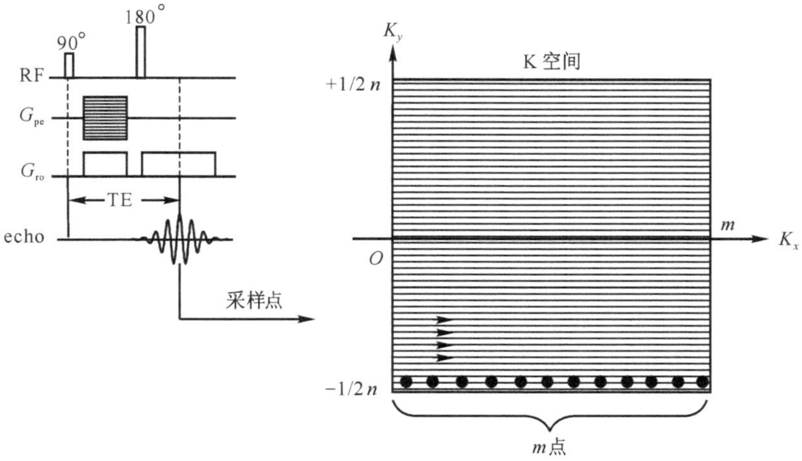

图 16-1　传统 SE 序列的数据采集：每个周期采集 K 空间一条线

图 16-2 表示双回波 SE 序列的时序及其与数据获取的关系。图中的第二个 180°脉冲用以生成第二个回波信号。我们注意到，为了进行频率编码，在每个回波信号出现时都采用了读出梯度。但是，相位编码梯度只在序列开始处应用一次，也就是说，每个回波信号都是在同样的相位编码梯度下获取的。这两个回波信号的数据被分别送往两个原始数据文件，即两个 K 空间中，以便形成两幅不同 TE 的图像。显然，通过双回波自旋回波序列能获得两幅具有不同 TE 值、但其他参数完全相同的图像。

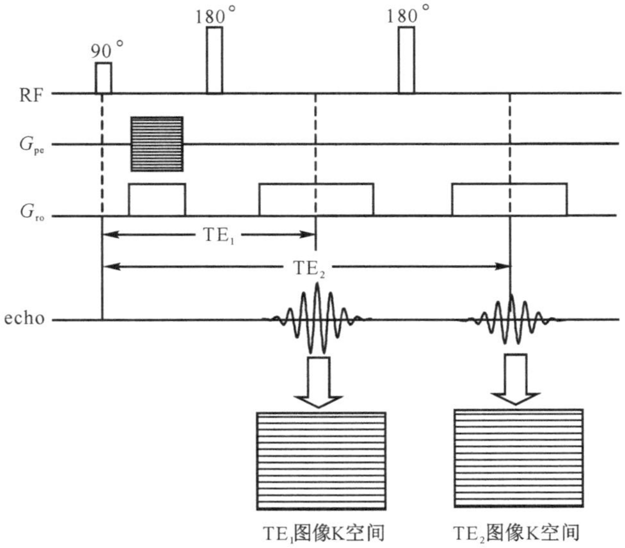

图 16-2　双回波 SE 序列的数据采集：不同回波存入不同的 K 空间

每次采集所收集的数据标记各回波 K 空间的一条线。序列每重复一次，相位编码梯度的值就按一定的增量变化一次，于是又需对回波信号采一次样。由于 G_{pe}的变化，这时回波信号的相位已经发生改变。所得数据再一次写入 K 空间中，结果又形成 K 空间的一条扫描线。如此反复，直至 K 空间被原始数据所充满。这就是双回波自旋回波序列的数据采集过程。多回波自旋回波序列的 K 空间标记过程与此类似。

二、快速 SE 序列

快速自旋回波技术最早是由德国弗莱贝格（Freiberg）工业大学的海宁(J. Henning)及其同事于 1984 年提出的。当时称为弛豫增强的快速采集方法，简称 RARE (Rapid Acquisition with Relaxation Enhancement)，其成果发表在 1986 年 12 月的医学磁共振杂志(Magnetic Resonance in Medicine)上。由于软硬件技术的飞跃发展，尤其是高性能梯度和涡流补偿技术的出现，RARE 从提出到应用实际上只经过了短短的几年时间。

RARE 技术更广泛的名称为快速自旋回波。下面简述这类序列的工作原理。

快速 SE 序列与标准的 SE 序列有些类似。序列仍以 90° RF 脉冲开始，但是随后又用一系列 180°脉冲来产生多个回波信号。它所生成的回波在 4～30 个之间，比标准的多回波 SE 序列多得多。这些回波被称为回波链(echo train)。每个回波链中包括的回波个数就是所谓的回波链长度(ETL，echo train length)。图 16-3 表示 5 个回波的快速自旋回波序列。这是一种简化的序列，可称为 ETL 为 5 或五回波链的快速 SE 序列。下面说明这种序列的快速数据获取方法。

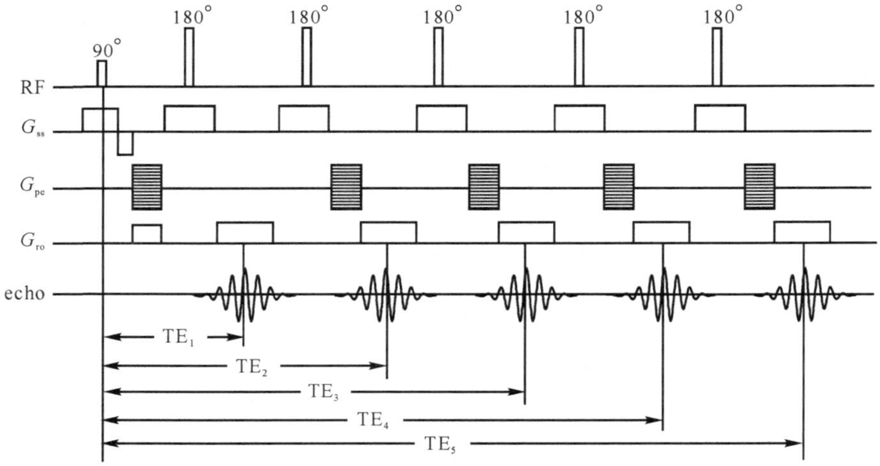

图 16-3　快速 SE 序列(ETL=5)

在传统的双回波和多回波序列中，每个回波是在同一相位编码梯度下采样并送入不同的 K 空间以重建出多幅图像的。但在快速 SE 序列中，每个回波具有不同的相位编码，且每次激发所得到的数条傅里叶线(由数个回波信号产生)被送往同一个 K 空间以重建出同一幅图像。因此，图 16-3 所示的序列在每个扫描周期将在同一 K 空间中产生 5 条傅里叶线(图 16-4)。当回波数增加时，仅用一个或数个序列执行周期就可填满整个

K 空间，从而获得一幅完整的图像。因此，用这种每个扫描周期产生数条数据线的序列，可使扫描速度成倍提高。

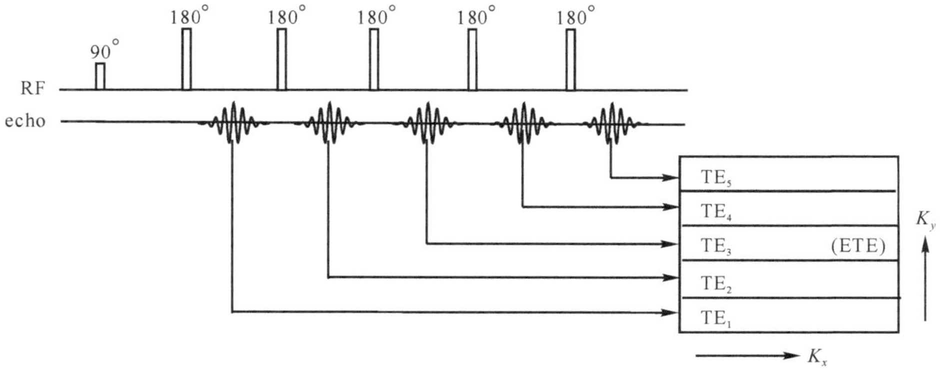

图 16-4　快速 SE 序列的数据采集(ETL＝5)

图 16-5 是常规 SE 序列与快速 SE 序列(以五回波链的序列为例)数据采集方法的比较。设所用的扫描矩阵均为 192×256，则图像的 K 空间应由 192 个傅里叶行组成，每行 256 个点。显然，由于序列的相位编码步数为 192，常规 SE 序列需重复执行 192 次。但是，五回波链的快速成像序列每次将得到 5 条数据线，故序列的重复执行次数为 192÷5。由此可见，快速 SE 序列实际的相位编码步数为扫描矩阵在相位编码方向上的点数除以回波数。如果两种序列的 TR 均为 2000ms，NSA 均为 2，并设序列的相位编码步数为 N_{pe}，则它们所需的扫描时间分别为

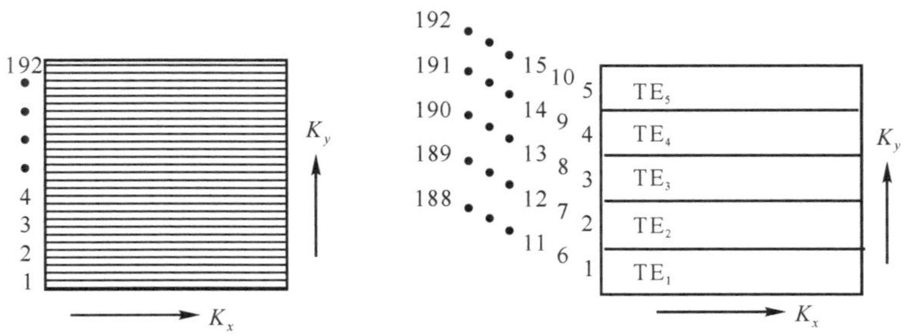

(a) 常规SE序列　(b) 快速SE序列

图 16-5　常规和快速 SE 序列 K 空间的比较

常规 SE 序列：TR× N_{pe} ×NSA＝2000×192×2＝12.5min

快速 SE 序列：TR× N_{pe} ×NSA＝2000×(192÷5)×2＝2.56min

综上所述，快速 SE 序列的回波越多或回波链越长，扫描速度就越快。因此，有人又将这里的回波数叫做快速因子(turbo factor)。

快速 SE 序列的最大优点是扫描速度成倍提高，但这是以结果图像中对比度和分辨率的损失为代价的。快速 SE 序列图像对比度的损失主要是使用多个回波生成一幅图像造成的。实际上，回波链也可以展开生成两幅图像，它们分别具有短 TE 和长 TE；也可任选 TE 值来成像；还可结合隔行扫描技术，在每个 TR 内采集多个层面。

在快速 SE 图像上脂肪显得更白，这是因为自旋-自旋耦合减少的缘故。同标准 SE 一样，快速 SE 对磁场的非均匀性也不敏感。此外，由于使用了一连串的射频脉冲，快速 SE 序列就有可能在被检体内造成更大的射频功率沉积，这是此类序列的缺点。

快速 SE 序列的回波间隔时间不能太短，通常在 10～12ms 范围内选取。

三、多层面快速 SE 序列

在快速成像中，一个 TR 周期称为一次激发(shot)。因此，快速 SE 序列又有单激发(single shot)和多激发(multi-shot)之分。单激发序列指的是在一个扫描周期内就获得 K 空间全部数据的序列。多激发序列则要反复执行同一序列，每个 TR 激发一次。例如，对于 256×256 的成像，当 ETL=32 时，只需要 8 个 TR 时间(8 次激发)就可获得全部 K 空间数据。

为了提高成像速度，在快速 SE 序列中还采用多层面成像的方案，即在同一个 TR 内去激发其他的成像层面，以获得额外的数据。图 16-6 为多激发多层面快速 SE 序列的时序图。图中每个激发单元中的短竖线和长竖线分别表示 90°和 180°射频脉冲，n 为每个层面的激发次数。图示序列在同一 TR 内共激发 3 个层面。

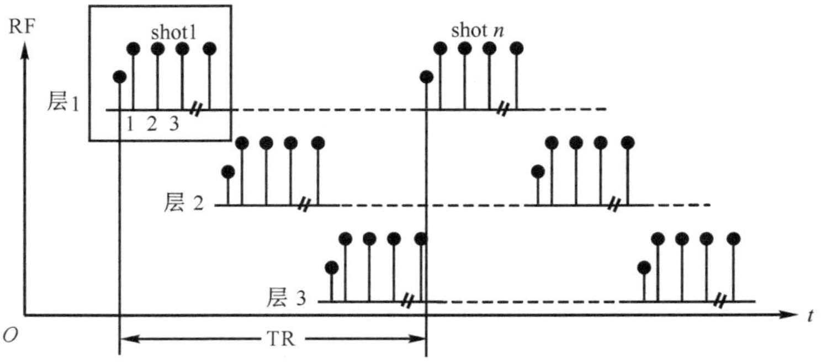

图 16-6　多激发多层面的快速 SE 序列

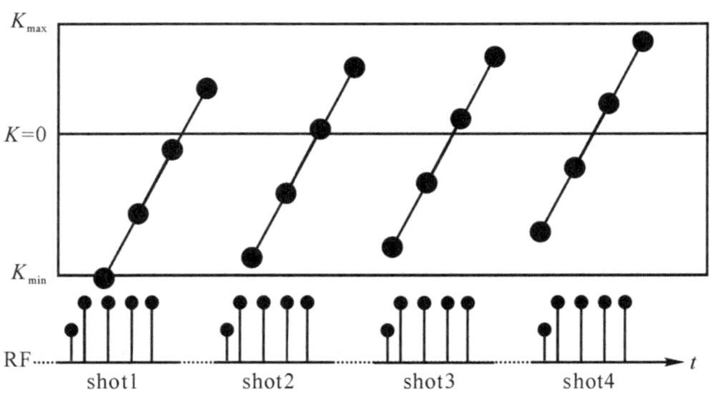

图 16-7　多激发多层面快速 SE 序列的数据采集

图 16-7 表示的是多层面快速 SE 序列的数据采集方法。图示为 4 次激发、4 个层面的快速成像序列。设 ETL=32，则各层面在每个 TR 内将取得 K 空间 32 条数据线。如

果进行 256×256 的成像，则需要 8 个 TR 周期，即 4 个层面共需 8 个 TR 周期。可见多层面快速 SE 序列的扫描速度又成倍提高。

四、快速 SE 序列的参数以及对图像的影响

1.TR

在快速 SE 序列中，重复时间 TR 对图像对比度的影响与标准 SE 序列大致相同。增加 TR 意味着质子系统有更长的纵向弛豫时间，这使得组织的 T_1 依赖性减少，将得到 T_2 加权像。但是，如果快速 SE 序列的 TR 取得太长，其快速效果将不再明显。因此，TR 通常在 3000～5000ms 之间选取。

2. 有效回波时间

在标准 SE 序列中，K 空间每条数据线都是在同一 TE 下采取的。与此不同的是，快速 SE 序列 K 空间的每个傅里叶行却具有不同的回波时间，也就是说它是用不同的回波信号组成同一图像的。例如，在五回波链的序列中，就有可能用 TE 分别为 20ms、40ms、60ms、80ms 和 100ms 的五个回波信号组成一幅图像。然而，图像的对比度主要是由 K 空间零傅里叶线附近的数据所决定的。因此，通常把零傅里叶线所对应的回波信号称为有效回波。有效回波一般位于回波链的中点。所谓有效回波时间(ETE，effective echo time)是指有效回波的回波时间。从相位编码的角度出发，ETE 还可定义为与 G_{pe}过零处的回波相对应的回波时间。ETE 对图像对比度的贡献最大。

在图 16-4 所示的序列中，中间回波(第三个回波)所对应的回波时间即为 ETE。如果 5 个回波实际的回波时间分别为 20ms、40ms、60ms、80ms 和 100ms，则 ETE 为 60ms。也就是说，该序列的图像对比度与 TE＝60ms 的标准 SE 序列相当。但是，实际上由于图像中还含有 20ms 和 100ms 两个回波的信号，该图像可同时显示出重 T_1 和重 T_2 加权的性质。

ETE 一般不作为序列的可操作参数。这是因为为使每个回波的信号都有较高的 SNR，序列设计中要利用流动补偿或低带宽技术。如果允许用户调整 ETE，则一方面使序列的设计变得非常复杂，另一方面也可能使序列的有效性受到影响。一般情况下，不同的 ETE 由不同的序列给出。选用不同的序列，就可得到不同对比度的图像。

3. 回波链长度

如前所述，回波链长度 ETL 是指一个序列周期或一个回波链中包含的回波个数。例如，图 16-3 所示的序列，其回波链长度为 5。不同的序列可以有不同的回波链长度。这表明快速 SE 序列的一幅图像可以由不同个数的回波来形成。但是，不同 ETL 的序列却可以有相同的 ETE，图 16-8 就表示这种情况。图示两个序列的 ETL 分别为 3 和 5，序列 1 的第 2 个回波和序列 2 的第 3 个回波分别为它们的有效回波。可以看出，由于二者的 TR 相同，它们的 ETE 也是相同的。

在快速 SE 序列中，序列的执行次数等于相位编码步数除以 ETL。因此，ETL 越长，序列对扫描速度的改善就越明显。例如，五回波链的序列执行起来就比三回波链的

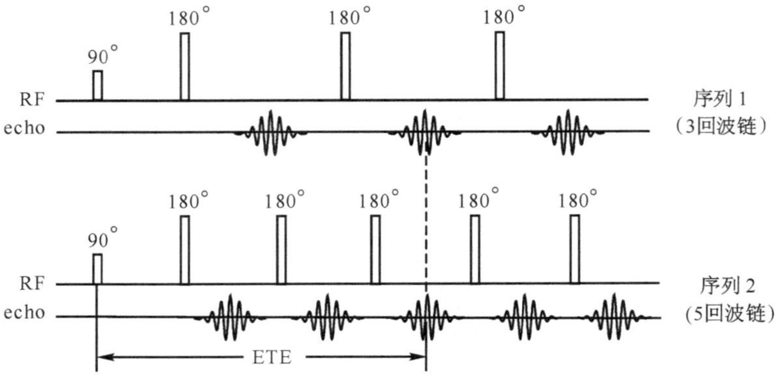

图 16-8　回波链长度(ETL)的比较

序列快。但是，长回波链的序列又会带来如下问题。首先，ETL 越长，在一定感兴趣区内所包含的扫描层就越少。从图 16-8 可以看出，尽管这两个序列的 ETE 是相同的，但最后一个回波的回波时间却不同，即三回波链序列的 TE_3 要短于五回波链序列的 TE_5。同常规 SE 一样，TE 延长意味着层数的减少。如果用加大 TR 的办法来增加层数，扫描时间又会变长。其次，图像的 SNR 会随 ETL 的延长而降低。这是因为受 T_2 弛豫的影响，越是后面的回波 SNR 越低。另外，在长 ETL 的快速 SE 序列中，模糊伪影(blurring artifact)将逐渐加重。下面结合图 16-9 来说明这一问题。

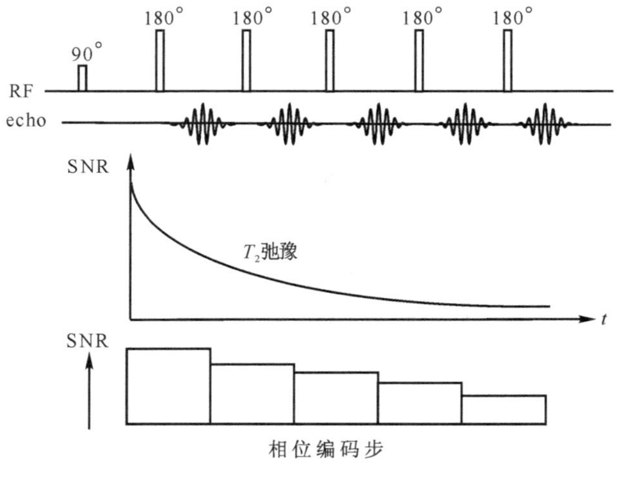

图 16-9　T_2 弛豫与多回波序列 K 空间的关系

图 16-9 表示回波信号产生、T_2 弛豫以及 K 空间填充三个同时进行的过程。显然，由于 T_2 弛豫的进行，回波信号的幅度会依次降低，使得最后一个回波要比前几个回波都弱(图中未示出)。上述现象在 K 空间的表现，就是每条傅里叶线上信号的 SNR 依次降低，结果就出现图中所示的阶梯现象，意味着 K 空间相邻数据点之间出现了跳跃。这种数据跳跃将在傅里叶变换时导致错误，表现在图像上就是模糊伪影，使图像混淆不清。它与扫描中病人活动造成的运动伪影有些类似，应加以区别。

因此，ETL的选取要综合考虑对扫描时间、扫描层数和图像质量等多方面的要求。典型的ETL取10～16，并用8～16次激发完成一次扫描。

4. 回波间隔时间

回波间隔时间(ETS，echo train spacing)是指快速回波序列回波链中相邻两个回波之间的时间间隔。ETL相同的两个序列，如果ETS不同，则ETE肯定不同。图16-10就表示两个这样的序列。图中序列的ETL均为5，但由于序列1和序列2的ETS分别为25ms和30ms(对应的回波链分别为25ms、50ms、75ms、100ms、125ms和30ms、60ms、90ms、120ms、150ms)，知其ETE分别为75ms和90ms。

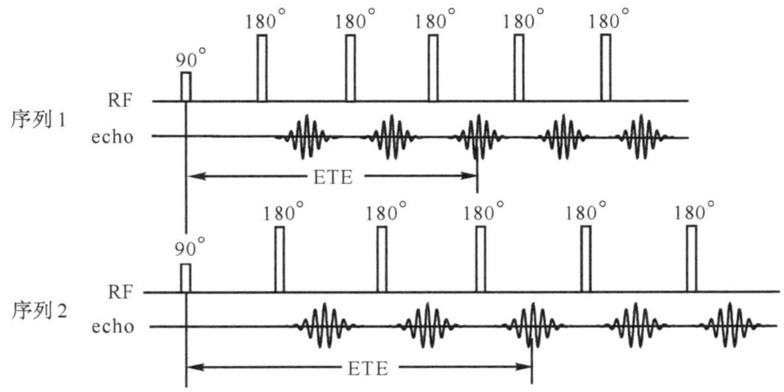

图16-10 回波链间隔时间的比较

ETS与最大扫描层数有关。这一点仍可用图16-10来说明。图示两个序列最后一个回波的回波时间(TE_5)分别为125ms和150ms。由于序列1的TE_5小于序列2，故在给定的TR时间内，前者可比后者获取更多的扫描层。同时，序列1第一个回波出现的时间(25ms)要早于序列2(30ms)，这就使前者的回波信号中包含了更多的T_1信息，或者说所得图像中T_1权重会更大些。这对于诊断是不利的，因为它有可能在重T_2加权的快速SE图像中出现异常的脂肪高信号。除了对比度之外，ETS对图像的清晰度还有一定影响。我们知道，随着ETS的增大，最后一个回波的出现会越来越晚，对应的SNR将急剧下降，从而使图16-9所示的台阶效应增强。这一结果必然在图像中表现出更大的混淆伪影。图16-11对上述两个序列的台阶效应进行了比较。

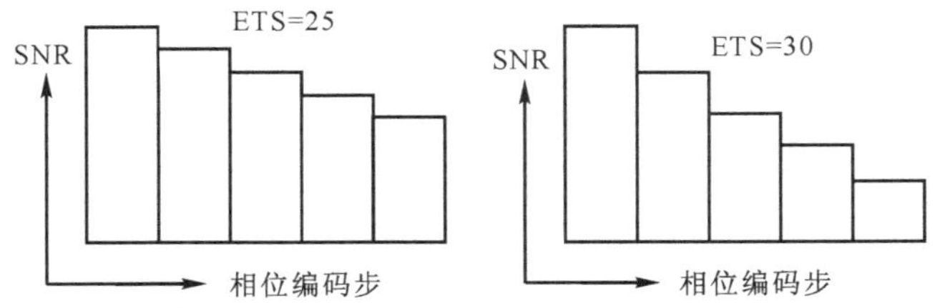

图16-11 回波链间隔时间(ETS)对SNR的影响

综上所述，减小 ETS 会对图像产生如下三方面影响，即增加扫描层数、增加对图像对比度的控制能力、减轻伪影即改善清晰度。因此，ETS 越短越好。

现将快速 SE 序列主要参数对图像的影响情况汇总于表 16-1 中。

表 16-1　快速 SE 序列主要参数与图像质量的关系

序列参数	有利影响	不利影响
ETL 增加	扫描时间缩短	扫描层数减少、图像质量下降(边界模糊伪影加重)
ETL 减小	扫描层数增加、图像质量提高	扫描时间延长
ETE 延长	T_2 对比度增强	SNR 降低
ETE 缩短	SNR 提高	T_2 对比度减弱
ETS 延长	通过延长 ETE 使 T_2 对比度增强	扫描层数减少、对比度控制能力降低、图像质量下降(边界模糊伪影加重)
ETS 缩短	扫描层数增加、对比度控制能力提高、图像质量提高	通过缩短 ETE 使 T_2 对比度减弱

五、快速 SE 序列的 K 空间重组

在标准的快速 SE 序列中，每个回波信号的数据被顺序地置入 K 空间中。例如，对于图 16-4 所示五回波链的序列，回波 1 位于 K 空间底部(高频傅里叶行)、回波 2 与之相邻、回波 3 居中(零傅里叶行)，其余类推。实际上，K 空间的数据还可进行任意组合，称为 K 空间重组(k-space reordering)。通过重组，可以改变图像的某些特征。

图 16-12 是一种典型的重组方案。它将回波 1 置为 K 空间的中心行，并使回波 2 和回波 3 分别与之相邻，而回波 4 和回波 5 均被填入两端的高频傅里叶区。我们知道，K 空间的中心行对图像对比度起着决定作用。同时，由于存在 T_2 弛豫，序列中的第一个回波是幅度最强的回波。如果通过这里的重组方案将信号最强的回波作为 K 空间的中心行，将使最终图像的对比度完全按第一个回波的参数而变化。因此，可将 K 空间重组作为图像对比度的控制手段之一来使用。配合扫描参数的选择，用这种办法获取 T_1

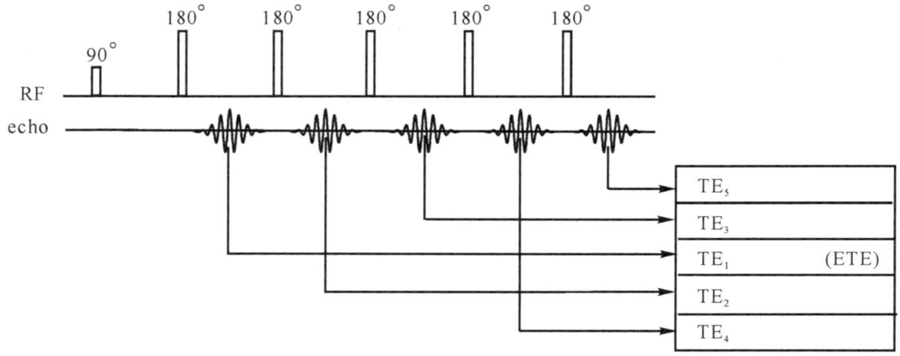

图 16-12　K 空间的一个重组方案

加权像和质子密度加权像也是可能的。

K空间重组技术多用在序列设计中，以得到快速SE序列的短回波信号。由于序列的时间参数可以改变，扫描时使用K空间重组的必要性并不是很大。

K空间重组技术的应用受到MRI系统硬件和软件的双重限制。

六、快速SE序列的图像特征和应用

用快速SE序列可以对人体的任何部位实施高速成像，尤其是能得到快速的自旋回波 T_2 加权像。但是，它的 T_2 像与标准SE序列的 T_2 加权像实际上有所不同。快速SE序列的图像为重度 T_2 加权像，在零傅里叶线处 T_2 权重更大。另外，随着回波链的加长，信号中长 T_2 组织的贡献亦增大。

快速SE序列在神经系统(脑、脊髓)的成像中有很大的应用价值。在腹部成像中，由于扫描可以在屏息之间完成，它能有效排除呼吸引起的运动伪影。用3D快速SE序列可以进行多扫描带的3D成像。当它用于头部时其层面厚度可以薄至1mm，且时间不超过5min。西门子公司于1996年发布了一个ETL长达240的快速SE序列，称这种序列可用于胆管造影和脊髓造影。由于扫描的加快不伴随对比度的损失，快速SE序列将在很多方面取代标准的SE序列。快速SE序列可以用于任何MRI系统，因而很多情况下已成为临床的常规序列。

快速SE序列的图像有如下两个特点。一是其脂肪信号比传统SE序列的脂肪信号更亮。这是因为脂肪内的质子间存在一种紧密的耦合作用，叫做J-耦合。这种耦合使得脂肪组织的失相变得非常缓慢。在一连串相距很近的180°脉冲作用下，脂肪内的J-耦合可能中断，从而使其失相过程受到影响，在图像上的表现就是高亮度信号。在行快速SE序列扫描时，如果发现它对图像有干扰，可以采取脂肪饱和或其他脂肪抑制术对其进行处理。

对区部磁场的变化不敏感是快速SE序列的又一特点。正因为这样，它不能及时反应脑底部的出血。如果怀疑该部位出血，最好同对此更加敏感的GRE图像相对照。

由于 T_2 弛豫的影响，快速SE序列图像中容易出现混淆伪影。如果用分段的方法采取数据，则上述干扰有可能减轻。另外，这种序列的180°脉冲串容易在病人体内造成过量的射频功率沉积，且当回波链加长时SNR有所降低。

七、快速SE序列族

如前所述，快速SE序列最早是以RARE的概念提出的。后来的近10年中，为了实现RARE的设想，各家公司都投入很大力量对其进行研究，使之迅速应用于临床。在这一过程中，有些公司沿用了它原来的名称，如布鲁克公司。多数公司则冠以自己的名称。下面列举常见的快速SE序列。

快速SE序列最常见的名称为FSE(Fast Spin Echo或Fast SE)和TSE(Turbo Spin Echo或Turbo SE)，其中FSE主要被GE、日立、爱尔森(Elscint，已被其他公司合并)等公司所采用，而TSE是西门子和飞利浦公司的叫法。RISE(Rapid Imaging Spin Echo)

则是岛津公司快速 SE 序列的名称。除此之外，在飞利浦的 MRI 系统中，还根据射频激发次数的多少分别开发了单激发和多激发的多回波快速 SE 应用序列，它们分别称为 MESS(MultiEcho Single Shot)和 MEMS(MultiEcho MultiShot)。在 GE 公司的机器中，还有一种双回波的快速 SE 序列，这就是所谓的 DFSE(Dual-echo Fast Spin Echo)序列。

HASTE(Half Fourier Acquired Single shot Turbo spin Echo)，即半傅里叶采样的单激发快速自旋回波是将 TSE 与半傅里叶采样技术相结合而诞生的快速成像序列。半傅里叶采样的高效加上 TSE 的快速，使这种序列只用一次激发就可获取原始数据 K 空间的所有数据。因此，HASTE 的最大特点是以非常快的扫描速度获得所需的 T_2 加权像。但它的图像中模糊伪影加重，表现为组织间的相互渗透或参差。

表 16-2 对常见的快速自旋回波序列进行了小结。

表 16-2 常见快速自旋回波序列一览表

序列名称	序列全称或说明	MRI 设备开发商	性能特点
RARE	Rapid Acquisition with Relaxation Enhancement	Bruker	每次激发 1 个以上回波
TSE	Turbo Spin Echo	Siemens	每次激发 1 个以上回波
FSE	Fast Spin Echo	Hitachi、Elscint 和 GE	每次激发 1 个以上回波
3D FSE	3D Fast Spin Echo	Elscint 和 GE	3D 成像序列
DFSE	Dual-echo Fast Spin Echo	GE	每次激发两个回波
RISE	Rapid Imaging Spin Echo	Shimadzu	每次激发 1 个以上回波
RASE	Rapid Acquisition Spin Echo	Siemens	半傅里叶成像
FBSE	Flip Back Spin Echo	Shimadzu	以 180°-α 和 180°组合脉冲激发
SS-FSE	Single Shot Fast Spin Echo	GE	单激发，半傅里叶成像
MESS	MultiEcho Single Shot	Philips	单激发多回波
MEMS	MultiEcho Multi Shot	Philips	多激发多回波
DABER	Dual Acquisition Band Echo Rephasing	Shimadzu	T_2 增强
FAIST	Fast-Acquisition Interleaved Spin echo		每次激发 1 个以上回波，隔行扫描
HASTE	Half Fourier Acquired Single shot Turbo spin Echo		半傅里叶成像
FLARE	Fast Low-Angle Reforcused Echo		小角度的 RARE

第二节 快速梯度回波序列

一、概　述

为了使受激的自旋系统弛豫至稳定状态，以前的成像序列均采用了较长的 TR，加之一幅图像的获得往往需要多次重复采样才能完成，就使序列的执行时间非常之长。小角度激励技术的出现，使受激质子恢复到平衡状态的时间大大缩短，故可以采用很短的 TR 来成像。这使人们在快速成像的道路上前进了一大步。在 EPI 序列应用以前，GRE

成了快速扫描的代名词。

GRE 序列是随着小角度激励技术的采用而诞生的，其发明人为汉斯(A. Haasse)及其同伴。由于它具有快速成像特点，故从一开始就受到了世界范围的重视。几年间，在普通 GRE 序列基础之上发展起来的快速成像序列就多达数十种(构成了所谓的 GRE 序列族)，呈现一片繁荣景象。这类序列的翻转角 α 可以在 15°～45°之间选取。α 越小，TR 就可以越短，成像速度才能更快。但随着 α 的变小，SNR 将进一步降低。由此可见，GRE 的快速是以 SNR 的降低作为代价的。

GRE 序列的优点主要体现在扫描速度快、对比度控制灵活、单位时间 SNR 高等方面。GRE 图像的对比度可通过 TR、TE 和翻转角 α 等参数来调整。但为了提高成像速度，通常在保持短 TR 的情况下主要用 α 的大小来控制图像对比度。此外，由于长 TE 极易导致伪影，通常必须保持短 TE。

尽管 GRE 序列种类繁多，但它们却存在共同之处，即所有 GRE 序列均用不同的 RF 脉冲进行一定间隔的重复激发，且在若干次激发之后建立起质子运动的稳定状态(steady state)。稳定状态又叫稳态自由进动(SSFP，steady state free precession)。它是 NMR 实验中经常利用的一种状态。稳定状态的建立需要采用一系列等间隔的、重复的、快速的、持续期与 T_1 及 T_2 相比都要短的 RF 脉冲实施连续激发。GRE 序列可建立上述稳定状态。稳定状态中可以包括横向磁化，也可以不包括横向磁化，这是区分各种 GRE 序列的关键。

稳定状态散相(不相干)技术(SSI，steady state incoherent technique)和稳定状态相干技术(SSC，steady state coherent technique)是 GRE 序列处理横向磁化时经常采用的两种技术。前者用梯度或射频脉冲消除前一周期内形成的横向磁化(剩余横向磁化)，后者则设法利用该横向磁化。在第十五章，我们正是按序列末尾对剩余横向磁化矢量的不同处理方法将 GRE 分为两大类的。下面采用更加详细的分类方法，将众多的 GRE 序列分为六类进行介绍。EPI 本质上也属于 GRE 类序列，但由于它在 MRI 中的独特地位，现将其归入下一节单独讨论。

二、基本 GRE 序列

是指 GRE 序列的基本形式，其工作原理及其应用范围已经在第十五章阐明。

在基本 GRE 序列中，由于通常满足 TR≪ T_2 的条件，下一周期 α 脉冲出现时横向磁化矢量就不可能完全弛豫。习惯上将这时的磁化矢量叫做剩余横向磁化。它的存在是图像中出现带状伪影的直接原因。当使用大 α 角以及对 T_2 较长的组织成像时，剩余磁化更多，图像中的带状伪影更加严重。

现在使用的 GRE 序列基本上都要对剩余横向磁化进行这样或那样的处理。

三、去除剩余磁化的 GRE(FLASH 类)序列

是指采用 SSI 技术对剩余磁化进行处理的 GRE 序列，因而又叫 SSI 类 GRE 序列。

序列周期末尾形成的剩余横向磁化是由小磁矩的相位相干所形成的。因此，只要破

坏其相干性，该横向磁化就会消失。破坏剩余磁化可采用扰相梯度、随机 RF 脉冲照射和可变长 TR 等三种方式，其中以扰相梯度法(施加梯度破坏脉冲法)使用最多。用无剩余横向磁化的序列便可进行大 α 角成像，这时图像中不再存在带状伪影干扰。

采用梯度破坏脉冲的序列非常多，例如，FLASH(Fast Low Angle SHot)及 Spoiled FLASH(西门子)、T_1-FAST(spoiled Fast Acquired STeady state，原皮克)、STAGE(Small Tip Angle Gradient Echo，岛津)、FFE(Fast Field Echo，飞利浦)、GFE(Gradient Field Echo，日立)等。用随机射频脉冲发生器产生的任意 RF 脉冲(其相位在每个发射、接收周期均发生变化)在序列末尾进行激发，就可彻底扰乱剩余横向磁化的相位，或者说使选层方向的相位相干越来越少，从而达到去除横向磁化的目的。这种技术又叫射频破坏(RF-spoiling)技术，是一种全新的扰相技术。采用射频扰相技术的序列有：Spoiled GRASS(Spoiled Gradient Recalled Acquisition in the Steady State，GE)、SPGR(SPoiled GRass，GE)、RF-FAST(RF spoiling Fast Acquired STeady state，原皮克)等。

综上所述，这类 GRE 序列的特点就是设法去除数据采集结束后组织或样品中的剩余横向磁化，为下一周期的扫描做好准备。它在横向无稳定状态形成。扰相梯度最常见的用法是在选层方向施加，也可于采样结束后在相位编码、频率编码和选层三个梯度上同时施加。

四、利用剩余磁化的 GRE(FISP 类)序列

处理剩余磁化的另一种方案就是设法对其相位进行重聚，使之在下一周期为回波信号做出贡献。相位重聚最常见的办法，是于数据采集结束后在相位编码梯度中增加一大小与相位编码梯度相同但方向相反的梯度脉冲。在该脉冲的作用下，质子的相位相干一直得以保持。系统的这一状态就是前面所说的稳定进动。增加的梯度脉冲叫做重聚焦相位编码梯度(refocusing phase-encoding gradient 或 rewinding phase-encoding gradient)。由于采用了 SSC 技术，这类序列又叫 SSC 类 GRE 序列。

西门子公司的 FISP(Fast Imaging with Steady-state Precession)序列就是这种序列。图 16-13 为标准 FISP 序列的时序图。

在 TR 相对于 T_2 较长的情况下，受横向弛豫的影响，系统中无法形成稳定进动，这时 FLASH 类序列和 FISP 序列的图像对比度大致相同。另外，在用小翻转角和长 TR 对短 T_2^* 的组织成像时，它们的信号也相差无几，且图像以质子密度加权为主。但是，当取大翻转角(如 90°)时，二者的差别便非常明显，稳定状态的影响得以充分显示，主要表现为 FISP 的信号强度与 T_2/T_1 相关。对于尿液、脑脊液等长 T_2 的组织，FISP 所获信号要比 FLASH 类强得多。如果用这类序列进行血管造影，也将取得好的效果。

尽管 FISP 的液体信号很强，但它得到的还不是真正的 T_2 加权像。另外，由于 T_2/T_1 通常在很大的组织范围内保持恒定(CSF 等除外)，可知上述序列对组织异常的检测能力有限。FISP 的另一缺点是对运动导致的相移比较敏感。这种相移可出现于未加平衡脉冲的选层和读出梯度方向。流动也成为这类序列比较敏感的问题，因为流动将引起相位的发散并直接影响到系统的稳定状态，其结果是横向磁化减弱、信号损失加重。

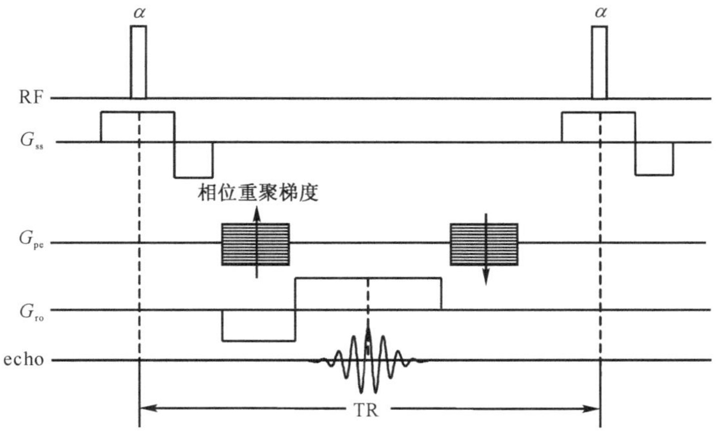

图 16-13　FISP 序列

FISP 序列在 GE 公司就是 GRASS(Gradient Recalled Acquisition in the Steady State)，在飞利浦公司为 T_2-FFE(T_2-Fast Field Echo)，而在原皮克公司叫做 FAST(Fast Acquired Steady-state Technique)。岛津的类似序列为 SSFP(Steady State Free Precession)。

FASTER(Field-echo Acquisition with Short TR and Echo Reduction)是另一种专用于 3D 成像的 SSC 类 GRE 新序列。它使用非选择性射频脉冲以及部分梯度重聚焦的回波。非选择性脉冲使整个线圈容积都受到激励。该复合 RF 脉冲分别加在 x、y 两个方向，其中 x 方向的 20°脉冲在前，y 方向的 25°脉冲紧随其后。这两个脉冲的工作原理可以简化为两个相继的 90°脉冲来说明。我们知道，如果在 x 方向加一个精确的 90°脉冲，可使所有磁化矢量均倒向 xOy 平面并沿着 y 方向。但是，由于 90°脉冲并不可能绝对精确，实际上倒向 xOy 平面的磁化矢量只是其中的一部分。这时第二个 90°脉冲从 y 方向加入，它将使剩余的那部分磁化矢量也倒向 xOy 面而转化为横向磁化，但它对先倒下的磁化矢量不起作用。

由此看来，在复合脉冲的作用下可以形成更强的信号。FASTER 序列中的 20°和 25°两个 RF 脉冲就是起上述作用的复合脉冲。一般的 FASTER 序列不使用扰相梯度或 RF 扰相脉冲，因而属于稳定进动的 GRE 序列。

FASTER 产生 T_1 加权的对比度。长 T_2 的液体能使信号强度增大，但如果增加 RF 扰相脉冲后这一表现消失。

五、True FISP 类 GRE 序列

FISP 类序列仅在相位编码方向加入了相位重聚梯度，使该方向上的质子在一个序列周期结束时保持相位相干，故可有效去除剩余横向磁化所致的带状伪影。但是，由于序列对其他方向的相移作用未加处理，使流动的影响加大。True FISP 序列除了保持相位编码方向上的重聚梯度外，还在读出和选层两个方向分别加入了相位重聚(相位平衡)梯度脉冲。图 16-14 为 True FISP 的时序。

由于对所有梯度都进行了相位平衡，用 True FISP 序列成像时以恒速流动的质子就

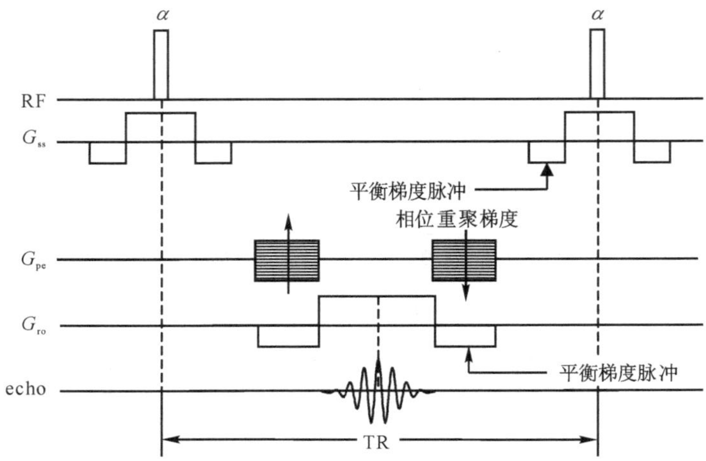

图 16-14 True FISP 序列

不会在各个周期中积累相移。也就是说，该序列不存在流动信号失相所造成的信号损失，意味着它可从 CSF 或慢血液中获得强信号。这是其他 GRE 序列所无法比拟的。

有趣的是，由 FISP 获得的稳定信号主要依赖于 TR。因此，对于 CSF 这样的长 T_2 组织可以用很短的 TR 进行测量，且测量中 SNR 的损失不大。这一独特的性质，使 FISP 特别适用于 3D 成像。相比之下，用 True FISP 进行脊髓造影则更加合适。在 3D 脊髓图像中，CSF 显得非常亮，别的组织则较暗。这种图像特征有利于对液性结构(囊腔)和神经根的区别。据报道，True FISP 在内耳和脑神经的成像上也有潜在价值。

当局部磁场均匀性变差时，由此产生的相移可在 True FISP 图像中导致条状伪影，这使该序列对梯度的准确性要求非常高。

CISS 是为了克服 True FISP 的条状伪影而设计的变形序列。该序列采用两次射频激发、两次采样以及对两组数据进行适当组合的办法来消除上述伪影，计算使用了所谓的最大强度投影算法。由此可见，CISS 序列要占据两倍于 True FISP 的成像时间。

从对横向磁化的处理原则看，True FISP 序列仍应归属于 FISP 类或 SSC 类 GRE 序列。

True FISP 序列曾叫做 ROAST(Resonant Offset Acquired STeady state)。

六、PSIF 类 GRE 序列

PSIF 是一种比较复杂的序列。它所利用的信号实际上为自旋回波，但由于它和 FISP 序列的特殊关系以及其梯度运用的复杂性，我们仍将它归在 GRE 序列中加以介绍。

图 16-15 为 PSIF 序列的时序。很显然，将 FISP 序列的时间轴反向，就得到该序列，这就是 PSIF 序列名称的由来。下面分析其工作原理。

由图 16-15 可见，PSIF 序列可分为激发和相位重聚两个阶段，其中相位重聚阶段又为下一周期的相位变化做了准备。序列以一个频率编码梯度开始，然后依次施加相位

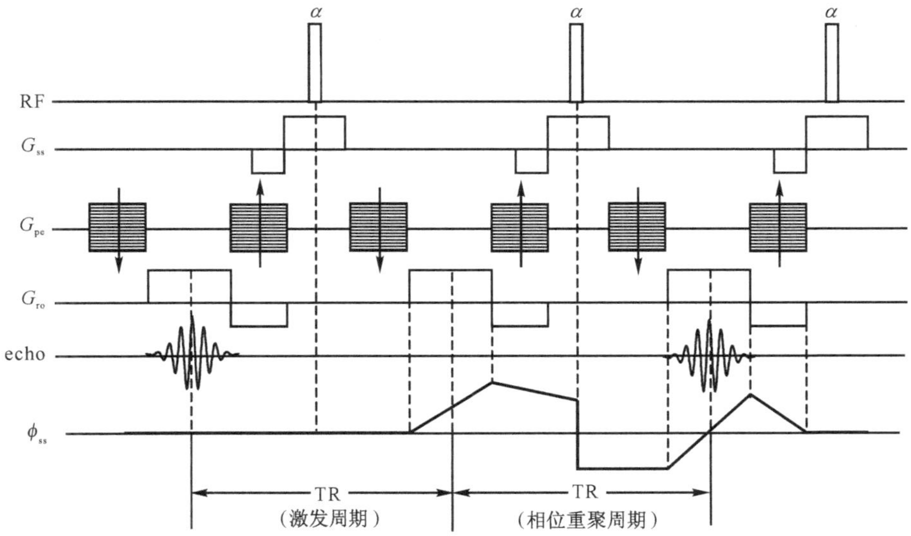

图 16-15　PSIF 序列

编码梯度和选择性射频脉冲，此为第一个 TR 周期，称为激发周期。序列的安排使得这段时间内不产生回波信号，α 脉冲激发后出现的 FID 信号也被序列在读出梯度之前加入的散相脉冲彻底驱散，因而对信号采集来说这一周期为空周期。在相位重聚周期，随着第二个 α 脉冲的加入，横向磁化的相位相干开始形成，序列中才有回波信号出现(与相位过零点对应)。这一回波信号是由 α 射频脉冲产生的，因此应为自旋回波信号。

为了取得这一回波信号，序列在读出和选层方向均使用了相位平衡脉冲。因此，当回波出现或后续 RF 脉冲施加时上述两个方向的相移均为零。真正的回波信号在 $t=2\mathrm{TR}-\mathrm{TE}$ 时开始重聚，在 $t=2\mathrm{TR}$ 时才形成。显然，一个 PSIF 序列的执行周期需要两个 TR 时间。

我们知道，当 $\mathrm{TR}\ll T_2$ 时，一对 RF 激发脉冲或一个 RF 激发脉冲加上反相梯度脉冲将导致两次信号的出现：一次为 FID 信号，另一次为回波信号(自旋回波或梯度回波)。PSIF 正是利用这一原理来取得自旋回波信号的。

PSIF 能给出非常强的 T_2 加权信号，其加权因子为 $e^{-\frac{2\mathrm{TR}-\mathrm{TE}}{T_2}}$。由此可见，$T_2$ 的权重主要取决于 TR 而不是 TE，这意味着延长 TR 可获得权重更大的 T_2 加权像。TR 延长后就可以使用非常短的 TE 来成像。

PSIF 的优点是可以在较短时间内获得权重很大的 T_2 加权像。但它对运动过于敏感是其缺点。例如，在腹部成像中 PSIF(取 TR/α=20ms/30°)可在屏息之间获得较好的 T_2 加权像，并从中发现海绵状血管瘤类的病变，但由于它同时在肝左叶仍能发现心搏所造成的明显运动伪影，使人们对 PSIF 图像在临床诊断中的可靠性提出了质疑。

PSIF 序列的另一常用名称为 CE-FAST(Contrast Enhanced Fast Acquisition in STeady state)，即对比度增强稳定状态的快速采集序列，原皮克公司就叫这一名称。GE 公司则将 PSIF 称为 CE-GRASS(Contrast Enhanced GRASS)。

由于 FISP(梯度回波)和 PSIF(自旋回波)两序列的特殊关系，已经推出了将二者合二为一的杂交序列，这就是 DESS(Double Echo Steady State)。在 DESS 中，信号由梯度回波产生，但其中却加入了自旋回波所致横向磁化的贡献，使图像有了 T_2 加权特征。换句话说，DESS 是 FISP 序列结合了 PSIF 对于长 T_2 组织的信号增强特点后形成的新序列。现在，3D DESS 序列已经成为双颌成像的标准序列。

七、Turbo FLASH 类 GRE 序列

为使只有一个回波信号的 GRE 序列有更快的扫描速度，唯一的办法就是进一步缩短 TR(包括缩短 TE)。但是，这种短 TR、短 TE 的序列有赖于高速数据采集系统和快速梯度系统的支持。令人欣慰的是，目前的全身 MRI 系统已经能以 4～8ms 的短 TR 以及 2～4ms 的短 TE 成像了。照这样的速度，一幅 128×256 的图像在不足 1s 的时间内就可以获得(设 TR＝8ms)。这种快速获取技术的实现标志着超高速 FLASH(ultra-fast FLASH)序列的诞生。该序列在西门子称为 Snapshot FLASH、True FLASH 或 Turbo FLASH。类似的序列还有 Snapshot GRASS(GE)、FSPGR(Fast SPGR，GE)、TFE(Turbo Field Echo，飞利浦)和 TFL(Turbo FLash)等。这类序列又可叫做磁化准备的 GRE 序列。这里通称其为 Turbo FLASH。

1.Turbo FLASH 序列的组成

Turbo FLASH 序列由磁化准备和数据采集两个模块组成，如图 16-16 所示。图中的 n 表示相位编码的步数，重复时间 TR 在 4～8ms 之间选取。改变图中准备模块中的脉冲特性，就可以方便地改变所得图像的加权性质。例如，当序列用于脂肪抑制时，可在前面加一个化学位移选择性预备脉冲；当序列用于血流信号压制时，便以一个空间选择性预饱和脉冲开头。T_1 加权的 Turbo FLASH 是临床应用最广泛的序列之一，它的准备脉冲为一 180°反转脉冲，其反转时间(TI)可供用户选择。这样组合而成的序列就是 IR Turbo FLASH 序列。同反转恢复序列一样，改变 TI 就可以控制图像对比度。此外，Turbo FLASH 的磁化准备还可以是一个序列。例如，为了获得 T_2 加权信号，常在 Turbo FLASH 数据采集前施以所谓的 DEFT(driven equilibrium fourier transform)脉冲序列。DEFT 序列可表示为

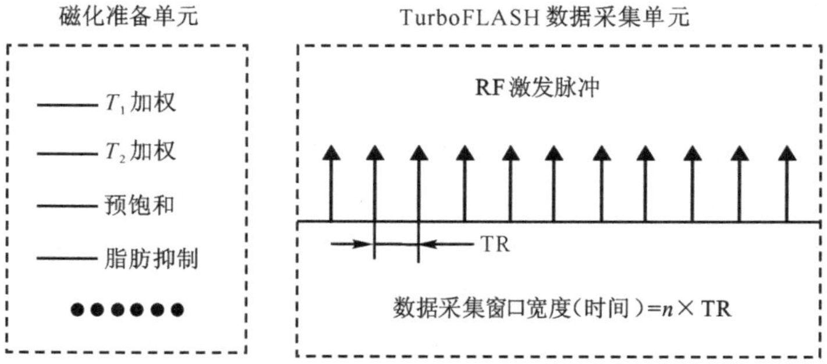

图 16-16　TurboFLASH 序列的组成

$$90°-\frac{TE}{2}-180°-\frac{TE}{2}-90° \tag{16-1}$$

这样，Turbo FLASH 序列的 T_2 对比度便可通过 TE 来控制。

2.Turbo FLASH 序列的图像特点

与普通 GRE 序列类似，在没有采取扰相措施的情况下，大翻转角的 Turbo FLASH 也容易受横向剩余磁化的影响，即容易在图像中出现带状伪影。为此，Turbo FLASH 序列不能使用大翻转角。根据计算，与最佳信号对应的翻转角为 8°～16°，而且该角度要根据相位编码的步数进行调整。

在快速成像序列中，IR Turbo FLASH 是少数几个可以获得 T_1 加权像的序列，也是使用最多的 Turbo FLASH 序列。与其他 GRE 序列不同的是，IR Turbo FLASH 永远达不到稳定状态。这是因为信号是从反转脉冲结束后 T_1 弛豫引起的磁化变化过程中取得的(图 16-17)。

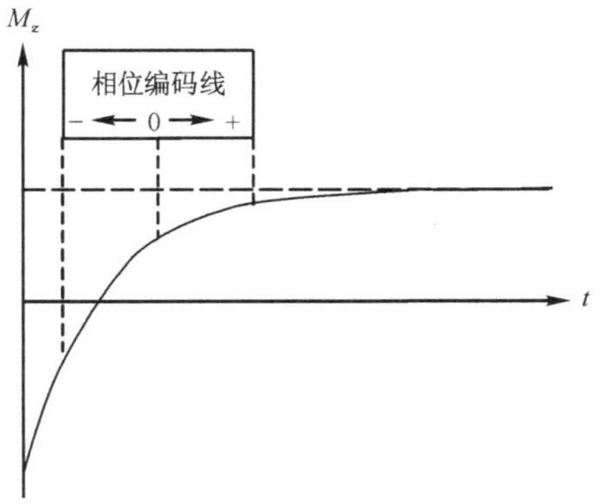

图 16-17　TurboFLASH(T_1 加权)序列的数据采集与纵向弛豫的关系

在传统 IR 序列的图像中，由于组织 T_1 弛豫时间的不同，常在不同组织的边界处出现所谓反跳点伪影(bounce point artifact)。这种伪影在 IR Turbo FLASH 序列中也会出现。该伪影出现时在图像中可见一小暗环。这是因为边界各体素的 T_1 值实际为两种组织的平均值，如果平均的结果使信号接近于零，有关的像素就会变暗。

尽管 Turbo FLASH 序列的扫描时间很短，但与脂肪和肝这类短 T_1 组织的 T_1 弛豫时间相比并不显短。这种情况会给 T_2 加权像的获取带来负面影响。例如，用 T_2 加权的 Turbo FLASH 获取高分辨率图像时，如取 TR＝8ms，则对于 128×256 的图像，128 个相位编码步需时约 1s。在这一时间段内，大多数组织的纵向磁化已相继弛豫，从而在信号中渗入了大量 T_1 成分，使 T_2 对比度得不到显示。

在 IR Turbo FLASH 序列中仍会出现上述问题。我们知道，位于中间的相位编码步(零相位编码步)或 K 空间的零傅里叶线对应于最大的信号幅度，因而对图像对比度起着决定性作用。由图 16-17 可知，该序列零相位编码步直到 TI 之后 1/2 数据采集时间处才出现。在如此长的延迟时间内，短 T_1 组织的弛豫已进行了大部分，因而它们在 Turbo FLASH 序列中不能充分展示。

在图像的对比度控制方面，一般总是希望能将病变组织突出(较亮)地显示在其他组织的暗背景之上。用反转恢复预备脉冲并选择适当的 TI 时间就可以削弱有关组织的信号，以获得所需的暗背景。但短 T_1 组织的信号一般是不能削减的，因为在零相位编码步到来之前，这些组织就已大体弛豫了。例如，肝脏的信号即使采用非常短的 TI 也是不能削弱的。

为了解决上述的对比度控制问题，可以使用较少的相位编码步来成像。相位编码步的减少等同于缩短了数据采集周期，于是可使零相位编码步早些出现。但是，这一方案的采用意味着空间分辨率的降低。这说明 Turbo FLASH 的图像对比度是空间分辨率的函数。另外，还可以通过缩短 TR 来改变图像对比度，但这将受到硬件环境的限制。

采用不同的数据采集方案及激发技术可使标准 Turbo FLASH 的图像对比度和 SNR 得到有限改善。这些方法就是下面将要介绍的相位编码重组技术、分段采集技术和可变角射频激励技术。

3. 相位编码重组技术的应用

从上面的讨论可知，零相位编码步决定着总的组织对比度。因此，相位编码脉冲的施加顺序成为对比度的重要决定因素。

相位编码重组的数学方法较多。但是，为了避免伪影的出现，应选用那些对横向磁化 $\boldsymbol{M}_{xy}$影响最小的方法。经常使用一种称为中心序(centric order)的方法来重组梯度脉冲。所谓中心序法，就是扫描过程中一方面不断增加梯度脉冲的幅度，另一方面交替地改变其极性，即使 K 空间的扫描行从中心向两个方向扩展。当序列的相位编码步数为 256 时，中心序相位编码的 K 空间轨迹可表示为

$$K_y = 0, \pm 1, \pm 2, \cdots, \pm 127, \pm 128 \qquad (16\text{-}2)$$

还有一种叫做循环序(cyclic order)的方法也时有应用。它的梯度脉冲施加顺序是先单调地从 0 增加到正的最大值，又从负最大值单调地变化至零。仍以 256 相位编码步的序列为例，其循环序方法可表示为

$$K_y = 0, +1, +2, \cdots, +127, +128, -127, -126, \cdots, -2, -1 \qquad (16\text{-}3)$$

相位编码顺序不仅影响图像对比度及信号强度，也与图像的空间分辨率有关。一个给定点的混淆量由它的点扩散函数来描述。据分析，该函数与数据采集过程中磁化矢量的变化有关。当磁化矢量随着相位编码步的变化而改变时，对应点空间频率分量的权重随之变化，从而导致不同程度的图像混淆。最佳的相位编码序与序列使用的 TI、TR 以及组织的 T_1 值有关。如果相位编码顺序选得好，就可以使对比度和 SNR 都得到改善，而空间分辨率的损失相对较小。

4. 分段采集技术的应用

到目前为止，我们所考虑的都是一次采集填满整个 K 空间的序列，称为单激发 Turbo FLASH(single shot Turbo FLASH)。当测量时间过长或激发用的翻转角太大时，就需要将原始数据分为几部分进行测量，每一部分都需要重复进行磁化准备或重复激发。这种扫描方式称为多激发扫描。与多激发扫描对应的数据采集方案就是分段采集。

分段采集的 Turbo FLASH(segmented Turbo FLASH)不仅能够克服单激发序列的某些限制，还能以较多的对比度灵活性产生高分辨率图像。在这里，K 空间是分为几个数据段(segmentation)填充的，每次采集所获数据只能填充一个数据段。例如，对于一幅 128×256 的图像，其 128 个相位编码步可分为 4 个数据段(每段 32 个相位编码步)，如图 16-18 所示。如 TR 为 6ms，则每个数据采集窗口(对应于每个数据段)的宽度缩窄为 192ms。RF 准备脉冲可在每 32 个相位编码步前施加。为了磁化的恢复，下一次的 α 激发要等待 1～3s 的时间，即两个数据段之间的时间间隔为 1～3s。

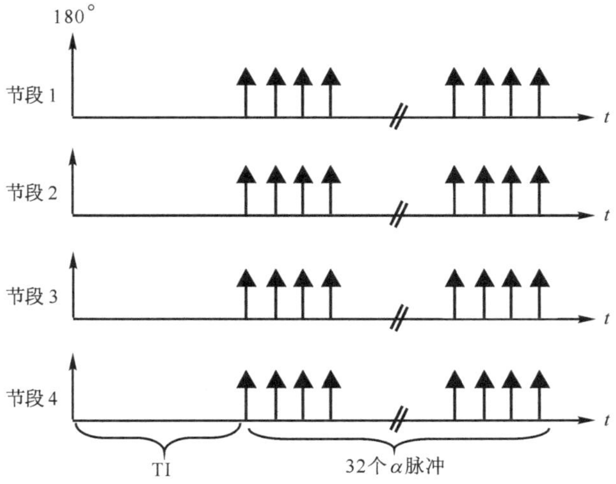

图 16-18　Turbo FLASH 的分段采集方案

数据采集分段后，由于采集窗口变窄或采集时间缩短，使得数据收集可在大多数组织的 T_1 时间内完成。为了减小混淆伪影，不同节段内所得数据还要交错排列。

与标准的 Turbo FLASH 序列相比，分段采集所得图像的组织对比度有所增强。例如，当它用于腹部成像时，能产生非常满意的组织对比度。只要取 TI＝280ms，就可使肝脏的影像变暗，而使病变组织高亮度显示。此外，如果 TI 选取合适，用这种序列还能够有效压制大多数组织(包括短 T_1 组织)的信号。例如，当取 TI＝10ms 时，就可以很好地抑制脂肪信号。而单激发的 Turbo FLASH 既不能压制脂肪信号，也不能压制肝组织信号。

5. 可变翻转角射频脉冲技术的应用

以前所介绍的序列均采用固定翻转角的射频脉冲进行激发。在 SE 序列中所用的翻转角 α 一般为 90°，而在 GRE 序列中 α 通常小于 90°，如可取 α＝12°等。为了提高 GRE 序列，尤其是 Turbo FLASH 的 SNR，人们提出过很多方案。采用可变翻转角射频脉冲进行激发就是其中的一种。

所谓可变翻转角射频脉冲，指的是序列执行过程中能使翻转角在一定范围(如 5°～90°)内连续变化的射频脉冲。经常采用的方法，是在零相位编码步(零傅里叶线)附近采用大角度进行激发，从而得到比固定翻转角大 2～3 倍的信号。而对高频傅里叶线进行采样时，则逐渐恢复原来的小角度激发，以保持序列的高速。

实践证明，用递增 α 角进行激发的方法甚至比那些用大角度不变角进行激发的序列还有效。其原因是后者可将系统的纵向磁化很快用尽(即进入部分饱和)，使信号主要集中于前几个相位编码步。但是，对于 K 空间重组，并以零相位编码步开始采样的序列，一开始可以采用大翻转角进行激发，这样在零傅里叶线附近就可获得强信号。这种方案对机器的射频系统要求更高。

Turbo FLASH 的上述改进序列各有其优点。相位编码梯度重组的序列可在较短的时间内获得优于标准序列的图像对比度。如果允许较长的扫描时间，还可使用分段采集的方案，以便得到更加理想的对比度和空间分辨率。另外，用可变翻转角进行射频激发的序列在信号 SNR 的改善方面可以收到理想效果。

6.MP-RAGE

Turbo FLASH 序列可以用于 3D 成像。在 3D 的情况下，该序列被称为(3D)MP-RAGE(3D Magnetization Prepared Rapid Acquisition Gradient Echo)，即磁化准备的快速采集 GRE。与 2D Turbo FLASH 一样，这里可以用准备脉冲的不同方式来产生 T_1 和 T_2 加权像。对于一条给定的相位编码线，可以将一个翻转脉冲用在所有的扫描带(partition)上，也可将它用在给定扫描带的任意一条相位编码线上。例如，对于一次 256×128×64 的 3D 成像，可以在 64 个 RF 激发脉冲前均使用翻转脉冲。MP-RAGE 与分段采集的 Turbo FLASH 很相像。任一条线或扫描带(或两条线、两条扫描带)都可进行分段采集，以改善对比度和空间分辨率。

总的来说，用 3D Turbo FLASH 或 MP-RAGE 序列可以得到比 2D Turbo FLASH 更薄的层面和更高的 SNR。用 T_1 加权的 MP-RAGE 在头部成像中可以取得非常好的效果，因而最终有可能在日常头部成像中加以应用，以取代 2D 的 SE 序列。获得一幅高分辨率的头颅或颈椎 3D 数据大约需要 5min 时间。这些数据一旦获得，就可以在任意方向反复进行重建，而不会造成空间分辨率的损失。腹部的 3D Turbo FLASH 成像允许使用 2mm 的薄层面，而且图像质量令人满意。

使用 MP-RAGE 还可以对心脏实施门控 3D 成像。建立一幅 128×128×32 的图像最快时只需 32 个心动周期的时间。这表明心脏 3D 成像可以在 30s 内完成。实行门控时，每个心动周期可用较少的相位编码步(例如 8)来成像，获得的图像也非常清晰。不用门控的 3D 成像可在几分钟内完成，图像中肺动脉清晰可辨。这证明它可用于肺栓塞和其他血管病的诊断。

一个潜在的问题是，对比度增强的 3D Turbo FLASH 在某些方面的表现不如 2D SE 明了，或者说它在造影剂对对比度的影响方面表现很复杂。但这一问题有可能通过进一步的参数优化来解决。由于 MP-RAGE 仍属于 GRE 序列，它对磁场的不均匀性非常敏感。在伪影的表达上，MP-RAGE 比 2D Turbo FLASH 有着显著的优点，这是因为它的典型伪影总是出现在层面选择方向，因而不易被观察者所发现。

八、快速 GRE 序列小结

近几年来，高速 GRE 序列取得了突飞猛进的发展，成为 MRI 序列宝库中一个非常重要的分支。它的应用也取得了丰硕的成果。在 EPI 技术普及之前，各种 GRE 序列在快速磁共振成像中仍将发挥主要作用。

通常按序列末尾对剩余横向磁化的不同处理方法将 GRE 序列分为两大类，即 FLASH 类和 FISP 类。所谓 FLASH 类是指采用 SSI 技术即稳定状态不相干技术对剩余横向磁化进行散相处理的 GRE 序列，而 FISP 类是采用 SSC 技术即稳定状态相干技术对剩余横向磁化进行相位重聚的 GRE 序列。但是，目前已投入临床和处于研究阶段的

GRE 序列多达数十种。除了上面提出的两类外，还出现了组合型以及复杂梯度波形的 GRE 序列。显然，对于如此繁多的 GRE 序列，用传统的分类方法已经不够了。

本节采用了更加详细的分类法，将现行的 GRE 序列分为基本 GRE、去除剩余磁化的 GRE（FLASH 类）、利用剩余磁化的 GRE（FISP 类）、True FISP 类 GRE、PSIF 类 GRE 和 Turbo FLASH 类 GRE 等六类。EPI 序列也是 GRE 家族中的一员，由于将要单独介绍其原理和应用，故不再列入 GRE 序列中。表 16-3 中列出了前面介绍过的所有 GRE 序列。

表 16-3　快速梯度回波序列一览表

序列名	序列全称或说明	MRI 设备开发商	性能特点
GRE	GRadient Echo	GE	基本 GRE
GRE	Gradient Recalled Echo	Siemens	基本 GRE
GE	Gradient Echo	Hitachi	基本 GRE
GFE	Gradient Field Echo	Hitachi	基本 GRE
FE	Field Echo	Picker，Toshiba，原 Elscint	采用扰相梯度
TFE	Turbo Field Echo	Philips	超快速序列
FFE	Fast Field Echo	Philips	采用扰相梯度
T_1-FFE	contrast-enhanced Fast Field Echo	Philips	采用扰相梯度，T_1 加权
T_2-FFE	contrast-enhanced Fast Field Echo	Philips	采用扰相梯度，T_2 加权
FLASH	Fast Low Angle SHot	Siemens，Bruker	采用扰相梯度
Turbo FLASH	超快速 FLASH	Siemens，Bruker	磁化准备，超快速序列
snapshot FLASH	单激发 FLASH	Siemens	超快速序列
segmented FLASH	分段扫描（多激发）FLASH	Siemens	扫描时间延长，扰相
MP-RAGE	3D Magnetization Prepared RApid Gradient Echo	Siemens	3D Turbo FLASH
SPGR	SPoiled Gradient Recalled	GE	采用扰相梯度
FSPGR	Fast SPGR	GE	超快速序列
IR FGR	Inversion Recovery Fast GRASS	GE	180°磁化准备
FAST	Fourier Acquired Steady-state Technique	Picker	采用相位重聚梯度
RF Spoiled FAST	Radio Frequency Spoiled FAST	原 Picker	采用 RF 脉冲扰相
CE-FAST	Contrast Enhanced FAST	原 Picker	TE＞TR 的 GRE
RAM-FAST		原 Picker	
SHORT	SHORT repetition techniques	原 Elscint	
F-SHORT	SHORT-repetition technique based on Free induction decay	原 Elscint	
E-SHORT	SHORT-repetition technique based on Echo	原 Elscient	
STAGE	Small Tip Angle Gradient Echo	Shimadzu	采用扰相梯度
STAGE：T_1W	Small Tip Angle Gradient Echo：T_1 Weighted	Shimadzu	采用扰相梯度，T_1 加权
GRASS	Gradient Recalled Acquisition in the Steady State	GE	采用相位重聚梯度，$T_1+T_2^*$ 加权

续表

序列名	序列全称或说明	MRI 设备开发商	性能特点
CE-GRASS	Contrast Enhanced GRASS	GE	采用相位重聚梯度
FGR	Fast GRASS	GE	采用相位重聚梯度
DE FGR	Driven-Equilibrium Fast GRASS	GE	采用相位重聚梯度
snapshot GRASS	单激发 GRASS	GE	超快速序列
PSR	Partial Saturation Recovery	原 Picker	采用扰相梯度
MPGR	Multi Planar Gradient Recalled	GE	采用扰相梯度，多层面
GRECO	Gradient Recalled EChO	Resonex	
PFI	Partial Flip Imaging	Toshiba	
SMASH	Short Minimum Angle SHot	Shimadzu	亚秒级成像
FISP	Fast Imaging with Steady-state Precession	Siemens	采用相位重聚梯度，T_1+ T_2^* 加权
True FISP	True Fast Imaging with Steady-state Precession	Siemens	采用相位重聚梯度（G_x、G_y、G_z三方向）
Turbo FISP	Turbo Fast Imaging with Steady-state Precession		分段采集，黑血流血管成像
PSIF	FISP 序列名称的逆序	Siemens	自旋回波信号 TE＞TR 的组合序列
DESS	Double Echo Steady State		FISP 和 PSIF 的组合序列，可用于 3D 成像
GFEC	Gradient Field Echo with Contrast	Hitachi	采用相位重聚梯度
SSFP	Steady State Free Precession	Shimadzu，GE，Siemens	采用相位重聚梯度，TE＞TR 的 GRE
STERF	Steady-state TEchnique with Refocused Free induction decay	Shimadzu	SSFP 的改进序列
ROAST	Resonant Offset Averaging in the STeady-state	Siemens	FISP 类序列的曾用名
CISS		Siemens	True FISP 的变形序列，两倍扫描时间
FASTER	Field-echo Acquisition with Short TR and Echo Reduction		3D 成像专用序列，20°和 25°复合 RF 脉冲
CE-FASTER	Contrast Enhanced FASTER		3D 成像专用序列，20°和 25°复合 RF 脉冲

第三节　回波平面成像序列

一、概　　述

提高 MRI 系统的成像速度，无论对于拓宽其应用领域还是提高它的效率，都有着非常重要的意义。10 多年来，人们在快速成像研究方面取得了举世瞩目的成就，使成像时间由常规扫描序列的分级提高到了快速成像序列的秒级(个别达到亚秒级)。应该说，利用各种快速 SE 序列或快速 GRE 序列，已经能够观察机体的各种动态过程。但是，如果要获取人体的功能信息，或彻底消除运动(包括各种生理运动、自主或非自主运动)对图像的影响，则需要 30～50ms 范围内的毫秒级成像。在这里，不妨将具有这种成像速度的技术称为超高速成像(ultrafast imaging)或超高速扫描(ultrafast scanning)。

回波平面成像(EPI，echo planar imaging)是当今最快速的成像方法。它通常可以在 30ms 之内采集一幅完整的图像，使每秒钟获取的图像达到 20 幅。因此，EPI 是一种真正意义上的超快速成像方法。如此高的成像速度，就不仅能使运动器官“冻结”，以便清晰地观察胆囊、呼吸器官等的断层图像，而且不用门控就能实时或准实时地显示心脏动态图像。几乎对于所有的临床应用，EPI 都是最有前途的方法。此外，通过在脑功能成像、扩散成像和灌注成像等方面的应用，EPI 序列正在开拓着更多的应用领域。它为 MRI 技术提供的应用蓝图是极为广阔的。

EPI 技术最早由英国诺丁汉(Nottingham)大学物理系的曼斯菲尔德(Peter Mansfield，2003 年诺贝尔生理学或医学奖得主之一)博士和他的同伴帕凯特(I.L.Pykett)于 1978 年提出。在 1977 年进行的一次自旋回波实验中，他们使数据采集速度达到了毫秒量级。二人据此认为，一次激发后获得图像重建的全部数据是可能的。但是，EPI 对 MRI 系统，尤其是梯度系统的高度要求，直接限制了它的发展。20 多年后的今天，即使在高档的 MRI 成像系统中，EPI 仍然是作为选件出售的。这是 MRI 发展史上硬件技术滞后于成像方法的又一例证。

1985 年，在伦敦召开的医学磁共振杂志年会上(annual Magnetic Resonance in Medicine meeting)，曼斯菲尔德以电影方式连续展示了他以其最新序列获得的一组图像，该图像是通过对一杯搅动的水进行 EPI 扫描所获得的。这一可以对流体成像的序列同时以图形方式公之于众。他用事实说明，EPI 成像不仅在心血管的运动方面，而且在血流的显示方面均有潜在的应用价值，在儿科的心脏学研究上尤其有意义。上述成果的取得，对于 EPI 技术的发展有一定推动和指导作用。

从原理上讲，EPI 应归属于 GRE 类序列，但现在已自成体系。EPI 序列、快速 SE 序列和快速 GRE 序列构成了磁共振快速成像的三大序列家族。

二、EPI 序列及其分类

在 TSE 序列中，由于用不同的相位编码步在一个 TR 时间内获取了多个回波信号，从而使成像时间大幅度缩短。可以设想，效率最高的序列，应该是一次激发后得到的信号中包括所有空间信息的序列。EPI 就是这样一种序列。它可在一次激发中以多条线的方式同时填满整个 K 空间。

在 EPI 序列中，以读出方向连续施加梯度场的方法来产生多个梯度回波。这些回波信号被直接采样后填入 K 空间。需要的回波数与 K 空间的傅里叶线数相同。在典型的 EPI 序列中，读出梯度是一种按正弦波形式振荡的梯度，其振荡频率在 0.5～1kHz 之间。另一组短尖头脉冲作用于相位编码梯度上，以对所得信号进行相位编码。采样使用非线性方法，以对读出梯度幅度的变化进行校正。每个梯度回波均被分别进行编码，使得 64～128 条相位编码线可在 30～100ms 内收集。

EPI 是在梯度回波的基础之上发展而来的。但是，如果在 90°选层脉冲过后(或开始采样之前)施加一个 180°脉冲，则会在后来的回波信号上出现一个自旋回波包络。为了区别这两种 EPI 序列，可将基本 EPI 称为梯度回波 EPI，而将以 180°射频脉冲开始的 EPI 称为自旋回波 EPI。图 16-19 和图 16-20 分别为这两种序列的时序。

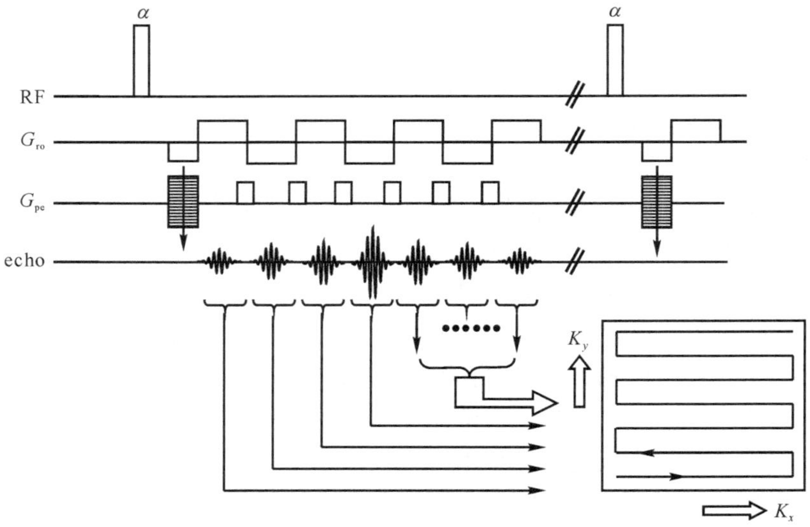

图 16-19　梯度回波 EPI 序列及其迂回采样的 K 空间

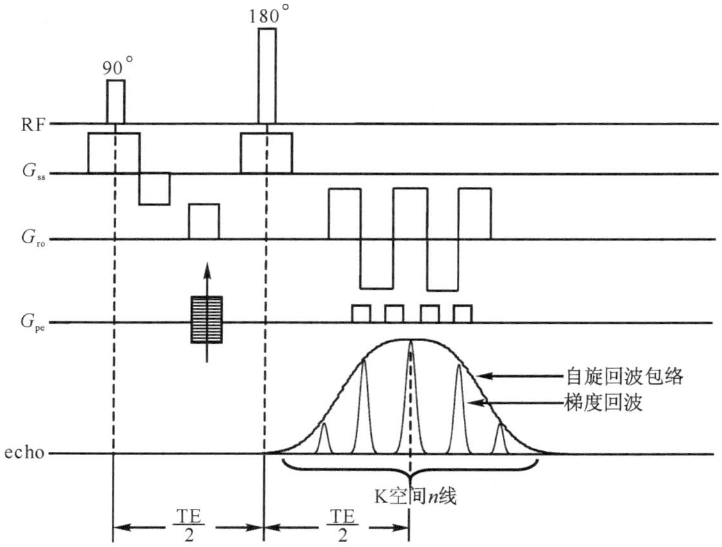

图 16-20　自旋回波 EPI(SE EPI)序列

由图 16-19 和图 16-20 可见，梯度回波 EPI 和自旋回波 EPI 主要是使用的激励方法不同(进而产生的信号不同)，但二者在梯度脉冲的应用上却有共同之处，即读出梯度 G_{ro}在高速切换中工作，每测量一条数据线切换一次，或者说在 G_{ro}的每个振荡周期中测量一条数据线，其目的是利用这种反转作用来改变 K 空间的测量方向；相位编码梯

度 G_{pe}在一条线测量完后施加，其脉宽较窄，并与 G_{ro}过零点处相同步。快速通过的 K 空间迂回轨迹就是在 G_{ro}和 G_{pe}的互相配合下产生的。由于在此轨迹中可对信号实施连续采样，使得 EPI 执行周期中无死期出现，因而它的效率极高。

三、振荡梯度和非振荡梯度

上面介绍的 EPI 序列可在一次激发后获得图像重建的全部数据，故可称为单激发的 EPI(SS-EPI，Single Shot EPI)，也有叫做 Snapshot EPI 的。它是 EPI 序列的标准形式。对于单激发 EPI 序列来说，要在一次激发后获取重建图像的所有数据，则要求读出梯度在整个回波链的读取时间(50～80ms)内进行上百次(取决于图像的相位编码步数)的连续振荡。能以这种方式工作的梯度系统称为振荡梯度(resonant gradient 或 oscillated gradient)。振荡梯度是单激发 EPI 序列的关键技术，又称 EPI 梯度技术。它由低阻的梯度线圈和可以快速切换的梯度放大器组成。由于涡流等因素的影响，实现梯度场方向的快速改变是很困难的。

目前的振荡梯度系统存在两大问题。一是工作点固定不变，即它所提供的梯度波形只能以一种频率和同样的幅度进行振荡。由于图像的空间分辨率与每个读出梯度波形下的面积大小有关，使得具有振荡梯度的机器只能以固定的分辨率进行 EPI 采集。振荡梯度的第二个问题是它只能输出 1～2 种梯度波形，因而不能用于传统的 MRI 脉冲序列。此外，更不能用它产生心脏成像所需的复杂梯度波形。由此可见，这种梯度实际上属于 EPI 专用型梯度系统。为了克服这一限制，具有 EPI 功能的 MRI 系统中只好准备两套不同的梯度电源：当进行 EPI 采集时，将振荡梯度电源与梯度线圈相连；当进行常规扫描时，则将梯度线圈切换至通常的低速梯度电源。由此可见，即使选用了 EPI 组件，高速的振荡梯度并不能使 MRI 系统传统的成像功能得到增强。

为了将 EPI 梯度系统同时用于所有的 MRI 序列，即将 EPI 梯度与传统梯度相统一，须采用非振荡的梯度系统(non-resonant gradient system)。所谓非振荡的梯度系统是指能够产生任何通用梯度波形的梯度系统，这就要求它具有通过编程来控制其波形的灵活性。非振荡的梯度系统一旦实现，就不仅能够满足日常扫描序列的需要，使 TSE 等快速序列的采集速度成倍提高，更重要的是它会方便螺旋扫描等新技术的研究和应用。它所提供的多样性波形，在新脉冲序列的开发方面也能起到促进作用。

四、单激发的 EPI 和多激发的 EPI

单激发 EPI 对机器硬件，尤其是梯度系统的要求特别高。一般来说，梯度的转换速度要达到今天常规梯度的 4 倍，梯度的幅值也需高出 1 倍。这样的梯度就是前面所说的振荡梯度，而振荡梯度的代价是高昂的。这就是单激发 EPI 至今仍主要用于实验研究和高档机型的原因。

为了解决 EPI 对梯度要求过于苛刻的问题，人们对 EPI 的数据采集方法进行了改进，以使 EPI 软件在普通梯度的机器上运行。这一技术在 GE 公司称为多(次)激发的 EPI(MS-EPI，Multi-Shot EPI)。有了 MS-EPI 软件，便可在普通机器上实施 EPI 成像，而毋需对机器进行任何改进。

MS-EPI 的速度取决于机器在一次激发后能在 K 空间获得数据行的能力。与 FSE 序列相同，每次激发后的相位编码步数与回波链长度 ETL 有关。如果一次激发后收集所有的相位编码步，即取 ETL＝128～256，这时的工作方式就称为单次激发的 EPI 采集；如果激发后只选择部分相位编码步(如 ETL＝16～64)进行采集，这时的工作方式就称为多次激发的 EPI 采集。图 16-21 是 MS-EPI 序列的 K 空间轨迹及其时序示意图。

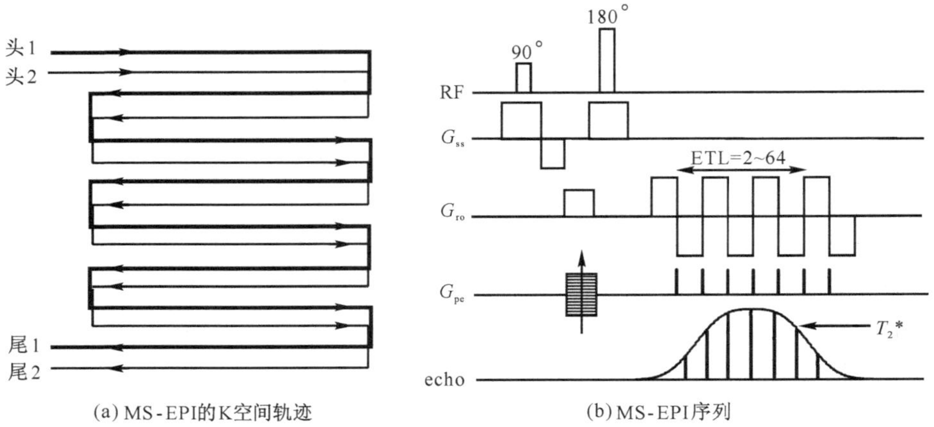

图 16-21　多次激发 EPI(MS-EPI)序列及其 K 空间

与单激发不同的是，多激发 EPI 的 K 空间要通过多次迂回(隔行)扫描才能填满，如图 16-21(a)所示。显然，它的执行时间延长了。ETL 越短，MS-EPI 的速度就越慢。但是，通过这种方式的扫描，单激发 EPI 图像中常见的伪影大大减少，即图像质量提高了。

我们知道，射频脉冲过后，信号要按照 T_2^* 的速度迅速衰减，如图 16-21(b)所示。这种衰减正是造成图像混淆伪影的原因。如果信号能在 RF 激发后 100～150ms 内收集，则上述伪影就可以大大减轻甚至被消除。能否做到这一点，完全是由机器性能尤其是梯度性能所决定的。对于增强型的 MRI 系统，其梯度场可达 20～25mT/m，梯度切换率为 80T/(m·s)。这样的机器在每次激发后完全可以采集 256(ETL＝256)个相位编码步。由于 256 个相位编码步就足以重建一幅有一定分辨率的图像，这时就不一定使用多激发的形式。由此可见，只有梯度达到了上述指标，才可能在 100ms 内获得 256×256 大小的图像，使每秒钟完成 10～20 幅图像的多层扫描成为现实。

但是，常规 MRI 系统的梯度场为 10～15mT/m，最大切换率只能达到 15～20T/(m·s)。用这种梯度是不可能进行单激发成像的。一般来说，一次激发只能进行 30～40 个相位编码步，或者说采集 K 空间 30～40 条傅里叶线。在这种情况下，为了得到一幅完整的图像，就需要进行一系列的激发。例如，典型的头部成像经常采用 256×256 的扫描矩阵，如果取 ETL＝32，这时要经过 8 次激发才能取得所需的 MS-EPI 图像。如果取 TR＝2s，则一次 15 层的 EPI 扫描将有可能在 16s 内完成。

需要说明的是，具有 EPI 梯度系统的机器也可进行多激发扫描，但这一般是为提高图像 SNR 所采取的措施。它与普通机器上进行的多激发 EPI 扫描完全不同。

五、MS-EPI 序列与 FSE 序列的比较

从数据采集的角度来看，MS-EPI 与 FSE 非常相像。FSE 也可在每次激发后收集多个相位编码步。两种序列的 ETL 均可在 2～64 间选取，其成像速度都在数十秒(屏气扫描)到几分钟(颅脑成像为 1～3min)之间。二者最基本的区别在于信号的生成原理不同：FSE 用一连串的 180° RF 重聚焦脉冲来形成所需的回波信号，而 MS-EPI 中不用此脉冲串。因此，MS-EPI 的回波链时间(回波链中所有回波占据的时间)不足 FSE 回波链时间的 1/4。例如，ETL 为 16 的 MS-EPI 可在 64ms 内完成一次扫描，而同样 ETL 的 FSE 序列的回波链时间长达 250ms。之所以允许有如此长的回波链持续时间，是因为 FSE 中信号是按 T_2 衰减的，其衰减速度较慢，而在 MS-EPI 的情况下它按很快的 T_2^* 速度衰减。由于回波链持续时间较短，MS-EPI 就可以在一个 TR 内比 FSE 得到更多的数据。同样以 TR＝2s 为例，当取 ETL＝16 时，MS-EPI 可在一个 TR 内取得多达 20 幅的图像，而 FSE 只能有 6 幅图像。图 16-22 对 FSE 和 MS-EPI 两种序列的回波链持续时间进行了比较。

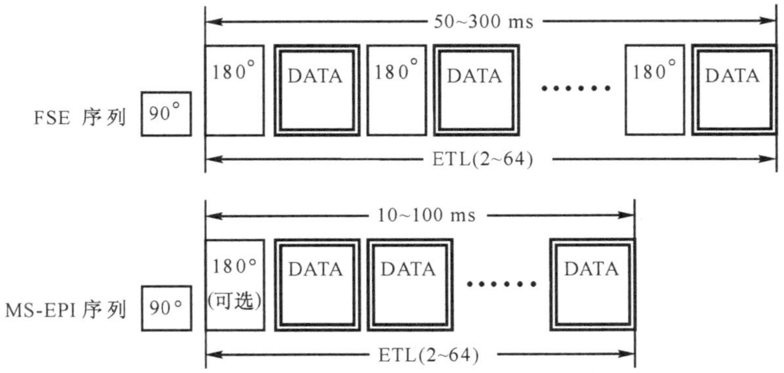

图 16-22　快速自旋回波(FSE)序列和多激发回波平面成像(MS-EPI)序列回波链时间的比较

六、EPI 序列的图像特征及其评价

用自旋回波 EPI 可以高速地获取 T_2 加权像。与标准 SE 序列不同的是，EPI 的全部数据是在一次(对于 SS-EPI)和多次(对于 MS-EPI)激发后获取的，可认为 TR 时间足够长，因而图像中基本不包含 T_1 对比度。与 MP-RAGE 一样，EPI 序列还可用不同的射频脉冲(90°～180°)进行磁化准备，以获得所需的图像对比度。也可这样来形成 EPI 扩散加权的快速成像序列。

EPI 序列能有效地减少各种运动对图像质量的影响。因此，它的一切应用都将在排除运动伪影方面显示出独特的优越性。例如，可以用 EPI 进行心脏的高速形态学和功能成像研究。在心脏 EPI 中，心搏造成的运动伪影被彻底消除，解剖图像与生理活动

一起得以显示。这些生理活动包括收缩期和舒张期心肌厚度的变化、静脉注射顺磁性造影剂后心肌的灌注情况以及血流的图像等。在心血管图像中，流动的血液将呈现高亮度。扩散成像是观察器官功能状态的重要方法，过去由于成像速度慢而无法实现。有了扩散加权的 EPI 成像序列，就可以对分子的运动进行观察，使 MRI 的观察对象延伸到细胞水平。上述序列在急性梗死的诊断方面也有潜在用途，而传统的 T_2 加权像只能显示慢性梗死。在腹部成像中，EPI 能彻底消除呼吸带来的运动伪影，使肝海绵状血管瘤这类病变充分显示。更有甚者，单激发的 EPI 可以毫无延迟地获取各种动态图像，使 MRI 实时或近实时成像得以实现。

目前 EPI 的应用可概括为灌注及扩散成像、心脏成像、介入 MRI 和功能神经系统成像等四个方面。关于灌注成像、扩散成像以及功能成像的内容将在后面的有关章节中详细介绍。此外，用 EPI 还可产生化学位移图像。

单激发的 EPI 对梯度场的要求很高，但多激发的 EPI 不然。现在，MS-EPI 序列已能在上升速率为 10mT/m 和切换率为 17T/(m·s)的梯度系统中运行，即用 MS-EPI 序列可在常规的 MRI 系统中实现 EPI 扫描。尽管这种 MS-EPI 的成像速度要比单激发 EPI 慢(整个头部的多层成像一般需要 2s 左右的时间)，但仍可进行功能和灌注性研究。实际上，由于这里采用 K 空间的分段扫描，可使其 SNR 大大改善。用多次激发的办法，还有利于实现大矩阵的扫描。

即使在可进行单激发扫描的机器中，出于对 SNR 和大矩阵的考虑，也经常使用多激发的形式来扫描，但这是以延长扫描时间为代价的。采用多激发的另一个原因，是考虑到被检者对振动梯度场噪声的耐受能力。当振动频率过高或振动持续时间过长时，其噪声会使受检者难以忍受。因此，EPI 系统的梯度振动频率一般限制在 1KHz 以下。对于高分辨率图像的扫描，现在多用两次激发来完成。

目前 EPI 的应用还受到以下几方面的限制。首先，经典的 EPI 是梯度回波技术，因而具备 GRE 序列的一切缺点，尤其是高度的磁化率伪影。这就要求 EPI 系统主磁场 $\boldsymbol{B}_0$ 的均匀性非常高。其次，它对化学位移伪影也比较敏感，扫描时经常需要进行水或脂肪信号的压制。第三，EPI 序列的 SNR 明显低于传统序列。最后一个限制因素，就是单激发 EPI(即真正意义上的 EPI)需要特殊的硬件支持，包括特殊的梯度系统、高速的数据采集系统(RF 接收系统要有很宽的接收带宽)和图像处理系统。有时对线圈也要进行特殊设计。由于这些硬件的价格很贵，这一因素实际上成了限制 EPI 发展的主要原因。预计 EPI 成为商用 MRI 系统标准配置的时间还会长一些。

顺便提一下，在 EPI 脑血流和功能成像等应用环境中，信号的磁敏感特性却被用来进行磁敏感加权的动态对比度成像研究。我们知道，磁场(包括梯度场)的非均匀性导致质子的失相。这种失相将通过横向磁化的损失而引起 GRE 类信号的减小。磁场的非均匀性也可发生于体内(经常出现在骨-空气界面等组织边界处)。它们都是 GRE 序列(包括 EPI 序列)磁化率伪影的来源。在大多数情况下，这种伪影都是要设法减小或排除的。

七、EPI序列小结

随着采集技术的发展，近年来出现了许多新的 EPI 序列。现将这些序列归纳于表 16-4 中。

表 16-4　回波平面成像(EPI)序列一览表

序列名称	序列全称或说明	MRI 设备开发商	性能特点
EPI	Echo Planar Imaging	由 Mansfield 和 Pykett 提出	经典 EPI，具有 GRE 序列的特点
SE EPI	Spin Echo EPI		180°准备脉冲，自旋回波包络
SS EPI	SnapShot EPI 或 Single Shot EPI	GE 等	单激发 EPI，需振荡梯度
MS-EPI	Multi-Shot EPI	GE	多激发 EPI，可在普通机上运行
Segmented EPI	K 空间分段采集的 EPI		多激发 EPI
BEST	Blipped Echoplanar Single-pulse Technique		1 个 90°脉冲，长方形 K 空间扫描
ABEST	Asymmetric Blipped Echoplanar Single-pulse Technique		1 个 90°脉冲，长方形 K 空间扫描
MBEST	Modulus-Blipped Echoplanar Single-pulse Technique		1 个 90°脉冲，长方形 K 空间扫描
EPISTAR	Echo Planar Imaging with Single Targeting and Alternating Radiofrequency		1 个 90°脉冲，长方形 K 空间扫描
Instascan	EPI 序列名	Advanced NMR Systems	1 个 90°脉冲，长方形 K 空间扫描
Mesh	网格状 K 空间扫描		EPI 用 K 空间扫描法

第四节　其他快速成像序列

在前面的几节中，我们已经对应用最多的三大类快速成像序列，即快速 SE 序列、快速 GRE 序列和 EPI 序列进行了比较详细的介绍。本节再补充两类杂交而成的快速成像序列(hybrid sequence)，一类是 SE 和 GRE 序列的组合序列，另一类是快速自旋回波(简称 TSE)与 IR 序列的组合。最后简单介绍一种激发回波快速成像序列。

一、GRASE 序列

GRASE(GRAdient and Spin Echo)序列又叫 TGSE(Turbo Gradient Spin Echo)序列。顾名思义，它是由 SE 和 GRE 序列组合而成的快速成像序列，也可以看作 TSE 和 EPI 的组合。GRASE 的一次激发中包含几个自旋回波，而每个自旋回波中又包含一系列梯度回波。由此可见，自旋回波是以梯度回波包络的形式出现的。

GRASE 序列与 TSE 和 EPI 序列有一定的关系。这一关系可从图 16-3 和图 16-20 推出。下面就来讨论这一问题。

一般把 GRASE 中所有的自旋回波包络叫快速因子（TF，Turbo Factor），将一个自旋回波包络所笼罩的梯度回波数叫做 EPI 因子（EF，EPI Factor）。TF 和 EF 都是 GEASE 序列的参数。从 GRASE 序列的观点出发，图 16-3 表示的 TSE 序列就可看作 TF=5 和 EF=1 的 GRASE 序列，而图 16-20 所示的 EPI 序列则成为 TF=1 和 EF=5 的 GRASE 序列。也就是说，GRASE 在这里提供了一种快速成像序列的统一表达方式。

广义来说，TSE 和 EPI 都属于 GRASE 序列。但通常还是仅将 TF≠1 和 EF≠1 的序列叫做 GRASE。当 EF=1 时，GRASE 成为 TSE 序列；当 TF=1 时，GRASE 就是 EPI 序列。由此看来，只要选取一定的 TF 和 EF，GRASE、TSE 和 EPI 三种序列之间就可以相互转换。因此，GRASE 在序列的选择上具有很大的灵活性。

从理论上讲，GRASE 的成像速度可能比 TSE 更快。另外，它可作为 GRE 序列使用。但是，同标准的 GRE 相比，GRASE 对出血有更高的敏感性。在 GRASE 图像中，脂肪组织的对比度与 SE 序列的图像比较接近。

GRASE 的缺点是它对机器软硬件的要求都比较高。

二、TIR(TIRM)序列

在快速自旋回波序列前面加一 180°准备脉冲便可组合出一种新的序列。考虑到磁化矢量方向的变化，上述序列被命名为快速反转恢复（TIR，Turbo Inversion Recovery）序列。图 16-23 就是该序列的时序图。当强调反转脉冲的幅度时，TIR 序列还可叫做 TIRM（Turbo Inversion Recovery Magnitude）序列。

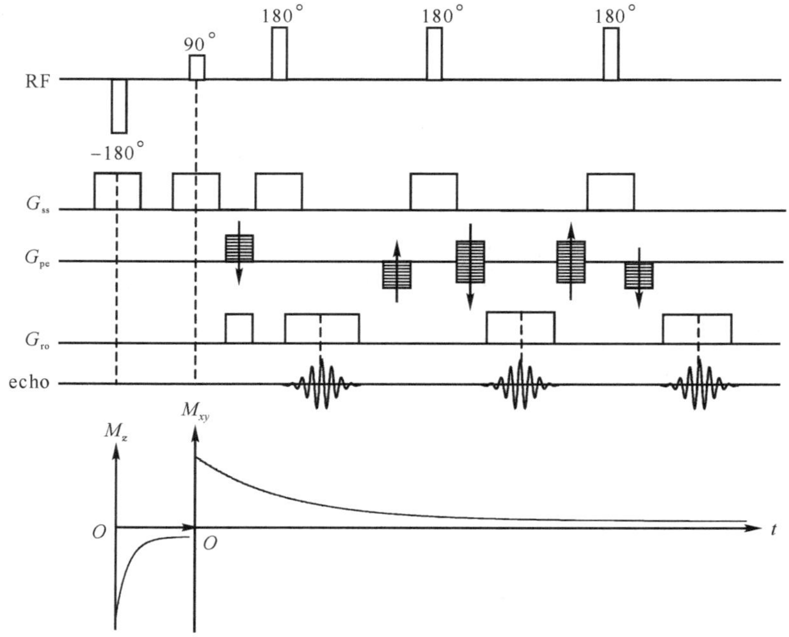

图 16-23 快速反转恢复 TIR(TIRM)序列

上述序列的工作原理与标准的 IR 序列类似。当使用较短的 TI 时间时，TIR

(TRIM)序列具有抑制脂肪信号的作用。采用长些的 TI 时间，如果能保证在射频激励开始时液体纵向磁化的弛豫曲线正好经过零线，就可以抑制水信号。这一点与第十五章所介绍的水抑制反转恢复序列，即 FLAIR(FLuid Attenuated Inversion Recovery)序列类似。

TIR(TRIM)序列对于观察脑室周围的病变非常有用。通过对液体信号的压制，脑室周围的高密度病变以及周边的充水结构都能清楚显示。

三、STEAM 序列

EPI 和 RARE 分别利用一串梯度回波和自旋回波成像。除此之外，还有一种称为激发回波(stimulated echo)的自旋回波(广义自旋回波)，它也是由 RF 脉冲产生的。一般来说，在 $n+1$ 个选择性 RF 脉冲的序列中可产生 n 幅图像，其中产生第一幅图像的自旋回波被叫做汉恩(Hahn)回波，其他回波则统称为激发回波。

STEAM(STimulated Echo Acquisition Method)就是利用所谓的激发回波来取得信号的亚秒级超快速成像序列。在 STEAM 中，用 3 个(组)RF 脉冲来生成所需的激发回波：两个 90°脉冲以及一组紧随其后的小角度射频脉冲串。采样时，序列对每个回波信号分别进行相位编码。

与 SE 序列相似，STEAM 序列可基本克服磁场非均匀性的影响。此外，由于它是亚秒级的序列，图像几乎不受运动伪影的干扰。这样，当用 STEAM 对心脏进行流动抑制成像时，便毋须使用空间预饱和技术。STEAM 的另一显著优点是它可以用于扩散成像等场合中。

STEAM 的缺点是其对脂肪或白质等短 T_1 组织的成像较为困难。另外，它的最大信号幅度只有 SE 序列的一半，可见其 SNR 并不高。

顺便指出，对于短 TR(TR<TE)的序列，来自不同 TR 间期的 RF 脉冲对也能产生激发回波。这种情况下它通常会在结果图像中导致伪影。激发回波只有当相位相干未能破坏时产生。

表 16-5 对本节介绍的快速成像序列进行了小结。

表 16-5　其他快速成像序列举例

序列名称	序列全称或说明	性能特点
GRASE	GRAdient and Spin Echo	TSE+EPI，超快速序列
TGSE	Turbo Gradient Spin Echo	TSE+EPI，超快速序列
GSE	Gradient Spin Echo	TSE+EPI，超快速序列
TIR	Turbo Inversion Recovery	180°准备脉冲+TSE
TIRM	Turbo Inversion Recovery Magnitude	180°准备脉冲+TSE
STEAM	STimulated Echo Acquisition Method	激发回波成像，超快速序列(亚秒级)

第五节　快速成像序列的应用

在过去的几年中，随着快速成像技术的日益成熟，大量临床应用已经开展。这其中包括灌注成像、扩散成像、脑功能成像、屏息心脏成像、实时电影成像等。由于扫描速度的加快可消除大部分器管运动所致伪影，使 MRI 的应用领域大大拓宽。高质量的腹部和心脏图像已能够在日常扫描中获得。与 SE 序列相比，快速成像不仅加快了扫描速度，而且增加了改变对比度的灵活性。本章已对近年来出现的快速成像序列进行了比较系统的介绍，并在引入这些序列时对其图像特征进行了讨论。下面综述快速成像序列取得的成果以及它们的潜在用途。

一、功能成像

磁共振功能成像即 fMRI 是近年来随着快速成像技术的发展而兴起的磁共振成像新领域。总的来看，它包括灌注成像、扩散成像和脑功能成像几个方面。但是，多数情况下 fMRI 专指磁共振脑功能成像。fMRI 突破了过去对人脑仅从生理学或病理学角度实施研究和评估的状态，打开了从语言、记忆和认知等领域进行研究的大门，是目前脑功能研究的热点。

fMRI 的研究一般要采用高速的成像序列，其中使用最多的为单激发 EPI 序列。同时，实验多在高场的 MRI 系统中进行。除此之外，还需要采用一定的图像后处理技术。但总起来说，它是高速成像序列的产物。没有快速或超快速成像序列，就没有 fMRI。

二、扩散成像

扩散成像又叫弥散成像或扩散加权成像(diffusion imaging 或 diffusion weighted imaging)，是研究(水)分子微观运动的成像方法。由于扩散成像需要较大的梯度场，过去只能在试管中进行。现在，在活体身上开展扩散成像研究已经成为可能。许多快速成像序列都可被用来进行扩散成像。

人体中大约有 70%的水。水分子不停地随机运动叫做扩散。不同的组织具有不同的扩散系数。例如，CSF 和灰质间的扩散系数就相差 4 倍。有趣的是，扩散系数在病理情况下将发生变化，这是扩散成像的病理生理学基础。另外，在身体的某些组织，扩散还呈现各向异性的特点(如脑白质)。

扩散敏感性可用一对匹配的梯度脉冲来取得。这对梯度脉冲称扩散敏感梯度脉冲，其强度和间期要比那些用于标准成像的梯度脉冲大得多。由扩散敏感梯度造成的信号损失量随着分子运动量的增加而增加。扩散慢的质子，其信号强度的变化较小；高速扩散的质子则显示出非常明显的信号衰减；CSF 等大容量流动所致的信号衰减最大。扩散成像就是利用成像平面内水分子扩散系数的变化来产生图像对比度的。

遗憾的是，使用强扩散敏感性梯度脉冲的扩散成像加权序列很容易受到运动的干扰，导致的伪影可能使实际的扩散系数增大。但是，随着扩散加权 EPI 序列的问世，已使心搏和运动的影响降到了最低程度。这种序列在扩散的定量估计方面能取得非常理想的结果。用快速 STEAM 或 Turbo FLASH 还可进行超快速的扩散成像研究。但是，Turbo FLASH 的扩散图像对梯度所致的涡电流非常敏感，因而需要很精确的涡流补偿。

扩散成像已用于脑梗死、多发性动脉硬化症、肿瘤以及其他病理变化的研究中。脑梗死的动物模型展示，在出现细胞毒性水肿的情况下，从扩散加权像中能比 T_2 像更早的发现脑损害变化。与扩散有关的梗死现象已在病人身上观察到。这证明扩散成像能够增加 MRI 检测病变的敏感性。扩散加权的图像还可用来区分具有囊性表面的实性颅内肿瘤与表皮样瘤，因为前者的扩散性能很好，而后者表现出低扩散性。利用重度扩散加权的序列还可以测量与脑缺血过程或神经束的各向异性有关的扩散情况。其中用它检测突然发作的脑缺血损害，要比标准的 T_2 像早得多。

上述事实说明，头颅扩散成像的某些应用具有很强的吸引力。

三、灌注成像

灌注成像(perfusion imaging)也是建立在流动效应基础之上的成像方法。与磁共振血管成像不同的是，它的观察对象不是血液流动的宏观运动而是分子的微观运动。灌注成像有两个方面的内容，一是通过注射造影剂来研究器官、组织和病灶的微血管灌注循环情况；二是使用一些对水分子微量运动特别敏感的成像序列来观察微循环的灌注情况。也就是说，不用造影剂也可检测组织的血流灌注。其原理是，大脑微脉管系统中变化的血容量或血流将引起很微弱的 T_1 值变化，检测这一变化即可产生对比度。无论哪一种方法，由于灌注成像研究的是机体的动态过程，没有快速成像技术是无法实现的。灌注成像属于 MRI 功能成像的范畴。

这里主要介绍用造影剂技术对心脏和脑进行灌注成像研究的方法。

Turbo FLASH 提供了进行动态成像研究的高速度。用心脏灌注的首次通过情况可检测由冠状动脉狭窄所致的心肌缺血情况。当 Gd-DTPA 团块通过时，在心脏可检测到先增大、后减小的信号变化。造影剂的整个进、出过程只持续 10～20s 的时间，用标准的成像序列是观测不到的。

有人将 0.02mmol/kg 的造影剂团注入远端静脉进行灌注成像研究。在保证有比较致密的造影剂团块分布的前提下，这里应用了小对比度剂量的造影剂，因为当 T_2^* 明显缩短时将造成信号的衰减而不再是增强。成像采用 IR Turbo FLASH 序列，扫描矩阵为 128×64，取 TI＝300ms 以削弱未增强的心肌信号，每 1～4s 采取一幅图像。为保证在心动周期的同一时相内取样，用 ECG 对信号进行了同步。所得图像中无呼吸和心搏所致运动伪影。实验既可以每 3 次心搏获取一幅图像的时间分辨率，用 3 个层面的图像来进行首次通过的实验研究，也可以每次心搏观察一个层面。由于造影剂的剂量较少，整个实验需要重复数次才能完成对整个心脏的成像。每次实验完成后，TI 要做相应调整(变短)，以补偿心脏 T_1 弛豫时间的缩短和再次注射前对心肌信号的压制。

为了对灌注情况进行定量研究，不仅需要了解成像过程中造影剂在主动脉根部的浓度，还需知道 Gd-DTPA 在血液和组织间的分配系数，然而这是不容易做到的。因此，灌注情况的定量观察还存在困难。但是，造影剂的首次通过研究有可能为区部灌注提供定量测定的手段。

以上灌注技术还可应用于头部。我们知道，在心脏，造影剂不仅能进入血管腔内，而且可以很快进入组织间隙。但是，由于 Gd-DTPA 不能通过完整的血脑屏障，大脑中造影剂只能限制在小的血管容积内，而大脑血管容积大约只占整个脑容积的 5%。所以，在头部灌注成像中，增强和未增强脑组织的信号差就非常小。然而，如果在序列中对脑组织信号很好地进行压制，仍可使增强信号相对突出地显示出来。用这种办法，通常可得到 25%以上的增强率。可见估计大脑对造影剂的转运时间和相对脑血流量并不是太难。

上述研究也可用 T_2^* 加权的 GRE 快速序列来实现。如果采用 EPI 序列，则可获得更好的时间分辨率。使用上述两种序列时，Gd-DTPA 团块将导致信号的减弱而不是增强。

灌注研究的价值主要体现在对脑缺血病人进行血流动力学观察、区分肿瘤复发造成的坏死区以及评价肿瘤的血管分布等方面。目前多用正电子发射 CT，即 PET(positron emission tomography)和氙增强 CT 来定量评价脑血流情况。然而，由于 MRI 比 PET 更加普及，灌注成像有可能成为评价脑血液动力学的标准方法。当然，还需要进行更多的研究。

四、心脏成像及实时电影

高速的 Turbo FLASH 已表现出许多潜在用途。心脏的亚秒级成像是其最有应用前途的领域之一。现在，用较少的相位编码步就可以在少于 150ms 的时间内获得图像。用这种超快速成像方法获得的图像可以完全排除来自心搏和呼吸动作的运动伪影。

采用分段的 Turbo FLASH 可使心脏电影成像的扫描时间大大缩短。对于 128 个相位编码步的心脏电影图像，可将 K 空间分为 16 个段进行扫描，每个段就有 8 个相位编码步。如果取 Turbo FLASH 的 TR 为 6ms，8 个相位编码步只需要 48ms 的时间就可完成。这样，每个心动周期取得 20 幅反映心脏不同时相的图像就成为可能。显然，获取上述 20 个 K 空间所有的数据段，需要 16 个心动周期的时间(12～16s)。因而整个心脏扫描可在屏息间期内完成。

Turbo FLASH 还具有实时成像的潜力。用这种亚秒级的扫描序列，舌、颈、颞颌关节或膝关节的弯曲或随意动作都可以用数幅图像加以记录，并经快速重建后以电影的形式回放。有人已经对磁共振透视的可行性进行了研究。结果表明，如果进一步加快图像重建的速度，则在某些临床环境(如关节运动情况的检测)中用 Turbo FLASH 进行实时成像是可能的。

五、血管造影

近年来，磁共振血管造影(MRA)技术也取得了突飞猛进的发展。快速成像序列在这方面的推动作用不可低估。

根据血流信号在血管像上的表现，可将 MRA 分为亮血流成像和黑血流成像两大类。亮血流的 MRA 可以利用时飞效应和 GRE 序列来进行。流入血管的未饱和新鲜质子(指未经上一次 RF 激发的质子)产生亮的血流信号。为了清楚地显示血管，血流和静态组织间的对比度应越大越好。在上述 GRE 序列中，重复和快速的 RF 脉冲将使静态组织全部饱和，因而它们在图中表现为暗信号。那些快速流动的血液则呈现出高亮度信号。与此同时，流动较慢的血液也因饱和而使对比度丧失。这一现象在 3D 流动成像中非常明显。

一般用分段的 Turbo FLASH 实施 MRA 成像，同时在扫描前使用一个 180°准备脉冲。这里，静止组织的信号通过选择适当的 TI 时间来消去，血流信号因此而突出。Turbo FLASH 序列还可用在 3D 成像中。

也可用带 180°准备脉冲的单激发 Turbo FLASH 进行 MRA 成像。这种序列可在 1s 或更短的时间内高速地获取血管像。由于它为亚秒级扫描，图像基本上不受运动之影响。这一技术特别适用于那些不能合作的被检者。有趣的是，在亚秒级的血管成像中，流动相关伪影将消失殆尽。流动相关失相造成的信号损失也要小得多，因而成像中可以不用流动补偿。

将分段的 Turbo FLASH 加以改进，就可用其来产生黑血流的 MRA 图像。这种能产生黑血流的序列叫做分段 Turbo FISP。Turbo FISP 实际上只追加了一个可除去血流信号、但不影响静态组织的翻转脉冲。在这种序列中，从翻转脉冲到零相位编码步的采样有一个很长(有时长达 750ms)的延迟时间。在这一时间段内，原来在血管内的血液全部流出，取之以代的是新流入的、未经激发的血液。结果，它使一定流速范围内的血流成为黑色。

采用上述方法，可以用非常好的 SNR 和流动对比度来获得 2D 或 3D 的动、静脉黑血流图像。此外，用分段采集的 Turbo FISP 还可在屏息之内获得黑血流血管像，使其成为冠状动脉、胸部和腹部血管成像最理想的方法。

六、出血的表现

在 SE 图像中，急性血肿在高场(如 1.5T)的情况下表现为黑色影，这主要是脱氧血红蛋白等可缩短 T_2 和 T_2^* 的磁性物质形成之故。GRE 序列的图像为 T_2^* 加权(并非 T_2 加权)，因而它对急性出血更加敏感。即使在低场的情况下，用 GRE 序列也可显示急性出血。但总的来说，GRE 序列的特异性没有 SE 序列好，因为出血区释放的顺磁性物质将损失部分信号。

七、腹部成像

用普通序列成像时，呼吸运动导致的伪影是图像质量下降的主要原因。有了快速成像序列，肝转移、海绵状血管瘤等的成像易如反掌。采用 T_1 加权的 GRE 序列对肝脏成像，10 个层面的扫描时间只需 14s（TR/TE/α＝110ms/5ms/18°，128×256）。其 SNR 和图像对比度与 SE 序列的 T_1 加权像相当。

事实上，用快速 GRE 还可检测肝脏的脂肪浸润。在 TE＝5ms 的图像上，脂肪浸润的肝组织之信号强度与正常肝组织相同或稍亮于正常肝组织。如果将 TE 延长至 7ms，脂肪和水信号的相位就相反，从而使信号消失。脂肪浸润的肝组织这时比正常肝实质显得还要暗。

对于不能屏息的病人，使用单激发的 IR Turbo FLASH 序列对上腹部成像时几乎没有运动伪影。心搏运动在肝左叶造成的信号损失也不严重。如果使用 180°选择性脉冲进行磁化准备，则随后的单激发扫描大约以每 1.5s 一幅图像的速度获取数据，使这种方法成为非常有效的图像获取手段。

用 RARE 序列在屏息间可以实施重 T_2 加权成像。例如，如果每次采集利用 8 个回波，并取 TR＝2s，则它可在 32s 内取得一幅 128×256 的图像。欲在 16s 内完成扫描时，可将 TR 缩短至 1s。此外，减小翻转角，还可使图像中的 T_1 对比度最小。

八、头颅成像

在高场的 MRI 系统中，采用半傅里叶成像技术行头颅成像已经成为一种标准的方法，其结果可使扫描时间缩短大约一半。相比之下，RARE 序列更能节省扫描时间。目前一次完整的头颅成像已能在 30s 内完成。另外，利用 PSIF 等 T_2 加权序列，可以在数秒钟内获取一幅 T_2 加权像。三维 Turbo FLASH 也可能成为头部 T_1 加权成像的主要方法之一，因为现在用 1mm 的薄层对全脑进行三维成像只需要短短几分钟的时间(此后可方便地进行多平面重建)。以 GRE 序列为基础的各种磁共振血管造影法已经普遍开展。通过这种造影，可以诊断脑动脉瘤和某些静脉病变。

九、脊柱成像

2D 和 3D 的快速 GRE 序列均可用在椎间盘突出、神经孔狭窄等症的诊断中，其效果在颈椎更加明显。由于 3D 序列具有层薄和可多平面重建的特点，因而使用最多。在这种环境中通过脉冲序列及其参数的选择可使 CSF 显示为暗信号。True FISP 也可用于 3D 脊髓造影。

对于脊索的病变，目前认为 GRE 类序列没有 SE 类序列敏感，因而常用 T_2 加权的 SE 序列或 RARE 序列。GRE 序列的另一缺点是其难以克服的磁化率伪影。在骨-CSF 界面上，这种伪影有使骨赘放大的趋势。此外，对于术后的病人，手术过程中从骨钻上脱落的微量金属屑也会成为伪影的来源。椎间盘的退化在 T_2 加权的 SE 序列中本来就难以发现，在 GRE 图像中就更不明显。

十、肌肉骨骼系统成像

在 T_1 和质子密度加权的 GRE 图像中，软骨组织总是呈现高亮信号。因此，这类序列在膝、肩、踝和腕关节等部位损伤后确定软骨受损的范围时很有用。用 3D 薄层扫描图像很容易区分膝部十字形的韧带撕裂和腕部三角形或十字形的纤维软骨撕裂损伤。GRE 序列对微弱的软骨退化性病变也很敏感。此外，用快速成像序列还可对颞颌关节进行运动学的研究，也可评价髌骨的运动轨迹。

主要参考文献

飞利浦香港有限公司．1995．快速和超快速磁共振成像．世界医疗器械，1(1)：50～53

陶笃纯. 1996. 磁共振成像技术的新进展. 世界医疗器械, 2(7): 28～29, 31

赵喜平. 2000. 磁共振成像的特点及其局限性. 中国医学影像技术, 16(7): 102～104

赵喜平. 2000. 磁共振成像系统的原理及其应用. 北京: 科学出版社

赵喜平, 郑崇勋, 吕　娟. 1998. 磁共振成像中的快速和超快速扫描. 第四军医大学学报, 19(Suppl): 74～77

赵喜平, 郑崇勋. 1998. 快速磁共振成像序列及其应用——加快扫描速度的常用策略. 世界医疗器械, 4(12): 59～63, 66

赵喜平, 郑崇勋. 1999. 快速磁共振成像序列及其应用——快速自旋回波序列. 世界医疗器械, 5(1): 51～55, 63

赵喜平, 郑崇勋. 1999. 快速磁共振成像序列及其应用——快速梯度回波序列. 世界医疗器械, 5(2): 53～59

赵喜平, 郑崇勋. 1999. 快速磁共振成像序列及其应用——回波平面成像序列. 世界医疗器械, 5(3): 55～58

赵喜平, 郑崇勋. 1999. 快速磁共振成像序列及其应用——其他快速序列及快速成像序列的应用. 世界医疗器械, 5(4): 70～74

Ahn C B, Kim J H, Cho Z H. 1986. High-speed spiral-scan echo planar NMR imaging——I.IEEE. Transactions on medical imaging, MI-5(1): 2～7

Franconi F, Seguin F, Sonier C B et al. 1995. T_1 mapping from spin echo and stimulated echoes. Med Phys, 22(11): 1763～1769

Hendrick R Edward. 1994. Basic physics of MR imaging: an introduction. RadioGraphics, 14: 829～846

Henning J, Nauerth A, Friedburg H. 1986. RARE imaging, a fast imaging method for clinical MR. Magn Reson Med, 3: 823～833

Higgins C B, Hricak H, Helms C A. 1992. Magnetic resonance imaging of the body. 2nd ed. New york: Haven Press

Kneeland J B, Knowles R J R, Cahill P T. 1985. Multi-section multi-echo pulse magnetic resonance techniques: optimization in a clinic setting. Radiology, 155: 159～162

Laubenberger J, Büchert M, Hennig J et al. 1997. Application of single-shot RARE for magnetic resonance cholangiopancreaticography(MRCP). Electromedica, 65(1): 2～4

Mitchell M R, Tarr R W, Conturo C L et al. 1986. Spin echo technique selection: basic principles for choosing MRI pulse sequence timing intervals. RadioGraphics, 6: 245～260

Nits W. 1996. Magnetic resonance imaging sequences and their clinical application (Part1). Electromedica, 64(1): 23～29

Nits W. 1996. Magnetic resonance imaging sequences and their clinical application (Part2). Electromedica, 64(2): 48～51

Nits W. 1997. Imaging sequences in magnetic resonance tomography and their clinical application(Part 3). Electromedica, 65(1): 8～14

Petersein J, Saini S. 1995. Fast MR imaging: technical strategies. AJR, 165: 1105～1109

PHILIPS. Basic principles of MR imaging. Philips Medical Systems

Plewes D B. 1994. Contrast mechanisms in spin-echo MR imaging. RadioGraphics, 14: 1389～1404

Ronald R P. 1995. Contrast mechanisms in Gradient Echo imaging and an introduction to fast imaging. RadioGraphics, 15: 165～178

Tsuchiya K, Hachiy J. 1997. Clinical applications of the HASTE sequence in neuroimaging. Electromedica, 65(1): 5～7

Wehrli F W. 1992. Rapid imaging methods add to MR complexity. Diagnostic imaging. 115～123

Wood Michael L, Bronskill Michael J, Mulkern Robert V et al. 1994. Physical MR desktop data. Mresource Guide. 19～26

Woodward Peggy, Freimarck Roger. 1995. MRI for technologists. New York: McGraw-Hill Information Services Company

第十七章　磁共振成像术——序列参数的优化

MRI之所以获得飞速发展，其主要原因是它可为临床提供大量能充分反映人体组织细节的图像。而图像质量的好坏，直接关系到医疗诊断的准确性。有了前几章关于脉冲序列的知识，就有可能对提高图像质量的途径有一个更广阔的认识。如果说成像速度主要由机器硬件所决定，那么，图像质量的好坏则是机器性能和扫描参数共同作用的结果。本章讨论脉冲序列参数优化和扫描方案制定方面的有关问题。

第一节　参数优化的意义

MRI的脉冲序列实际上是RF激励脉冲和梯度脉冲的施加时序，也是各种成像技术的具体体现。当确定使用某种序列进行扫描时，信号产生的方法就被唯一地确定了，但成像的各种要求还要通过序列参数的选择和定义来实现。

序列参数的数量很多。为了理解，可将其分为两大类。一类是在序列中可以直接加以定义的参数，称为初级参数(primary parameters)。TR、TE、TI、α等均为初级参数。第二类可叫做二级参数或导出参数(secondary parameters)，属于此类的参数主要有图像对比度、空间分辨率、SNR以及成像时间等。导出参数一般是由初级参数限定的，因而不可直接进行设定。因此，在指定初级参数时，就要考虑到它们对导出参数的影响。表17-1列出了MRI成像序列中最常使用的一些参数。

表17-1　磁共振成像脉冲序列的常用参数

参　数	意　义	类　别
切层方向	图像观察方位	初级参数
FOV	扫描野大小	初级参数
TR	周期重复时间	初级参数
TE	回波时间	初级参数
TI	翻转时间	初级参数
α	射频翻转角	初级参数
N_{pe}	相位编码步数	初级参数
层数	成像(幅)数	初级参数
层厚	成像层面厚度	初级参数
层间距	成像层面之间距	初级参数
NSA	信号采集(叠加平均)次数	初级参数
对比度	图像质量三要素之一	导出参数
空间分辨率	图像质量三要素之一	导出参数
SNR	图像质量三要素之一	导出参数
成像区段	由层厚、层数及层间距所限定的扫描区间	导出参数
成像时间	序列执行总时间	导出参数

一般来说，脉冲序列参数的物理意义并不难理解，但由于参数间存在着广泛的交互影响，对它们的合理选用却变得困难。例如，重复时间 TR 本来是反映图像对比度的参数，但它还与成像时间、SNR 有关。同时，TR 的长短还决定着一定条件下可获取的最大扫描层数。经常出现的情况是，一种参数改善了，其他参数(尤其是导出参数)的性能却变差了。一个典型的例子是，为了提高图像的空间分辨率，可以增加序列中的相位编码步(通过调整扫描矩阵的大小)，而这一做法将不可避免地导致采样时间延长及各像素之 SNR 降低的后果。这种情况下，实际上应有一个 SNR 的最低限度值，以决定我们是否能容忍上述 SNR 下降的事实，或者说，要在分辨率和 SNR 两者中进行选择。而 SNR 的低限一般要根据临床需要来界定，这使参数的选择更加复杂。

另一方面，通过调整序列参数来改善图像的尝试，又会受到机器某些方面性能的限制。例如，在同样的序列条件下，有些机器可以用较薄的层面，因而使空间分辨率提高，有些机器则不能。扫描层面的厚度主要受梯度子系统性能的限制。

MRI 的图像质量是由对比度、空间分辨率和 SNR 三者来决定的。因此，下面主要从这三个方面来讨论脉冲序列参数与图像质量的关系以及通过优化这些参数来取得高质量图像的途径。

第二节　参数优化的内容

一、对比度的影响参数及其优化

在普通成像序列中，与对比度有关的序列参数主要有 TR、TE、TI 和翻转角 α。此外，组织本身的特性(如质子密度、弛豫常数 T_1 及 T_2 和流动)、顺磁性造影剂、所用的成像序列类别等都在相当程度上决定着图像对比度的强弱。这里主要讨论序列参数对图像对比度的影响。

1.TR 与对比度

TR 对图像对比度的作用可分为 T_1 对比度和 T_2 对比度两个方面来论述。

TR 是 RF 脉冲结束后纵向磁化(M_z)恢复所需要的时间。TR 取得越长，M_z 就恢复得越充分，下次激发时倒向 xOy 面的横向磁化矢量($M_\perp$)就越大，因而可以获得更强的 NMR 信号。但是，当所有组织都充分弛豫后，各种组织将发出没有差别的信号，组织间的对比度就无法建立。因此，对于 T_1 对比度来说，TR 的选择应短。TR 短时，只有短 T_1 组织得到了弛豫，而长 T_1 组织尚未来得及恢复，下次激发时前者就会较后者产生更强的信号，从而取得图像的 T_1 对比度。那么，TR 短到什么程度才能得到具有 T_1 加权性质的图像呢？下面就来定量分析这一问题。

由式(15-23)可知，组织的 T_1 对比度应该与式$\left(1-e^{-\frac{TR}{T_1}}\right)$成比例，也就是说它与 TR 和 T_1 之比有关。当 TR≫T_1 时，组织中的质子已完全弛豫，信号对比度与 T_1 无关；当 TR≪T_1 时，大部分组织将出现饱和，使整个信号幅度下降，这更不利于图像对比度的提高。一般说来，只要 TR 与 T_1 之值比较接近，就可获得一定权重的 T_1 加权像。在此范围内增减 TR，只起到改变权重的作用。结合前面关于 SNR 与 TR/ T_1 关系的讨论，可知在使用 SE 序列获取 T_1 对比度像时，TR/ T_1 应保持在 0.6～2.5 之间；而对于 GRE，宜选 TR/ T_1<1(图 15-34)。

图像对比度是两种组织间信号差的反映。因此，对比度的取得与所选的组织对有关。不同的组织有不同的 T_1 值，因而要采用不同的 TR 进行成像。当我们用 TR/ T_1 表征 T_1 对比度的强弱时，就已考虑了组织的因素。因此，上面指出的取值范围适用于一切组织。但是，组织的 T_1 又是磁场强度的函数(场强依赖性)，使用时必须加以注意。由于场强的变化而使 T_1 延长时，必须增大 TR，才能保持 TR/ T_1 不变。

在 TR 比较长的情况下，得到 T_2 加权像。实际上，这时图像中仍有 T_1 对比度和质子密度对比度存在，这一点在头颅成像中表现得特别明显。T_1 和质子密度不仅与脑灰质和白质的对比度有关，还与脑与脑水肿的对比度有关。因此，当用两种序列对脑脊液进行 T_2 对比度成像时，由于灰质中运动质子的密度高于白质，TR 长的序列将会有更好的灰、白质对比度。水肿区的质子密度显然要高于脑白质，因而水肿区可以有更高的图像亮度。由此可见，用长 TR 得到的 T_2 像中，T_2 对比度不仅与组织的 T_2 有关，在很大程度上还受质子密度的影响。

组织的 T_2 值对场强的变化不太敏感。但是，在高场强情况下，用固定 TR 和延长 TE 的办法来获取重 T_2 加权像时，上述 T_1 加权现象的出现就有可能削弱图像的 T_2 和质子密度加权效果。

2.TE 与对比度

回波信号是在 t=TE/2 时施加的 180°重聚焦脉冲(SE 序列)或梯度翻转脉冲(GRE 序列)的作用下产生的。由回波信号的表达式可知，信号幅度与 $e^{-\frac{TE}{T_2}}$成正比。可见 TE 是 T_2 信号的控制因子。也就是说，改变序列的 TE 值将主要影响图像的 T_2 对比度。当 TE= T_2 时，信号强度衰减至初始值的 37%；当 TE=2 T_2 时，信号进一步衰减至初始值的 14%。TE 越长，信号的衰减就越严重，意味着回波出现之前已有更多的质子失相。它虽然使组织的信号幅度降低，但由于组织的 T_2 不同，一定组织间的对比度(如脑脊液和白质)则随 TE 的加长而增加。

从组织的弛豫特性来看，像血管、膀胱、囊肿等含液体的组织为长 T_2 组织，它们在图像上都会有较高的亮度。脑、肝、脾、肌肉、韧带和肌腱等则属于短 T_2 组织，由于其快速失相效应，它们在长 TE 的序列中显示为黑色。另外，在形成 T_2 加权像时，除了 TE 外，TR 也起到一定作用。实用中，T_2 加权像通过长 TE 和长 TR 的共同控制而得到。

前面提到，图像的 T_1 对比度主要是在短 TR 的条件下取得的。实际上与此同时还要使 TE 尽可能短，以缩小 T_2 弛豫对图像的影响。但是，目前 MRI 系统所能达到的最短 TE(TE_{min})在 20～40ms 之间，这将在所谓的 T_1 加权成像中引入有意义的 T_2 加权成分。例如，对于 T_2 值为 50ms 的组织(如脑白质)来说，在 40ms 的 TE_{min}内将有 55%的 T_2 衰减已经完成$\left(e^{-\frac{TE}{T_2}}=e^{-\frac{40}{50}}=0.45\right)$。因此，如果 MRI 设备的 TE_{min}大于有关组织的 T_2，SE 序列对 T_1 的敏感性就会下降。

缩短 TE_{min}比较困难。这是因为序列在 TE 间期内不仅要发射一个 90° RF 脉冲，还要待由此激发的 FID 信号结束后再发射一个 180° RF 波。此外，要允许序列有一半的 TE 时间来对回波信号实施采样。图 17-1 表示 TE 时间的组成。图中 90°脉冲、FID 和 180°脉冲共需要 5ms 时间，而采样所需时间由采样间隔时间 t_d 与读出梯度(频率编码梯度)步数(128、256 等)的乘积来决定。可见 TE_{min}的设计还要为分辨率的提高留有余地。缩短 TE_{min}的方法之一是采用梯度翻转来取代传统的 180°脉冲，即使用梯度回波作为信号源。这一设想已被包括 GRE 序列在内的许多快速成像序列所采用。

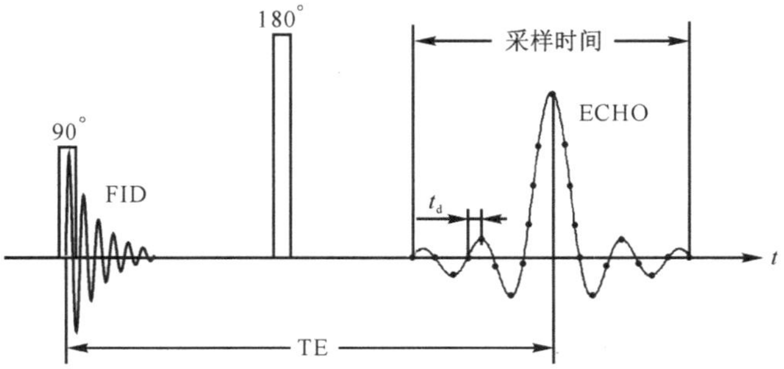

图 17-1 TE 时间的组成

缩短 TE_{min}的另一途径是缩短回波的采样时间。这样做将导致两种后果，一是超短的 TE 有利于得到比较“纯”的 T_1 加权像，这正是我们所希望的。另一结果是有可能导致 SNR 降低。我们知道，TE 变短后，T_2 弛豫所允许的时间相应变短，因而能加大质子的横向磁化幅度。但是，缩短采样时间只能通过加大读出梯度的斜率来实现，而梯度斜率的改变势必使其频带变宽，从而降低 SNR(噪声水平与带宽的平方根成比例)。

质子密度加权像产生于 T_1 与 T_2 加权像之间。当保持 TE 最短，用调整 TR 来进行 T_1 对比度成像时，质子密度的权重随着 TR 的延长而加重；当保持 TR 最长，而用 TE 来进行 T_2 对比度成像时，质子密度的权重则随着 TE 的变短而加重；最理想的质子密度对比度与尽可能长的 TR 和尽可能短的 TE 相对应。

根据各回波之间的时间是否相等，可将多回波序列分为对称回波序列(TE 间隔相等)和非对称回波序列(TE 间隔不相等)两种。由于偶次回波的相位重聚作用，对称回波序列对慢血流尤为敏感。非对称序列无偶次回波的相位重聚，但允许用户在一个序列中同时取得轻度和重度加权的 T_2 加权像。

3.TI 与对比度

TI 是 IR 脉冲序列的专用参数。在 IR 序列中，图像的对比度主要受 TI 的影响，故应根据临床需要灵活选用。例如，为了抑制脂肪信号，TI 的取值应非常短，并使之满足 $TI=0.69(T_1)_{fat}$的条件(T_1 弛豫曲线过零点之值)。如果成像的目的仅仅是区分那些 T_1 值相当接近的组织(如灰质和白质)，TI 之值就应取很长(与被区别组织的 T_1 平均值相当)，这样就可产生 T_1 对比很强的图像。

4. 翻转角 α 与对比度

翻转角 α 是 GRE 序列家族的专用参数。α 的大小决定 RF 激发后横向磁化分量的大小。α 越大，纵向磁化的恢复就越慢，反之亦然。一般来说，小 α 激发主要产生 T_2 加权效应，图像与传统的 T_2 加权像极为相似。增大 α 意味着允许更多的短 T_1 组织进行弛豫，因而这时图像的 T_1 依赖性增强。

5. 弛豫时间与对比度

弛豫时间是组织的本征特性。但是，了解它与成像的联系，对于正确选用序列参数却大有帮助。

从本质上讲，T_1 和 T_2 弛豫都是生物组织内分子的热运动或随机碰撞的结果。因此，任何可导致分子热运动变化的因素，无论它们是内部的还是外部的，都将导致组织弛豫率的变化。这些因素包括温度、静磁场以及组织中生物大分子的变化等。

组织的 T_1 值随所在磁场强度变化的现象叫做 T_1 的场强依赖性。在同一场强条件下，需要用 TR、TE、TI 和 α 等参数的变化来增强组织的对比度。场强不同了，上述参数也应做相应调整。图 17-2 是高(1.5T)、中(0.5T)和低(0.064T)三种场强下获取的 T_1 对比度曲线。可以看出，低场强下由于白质的 T_1 值较小，它与灰质的对比度较大；高场强中由于 T_1 值随磁场值增大，灰、白质间的对比度变小。这是磁场影响弛豫，进而影响组织对比度的范例。图中的纵坐标 S 为信号幅度，CSF 表示脑脊液。

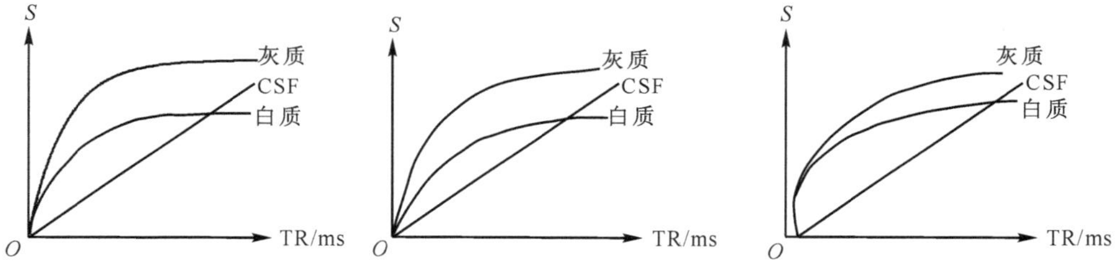

(a) 低场强(B_0=0.064T)　(b) 中场强(B_0=0.5T)　(c) 高场强(B_0=1.5T)

图 17-2　磁场强度对 T_1 对比度的影响

由图 17-2 还可看出，随着场强的降低，固体(灰质和白质)的 T_1 时间变短，这意味着在任一 TR 时间内灰质、白质和 CSF 间都有较强的对比度。液体，如 CSF 的 T_1 值却是比较恒定的，因而它在 T_1 加权像上总表现得比固体黑。场强提高后，TR 必须相应延长才能保证灰质和白质比 CSF 有更强的信号。同时可以推测，短 T_1(低场强下)时 TR 有更宽的选择范围，因而有利于得到更理想的组织对比度。

由此看出，人体不同组织 T_1 值的场强依赖性不同。据报道，脑组织的 T_1 值按场强变化倍数的立方根倍延长，骨骼肌的 T_1 则随场强变化倍数增大平方根倍。设最初使用的场强为 0.35T，现在换用 1.5T 的系统成像，则其场强变化倍数为 1.5/0.35。这时脑组织和骨骼肌 T_1 值的增量 $\Delta(T_1)_b$ 和 $\Delta(T_1)_m$ 分别为

$$\Delta(T_1)_b = (T_1)_b(1.5T) - (T_1)_b(0.35T)$$

$$= \sqrt[3]{\frac{1.5}{0.35}}(T_1)_b(0.35\mathrm{T}) - (T_1)_b(0.35\mathrm{T})$$
$$= 1.62(T_1)_b(0.35\mathrm{T}) - (T_1)_b(0.35\mathrm{T})$$
$$= 0.62(T_1)_b(0.35\mathrm{T})$$
$$\Delta(T_1)_m = (T_1)_m(1.5\mathrm{T}) - (T_1)_m(0.35\mathrm{T})$$
$$= \sqrt{\frac{1.5}{0.35}}(T_1)_m(0.35\mathrm{T}) - (T_1)_m(0.35\mathrm{T})$$
$$= 2.07(T_1)_m(0.35\mathrm{T}) - (T_1)_m(0.35\mathrm{T})$$
$$= 1.07(T_1)_m(0.35\mathrm{T})$$

由此可见，当成像场强由 0.35T 增至 1.5T 时，脑组织和骨骼肌的 T_1 值分别增加了 62%和 107%。这就是说，如果把扫描序列从 0.35T 的系统移植至 1.5T 的高场系统中，则序列所用的 TR 值也要相应延长才能保证所需的 T_1 对比度。如果保持 TR 不变，高场强中图像的 T_1 权重就会增加。

众所周知，T_2 弛豫时间主要受细胞水平以及外磁场的不均匀性影响。磁场越不均匀，进动的质子群越易出现失相。磁场的这种作用可以通过 180°重聚脉冲而抵消，而 T_2 弛豫过程是抵消不掉的。场强对 T_2 的影响很微弱。

T_2 对比度主要由固、液体的失相特性来决定。固体(如皮质骨)中的局部场比较明显，因而极易发生自旋-自旋能量交换而失相，故固体的 T_2 一般很短。在液体(包括软组织等受分子约束力相对小的组织)中，局部场因分子的运动而平均或减弱，因而自旋-自旋交换相对较弱，质子的失相就慢。这就是液体 T_2 较长的缘故。

二、空间分辨率的影响参数及其优化

1. 分辨率与空间分辨率

在 MRI 中，图像分辨组织细节的能力称为分辨率。分辨率的表达有两种方式，一种用像素的大小来表示，姑且称为平面分辨率。它是由 FOV 和扫描矩阵共同决定的。扫描矩阵可以是方阵(如 128×128、256×256 等)，也可以不是方阵(如 128×256、256×512 等)。图像任一方向上的分辨率应为 FOV 在该方向上的边长除以对应矩阵方向上的像素数。只有 FOV 为正方形区域并采用方阵扫描时，像素的几何形状才为正方形，否则就是长方形。在这里，分辨率虽然是图像的参数，但由于图像的像素与体素一一对应，因而也代表体素的大小。

分辨率的另一表达方式与体素的体积大小直接相关，可称为空间分辨率(spatial resolution)。空间分辨率除了与 FOV 和扫描矩阵有关外，还与扫描层的厚度有关。在前述两个参数不变的情况下，增加或减小层厚将使体素的体积 v 变大或变小，这时就说空间分辨率相应地变差或变好。体素的体积 v 主要与 SNR 有关：v 越大 SNR 越高，v 越小 SNR 越低。

在讨论 SNR 的影响因素时，用空间分辨率的概念较多。但是，通常情况下用二维的分辨率表达图像反映组织细节的能力就可以了。大多数文献中对这两种分辨率并不区分。

2. 扫描矩阵、FOV 与分辨率

扫描矩阵的大小决定序列中相位编码梯度的步数及频率编码步数即数据的采样点数(大多数情况下机器内部的采样点个数是固定的，图像重建时由系统自动调整至该设定值)。FOV 一定时，相位编码的步数越多，体素的尺寸就越小，图像的分辨率也就越高。图 17-3 就表明这一情况。相反，在矩阵大小一定的前提下，增加 FOV 将使体素变大，因而使图像的分辨率下降(图 17-4)。

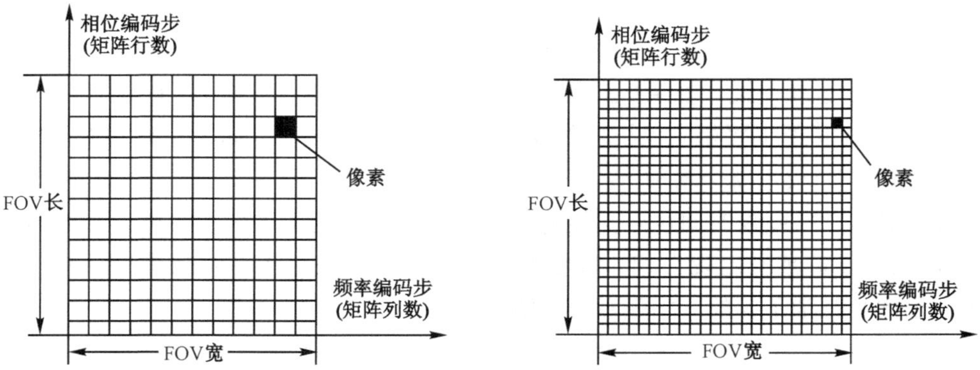

(a) 矩阵小(16×16)、体素大　　(b) 矩阵大(32×32)、体素小

图 17-3　相同 FOV 下扫描矩阵与分辨率的关系

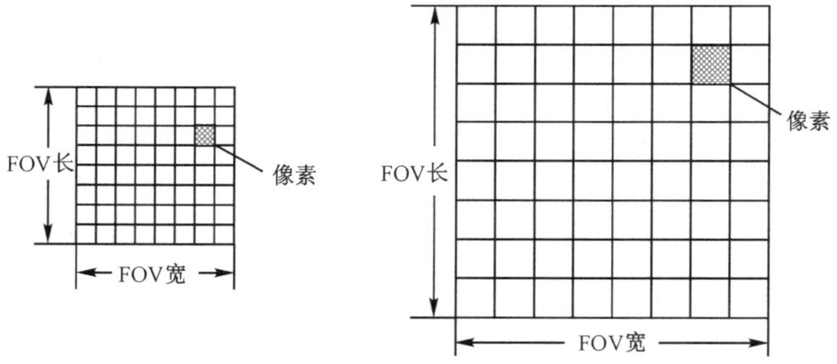

(a) FOV小、像素小　　(b) FOV大、像素大

图 17-4　相同扫描矩阵下 FOV 与分辨率的关系

在 2DFT 方法中，每一个相位编码步需要一个 TR 周期来完成。因此，用增加相位编码步来提高图像分辨率时，总是以延长扫描时间为代价的。读出方向则不然，增加该方向上的像素个数相当于增加信号采样点，因而不消耗额外时间。但是，无论相位编码方向还是频率编码方向，分辨率的提高即体素的变小都会引起 SNR 的降低。

大多数 MRI 系统允许用户重新指定或交换相位编码和频率编码方向。当扫描矩阵不是方阵或在图像的某一方向出现运动伪影时，进行编码方向交换是必要的。例如，当用 128×256 的矩阵进行扫描时，如果使像素多(256)的方向与频率编码方向相对应，则这种扫描就不再延长时间，即 128×256 与 128×128 的图像将占用相同的扫描时间。这是因为扫描时间仅由相位编码步数所决定。

3. 层面厚度与空间分辨率

从几何的意义上讲，真正的断层图像应该从无限薄的组织层面获取。但在 MRI 系统中，由于 SNR 随着层面的变薄或体素的变小而下降，组织层面就不可能取得太薄。组织层面增厚，又会导致图像沿投影方向的退化。下面结合图 17-5 说明这一问题。

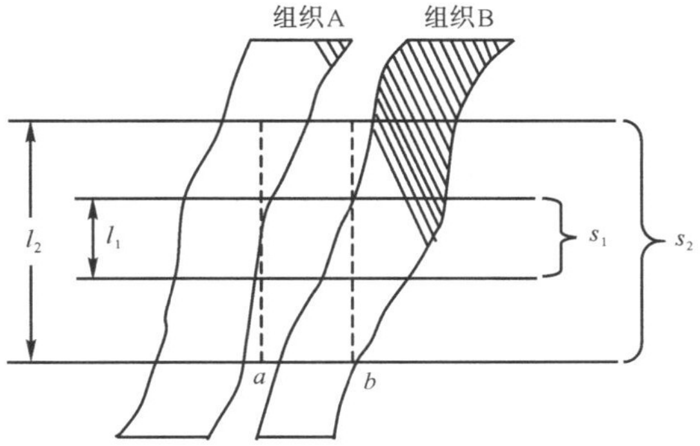

图 17-5　部分容积效应

在图 17-5 中，s_1 和 s_2 分别表示两个层厚分别为 l_1 和 l_2 的扫描切层；ab 是体素的长或宽。层 s_2 明显厚于层 s_1。设观察方向为从上往下。显然，在层 s_1 的投影方向上，A、B 两组织可分别得以显示，而层 s_2 成像时，A、B 两结构总是无法区分(无论如何选取 ab，二者都是重叠的)。这种由于层厚所导致的组织结构在图像中的重叠现象叫做部分容积效应(partial volume effect)。

为了尽量减小部分容积效应的影响，一般应选择较薄的层面进行扫描。对结构比较复杂，且对图像要求较高的那些部位成像时更应如此。但是，层厚的变薄将使 SNR 下降，反过来又会影响图像分辨率。可见削弱部分容积效应与提高 SNR 的要求是矛盾的。这种情况下往往用增加激励次数等措施来获得满意的诊断图像。

三、信噪比的影响参数及其优化

1. 基于 SNR 的分析

线圈中检测到的信号可以分为两类，一类是真正的 NMR 信号，另一类为随机噪声。SNR 正是描述这两类信号相对贡献大小的专用指标。任何使信号幅度提高或噪声水平降低的技术都可使 SNR 得以改善，从而取得质量较好的诊断图像。由此看来，改善 SNR 的努力可以分为两个方面，即提升信号及抑制噪声。

在机器确定的前提下，信号和噪声的大小与扫描参数有着极为密切的关系。通过有关参数的优化，就有可能取得最大的 SNR。设体素的体积为 v，图像在相位编码方向

上的分辨率(相位编码步数)为 N_{pe}，则 SNR 与扫描参数的关系可以表示为下式

$$\mathrm{SNR} \propto v \sqrt{\mathrm{NSA} \times N_{pe}} \tag{17-1}$$

式中，NSA 为序列规定的信号采集次数。由此可见，SNR 完全是由序列参数所决定的。从式(17-1)还可看出，SNR 的提高将导致图像空间分辨率的降低和扫描时间的延长。因此，经常需要在分辨率、扫描速度和 SNR 三者中作出选择。

还可以用降低噪声的办法来提高 SNR。干扰信号被错误地编码后镶入图像中就成为所谓伪影(artifact)。它是 MRI 图像噪声的主要来源之一。伪影的种类很多。流动(CSF 和血液)、呼吸以及吞咽动作等引起的伪影有一定的范围和规律性，可以通过扫描技术加以克服。针对各种伪影而开发出的扫描序列称为伪影抑制序列。流动补偿、建立预饱和带及屏息扫描等都是经常采用的伪影抑制技术。但是，由机器本身性能不良所导致的噪声(随机噪声)是不能通过伪影抑制技术来削弱的。

采用预饱和(presaturation)技术时，序列先在 FOV 内建立一个饱和带(区)，并连续地向该饱和带发放 RF 脉冲，使区内的质子完全饱和而失去信号，然后才开始正常激励与信号采集。饱和带常选在成像区附近有可能产生干扰信号的解剖部位。例如，行颈椎成像时，可在颈前区气管附近建立饱和带。这样，扫描过程中由病人的吞咽动作所致运动伪影就会被消除。

体内的流动液体属于运动质子。相对而言，固体组织或非流动液体中的质子可称为静质子。扫描时流动质子的位置会发生变化，因而类似于一个变化的信号源。显然，图像重建时流动质子是不能被正确定位的。流动补偿技术用一个梯度反转脉冲使运动的质子重新聚焦，从而可收到血液发出的信号。

伪影抑制技术是通过影响 SNR 来提高图像质量的。上面介绍的预饱和及流动补偿只是伪影抑制技术的简单例子。

2. 组织特性与 SNR

NMR 的信号强度在某种程度上还与被检组织本身的特性有关。高质子密度的组织、具有短 T_1 和长 T_2 值的组织，其信号幅度均较大，因而就有可能获得高的 SNR。

成像容积中所有的信号都来自质子。因此，氢质子是磁共振成像的信号源。但由于质子所处的化学环境不同，各种组织的 NMR 特性也就大大不同。例如，CSF 中包含了大量可自由运动的氢质子，使得它在 T_2 加权的序列中呈现出很强的信号；韧带和肌腱中的质子被紧紧地束缚着，因而在上述序列中信号就很弱。

我们虽然不能控制组织中的氢质子密度，但却可以通过脉冲参数的变化使各种质子的分布都清楚地加以显示。

3. 体素大小与 SNR

在扫描序列中，体素的大小及形状是由扫描矩阵、FOV、层厚、层间距等一系列参数定义的。体素的大小和形状一经确定，图像的分辨率也就随之确定了。从式(17-1)可知，SNR 的改善与分辨率的提高二者不可兼得。下面简述这些参数与临床需要之间的关系。

我们知道，扫描矩阵与体素的大小有关。在保持 FOV 不变的情况下，增加矩阵的

行数或列数将使体素变小。小体素中包含的质子没有大体素多，它所发出的信号也就比较弱。由此可见，改变矩阵将直接影响到 SNR。矩阵变大时 SNR 降低，矩阵变小时 SNR 提高。实际上，体素的大小是由 FOV 和矩阵共同决定的。因此，FOV 的选择对 SNR 也有很大影响。在矩阵一定的情况下，增大 FOV 使体素变大、SNR 提高，反之亦然。

随着层厚的增加，图像的 SNR 也可大大提高。但是，层厚加大后产生的部分容积效应又很容易使图像质量变坏。可见用增加层厚来提高 SNR 的办法有时是行不通的。顺便说一下，用 3DFT 法成像时，SNR 并不随层厚的变薄而降低。

另外，2DFT 成像采用的是选择性激励方案，即任何时刻只对成像层面进行激发。不同成像序列共振激发时采用的 RF 脉冲有所不同。如果所用 RF 脉冲的频带过宽，就会使层面上下的组织同时受到激励，从而导致交叉伪影的出现。加大层间距可改变这一现象。因此，层距也是 SNR 的影响参数。

4. 时间参数与 SNR

与 SNR 有关的时间参数主要有 TR 和 TE 两个。延长 TR 与质子的充分弛豫有关。TR 延长，下周期再行激励时在横向就会有更多的信号输出，因而可提高 SNR。但大多数情况下改变 TR 的目的都是为了获得所需的图像对比度，并不期望用它来提高 SNR。

TE 的长短关系到 xOy 面内进动质子失相的多少。TE 越长，信号收集前的等待时间就越长，使进动相位的发散增多、回波幅度减小，从而引起 SNR 的降低。但是，一般情况下多用 TE 来控制图像对比度。

特定组织的信号水平取决于磁化强度矢量的弛豫程度。只有充分弛豫的组织，再次激励时才有可能取得信号的最大值。在磁矢量的弛豫过程中，TR 主要与纵向弛豫有关，而 TE 主要与横向弛豫相关。考虑到组织的本征特性，我们在表 17-2 中列出了 TR/ T_1 和 TE/ T_2 与 NMR 信号强度的对应关系。

表 17-2　TR/ T_1 和 TE/ T_2 与 NMR 信号的关系

TR/ T_1	相对信号强度/%	TE/ T_2	相对信号强度/%
0.5	39	0	100
1	63	0.25	78
2	86	0.5	61
4	98	1.0	37

5. 信号平均次数与 SNR

信号平均次数或信号采集次数(NSA)是与 SNR 关系极为密切的扫描参数。

NMR 信号中的噪声大部分属于随机噪声。它们有时与信号同向，从而使其强度增加；有时与信号反向，使其强度减弱。由于有用信号总是规律性变化的，因而用多次激励、多次采样和叠加平均的办法就不仅能使其幅度增大，还可使噪声水平因代数平均而大大削减，从而有效地提高 SNR。在 MRI 扫描时，改变 NSA 之值，实际上是改变某一扫描序列重复执行的次数。NSA 选得越大，SNR 的改善就越明显，但所需的扫描时间就更长。

有关的计算表明，当对信号进行 n 次叠加平均采样即令 NSA＝n 时，信号幅度将随 n 呈线性增长，而噪声仅以 $\sqrt{n}$ 的量值增大。因此，这时 SNR 的增幅为

$$\text{SNR} = \frac{n}{\sqrt{n}} = \sqrt{n} \tag{17-2}$$

这说明采样次数增加时，SNR 按 $\sqrt{n}$ 的幅度增加。也就是说，NSA 每增加 1 倍，SNR 只增加 $\sqrt{2}$ 倍(41%)。

作为例子，这里定量分析一下分辨率变化后 SNR 的改变情况。设序列中射频脉冲的带宽、FOV、TR、TE、层厚及 NSA 均不改变，仅将扫描矩阵从 128×128 增大到 256×256。由式(17-1)及式(17-2)可得两种分辨率下的 SNR 之比为

$$\frac{\text{SNR}_h}{\text{SNR}_l} = \frac{v_h}{v_l}\sqrt{\frac{n_h}{n_l}}\sqrt{\frac{(N_{pe})_h}{(N_{pe})_l}} = \frac{1}{4}\sqrt{\frac{1}{1}}\sqrt{\frac{2}{1}} = 0.35$$

式中，下标 l 和 h 分别表示分辨率改变前后(分别对应于低、高两种分辨率)的序列参数。计算结果表明，高分辨率扫描时其 SNR(SNR_h)只有低分辨率扫描时 SNR(SNR_l)的 35%。同时，由于存在$(N_{pe})_h = 2(N_{pe})_l$，分辨率提高后扫描时间延长为原来的 2 倍。为使分辨率改变前后具有相同的扫描时间，必须将采样次数减半，这时有

$$\frac{\text{SNR}_h}{\text{SNR}_l} = \frac{1}{4}\sqrt{\frac{1}{2}}\sqrt{\frac{2}{1}} = 0.25$$

上式表明，在同样的扫描时间下，分辨率每提高 1 倍，SNR 就降低为原来的 1/4。

6. 射频线圈的种类与 SNR

射频线圈的几何形状和尺寸对 SNR 有很大影响，但这是线圈的制造工艺问题，这里不予讨论。下面仅说明通过选用合适的射频线圈来提高 SNR 的问题。

MRI 的线圈可分为体线圈、头线圈和表面线圈三大类。从人体内收集信号是射频线圈的功能之一。遗憾的是，线圈对组织产生的热噪声也非常敏感。从原理上讲，只要尽量减少位于线圈敏感区内的组织就能降低噪声，只要使线圈贴近被检部位就可提高信号幅度。线圈的选用要充分考虑这一原则。

信号受噪声干扰的程度与线圈包含的组织容积有关，而线圈的敏感容积取决于线圈的大小与形状。体线圈(主要用于人体躯干部位成像)的容积最大。扫描时，患者身体的大部分通常就处在它的敏感区内，因此，体线圈收到的噪声量也就大些。另外，用体线圈成像时，线圈和成像组织间的距离也比较大(如肝脏成像)，等效于减弱了从单个体素所接收到的信号强度。因此，总的来说，体线圈的 SNR 要比别的线圈差。头线圈容积小，而且能充分贴近组织，因而其信噪比较高。在三大类线圈中，表面线圈的 SNR 是最高的。这一方面因为它的尺寸小，从组织接收的噪声少；另一方面则因为它常置于有关的体表，能够最大限度地接收共振信号。图 17-6 示体线圈和表面线圈的噪声来源。

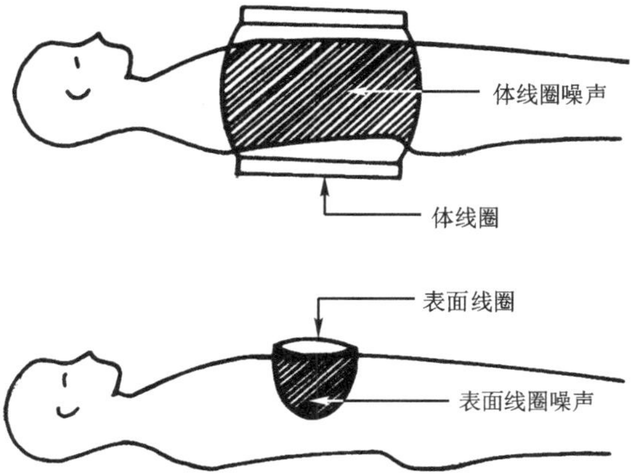

图 17-6　体线圈和表面线圈的噪声来源比较

7. 静磁场强度与 SNR

静磁场强度 $\boldsymbol{B}_0$ 不属于序列参数，但它对 SNR 亦有影响。作为背景知识，这里简单讨论二者间的关系。

我们知道，热平衡时核系统高低能级上的核数差随外加磁场的增强而增加。显然，加大 $\boldsymbol{B}_0$ 可使 NMR 信号增大。但是，由于 MRI 系统在设计上的多样性，目前还没有一个精确的公式对 SNR 与 $\boldsymbol{B}_0$ 之间的这种关系进行描述。一般认为，单个体素的 RF 信号强度与磁场强度的平方成正比，式(9-7)就体现了这一点。该式还表明，随着 $\boldsymbol{B}_0$ 的增加，噪声也按一定规律变化。因此，SNR 并不是以 $\boldsymbol{B}_0$ 的平方量级变化的。此外，场强增加的结果会使共振频率提高，这会导致 MRI 系统成本、功耗和生物效应等方面的问题。可见用增加 $\boldsymbol{B}_0$ 来提高 SNR 的办法也是有限的。

四、成像区间的影响参数及其优化

成像区间(coverage)是指多层面成像时成像容积内从第一层到最后一层间的距离。它在数值上为层数与层厚之积加上所有的层间距值。层数、层间距和层厚一经选定，它也就唯一地确定了，而与扫描矩阵的大小无关。FOV 则标志层面方向上扫描区的大小。它的面积乘以成像区间，就得出成像容积。这一容积应在接收线圈的有效容积之内。

设采用多回波多层面序列成像，序列的回波数为 m，则最大扫描层数由 TR、最后一个回波的 TE(TE_m)和采样时间共同决定。在常用的多回波成像技术中，往往利用上一层的弛豫间期($TR-TE_m$)对下一层实施激发。通常将每个层面激发、采样和相位处理所需要的最短时间称为基本层时间，并用 t_{bs}加以表示。它由 TE_m、半采样时间和系统从梯度的影响下恢复的时间共同决定。t_{bs}过后方可对下一层进行激励。因此，最大扫描层数应为 TR/t_{bs}。延长 TE_m、增加回波个数以及延长回波采样时间等任何一个导致基本层时间延长的因素都可使最大层数减少，从而缩小成像区间。

在临床实践中，成像区间的大小非常重要。因此，要通过有关序列参数的选择使其尽可能大，以便包括全部病变部位。例如，行头颅扫描时，如果成像区间只包括了3/4的脑组织，就会影响到有些脑部疾病的诊断。如前所述，成像区间可通过TR、层厚、层间距或TE_m等参数来调整。但是，序列中的TR和TE是经常用来控制图像对比度的参数，因此，当序列首先考虑图像对比度时，用改变TR和TE来获得更多层数的办法就不一定有效。这时就只好增加一次扫描来覆盖所有的成像区间了。

加大层厚或增加层距均可扩大扫描区间，但这显然会降低图像对某些病变的识别能力。对于小病变的检测，最理想的方案就是采用较薄的、几乎邻接的甚至有少量重叠的层面。如果这时出现了层间的重叠或交错干扰，就应选用隔层扫描的序列执行方式。

五、参数选择与图像质量的关系

为了进一步理解MRI的序列参数，上面详细介绍了成像序列参数对图像质量的影响及其选用原则。作为本节内容的小结，现将主要脉冲序列参数与图像质量的关系列入表17-3中。

表17-3 磁共振成像序列参数对图像质量的影响

序列参数	有利影响	不利影响
TR延长	SNR上升 最大扫描层数增加 有可能减少采集次数	T_1对比度减弱 扫描时间延长 流入增强效应减弱
TR缩短	T_1对比度增强 质子密度对比度增强 扫描时间缩短 运动伪影减弱 流入增强效应明显	SNR下降 最大扫描层数减少
TE延长	T_2对比度增强 流入增强效应明显	SNR下降 T_1对比度减弱
TE缩短	SNR上升 T_1对比度增强 质子密度对比度增强	T_2对比度减弱 高流速信号丢失
翻转角α增大	T_1对比度增强 横向磁化变大	T_2^*对比度减弱
翻转角α减小	T_2^*对比度增强	SNR下降 横向磁化变小
矩阵阶数增加	空间分辨率提高 图像的SNR提高$\sqrt{2}$倍 有可能扩大成像区间 截断伪影(truncation artifact)减少	扫描时间延长 单位体素的SNR降低
矩阵阶数减小	扫描时间缩短 单位体素的SNR提高	空间分辨率降低 整个图像的SNR降低 有可能缩小扫描区域 截断伪影增加

续表

序列参数	有利影响	不利影响
FOV 变大	成像面积变大 单位体素的 SNR 提高	空间分辨率降低
FOV 变小	空间分辨率提高	成像面积减小 单位体素的 SNR 降低
采集次数增加	SNR 增加采集次数的 $\sqrt{2}$ 倍 有可能减小 FID 伪影	扫描时间延长
采集次数减少	扫描时间缩短	SNR 降低 有可能出现 FID 伪影
层面厚度增加	SNR 提高 成像区间扩大	空间分辨率降低 部分容积效应增强 流入增强效应减弱
层面厚度减小	空间分辨率提高 部分容积效应减弱 流入增强效应明显	SNR 下降 成像范围缩小
层间距变大	成像区间扩大 层间交调失真减小	层间组织信息丢失
层间距变小	层间组织信息易检出	成像区间变小 层间交替失真增大

第三节 扫描方案的制定

磁共振影像诊断医生从图像中识别异常信号的能力，在很大程度上取决于图像中所包含的信息量，也即图像的质量。图像质量可由许多指标来表征，但最主要的是对比度、空间分辨率和 SNR，可称其为图像质量三要素。一次扫描成功与否，应以是否获得满意的图像质量为根本准则。这一目标的达到既与使用的扫描序列(获取信号的方法)有关，又与序列参数的选择(成像的方法)有关。后者就是扫描方案的制定问题。

一、扫描时间和扫描效率

磁共振成像序列可以利用的脉冲参数很多，但与扫描时间有关的只有 TR、扫描矩阵在相位编码方向上的像素数和 NSA 三个。扫描时间可按下式计算

$$总扫描时间=TR\times相位编码步数\times NSA \tag{17-3}$$

进行序列参数选择时，要尽量缩短有关参数，以使扫描时间缩至最短。同时，还要通过调整其他参数来使图像中包含的信息量不因此而减少。一般把单位时间内获得的图像信息量称为扫描效率。扫描效率的提高不仅有重要的临床意义，还有一定的经济意义。

需要重复指出的是，采样次数增加一倍将使扫描时间成倍延长，但却不能获得成倍

增加的 SNR，因为在采集信号的同时也在收集噪声。由前面的推导可知，采样次数每增加 1 倍，SNR 将上升 41％。

二、脉冲序列的选用

每种成像序列都有自己独特的应用范围，使用时应根据临床需要选用。

通过 TR、TE 的适当组合(表 14-3)，用 SE 序列可分别得到组织的 T_1、T_2 和质子密度加权像。因此，SE 序列是目前临床成像的主流序列。

用 GRE 序列可以获得与 SE 序列相仿的对比图像。但是，在 GRE 序列中翻转角 α 成为图像对比度的主要控制参数。当 α 很小时，质子的 T_1 弛豫进行得非常快，故它可以用很短的 TR 成像。此外，梯度翻转技术不能同 SE 序列那样对磁场的非均匀性进行补偿。但是，它却使 GRE 序列能用非常短的 TE 时间取得所谓重 T_2^* 加权像。

IR 序列只能进行 T_1 加权成像，但这里 TI 成为其图像对比度的主要决定参数。目前，IR 序列广泛用于脂肪信号的压制上，这时的 IR 序列称为 STIR。施行脂肪抑制成像时，STIR 序列的 TI 应取脂肪组织 T_1 值的 0.69 倍。需要指出的是，组织的 T_1 随主磁场的变化而变化，所以，在不同场强的 MRI 系统中成像时，用于计算 TI 的 T_1 值应随之而变，否则就难以收到理想的信号压制效果。

T_1，T_2(T_2^*)和质子密度加权像可通过不同脉冲序列获得，但各种序列均有其优缺点。与 SE 序列相比，在出血等病变的诊断中，GRE 序列的优越性更大些。例如，由于慢性出血区磁场不均匀性变大，用 GRE 序列就更容易发现一些小的出血病变。如果需在工作站上反复进行回顾性重建研究，就有必要选用 3D 的 GRE 序列。

三、图像质量与扫描时间的关系

图像质量与扫描时间之间的关系如图 17-7 所示。由图看出，扫描时间的三个决定参数分别与图像对比度、空间分辨率和 SNR 相对应。也就是说，任何时候试图缩短扫描时间的努力都将带来图像质量下降的问题。一般来说，图像质量是第一位的。在满足图像质量要求的前提下，才考虑如何提高扫描效率的问题。

对于确定扫描方案最有指导意义的图像指标是对比度。因为图像发现病变的能力不仅取决于组织信号强度的差别，还取决于图像上高对比度区域(面积)的大小。增强组织结构之间的对比度就会提高对解剖结构的识别能力。可以用 1mm 的层厚、14cm 的 FOV、512×512 的极佳分辨率以及非常满意的 SNR 去获取图像，但如果得到的图像上正常和异常组织间的信号强度差别不大、解剖结构变化不明显，这样的扫描又有什么意义呢？因此，扫描方案要在诊断医生的指导下制定。在这方面，事先确定所需对比度的类型是极为重要的。例如，如果怀疑被检者患有脂肪瘤，那么，就应选用 T_1 加权的序列来扫描，因为脂肪在 T_1 加权像中表现为高信号；为了使体内的液性结构或 CSF 充分显示，用重 T_2 加权的序列就比较合适，因为液体在 T_2 加权像上非常亮。可见，扫描方案一定要体现出诊断的目的性和预见性。

从对比度的角度来讲，没有哪种序列或哪组参数的组合在任何情况下总能发现病

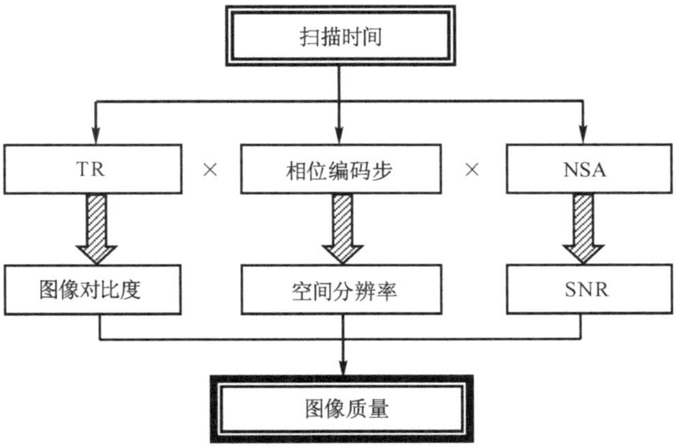

图 17-7　图像质量与扫描时间的关系

变。MRI 本身也不能使病理组织自己显现。当确定最佳对比度时，一定要考虑试图发现的病理组织，然后再选用可以得到期望对比度的脉冲参数。

对于初学者来说，可以借助他人的扫描经验。但是，别人制定的扫描方案只是为了满足他自己的需要，不一定能够照搬。这方面有两点需要注意，一是并非所有的 MRI 系统都有完全相同的扫描序列以及参数选项；二是 T_1 弛豫时间具有场强依赖性。一个 TR＝500ms 的序列在 0.5T 场强的系统中得到的图像与在 1.5T 的系统中所得到的图像相比，其对比度可能有很大差别。

在充分考虑了对比度的要求之后，序列参数的调整就应以产生高出噪声足够倍数的信号幅度为目标。总的说来，组织间的对比度越高，显示它们所需要的 SNR 就越低，而低对比度的组织往往需要更高的 SNR 才能得以显示。

在制定扫描方案时，空间分辨率也应加以考虑。需要注意的是，分辨率改善后，序列对组织细小结构的识别能力提高了，但它对低对比度组织的鉴别能力却随之降低。这是因为任何减小体素体积的措施都使 NMR 信号减弱、SNR 降低之故。如果没有足够的 SNR，高空间分辨率就实现不了。

四、面向目标的扫描

面向目标的扫描(goal-oriented scanning)是说扫描策略要根据实际需要不断进行调整。例如，对于常规的腰椎矢状位 T_2 加权像，当选用自旋回波序列获取时，如果用 256×256 的矩阵、4mm 的层厚以及两次采样进行扫描，序列所需的扫描时间可能长达 10 多分钟。对于一般的受检者，这一成像时间尚可接受。但是，当发现被检者是一个具有腰椎转移病灶的病人时，序列参数就应以缩短扫描时间为目标进行设定，以尽量减轻因扫描时间长给受检者造成的痛苦。

当图像的 SNR 较低时，可以通过两条渠道来改进。一是降低空间分辨率，采用加大体素的办法。我们知道，体素的大小由层厚、扫描矩阵和 FOV 三者控制。如果将层厚增大 30%(如从 3mm 调整至 4mm)，便能将 SNR 提高 30%。如果将扫描矩阵从 256

×256 降至 256×128，SNR 就增加一倍。用增加 FOV 的办法，还可使 SNR 得到更大改善(FOV 在两个方向同时控制着体素的大小)。例如，FOV 20%的变化(如从 20cm 变至 24cm)将收到 SNR 提高 40%的效果。

提高 SNR 的第二条途径是增加采样次数。前已述及，NSA 翻番只收到 41%的 SNR 增加效果。也就是说，为了使 SNR 翻番，NSA 应在原来的 4 倍以上。它将使本来只要 5min 的扫描序列用 20min 才能完成。显然，如果用改变 FOV 的方案，增加 50%的 FOV(如从 14cm 变至 21cm)就可收到上述同样的效果，且毋须延长扫描时间。由此可见，如果仅仅为了提高 SNR，扩大 FOV 不失为一种理想方案。

五、扫描方案的优选及其举例

制定扫描序列方案的基本步骤如下：

1)设置扫描层面的方向及 FOV。在长方形 FOV 或运动伪影可能出现的情况下还需分别指定相位编码和频率编码的方向。

2)用 TR、TE 设置预期对比度，并确定层厚和层间距(隔层扫描时层距可为零)。其主要依据是可能存在的病变大小及性质，且要充分考虑机器性能。上述参数选定后成像区间随之而定。如果该成像区间已满足要求，便可进行下一步，否则需重新设置初始参数。当成像区间和对比度要求在一次扫描中难以同时满足时，可考虑采用两次以上的分段扫描方案。

3)设置相位编码步数 N_{pe}和信号采集次数 NSA。FOV 除以 N_{pe}即为相位编码方向的空间分辨率。这时可由 TR、N_{pe}、NSA 以及覆盖所有成像区间所需要的脉冲序列数(一般只需一个序列或者说只需一次扫描)来估算整个扫描时间。

当 SNR 和扫描时间都满意时，序列参数的定义便告完成。否则，还需调整 N_{pe}和 NSA。

下面举例说明上述过程的应用。

设以下述的常规头颅扫描序列为基础来确定序列参数：128×128 矩阵、单次采集、10mm 层厚、双回波 T_2 加权成像(TR＝2000ms，TE_1＝30ms，TE_2＝60ms)，原始序列所需的扫描时间为 4.25min。为了检出小的、低对比度的病变，现考虑选用 5mm 厚的连续层面(层间距为零)，并以 TR＝2000ms，TE_1＝40ms 和 TE_2＝80ms 实施横轴位 T_2 加权扫描。这时，由上述参数限定的最大扫描层数为 16，它只能覆盖上下 8cm 的成像区间。由于从颅顶到颅底的距离一般为 12cm 左右，通过两次扫描来覆盖所有脑区是必要的。同时，为了提高分辨率，取 256×256 的矩阵。若取 24cm 的 FOV，这时的分辨率达到 0.93mm。另外，为便于发现低对比度的病变，须增加采集次数(取 NSA＝2)。如此调整后的序列执行一遍需时约 17min。这样，总的成像时间就延长为 34min(两次扫描)。

另一种办法是将 TR 从 2000ms 延长到 3000ms(T_2 权重稍有增加)，使得最大层面数扩展到 24 层。这时即使仍然采用 5mm 的扫描层，也可一次覆盖所有脑区了。在其他参数保持不变的情况下，完成这一扫描的时间为 25.5min。可见通过延长 TR 的方案，使扫描时间从 34min 压缩至 25.5min，缩短率为 25%。

主要参考文献

高元桂，蔡幼铨，蔡祖龙等．1993．磁共振成像诊断学．北京：人民军医出版社

隋邦森，吴恩慧，陈雁冰．1994．磁共振诊断学．北京：人民卫生出版社

赵喜平．2000．磁共振成像的特点及其局限性．中国医学影像技术，16(7)：102～104

赵喜平．2000．磁共振成像系统的原理及其应用．北京：科学出版社

赵喜平，郑崇勋，吕　娟．1998．磁共振成像中的快速和超快速扫描．第四军医大学学报，19(增刊)：74～77

赵喜平，郑崇勋．1998．快速磁共振成像序列及其应用——加快扫描速度的常用策略．世界医疗器械，4(12)：59～66

赵喜平，郑崇勋．1999．快速磁共振成像序列及其应用——快速自旋回波序列．世界医疗器械，5(1)：51～63

赵喜平，郑崇勋．1999．快速磁共振成像序列及其应用——快速梯度回波序列．世界医疗器械，5(2)：53～59

赵喜平，郑崇勋．1999．快速磁共振成像序列及其应用——回波平面成像序列．世界医疗器械，5(3)：55～58

赵喜平，郑崇勋．1999．快速磁共振成像序列及其应用——其他快速序列及快速成像序列的应用．世界医疗器械，5(4)：70～74

Bradley W G，Tsuruda Jr J S. 1987. MR sequence parameter optimization：an algorithmic approach. AJR，149：815～823

Kneeland J B，Knowles R J R，Cahill P T. 1985. Multi-section multi-echo pulse magnetic resonance techniques：optimization in a clinic setting. Radiology，155：159～162

Mitchell M R，Tarr R W，Conturo C L et al. 1986. Spin echo technique selection：basic principles for choosing MRI pulse sequence timing intervals. RadioGraphics，6：245～260

Nits W. 1996. Magnetic resonance imaging sequences and their clinical application(Part 1). Electromedica，64(1)：23～29

Nits W. 1996. Magnetic resonance imaging sequences and their clinical application(Part 2). Electromedica，64(2)：48～51

Nits W. 1997. Imaging sequences in magnetic resonance tomography and their clinical application(Part 3). Electromedica，65(1)：8～14

Petersein J，Saini S. 1995. Fast MR imaging：technical strategies. AJR，165：1105～1109

PHILIPS. Basic principles of MR imaging. Philips Medical Systems

Plewes D B. 1994. Contrast mechanisms in spin-echo MR imaging. RadioGraphics，14：1389～1404

Ronald R P. 1995. Contrast mechanisms in Gradient Echo imaging and an introduction to fast imaging. RadioGraphics，15：165～178

Wood M L，Bronskill M J，Mulkern R V et al. 1993. Physical MR desktop data. J Magn Reson Imaging，3(S)

Wood Michael L，Bronskill Michael J，Mulkern Robert V et al. 1994. Physical MR desktop data. MR resource Guide. 19～26

Woodward Peggy，Freimarck Roger. 1995. MRI for technologists. New York：McGraw-Hill Information Services Company